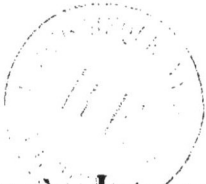

Ier Congrès International de Psychiatrie, de Neurologie, de Psychologie et de l'Assistance des aliénés.

8° T. 7.

1960

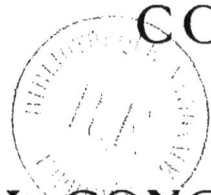

COMPTE RENDU

des Travaux du

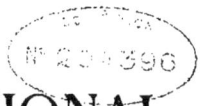

Ier CONGRÈS INTERNATIONAL

de Psychiatrie, de Neurologie,
de Psychologie et de l'Assistance des aliénés

tenu à AMSTERDAM

du 2 à 7 Septembre 1907

RÉDIGÉ

par le Dr. G. A. M. VAN WAYENBURG

Secrétaire Général du Congrès.

———

J. H. DE BUSSY, AMSTERDAM.

1908.

Avant-propos.

C'est une fort bonne habitude que, lors de la rédaction du compte-rendu des travaux d'un congrès, on consacre quelques mots à l'histoire de ceux qui l'ont précédé.

Sous ce rapport notre tâche serait on ne peut plus simple, notre congrès n'ayant pas eu de prédécesseur. Il est né, per generationem spontaneam, de l'observation faite au sein même de la „Société néerlandaise de psychiatrie et de neurologie" „qu'il serait dans l'intérêt du développement de la connaissance de la vie du système nerveux de l'homme, dans toute son étendue, si l'on parvint de temps à autre, pour faciliter un échange de vues et d'opinions, à se rencontrer sur un terrain plus large et plus spécial que ne le permettent les limites étroites des sections d'un congrès de **médecine générale**. Même sans nier la haute importance des réunions **nationales**, la nécessité s'impose de voir que les diverses opinions et les divers systèmes, qui se développent dans le cadre étroit de pays parlant la même langue, soient portés devant le forum d'une critique internationale".

Telles sont les considérations qui ont conduit à réunir en un seul congrès les sciences envisageant l'ensemble de la vie psychique de l'homme, soit pratiquement soit théoriquement: la Psychiatrie, la Neurologie, la Psychologie et l'assistance des aliénés.

Deux de ces sciences sœurs ont déjà leurs assemblées internationales.

La Psychologie a eu ses congrès à Paris, Londres, Munich et Rome et elle verra de nouveau, ceux qui s'y consacrent réunis en congrès international à Génève en 1909.

Un Congrès International de l'assistance des aliénés s'est réuni à Edimbourg, Anvers et Milan et cette année il a eu lieu à Vienne.

La Psychiatrie seule n'a pas donné lieu à des discussions internationales, sauf à Bruxelles, en 1898, où elle était réunie à la Neurologie, à l'Electricité médicale et à l'Hypnologie, ainsi qu'à Paris, en 1900, où elle formait une section d'un congrès de médecine générale. L'institution d'un congrès international était donc pour cette science de toute nécessité.

Sans vouloir en rien combattre l'utilité de ces congrès internationaux, visant chacun de ces sciences en particulier, sans vouloir en aucune manière les entraver, nous croyons cependant qu'en voulant trop spécialiser et qu'en restant trop sur le même terrain, on perd à la longue un aperçu général de l'ensemble. C'est pourquoi il est à désirer que tous les 3 ou 4 ans les Psychiatres, les Neurologues, les Psychologues et les Adeptes de l'assistance aient l'occasion de se mettre en contact et de discuter les problèmes qui les intéressent tous.

L'idéal serait, si cela était faisable, de ne former qu'une seule ou tout au plus deux sections, pour prévenir que ceux qui s'occupent d'une partie accessoire ne se réunissent de nouveau séparément. Mais puisque cela n'est pas possible, vu l'étendue des matières à traiter, on aura cependant beaucoup gagné si ceux qui s'occupent des différentes branches des sciences psychiques, théoriciens et praticiens des divers pays, tout en étudiant les problèmes à des points de vue variés, prennent part aux discussions de sujets déterminés, comme cela a été le cas chez nous d'une manière assez heureuse pour les débats concernant l'Hystérie.

Notre congrès d'Amsterdam a-t-il donné ce qu'il promettait? En grande partie on peut répondre affirmativement. Les mêmes fautes que l'on retrouve. hélas! dans tous les congrès internationaux se sont aussi retrouvées ici. En premier lieu il faut citer la question de la langue *à employer. Tant que tous les rapports faits dans les différentes langues ne seront pas traduits et envoyés aux différents co-rapporteurs, et traduits dans leur langue maternelle, tant que, lors des débats, il n'y aura pas d'interprètes qui rendent la partie essentielle des remarques pour ceux qui en ont besoin, il restera toujours une lacune dans les congrès internationaux. Mais ceci demande des préparatifs de longue main et ce sera une tâche bien lourde et bien coûteuse pour le secrétariat d'un prochain congrès. Cependant, les peines qu'on se donnera seront largement compensées par les fruits que porteront les débats.*

Et pour finir, car chaque congrès a ses leçons pour ceux qui suivront, nous avons vu de nouveau combien il est à souhaiter que fort peu de rapports, un seul au besoin, soient traités le même jour et que le nombre des conférences libres soit limité autant que possible.

Puisse le deuxième congrès international des sciences psychiques corriger nos fautes et être favorisé de la collaboration bienveillante de tous les membres qui ont honoré le Congrès d'Amsterdam de leur présence!

Le Congrès s'est tenu à Amsterdam du 2—7 Septembre 1907. S. M. la Reine Wilhelmina et son Altesse Royale le Prince Hendrik des Pays-Bas ont gracieusement accepté le Patronage du Congrès.

PRÉSIDENTS D'HONNEUR:

S. E. le Dr. P. RINK, Ministre de l'Intérieur.

S. E. le Dr. E. E. van RAALTE, Ministre de la Justice.

S. E. le Dr. G. van TIENHOVEN, Commissaire de la Reine pour la Hollande Septentrionale.

Le Dr. W. F. van LEEUWEN, Bourgmestre de la ville d'Amsterdam.

COMITÉ GÉNÉRAL D'ORGANISATION.

Dr. G. JELGERSMA, professeur de psychiatrie et de neurologie à l'université de Leyde, *Président.*

Dr. W. P. RUIJSCH, inspecteur en chef de l'hygiène publique, la Haye, *Vice-Président.*

Dr. G. A. M. van WAYENBURG, Privat-Docent pour la Pédologie à l'université d'Amsterdam. } *Secrétaires généraux.*

J. van DEVENTER Szn., Inspecteur général des asiles d'aliénés, Amsterdam.

Dr. L. BOUMAN, Professeur de Psychiatrie à l'Université Libre, Amsterdam, *Secrétaire.*

Dr. A. Th. MOLL, Ex-Directeur en chef de l'asile des aliénés, Utrecht, *Trésorier Général.*

Dr. J. H. SCHUURMANS STEKHOVEN, Inspecteur général des asiles d'aliénés, Utrecht, *Trésorier.*

Dr. C. WINKLER, professeur de neuropathologie et de psychiatrie à l'université d'Amsterdam.

Dr. J. K. A. WERTHEIM SALOMONSON, professeur agrégé de neuropathologie à l'université d'Amsterdam.

Dr. G. HEYMANS, professeur de philosophie et de psychologie à l'université de Groningue.

SECRÉTARIAT GÉNÉRAL.

Dr. G. A. M. van WAYENBURG. } *Secrétaires généraux.*

J. van DEVENTER.

Melle A. Hel. MOLL, *Secrétaire Adjointe.*

COMITÉ DE L'EXPOSITION.

Président: J. van Deventer Szn., inspecteur général des asiles d'aliénés, Amsterdam.

Secrétaire: Dr. F. S. Meyers, médecin aliéniste au „Wilhelmina-Gasthuis", Amsterdam.

Membres: Dr. K. H. Bouman, médecin aliéniste au „Wilhelmina-Gasthuis", Amsterdam.

Dr. A. Couvée, médecin directeur de l'hôpital et de l'asile des aliénés israélites, Amsterdam.

Dr. J. H. A. van Dale, médecin directeur de l'asile des aliénés, Ermelo-Veldwijk.

Dr. C. E. Daniëls, médecin, Amsterdam.

Dr. J. W. Jacobi, médecin directeur de l'asile Provincial des aliénés, Amsterdam.

Dr. E. C. van Leersum, professeur à l'université de Leyde.

BUREAU DES FÊTES ET DES LOGIS.

Dr. S. I. de Lange.
Dr. D. M. van Londen. } Amsterdam.

COMITÉ DE PATRONAGE NÉERLANDAIS.

Dr. P. F. Abbink Spaink, geneesheer-directeur van het sanatorium „Boschrust", Apeldoorn.

Dr. A. Aletrino, privaat-docent voor Crimineele Anthropologie aan de Universiteit, Amsterdam.

Dr. H. G. van de Sande Bakhuyzen, voorzitter der wis- en natuurkundige afdeeling der Koninklijke Academie voor Wetenschappen, Amsterdam.

Dr. H. Bavinck, hoogleeraar in de psychologie aan de Vrije hoogeschool, Amsterdam.

Dr. J. Wiardi Beckman. zenuwarts, Nijmegen.

A. M. Benders, geneesheer aan het Krankzinnigengesticht „Meerenberg" Bloemendaal.

Dr. J. Th. Beysens, hoogleeraar in de psychologie aan het Seminarie, Warmond.

J. Binnendijk, oud-inspecteur van den geneeskundigen dienst der Landmacht, 's Gravenhage.

Dr. C. F. J. Blooker, oud-wethouder van Openbare Gezondheid der stad Amsterdam, lid der Tweede Kamer der Staten-Generaal, Voorburg.

Dr. L. Bolk, hoogleeraar in de ontleedkunde aan de hoogeschool, Amsterdam.

G. C. Bolten, 1ste geneesheer aan de Inrichting voor Zenuwlijders, Badhuisweg, Scheveningen.

Dr. A. Bonebakker, geneesheer-directeur van het gasthuis der Nederlandsche vereeniging tegen vallende ziekte, Amsterdam.

Dr. K. H. Bouman, zenuwarts aan het „Wilhelminagasthuis", Amsterdam.

H. Breukink, geneesheer aan het Krankzinnigengesticht, Utrecht.

C. J. C. Burkens, geneesheer aan het gesticht der Christelijke Vereeniging voor de verpleging van lijders aan vallende ziekte „Meer en Bosch", Heemstede.

C. Bijl, geneesheer-directeur van het Krankzinnigengesticht, Zutphen.

Dr. L. Coenen, geneesheer over de gevangenissen, Haarlem.

Dr. A. Couvée, geneesheer-directeur van het Nederlandsch Israëlitisch ziekenhuis en krankzinnigengesticht, Amsterdam.

Dr. W. H. Cox, geneesheer-directeur van het krankzinnigengesticht. Utrecht.

J. H. A. van Dale, geneesheer-directeur van het krankzinnigengesticht, „Veldwijk", Ermelo.

Dr. C. E. Daniëls, geneesheer, Amsterdam.

J. W. Deknatel, off. v. gezondheid, belast met den geneeskundigen dienst der gevangenissen, Breda.

A. Dupont, geneesheer aan het gesticht tot opvoeding en verpleging van idioten „'s-Heerenloo", Ermelo.

Dr. P. H. van Eden, geneesheer-directeur van het ziekenhuis, Leeuwarden.

J. C. van Eelde, oud-regent van het krankzinnigengesticht, eerelid der Nederlandsche Vereeniging voor psychiatrie en neurologie, Utrecht.

Dr. W. Einthoven, hoogleeraar in de physiologie aan de hoogeschool, Leiden.

Dr. Th. E. Frijlink, geneesheer-directeur van het Rijkskrankzinnigengesticht, Medemblik.

H. F. A. Giesbers, inspecteur van den geneeskundigen dienst der Landmacht, 's-Gravenhage.

J. F. A. Goossens, geneesheer aan het krankzinnigengesticht, „Voorburg".

Dr. J. C. I. van der Hagen. Secretaris der Nederlandsche Ver-eeniging voor Psychiatrie en Neurologie, inspecteur van de volksgezondheid, 's-Hertogenbosch.

Mr. J. N. van Hall, oud-wethouder voor Onderwijs, Amsterdam.

Dr. H. J. Hamburger, hoogleeraar in de physiologie aan de hooge-school, Groningen.

Dr. G. A. van Hamel, eerelid der Nederlandsche Vereeniging voor Psychiatrie en Neurologie, hoogleeraar in het strafrecht aan de hoogeschool, Amsterdam.

S. Baron van Heemstra, eerelid der Nederlandsche Vereeniging voor Psychiatrie en Neurologie, algemeen penningmeester der Nederlandsche Vereeniging tot Christelijke verzorging van krankzinnigen, Sassenheim.

W. H. F. Baron van Heemstra, voorzitter der provinciale com-missie der „Wilhelminavereeniging" voor Drenthe, burgemees-ter van Deventer.

Dr. K. Heilbronner, hoogleeraar in de psychiatrie en neurologie aan de hoogeschool, Utrecht.

Dr. S. R. Hermanides, oud-geneesheer-directeur van het Christelijk Sanatorium voor zenuwlijders, Zeist.

J. H. L. Heyse, voorzitter der provinciale commissie der „Wil-helminavereeniging" voor Zeeland, Middelburg.

J. W. Hofmann, oud-geneesheer-directeur van het krankzinnigen-gesticht te Buitenzorg, Ginneken.

C. J. Hoogveld, geneesheer-directeur van het krankzinnigengesticht „Coudewater", Rosmalen.

Dr. W. G. Huet, zenuwarts, Haarlem.

Dr. J. Menno Huizinga, directeur van den gemeentelijken genees-kundigen dienst, Amsterdam.

Dr. J. W. Jacobi, geneesheer-directeur van het provinciale krank-zinnigengesticht, Amsterdam.

Dr. N. M. Josephus Jitta, wethouder voor Openbare Gezondheid, Amsterdam.

Dr. A. C. Kam, geneesheer aan het krankzinnigengesticht „Meeren-berg", Bloemendaal.

Dr. M. J. van Erp Taalman Kip, geneesheer-directeur van het Sanatorium voor zenuwlijders, Arnhem.

Dr. C. F. A. Koch, hoogleeraar in de heelkunde aan de hoogeschool, Groningen.

J. van der Kolk, geneesheer-directeur van het krankzinnigengesticht „Endegeest", Oegstgeest.

Dr. J. de Bruyn Kops, vice-inspecteur van den geneeskundigen dienst van de Zeemacht, 's-Gravenhage.

J. M. W. Kramer, eerste geneesheer aan het krankzinnigengesticht „Reijnier van Arckel", 's-Hertogenbosch.

Dr. J. Kuiper, geneesheer-directeur van het Wilhelmina-gasthuis", Amsterdam.

Dr. C. H. Kuhn, hoogleeraar in de ziektekundige ontleedkunde aan de hoogeschool, Amsterdam.

Dr. S. J. de Lange, gemeente-geneesheer, Amsterdam.

Dr. J. W. Langelaan, hoogleeraar in de ontleedkunde aan de hoogeschool, Leiden.

Dr. E. C. van Leersum, hoogleeraar in de historie der geneeskunst en Pharmacologie aan de hoogeschool, Leiden.

N. J. Lemei, geneesheer aan het krankzinnigengesticht „Meerenberg", Bloemendaal.

Dr. S. Lijkles, oud-geneesheer-directeur aan het krankzinnigengesticht Soerabaja.

C. J. Marcus, geneesheer aan het krankzinnigengesticht „St Joris," Delft.

Dr. L. S. Meyer, 1e geneesheer aan het krankzinnigengesticht, Deventer.

Dr. F. S. Meyers, zenuwarts aan het „Wilhelminagasthuis" Amsterdam.

Dr. A. C. H. Moll, voorzitter der provinciale commissie der „Wilhelminavereeniging" voor Gelderland, Arnhem.

Dr. L. J. J. Muskens, zenuwarts aan het gasthuis der Nederlandsche Vereeniging tegen vallende ziekte, Amsterdam.

A. J. M. le Nobel, 1e geneesheer aan het krankzinnigengesticht „Groot-Graffel", Warnsveld.

Dr. W. Nolen, hoogleeraar in de inwendige geneeskunde aan de hoogeschool, Leiden.

C. W. de Sauvage Nolting, wethouder voor onderwijs, Amsterdam.

Dr. C. A. Pekelharing, hoogleeraar in de Physol. Chemie aan de hoogeschool, eerelid der Nederlandsche Vereeniging voor Psychiatrie en Neurologie, Utrecht.

Dr. P. K. Pel, hoogleeraar in de inwendige geneeskunde aan de hoogeschool, Amsterdam.

Dr. T. Place, hoogleeraar in de physiologie aan de hoogeschool, Amsterdam.

Dr. J. F. Plet, geneesheer-directeur van de krankzinnigengestichten „den Haag” en „Oud-Rozenburg”, Loosduinen.

Dr. N. de Ridder, lid der Tweede Kamer der Staten-Generaal, voorzitter der provinciale commissie der „Wilhelminavereeniging” voor Zuid-Holland, burgemeester van Leiden.

Dr. J. Rotgans, hoogleeraar in de heelkunde aan de hoogeschool, Amsterdam.

J. L. C. A. le Rütte, 1e geneesheer aan het krankzinnigengesticht „Brinkgreve”, Deventer.

Dr. D. Schermers, geneesheer-directeur van het Christelijk Sanatorium voor zenuwlijders, Zeist.

Dr. J. Scholtens, geneesheer-directeur van het krankzinnigengesticht, Paramaribo.

F. H. Schreve, geneesheer-directeur van het gemeentelijk ziekenhuis, Rotterdam.

F. P. Schuitemaker, geneesheer aan het herstellingsoord voor zenuwlijderessen „Veldzicht”, Gorssel.

A. Sikkel Azn., laryngoloog, ’s Gravenhage.

R. M. van Steenbergen, geneesheer-directeur van het krankzinnigengesticht „St. Joris”, Delft.

Dr. J. E. Stumpff, geneesheer-directeur van het „Binnengasthuis”, Amsterdam.

Dr. P. A. H. Sweens, 1e geneesheer aan het krankzinnigengesticht „Voorburg”, ’s-Hertogenbosch.

Dr. S. Talma, hoogleeraar in de inwendige geneeskunde aan de hoogeschool, Utrecht.

Dr. J. N. J. E. Thyssen, lid der Provinciale Staten voor Noord-Holland, algemeen penningmeester der „Wilhelminavereeniging”, Haarlem.

W. Vos, geneesheer-directeur van het krankzinnigengesticht, Grave.

Dr. G. C. van Walsem, geneesheer-directeur van het krankzinnigengesticht „Meerenberg”, Bloemendaal.

Dr. K. F. Wenckebach, hoogleeraar in de inwendige geneeskunde aan de hoogeschool, Groningen.

Dr. P. WIERINGA, geneesheer-directeur van het krankzinnigen gesticht „Dennenoord", Zuidlaren.

Dr. E. WIERSMA, hoogleeraar in de neurologie en phychiatrie aan de hoogeschool, Groningen.

Jhr. Dr. B. H. C. K. VAN DER WIJCK, oud-hoogleeraar in de philosophie aan de hoogeschool te Utrecht, Doorn.

Dr. phil. C. J. WIJNAENDTS FRANCKEN, 's-Gravenhage.

Dr. H. ZWAARDEMAKER, hoogleeraar in de physiologie aan de hoogeschool, Utrecht.

Comités de Propagande Internationaux.

États-Unis.

Dr. G. ALDER BLUMER, Superintendent Butler Hospital for Insane, Providence, R. I.

Dr. WILLIAM BROADDUS PRITCHARD. Neurologist Polyclinic Hospital, New-York.

Dr. T. J. W. BURGESS, Superintendent Verdun Hospital for Insane, Montreal, Canada.

Dr. C. H. HUGHES, Professor of Neurology and Psychiatry, University of St. Louis, M. S.

Dr. HENRY M. HURD, Johns Hopkins Hospital, Baltimore, Maryland.

Dr. WILLIAM JAMES, Professor of Psychology, Harvard University, Boston, Mass.

Dr. JOSEPH JASTROW PH. D., Professor of Psychology, University of Wisconsin, Madison, Wis.

Dr. WILLIAM W. KEEN, M. D., Hon. F. R. C. S., Professor of Surgery Jefferson Medical College, Philadelphia.

Dr. CARLOS F. MAC DONALD, Professor Mental Diseases Bellevue Hospital Medical College, New-York, *Chairman*.

Dr. WILLIAM MABON, Superintendent Manhattan State Hospital, Wards' Island, New-York City, *Vice-Chairman*.

Dr. CH. K. MILLS, Professor of Neurology, University of Pennsylvania, Philadelphia.

Dr. J. K. MITCHELL, Neurologist, Philadelphia.

Dr. S. WEIR MITCHELL, Neurologist, Philadelphia.

Dr. STEWART PATON, Baltimore.

Dr. T. Hugh Patrick, Professor of Neurology, University of Chicago, Ill.

Dr. C. W. Pilgrim, President State Commission in Lunacy, Poughkeepsie, N. Y.

Dr. L. G. Robinovitch, M. D., Editor Journal of Mental Pathology, New-York, *Secretary.*

Dr. M. G. Schlapp, Neurologist, New-York.

Dr. G. W. Spiller, Assistant Professor of Nervous Diseases, University of Pennsylvania, Philadelphia.

République Argentine.

Dr. Domingo Cabret, Professeur de Neurologie et de Clinique à l'Université, Buenos-Ayros.

Australie.

Dr. James Edward Neild, Professor of Neurology and Psychiatry, University Melbourne, Victoria.

Belgique.

Dr. J. de Boeck, Professeur à l'Université de Bruxelles, *Président.*

Dr. Buttgenbach, Directeur de l'Asile Glain, Liége.

Dr. A. Brachet, Professeur à la Faculté de Médecine à l'Université, Bruxelles.

Dr. A. Claus, Médecin en chef de l'Asile Mortsel, Anvers.

Dr. J. Crocq, Agrégé de la Faculté de Médecine, Bruxelles.

Dr. X. Francotte, Professeur de Psychiatrie à l'Université, Liége.

Dr. A. van Gehuchten, Professeur de Neurologie à l'Université, Louvain.

Dr. Glorieux, Bruxelles.

Dr. Lentz, Directeur de l'Asile des Aliénés, Tournay.

Dr. Paul Masoin, Professeur de Psysiologie en Psychiatrie à l'Université, Louvain.

Dr. Fr. Meeus, Wijkgeneesheer der Kolonie Gheel.

Dr. L. de Moor, Directeur de l'Asile Guislam, Gand.

Dr. Jules Morel, Inspecteur des Asiles de Belgique, Mons.

Dr. J. Alex Peeters, Geneesheer-Directeur der Kolonie Gheel.

Dr. Fritz Sano, Geneesheer der Burgerlijke Ziekenhuizen, Antwerpen, *Secrétaire.*

Bulgarie.

Dr. DANADJIEFF, Médecin de la Section des Maladies Nerveuses à l'Hôpital, Sophia, *Président*.

Dr. DARLINSKY, Médecin à l'Asile des Aliénés, Karloukowo.

Dr. W. GERDJIKOFF, Médecin à l'Asile des Aliénés, Haskowo.

Dr. MOSKOFF, Médecin à l'Asile des Aliénés, Lowtska.

Dr. PAIAKOFF, Médecin à l'Asile des Aliénés, Sophia.

Brésil.

Dr. AUSTREGESILO, Médecin à l'Hôpital, Rio de Janeiro.

Dr. PINTO DE CARVALHO, Professeur de Psychiatrie, de Neurologie et de Clinique à l'Université, Bahia.

Dr. HUMBERTO GOTUZZO,, Médicin à l'Hôpital, Rio de Janeiro.

Dr. JULIANO MOREIRA, Ancien-Professeur de Psychiatrie, Directeur de l'Hôpital National des Aliénés, Rio de Janeiro.

Dr. AFRANIO PEIXOTO, Professeur de Médecine Publique de la Faculté de Médecine, Rio de Janeiro.

Dr. FRANCO DA ROCHA, Directeur de l'Asile des Aliénés, San Paulo.

Chili.

Dr. G. CIJUERTES, Santiago.

Dr. A. HERRERA GUEVARA, Santiago.

Dr. I. UGARTÉ GUTIERREZ, Professeur de Clinique Interne à l'Université, Santiago.

Dr. C. IBAR, Professeur de Médecine Légale à l'Université, Santiago.

Dr. A. ORREGO LUCCO, Professeur de Psychiatrie à l'Université, Santiago, *Président*.

Dr. J. LUCO, Chef de la Clinique des Maladies Nerveuses à l'Université, Santiago.

Dr. G. DEL SOL, Santiago.

Danemark.

Dr. DETLEFSEN, Präsident der Neurologischen Gesellschaft, Kopenhagen.

Dr. A. FRIEDENREICH, Professor der Psychiatrie, Direktor der Psych. und Neur. Klinik, Kopenhagen, *Vorsitzender*.

Dr. JACOBSON, Direktor des Psych. und Neurol. Spitals, Professor an der Universität, Frederiksberg.

Dr. Frédéric Lange, Director der Irrenanstalt, Middelfast.

Dr. Knud Pontoppidan, Professor der Gerichtlichen Medizin und Hygiene an der Universität, Kopenhagen.

Allemagne.

K. Alt, Professor, Direktor der Provinzialen Heil- und Pflege-anstalt, Uchtspringe (Sachsen).

G. Anton, O. Professor der Neurologie an der Universität, Halle.

Dr. C. Bonhoeffer, O. Professor der Psychiatrie an der Universität, Breslau.

L. Bruns, Professor, Nervenarzt, Hannover.

A. Cramer, O. Professor der Psychiatrie und Neurologie an der Universität, Göttingen.

H. Ebbinghaus, O. Professor der Philosophie an der Universität, Halle a. S.

L. Edinger, Professor, Direktor des Neurologischen Institutes, Frankfurt a. M.

W. Erb, Geheimrat, O. Professor der Inneren Medizin an der Universität, Heidelberg.

O. Külpe, O. Professor der Philosophie und Aesthetika an der Universität, Würzburg.

Leppmann, Direktor der Irrenanstalt der Gefängnissen „Moabit", Berlin.

Ernst Meumann, O. Professor der Philosophie an der Universität, Münster.

G. E. Müller, O. Professor der Philosophie an der Universität, Göttingen.

Dr. M. Nonne, Direktor des Allgemeinen Krankenhauses, Hamburg.

H. Oppenheim, a. o. Professor der Neurologie an der Universität, Berlin.

F. Schultze, O. Professor der Spez. Pathologie und Therapie an der Universität, Bonn.

R. Sommer, O. Professor der Psychiatrie und Nervenheilkunde an der Universität, Giessen.

A. von Strümpell, O. Professor der Inneren Medizin an der Universität, Breslau.

C. Stumpf, O. Professor der Philosophie an der Universität, Berlin.

H. Westphal, O. Professor der Psychiatrie an der Universität, Bonn.

Th. Ziehen, Geheimer Medizinalrat, O. Professor der Psychiatrie und Neurologie an der Universität, Berlin, *Vorsitzender.*

Angleterre.

Dr. Hubert C. Bond, Long Grove Asylum, Epsom, London.

Dr. H. C. Bond, M. D., D. Sc., London County Colony for Epileptics, Ewell, Surrey.

Dr. E. W. Goodall, M. D., F. R. C. P., Cardiff City Asylum, S. Wales.

Dr. T. B. Hyslop, M. D., C. M., M. R. C. P., Bethlem Royal Hospital, London S. E.

Dr. Robert Jones, M. D., F. R. C. S., Claybury Asylum, Woodford, Essex.

Dr. Ch. Mercier, M. B., F. R. C. P., London S. E.

Dr. F. W. Mott, M. D., F. R. C. P., F. R. S., Pathologist to London Asylums, London.

Dr. David Orr, M. D., County Asylum, Prestwich, Manchester.

Dr. W. Rawes, St. Lukes Hospital, London.

Dr. R. G. Rows, M. D., Lunatic County Asylum, Lancaster.

Dr. F. Claye Shaw, London.

Dr. T. Seymour Tuke, M. B., Chiswick House, London.

Dr. G. E. Shuttleworth, M. D., Formerly Superintendent Royal Albert Asylum, Lancaster.

Espagne.

Dr. S. Ramon y Cajal, Professeur de Pathologie et d'Anatomie à l'Université, Madrid, *Président.*

Dr. Ramon Erquerra, Madrid.

Dr. José M. Escuder, Madrid.

Dr. Jaime vera y Lopez, Professeur à l'Université, Madrid.

Dr. Luis Simarro, Madrid.

France.

Dr. A. Anthéaume, Médecin honoraire de Charenton.

Dr. F. L. Arnaud, Médecin-Directeur de la Maison de Santé, Vanves.

Dr. G. Ballet, Professeur Agrégé à la Faculté de Médecine, Paris.

Dr. J. Babinski, Professeur Agrégé à la Faculté de Médecine, Paris.

Dr. Briand, Médecin en Chef de l'Asile des Aliénés, Villejuif.

Dr. E. Brissaud, Professeur à la Faculté de Médecine, Paris.

Dr. H. Claude, Professeur Agrégé à la Faculté de Médecine, Paris, *Secrétaire.*

Dr. Déjérine, Professeur à la Faculté de Médecine, Paris.

Dr. G. Deny, Médecin de l'Hospice de la Salpêtrière, Paris.

Dr. E. Dupré, Professeur Agrégé à la Faculté de Médecine, Paris.

Dr. J. Grasset, Professeur à la Faculté de Médecine, Montpellier.

Dr. A. Joffroy, Professeur à la Faculté de Médecine, Paris.

Dr. M. Klippel, Professeur Agrégé à la Faculté de Médecine, Paris.

Dr. Legrain, Médecin en Chef de l'Asile de Ville-Evrard, Neuilly sur Marne.

Dr. A. Marie, Médecin des Asiles de la Seine, Directeur du Laboratoire Psych. path. à l'Ecole des Hautes Études, Villejuif.

Dr. Pierre Marie, Secrét. Génér. de la Soc. de Neurol., Paris.

Dr. H. Meige, Rédact. de la Revue Neurologique et de la nouvelle Iconographie de la Salpêtrière, Paris.

Dr. Pitres, Professeur de Clinique Médicale, Bordeaux.

Dr. F. Raymond, Professeur à la Faculté de Médecine, Paris, *Président.*

Dr. E. Régis, Professeur à la Faculté de Médecine, Bordeaux.

Dr. J. Séglas, Médecin de l'Hospice de Bicêtre, Paris.

Dr. P. Sollier, Professeur à l'Université Nouvelle de Bruxelles, Médecin Directeur du Sanatorium, Boulogne sur Seine.

Dr. Souques, Paris.

Dr. Ch. Vallon, Médecin en Chef de l'Asile Ste-Anne, Paris.

Dr. J. Voisin, Médecin de la Salpêtrière, Paris.

Grèce.

Dr. Michel Catsaras, Professeur de Neurologie à l'Université, Athènes.

Hongrie.

Dr. T. Salgo, Privat docent de Neurologie à l'Université, Budapest.

Irlande.

Dr. CONOLLY NORMAN M. D., F. R. S. P. J., Medical Superintendent of the Richmond Asylum, Dublin.

Italie.

Dr. GUISEPPE d'ABUNDO, Directeur de la Clinique des Maladies Nerveuses, Professeur de Psychiatrie à l'Université, Catania.

Dr. GUISEPPE ANTONINI, Directeur de l'Asile des Aliénés, Udine.

Dr. ERNESTO BELMONDO, Professeur de Psychiatrie à 'lUniversité, Padua.

Dr. LEONARDO BIANCHI, Professeur de Psychiatrie a l'Université, Naples.

Dr. G. CESARE FERRARI, Directeur de l'Institut Médico-Pédologique Emiliano; Libre-docent de Psychiatrie à l'Université de Bologna, Bertalia.

Dr. C. LOMBROSO, Professeur de Psychiatrie à l'Université, Turin.

Dr. G. MINGAZZINI, Professeur Extraordinaire de Neuropathologie à l'Université, Rome.

Dr. ENRICO MORSELLI, Professeur de Psychiatrie à l'Université, Gênes.

Dr. SANTE DE SANCTIS, Professeur de Psychologie Expérimentale à l'Université, Rome.

Dr. RUGGERO TAMBRONI, Directeur de l'Asile des Aliénés, Ferrara.

Dr. AUGUSTO TAMBURINI, Directeur de l'Asile Reggio-Emilio; Professeur de Clinique psych., à l'Université, Rome, *Président*.

Dr. E. TANZI, Directeur de Clinique psych., à l'Université, Florence.

Luxembourg.

Dr. LUCIEN BUFFET, Directeur de l'Asile des Aliénés, Ettelbrück.

Norwège.

Dr. HARALD HOLM, Direktor der Irren-Anstalt „Asker", bei Christiania, *Vorsitzender*.

Dr. RAGNAR VOGT, a. o. Professor der Psychiatrie und Psychologie an der Universität, Christiania.

Dr. PAUL WINGE, Polizeiarzt, Christiania.

Autriche.

Dr. L. F. VON HOCHWARTH, Professor der Neuropathologie an der Universität, Wien.

Dr. J. Wagner von Jauregg, Hofrat, Professor der Psychiatrie und Neuropathologie an der Universität, Wien ; *Vorsitzender*.

Dr. C. Mayer, Professor der Psychiatrie und Nervenpathologie an der Universität, Innsbrück.

Dr. H. Obersteiner, Professor der Psychiatrie und Pathologie des Nervensystems an der Universität, Wien.

Dr. A. Pick, a. o. Professor der Psychiatrie an der Universität, Prag.

Dr. E. Redlich, Privatdozent der Neuropathologie und Psychiatrie an der Universität, Wien.

Dr. J. Starlinger, Direktor der Irrenanstalt, Mauer-Oeling.

Pologne.

Dr. L. Bregman, Médecin Neurol., Varsovie.

Dr. E. Flateau, Médecin Neurol., Varsovie.

Dr. Henri de Halban, Professeur de Psychiatrie et Neuropathologie à l'Université, Léopol, *Président*.

Dr. J. Piltz, Professeur de Psychiatrie et Neuropathologie à l'Université, Cracovie.

Dr. W. Sieradski, Professeur de Médecine Légale à l'Université, Léopol.

Dr. C. Twardowski, Professeur de Philosophie à l'Université, Léopol.

Dr. L. Wachholz, Professeur de Médecine légale a l'Université, Cracovie.

Portugal.

Dr. Bethencourt Ferreira, Lisbonne.

Dr. Miguel Bombarda, Professeur de Médecine à l'Université, Lisbonne, *Président*.

Dr. Caetono Beirão, Lisbonne.

Dr. Carlos Santos, Lisbonne.

Dr. Joaquim Urbano, Oporto.

Dr. Ricardo Jorge, Professeur à l'Université, Lisbonne.

Dr. José de Lacerda, Lisbonne.

Dr. Lemos Peixoto, Oporto.

Dr. Magelhães Lemos, Oporto.

Dr. Virgilio Machado, Lisbonne.

Dr. José de Magelhães, Lisbonne.

Dr. Mauperrin Santos, Lisbonne.

Dr. Julio de Mattos, Oporto.

Dr. Egas Moniz, Professeur à l'Université, Coïmbra.

Roumanie.

Dr. G. Marinesco, Professeur de Neurologie à l'Université, Bucharest.

Dr. A. A. Soutzo, Professeur de Clinique Psych. à l'Université, Bucharest, *Président.*

Dr. N. Vaschide, Chef des Travaux du Laboratoire de Psychologie Expérimentale à l'Ecole des Hautes Etudes, Villejuif.

Russie.

Dr. W. M. Bechterew, o. Professor der Psychiatrie und Neurologie an der Universität, St. Petersburg, *Vorsitzender.*

Dr. L. v. Bloumenau, Professor an der Universität, St. Petersburg.

Dr. P. J. Kowalewski, Professor an der Universität, St. Petersburg.

Dr. V. P. Ossipow, a. o. Professor der Psychiatrie an der Universität, St. Petersburg, *Schriftführer.*

Dr. Reformatsky, Direktor der Irrenanstalt St. Nicolas, St. Petersburg.

Dr. M. N. Zukovsky, Privatdozent der Psychiatrie und Neurologie an der Universität, St. Petersburg.

Suède.

Dr. K. G. F. Lennmalm, o. Professor für Nervenkrankheiten an der Universität, Stockholm, *Vorsitzender.*

Dr. T. Nerander, Professor, Direktor der Irrenklinik, Lund.

Suisse.

Dr. P. Amaldi, Direktor der Kantonalen Anstalt, Mendrisio-Chigny.

Prof. Dr. A. Forel, Yvorne.

Dr. L. Frank, Zürich.

Dr. A. Mahaim, Directeur de l'Asile „Cery"; Professeur Extraord. de Psychiatrie à l'Université, Lausanne.

Dr. C. von Monakow, a. o. Professeur de Neurologie à l'Université, Zürich.

Dr. D. W. von Speyr, a. o. Professor der Psych. an der Universität, Bern.

Dr. Ulrich, Direktor der Kantonalen Anstalt „Rütli", Zürich.

Dr. R. Weber, Professeur ord. de Psychiatrie à l'Université, Genève.

Ecosse.

Dr. W. Ireland, Musselburgh.

Dr. J. H. Macdonald, Medical Officer of the Gowan District Asylum Hawkhead, near Glasgow.

Dr. J. Macpherson, Commissioner in Lunacy, Edinburgh.

Dr. Hamilton C. Marr, Medical Superintendent Glasgow District Asylum Woodilee, Lenzie.

Dr. W. Ford Robertson, M. D., Laboratory of the Scottish Asylum, Edinburgh.

Dr. A. R. Urquhart, James Murray's Royal Asylum, Perth., *President*.

Serbie.

Dr. W. M. Subotitsch, Secrétaire de la Croix Rouge, Belgrade.

Turquie.

Dr. P. Acchioti, Constantinople, *Secrétaire*.

Dr. Luigi Mongéri, Milan, *Président*.

Uruguay.

Dr. Bernard Etchepare, Professeur d'Anatomie à l'Université, Montevideo.

Délégués des Gouvernements.

Allemagne.

Dr. TH. ZIEHEN, Geheimer Medizinalrat, o. Professor der Psychiatrie und Neurologie an der Universität, Berlin.

Prof. Dr. BÜCHHOLZ, Hamburg.

Dr. REUTER, Hamburg.

Angleterre.

Dr. S. COUPLAND, M. D., F. R. K. P., His Maj. Commissioner in Lunacy.

Dr. NEEDHAM, His Maj. Commissioner in Lunacy.

Dr. F. W. MOTT, F. R. S., Pathologist of the London Asylum, London.

Argentine.

Dr. MANUEL T. PODESTÁ, Directeur de l'Hospice National de Femmes Aliénées, Buenos Ayres.

Belgique.

Dr. CROCQ, Directeur en Chef de la maison d'aliénés, Uccle.

Bulgarie.

Dr. DANADJIEFF, Médecin en chef de la section psychiatrique de l'Hôpital „Alexandre", Sophia.

Brésil.

Dr. JULIANO MOREIRA, Ancien Professeur de Psychiatrie, Directeur de l'Hôpital National des Aliénés, Rio de Janeiro.

Chili.

Dr. JULIO VALDES BARROS.

Danemark.

Prof. Dr. A. FRIEDENREICH, Chef de Service à l'Hôpital Communal, chargé de cours à l'Université, Copenhague.

Dr. Chr. GEILL, Chef de Service de l'hospice d'aliénés, Viborg.

Espagne.

Don Santiago Ramón y Cajal, Professeur d'Histologie, d'Anatomie pathol. etc. à l'Université, Madrid.

Don Manuel Anton y Ferrández, Professeur d'Anthropologie à l'Université, Madrid.

Don Luis Simarro y Lacabra, Professeur de Psychologie expér. à l'Université, Madrid.

Don Olonz y Ortega, Professeur d'Anatomie a l'Université, Madrid.

États Unis (Amérique).

Dr. Henry G. Beyer, Medical Inspector United States Navy.

Dr. E. H. Brush, Chief Physician, Superintendent Sheppard and Enoch Pratt Hospital, Baltimore.

Dr. Charles H. Hughes, Dean of the Barnes Medical College of St. Louis, Missouri.

Dr. Smith Ely Jelliffe, New-York City.

Dr. W. W. Keen, M. D., F. R. C. R., Professor of Surgery Jefferson Medical College, Philadelphia.

Dr. Carlos F. Mac Donald, Professor of Mental Diseases, Bellevue Hospital, Medical College, New-York City.

Dr. W. A. White, Superintendent of the Government Hospital for the Insane, Washington.

Dr. Mary M. Wolfe, Chief Resident Physician at the Female Department of the State Hospital of the Insane at Norristown (Penn.)

France.

Dr. A. Briand, Médecin en chef de l'Asile des Aliénés, Villejuif.

Clément Charpentier, Avocat à la Cour d'Appel de Paris, Secrétaire de la Société Générale des Prisons.

Dr. H. Claude, Agrégé près la Faculté de Médecine, Paris.

Dr. A. Marie, Médecin en chef de l'Asile des Aliénés, Villejuif.

Dr. F. Raymond, Membre de l'académie de Médecine, Professeur à la Faculté de Médecine, Paris.

Grèce.

Dr. Michel Catsaras, Professeur de Neurologie a l'Université, Athènes.

Italie.

Prof. Dr. G. C. Ferrari, Directeur de l'Institution Medica Paed. Emiliano, Libre doc. de psychiatrie a l'Univ. de Bologne, Beztalia.

Japon.

Dr. Riuji Shima, Universität, Kyoto.

Luxembourg.

Dr. Lucien Buffet, Méd. en chef de la Maison de Santé, Ettel-brück.

Pays-Bas.

Koninklijke Nederlandsche Marine. — Dirigeerend Officier van Gezondheid 1e klasse: M. M. Jung. Officier van gezondheid 2e klasse: L. S. A. M. von Römer.

Roumanie.

Dr. Parhon, Docent à la faculté de médecine, Boucarest.

Russie.

Dr. W. Bechterew, Professeur de Psychiatrie et de Neurologie, Membre consultatif du Conseil Médical au Ministère de l'Intérieur, St.-Pétersbourg.

Professeur Narbutt, Conseiller de l'Etat, Interne à l'Hôpital Militaire Nicolaewski, St. Pétersbourg.

Servie.

Dr. Wojislav M. Subotitsch, méd. en chef de l'hospice des aliénés, Belgrade.

Suède.

Dr. Richard Stenbeck, Licencié de Médecine, Conseiller p. i. à la direction générale des services médicaux.

Délégués de diverses Sociétés.

États Unis.

American Med. Psychological Society (New-York). — Dr. H. M. HURD and Dr. M. S. GREGORY.

Alienist and Neurologist. — Dr. C. H. HUGHES, Professor of Neurology and Psychologie, University St. Louis.

American Neurological Association. — Dr. RICHARD DEWEY, Wauwatosa, Wisc. and Dr. SMITH ELY JELLIFFE, New-York.

American Society for the study of alcohol- and other narcotics. — Dr. T. D. CROTHERS, Dr. ALEX Mc. NICHOLL, New-York.

Boston Neurological and Psychiatric Society. — Dr. ELMER ERNEST SOUTHARD, Harvard Medical School, Pathological Department, Boston.

Michigan. — Dr. THEOPHIL KLINGMAN, Chief Neurologist University Hospital, Ann Arbor (Mich.)

Medico-Legal Society. — Dr. CLARK BELL, President Medico-Legal Society of New-York, etc.

Montreal (Canada). — Dr. D. A. SHIRRES, Montreal.

Milwaukee Medical Society. — Dr. W. F. BOCK.

New-York Neurological Society. — Dr. ALBERT WARREN FERRIS, New-York.

Dr. JOSEPH COLLINS, Professor of Psychiatry, Post-Graduate Medical School, New-York.

Dr. ADOLF MEYER, Professor of Mental Diseases, Ithaca.

Dr. B. SACHS, New-York.

Philadelphia Neurological Society. — Dr. CARL D. CAMP.

Belgique.

Collège échevinal de Bruxelles. — Dr. E. VAN DEN VEN, Schaerbeek, (Bruxelles).

Province de Liège. — Dr. EUGÈNE CORNESSE et Dr. LABOULE.

Ville d'Anvers. — Dr. M. SCHUYTEN.

Brésil.

Académie de Médecine de Rio de Janeiro. — Dr. JULIANO MOREIRO, Ancien Professeur de Psych.; Directeur de l'Hôp. Nat. des Aliénés, Rio de Janeiro.

Allemagne.

Verein Ostdeutscher Irrenärzte. — Dr. Schröder, Privatdozent an der Universität, Breslau.
Dr. L. Mann, Privatdozent an der Universität, Breslau.

Angleterre.

Asylum Workers' Association. — Dr. E. Schuttleworth, M. D., Formerly Medical Superintendent Royal Albert Asylum of Lancaster, London.
Medico-Chirurgical Society. — Dr. Alexander Bruce, Physician of the Royal Infirmary, London.

France.

Société d'Hypnologie et de Psych. de Paris. — Dr. P. Joire, Professeur de l'Institut Psycho-Physiologique de Paris.
La Ville de Paris. — Dr. A. Marie, Médecin en chef de l'Asile des Aliénés, Villejuif (Seine).
Service des aliénés de la préfecture de la Seine. — Dr. A. Marie, Méd. en chef de l'asile Villejuif et Dr. De la Moutte, chef du Bureau des asiles.
Société d'assistance familiale. — Dr. Voisin médecin de la Salpêtrière, prés.
Mme. A. Marie, Secr. Génér. de la Société.
Prof. Bagenoff, (Moscou) Membre associé étranger.

Irlande.

Royal Academy of Medicine of Ireland — Dr. Conolly Norman, M. D. Dubl., (hon. causa), vice President of the College of Physicians and Medical Superintendent of the Richmond Lunatic Asylum, Dublin.
Dr. W. R. Dawson, M. D., Dublin, F. R. C. P. I., Medical Superintendent Farnham, Private Lunatic Asylum, Dublin.
Dr. John Lentaigne, F. and members of Council and Vice-President Royal College Surgeons, Medical Visitor of Lunatics under the Lord Chancellor of Ireland.

Royal College of Surgeons. — Dr. CONOLLY NORMAN, M. D.
  Dr. W. R. DAWSON, M. D., F. R. C. P. I.
  Dr. JOHN LENTAIGNE, F. B. C. S. I.
Trinity College Dublin. — Dr. W. R. DAWSON.
  Dr. CONOLLY NORMAN.
Royal College of physicians of Ireland. — Dr. NINIAN HALKINER.

Italie.

Istituto Manicomio de S. Maria della Pietà Roma. — Prof.
  AUGUSTO GIANELLI, Dir. du labor. d'anatomie pathol., Rome.
Società di Medicina in Roma, Sig. Prof. AUGUSTO GIANELLI, libero
  docente all' Università di Roma, primario del Manicomio
  di S. Maria della Pietà, Rome.

Pays-Bas.

Genootschap tot Bevordering van Natuur-, Genees- en Heelkunde,
  Dr. C. C. DELPRAT, Algemeen Secretaris der Vereeniging.
Nederlandsche Maatschappij tot Bevordering der Geneeskunst. —
  Dr. C. F. SCHREVE.
Vereeniging tot Bestrijding van Drankzuchtigen „Hoog-Hullen". —
  Dr. CH. H. ALI COHEN, Inspecteur van de Volksgezondheid,
  Utrecht.
Rijks-Verzekeringsbank. — Dr. KOOPERBERG, med. adviseur.

Autriche.

Prop. Comité von Oesterreich. — Dr. A. PICK, A. o. Professor der
  Psychiatrie an der Universität, Prag.

Pologne.

Conseil de la Soc. Gén. des Médecins de Galice. — Dr. LADISLAS
  KOHLBERGER, Dir. en chef de la mais. des aliénés Kulparkow
  (près. Léopol).
Gesellschaft für Hygiene in Galizien. — Dr. FERDINAND OBTU-
  LOWICZ, kais. kgl. Oberbezirksphysicus und Landesgerichtsarzt,
  Lemberg.
Société de Médecine de Cracovie. — Dr. KUPCZYK, Cracovie.
Société de Médecine de Léopol. — Dr. HENRI DE HALBAN, Profes-
  seur de Neurologie à l'Université, Léopol.

Société d'Hygiène de Varsovie. — Dr. HENRY KUCHARZEWSKY.

Société Médicale de Varsovie. — Dr. L. BREGMAN, Méd. Neurologiste, Varsovie.

Dr. E. FLATEAU, Med. Neurologiste Varsovie.

Dr. MECZKOWSKI, Méd. Neurologiste, Varsovie.

Société de Psychologie de Varsovie. — Dr. LADISLAS STERLING,
Secrétaire de la Société, Varsovie.

Assistance publique de Varsovie. — Dr. BYCHOWSKI, Varsovie.

Écosse.

Aberdeen Medico-Chirurgical Society. — Dr. ASHLEY W. MACK
INTOSH. M. A., M. D., Royal Asylum, Aberdeen.

Dr. J. H. MACKENZIE, M. D., Royal Asylum, Aberdeen.

Scottish Branch of the Medico Psychological Association of Great-
Britain and Ireland. — Dr. J. H. MACDONALD, Govan District
Asylum, Paisley.

Prof. Dr. W. W. IRELAND, Musselburgh.

Scottish Division of Med. Psychol. Association. — Dr. HAMILTON
C. MARR.

Espagne.

Academia del cuerpo medico municipal de Barcelona. — A. GINÉ
Y MARRIERA, directeur de l'Asile nouv. Barcelona.

Suède.

Suenska Läkara sällskapet (Société Médicale Suédoise). — Dr. H.
MARCUS, Professeur Agrégé de Psych. à la Faculté de Médecine de Stockholm.

✷ ✷

Sections du Congrès.

I. Psychiatrie et Neurologie.

PRÉSIDENTS :

Dr. C. Winkler. professeur de neuropathologie et de psychiatrie à l'université d'Amsterdam.

Dr. J. K. A. Wertheim Salomonson. professeur de neuropathologie à l'université d'Amsterdam.

SECRÉTAIRE :

Dr. M. J. van Erp Taalman Kip, médecin directeur du sanatorium pour les maladies nerveuses, Arnhem.

MEMBRES :

Dr. K. Heilbronner. professeur de psychiatrie à l'université d'Utrecht.

Dr. A. C. Kam. médecin de l'asile d'aliénés „Meerenberg", Bloemendaal.

Dr. L. J. J. Muskens, médecin à l'hôpital des épileptiques, privat docent, Amsterdam.

Dr. G. van Wayenburg, privat docent, Amsterdam.

II. Psychologie et psycho-Physique.

PRÉSIDENT :

G. Heymans, professeur de philosophie et de psychologie à l'université de Groningue.

SECRÉTAIRE :

Dr. E. Wiersma, professeur de neurologie et de psychiatrie à l'université de Groningue.

MEMBRES :

Dr. L. Bouman, médecin directeur de l'asile des aliénés „Bloemendaal", Loosduinen.

Dr. Phil. C. J. Wijnaendts Francken, la Haye.

III. Assistance des aliénés.

PRÉSIDENT :

Dr. W. P. Ruijsch, inspecteur en chef de l'hygiène publique, La Haye.

SECRÉTAIRE :

Dr. A. M. Benders, médecin de l'asile des aliénés „Meerenberg", Bloemendaal.

MEMBRES :

Dr. H. Breukink, médecin de l'asile des aliénés, Utrecht.

Dr. J. C. I. van der Hagen, inspecteur de l'hygiène publique, Bois-le-Duc.

Dr. G. C. van Walsem, médecin directeur de l'asile des aliénés „Meerenberg", Bloemendaal.

L'Exposition

comprendra :

1⁰. l'Exposition du Dr. C. E. Daniëls „Documents Historiques ayant rapport à une période antérieure de l'assistance des aliénés".

2⁰. Envoi d'objets à l'usage de l'assistance moderne des aliénés et des névropathes.

3⁰. Instruments à l'usage des laboratoires de Psychiatrie, de Neurologie et de Psychologie.

Règlement du Congrès.

I. Le Congrès aura lieu du 2 au 7 Septembre, à l'Université Oudemanhuispoort ; entrée Kloveniersburgwal près du No. 78 ou O. Z. Achterburgwal près du No. 227. Pendant le Congrès le secrétariat siégera dans une des salles de l'Université.

Jusqu'à cette date, le secrétariat restera Prinsengracht 717.

II. Les Gouvernements étrangers seront informés de la réunion du Congrès et pourront s'y faire représenter.

III. Tous ceux qui s'intéressent au développement de la psychiatrie, de la neurologie et de la psychologie ou de l'assistance des aliénés pourront se faire inscrire comme membres du Congrès.

IV. Le droit d'admission est fixé à 20 frcs. pour MM. les membres et à 10 frcs. pour les Dames des membres.

V. Les souscripteurs recevront, après le versement du montant de la cotisation au secrétariat, leur carte d'identité qui leur donnera le droit :

a. de participer à tous les travaux du Congrès ;

b. d'assister à toutes les fêtes ;

c. de recevoir un exemplaire du compte-rendu, rédigé par le Secrétariat ;

d. de jouir de tous les avantages offerts à MM. les congressistes.

VI. Les langues admises seront :
le français, l'allemand et l'anglais.

VII. Les travaux du Congrès seront divisés en séances générales et en séances de sections.

VIII. Les séances générales seront dirigées par les présidents honoraires qui seront nommés dans la séance d'ouverture du Congrès par un des membres du comité international ou par un autre membre éminent du Congrès assistant à la séance.

IX. Les séances des sections seront dirigées par leurs présidents ou, à la suite d'une invitation, par un membre quelconque du comité international ou par un membre éminent du Congrès assistant à la séance.

X. Le président fixera l'ordre des travaux ; les secrétaires des sections rédigeront les procès-verbaux de chaque séance.

XI. Dans la séance des sections seront traitées d'abord les questions pour lesquelles un ou plusieurs rapporteurs auront été désignés. Puis viendront les communications présentées par MM. les membres.

XII. MM. les rapporteurs disposeront de 20 minutes pour lire leur rapport, et il ne sera pas accordé plus de 5 minutes à chaque membre qui prendra part à la discussion.

La durée d'une communication présentée par un des membres du Congrès n'excédera pas 15 minutes. Pour la discussion chaque orateur pourra disposer de 5 minutes et ne prendra pas plus d'une fois la parole lors de la discussion de la même communication, à moins que le président ne lui en donne l'autorisation.

XIII. Lorsqu'un membre aura pris la parole dans une discussion, il devra remettre avant la fin de la session ou dans les 24 heures, au secrétaire de la section, le résumé de sa communication, faute de quoi une simple mention en sera faite au procès-verbal.

XIV. L'ordre des sujets qui seront traités dans les séances des sections sera réglé par le secrétariat, de concert avec le comité de la section.

XV. Quand l'ordre du jour d'une séance n'aura pas été épuisé, la suite en sera remise à la séance du lendemain, à moins que l'assemblée n'en décide autrement.

XVI. MM. les rapporteurs qui désireraient voir imprimés leur rapports ou un résumé succinct sont priés de les envoyer au secrétariat avant le 15 juillet.

Le manuscrit ne pourra excéder 15 pages d'impression. On n'acceptera pas de planches, plans ou diagrammes, à moins que les auteurs ne s'engagent à en supporter les frais.

Quant aux communications que M.M. les membres désireraient présenter, le secrétariat devra être informé de leurs titres avant le 1 aôut.

XVII. Les membres qui auraient l'intention d'envoyer des instruments ou de faire des expériences sont priés d'en informer le secrétariat avant le 15 juillet.

XVIII. Dans la séance de clôture on traitera des intérêts du Congrès et, éventuellement, de ceux des Congrès suivants.

Comité de Dames pour la Réception.

Mad^{me}. A. W. VAN DEVENTER — Stelling.

Mad^{me}. L. HEEMSKERK — Von Zaremba.

Mad^{me}. B. JELGERSMA — Ris.

Mad^{me}. S. JOSEPHUS JITTA — Cohen.

Mad^{me}. ROTGANS — Stheeman.

Mad^{me}. C. RUYSCH — Mees.

Mad^{me}. I. C. SCHIPPERS — Blancke.

Mad^{me}. A. E. TILANUS — Van Leeuwen.

Mad^{me}. J. H. VOGELSANG — Hymans.

Mad^{me}. H. WERTHEIM SALOMONSON — Hymans.

Mad^{me}. E. M. C. WINKLER — Junius.

Programme des Divertissements pour les participants au Congrès.

Lundi, 2 Septembre, à 9 heures du soir.

Réunion intime Keizersgracht 674. Soirée musicale.

Mardi, 3 Septembre, à 9.30 du soir.

Réception au club des étudiants, Heiligenweg 26. Ombres chinoises à l'instar du Chat Noir.

Mercredi, 4 Septembre, à 4 heures de l'après-midi.

Excursion en bateau à Zaandam. Visite à la cabane du Czar PIERRE.

Jeudi, 5 Septembre, à 8 heures du soir.

Représentation au Théâtre Municipal, Leidsche Plein.
Tableaux vivants, d'après quelques peintures de l'école hollandaise.
Comédie champêtre. Vieilles chansons nationales.

Samedi, 7 Septembre,

Excursion à Leyde, la Haye et Schéveningue. Visite aux asiles „Endegeest" et „Rhijngeest".

Séance de clôture

et dîner à Schéveningue.

Outre ces fêtes officielles, nous devons faire mention de la bienveillance et de l'intérêt que nombre d'habitants d'Amsterdam et autres ont témoignés à notre congrès, ce qui a si grandement contribué à rehausser l'éclat de notre réunion. Rappelons en premier lieu la brillante soirée de réception donnée par M. le Bourgmestre d'Amsterdam et Mme Van Leeuwen—Waller à leur domicile, ainsi que les paroles cordiales adressées aux congressistes par le premier magistrat de la capitale. Ensuite la gracieuse invitation à un afternoon tea faite par Mr. en Mme Tilanus—Van Leeuwen aux Dames Congressistes et qui n'a pas manqué de laisser les plus agréables souvenirs.

Nous ne devons pas non plus oublier de mentionner l'aimable empressement avec lequel Mesdames G. Vogel—van Vladeracken et Jeanne Vogelsang—Heymans ainsi que M. De Veer ont consenti à illustrer la soirée du 2 septembre par leur grand talent musical. De même Mrs. le Jhr. Van Riemsdijk et le Prof. Vogelsang se sont acquis la sympathie de beaucoup de congressistes en leur servant de guides experts au musée de l'Etat.

Enfin nous remercions la Compagnie des Chemins de fer Hollandais pour la bienveillance d'avoir mis à notre disposition un train spécial pour la Haye et Leyde, ainsi que la Direction de la maison des aliénés d'Endegeest pour l'aimable réception faite aux congressistes. Les mêmes remercîments sont dus à la direction des Bains de mer de Schéveningue pour avoir contribué à faire du dernier jour du congrès une journée de fête inoubliable.

Pour terminer, disons que ce qui ne fut pas le moins apprécié c'est la peine que les étudiants d'Amsterdam se sont donnée pour procurer aux congressistes quelques heures agréables et — last not least — le magnifique banquet offert par messieurs Jelgersma, Van Deventer, Winkler et Weijtheim Salomonson aux délégués, aux rapporteurs et à leurs amis personnels ainsi qu'à leurs Dames.

PROGRAMME DES TRAVAUX.

Séances générales.

Mercredi 1 h. 30.

Dr. V. M. BECHTEREW, Prof. de Psychiatrie et de Neurologie à l'université de St. Pétersbourg. — Recherches Objectives sur l'activité Psychique.

Dr. W. H. GASKELL, F. R. S., Lecturer on Physiology at the University of Cambridge. — On the evolution of the vertebrate central nervous system (with lantern Demonstration).

Jeudi 1. h. 30.

Dr. F. RAYMOND, Prof. à la faculté de Médecine, Paris. — Les Psycho-névroses.

Geh. Med. Rath. Dr. TH. ZIEHEN, Prof. der Psychiatrie und Nervenkrankheiten, Berlin. — Methoden der Intelligenzprüfung.

Vendredi 1 h. 30.

Dr. ARN. PICK, o. Prof. der Psychiatrie an der Deutschen Universität Prag. — Die umschriebene senile Hirnatrophie als Gegenstand klinischer und anatomischer Forschung.

Dr. A. VAN GEHUCHTEN, Prof. d'anatomie path. et de thérapie des maladies nerveuses, Louvain. — Le mécanisme des mouvements réflexes.

Dr. CARLOS F. MAC. DONALD, Prof. of mental diseases, Bellevue Hospital Med. Coll. New York. — Development of the modern care and treatment of the Insane as illustrated by the New York State Hospital System.

I SECTION.

Psychiatrie et Neurologie.

3 SEPTEMBRE.
Séance 9 heures du matin.

I. Rapport.

Le tonus provenant du labyrinthe. — Der Labyrinthtonus. — Tonus of the labyrinth. — De Labyrinth-Tonus.

Rapporteurs.

Dr. R. Ewald, Professor der Physiologie an der Universität, Direktor des Physiologischen Institutes, Strassburg.

Dr. C. Winkler, Hoogleeraar in de Psychiatrie en Neurologie aan de Hoogeschool, Amsterdam.

II. Rapport.

Le tonus cérébellaire. — Der Cerebellartonus. — Tonus of the Cerebellum. — De Cerebellair-Tonus.

Rapporteur.

Dr. G. van Rijnberk, Assistente dell'Instituto Fisiologico, Roma.

Communications.

Dr. S. Ramon y Cajal, prof. d'histol. et d'anatom. pathol. à l'Univ. de Madrid. — La dégénération traumatique des cylindres-axes du cerveau et du cervelet.

Dr. S. J. de Lange, Amsterdam. — Sur l'anatomie du faisceau longitudinal postérieur.

Prof. G. Jelgersma, Leyde. Démonstration von Schnitten durch das ganze Gehirn.

Dr. L. J. J. Muskens, neurologist at the hospital for Epileptics Amsterdam. — Cerebellar connections.

Séance 1.30 de l'après-midi.

III. Rapport.

Psychoses alcooliques chroniques, les formes pures de Démence exceptées. — Chronische Alkoholpsychosen mit Ausnahme der reinen Demenzformen. — Chronic Alcohol-Psychoses excepted the pure forms of Dementia. — Chronische Alcoholpsychosen met uitzondering der zuivere Dementie-vormen.

Rapporteurs.

Dr. F. W. Mott, M. D., F. R. C. P., F. R. S., Physician and Lecturer on Neurology, Charing Cross Hospital, London.

Dr. P. Schroeder, Privatdozent für Psychiatrie an der Univ. Breslau.

IV. Rapport.

Diagnose différentielle entre la Démence-Paralyt. et les autres formes de Démence acquise. — Differentielle Diagnose zwischen Dem. Paralyt. und anderen Formen erworbener Demenz. — Diagnosis between Dementia Paralyt. and other forms of acquired Dementia. — Verschil-Diagnose tusschen Dementia-Paral. en andere vormen van verkregen Dementie.

Rapporteur.

Dr. E. Dupré, Professeur Agrégé à la Faculté de Médecine, Paris.

Communications.

Mich. Catzaras, Prof. de Psych. à l'Univers d'Athènes; valeur diagnostique et prognostique des symptômes catatoniques basée sur plusieurs observations de ma Clinique.

Dr. David Orr (Manchester) and Dr. G. Rows (Lancaster). — Lesions of spinal and Cranial Nerves, experimentally produced by toxins.

Dr. Wertheim Salomonson, Prof. à l'Univ. Amsterdam. — Démonstration de l'enregistrement de l'Électrodiagramme humain à l'aide du Galvanomètre à corde de Einthoven.

Dr. Juliano Moreira, anc. Dir. de l'inst. Psychiatr. et Dr. Afranio Peixoto. Prof. de méd. Publ. de Rio de Janeiro. — Les maladies mentales du Brésil.

Dr. E. Forster, Oberartz der Psychiat. und Nervenklinik Univ., Berlin. — Ueber die Bedeutung des Affects bei Paranoia.

Dr. Henry Marcus, dozent der Psychiatr. Univ., Stockholm. — Acute Verwirtheitzustände auf Syphilitischen Grund.

I SECTION.
Psychiatrie et Neurologie.

---

4 SEPTEMBRE.
Séance 9 heures du matin.

V. Rapport.

Théories modernes sur la génèse de l'Hystérie. — Neueste
Theorien über den Ursprung der Hysterie. — New theories
on the origin of Hysteria. — Nieuwste theorieën over het
ontstaan der Hysterie.

Rapporteurs.

Dr. Pierre Janet. Professeur de Psychologie au Collège de France,
Paris.

Prof. G. Aschaffenburg. Direktor der Irrenabteilung des Allgemeinen Krankenhauses, Köln a/Rh.

Dr. Karl Jung. Anstalt Burghölzli, Privatdozent für Psychiatrie
an der Universität, Zürich.

Dr. G. Jelgersma, Hoogleeraar in de Psychiatrie, Leiden.

VI. Rapport.

État actuel de la division anatomique de l'Écorce Cérébrale.—
Heutiger Stand der Anatomischen Gliederung des Cortex
Cerebri. — Actual State of the Anatomical Division of the
Cerebri. — Tegenwoordige stand der anatomische verdeeling
der hersenschors.

Rapporteur.

Dr. Oskar Vogt, Direktor des Neuro-Biologischen Laboratoriums,
Berlin.

Communications.

Mme Cécile Vogt, Berlin. — Les fibres de projection des Centres
corticaux tard myelinisés.

Dr. P. DUBOIS, Prof. de Psychothérapie, Bern. — Considérations sur le traitement des phobies.

Dr. P. JOIRE, Membre de la Société d' hypnologie de Paris. — Sur la nature et le traitement de l'hystérie.

Dr. J. ORSCHANSKY, Professeur der neuropath., Charkow. — Die Genese und Natur der Hysterie.

Dr. PAUL SOLLIER, Prof. à l'Univ. Nouv. de Bruxelles. — Un cas de myasthénie hystérique.

Dr. TERRIEN, Clinique des Maladies nerv., Doulon-lès-Nantes. — Guérit-on l'Hystérie?

Dr. H. GUTZMANN, Privat Doz., (Berlin). — Zur Übungsbehandlung der Aphonie.

Dr. M. DE VRIES. Ophthalmologue Amsterdam. — Démonstration de microphotographie colorée.

I SECTION.

Psychiatrie et Neurologie.

---

5 SEPTEMBRE.

Séance 9 heures du matin.

VII. Rapport.

Asymbolie, Apraxie en Aphasie.

Rapporteurs.

Dr. ARNOLD PICK, o. Professor der Psychiatrie an der Deutschen Universität, Prag.

Dr. C. VON MONAKOW, a. o. Professor der Neurologie an der Universität, Zürich (Demonstration).

Dr. H. LIEPMANN, a. o. Professor der Psychiatrie und Neurologie an der Universität, Berlin.

Dr. F. HARTMANN, a. o. Professor der Psychiatrie an der Universität, Graz.

VIII. Rapport.

Symptômes locaux dans l'Epilepsie génuine. — Herderscheinungen bei genuiner Epilepsie. — Focal symptoms atthe genuine Epilepsia. — Haardverschijnselen bij de aangeboren Epilepsie.

Rapporteur.

Geh. Rath. O. BINSWANGER, o. Professor der Psychiatrie an der Universität; Direktor der Grossherzoglichen Irrenheilantstalt, Jena.

Communications.

Dr. OPPENHEIM, Professor der Neurologie Berlin. Demonstration eines extirpirten Rückenmarkshautstumor.

Dr. H. Claude, Prof. agrégé à la fac. de méd. et Dr. F. Rose chef de Clinique à la fac. de méd. Paris. — De l'hémi-anopsie homonyme comme symptôme initial et longtemps isolé dans les Tumeurs Cérébrales.

Dr. Max Lewandowsky, Priv. Doz. — Über Abspaltung des Farbensinnes durch Herderkrankungen des Gehirns.

Dr. Ernest Jones, M. D. M. R. C. P. Ass. Phys. Lond. School of clin. med. The Clinical Significance of Allochiria.

Dr. H. Gutzmann, Privat Doz. Berlin. Die Therapie des Stotterens.

Dr. Maurice Faure, Direct. de l'Établ. de Reéduction motrice Physiologie des troubles viscéraux des tabétiques.

Dr. Louise G. Robinovitch, Neurologist. Edit. of the Journal of Ment. Diseases, (New York). — Resuscitation of Electrocuted Subjects (practical application of the method in industrial life).

Choice of the Electric current for the purpose of resuscitation.

Blood pressure and respiration in experimental epilepsy.

The cerebral circulation and the state of the brain during experimental (electric) epilepsy (with Demonstration).

* * *

I SECTION.
Psychiatrie et Neurologie.

---

6 SEPTEMBRE.

Séance 9 heures du matin.

IX. Rapport.

Contractures secondaires de l'hémiplégie. — Secundär-Contracturen bei der Hemiplegie. — Secondary contractures at hemiplegia. — Contracturen zich aansluitende aan de Hemiplegie.

Rapporteur.

Dr. L. Mann, Privatdozent für Nervenheilkunde, Breslau.

Communications.

Dr. J. W. Putnam, Prof. of Neurol. at the Univ. Buffalo. — A comparative clinical study: four cases of Landry's paralysis; two cases of infection of multiple neuritis; one case of myasthenia graves.

Dr. F. W. Mott, M. D., F. R. C. P., F. R. S., Physician and Lecturer on neurology Charing Cross Hosp. London. — Experimental and histological examination of the cortex of Lemurs brain and a comparison with that of the primates in relation to the functional and structural evolution of the convolutional pattern.

Dr. W. Sterling (Warschau). — Ueber eine eigentümliche Form von progressiver Muskeln- und Knochenerkrankung.

Dr. Marinesco, Prof. de neurologie à l'université et Dr. C. Parhon, docent à la clinique de l'hôpital Efaririeh, Bucarest. Recherches Anatomo-cliniques sur l'origine du sympathique cervical.

Dr. Z. Bychowski, Primar-arzt an der Nervenabteilung des Krankenhauses „Praga" Warschau. — Ueber organische Hemiplegiën ohne Babinsky.

Dr. A. Saenger, Nervenartzt Hamburg — Röntgen-diagnostik der Hypophysistumoren.

Dr. Ariëns Kappers, privaat docent a. d. Univ. Amsterdam. Die philogenetischen Verlagerungen der motorischen Hirn-nervenkerne, ihre Ursache und ihre Bedeutung für den Verlauf der intra-medullären Wurzelfäsern.

Dr. Boguslaw Klarfeld, — Assistent des physiol. Inst. Lemberg — Ergographische Untersuchungen über den Patellarsehnen-reflex.

Dr. Chartier, Med. adj. du Sanat. Boulogne sur Seine. — Encéphalite hémorrhagique Expérimentale.

Dr. Daniel Maes (Weurcq), Considérations sur les troubles de la sensibilité douloureux chez les épileptiques.

Dr. Maurice Bornstein (Warschau). Ueber Paralysis periodica.

Dr. Indemans (Maastricht), Die Aetiologie der myasthenia gravis.

Dr. Maurice Faure, anc. int. des Hôp. Paris, La Malou (Herault). — La mobilisation méthodique et les contractures secondaires des Hémiplégiques.

II SECTION.
Psychologie.

---

3 SEPTEMBRE.

Séances 9 heures du matin.

I. Rapport.

État actuel de la théorie Lange—James concernant les émotions. — Heutiger Stand der Lange—James'schen Theorie über die Affecte. — Actuel state of the Theory of Lange—James about affects. — Tegenwoordige stand der Lange-James'sche Theorie der affecten.

Rapporteurs.

Dr. P. Sollier, Professeur à l'Université Nouvelle de Bruxelles, Boulogne s. Seine.

Dott. Prof. F. de Sarlo, Direttore del Lavoratorio Psicologico, Firenze.

Communications.

Alb. Michotte, Chargé de Cours à l'Université Louvain. — Sur les oscillations de l'attention.

Dr. Gützmann, Priv. doz. an der Univers. Berlin. — Ueber Hören und Verstehen.

Karoly Lechner, Prof. der Psych. u. Neur. Univ. Koloszvár (Ungarn). — Ueber negative Sinnestauschungen.

Dr. R. Sleeswijk, Bloemendaal. — Ueber die Bedeutung des Psychologischen Denkens in der Medizin.

Séance 1.30 de l'après-midi.

II. Rapport.

La Psychologie de la Puberté. — Die Psychologie der Pubertät. — The Psychology of Puberty. — De Psychologie der Puberteit.

Rapporteur.

Dott. A. MARRO, Direttore del Rº. Manicomio, Torino.

Communications.

Dr. PHIL. C. J. WIJNAENDTS FRANCKEN, 's Gravenhage. — Statistisch sexuelle Traum-differenzen.

L. S. A. M. RÖMER. Officier van gezondheid der Koninkl. Nederl. Marine. — Verhältnis zwischen Mondalter und Sexualität.

II SECTION.

Psychologie.

---

4 SEPTEMBRE.

Séance 9 heures du matin.

III. Rapport.

Différence entre la Perception et l'Image. — Unterschied zwischen
Wahrnehmung und Vorstellung. — Difference between Perception et Idea. — Verschil tusschen waarneming en voor-
stelling.

Rapporteurs.

Dr. F. JODL, o. Professor der Philosophie an der Universität, Wien.

Dr. CH. A. MERCIER, M. B., F. R., C. P.; Professor of Psychiatry,
London.

Communications.

Dr. F. J. DE BOER, Prof. der Philosophie, Univers. Amsterdam.
Association gegensätzlicher Begriffe.

CLÉMENS CHARPENTIER, avoc. à la Cour d'appel de Paris. Un cas
de simulation de la folie. Essai de Psychologie criminelle.

A. MICHOTTE, chargé de cours à l'univ. de Louvain. Sur les illusions
de simultanéité pour des impressions disparates.

II SECTION.

Psychologie.

---

5 SEPTEMBRE.

Séance 9 heures du matin.

IV. Rapport.

La Fonction secondaire. — Die Sekundärfunction. — The secundary Function. — De secundaire Functie.

Rapporteur.

Dr. O. GROSS, Privatdozent für Psychiatrie, Graz.

Communications.

Dr. M. SCHUYTEN, Direct. v/h. Stedelijk Inst. voor Pædologie te Antwerpen. — Problèmes de la Pédologie.

B. VAN ALBADA, Off. v. Gezondheid der Kon. Ned. Marine. — Eine neue Theorie zur Erklärung Psychologischer Probleme.

II SECTION.
Psychologie.

6 SEPTEMBRE.

Séance 9 heures du matin.

V. Rapport.

5. L'histoire antérieure des Psychopathes. — Die Vorgeschichte
    der Psychopathen. — The past of the Psychopaths. — De
    voorgeschiedenis der Psychopathen.

Rapporteur.

Dr. C. Neiser. Direktor der Provinzialen Heil- und Pflegeanstalt,
Bunzlau.

Communications.

Dr. A. H. Oort, Geneesheer aan het Sanatorium Rhijngeest, Oegstgeest. — Eenvoudige reactietijden bij hysterie.

Dr. P. Joire, Prof. de l'Inst. Psych-Psychiol. de Paris. — Sur une
force nerveuse extériorisée, présentation d'un appareil Sthénomètre servant au diagnostic des maladies nerveuses.

Dr. L. S. A. M. von Römer, Officier van Gezondheid der K. N.
Marine. — Ein von mir dargestelltes Instrument zur Untersuchung der Richtfähigheit der Artilleristen.

Dr. Z. Bychowski, Primar-Arzt an der Neur. Abth. des Krankenh. „Praga", Warschau. — Reflex Studien.

Dr. Roberts Novoá, Santos ex. adj. de Physiol. à l'Univ. de Santiago de Gallicia. — Temps réflexe et temps conscient.

M. Mendelssohn, anc. Prof. de l'Univ. de St. Pétersbourg. — Sur
les périodes réfractaires des réflexes dans quelques affections
du Système Nerveux.

Dr. G. van Wayenburg. — Le temps de réaction simple appliqué
à l'étude de Mouvements Coordonnés.

III SECTION.

Assistance des Aliénés.

---

3 SEPTEMBRE.

Séance 9 heures du matin.

I. Rapport.

Le personnel infirmier, son éducation, ses droits et ses devoirs. — Das Pflegepersonal, sein Unterricht, seine Rechte und Pflichten. — The Instruction of the nurses. their rights and duties. — Het verplegend personeel. onderricht. rechten en plichten.

Rapporteurs.

Dr. G. M. ROBERTSON, Medical superintendent of the Starling District Asylum, Larbert.

J. VAN DEVENTER SZN., Inspecteur van het Staatstoezicht op Krankzinnigen en Krankzinnigengestichten. Amsterdam.

Communications.

Dr. C. H. HUGHES, Prof. of neurol. and Psychiat. Univ. of St. Louis. — The care of the insane.

Dr. E. SHUTTLEWORTH, M. D. form. med. Superint. R. Alb Asyl. of London. — Instructions of the nurses, their rights and duties.

Dr. SEYMOUR TUKE, M. B. Chiswick House London. — The nursing of the Insane in England.

Dr. EDWARD COWLES, Boston. — The Reform of nursing for the insane in the United States.

Dr. H. TWAITES, The Lebanon Hospital for the Insane near Beyrout (Syria).

Dr. AUG. LEY, med. en chef de l'asyl „Fort Jaco" Uccle. — De Nederlandsche verpleging in het krankzinnigengesticht „Fort Jaco" Ukkel bij Brussel.

Séance 1.30 de l'après-midi.

II. Rapport.

Le traitement des aliénés ayant comparu en justice. — Die
Pflege solcher Irren, die früher mit dem Richter in Berührung
gekommen sind. — The care of the Insane having been
brought before the Judge. — Verpleging van krankzinnigen.
die met den Strafrechter in aanraking geweest zijn.

Rapporteurs.

Dr. J. MOREL, Médecin Directeur de l'Asile des Aliénés de l'Etat.
Inspecteur adjoint des asiles des aliénés du Royaume, Mons.

Dr. G. A. VAN HAMEL, Hoogleeraar in het Strafrecht, Amsterdam.

Communications.

Dr. CLARK BELL. Pres. medico-legal Soc. of New York. Medical
Expert Evidence.

Dr. T. CLAY SHAW, London. Contribution to the analyses of the
mental process in criminal acts.

Dr. A. MARIE. Med. en chef des Asiles de la Seine et Dr. PIQUÉ,
chirurgien en chef des Asyles de la Seine. Le traumatisme
en aliénation mentale.

Dr. F. S. MEIJERS, Geneesheer Wilhelmina Gasthuis, Amsterdam.
Über die Einrichtung der sogenannten „Stadtasyle für Irren"
in Grosstädte.

III SECTION.

Assistance des Aliénés.

---

4 SEPTEMBRE.

Séance 9 heures du matin.

III. Rapport.

L'organisation de la direction des asiles d'aliénés et l'inspection
des asiles par l'État. — Die Verwaltungseinrichtung der
Irrenanstalten und die staatliche Beaufsichtigung der Irrenpflege. — The organization of the Superintendency of the
Hospitals for the Insane and the State Supervision for the
care of the Insane. — Inrichting van het beheer der krankzinnigengestichten en het Staatstoezicht op de krankzinnigen-
verpleging.

Rapporteur.

Dr. W. P. Ruysch, Hoofdinspecteur der volksgezondheid,
's-Gravenhage.

Communications.

Will. M. Mabon, Superint. Manhattan State Hosp. Ward Island,
New York. — The open air treatment in psychiatry.

A. Giné y Marriera, med. dir. Manic. Nuevo Belar, Barcelona. —
L'organisation de la direction des asiles d'aliénés et de
l'inspection des asiles par l'État.

Dr. Aug. Ley, Dir. de l'as. Fort Jaco Uccle. — Le traitement
par l'alitement: quelques recherches expérimentales.

P. Toutychkine, Kichineff Etablissement Kortugény du Zemstvo
(Bessarabie). — Les questions du jour de la Psychiatrie Sociale.

III SECTION.

Assistance des Aliénés.

---

5 SEPTEMBRE.

Séance 9 heures du matin.

IV. Rapport.

L'assistance familiale et le travail agricole. — Die Familien-
pflege und Arbeit auf dem Lande. The boarding out of the
Insane, in private dwellings and labour in open air fields. —
Gezinsverpleging en landarbeid.

Rapporteurs.

Dr. A. MARIE. Médecin des Asiles de la Seine, Directeur du
Laboratoire de Psych. Path. à l'École des Hautes Études,
Villejuif.

Prof. C. ALT, Direktor der Landes Heil- und Pflegeanstalt,
Uchtspringe (Sachsen).

Dr. FRANS MEEUS. Med. à la colonie de Gheel. — Du choix des
aliénés dans l'assistance familiale.

Communications.

Dr. BEZZOLA, Med. Direct. du Sanat. „Schloss Hard" Ermatingen Bodensee. — Du traitement psycho-synthétique des
névroses.

Dr. WILLIAM IRELAND, Musselburgh (Scotland). — Increase of
nervous diseases and insanity.

Dr. C. C. EASTERBROOK, Med. Superint. Air distr. Asyl. Glengall
Schotland. — The Sanatorium treatment of acute Insanity
by rest in bed in the open air.

III SECTION.

Assistance des Aliénés.

---

6 SEPTEMBRE.

Séance 9 heures du matin.

V. Rapport.

L'éducation des enfants mentalement arriérés. — Gesammte Fürsorge der abnormen Kinder. — The education of backward children. — De opvoeding der geestelijk achtergeblevene kinderen.

Rapporteurs.

Prof. Dott. G. C. Ferrari, Direttore del Istituto Medico-Paedologico Emiliano, Bertalia-Bologna.
Prof. Trüper, Jena.

VI. Rapport.

Les différentes formes de Psycho-thérapie. — Die verschiedenen Formen von Psycho-therapie. — The different manners of Psychotherapia. — De verschillende wegen der psycho-therapie.

Rapporteur.

Dr. A. W. van Renterghem, M. D., Directeur der Kliniek voor Psychoterapie, Amsterdam.

Communications.

Dr. Ch. Lloyd Tuckey, London — Some forms of mental obsessions treated by hynotic suggestion.

Dr. L. J. J. Muskens. — Sur la nécessité de diviser les soins pour les épileptiques en deux catégories.

Imamura Shinchichi, Tokio. — Eine beschreibung des Dorfes Iwakoera.

Conférences et communications diverses.

Prof. Drs. FERRARI et FRANK. Communication au sujet de la fondation d'un Institut International pour l'étude des causes et de la prophylaxie des maladies mentales et nerveuses.

Conférence sur l'assistance familiale des aliénés avec démonstration par MM.:

      Prof. C. ALT (Uchtspringe),

      Dr. A. MARIE (Villejuif),

      Dr. FRANS MEEUS (Gheel),

      Dr. J. A. PEETERS (Gheel).

Exposition de Malades (Berri-Berri) par le Prof. WERTHEIM SALOMONSON.

Séance d'ouverture du Congrès.
Lundi 2 Septembre.

A 2 heures de l'après-midi l'inaurguration du Congrès a eu lieu dans la grande Salle du Concertgebouw. Sa Majesté, la Reine WILHELMINA et son Altesse Royale, le Prince HENDRIK, des Pays-Bas, ont bien voulu honorer cette séance de Leur présence.

En outre étaient présents: Leurs Excellences le ministre des affaires étrangères, Jhr. VAN TETS VAN GOUDRIAAN; le Dr. VAN RAALTE, ministre de la justice; le Dr. DE MEESTER, ministre des Finances; le Dr. FOCK, ministre des Colonies; le Contre-Admiral WENTHOLT, ministre de la marine; ensuite le Dr. G. VAN TIENHOVEN, Commissaire de la Reine pour la Hollande Septentrionale; le Dr. W. VAN LEEUWEN, bourgmestre d'Amsterdam; plusieurs autorités civiles et militaires de la ville d'Amsterdam, M. le président de la Chambre de commerce d'Amsterdam, plusieurs membres des États provinciaux et du Conseil municipal, ainsi que les représentants des Universités néerlandaises et de diverses sociétés savantes.

Le Président du Congrès, M. le Prof. JELGERSMA, monte à la tribune pour adresser à Sa Majesté et à Son Alt. Royale les paroles suivantes:

Majesté et Altesse Royale,

En ma qualité de Président du Congrès International de Psychiatrie et de Neurologie le très grand honneur m'est échu de souhaiter la bienvenue à Votre Majesté et à Votre Altesse Royale, qui, par Leur présence dans cette session inauguratrice, ont bien voulu nous donner une preuve de l'intérêt qu'elles portent à l'étude des sciences qui va nous occuper ici. Puissions-nous nous montrer digne d'un tel honneur et que cet honneur nous soit un stimulant de plus pour élever nos débats scientifiques à une hauteur égale à la distinction royale dont nous sommes l'objet.

Au nom de tous les savants du monde entier, réunis ici et accueillis par une nation dont le désir le plus ardent est d'être grande dans toutes les choses où une petite nation peut être grande, je dépose entre les mains de Votre Majesté et de Votre Altesse Royale nos remercîments les plus sincères et les plus émus; et, encore une fois, au nom de ces mêmes savants, j'espère, que ce congrès, inauguré sous des auspices aussi favorables, ne tardera pas à prouver par ses résultats scientifiques qu'il est digne de Votre attention royale.

S. E. le Ministre de l'Intérieur, le Dr. RINK, étant empêché d'assister à la séance d'ouverture, S. E. le Ministre de la Justice, le Dr. VAN RAALTE, a ouvert le Congrès en prononçant le discours suivant :

Mesdames et Messieurs,

Le Congrès International de Psychiatrie, de Neurologie, de Psychologie et d'Assistance des aliénés s'ouvre sous les meilleurs auspices.

Sa Majesté la Reine, notre auguste souveraine, et Son Altesse Royale, le Prince des Pays-Bas, ont témoigné le vif intérêt qu'ils portent aux travaux qui vous attendent, en prenant le congrès sous Leur haut patronage. Ils nous font l'insigne honneur d'assister à cette séance d'ouverture et de nous permettre de Leur offrir l'hommage de nos sentiments de respectueuse reconnaissance, que monsieur le président du comité général d'organisation vient d'interpréter aux acclamations enthousiastes de tous ceux qui sont assemblés ici.

Et, en voyant réunis dans cette enceinte tant d'hommes éminents, venus pour ainsi dire de toutes les parties du monde et qui ont répondu à leur appel en s'apprêtant à combiner leurs efforts et à répandre la lumière sur les problèmes si ardus qui forment l'objet de leurs études et de leurs labeurs, il y a lieu de féliciter dès à présent les organisateurs du congrès du succès de leur *initiative*.

Ce qui rehausse encore l'importance de ce premier résultat obtenu, c'est la part que prennent à la réussite du congrès les dix-huit gouvernements étrangers, dont nous pouvons saluer ici les représentants officiels.

Nous avons l'avantage de voir assister au congrès les délégués des gouvernements de

l'Allemagne,
des États-Unis d'Amérique,
de l'Angleterre,
de la République Argentine,
de la Belgique,
de Bulgarie,
du Brésil,
du Chili,
du Danemark,
de l'Espagne,
de la France,
de la Grèce,
du Japon,
de l'Italie.
du Luxembourg,
de la Roumanie,
de la Russie,
de la Serbie et
de la Suède.

En vérité, messieurs, le fait que les divers gouvernements autorisent et délèguent quelques-unes de leurs sommités de la science ou quelques-uns de leurs hauts fonctionnaires afin qu'ils apportent à l'œuvre collective le concours de leurs talents et de leurs connaissances, n'est-il pas un signe du développement de la courtoisie internationale, une application toute moderne de l'idée classique de la *comitas gentium*.

Aussi je m'acquitte de grand cœur d'une double tâche bien agréable, d'abord en vous souhaitant, au nom du gouvernement de S. M. la Reine, la bienvenue dans la capitale de notre pays, à vous Messieurs les délégués des Gouvernements et à vous tous, Messieurs les membres du congrès, et ensuite en remerciant les Gouvernements qui ont voulu reconnaître la haute utilité de la collaboration internationale dans le domaine de la science et ont donné suite à l'invitation du gouvernement Néerlandais en envoyant leurs représentants à ce congrès.

Permettez-moi d'essayer de retracer en quelque straits généraux en quoi réside la haute importance du congrès, et quelle est l'idée maîtresse qui se dégage du vaste programme de ses délibérations. Eh bien, j'espère ne pas me tromper en disant que c'est la représentation synthétique de toutes les branches de la science qui s'occupe de *l'étude de la vie mentale*, qui forme le caractère principal de ce congrès international. C'est ce qui le distingue de ses devanciers et ce qui — on peut l'affirmer sans aucune exagération — l'élève à la hauteur d'un fait historique dans les annales de la science.

Car s'il est vrai que, déjà dans les différents congrès internationaux qui ont précédé et ont été voués soit à l'anthropologie criminelle, soit à la psychiatrie, soit plus spécialement à *l'assistance familiale* des aliénés, nombre de sujets furent mis à l'ordre du jour et appelleront de nouveau toute l'attention du présent congrès, c'est maintenant que pour la *première fois* nous voyons dans ce congrès se manifester par les faits une conviction commune. Le psychiatre, le neurologue, le psychologue et le criminaliste se voient contraints de s'unir, de collaborer et de se communiquer les résultats de leurs recherches et de leur observation des phénomènes qui se produisent sur le terrain spécial de leurs études. Ils ont la conviction qu'ils doivent se soutenir mutuellement, se compléter pour ainsi dire, s'ils veulent réussir à résoudre les questions difficiles que non seulement la science mais aussi la pratique de la vie et le législateur leur soumettent de jour en jour dans une plus large mesure.

C'est au présent congrès que sont combinées pour la première fois toutes les différentes branches de la *biologie du système nerveux d'une part*, avec la doctrine de l'assistance des aliénés, avec la thérapie, d'autre part; combinaison qu'on ne saurait trop apprécier, lorsqu'on se rend compte tout à la fois des relations intimes par lesquelles ces diverses branches d'étude et d'application pratique sont liées et de l'action réciproque qu'elles exercent. Ceci se rapporte spécialement au lien, reconnu de nos jours, qui unit la psychiatrie à la psychologie; lien qui découle clairement des récentes observations par lesquelles il est démontré qu'entre l'état mental normal et l'état mental morbide les différences ne sont souvent que graduelles. Dès lors le psychiatre et le psychologue sont devenus infailliblement coopérateurs.

La psychologie pourra aider le psychiatre à comprendre les anormalités mentales et à pénétrer dans ces phénomènes, ce qui suppose toujours qu'on a éprouvé soi-même, fût-ce à un beaucoup moindre degré d'intensité, des sensations analogues, comme GOETHE l'a déjà dit dans son „Faust": „du *gleichst* dem Geist, den du begreifst".

D'un autre côté la *psychiatrie* apprend à connaître des symptômes et des états psychiques dans des proportions et une pureté telles qu'ils ne se manifestent pas chez l'homme normal. Comme le fait remarquer un des rapporteurs du présent congrès, Mr. O. GROSS, la psychologie n'est pas seulement la pathologie, mais aussi ce qu'il appelle la microscopie de l'âme.

Non moins grande est la valeur heuristique que les recherches du psychologue et celles du neurologue ont les unes pour les autres ; souvent ce sont les résultats de la psychologie, qui procurent au neurologue des indices précieux sur la manière dont se déroule le procès psychologique dans le système nerveux central malade.

Et enfin, lorsque nous nous plaçons au point de vue de la pratique et de l'application des leçons de la science, nous pourrons regarder la doctrine de l'assistance des aliénés et des névropathes comme le résultat final de toutes ces recherches scientifiques, comme le *couronnement* de l'édifice.

Mais c'est spécialement le Ministre de la Justice — j'espère que vous me permettrez cette observation quelque peu utilitaire — qui a des raisons personnelles de se réjouir de l'heureuse collaboration des membres de ce congrès. Le Département, à la tête duquel il est placé, sera· un des premiers à profiter autant en ce qui concerne son travail législatif, qu'en ce qui regarde sa tâche administrative, de la lumière qui, indubitablement, va jaillir de vos savants débats. Car, est-il besoin de le dire, ce sont quelques-uns des sujets dont vous allez traiter qui, chez nous comme ailleurs, intéressent vivement le législateur et le préoccupent. Des raisons impérieuses conduisent le législateur en matière pénale et pénitentiaire à tenir compte des expériences biologiques qui se sont produites dans le domaine de la psychologie et de la neurologie. *Ne peut-on pas aujourd'hui regarder comme un fait incontestable,* qu'il n'est pas rare que le crime trouve sa racine dans certaines déviations mentales du délinquant ou du moins se rattache à un état mental morbide? Et bien que les doctrines de LOMBROSO, l'homme génial qui est réputé le père de l'anthropologie criminelle, ne trouvent plus, du moins sous leur forme primitive, que peu de défenseurs, la législation des états modernes civilisés admet de nos jours, à peu près sans exception, que la procédure à l'égard des réfractaires aux normes de la loi pénale et leur traitement doivent de toute nécessité tenir compte des résultats que *l'aetiologie* criminelle nous a révélés et continue à nous révéler.

Du moins le législateur néerlandais n'a-t-il pas négligé dans le domaine pénitentiaire les conseils de la science psychologique. Les mesures législatives, qui sont entrées en vigueur depuis décembre 1905 sur la

procédure à l'égard des mineurs et de l'éducation des jeunes délinquants, mis à la disposition du Gouvernement en vertu d'un jugement,
réservent un rôle bien important au psychiatre; je cite comme exemple
bien significatif le fait que les médecins attachés à nos écoles publiques
de discipline sont tous des psychiatres. La descendance, le milieu, l'état
mental et physique de l'enfant criminel ou moralement abandonné forment
des sujets de profond examen, et dont on tâche de se rendre un compte
exact, quand il s'agit du traitement, de la classification dans le choix d'un
métier et du reclassement après sa libération. Le psychiatre est devenu
le conseiller permanent qui assiste quotidiennement l'éducateur public
dans l'accomplissement de presque toutes ses fonctions.

Tout ce que le congrès nous apprendra en matière psychiatrique
pourra donc, pour ainsi dire, trouver immédiatement son application chez
nous, dans l'intérêt de la jeunesse criminelle et de l'éducation des
enfants mentalement arriérés.

Mais en ce qui concerne le traitement par le législateur national des
criminels *adultes*, les débats de ce congrès seront aussi d'une grande actualité.

J'ai en vue la procédure à l'égard des personnes de responsabilité
atténuée qu'un auteur français, dans un ouvrage paru dernièrement,
comprend sous le terme général de: *demi-fous — demi responsables —*
sujet qui récemment a donné lieu à d'intéressantes discussions parmi les
jurisconsultes néerlandais. Et ce n'est pas un secret que le Ministère
de la Justice s'occupe en ce moment des études préparatoires nécessaires,
qui tendent à faire que la législation, tout en se conformant aux idées
modernes sur le traitement des *aliénés dangereux*, reconnaisse dans
l'intérêt de l'individu aussi bien que dans celui de la société que,
quant à ces malheureux, la solution du problème doit être cherchée
dans *l'assistance* plutôt que dans la peine.

Je nomme encore *l'assistance des aliénés qui ont comparu en justice*. Sur
cette matière une commission royale, composée de psychiatres et de
criminalistes, a publié en *avril* 1904 un rapport important. C'est dans ce
rapport que sont puisées, en partie, les données d'après lesquelles on se
propose de régler le traitement des *prisonniers qui, pendant leur détention,*
ont donné des symptômes de *vie mentale* troublée.

Voilà des raisons suffisantes pour conclure que c'est avec la plus grande
attention et le plus vif intérêt que le législateur de notre pays suivra
vos débats, non seulement dans le domaine de la psychiatrie pure, mais
aussi dans celui où se rencontrent les diverses branches de la science
et leur application pratique.

L'association Néerlandaise pour la psychiatrie a donc été bien heureusement inspirée lorsqu'elle s'est proposé de convoquer le congrès dans
notre pays où, à côté de cette association, qui déploie une grande activité,
nous voyons à l'œuvre — et avec beaucoup de succès — dans le domaine
qui nous occupe, l'association des „Wilhelmina-Vereeniging" *pour le relèvement de l'assistance des aliénés*, „L'association contre l'Epilepsie" et plusieurs autres institutions du même genre.

En outre, surtout dans les vingt dernières années, nombre d'hôpitaux bien organisés pour le traitement des aliénés ont remplacé chez nous les anciens établissements, et, en général, l'assistance des alinéés dans son ensemble a fait des progrès sensibles.

Tout porte à croire qu'aussi bien pour l'assistance des aliénés et le traitement des névropathes — entre autres des épileptiques et des alcooliques — que sous les autres rapports, le congrès portera des fruits.

Puissent vos travaux profiter au progrès de la science, à l'intérêt de la société, ainsi qu'à l'humanité souffrante!

C'est en formant ce vœu que j'ouvre le congrès.

Ensuite le Prof. JELGERSMA a pris la parole pour faire son discours sur la civilisation comme cause prédisposante des maladies nerveuses.

Après le discours du Président, S. M. la Reine et Son Alt. Royale le Prince Royal expriment le désir de se faire présenter les membres des comités étrangers du congrès. La séance est levée et M. M. les délégués sont priés de se rendre dans la salle adjacente où S. M. et le Prince Royal s'entretiennent pendant quelques instants avec les représentants des diverses nationalités et les membres du comité organisateur.

La séance s'ouvre et MM. les délégués prennent la parole dans l'ordre alphabétique des nations qu'ils représentent pour souhaiter la bienvenue au nom de leurs gouvernements.

M. le Geheimrath TH. ZIEHEN, premier délégué de l'Empire d'Allemagne, exprime de la part du gouvernement impérial sa vive sympathie pour l'initiative qu'a prise la société Néerlandaise de Neurologie et de Psychiatrie afin d'organiser un Congrès International.

Il insiste sur la haute valeur des Congrès internationaux qui sont une garantie contre l'esprit parfois partial et borné que manifestent les assemblées nationales. Il émet ses meilleurs vœux pour la réussite du congrès,

Le Prof. A. PICK de Prague, délégué d'Autriche, félicite la société de Psychiatrie et de Neurologie de la Hollande pour son l'initiative et rend hommage à la mémoire de SCHROEDER VAN DER KOLK qui fut un des précurseurs de la Psychiatrie Moderne.

M. le Prof. A. FRIEDENREICH, délégué du gouvernement danois:

Mesdames et Messieurs,

J'ai l'honneur, en ma qualité de délégué du Danemark, d'offrir nos vœux bien sincères au congrès international de psychiatrie et de remercier nos collègues hollandais d'avoir bien voulu nous rassembler à Amsterdam pour travailler au progrès de la science et resserrer les liens qui unissent les aliénistes de toutes les nations.

Les Danois ont toujours été heureux de venir en Hollande. Nous avons eu pendant des siècles, mais surtout à l'époque la plus glorieuse de l'histoire des Pays-Bas, des relations intimes. En politique, les deux pays ont été souvent alliés, et le Danemark doit peut-être même son existence aux secours qui nous ont été donnés par les Hollandais. Nos relations commerciales ont été des plus suivies, et les communications fréquentes avec votre pays, alors qu'il était à la tête de la civilisation européenne, n'ont pas manqué de laisser des traces importantes sur la vie intellectuelle du Danemark.

Ce n'est pas seulement comme marins et commerçants que les Hollandais ont été nos maîtres. Les beaux monuments d'architecture du 17ième siècle, que nos aïeux nous ont laissés, ont été ou construits par des maîtres hollandais ou sont des imitations de leur architecture.

Il en est de même pour la peinture.

Et, au point de vue des sciences, le Danemark a énormément profité du développement glorieux de la science hollandaise du 17ième siècle. Nos savants de ce temps-là ont tous étudié à Leyde; nos célèbres médecins, les Bartholin, les Sténon, sont élèves de cette université; c'est même dans cette ville que leurs ouvrages ont paru.

Et nous, leurs successeurs moins célèbres, nous n'oublierons jamais la reconnaissance que nous devons aux Pays-Bas.

Les temps sont changés, et depuis que la langue latine a cessé d'être la langue universelle, les Hollandais, comme nous, nous avons senti le désavantage de n'être pas connus et compris au delà des limites de nos pays.

Néanmoins, nous savons que la Hollande reste toujours fidèle à ses grandes traditions et que nous trouvons ici des collègues distingués tant par leur savoir que par leurs travaux, et nous les remercions de nous avoir donné l'occasion de faire leur connaissance personnelle.

M. le Dr. HENRY G. BEYER, délégué du gouvernement des États-Unis de l'Amérique Septentrionale,

> Mr. President, Fellow Delegates, Membres of the Congress, Ladies, Gentlemen.

As the senior delegate from the United States, it becomes my first duty to deliver to you the hearty greetings from a friendly government and a friendly people; a people, for many generations united with you by the strongest ties of kinship and who point with due and becoming pride to Holland, as their ancestral home. To the honor therefore, of being called to deliberate and consult with some of your distinguished scholars on some of the many problems in neurology and psychiatry, there is linked with many of us, the additional pleasure of a home-coming.

And now, when we look at and examine this magnificent scientific program which has been prepared for our coming, we find it a model of excellence in conception and execution. The names of some of the brightest ornaments in the profession from different parts of the world are down as contributors. When this programm will be opened to morrow, it is safe to say that moment will signify and mark the beginning of a new and powerful impetus to progress in every subject portaining to neurology and psychiatry and this means that we may be assured beforehand that the present congress will be a signal success.

I can answer for a hearty coöperation on the part of a strongly represented American delegation.

In the name of the government of the United States and in the name of the American members of the congress, I have the honor to extend to you my thanks, first in order for the High Patrons of this congress and, next, to the committee of organisation for the reception it has prepared for our coming.

M. le Prof. GIULIO CESARE FERRARI, représentant du gouvernement italien :

Je suis heureux de remercier le Comité organisateur du Congrès de l'invitation qu'il a adressée au gouvernement de mon pays pour se faire représenter à la réunion d'Amsterdam.

Le gouvernement italien ne pouvait pas se désintéresser des travaux de ce Congrès, qui, ne fût-ce que par une seule de ses sections — celle de l'assistance des aliénés — s'annonce si important, car en ce moment il est en train de compléter l'organisation de sa loi sur les asiles et sur les aliénés. Et justement dans notre législation, que beaucoup de nations pourraient nous envier, on trouve l'influence des visites que nos aliénistes ont faites en Hollande, surtout à votre asile modèle de Meerenberg.

Enfin, le gouvernement de mon pays suivra avec beaucoup d'intérêt les travaux du Congrès d'Amsterdam, par le fait qu'ici, dans la capitale de la Hollande, symbole à travers les siècles de l'effort couronné par la fortune, va prendre son essor, pour sa réalisation pratique, l'*Institut international pour l'étude des causes des maladies mentales et leur prophylaxie*, institut qui, né l'année dernière au Congrès de l'assistance des aliénés à Milan, vient d'obtenir sa fonction officielle par le haut patronage que lui a accordé Sa Majesté, le Roi d'Italie.

Je fais donc les meilleurs vœux pour la réussite du Congrès, organisé par de si grandes sommités scientifiques d'un pays qui est aussi fort qu'il est charmant.

M. le Dr. A. MARIE (Villejuif) délégué du gouvernement de la République française :

Appelé à prendre la parole comme délégué de la France à ce congrès, je suis certain, en vous remerciant de l'accueil à la fois grandiose et cordial que vous nous offrez, d'être l'interprète de mes compatriotes dont j'aperçois de nombreux et illustres représentants dans cette enceinte.

Beaucoup d'entre eux eussent été mieux qualifiés que moi pour parler ici. A défaut de leur talent éloquent, je mettrai du moins tout mon cœur dans l'expression de notre reconnaissance confraternelle aux organisateurs de ce congrès. Il s'affirme comme une haute manifestation scientifique en même temps que philanthropique et humanitaire. Cette seconde note ne pouvait manquer dans un pays qui, comme le vôtre, bénéficie particulièrement de l'influence sociale pacifiste et généreuse de la femme. Votre très gracieuse Majesté en personnifie le symbole à la tête du gouvernement hollandais. L'honneur de Sa présence à notre séance inaugurale est significatif de l'intérêt que les femmes hollandaises portent aux sciences de la psychologie et de l'assistance. Cet intérêt s'est dès longtemps affirmé sur le terrain de l'assistance aux aliénés. C'est de ce pays qu'est partie l'innervation féconde de l'éducation professionnelle des infirmières d'asile et la généralisation croissante d'un personnel féminin scientifiquement éduqué aux services d'aliénés hommes. Mais n'anticipons pas ici sur les constatations heureuses que ce congrès ne saurait manquer de faire dans ces domaines. Qu'il me suffise de saluer ici au nom de tous la nation hollandaise qui nous reçoit et tout particulièrement les femmes de Hollande dont l'active participation à l'heureuse organisation de ce congrès se fait partout sentir. En terminant, je déposerai le télégramme de sympathie que veut bien transmettre de la Haye au congrès M. Léon Bourgeois, retenu à la conférence internationale de la Paix. M. Léon Bourgeois fut en effet le président du 1e congrès d'assistance familiale tenu à Paris en 1901 au Musée Social. C'est de ce congrès que sont issus ceux d'assistance familiale des aliénés, en particulier celui d'Anvers dont votre comité d'initiation a bien voulu rappeler l'influence génératrice directe sur le présent congrès de neuro-psychologie et d'assistance aux aliénés. Comme à Anvers, Mr. L. Bourgeois continue à porter à nos études le haut intérêt et le précieux appui moral qu'il leur a toujours prêtés.

C'est fort de cet appui et de la délégation officielle au nom de laquelle je parle que je salue et remercie de tout cœur la Hollande et ses sympathiques habitants au nom de la France.

Le Prof. W. Bechterew de St.-Pétersbourg, délégué du Gouvernement Impérial de Russie, a félicité vivement la Hollande de l'idée de convoquer un Congrès international embrassant toutes les branches des sciences psychiques et il exprime de la part du gouvernement impérial, dont les sentiments cordiaux envers la Hollande sont suffisamment connus, les meilleurs vœux pour le succès du Congrès.

MM. les Prof. M. Catsaras, d'Athènes, représentant la Grèce, le Dr. M. Parhon, Boucarest, délégué de Roumanie, le Dr. Riuji Shima, représentant du Japon, prononcèrent les paroles les plus sympathiques de la part de leurs gouvernements.

M. le Dr. Lucien Buffet, délégué du Luxembourg, émet ses meilleurs vœux pour le succès du Congrès et exprime la sympathie de la part du Gouvernement du Luxembourg pour l'initiative prise par la Société de neurologie et de psychiatrie hollandaise.

Après ces paroles bienveillantes des délégués des divers gouvernements le Prof. Jelgersma, président du Congrès, désigne les présidents d'honneur des séances générales et des séances des sections.

Le Secrétaire général, le Dr. G. van Wayenburg, donne ensuite un court aperçu de l'état actuel du Congrès et mentionne les provinces, les villes et les sociétés scientifiques qui, en outre, se sont fait représenter et donne quelques renseignements nécessaires concernant l'ordre des travaux.

Sous la conduite de son éminent Directeur, M. A. Tierie, l'Oratorium Vereeniging d'Amsterdam a l'amabilité de prêter son concours et exécute avec maîtrise un beau programme de morceaux de musique de Händel, Verhulst, etc. avec accompagnement d'orgue par M. L. Robert.

Après la séance les Congressistes sont priés de se rendre au Stedelijk Museum pour visiter la collection rétrospective du Dr. C. Daniels et l'exposition d'objets à l'usage de l'assistance des aliénés, des laboratoires de psychologie, de psychiatrie et de neurologie. M. le Dr. van Deventer, président du comité de l'exposition, a prononcé le discours suivant:

Mesdames et Messieurs!

La direction de l'Exposition a l'honneur de vous souhaiter la bienvenue à l'occasion de l'ouverture de l'Exposition.

L'Exposition contient une collection historique qui occupe une place toute spéciale, parce qu'elle rapporte le visiteur, d'une façon aussi complète que claire, à une période du traitement des aliénés, aujourd'hui oubliée, mais dont peut-être quelques membres du Congrès ont été témoins. Nous avons cru pouvoir donner, au moyen d'une description de la partie historique, un autre caractère à la courte énumération des objets se rapportant au traitement actuel des aliénés et des différents appareils scientifiques pour l'examen clinique et du laboratoire.

C'est pourquoi notre collègue, le Dr. C. E. Daniëls, dont le nom est étroitement lié au „Musée historique Médico-Pharmaceutique", dont la susdite collection historique fait partie, a fait revivre devant vous, par la parole et par des images, une période aussi triste qu'intéressante du traitement des aliénés et pendant laquelle je fis mes premiers pas en qualité de médecin en chef.

Nous sommes convaincus que cette visite vous sera un souvenir précieux de l'Exposition de ce Congrès.

SÉANCES GÉNÉRALES.

Séance d'ouverture.

La civilisation comme cause prédisposante aux maladies nerveuses,

PAR

G. JELGERSMA, *Président du Congrès.*

C'est une vérité incontestable que de nos jours la fréquence des maladies nerveuses va toujours croissant. En cherchant, pour ouvrir la série des questions à traiter dans ce congrès, un sujet digne de votre attention, j'ai cru que la part, prise par la civilisation à cette augmentation, pourrait être d'un assez grand intérêt pour me permettre de vous en entretenir quelques instants.

Sans doute c'est une vérité un peu triste, que de savoir, que cette civilisation par laquelle l'humanité s'élève au-dessus de ses ancêtres, que ce grand bien, acquis au prix de tant de labeur et de contention d'esprit, renferme, en même temps qu'elle élève toutes nos facultés humaines, des germes, qui portent l'esprit humain à la défaillance, à la nervosité.

En nous demandant quelle est la différence capitale, par où la vie moderne se distingue de la vie de nos ancêtres, nous pouvons répondre à cela par deux mots: c'est que le repos a disparu. „Repos ailleurs" voilà la devise, qui mériterait d'être inscrite au fronton de toute notre vie moderne.

Jetons un coup d'oeil sur les conditions intimes de la vie moderne et pour ne pas nous égarer dans des considérations théoriques, prenons des exemples, surprenons ce principe de „repos ailleurs" en flagrant délit, tel que dans mes heures de consultation je le surprends journellement.

Voici le grand industriel. Il a ses relations dans le monde entier. Les produits de ses usines sont répandus avec la plus grande rapidité en tous pays. Lui et tous ses collègues se font entre eux une concurrence acharnée. Tout le commerce a changé de face, la production paisible de jadis avec la perspective d'un gain certain a cessé; produire autant et le plus tôt possible et vendre de même; voilà la devise de cet industriel, il doit se contenter d'un gain minime et en compensation mettre à profit son capital trois ou quatre fois l'an. Cela l'expose à beaucoup de dangers et, cela s'entend, à beaucoup d'émotions dépressives, au grand détriment de son équilibre mental.

Voici un autre exemple, dont la place mérite d'être à côté de ce lui de l'industriel. Il s'agit d'un membre de la haute finance. Mais lui il vit tout autrement. Il n'habite plus la maison familiale, mais à la campagne à quelques heures de son terrain d'action. Chaque matin il se rend en chemin de fer ou en auto à ses bureaux et chaque soir il revient de même au sein de sa famille. Persécuté jour et nuit par le télégraphe et le téléphone, il doit prendre ses décisions dans son cabinet de travail devant le téléphone précipitamment en quelques minutes. Et ce sont des décisions vitales, dont dépendent l'existence et le bonheur de sa famille. Toujours il est entouré de dangers et personne ne sait mieux que lui que vivre continuellement en danger c'est vivre nerveusement.

Portons notre attention sur une tout autre catégorie de travailleurs ; prenons ce jeune homme, précepteur de son état, qui pour un maigre revenu, donne ses nombreuses heures de leçon ; pour améliorer ses conditions d'existence, il doit étudier pendant la nuit en vue d'un nouvel examen à subir. Tout ce travail assidu s'accomplit au milieu d'une grande indigence. Toujours et partout des peines, des inquiétudes, des soucis, toujours et partout des émotions dépressives, qui le rendent nerveux.

Et pour terminer prenons cette jeune fille téléphoniste, dont l'emploi nerveux qui consiste à procurer toujours et toujours la correspondance entre ses abonnés finit par rompre toute correspondance dans son propre esprit.

Nous savons maintenant, que ce n'est pas par le travail corporel ou mental, que notre santé est sérieusement atteinte. Sans doute on peut trop travailler, mais cela n'amène pas le surmenage au sens propre du mot. Ce sont surtout les prédisposés, ceux qui dès leur jeunesse sont dotés d'un état mental faible et insuffisamment résistant, qui se trouvent mal du labeur assidu. Le surmenage intellectuel à lui seul n'existe pas, mais il se compose en y regardant de près des déceptions, des angoisses, des tortures, qui sont si fréquemment liés au travail intellectuel et qui sont les vraies causes par lesquelles un esprit bien equilibré et bien pondéré ne peut pas résister aux exigences, souvent si âpres de la lutte pour l'existence.

Le surmenage de l'âge adulte va se propager de nos jours dans l'éducation de la jeunesse. Si chez les adultes comme nous l'avons vu, ce n'est pas le facteur strictement intellectuel qui rend malade, mais plutôt le facteur moral, nous pouvons heureusement pour l'enfance éliminer ce dernier facteur en grande partie.

La souffrance, au sens, que nous devons y attacher, n'existe pas pour l'enfant. Sans doute il a ses moments de peine, il a ses grands chagrins, mais là n'est pas la cause de son nervosisme d'aujourd'hui. Ses émotions sont trop fugitives, trop peu durables pour avoir une influence déterminante sur la genèse de ses maladies nerveuses.

Au lieu du surmenage moral de l'adulte, nous observons chez l'enfant le surmenage intellectuel, qui est chez lui d'une grande efficacité. Le développement intellectuel de l'enfant se fait dans des conditions tout à fait différentes de celui de l'adulte. Pour le démontrer il suffit de jeter un coup d'oeil sur l'organisation de son système nerveux central.

L'enfant possède en naissant un tiers du poids de son cerveau; dans la première année cela se redouble et à dix ans le poids définitif du cerveau de l'adulte lui est acquis. Qu'est-ce à dire? Cela signifie, que le développement mental durant les premières années est avant tout un processus organique par excellence, lequel s'effectue indépendamment de toute éducation mentale. L'enfant se la donne lui-même. Sans nul doute il apprend alors beaucoup, et peut-être plus que dans toute sa vie ultérieure: il apprend à manger, à rire, à marcher, à jouer, à parler et ce sont là des qualités de haute importance, qui ne souffrent aucune entrave. Pour la plus grande partie l'éducation de l'enfant se réduit à lui ouvrir le champ libre à son développement mental, à lui fournir les conditions les plus favorables pour la croissance de son système nerveux. Sans doute il existe une éducation à donner dès le berceau, mais cette éducation est plutôt négative que positive et doit envisager en première instance le développement corporel de l'enfant.

Après la neuvième année cela change beaucoup. Le développement mental de l'enfant, en tant qu'il dépend du volume de son système nerveux, a atteint son maximum. Ce qu'il faut faire maintenant, c'est d'en perfectionner la qualité; l'éducation proprement dite, c'est à dire la direction mentale de l'enfant va peu à peu remplacer son éducation corporelle.

De nos jours cette vérité manifeste est souvent méconnue. A six ans et parfois plus tôt, on envoie l'enfant à l'école: il doit y apprendre à lire, à calculer et mille autres choses qui sont nuisibles à son développement mental à cet âge. C'est là le surmenage intellectuel, qui ne tarde pas à entraver d'une manière sérieuse la santé mentale future et qui remplace à cet âge le surmenage moral de l'adulte. Souvenons-nous toujours, que ce même exercice intellectuel, remis à un âge plus mûr, en devient de plus en plus inoffensif.

Il y a cependant d'autres causes, qui nuisent à la santé de notre jeunesse. Il va sans dire que l'état mental des parents influence pour beaucoup celui des enfants, et que les parents devenus nerveux par suite des exigences de la vie moderne ne sont pas les plus aptes à donner une éducation convenable à leurs enfants. L'anxiété de la mère se propage à l'enfant; il y a là une infection strictement morale; l'enfant entouré de mille précautions, apprend à tout craindre. Cela commence dès le berceau; l'enfant sain ne crie pas, et si néanmoins il le fait, c'est qu'il l'a appris de sa mère, qui croit que ses propres angoisses se sont transmises à l'enfant. Et plus tard cette même mère ne veut pas que son enfant joue et se batte avec les autres; elle voit partout des dangers imaginaires ou réels et en cherchant à les éviter fait de son fils un homme craintif et peureux. Le père devenu irritable par l'âpre lutte pour l'existence, ou peut être par la lutte pour le luxe, n'aide pas à donner une éducation rationelle;

la mentalité de l'enfant peut être impressionnée vivement et durablement par l'accès de sa colère passagère et injuste, et cette impression funeste n'est plus effacée par un repentir, qui vient tôt, mais malgré tout trop tard encore. Dans ces conditions c'est souvent le médecin, qui doit intervenir, mais souvent aussi lui-même arrive trop tard. Que faire alors? L'enfant faible et mal dressé, le père irritable, la mère anxieuse, et tous les trois nerveux. Heureux l'enfant qui n'est pas alors envoyé à l'une de ces modernes écoles de dressage, dont le but unique n'est pas le développement harmonieux de toutes les facultés mentales, mais seulement le gavage anormal et partial en vue de subir tel ou tel examen. C'est déjà un grand malheur, que de soustraire l'enfant à ses parents, à ses précepteurs naturels, mais le malheur devient irréparable si ce changement n'est pas à la fois un retour à la méthode naturelle et rationnelle de l'éducation.

Le mouvement féministe, très caractéristique pour notre civilisation, est une cause lui aussi de notre nervosité. Ce n'est pas, que je veuille le désapprouver dans sa totalité, ni même à un certain degré en nier la nécessité. Au contraire je reconnais pleinement que dans l'histoire de la civilisation le relèvement de la femme est un des chapitres les plus nobles. Mais il ne faut pas oublier qu'au bout du compte une femme n'est pas un homme; en reconnaissant que les qualités féminines sont de la même valeur que celles de l'homme et leur sont peut-être à maints égards supérieures, cela ne veut pas dire que dès maintenant la femme doive prendre la place de l'homme et vice-versa. Au sein d'une assemblée par majorité de voix, on peut bien certes proclamer leur égalité, voire même leur identité, mais il est à craindre, que la réalité ne se montre point du tout conforme à de telles décisions. Les différences entre ces deux êtres n'en existeront pas moins. De fait ils se distinguent dès le berceau.

Cependant le relèvement de la femme est un des grands bienfaits de notre civilisation. Chacun d'entre nous, de par son travail, a le droit d'être indépendant, mais en aucune façon cette indépendance ne doit aboutir à faire disparaître les différences essentielles. C'est précisément, parce que ma femme est différente de moi-même, que je l'aime et je suppose qu'il en va ainsi pour tout le monde. Notre civilisation doit de plus en plus les différencier et chacun sur son propre terrain doit se développer, leur égalité étant une égalité de droit et non pas une égalité naturelle qui réside dans leur être.

Qu'il me soit permis de retracer, en quelques mots la force et un peu aussi, qu'on me le pardonne, la faiblesse du caractère féminin. Dans ses conceptions, dans son sentir et dans son agir la femme est rigoureusement consciencieuse, elle a grandement le sentiment de sa responsabilité et par là même le besoin impérieux de se perdre de plus en plus dans les détails d'une chose; elle veut ne rien oublier, tout approfondir de ce dont elle est responsable. Voilà sa force, mais un peu aussi sa faiblesse. Un proverbe hollandais dit: „En voyant les arbres on ne voit pas le bois" et la femme dans la situation de l'homme est hantée par la responsabilité des milliers de détails, que son travail journalier lui impose. La doctoresse ne peut oublier pour un moment la personne gravement malade, qu'elle doit traiter. Nuit et jour elle se préoccupe des symptômes, qu'elle craint de mal interpréter ou de mal comprendre et tout en hésitant dans les mesures à prendre, elle n'hésite pas à sentir sa lourde responsabilité.

Ces circonstances, il va sans dire, sont extrêmement favorables au développement des maladies nerveuses. Les émotions dépressives chroniques, la peur, les angoisses, les déceptions, jointes au surmenage intellectuel ne tardent pas à provoquer la neurasthénie, l'hystérie et toutes ces multiples aberrations de l'esprit, que nous observons si fréquemment chez les femmes, occupant une fonction sociale.

Cependant constater que le mouvement féministe augmente la nervosité, n'est pas encore le juger et le désapprouver. Nous savons que tout changement brusque, opéré dans les conditions de l'existence amène des chocs, des difficultés pour l'adaptation de l'esprit humain aux nouvelles circonstances, mais il reste cependant possible, que cette adaptation s'accomplisse lentement et sûrement. L'esprit humain est accommodable au plus haut degré et bien que les changements dans les conditions soient extrêmement brusques, nous voyons souvent, qu'il y a des forces et des penchants, qui en diminuent les effets. C'est ce que nous voyons aussi dans le mouvement féministe.

De toutes les femmes qui fréquentent en grand nombre nos universités, il n'y a pas un tiers, qui poursuivent leurs études à la fin et se vouent à un emploi social. Cela ne vient point de ce que la femme soit moins portée, moins aptes à ces études, mais de ce que, bien avant d'atteindre le but proposé, la majorité s'en détourne et se voue à sa destination spéciale, c'est-à-dire au mariage. Durant de nombreux siècles, la femme s'est adonnée à la famille, à l'éducation de ses enfants, elle a voulu être le soutien de son mari et elle le veut encore. Cela ne veut pas dire que l'idéal féminin ne puisse pas changer, mais pour qu'il change, il faudra, que le caractère féminin lui-même, c'est-à-dire ses penchants, son vouloir, son agir et son sentir changent tout d'abord. Sa haute mission dans l'organisation de la famille, son esclavage, ainsi que le nomment certains féministes, s'est imprimée dans son organisation *et* mentale *et* corporelle, et ce n'est pas par un décret quelconque, mais par une accommodation lente et pénible, que cette évolution pourra s'accomplir.

Maintenant nous sommes en pleine époque de transition et par l'accroissement des maladies nerveuses nous en éprouvons tous les inconvénients. Quelle en sera la fin? Sera-t-il possible de donner à la femme un autre idéal, un but plus élevé et plus noble, que celui, qui la dirige présentement? C'est ce que prétendent les féministes. Cependant il y en a d'autres qui croient que ces tentatives à faire disparaître les différences entre la femme et l'homme, à leur donner les mêmes occupations et les mêmes devoirs, ne peuvent pas être un progrès dans la civilisation, étant donné que tout progrès doit être une différenciation plus accentuée entre l'un et l'autre, chacun sur son propre terrain et qu'une réunion de ces deux êtres sera d'autant plus heureuse et d'autant plus parfaite, que leur caractère se suppléera plus parfaitement. Ils s'imaginent qu'une suppléance de deux personnes suppose leur diversité et que l'identité des deux ne donne qu'un dédoublement.

S'il est démontré, comme nous le croyons, que la fréquence des maladies nerveuses et de l'aliénation mentale aille de nos jours toujours croissant, n'est-ce pas là un danger sérieux pour l'humanité tout entière? Est-ce que l'humanité peut résister à un tel fléau? Et si réellement la civilisation en est la cause principale, cette civilisation tant vantée vaut-elle donc un si grand prix? Ne doit-on pas avec Rousseau et bien d'autres louer la béatitude et l'heureuse insouciance des peuples primitifs et condamner notre grand pouvoir et notre grand savoir? Nous ne le croyons pas. Cependant la question est assez importante pour que nous y jetions un coup d'oeil.

Un progrès dans notre civilisation, cela veut dire un changement dans les conditions de notre existence. Quelque théorique que soit une découverte quelconque, que ce soit une nouvelle formule algébrique, sortant du cabinet de travail d'un mathématicien, ou bien la description d'une nouvelle espèce d'animaux, il peut en résulter à chaque instant, sans que nous nous y attendions le moins du monde, des conséquences pratiques. Dans l'histoire de l'humanité il y a des périodes où ces découvertes se sont accumulées, des périodes de vie mentale intense; nous n'avons qu'à mentionner dans l'histoire ancienne le siècle de Périclès et le temps de César; dans l'histoire moderne la Renaissance et la Réforme. Ces époques de vie intense, ce sont des époques de grands changements, apportés dans les conditions de l'existence. Seulement une faible part de l'humanité peut accepter cette néoformation d'opinions et de conditions. Ce sont les mieux doués, ces êtres dignes d'envie, qui peuvent s'accommoder, qui possèdent une capacité et une élasticité d'esprit au-dessus de l'ordinaire et qui à chaque développement et à chaque changement y répondent par une nouvelle tournure d'esprit, qui y correspond. La majorité éprouve des difficultés par suite de l'opposition des vieilles idées et des vieilles coutumes qui maintiennent leur propre existence et donnent lieu à des conflits, à des crises mentales, qui sont dans leurs formes graves les maladies nerveuses dont nous avons parlé.

Tout le monde sait, que de nos jours nous traversons une semblable période de crise mentale. Plus que jamais nous voyons de toutes parts surgir des opinions, des idées, des découvertes, des erreurs... et tout cet ensemble une fois dans nos esprits y fermente et y bouillonne et la vraie cause de notre nervosité n'est autre que cette révolution dans nos idées, nos sentiments, nos actions.

Cela finira-t-il quelque jour? Le calme se rétablira-t-il dans nos esprits? Nous le croyons. Mais cependant, il faut l'avouer, l'accommodation sera des plus pénibles, étant donné, que ce n'est pas à un état nouveau quelconque qu'il faut s'accommoder. La chose serait relativement aisée, car nous savons de quelle remarquable plasticité jouit l'esprit humain. Mais cela ne suffit pas. Où est ce nouvel état? Quand finira-t-elle, cette éternelle série d'idées, de découvertes, de changements et d'erreurs pour que l'on atteigne enfin à cet état de choses tant souhaité? Mais cela ne finira jamais. Ce repos, que nous cherchons avec tant d'envie n'existe pas et on ne peut pas s'accoutumer à un état nouveau, qui ne dure pas lui-même. Il faut s'adapter et voici le côté grave de la question ; il faut s'adapter à un changement éternel, à un éternel mouvement. Ce n'est pas à un équilibre en repos, mais à un équilibre en mouvement qu'il faut atteindre.

Et cependant cela sera possible, possible grâce à cette civilisation elle-même, qui par son grand pouvoir et son grand savoir toujours croissant, en même temps qu'elle fait des ruines, nous enseigne les moyens de les réparer.

Séance générale 4 septembre.

Die objective Untersuchung der neuro-psychischen Tätigkeit.

Von Prof. W. M. BECHTEREW.

Hohe Versammlung!

Unser Urteil über das neuro-psychische Verhalten eines Individuums beruhte bisher auf der Beobachtung bestimmter Aussenerscheinungen (Sprache, Mimik, Gesten, Handlungen). Man verglich sie mit analogen Erscheinungen im eigenen „Ich" und kam so zu einem Schluss über gewisse subjective Erlebnisse Anderer. Man suchte also das fremde „Ich", da es einer direkten Beobachtung nicht zugänglich ist, auf Grund äusserer Erscheinungen zu erkennen, die seine Innenerlebnisse begleiten und die von dem subjectiven Standpunkt des Beobachters beurteilt wurden. Diese Methode, mittels Beobachtung der Aussenerscheinungen das Innere oder sozusagen die Seele eines Anderen zu erschliessen, beruht ganz und gar auf Analogie mit sich selbst.

Die Schlüsse, die man so erhält, werden daher ebenso zuverlässig oder unzuverlässig sein, wie die Analogien, auf Grund deren man sie gewann, genau oder ungenau waren. Erlebnisse der Kindheit wie bekannt, sind unvergleichlich lebendiger und klarer, als die Erlebnisse des Erwachsenen und Alten. Bei pathologischen Zuständen kann von einer Analogie mit uns selbst wohl nicht die Rede sein. Die subjectiven Erlebnisse des Melankolikers, des Wahnsinnigen, des Narren, des Verwirrten oder Idioten sind mit den Erlebnissen gesunder unvergleichbar; wir beurtheilen sie nur ganz annäherungsweise, ohne jeden Anspruch auf Genauigkeit. Subjective Erlebnisse bei Tieren kommen hier selbstverständlich ganz ausser Betracht. Hier wird die Genauigkeit des Analogieschlusses immer geringer, je mehr wir uns vom Menschen entfernen; sie hört bei den niederen Tieren auf.

Halten wir uns nun an Unseresgleichen, am gesunden Menschen und fragen wir: liegt ein hinreichender Grad von Analogie vor, um aus Aussenerscheinungen auf die subjectiven Erlebnisse eines Anderen zurückzuschliessen?

Wir wissen zunächst durch Selbstbeobachtung, das subjective Erlebnisse nicht immer so fest in unserm Gedächtniss bleiben, um in jedem Fall ohne weiteres erweckt werden zu können. Was wir in Affekt oder in der Emotion erleben, ist immer schwer und nur zum geringen Teil reproducirbar, vieles davon unter normalen Verhältnissen gar nicht. So ist es auch mit vielen Eindrücken, die wir ohne hingelenkte Aufmerksamkeit in der Zerstreutheit aufnehmen. Selbst einige Empfindungen, namentlich die so wichtigen Gemeingefühle, zum Teil auch Geschmacks- und Geruchseindrücke, sind, wie Ribot gezeigt hat, in vielen Fällen nicht wieder zu erwecken. Noch mehr gilt dies von complicirteren Empfindungen.

Jeder weiss aus eigener Erfahrung, dass es nicht immer möglich ist, zusammengesetzte Gefühle religiösen, moralischen, rechtlichen Inhalts beliebig in sich selbst zu reproduciren.

Wenn wir also nicht im Stande sind, nach Belieben subjective Erlebnisse mit wünschenswerter Deutlichkeit und Vollständigkeit in uns zu erwecken, wie sollen wir dann damit die Erlebnisse dritter Personen, an denen wir bestimmte Aussenreactionen wahrnemen, genau analogisiren können? Will man also auf Grund von Aussenerscheinungen den subjectiven Inhalt eines Menschen erschliessen, dann kann es sich offenbar nur um solche Erlebnisse handeln, die zu jeder Zeit im Bewusstsein nach Belieben erweckbar sind. Solche giebt es aber bekanntlich nur sehr wenige und daher kann auch das Verfahren, auf Grund von Analogien mit uns selbst die subjective Welt anderer aufzuschliessen, nur eine sehr begrenzte Anwendung finden.

Ist dieses Verfahren aber mindestens zuverlässig?

Die Ergebnisse der Individual-Psychologie geben uns die Antwort darauf.

Bekanntlich hat sich schon bei der ersten wissenschaftlichen Unter-suchungen über das psychische Verhalten des Menschen eine ausserordent-liche Mannigfaltigkeit der subjectiven Erlebnisse bei verschiedenen Personen unter gleichen Aussenbedingungen herausgestellt. Experimentirt man in gleicher Weise an mehreren Personen, so erhält man in jedem Einzelfall, je nach den Besonderheiten des Individuums, ein besonderes Resultat. Mit anderen Worten, unter ganz denselben Aussenbedingungen haben verschiedene Individuen ungleiche Erlebnisse, was einige Psychologen nicht ohne Bedauern bemerken, da hierdurch das Ergebniss an einer Person nicht ohne weiteres auf andere übertragbar wird.

Wenn aber die subjectiven Erlebnisse verschiedener Individuen ungleiche sind trotz gleicher Aussenverhältnisse, dann fragt sich, ob wir es als genau bezeichnen dürfen, fremde Erlebnisse auf Grund der Analogie mit unsern eigenen zu bemessen? Wir müssen dies nach den gegenwärtigen Erkennt-nissen unbedingt verneinen.

Selbstverständlich unterliegen die individuellen Besonderheiten des Psy-chischen einer bestimmten Gesetzmässigkeit. Sie sind keineswegs blosser Zufall, sondern in jedem Einzelfall vollkommen typisch, da die verschiedenen Eigenthümlichkeiten der subjectiven Erlebnisse bei dem Einzelnen organisch mit einander zusammenhangen. Dennoch lassen sich ohne genaue Kenntniss der Eigenthümlichkeiten der Person nie alle eventuellen Abweichungen ihrer subjectiven Erlebnisse voraussagen, und deshalb kann das ganze Ver-fahren der „Erschliessung" anderer auf Grund der Analogie mit uns selbst jedenfalls nicht auf Zuverlässigkeit Anspruch machen. Wir können demnach die subjective Welt des Menschen, also den Gegenstand der „subjec-tiven" Psychologie, nur an den eigenen Erlebnissen durch Selbstbeobachtung beurtheilen, die einer experimentellen Kontrolle nach den in der Experimental-psychologie jetzt geübten Verfahren unterliegt. Selbstbeobachtung ist und bleibt daher die Hauptmethode der subjectiven Psychologie. Dadurch, dass wir auf irgendwelche objective Anzeichen hin eigene Erlebnisse auf andere

übertragen, erhalten wir höchstens eine sehr ungefähre Vorstellung von
dem, was der Andere erlebt; und mit solchen Vorstellungen ist der Wissenschaft nicht viel gedient.

Dass wir uns nach dem Gesichtsausdruck, nach den Gesten, Handlungen,
Worten und anderen objectiven Erscheinungen der neuropsychischen Thätigkeit eines Menschen ein genaues Bild von seinen subjektiven Erlebnissen
machen können, ist ein grober Irrthum, den man einsehen sollte. Ein und
dasselbe Werk, ein und dasselbe Bild, eine und dieselbe Handlung wird
gerade deshalb von Verschiedenen in ungleicher Weise beurteilt, weil die
subjectiven Erlebnisse, die diese objectiven Äusserungen menschlichen
Denkens begleiteten, nicht mit vollkommener Genauigkeit von anderen
reproducirt werden können.

Und doch hat die objective Darstellung der äusseren Erscheinungen des
Psychischen eine hervorragende wissenschaftliche Bedeutung, wenn auch
nicht in der bisherigen Richtung und im Sinne der bisher verfolgten Ziele.
Die Äusserungen des Psychischen in Gestalt mimischer Bewegungen, Gesten,
Handlungen, Worten und anderer objectiven Äusserungen des Psychischen
sind an und für sich ein weites Forschungsgebiet, aber nicht um in fremde
subjective Welten einzudringen und Beziehungen zwischen objectiven
psychischen Erscheinungen und subjectiven Erlebnissen aufzudecken, sondern
um die Beziehungen der objectiven Äusserungen des Psychischen zu den
Aussenwirkungen als deren ursprünglichen Erregern zu ermitteln. Die wissenschaftliche Forschung befasst sich in diesem Sinne nicht mit der subjectiven Seite der inneren bezw. subjectiven Erlebnisse, denen objective
psychische Äusserungen in Gestalt von mimischen Bewegungen, Gesten,
Worten, Handlungen etc. voraus oder nebenhergehen, sondern es kommt
ihr nur darauf an, die Beziehungen dieser objectiven psychischen Äusserungen zu den ebenfalls objectiven Aussenbedingungen, die als Reizerreger
wirken, festzustellen.

Die Erforschung dieser Beziehungen ist nun Gegenstand dessen, was
unsrer Meinung nach unter den Begriff der „objectiven" Psychologie fällt.

„Die objective Psychologie des Menschen", heisst es in einer meiner
Arbeiten, „bedarf keiner Selbstbeobachtung; sie hat es nur mit Tatsachen
und Befunden zu tun, die als Erzeugnisse der neuro-psychischen Tätigkeit
des Menschen sich darstellen. Hierher gehören die psychisch bedingten
Bewegungen und Sekretionen, die Sprache, das Minenspiel, Gesten, Handlungen, Taten, und im weiteren Sinn — als Gegenstand objectiver Völker-
psychologie — Sprache, Sitten, Gewohnheiten der einzelnen Stämme, ihre
Gesetze und socialen Einrichtungen, ihre Industrie und Wissenschaft, ihre
Philosophie und Religionen, Poesie und schöne Künste, kurz, alles worin
die neuro-psychische Tätigkeit des Individuums und der Völker zum Ausdruck kommt. Aber diese Erscheinungen sind hier nicht als solche Gegenstand des Studiums, sondern entsprechend den Einflüssen, die ursprünglich
als Anlass und Aussenbedingung dazu wirksam waren". [1]

Das Studium dieser Wechselbeziehungen muss die Zwischenstadien ihrer
Entwickelung im Nervensystem des Menschen aufdecken. Ein Eingehen

---

[1] W. BECHTEREW. Begründung der objectiven Psychologie. Věstn. psycholog. 1907.

auf subjective Erlebnisse ist auch hier unnötig, denn diese sind, wie wir sahen, bei anderen nicht genau abzuschätzen. Wir können für diese Zwischenstadien eine objective Terminologie anwenden, die über das Verhalten subjectiver Erlebnisse, die ausserhalb des Rahmens der objectiven Psychologie liegen und daher hier nicht interessiren, nichts aussagen.

Der Ursprung aller äusseren psychischen Erscheinungen ist ohne Zweifel in Aussenwirkungen zu suchen, die unsere percipirenden Oberflächen und Organe in Reizungszustand versetzen. Ob irgend eine Aussenwirkung das Auge, das Ohr, die Oberfläche der Zunge, das Schneider'sche Membran der Nase, die Hautoberfläche trifft, überall kann sie eine entsprechende äussere Reaktion auslösen, seien es bestimmte Bewegungen, vasomotorische, trophische oder secretorische Erscheinungen. Demnach ist die allgemeine Richtung der Zwischenstadien in der Ausbildung der Wechselbeziehungen zwischen den verschiedenen Aussenwirkungen und den äusseren Erscheinungen im ganzen überall eine und dieselbe. Im Einzelfalle jedoch können sich die Beziehungen zwischen Aussenwirkung und Aussenreaktion in verschiedener Weise compliciren.

Das einfachste Verhältniss zwischen Aussenwirkung und Aussenreaktion stellt sich als Reflex und Automatismus dar; hier steht die Reaktion in unveränderlichen Beziehungen zu dem Reiz, die durch Übung und Erfahrung ganzer Generationen oder durch natürliche Auslese unter Ausbildung entsprechender Verbindungen im Centralnervensystem befestigt wurden.

In diesem Fall handelt es sich um derartige Beziehungen zwischen Wirkung und Reaktion, bei welchen die angeborene oder ererbte Erfahrung eine Rolle spielt. Daher tritt hier die Reaktion natürlich mit unerschütterlicher Sicherheit ein und schliesst sich unmittelbar dem Reize an. Beide Fälle beziehen sich auf elementarere Funktionen des Nervensystems.

Dagegen gehören zu den complicirteren sogenannten *neuro-psychischen Processen* nur solche Beziehungen zwischen Reiz und Reaktion, in denen die eigene, individuelle oder (beim Mensch) persönliche auf früheren Reizen beruhende Erfahrung eine Rolle spielt. In diesen Fällen steht die Aussenreaktion nicht in einem so einfachen Verhältniss zu dem Reiz, wie bei dem Reflex, sondern unterliegt dem Einfluss früher wirksam gewesener Reize, die ihre Spur in den Nervencentren zurückliessen. Im einfachsten Fall derart erfolgt die Reaktion mehr oder weniger schablonenmässig auf Grund eines ererbten Mechanismus, wie bei den Psychoreflexen oder Associationsreflexen und bei den Psycho-organischen oder associative-organischen resp. sog. instinctiven Bewegungen; aber die Reaktion ist in beiden Fällen nicht direkte Folge des Reizes, der sie nur auslöst, sondern sie hängt von früheren Reizen ab, deren Spuren mit dem Abdruck oder der Spur des neuen Reizes sich verbinden. Man weint oder lacht nicht infolge des bestimmten äusseren Anlasses, der im betreffenden Fall einwirkte, sondern deshalb, weil durch diesen äusseren Anlass die Spuren früherer Einwirkungen wieder belebt werden. Wenn wir mechanisch Treppen steigen, ohne auf die Stufen zu achten, so geschieht das, weil der Anblick der Treppe in uns frühere Muskelreize, die mit Vorgang des Treppensteigens zusammenhangen, belebt werden, und nur darauf allein beruht die Promptheit unsrer Bewegungen in diesem Fall. Ganz dasselbe oder etwas ähnliches haben wir auch bei automatischer Nachahmung. Von anderer Seite, obwohl die organischen Reize als directer Anlass zur psycho-organischen oder associativ-organischen Reaktion dienen, doch in Wirklichkeit beruht die Reaktion auch hier hauptsächliche auf der individuellen Erfahrung, auf früheren Einwirkungen und ihrem Einfluss auf den Organismus. Um seine organischen Bedürfnisse zu erfüllen, genügt es nicht äussere Reize zu erhalten, sondern es bedarf dazu der Erfahrung, dass die Quelle des betreffenden Aussenreizes ein bestimmtes Bedürfniss zu befriedigen vermag. Es handelt sich also auch hier wiederum um eine Association des Abdruckes eines gegebenen organischen Reizes mit den Spuren früher stattgefundener Wirkungen dieses oder eines ähnlichen Aussenreizes auf den Organismus.

Bei psycho-automatischen oder associativen automatischen Bewegungen oder Gewohnheitsbewegungen hat individuelle Erfahrung auch grosse Bedeutung. Complicirter ist der als psycho-individuelle oder associative individuelle oder persönliche Reaktion zu bezeichnende Vorgang, wobei die Bewegungen wesentlich nur auf Grund von Spuren eines früher dagewesenen positiven oder negativen neuro-psychischen oder sog. Gefühlstones sich vollziehen, der durch Ausseneinwirkungen angeregt wurde. Wenn jemand in einem bestimmten Fall in dieser oder jener Weise vorgeht, thut er dies nicht infolge des äusseren Anlasses, der direkt zu dem Schritt führte, sondern weil dieser Anlass in seinen Centren ältere Spuren erweckt und einen positiven neuro-psychischen Ton anregt, der sich mit einer Angriffsreaktion verbindet. In einem anderen Fall enthalten wir uns jedes Handelns, weil der betreffende äussere Anlass auf Grund von Association Spuren belebt, die einen negativen neuro-psychischen Ton anregen bezw. motorische Hemmung bewirken.

Es ist sichtbar, dass auch hier die Bewegungsreaktion nicht direkt von dem Aussenreize abhängt, der nur als unmittelbarer äusserer Anlass dient, sondern sie hängt von früheren Reizen ab, die einen positiven oder negativen Ton anregen und in den Nervencentren Spuren hinterliessen, die durch Associationen mit dem Abdruck des gegebenen Aussenreizes wieder belebt werden.

Alle äusseren Bewegungsreaktionen des Organismus, gleichgiltig ob es sich um psycho- oder associativ-reflektorische, organische, automatische und persönliche handelt, zerfallen, gleich den einfachen Reflexen, in *Angriffs-* und *Abwehrreaktionen*. Die Abwehrbewegungen können ihrerseits in *passive* und *aktive* unterschieden werden. Ferner ist als besondere Form der Angriffsreaktion oder als Einleitung dazu die *koncentrative Reaktion* zu nennen. Endlich erscheint als besondere Form motorischer Reaktion die Nachahmung und die auf derselben begründete *symbolische* oder *Verbalreaktion*, die beim Menschen als Verkehrsmittel der Individuen unter einander eine ausserordentliche Entwicklung gewonnen hat.

Im Bereiche der vegetativen Organe, sowie der sekretorischen und trophischen Funktionen hat man zu unterscheiden: *sthenische* Reaktionen (entsprechend der Angriffsreaktion der Aussenbewegungen) und *asthenische* Reaktionen (entsprechend der passiven Abwehrreaktion der Aussenbewegungen).

Der Charakter der Reaktion bei den Reflexen hängt unmittelbar von der

Art und Weise der Aussenwirkungen auf den Organismus ab. Reize, die den Organismusfunktionen günstig sind, regen Angriffsreaktionen an, und als Vorbereitung dazu concentrative Reaktionen, in den inneren Organen sthenische Reaktionen. Dagegen werden durch Reize, die den Organismus-funktionen ungünstig sind, in der motorische Sphäre Abwehrreaktionen, im Bereiche der vegetativen Funktionen asthenische Reaktionen angeregt.

Handelt es sich aber um neuro-psychische Funktionen, so wird der Charakter der Reaktion nicht so sehr durch directe äussere Anlässe und Einflüsse, als vielmehr durch die mittels Association in den Centren zurück-bleibenden Spuren früher stattgehabter Einwirkungen bedingt, die als thatsächliche Erreger der Reaktionen auftreten.

Aufgabe der objectiven Psychologie ist est nun, das Verhältniss zwischen früher stattgefundenen Wirkungen und dem Charakter der Reaktion dar-zustellen, die bei einem bestimmten äusseren Anlass als associative, reflekto-rische, organische, automatische und persönliche Reaktion auftritt. Auf die subjective Seite der Handlungen, auf die subjectiven Motive, die bei einer bestimmten Reaktion anzunehmen sind, kommt es hierbei gar nicht an.

Es handelt sich bloss um Darstellung der Entwicklungsstadien des ganzen Processes, die im Centralnervensystem durchlaufen werden und die durch Ver-gleichung des objectiven Verhaltens der Aussenreaktionen bei experimenteller oder pathologischer Zerstörung von Gehirnteilen ermittelt werden können.

Tut man dies, so wird der Mensch mit seinem complicirten äusseren Ver-halten zu der Umgebung in ebensolcher Weise der Untersuchung zugänglich, wie jedes andere Wesen, das uns nicht durch Selbstbeobachtung zu erklären braucht, warum es sich dann und dann umkehrte oder nicht umkehrte, da wir dies auf Grund objectiver Anzeichen allein feststellen können.

Indem sie die neuropsychischen Funktionen nach der rein objectiven Seite verfolgt und sich methodologisch nur auf äussere Beobachtung und das Experiment stützt, gestaltet sich die objective Psychologie zu einem besonderen Zweig der Naturforschung, während die subjective Psychologie trotz ihres experimentellen Rüstzeuges stets in Gesellschaft ethischer, äste-tischer und anderer philosophischen Forschungsrichtungen bleiben wird; ihr ist die innere oder subjective Welt des „Ich", das nur der Selbstbeobachtung oder inneren Erfahrung zugänglich erscheint, voll und ganz überlassen.

Es fragt sich nun: welche Mittel haben wir, um eine streng objective Untersuchung der neuro-psychischen Thätigkeit des Menschen durchzuführen?

Es handelt sich auch hier natürlich wieder um Experiment und Beobach-tung, Beobachtung und Experiment, aber beides verfolgt im Endziel nicht die subjective Welt, sondern das Verhältniss zwischen Aussenreaktion und den Aussenwirkungen, die den Anstoss zur Reaction bildeten sowie eine Erkenntniss der Nervenbahnen, die dieses Verhältniss herstellen helfen.

Den besonderen Aufgaben der objectiven Psychologie entsprechen besondere Methoden. Betrachten wir zunächst die objective Prüfung der Psycho- oder Associationsreflexe, die uns in dem neuro-psychischen Gebaren überall entgegentreten. Objectiv ist uns natürlich mit der äusseren Gestaltung der Associationsreflexe allein nicht geholfen.

Wenn die objective Psychologie als wesentliches Ziel die Beziehungen zwischen Aussenreiz und Erscheinungsweise des neuro-psychischen Processes verfolgt, dann kommt es zunächst darauf an, experimentell die Bedingungen der Hervorrufung des Associationsreflexes festzustellen.

Ich benutzte dazu in einer gemeinsam mit DR. SPIRTOV durchgeführten Arbeit die *Athmung*, die bekanntlich sehr vielen äusseren Einflüssen unterliegt.

Erzeugt man einen äusseren Reiz, z.B. durch klopfen, dann entsteht eine Inspirationsbewegung, die bei bestimmter Schallintensität rein reflectorisch ist. Mässiges Licht bewirkt keine wahrnehmbaren Veränderungen der Athmung; der einfache inspiratorische Reflex, den der Schallreiz hervorrief, wird durch gleichzeitige Anwendung schwacher Lichtreize anfangs nicht beeinflusst; wird er aber hinreichend lange Zeit zusammen mit dem Schall-reiz wiederholt, so tritt schliesslich ein Zeitpunkt ein, wo der ursprünglich für die Athmung unthätige irrelevante Lichtreiz anfängt, auch allein, ohne den Schallreiz, ein Inspirationsreflex auszulösen. Wir haben hier also eine künstlich erzeugte reflectorische Athemreaction, in ähnlicher Weise, wie man (nach Pavlows Thier Versuchen) einen Speichelreflex bei Hunden durch Reize, die an und für sich auf die Speichelsecretion nicht wirken, erzielen kann.

Die künstliche inspiratorische Reaktion auf mässiges Licht is abhängig von der ursprünglichen inspiratorischen Reaktion auf Schall. Denn sie entsteht nur nach mehrfacher Wiederholung des Lichtreizes zusammen mit dem Schallreiz; sie ist ihrem ganzen Verhalten nach eine Art Wieder-holung der Reaktion auf Schall, und besteht nur vorübergehend, ist also von geringerer Ausdauer, und verschwindet, wenn man den Lichtreiz einige Mal allein anwendet. Will man die künstliche Reaktion wieder erzeugen, so bedarf es eines erneuten gemeinschaftlichen Zusammenwirkens von Schall und Licht, worauf nach einiger Zeit der Lichtreiz allein wieder einen inspiratorischen Effekt liefert.

Was geht hier nun vor?

Offenbar dies, dass sich die associrten Spuren zweier verschiedener Reize, die durch Ohr und Auge übertragen wurden, zeitweilig in den Centren festsetzen. Infolge der Association erzeugt die Erregung der Lichtspur im Sehcentrum mittels Erregung der Schallspur in Hörcentrum den gleichen Effekt, wie wenn ein Schallreiz die Centra getroffen hätte.

Da es sich hier um eine Association zweier Spuren handelt, fällt die Er-scheinung unter den Begriff der neuro-psychischen Reaktion, und da der erzielte Effekt als Wiederholung eines gewöhnlichen Reflexes erscheint, der aber durch Spurenassociation entsteht, so ist die Erscheinung als psycho- oder Associationsreflex zu bezeichnen.

Dass auch von der Hautoberfläche und anderen perzeptorischen Organen wie Untersuchungen in meinem Laboratorium (Dr. NILSEN) zeigen, ganz ähnliche associative Athmungsreaktionen, wie im vorliegenden Fall von der Netzhaut aus, hervorrufbar sind, braucht kaum bemerkt zu werden.

Den so erzeugten künstlichen Associationsreflex können wir nun bezüglich aller seiner äusseren Eigenthümlichkeiten weiter verfolgen; wir werden unter-suchen, wie sich der ursprüngliche oder Hauptreiz (im vorliegenden Fall der Schallreiz) zu dem sekundären oder Associationsreiz (im vorliegenden Fall zum Lichtreiz) verhält; wir untersuchen ferner die Abhängigkeit der

Reaktion von der Zahl der Associationen, von ihrer zeitlichen Coincidenz oder Nichtcoincidenz, von dem Zeitpunkt des Eintritts der Associationsreaktion nach dem Aufhören der Associationen, von der Gegenwart fremder Reize bei den Associationen, von der Intensität des ursprünglichen Schallreizes, von der Intensität des sekundären associativen Lichtreizes, von den Schwankungen dieser Intensität nach dem Aufhören des Schallreizes, von dem Ersatz eines Associationsreizes durch einen anderen, von dem gleichzeitigen Einfluss anderer Reize, von dem Einflusse der Ersatzreize, von inneren Zuständen des Organismus u. s. w. u. s. w.

Es bedarf hier also besonderer Untersuchungen, wie sie jetzt in unserm Laboratorium bezüglich der Athmung durchgeführt werden.

Die associative organische Reaktion untersucht man an Individuen, die sich im Zustande des Hungerns oder Durstes bezw. der Übersättigung, der Müdigkeit bezw. Ruhe u. s. w. befinden, unter Anwendung von Reizen, die in der einen oder anderen Weise zu diesen Zuständen Beziehung haben. Dass nach dieser Richtung aussichtsvolle Befunde liegen, ist wohl nicht zu bezweifeln.

Ein weiteres wichtiges Untersuchungsobjekt objectiver Psychologie sind die associativ-automatischen Bewegungen oder Gewohnheitsbewegungen, die ja ebenfalls weit verbreitet sind. Hierher gehören unsere beständigen gewohnheitsmässigen Bewegungen; Gehen, Musiciren, Nähen und andere monotone gewohnte Handlungen sind Beispiele solcher gewohnheitsmässigen automatischen Bewegungen.

Auch diese Gruppe von Erscheinungen kann beim Menschen künstlich den Bedingungen des Experimentes unterstellt werden. Wir benutzten in unserm Laboratorium anfänglich den Mossoschen Ergograph, auf dem hineingestellte Finger mit einem ganz geringen Gewicht belastet wurden, um auf der rotirenden Trommel eine Kurve methodisch und gleichmässig ausgeführter Flexionsbewegungen des Zeigefingers zu erhalten. Sehr bald werden diese Fingerbewegungen gewohnheitsmässig, automatisch und erfolgen auch dann prompt, wenn der Betreffende sich nebenbei mit einer anderen geistlichen Arbeit beschäftigt. An der Kurve solcher Flexionsbewegungen des Zeigefingers wurden in unserm Laboratorium (Osipov, Girman) verschiedene Einflüsse studirt, so z. B. der Einfluss von anderen Bewegungen der anderen Hand oder eines Fusses, nach gleicher und entgegengesetzter Richtung, bei schnellem und langsamem Tempo, ferner der Einfluss von Schallreizen, bestimmter Reihen von Tönen, ihres Tempo u.s.w.; endlich der Einfluss neuro-psychischer Wirkungen mit Belebung der Spuren verschiedener Bewegungen.

In anderen Versuchsreihen (Dr. SPIRTOV) bedienten wir uns zu dem gleichen Zweck des SOMMER'schen Apparates, bei welchem bekanntlich jede Richtung einer Fingerbewegung durch Excursionen einer von drei Federn der rotirenden Trommel übermittelt wird. Dabei zeigte sich bei einigen Personen, dass, wenn der Untersuchte die Reizspur eines sich bewegenden Gegenstandes belebt, der Finger sich ebenfalls energisch nach der gleichen Richtung zu bewegen anfängt. Es ergab sich dabei ein Einblick auch in andere Wirkungen auf die associativ-automatischen Fingerbewegungen, namentlich der Einfluss eines vor Augen sich bewegenden Gegenstandes, des sog. „Interesses" des Beobachters für diese Bewegung u.s.w.

Bei uns benutzt man gegenwärtig mit grossem Vorteil zum gleichen Zwecke einen gewöhnlichen Gummiballon, der durch den aufliegenden Finger eingedrückt werden kann, wobei jeder Fingereindruck durch Luftübertragung mittels einer Feder des Tambour à levier auf einer rotirenden Trommel registrirt wird. Wird der Untersuchte nun aufgefordert, jeden Ton eines Metronoms anzugeben, so werden die Bewegungen des auf den Ballon drückenden Fingers sehr bald gewohnheitsmässig und automatisch: lassen wir nun bei jedem Schlag des Metronompendels eine kleine elektrische Flamme erscheinen, so reicht, wie sich herausstellte, nach dem Aufhören der Metronomschläge der Lichtreiz hin, um eine Zeit lang allein die associativ-automatischen Bewegungen des auf den Ballon drückenden Fingers weiter zu unterhalten.

Die Intensität, mit der die Bewegung auf den Lichtreiz hin einsetzt, wird nur allmählich geringer; bleibt schliesslich die Bewegung aus, dann kann sie dadurch wieder herforgerufen werden, dass man den Metronomschlag wieder mehrmals zusammen mit dem Glühlicht einwirken lässt. Es ist hier ganz derselbe Fall, wie bei dem künstlichen Associationsreflex. Das Licht ist hier nicht verabredetes Signal der Fingerbewegung, aber es erzeugt dennoch diese Bewegung, weil die Association des Schall- und Lichtreizes gewohnheitsmässig geworden ist.

Wir erhalten also eine eigenthümlich-associative automatische Bewegung an der wir wiederum verschiedene Wirkungen verfolgen können, so den Einfluss der Häufigkeit der Wiederholung der beiden Reize, der Schnelligkeit ihrer Aufeinanderfolge, ihrer Gleichzeitigkeit, den Einfluss fremder Reize, oder Ungleichzeitigkeit der Intensität des primären Hauptreizes, der Intensität des associativen Reizes, dessen Intensitätsschwankungen nach dem Aufhören des Hauptreizes, den Einfluss gleichzeitiger Einwirkung anderer Reize, den Einfluss von Ersatzreizen, der inneren Zustände des Organismus' u. s. w., u. s. w.

So erhält man einen Einblick in das wechselnde äussere Verhalten der associative-automatischen Bewegungen an dem künstlich erzeugten associative-automatischen Vorgang in ähnlicher Weise, wie wir an künstlichen Associationsreflexen das Verhalten derselben unter wechselnden Bedingungen analysiren können. Um die individuelle oder persönliche Reaktion zu verfolgen, bedarf es der künstlichen Erzeugung eines positiven oder negativen neuro-psychischen Tones. Wir tun dies in unserm Laboratorium durch Suggestion (KARMASINA und SUCHOWA). Ist eine Veränderung des neuropsychischen Tones da, dann fällt es nicht schwer, die inneren Entwicklungsbedingungen der persönlichen Reaktion zu ermitteln. In anderen Fällen handelt es sich um die Entwicklungsweise der persönlichen Reaktion unter Einfluss bestimmter Aussenbedingungen, die wir entsprechend variiren können. So können z. B. die Entstehungsbedingungen der Angriffs- und Abwehrreaktion untersucht werden; ebenso die der concentrativen Reaktion, wie dies vor einiger Zeit durch POVARNIN in meinem Laboratorium geschehen ist.[1]

[1] POVARNIN, Dissert. St. Petersburg 1905.

Von wesentlicher Bedeutung für die neuro-psychischen Tätigkeiten des Menschen ist endlich die symbolische bezw. Verbalreaktion. Hier kommen natürlich sehr mannigfaltige Untersuchungen vollkommen objectiver Art in Betracht, welche in meinem Laboratorium (Dr. Astwazaturov) sich ausführen ohne Beziehung zu der subjectiven Seite der Erlebnisse, die symbolisch durch bestimmte Wortzeichen ausgedrückt werden.

Gegenstand der objectiven Psychologie sind aber natürlich auch die verschiedenen Stadien, die im Nervensystem zwischen Aussenwirkung und darauffolgender Reaktion liegen. Auch hier bleibt die Untersuchung rein objectiv; sie berührt einzig und allein die Aussenseite der Nervenprocesse, die der neuro-psychischen Funktion zu Grunde liegen.

Die objective Psychologie kennt weder Empfindungen, noch Vorstellungen oder Begriffe, weder Gedächtniss- noch Ideenassociationen. Ihre Untersuchung betrifft Abdrücke statt Vorstellungen, Befestigung und Belebung von Spuren statt Gedächtniss oder Erinnerung, Verknüpfung von Spuren statt Vorstellung oder Ideenassociationen u. s. w. Die objective Psychologie befasst sich also mit den äusseren und inneren Bedingungen, die auf die Befestigung und Belebung der Spuren, auf ihre Verbindungen und deren Charakter Einfluss üben, soweit dies auf rein objectivem Wege ohne Rücksicht auf die begleitenden subjectiven Erlebnisse nachweisbar ist.

Endlich umfasst die objective Psychologie die Lokalisation der verschiedenen Stufen des neuro-psychischen Processes, der zwischen Aussenreiz und Aussenreaktion sich abspielt. Hierfür ist das Tierexperiment und die pathologische Beobachtung am Menschen der geeignete Untersuchungsstoff.

Wir können in dieser Beziehung auf Grund experimenteller und pathologischer Erfahrungen positiv annehmen, dass die Spuren der Aussenwirkungen nicht in den Teilen der Rinde, wo die Abdrücke der Aussenwirkungen auf die Perceptionsorgane stattfinden, sondern in deren Nachbarschaft abgelagert und aufbewahrt werden. Sicher ist dies zum mindesten für Licht-, Schall- und Hautreize, wie aus den am Menschen und Tier nachgewiesenen Fällen van sog. Seelenblindheit und Taubheit, sowie aus den Störungen des stereognostischen Sensibilität hervorgeht.

Da die Entfernung jener Nachbarfelder eine Reihe stabil gewordener complicirter Associationen Verknüpfungen, die mit akustischen, optischen und cutanen Spuren zusammenhängt, zum Wegfalle bringt, so müssen diese Verknüpfungen offenbar durch die genannten Centra erfolgen. Die primären Perceptionscentra, in denen die Eindrücke sich abspielen, dienen zur Erzeugung einfacherer Verknüpfungen zwischen dem in Entstehung begriffenen äusseren Abdruck und der Aussenreaktion; so z. B. regt der Anblick eines im Wege liegenden Hindernisses eine reaktive Entfernung von dem Hinderniss an. Werden diese perceptorischen Rindencentra entfernt, so fallen auch diese einfacheren Verknüpfungen aus und es bleiben nur einfache subkortikale Reflexe übrig, wie z. B. Lichtreflex Pupille, das Zusammenfahren bei einem plötzlichen Geräusch u.s.w.

Demnach bilden die primären und ihnen benachbarten sekundären Rindenperzeptionscentra diejenigen Etappen, von denen die verschiedenen, durch die die Vermittelung dieser Centra sich vollziehenden Verknüpfungen ausgehen

Durch welche Centra erfolgen nun aber jene associativen Reaktionen, die wir psycho-reflektorische, psycho-automatische, psycho-organische, psycho-individuelle und symbolische genannt haben?

Eine positive Antwort hierauf liefern gewisse Untersuchungsreihen meines Laboratoriums zunächst bezüglich der Psychoreflexe. Wir behandelten hinsichtlich dieser Frage die natürlichen Psychoreflexe, die beim Tiere ja unschwer hervorgerufen werden können. Nehmen wir als Beispiel den respiratorischen Psychoreflex. Beim Hunde ruft ihn das Herannahen der Katze ohne weiteres hervor. Wir benutzten in meinem Laboratorium (ZUKOWSKI) dies Mittel, um die Bedeutung der corticalen Athmungscentra für einen Psychoreflex zu constatiren. Bekanntlich wurde nach den ersten Angaben von DANILEWSKI [1]), LEPINE [2]), BOCHEFONTAINE [3]) und H. MUNK [4]) das Vorhandensein solcher Centra von Fr. FRANCK [5]) bestritten, der aus zahlreichen Untersuchungen zu dem Schluss kam, dass die Reizung der motorischen Rindenzone zwar auffallende Veränderungen der Frequenz und Tiefe der Athembewegungen erzeugt, dass aber eine bestimmte Correlation zwischen Reizgebiet und Charakter der Athmungsveränderungen nicht besteht. Nach seiner Meinung kann jeder Punkt der motorischen Rindenzone je nach seiner Erregbarkeit und je nach der Reizstärke Veränderungen der Funktion der Athmung und der Stimmbänder bewirken.

Diese Auffassungen begegnen aber entschieden Bedenken. PREOBRAZEWSKI macht gegen MUNK geltend, dass der Athmungsstillstand, den man vom oberen Stimmlappengebiet erhält auf Verbreitung des epileptischen Anfall erzeugenden Reizes über die motorische Zone beruht [6]). Es bedurfte daher neuer Untersuchungen über die Lokalisation der corticalen Athemcentra. Die Befunde von UNVERRICHT [7]), PREOBRAZEWSKI [8]), HORSLEY und SEMON [9]), SPENCER [10]), LAVRINOVIC [11], mir und OSTANKOV [12]) haben zu dem Nachweise eines expiratorischen und eines inspiratorischen Centrums in der Gehirnrinde geführt. Seitdem haben zahlreiche Untersucher (ZUKOWSKI aus meinem Labo-

---

[1]) DANILEWSKI, Untersuchungen zur Physiologie des Gehirns 1874. Pflügers Archiv, 1875 Bd. II.

[2]) LEPINE, C. R. Soc. de Biol. 1875.

[3]) BOCHEFONTAINE, Étude expérim. de l'influence exercée par la faradisation de l'écorce etc. Arch. de Physiol. 1876.

[4]) H. MUNK, Ueber d. Stimmlappen d. Grosshirns. Sitzb. d. Berlin. Acad. 1882.

[5]) FR. FRANCK, Fonctions motrices du cerveau. Paris 1887.

[6]) PREOBRAZENSKI, Ueber Athmungscentrum in der Hirnrinde. Wien. Klin. Wochenschr. 1890, N⁰. 41—48.

[7]) UNVERRICHT, Ueber die Epilepsie. Samml. Klin. Vorträge N⁰. 196. Leipzig 1897.

[8]) PREOBRAZENSKI, a. a. d.

[9]) V. HORSLEY and T. SEMON, An experim. investigation of the central motor innervation of the larynx. Proceed. R. Soc. London Bd. 48, 1890. Berlin, Klin. Wochenschr. 1890 S. 84.

[10]) SPENCER, The effect produced upon respiration on his faradic. excitation of the Cerebrum. Proceed. R. Soc. of London XV, 1894.

[11]) LAVRINOVIC, Ueber den Einfluss der Grosshirns auf die Athmung. Fisiolog. sborn. Danilevskago 1891 Bd. 2.

[12]) W. BECHTEREW und P. OSTANKOV, Ueber den Einfluss der Gehirnrinde auf Schlucken und Athmen. Nevrolog. věstn. 1894 Bd. 2 S. 2 Neurolog. Centralbl. 1891 N⁰. 16.

ratorium [1]), GIANELLI [2]) LANGELAAN und BEYERMANN u. A.[3]) das Vorhandensein
streng lokalisirbarer cortikaler Athemcentra bei Hunden, Katzen und Affen
bestätigt gefunden. Nach den Befunden von ZUKOVSKI und mir ist nicht
zu bezweifeln, dass bei Hund, Katze und Affen im vorderen Teil der Hemisphärenrinde Gebiete vorkommen, die sowohl den Rhytmus, wie die Aus-
giebigkeit der Athemexcursionen beeinflussen. Eine solche Stelle, deren
Reizung die Athmung beschleunigt, liegt im ausseren vorderen Theil der
Pars präcruciata de Gyrus sigmoideus; eine andere Stelle, deren Reizung
inspiratorisch und die Athmung verlangsamend wirkt, findet sich an
der Grenze der Pars präcruciata und des Stirnlappens, $1/2$ c.m. von der
Fissura magna cerebii. Eine dritte Stelle endlich, deren Reizung expira-
torisch und athmungsverlangsamend wirkt, liegt im vorderen Drittel der
zweiten Windung etwas nach oben und vorn von der Vereinigungsstelle
der 2 und 3 Windung vor dem Centrum des Orbicularis oculi.

Werden diese Centren exstirpirt, so erfährt, wie Untersuchungen meines
Laboratoriums (ZUKOVSKI) gezeigt haben, die Athmung keinerlei wesentliche
Störungen. Sie funktioniren also offenbar nicht als Regulatoren des eigent-
lichen Hauptathmungscentrums im Verlängerten Mark.

Es lässt sich aber folgendes nachweisen:

Nach Entfernung der cortikalen Athemcentra beim Hunde tritt im Falle des
Herannahens der Katze nicht mehr jener respiratorische Psychoreflex auf,
der sonst bei dem nichtoperirten Hund prompt anstellt. Wenn man ferner
das Tier beunruhigt, z.B. durch wiederholte Reizung des Ischiadicus, wobei
die Athmung frequenter wird, so braucht man nur die Elektroden an das
expiratorische oder inspiratorische athemverlangsamende Centrum der Rinde
zu legen, um die Beschleunigung sofort in Verlangsamung oder Athemhem-
mung zu verwandeln; nach Abnahme der Elektroden gleicht sich dies
wieder aus. Brach das beunruhigte Tier in Geheul aus, so hört dieses sogleich
auf, sobald die Elektroden das cortikale Athmungscentrum berühren. Hier
handelt es sich offenbar bereits um einen Einfluss der Rindenreizung auf
die psychoreflektorischen Bewegungen der Stimmbänder. Dagegen haben
Specialversuche gezeigt, dass nach Fortnahme der cortikalen Athemcentra
die Reizung sensibler Nerven, z.B. des Olfactorius mit Elektricität oder
specifischen Riechstoffen (Schwefelkohlenstoff, gebrannte Federn u.s.w.) eine
expiratorische Athmungshemmung bewirkt, während die Reizung des
Acusticus und Opticus einen inspiratorischen Effekt hat und dabei den
Athmungs-Rythmus verlangsamt.

Vollkommen erhalten bleiben dabei auch die allgemeinen Athemreflexe
so z.B. bei Reizung der Dura mater oder des Ischiadicus.

Während also die einfachen Athemreflexe von den Nerven und von den
specifischen Receptionsorganen durch die subkortikalen Centra hindurchgehen,

---

[1]) M. ZUKOVSKI, Ueber den Einfluss der Gehirnrinde und der subkortikalen Ganglien auf
die Athmung. Dissert. St. Petersburg 1898.

[2]) GIANELLI, L'influenza della corteccia cerebrala etc. Annali di nevrolog. 1900 Fasc. 6.

[3]) J. LANGELAAN and D. BEYERMANN, On the localisation of a respiratory etc. Brain 1903
Vol. CI S. 81.

vollziehen sich die Psychoreflexe durch die cortikalen Athemcentra im vorderen Theil der Hemisphären.

Von grosser Bedeutung waren Befunde über die Psychoreflexe im Bereiche des Herzens und des Gefäss-Systems. Gerade diese Reflexe sind bekanntlich durch eine ausserordentliche Lebhaftigkeit und Mannigfaltigkeit ausgezeichnet. Dabei unterliegt es jetzt wohl keinem Zweifel, dass in der Gehirnrinde Centra vorkommen, die im Falle ihrer Reizung die Tätigkeit des Herzens und der Gefässe auffallend beeinflussen. Über diese Centra ist alles wesentliche von mir an einem anderen Orte dargelegt worden [1]. Ich beschränke mich hier auf die Bemerkung, dass eben durch diese Centren der Gehirnrinde die zahlreichen Psychoreflexe auf Herz- und Gefässe zustande kommen. Da aber die hier in Betracht kommenden Rindenstellen über eine recht ansehnliche Fläche verbreitet sind, ist ihre Bedeutung für die Psychoreflexe der Gefässe am besten an Organen zu verfolgen, deren Spannungszustand direkt von dem Grade ihrer Blutanfüllung abhängt, so namentlich an den Geschlechtsorganen. Versuche von mir und PUSSEP (in meinem Laboratorium) an Hunden ermittelten in der Gehirnrinde ein besonderes Genitalcentrum, dessen elektrische Stromreizung Glied-erektion bewirkt. Das Centrum kommt dem Männchen und Weibchen zu; beim Hunde findet es sich im hinteren Theil des Gyrus postcriciatus, in dessen oberem Drittel. Werden diese Centra beim Hunde extirpirt und hat das Tier sich von dem Eingriff hinreichend erholt, so zeigt es keinen sexuellen Trieb zur Hündin, trotzdem dass die mechanische Erregbarkeit seiner Genitalien sogar gesteigert erscheint.

Man darf daraus schliessen, dass die sexuellen Psychoreflexe, wie sie durch Reizung des Geruchsinnes, des Gesichtssinnes, des Gehörs u.s.w. auftreten, mittels dieser cortikalen Genitalcentra sich vollziehen.

Auch hinsichtlich der Psychoreflexe der Pupille geht aus den Befunden BRAUNSTEINS hervor, dass sie verschwinden, falls man die cortikalen Pupillencentra im vorderen Theil der Hemisphärenrinde abträgt [2]. Doch ist diese Frage nicht ganz spruchreif, da ausser den genannten auch in den hinteren Rindengebieten von mir eingehend verfolgte Pupillencentra vorliegen, die ebenfalls unzweifelhaft in den psychoreflektorischen Funktionen des Nervensystems eine Rolle spielen. Welche Psychoreflexe in den vorderen und welche in den hinteren Pupillencentren sich vollziehen, ist noch ungewiss.

Ein recht bemerkenswertes Verhalten zeigen die Psychoreflexe im Gebiete der *sekretorischen* Funktionen.

Eine hervorragende Rolle spielen in dieser Beziehung die Speicheldrüsen. Auf diese Psychoreflexe ist bekanntlich schon SIEBOLD zu Ende des XVIII Jahrhunderts aufmerksam geworden. MITSCHERLICH bemerkte bei einem Kranken mit Fistel des Ductus Stenonianus, da der Speichel nicht nur beim Essen und Trinken, sondern schon bei dem Gedanken daran ausflossen [3].

Späterhin überzeugte sich auch COLIN von dem Vorkommen einer psycho-

---

[1] W. BECHTEREW, Grundlagen der Lehre von den Gehirnfunktionen 1906, Bd. 6, d. 1065-1093.
[2] BRAUNSTEIN, Zur Lehre von der Innervation der Pupillenbewegungen. Dissert. KARKOV 1873.
[3] MITSCHERLICH, Pogendorff's Annalen der Psysik u. Chemie 1833, Bd. 27.

reflektorischen Speichelsekretion [1]), ebenso wie MALLOISEL [2]), MEISEL [3]), MEJER [4]), VULFSON [5]).

In PARLORS eingehenden Untersuchungen am Hunde wird die durch den Anblick von Speisen ihren Geruch, durch den beim Essen entstehenden Ton und durch Tastreize erzeugte psychoreflektorische Speichelsekretion als *bedingter* Reflex bezeichnet, im Gegensatz zu dem gewöhnlichen durch direkte Reizung der Mundhöhle bewirkten Reflex. Durch wiederholte Combination verschiedener Reize mit dem gewöhnlichen Speichelreflex (auf Säuren) konnten künstliche, bedingte Reflexe hervorgerufen werden, die nun nach verschiedenen Richtungen studirt wurden.

Auch aus meinem Laboratorium liegen Befunde über diese bedingten Speichelreflexe bezw. Psychoreflexe vor (BĚLICKI) [6]). Danach erweist sich der Speichel-psychoreflex im allgemeinen schwächer als der Haupt-oder gewöhnliche Reflex; bei Wiederholung des Reizes erlosch der Psychoreflex schnell, was der Grundreflex nicht tut. Auffallend schnell erlischt der Psychoreflex bei gleichbleibendem Reiz, während jede neue Reizqualität ihn wieder belebte; auch die Anregung des Grundreflexes erweckte den Psychoreflex.

Als so zusagen weitere Stufe eines gewöhnlichen Speichelreflexes weist der natürliche oder künstlich erzeugte Psychoreflex im ganzen das gleiche Verhalten auf, wie jener. So z. B. wird beim Anblick trockener Speisen mehr Speichel secernirt, als beim Anblick von flüssigen Speisen u.s.w.

Was die Art und Weise der Entstehung des Speichelpsychoreflexes betrifft, so haben Untersuchungen meines Laboratoriums gezeigt, dass der Speichelreflex auf Geruchreize, gleich dem auf Geschmackreize, durch subcortikale Bildungen hindurchgeht, während der optische und akustische Speichelreflex sich unter Mitwirkung der Gehirnrinde vollzieht. Selbstverständlich wird der optische und akustische Reiz durch das cortikale Seh- und Hörcentrum übermittelt, von wo sie dann dem Speichelsekretionscentrum zugehen.

Schon vor 20 Jahren konnte ich in der Rinde ein Centrum nachweisen, dessen Reizung constant Speichelsekretion hervorruft [7]). ECKHARD bezweifelte dies, aber weitere Befunde meines Laboratoriums (BARI, KERBER, BĚLICKI) bestätigten den Befunde, wobei sich ergab, dass das cortikale Speichelcentrum bei verschiedenen Tieren und selbst bei einer und derselben Art gewisse Variationen seiner Lage aufweist, immer aber an der ursprünglich von mir angegeben Stelle sich findet, nämlich im Gebiete des Gyrus Suprasylvius anterior oder coronalis.

Bemerkenswerth ist ferner eine gewisse Inconstanz des cortikalen Speichelcentrums, das in 10 Versuchen von 14 als vorhanden nachgewiesen ist (BARI).

Durch weitere Versuche in meinem Laboratorium wurde festgestellt, dass

[1]) COLIN, C. R. de l'Read der Sc. 1852, Bd. 34.
[2]) MALLOISEL, Journ. de phys. IV C. r. de la Soc. de Biol. 1902.
[3]) MEISEL, Klin. Therap. Wochenschr. 1903, No. 32.
[4]) MEJER, Journ. de psych. norm. et pathol. 1904, No. 3.
[5]) VULFSON, Die Arbeit der Speicheldingsen. Dissert. St. Petersburg 1898.
[6]) BĚLICKI, Obosrenie Psychiatrii. 1905.
[7]) BECHTEREW und MISLOVSKI, Neurol. Centralbl. 1888, VII und 1889, VIII.

Hunde nach zweiseitiger Abtragung der cortikalen Speichelcentra beim Verhalten von Speisen nicht auf akustische und optische Reize reagiren, während Riech- und Schmeckreize nach wie vor Speichel hervorrufen. Daraus folgt, dass der speichelsekretorische Psychoreflex von dem cortikalen Seh- und Hörcentrum dem cortikalen Speichelcentrum übermittelt wird, dessen Erregung dann mit einem entsprechenden Effekt beantwortet wird [1].

Ganz analoge Resultate ergab mir die Untersuchung der Psychoreflexe im Beziehung auf Magensaft- und Milchsekretion.

Pavlov und Schumova haben gezeigt, dass beim Hunde mit Magen- und Oesophagusfistel, bei vernähtem unterem Oesophagusende, jedesmal beim Verhalten von Speisen Magensaft aus der Oeffnung der Magenfistel austritt. Es handelt sich hier um einen instructiven Psychoreflex, der mit einem optischen Reiz anfängt und mit Magensaftsekretion endet.

Dieser Reflex geht unzweifelhaft durch das cortikale Sehcentrum; es fragt sich aber, welche Gehirntheile den sekretorischen Mageneffect zustande bringen?

In dieser Beziehung ergab sich schon vor mehreren Jahren aus Untersuchungen meines Laboratoriums der Nachweis eines besonderen cortikal Centrums der Magensaftsekretion, am vordersten Ende der dritten Urwindung entsprechend ihrer Vereinigungsstelle mit der zweiten Urwindung.[2] Wurde dieses Centrum auf beiden Seiten abgetragen, dann kam es beim Zerren des Hundes durch vorgehaltene Nahrungsmittel nicht zur Magensekretion. Der Psychoreflex vom cortikalen Seh-Centrum geht hier also zum cortikalen Magensekretionscentrum, und von da weiterhin durch subcortikale Centra zu dem Drusenapparat des Magens.

So verhält es sich auch mit der Milchsekretion. Wurde, wie dies in Specialversuchen meines Laboratoriums gesetzt, in die Zitze eines milchenden Schafes eine Kanüle eingeführt, so trat prompt Milch hervor, wenn man das Lamm vorführte oder wenn dieses die Mutter rief.[3] Der Psychoreflex verläuft hier offenbar von dem cortikalen Seh- und Hörcentrum aus weiter; es musste nur festgestellt werden, wie es dabei zur Milchausscheidung kommt. Die Untersuchung lehrte, dass dies auf Grund eines besonderen Rindencentrums geschieht, das beim Schafe am vorderen Drittel der F. Coronalis, 2—3 m.m. davon entfernt liegt und 1 □ c.m. gross ist.

Sobald man dieses Centrum abträgt, hört der Psychoreflex auf die Milchausscheidung jedesmal bei den Versuchstieren auf.

Das Schema der Psychoreflexe ist also ziemlich einfach. Es besteht wesentlich darin, dass ein centripetaler Impuls die primären Perceptionscentra der Rinde erreicht, in den ihnen benachbarten sekundären Perceptionscentren eine Spur zurücklässt und auf Grund gewohnheitsmässiger Ver-

---

[1] Tichomirov findet, gestützt auf einen einzigen Versuch über Entfernung der Corticalen Speichelcentra, dieses Resultat nicht bestätigt, aber er unterliess es, zunächst die unverletzte Rinde auf Speichelsekretion zu untersuchen, weshalb dieser einzelne Versuch bei der erwähnten Inconstanz der Corticalen Speichelcentrums keinen wissenschaftlichen Werth hat.

[2] Gerver, Obosrenie Psychiatrii, 1900.

[3] Nikibin, Dissert. St. Petersburg 1906.

bindung die Tätigkeit motorischer oder sekretorischer Centra im vorderen Rindengebiet anregt; von da geht dann ein Impuls zum Subkortex und weiterhin zur Peripherie.

Wie es scheint, haben einige Psychoreflexe ein noch einfacheres Schema, indem sie von den cortikalen Perceptionscentren direkt zu subcortikalen motorischen oder sekretorischen Centren verlaufen. Dies gilt zum Beispiel von dem olfactiven Speichelpsychoreflex.

In jedem Fall aber handelt es sich bei den Psychoreflexen um einfache Übertragung einer Erregung von den Perceptionscentren zu den cortikalen oder subcortikalen Centren, die bestimmten motorischen oder sekretorischen Funktionen vorstehen.

Was die *psycho-* oder *associativ-organische* Reaktion betrifft, so wie wir sahen, beruht sie auf einer Verbindung von Aussenreizen mit den Spuren organischer Reize. Es liegt Grund zu der Annahme vor, dass die organischen Reize den centralen Hirngebieten zugehen, wo die Motilität sowohl wie die Sekretionen der inneren Organe ihre Centra haben.

Demnach müssen sich die psycho-organischen Reaktionen vermittels der Seh-, Hör-, Tast-, Geruch- und Geschmackcentra vollziehen. Hier entstandene Spuren regen auf Grund von Verknüpfung die in den centralen Hirngebieten abgelagerten Spuren organischer Reize an und von dort begeben sich dann weitere Impulse zu der Motilität.

Dass dies sich so verhält, lehren Specialversuche meines Laboratoriums (TRAPESNIKOV), wobei die Gegend des Gyrus sigmoideus in der Nachbarschaft des Schluckcentrums entfernt wurde, um bei den Versuchstieren jene motorischen Reaktionen auszuschalten, die auf eine Befriedigung des Hungers hinzielen.[1]

Es fragt sich nun: wie kommt eine *psycho-* oder *associativ-automatische* Bewegung zustande?

Wie wir sahen, ist als psycho-automatisch jede Bewegung zu bezeichnen, die zur gewohnheitsmässigen gewordenen ist und ungehindert auf einen bestimmten Reiz hin sich einstellt. Solche Bewegungen können auch bei dressirten Tieren hervorgerufen werden, um ihre physiologischen Grundlagen näher zu ermitteln.

So viel ich weiss, hat zuerst GOLTZ bemerkt, dass bei Hunden, die auf Pfotereichen dressirt sind, diese Bewegung nach Abtragung der vorderen Rindenpartien stabil bleibt. GOLTZ nahm aber ausgedehnte Rindenläsionen vor, ohne durch Excision kleinerer Partien die eigentliche Lokalisationsfrage anzugreifen.

Bei späteren Specialuntersuchungen über die Lokalisation der motorischen Centra beim Hunde kam ich zu dem Ergebniss, dass die Bewegung des Pfotereichens nicht mehr ausgeführt wird, wenn dem Tiere das Centrum der Vorderextremität, das am Gyrus postcruciatus hinter dem Lateralende des Sulcus cruciatus gelegen ist, extirpirt wurde [1]. Da diese Bewegung auch bei Extirpation der Seh- und Hörcentra nicht mehr eintritt, so voll-

---

[1] BECHTEREW, Physiologie der motorischen Zone des Grosshirns. Archiv Psychiatrii 1886-1887.

zieht sich die psychoreflektorische Bewegung des Pfotereichens offenbar unter Beteiligung der cortikalen perceptorischen Seh- und Hörcentra; dadurch, dass in letzteren auf Grund gewohnheitsmässiger Verknüpfung entsprechende Spuren belebt werden, kommt es zu einer Erregung des Bewegungscentrums der Vorderpfote; von hier geht dann ein centrifugaler Impuls zu den Rückenmarkcentren und weiterhin schliesslich zu den Muskeln der vorderen Exträmität.

Dieses Schema gilt aber, wie es scheint, nicht für alle psycho-automatischen Bewegungen

KALISCHER[1] dressirte seine Hunde in der Weise, dass sie auf Fresston vorgeworfenes Fleisch annahmen, auf Gegenton ablehnten und im Versuch sogar negative motorische Reaktion zeigten. Doppelseitige Extirpation der Schnecke vernichtete diese Reaktion, die bei einseitiger Schneckenextirpation vollkommen erhalten blieb. Die Reaktion litt auch nicht durch einseitige Abtragung des entsprechenden Schläfenlappens mitsammt der Schnecke, sowie bei doppelseitiger Zerstörung der Schläfenlappen, wenn die Tiere auf gewöhnliche Reize taub waren und auf Anruf und Lärm nicht reagirten. Selbst die Fortnahme der hinteren Vierhügelteile hob die Reaktion auf Töne nicht auf[2]. Wenn dies Bestätigung findet, so wäre anzunehmen, dass Psychoreflexe in manchen Fällen auch vermittels der subcortikalen Centren sich vollziehen können.

Schwieriger liegen die Dinge hinsichtlich der Leitungsbahnen der psycho- oder associative individuellen Reaktion. Einige physiologische und patho- logische Befunde sprechen zwar dafür, dass diese Reaktion durch die praefrontalen Hirnpartien zustande komme, deren Zerstörung eine bei Untersuchungen in meinem Laboratorium (Dr. H. ZUKOWSKY) auffallende Indifferenz des neuro-psychischen Tones erzeugt; da aber die Bedeutung der präfrontalen Hirnpartien noch der Discussion unterliegt, ist eine endgiltige Entscheidung dieser Angelegenheit von weiteren rein objectiven Unter- suchungen abzuwarten.

Was endlich die *symbolische* oder *Verbal-Reaktion* betrifft, so sind die Centra und Bahnen dafür auf Grund pathologischer Fälle von Aphasie gegenwärtig relativ gut bekannt. Wir brauchen darauf, da das Schema der Sprach- funktion des Menschen allgemein bekannt ist, daher nicht näher einzugehen.

Somit können wir die Richtung und den Ablauf der Reaktionen, mit denen sich die objective Psychologie befasst, gegenwärtig in grossen Zügen umgrenzen. Zukünftige Untersuchungen werden über einzelne noch unklare Seiten dieser Frage Klarheit zu bringen haben und wichtige Einzelheiten des Verlaufes und der Ausbildung der neuro-psychischen Reaktion weiter zu verfolgen haben.

Hier bestand nur die Absicht, in ganz allgemeinen Zügen Plan und Auf- gaben der objectiven Psychologie anzugeben, deren erste Grundpfeiler eben

---

[1] KALISCHER, Zur Funktion des Schläfenlappens etc. Sitzber. d. Preuss. Akad. Math.-Nat. Kl. 21 Febr. 1907.
[2] Auf andere Versuche des Verf. über Wärmereise und Muskelgefühl gehe ich nicht ein
[3] W. BECHTEREW, Grundlagen der Lehre von den Gehirnfunktionen. Bd 6 d. 1032-1037.

im Erstehen begriffen sind. Die Bewältigung des Hauptproblems der objectiven Psychologie: das Verhalten der äusseren Erscheinungen der neuro-psychischen Tätigkeit des Menschen zu den Aussenwirkungen ist nicht leicht, aber es lohnt wohl jede Mühe, ein so aussichtsreiches Wissensgebiet zu erobern. Handelt es sich um das objective Verhalten der äusseren Erscheinungen der neuro-psychischen Tätigkeit des Menschen zu der umgebenden Welt, eine Frage, mit deren Lösung eine der empfindlichsten Lücken unseres Wissens gefüllt sein wird.

Es versteht sich von selbst, dass der Eintritt der objectiven Psychologie in den Verband wissenschaftlicher Disciplinen in keiner Weise der Entwicklung der subjectiven Psychologie hemmend entgegenwirkt, die mit Hilfe experimenteller Methoden bereits grosses geleistet hat. Man darf nur nicht vergessen, dass zwischen beiden eine scharfe Grenze sich hinzieht. Wer die subjective Welt des Menschen erforschen will, hat sich zu erinnern, dass seine Untersuchung ganz und gar auf Selbstbeobachtung, wenn auch unter Bedingungen des Experiments, beruht; dass das Ergebniss nicht willkürlich auf andere Mitmenschen und noch weniger auf Geisteskranke oder auf das Tier übertragen werden darf. Wer dagegen objective Psychologie betreibt, muss sich möglichst von einer subjektiv-psychologischen Terminologie lossagen und muss subjective Erklärungen der Aussenerscheinungen neuropsychischer Thätigkeit des Menschen vermeiden

On the Evolution of the Vertebrate Central Nervous System.

BY

Dr. W. H. GASKELL.

For the last twenty years I have been studying the question of the origin of vertebrates and have published my conclusions in a series of papers in the *Journal of Anatomy and Physiology*; I have now put the whole of my results into bookform and the book *) will, I hope, soon make its appearance. As my work does not seem to have attracted much notice on the continent, I desire in this lecture to put before you my main arguments and as it is impossible in the course of one lecture to discuss the whole question, I will confine myself to the keystone of the whole theory — the evolution of the vertebrate central nervous system. In these days we all believe in evolution and recognise that the vertebrate must have arisen from some one of the various invertebrate groups. I want to show you how every method of investigation indicates with great clearness what that origin was.

A survey of the whole of the invertebrate kingdom demonstrates that all the invertebrates above the Coelenterata are characterized by a common plan of body-formation, a plan derived directly from the coelenterates where the central nervous system forms a ring round the oral opening so that the mouth is on the ventral side of the body and the main part of the alimentary canal is situated dorsally. From such an oral ring, with the formation of an elongated animal, the further development of the central nervous system took on the form well known in the segmented worms and in the arthropods, of supra-oesophageal, infra-oesophageal ganglia and ganglia of the ventral chain, the relation between the central nervous system and the alimentary canal being as shown in the diagram.

> *A diagram of the central nervous system and alimentary canal of an arthropod was here shown on the screen and compared with the tubular central nervous system of a vertebrate.*

So universal is this plan in the invertebrate world, so characteristic is it of all the highest groups of invertebrates as to force all believers of evolution to the conclusion that the vertebrate central nervous system must have arisen in the same way. In other words in the vertebrate central nervous

---

*) The Origin of Vertebrates, published by Messrs. LONGMANS GREEN & Co., London 1908.

system the supra-oesophageal ganglia and the infra-oesophageal ganglia must have existed and been connected together by oesophageal commissures on each side of the oesophagus. Such is clearly the case as is seen by comparing the two central nervous systems. The infundibulum is the invertebrate oesophagus and naturally leads into the dilated ventricles of the brain, just as the oesophagus leads into the large cephalic stomach of the invertebrate. Everything is there even down to the opening of the intestine into the anus. Let infundibulum and oesophagus be convertible terms and the two nervous systems can be described in the same manner. In other words the vertebrate central nervous system is the arthropod central nervous system with the addition of a tube which it has partially surrounded. This tube was the alimentary canal of the arthropod which has lost its function as an alimentary canal.

Consider the point and it is evident that the upward progress of the invertebrate could lead to no other result. For upward progress means always increase of brain-power, means therefore concentration and increase of nervous material at the head-end of the body, the result of which inevitably led to a conflict between cephalisation and alimentation, as is seen in the accompanying figures, with the result that the most highly developed of the invertebrate group in which the central nervous system is most concentrated — the arachnid group — are all blood-suckers.

A section of the brain of a young Thelyphonus surrounding the very small oesophageal tube was here shown, and diagrams illustrating the growth of the brain from Branchipus to Ammocœtes.

This was the stage of evolution the invertebrate had reached when the vertebrate first appeared. Then the lords of creation were the great sea-scorpions, then the struggle for existence was between members of a group in which this dilemma had reached an acute stage. Further brain-development meant starvation, brain-degeneration meant degradation, no upward progress. The problem was solved by the formation of a new food-channel and thus the way left free for the evolution of the supra-oesophageal ganglia of the scorpion into the massive cerebral hemispheres of man.

This conclusion signifies that vertebrates arose from the highest race previously developed and that is what we ought to expect and is what geology teaches.

At the present day the dominant race is the biped mammal man, who undoubtedly arose from the quadruped mammals and we find before man existed that the highest race was that of the mammals, from whom man sprung. Passing downwards to Mesozoic times we find the great age of reptiles which were then dominant and from them the mammals arose. Next, in the Carboniferous age, we find the amphibians dominant and highest and they gave rise to the reptiles. Then in the Devonian we arrive at the age of fishes, from whom the amphibians came. They swarmed in the sea and were the highest forms developed up to that time. Next below the Devonian we come to the Silurian, and following the same law we ought to find that the fishes arose from the dominant race in those times and that they resembled them and so it is ; this was the age of the great sea-scorpions, of the king-crabs and their allies, all developments of the great Trilobite era. This was the highest group of invertebrates evolved up to this time and by their number, variety and size demonstrated that they were the dominant race at the time. The geological evidence points clearly to the origin of the vertebrate from this great group to which the name of Palæostraca has been given, for they were neither crustaceans nor arachnids but gave origin to both.

The examination of the earliest fishes confirms this conclusion for they, known as the mailed fishes, are extraordinarily unlike fishes of the present day but are strange un-fishlike creatures in many respects resembling their congeners, the Palæostraca, as indeed must have been the case, if the one arose from the other.

Pictures of the mailed fishes Pteraspis, Thyestes and Pterichthys were here shown on the screen and compared with the Palaeostracans Hemiaspis, Bunodes, Limulus and Eurypterus.

Not only does the geological evidence point directly to this conclusion but the evidence of anatomy and embryology absolutely confirms that of geology, for it is perfectly plain that the vertebrate central nervous system is composed of two separate parts 1. a nervous system in every respect similar to that of the highest arthropod and 2. an epithelial tube similar to the alimentary canal of the same arthropod.

Thus on the anatomical side we see that the roof of the 4th ventricle, the choroid plexuses and the *succus vasculosus* represent parts of the epithelial tube which have not been invaded by nervous matter but still retain the simple epithelial character so characteristic of the arthropod cephalic stomach. Further, the tubular nature of the central nervous system of the vertebrate can be explained in one of two ways : either it was all originally a nerve-tube in which for some reason or other certain parts have thinned down and become epithelial or else it originally consisted of two components, an epithelial non-nervous tube which was surrounded in certain places by nervous material. The evidence of comparative anatomy demonstrates clearly that the latter explanation is the right one, for, as we pass down the vertebrate phylum, we see how the epithelial tube becomes more and more conspicuous and the nervous masses more and more reduced, until at last in Ammocœtes, the larval form of the lamprey, we find a brain in which the infra-infundibular nervous masses have all shrunk to the ventral side and the whole dorsal roof is composed of fold upon fold of a large simple epithelial bag, constricted in one place only, where the trochlearis or IVth nerve crosses over it. In fact, in Ammocœtes, we arrive at a condition closely approximating that of the arthropod central nervous system and simple epithelial cephalic stomach.

Pictures of the brains of Mammalia, Reptilia, Amphibia, Teleostea and of Ammocœtes were here shown.

Embryology also confirms in a most striking manner the conclusions derived from the study of geology and of comparative anatomy. The great principle of Embryology is the Law of Recapitulation, which asserts that the development of the individual is an epitome of the development of the race. Let us see how this is applicable to the development of the central nervous system. What is the teaching of embryology? The vertebrate nerve-tube at its first origin represents a long straight tube, dilated at its anterior end to form a simple bag, which terminates by way of the neurenteric canal in the anus. Is it possible for embryology to indicate more clearly the simple anterior cephalic stomach, and the straight intestine of the arthropod ancestor. Then comes the formation of the cerebral vesicles, simple evidence of the growth of constricting nervous material over this simple bag, the principal constriction being at the valve of Vieussens due to the dorsal crossing of the IVth nerve. Again, take the embryological evidence of the formation of the spinal cord: at first we find a large tube with nervous masses forming a bulging on each side laterally and ventrally, these masses being connected at an early stage by the white anterior commissure. At this stage there is no sign of any posterior grey commissure or of the posterior fissure. In accordance with the law of recapitulation this is a wonderfully exact representation of the ganglia of the ventral chain of an arthropod, situated as they are ventrally and laterally to the intestine and connected together by transverse commissures. Then, by the growth of nervous material and the consequent compression of the tube, the posterior fissure is formed and the *substantia gelatinosa centralis* and *Rolandi*, leaving only the small central canal as the remnant of the original tube.

A very different story is given by embryology in the region of the medulla oblongata. Here, as in the spinal cord, the nerve-masses are arranged at first ventrally and laterally to the epithelial tube, but they never get to the dorsal side. No explanation is given of this difference, yet it is so simple, it simply means that the umen of the cephalic stomach was too large to be enclosed by the growth of the infracœsophageal ganglion-masses and so the dorsal roof remains membranous, no posterior fissure is formed and the only compression possible is on the ventral side whereby the raphé is formed.

Diagrams illustrating the formation of the cerebral vesicles, of the spinal cord, and of the medulla oblongata were shown.

Another instructive piece of evidence is given by the formation of the so-called rhomboidal sinus in the lumbo-sacral region of the bird's spinal cord. Here the spinal cord is formed at first in the same way as the rest of the cord but the nerve-masses are never able to spread round to the dorsal region, so that no posterior fissure is formed, the dorsal part of the epithelial tube is thickened and becomes converted into a peculiar gelatinous-looking mass. All the nerve-structures are there as in other parts, the only difference being that even in the adult bird they are arranged in two ventro-lateral masses, retaining therefore their original ancestral position.

Section of rhomboidal sinus of pigeon shown.

The manner in which the nervous elements have penetrated into and amalgamated with the epithelial walls of the old alimentary canal has been well described by ASSHETON in the frog, in which animal owing to the pigmentation of the surface-layer the cells lining the neural tube are easily distinguishable from the deeper lying neural cell-layer so that his specimens show in the clearest manner how as growth proceeds the cells of the nervous layer penetrate into and become mixed up with these pigmented epithelial cells.

This theory gives an explanation not merely of one or two peculiarities of the central nervous system but of all the main problems connected with it. Take for instance the parts of the brain in front of the infundibulum, the supra-infundibular region, i. e. the region correspond-ing to the supra-œsophageal ganglia in the arthropod. In the invertebrate this region constitutes the brain proper and was formed especially in connection with the two great guiding senses of sight and smell. So also in the vertebrate the only nerves which arise from the supra-infundibular region are those of sight and smell.

In the Palæostraca the organs of sight consisted of two lateral eyes and two small median eyes, so also in the vertebrate they consist of two lateral eyes and the remains of the median eyes, known as the pineal eyes. It is striking to see how the two pineal eyes are always found in the old mailed fishes, just as in the contemporary Palæostracans. In Ammocœtes, the nearest living representative of these old mailed fishes, the right or dorsal pineal eye exhibits all the characteristics of the median eyes of the arachnid and crustacean groups.

The dorsal pineal eye of Ammocœtes with its nerve and optic ganglion (ganglion habenulæ) together with a median arthropod eye and its ganglion were here shown.

The existence of the two pineal eyes in vertebrates, the perfectness of one of them in the lowest vertebrate, together with the close resemblance of its structure to that of the median eyes of arthropods, combined with the marked presence of two median eyes, not only in all the early mailed fishes, but also in the contemporary Palæostracans present altogether a series of coincidences of which the only natural explanation is that these pineal eyes are the remains of the median Palæostracan eyes.

Further, the two lateral eyes of vertebrates are formed on the same type as the lateral eyes of arthropods. Similarly to the lateral eyes of crustaceans they possess a compound retina consisting of two optic ganglia, the ganglion of the retina and the ganglion of the optic nerve, which are closely amalgamated with the epithelial surface-sense-organ with its cuticular rods. Similarly to the lateral eyes of arachnids the retina is inverted not upright. In Palœæstracan times, before the definitive crustacean or arachnid type had arisen, it is likely enough that some of the members may have combined these two characteristics and so have given rise to the lateral eyes of the vertebrate. Here, as in the central nervous system, a tube has become involved with the nervous elements on each side. These so-called optic diverticula are in reality the two anterior diverticula of the cephalic stomach which are found so universally in the arachnid and primitive crustacean groups. It is striking to find that in Branchipus these anterior diverticula have already started to amalgamate with the optic ganglion on each side. The non-nervous epithelial condition of this tube is well shown by the pigmented retinal layer, which is formed by the outer wall of the optic cup and remains as a simple epithelial membrane uninvaded by nervous material, similar to the choroid plexuses of the brain-region.

The other marked organ so characteristic of the supra-infundibular or supra-oesophageal part of the brain is the olfactory organ. In the vertebrate series it starts as a single median nasal tube which terminates at the infundibulum and opens by a conspicuous orifice on the dorsal side of the head in the full-grown Ammocœtes. In the younger stage of the Ammocœte this tube opens on the ventral side and is now known as the tube of the hypophysis. In Amphioxus the olfactory pit terminates in the open neuropore. In all the ancient mailed fishes belonging to the Cephalaspidæ, Tremataspidæ &c. a median frontal opening corresponding exactly to the orifice in Ammocœtes is found on the dorsal shield, but no such opening is ever found on the dorsal carapace of the Palæostracan or the dorsal shields of Pteraspis or Cythaspis. How then can this median olfactory tube be derived from the olfactory antenæ of the arthropod group. The answer to this question is most striking, for in all the great group of scorpions the olfactory antennæ have combined to form a tube, which leads directly into the mouth, and this tube or olfactory passage corresponds absolutely to the tube of the hypophysis in Ammocœtes, if the end of the infundibulum was, as the theory states it to be, the position of the old mouth of the Palæostracan ancestor. The extraordinary resemblance between a section of the nasal tube of Ammocœtes and this olfactory passage of a scorpion (Thelyphonus) is shown in the accompanying sections.

Illustrations shown on screen.

Passing now to the infra-infundibular region of the brain, corresponding therefore to the infra-œsophageal region, we see that the cranial segmental nerves divide themselves naturally into two marked groups, as GEGENBAUR has pointed out, which may be called respectively the trigeminal and vagus groups: in other words two groups of which the foremost is concerned with mastication and the hindmost with respiration. So also we find in Limulus and Eurypterus that the front part of the body is divided into two distinct portions, the prosoma and mesosoma respectively, and that the prosomatic appendages subserve the function of mastication, while the mesosomatic carry the branchiæ and are respiratory. This signifies that the prosomatic region of Limulus corresponds to the trigeminal region and the mesosomatic to the vagus region and instantly a flood of light is thrown upon the meaning of the cranial nerves. They are older than the spinal nerves and cannot be derived from them, they form indeed not a two-root system, but a three-root system, as CHARLES BELL originally suggested, of which the dorsal roots, the sensory somatic part of the trigeminal, are sensory to skin-surfaces, the ventral roots III, IV, VI are motor to somatic muscles, while the lateral roots Vm, VII, IX, X are both motor and sensory and supply the visceral muscles which are concerned with mastication and respiration. Strikingly enough this is exactly the nature of the nerve-roots belonging to each segment in Limulus as described by MILNE-EDWARDS viz.

1. the dorsal or epimeral nerves, which are purely sensory to skin-surfaces,
2. the lateral large mixed nerve to each segmental appendage,
3. the ventral nerve to the somatic or body-muscles.

The coincidence signifies that the nerves of mastication and respiration in the vertebrate supplied originally the prosomatic and mesosomatic appendages of the arthropod ancestor and that is the reason why these lateral nerve-roots contain both sensory and motor fibres; a simple explanation of one of the great difficulties of the neurologist. This comparison implies that the branchiæ of the vertebrate have been derived from sunk-in branchial appendages, just as the internally situated branchiæ of the scorpion are all that remains of branchial appendages like those of Limulus. The branchial unit then is not a gill-pouch but a branchial appendage, such as is seen in Ammocœtes.

The respiratory chamber of Ammocœtes and the ventral surfaces of Eurypterus and Limulus were shown.

Time will not permit me to follow out the consequences of this conception that the splanchnic segments of the vertebrate are homologous with the appendages of the Palæostracan, whether they bear branchiæ or not. I can only throw on the screen sagittal sections through the head-regions of Limulus, Eurypterus and the larval Ammocœtes and thus indicate rapidly the corresponding segments in the two groups of animals. Thus the vagus and glossopharyngeal nerves supplied originally the mesosomatic respiratory appendages; the facial nerves supplied the operculum, the foremost of the mesosomatic appendages, which was composed of two parts, an anterior part carrying the uterus and a posterior respiratory part; in strict accordance it is seen that the facial nerves supply in Ammocœtes two segments, an anterior or thyroid segment, carrying the thyroid gland (the palæohysteron) and a posterior or hyoid segment, which carries the foremost branchiæ. The trigeminal nerve originally supplied the prosomatic appendages, of which the metastoma has become the lower lip in Ammocœtes, while the rest are represented by the tentacular segments. It is most instructive to see how naturally the eye-muscles with their nerves fit into their appropriate place as the ventro-dorsal somatic muscles of the prosoma, and how immediately an explanation is found of the crossing of the trachlear nerves.

All is in harmony; Anatomy, Physiology, Geology and Embryology all concur in proving the correctness of my theory of the Origin of Vertebrates. The paramount importance of the central nervous system for all upward evolution is the key-note of the whole conception; the respiratory system can be changed, as in the uprising of the Amphibia, the alimentary canal can be shifted, as in the origin of the fishes, but one organ alone remains always intact and it is that organ, the great central nervous system especially its front part the brain, which above all others constitutes the individual, that organ, the study of which is the reason for the meeting of this great International Congress.

Séance générale 5 septembre.

Die Prinzipien und Methoden der Intelligenzprüfung

VON

Prof. TH. ZIEHEN.

Der Gedanke an eine Inventaraufnahme der menschlichen Intelligenz ist schon zur Zeit der Renaissance in unbestimmten Umrissen aufgetreten. Seine erste Verwirklichung fand er im 18. Jahrhundert in dem grossen Werk der Encyklopädisten. Das Inventar war hier lexikographisch geordnet. Statt dessen verlangen wir heute eine systematische Anordnung. Auch kommt es uns für unsere Zwecke nicht sowohl auf die Sammlung des ·Wissens an als auf die Beurteilung der intellektuellen Prozesse. Damit steht weiter in Zusammenhang, dass wir eine individuelle und keine allgemeine Inventaraufnahme fordern. Wir wollen nicht erfahren, was die Menschheit im ganzen an Wissen erworben hat, sondern was der einzelne Mensch weiss und wie weit die intellektuellen Prozesse des einzelnen Menschen entwickelt sind. Damit sind wir vor ein viel schwierigeres Problem gestellt, an welchem sich unsere grössten Denker bereits oft umsonst versucht haben. Es handelt sich offenbar darum, lückenlos den Aufbau unserer intellektuellen Prozesse wiederzugeben und für jeden dieser Prozesse geeignete Prüfungsmethoden anzugeben.

Die zerfliesslichen, unbestimmten Begriffe der populären Psychologie sind selbstverständlich für uns ungeeignet. Ebenso wenig haben wir von den zwar bestimmten, aber im Dienst dieses oder jenes philosophischen Systems stehenden Schulbegriffen einer metaphysischen Psychologie zu hoffen. Wie das Beispiel der auch in einigen Psychiatrien noch spukenden Apperzeption lehrt, haben wir die Zeit der „Seelenvermögen" noch lange nicht überwunden. Vom Standpunkte einer naturwissenschaftlichen Psychologie haben wir es nur mit psychischen Prozessen und ihren Gesetzen zu tun [1]. Nur der gesetzliche Aufbau dieser psychischen Prozesse darf unser Leitfaden bei unserer Inventaraufnahme sein.

Damit gestaltet sich aber unser Problem folgendermassen : *Aus unseren Empfindungen wird ein Besitzstand von Vorstellungen und Vorstellungsverknüpfungen gewonnen, und aus diesem Besitzstand leiten wir neue Vorstellungen und Vorstellungsverknüpfungen ab; diese Vorstellungen und Vorstellungsverknüpfungen sollen nach ihrem Aufbau geordnet und Methoden angegeben werden,*

---

[1] In der Physik handelt es sich genau um dieselbe Frage. Die Schwerkraft und· anderen Kräfte spielen hier die Rolle der Seelenvermögen. Die moderne Physik beginnt damit, dass GALILEI von allen Kräften absieht — er wurde bekanntlich deshalb noch von DESCARTES getadelt — und die Vorgänge selbst und ihre Gesetze feststellt.

*um festzustellen, ob dieser Besitzstand und die Fähigkeit zu seiner Vorarbeitung
normal ist.*

Die Schwierigkeiten, mit denen, auch ganz abgesehen von der Ermittlung jenes Aufbaues unseres Intellekts, die Lösung dieses Problems
verknüpft ist, liegen zutage. Erstens verfügen wir nicht über einen
Normalmenschen, wie wir über ein Normalmeter verfügen. Zweitens
schwankt der genannte Besitzstand und auch die genannte Fähigkeit
zu seiner Verarbeitung auch bei normalen Individuen innerhalb ziemlich
weiter Grenzen. Endlich, drittens, ist auch bei einem und demselben
Menschen die Reproduktion des Besitzstandes und seine Verarbeitung
zu verschiedenen Zeiten unter dem Einfluss formaler Assoziationsstörungen und unter dem Wechsel der Aufmerksamkeit und der Affekte
sehr erheblichen Schwankungen unterworfen, die bei der Auswahl der
Untersuchungsmethoden allenthalben Berücksichtigung verlangen.

Ich werde auf diese Einwände bezw. Schwierigkeiten unten ausführlich
eingehen und gestatte mir jetzt, Ihnen zuerst den Aufbau der menschlichen Vorstellungen, wie er sich nach meinen psychologischen und
psychopathologischen Untersuchungen gestaltet, darzulegen. Dabei werde
ich die Besprechung der zugehörigen Untersuchungsmethoden sofort
anknüpfen.

Der *erste* Vorgang, welcher sich an die Empfindung anschliesst, ist
die sogenannte

Retention [1]).

Vom standpunkt einer bekannten physiologischen Hypothese kann
man ihn auch als *Deposition* bezeichnen. Die Retention ist die Voraussetzung nicht nur des sogenannten Gedächtnisses, sondern auch aller
Vorstellungsbildung.

Um diese Retention zu prüfen, verwandte man früher meistens das
*Schul*wissen. Wir wissen heute, dass dieser Weg ganz irreführend ist.
Wenn jemand ein geringes Schulwissen hat, so muss dies nicht auf
einem Defekt der Retention beruhen, es kann z. B. ebenso gut daher
rühren, dass der Lehrer schlecht oder der Schüler faul war. In vielen
Gegenden müssen auch die Kinder soviel auf dem Feld helfen, dass
sie zu keinem regelmässigen Schulbesuch kommen. In vielen anderen
Fällen ist das Schulwissen mangels jeglicher Uebung im weiteren Leben
später verloren gegangen. In der Tat bestätigt dies auch die alltägliche
Erfahrung. Viele vollsinnige Berliner Arbeiter wissen vom Krieg
1870/71 fast nichts mehr. Von den Hauptstädten der einzelnen Länder
haben manche keine Ahnung. Geschichtliche Personen werden in un-
glaublicher Weise verwechselt [2]). Bei dieser Sachlage ist es unzweifelhaft,
dass wir von dem sogenannten Schulwissen bei unserer Prüfung der
Retention im allgemeinen ganz absehen müssen. Es kommt für uns

---

[1]) Der Ausdruck findet sich in ähnlichem Sinne schon bei HAMILTON. Den physiologischen
Parallelvorgang habe ich kürzlich in einem Vortrag: Das Gedächtnis (Berlin, HIRSCHWALD
1907) ausführlich erörtert.

[2]) Vergl. RODENWALDTH Monatschr. f. Psych. u. Neurol.

vielmehr nur das *Lebens*wissen, d. h. das Wissen aus der täglichen
Lebenserfahrung, in Betracht. Allerdings ist auch bei der Auswahl der
Fragen aus diesem Gebiet noch immer grosse Vorsicht notwendig. Manche
scheinbar ganz alltägliche Frage wird auch von normalen Individuen
gelegentlich nicht oder falsch beantwortet. So habe ich mich z. B. zu
meinem grössten Erstaunen überzeugen müssen, dass vollsinnige Berliner
Arbeiter, die schon jahrelang in Berlin leben, nicht wissen [1]), an welchen
Fluss Berlin liegt. Sehr vielen wissen nicht in welchen Fluss die
Spree mündet. Die Erklärung liegt auf der Hand. Die Spree spielt
im alltäglichen Leben vieler Berliner Arbeiter keine Rolle und erst
recht nicht als „Fluss, an dem Berlin liegt". Auch bei jeder einzelnen Frage aus dem Lebenswissen muss man sich immer wieder durch
Kontrollfragen überzeugen, ob man wirklich mit Sicherheit bei den
ungebildeten Vollsinnigen stets auf eine richtige Antwort rechnen kann.
Deshalb scheidet man z. B. Fragen nach den Parteien und Konfessi-
onen, nach Reichstag, Landtag u. s. f. aus den allgemein verwertbaren
Prüfungsfragen am besten im allgemeinen ganz aus. Eine weitere Fehlerquelle, die bei der Auswahl der Retentionsfragen Beachtung bedarf, ist
folgende: auch der Vollsinnige verwechselt in der Erinnerung manche
Farben, die er in der Empfindung ganz richtig unterscheidet. Das Blau
der 20 Pf.-Marke und das Grün der 5 Pf.-Marke wird vom Vollsinnigen,
soweit er natürlich nicht farbenblind ist, stets richtig unterschieden und
richtig bezeichnet. In der *Erinnerung* wird das Grün hingegen von dem
Blau nicht immer richtig unterschieden [2]). Ich habe es gar nicht selten
erlebt, dass normale vollsinnige, nicht-farbenblinde Individuen auf die
Frage nach der Farbe der 5 Pf.-Marke mit „blau" antworteten. Wurde
ihnen die Marke vorgelegt, so erfolgte sofort die Korrektur. Die Frage
nach der Farbe der 5 Pf.-Marke ist also zur Retentionsprüfung an sich sehr
geeignet [3]), nur darf man die Antwort „Blau" nicht als falsch rechnen.

Scheidet man alle durch Kontrollprüfungen bei vollsinnigen Ungebildeten als unzweckmässig erwiesenen Retentionsfragen aus, so bleiben
relativ wenige allgemein zweckmässige Fragen übrig. Als solche führe

---

[1]) Man kann hier natürlich die Frage aufwerfen, mit welchem Recht oder auf Grund
welcher Kriterien man solche Individuen als vollsinnig bezeichnet. Damit hangt das weitere
Bedenken zusammen: läuft es nicht auf eine Petitio principii hinaus, wenn wir einerseits
Methoden zur Feststellung eines Defektes suchen und andererseits bereits dieses oder jenes
Individuum als vollsinnig bezeichnen? Dieser Einwand kann in der Tat kaum ernst
genug genommen werden. Wir können ihm auch schliesslich nur mit der Ueberlegung begegnen, dass der in Frage stehende Begriff des Defektes und des Vollsinns im letzten
Grunde, soweit er eine scharfe Grenze bezeichnen soll, konventionell und praktischen Be-
dürfnissen angepasst ist. Bei den oben erwähnten Arbeitern wird man die Vollsinnigkeit
übrigens schon deshalb nicht bezweifeln können, weil ihre sonstigen Gedächtnisleistungen
vollständig normal waren, ganz abgesehen davon, dass auch jeder ätiologische Anhaltspunkt
für die Annahme eines abnormen Defektes fehlte.

[2]) Zur Erklärung der Tatsache, dass diese Verwechslung besonders oft gerade grün und
blau (und auch grau und braun) betrifft, erinnere ich daran, dass diese Farbenvorstellungen
auch von dem Kind in der Regel am spätesten erworben werden.

[3]) Äusserst selten, unter ganz besonderen individuellen Verhältnissen, bleibt auch auf diese
Frage bei einem Vollsinnigen die Antwort aus.

ich beispielsweise an: wie sieht ein Groschen, ein Pfennig, ein 1 Mk.-
wie sieht ein Briefkasten aus, wie sieht ein Schutzmann, Stück, wie
sieht ein Sperling, ein Pferd, eine Rose aus u. s. f. Um der zu untersuchenden Person die Beschreibung, welche wieder neue Anforderungen
an die Intelligenz stellt, zu ersparen, zeigt man ihr am besten die Gegenstände in natura oder in Abbildungen und stellt fest, ob sie wieder-
erkannt werden (Rekognitionsprüfung).

Kennt man Vorbildung und Lebenskreis der zu untersuchenden Person
genauer, so kann man natürlich auch manche spezielle Retentionsfragen
tun, die allgemein nicht erlaubt wären. Wenn es nicht auf vergleichende
Untersuchungen, sondern lediglich auf die Feststellung des Defektes im
Einzelfalle ankommt, so ist nicht abzusehen, weshalb man solche Spezial-
fragen unterlassen sollte. Die allgemeinen Frageschemata werden also
doch ab und zu der individuellen Anpassung der Fragen weichen müssen,
und zwar schon deshalb, weil für den Gebildeten die ganz allgemein
verwendbaren Fragen eines Schemas durchweg zu leicht sind. Ich erkenne
also den theoretischen methodologischen Wert der namentlich von SOMMER
vertretenen Uniformität der Prüfungsfragen zwar an, halte aber für
den praktischen Zweck der Diagnosenstellung den Verzicht auf diese
Uniformität und eine weitgehende Niveau-Anpassung nicht nur für
zulässig, sondern auch für notwendig.

Da unsere Retention sich nicht nur auf Einzelvorstellungen, sondern
auch auf *Vorstellungsreihen* und *Vorstellungsverknüpfungen* bezieht, so
sind auch diese durch entsprechende Fragen auf ihre Retention zu
prüfen. Als allgemein bekannt sind freilich nur wenig Reihen vorauszusetzen, wie die Reihe der Monate, der Wochentage und der Jahreszeiten. Passt man die Fragen individuell an, so ist die Auswahl sehr
gross. Die Reihenfolge der Eisenbahnstationen, der Parallelstrassen, der
Nebenflüsse eines Flusses, der letzten Könige, käme beispielsweise in
Betracht. Vor allem ist auch der frühere Lebenslauf des Kranken selbst
zu solchen Fragen verwertbar. Dasselbe gilt von der Retention von
Vorstellungsverknüpfungen.[1] Ungeeignet wären im allgemeinen Fragen
aus dem Einmaleins. Speziell wird gerade 7×8 auch von vollsinnigen
Ungebildeten zuweilen nicht richtig angegeben. Viel geeigneter sind
auch hier Fragen aus dem Erfahrungswissen, z. B. wann welken die
Blätter, wann fällt der Schnee, wann ist die Kartoffelernte (Weinlese,
Messe, Vogelschiessen etc.), wann Weihnachten, wieviel Tage hat der
Monat, die Woche, der Juni, Juli, August, wann sind Sie, Ihre Kinder
u. s. w. geboren, in welcher Strasse wohnen Sie, wo geht die Sonne
auf, wo liegt Norden, welche Stadt liegt westlich von unserer, wieviel

---

[1] Es liegt auf der Hand, dass streng genommen in den Einzelvorstellungen, auf die
eben geprüft wurde, auch schon Vorstellungsverknüpfungen enthalten sind, insofern sie
grösstenteils (Schutzmann, Briefkasten, Rose etc.) schon zusammengesetzt sind. Eine scharfe
Grenze lässt sich eben nicht ziehen. Der Unterschied liegt oft nur in der Formulierung der
Frage. Für die erste Reihe der Fragen (Einzelvorstellungen) ist charakteristisch, dass sie auch
nach der Methode des einfachen Wiedererkennens gestellt werden können, während die
zweite Reihe der Fragen (Vorstellungsreihen und Vorstellungsverknüpfungen) diese Methode
im allgemeinen nicht gestattet.

kostet eine Semmel, 1 Liter Milch, ein Paar Schuhe, ein Pferd, ein Stadtbahnbillet, wieviel Pfennige hat eine Mark, ein Taler? u. s. w. Auch diese Fragen sind nur zum allerkleinsten Teil ganz allgemein verwendbar, d. h. einer so allgemeinen und alltäglichen Erfahrung entnommen, dass von *jedem* vollsinnigen Individuum eine richtige Antwort erwartet werden kann. Man wird natürlich einen Berliner nicht nach der Kartoffelernte oder Weinlese und einen Bauern nicht nach dem Stadtbahnbillet fragen. Aber selbst Fragen, deren Beantwortung man auf den ersten Blick vielleicht ganz allgemein verlangen zu können glaubt, werden hin und wieder auch vom Vollsinnigen verfehlt. Schon die Zahl der Tage im Jahr und gar im Schaltjahr ist vielen vollsinnigen Individuen nicht bekannt; Antworten wie 250, 350, 360, 356 (!) beweisen noch keinen Intelligenzdefekt. Mütter und namentlich Väter, die die Geburtstage ihrer Kinder nicht wissen, sind auch unter den Gebildeten häufig vertreten. Von dem Sonnenaufgang haben viele Städter keine Ahnung. Ebenso ist die Lage der Himmelsrichtungen zuweilen ganz unbekannt. Streng genommen müsste man, wenn eine solche Retentionsfrage unbeantwortet bleibt, in jedem Falle feststellen, ob nicht bei entsprechender Belehrung die vermisste Retention doch eintritt.

Die seither besprochenen Fragen betrafen die Retention *alltäglicher* bezw. *längstvergangener* Erlebnisse und Erfahrungen. Für die Feststellung des Intelligenzdefektes ist bekanntermassen die Untersuchung der Retention für *Jüngstvergangenes* und *Neues* viel wichtiger, da nach der üblichen Lehre der Intelligenzdefekt oder vielmehr speziell der Gedächtnisdefekt in der Regel zuerst das Jüngstvergangene und das Neue ergreifen soll. Ausserdem kann die Prüfung der Retention für Jüngstvergangenes und Neues viel exakter ausgeführt werden, da wir in der Lage sind, das zu retinierende Material selbst auszusuchen.

Vorausschicken muss ich, dass meines Erachtens zwischen der Retention von Jüngstvergangenem und der Retention von Neuem, der sogenannten *Merkfähigkeit*, kein prinzipieller Unterschied besteht. Wenn man nochmals in Fällen, in welchen die Psychose noch nicht lange zurückliegt, eine Grenze ziehen will, so wäre sie zu ziehen zwischen der Retention für das *nach* Beginn der Psychose und der Retention für das *vor* Beginn der Psychose Erlebte bezw. Erlernte. Es muss in der Tat einen Unterschied bedingen, ob die Deposition in schon erkrankten oder noch normalen Elementen stattgefunden hat.

Kennt man die jüngsten Erlebnisse des Patienten, so steht natürlich nichts im Wege, diese zu Fragen zu verwenden. Hierher gehören Fragen, wie: wo waren Sie gestern, wo letzten Sonntag, welches Datum ist heute [1]), wie lange sind Sie hier, wann haben Sie mich zuerst gesehen, welches ist ihr Bett, wie heissen Ihre Nachbarkranken? u. s f. Streng genommen, bedürfte auch jede dieser Fragen noch eines Kommentars, insofern die Verwendung doch an gewisse Reserven gebunden ist. Jeder,

---

[1]) Irrtümer um 1—2—3 Tage kommen auch bei Vollsinnigen vor. Beiläufig sei auch bemerkt, dass die vorübergehende Verwechslung von 1898 und 1908 auch bei Vollsinnigen vorkommt. Vergl. über solche Orientierungsfragen namentlich auch die späteren Erörterungen.

der selbst solche Untersuchungen anstellt, muss sich eben mit diesen
Reserven durch immer wiederholte Kontrolluntersuchungen an ungebildeten Vollsinnigen bekannt machen. Nicht allgemein zulässig ist die
Frage, die man noch vielfach in Krankengeschichten findet: was haben
Sie gestern gegessen? Es gibt zahlreiche Vollsinnige, die hierauf die
Antwort schuldig bleiben. Solche Fragen sind nur mit der Massgabe
gestattet, dass ein negatives Ergebnis nicht zu Schlüssen verwertet wird;
ein positives Ergebnis kann, wenn es öfter wiederkehrt, unter Umständen
zu Schlüssen a fortiori („die Retention muss *ganz gewiss* intakt sein"
oder „steht über dem normalen Durchschnitt") verwendet werden. Insofern
sind auch diese „zu schweren" Fragen mitunter mit Vorteil zu verwerten.
Da sie auch bei der Untersuchung der folgenden intellektuellen Prozesse
oft eine Rolle spielen, will ich sie kurz als a fortiori-Fragen bezeichnen.

Sehr viel zweckmässiger sind Fragen nach einfachen Erlebnissen etc.,
welche man selbst provoziert. Erst damit wird die Intelligenzprüfung,
die bisher nur systematisch war, wirklich experimentell. Man könnte,
wie dies EBBINGHAUS in seiner bekannten Arbeit getan hat, die zu
untersuchende Person sinnlose oder sinnvolle Silben- und Wortreihen
auswendig lernen lassen. Indes erheischt diese Methode — wie alle
fortlaufenden Methoden — zuviel von der spontanen Aufmerksamkeit
(Interessse u. s. f.) des Kranken. Der Einfluss der Aufmerksamkeit,
den wir zur Reindarstellung der Retention möglichst eliminieren müssen
und selbst unter günstigeren Bedingungen nur schwer eliminieren können,
stört bei diesen fortlaufenden Methoden in ganz unkontrollierbarer
Weise und in sehr viel erheblicherem Grade das Untersuchungsergebnis.
Wir müssen uns daher zu den Methoden der disparaten Aufgaben
wenden. Unter diesen hat sich die folgende weitaus am besten bewährt.
Man gibt dem Kranken eine Aufgabe aus dem kleinen Einmaleins.
Nachdem er das Resultat angegeben hat, spricht man ihm 6 einstellige
Zahlen vor und lässt sie ihn sofort nachsprechen. Darauf spricht man
ihm eine Zweite Reihe 6 einstelliger Zahlen vor. Nachdem der Kranke
auch diese nachgesprochen hat, fragt man ihn nach dem Exempel,
welches ihm zu Anfang aufgegeben worden ist. Hierbei muss dem
Kranken ausreichende Zeit zum Besinnen gewährt werden. Die Unver-
sehrtheit der Merkfähigkeit zeigt sich darin, dass die Zahlenreihen
richtig nachgesprochen und das Exempel am Schluss richtig angegeben
wird. Auf das richtige Ausrechnen des Exempels kommt es dabei nicht
an. Bei der Anstellung und Verwertung der Probe ist im einzelnen
noch folgendes zu beachten. Wenn man die Probe öfter bei demselben
Kranken wiederholt, so empfiehlt es sich, gelegentlich auch ein Exempel
aus dem *grossen* Einmaleins zu wählen. Die Zahlen müssen deutlich
und laut vorgesprochen werden. Das Tempo soll weder zu rasch, noch
zu langsam sein, Ich rechne auf die Reihe von 6 Zahlen in der Regel
4 bis 5 Sekunden. Auch ohne Uhrkontrolle lernt man sehr rasch,
dieses Tempo ungefähr einzuhalten. Sehr wichtig ist es, dass man einen
gewissen Rhythmus bei dem Vorsprechen der 6 Zahlen einhält. Am
besten schiebt man eine Pause nach der 3. Zahl ein und betont die

erste und vierte Zahl etwas stärker. Verzichtet man auf diese Rhyth-
misierung, so fallen die Ergebnisse auch bei dem Vollsinnigen schlechter
aus. Vor allem ist es aber auch für den Untersucher viel leichter, die
Zahlen gleichmässig in einem gewissen Rhythmus, als sie gleichmässig
ohne jeden Rhythmus auszusprechen. Sehr wesentlich ist es natürlich
auch, ob man bezüglich des Exempels das wesentliche oder das unwissentliche Verfahren anwendet. In ersteren Falle würde man der zu untersuchenden Person vorher ausdrücklich mitteilen, worauf es ankommt,
ihr also direkt den Auftrag geben, das Exempel zu behalten. Dies Verfahren eignet sich nur für schwere Defekte, z. B. bei dem KORSAKOFF'schen
Symptomenkomplex. Bei der gewöhnlichen Retentionsprüfung ist jedenfalls
zuerst das unwissentliche Verfahren anzuwenden. Bei der Wiederholung
der Prüfungen ergibt sich ohnehin das wissentliche Verfahren sehr bald.
Das unwissentliche Verfahren hat vor allem den Vorteil, dass es auf
die reine Retention als solche gerichtet ist, während die Versuchsperson
bei dem wissentlichen Verfahren in der Regel assoziative Verankerungen,
sogenannte Reproduktionshilfen oder nemotechnische Mittel zur Hilfe
nimmt [1].

Bei der Verwertung des Ergebnisses dieser Probe kann man davon
ausgehen, dass selbst der Ungebildete, wofern er nur vollsinnig ist und
keine der später unter den Fehlerquellen anzuführenden schweren und
daher leicht erkennbaren Reproduktionsstörungen (wie Denkhemmung,
Dissoziation) vorliegt, bei der gegebenen Versuchsanordnung 6 Zahlen
richtig nachspricht. Sehr viele Individuen, auch ungebildete, kommen
noch viel höher. Wiederholt habe ich einfache Arbeiter 8, 9 und selbst
10 Zahlen richtig nachsprechen hören. Namentlich ist die Leistung
jüngerer Individuen oft überraschend gut. Es ist auch sehr zweckmässig,
sich bei den weiteren Versuchen nicht auf 6 Zahlen zu beschränken,
sondern festzustellen, welches bei der bezüglichen Person das Optimum
der Leistung ist (im Sinne der oben präzisierten a fortiori-Fragen).
Ebenso wird man andererseits, wenn 6 Zahlen nicht richtig nachgesprochen werden und somit wahrscheinlich ein Retentionsdefekt vorliegt,
zu 5 stelligen, 4 stelligen Reihen u. s. f. übergehen. Am besten stellt
man bei jeder Person fest, wieviel Zahlen immer und wieviel im
günstigsten Falle behalten werden. Die zweite Ziffer stellt die Retention
natürlich viel reiner dar, die Abweichung der ersten Ziffer beruht im
wesentlichen auf Aufmerksamkeits- und Reproduktionsstörungen.

Dass drei Zahlen nicht richtig nachgesprochen werden, kommt im
Sinne einer reinen Retentionsstörung — also immer abgesehen von
Zuständen schwerer Denkhemmung und Dissoziation — äusserst selten
vor. Selbst vorgeschrittene Paralytiker scheitern, solange sie überhaupt
die Aufgabe noch verstehen, in der Regel erst bei 4 Zahlen. Dasselbe
gilt von der senilen Demenz. Selbst bei dem KORSAKOFF'schen Symptomenkomplex werden 3 Zahlen meist noch richtig wiederholt. Man kann
daher geradezu sagen, dass ein Nichtnachsprechen von 3 Zahlen, stets

---

[1] Vergl. meinen oben zitierten Vortrag S.

aggravations- oder simulationsverdächtig ist, wofern nicht gerade ein *sehr* weit vorgerücktes Stadium einer Defektpsychose oder ein schwerer Zustand der Denkhemmung oder Dissoziation vorliegt. Insofern kann die Probe geradezu auch zur Simulationsprüfung — natürlich niemals als einzige — verwendet werden. Dumme Simulanten verraten sich auch dadurch, dass sie z. B. stets an derselben Stelle eine falsche Zahl einsetzen oder vor der falschen Zahl immer eine Pause machen oder stets gerade die erste oder letzte Zahl falsch angeben, obwohl gerade diese fast stets richtig behalten werden.

Die richtige Wiederholung des Exempels kann bei dem wissentlichen Verfahren immer verlangt werden, bei dem unwissentlichen kommt es ganz ausnahmsweise vor, dass eine einzelne vollsinnige Person versagt. Ein wenig öfter, aber immerhin doch auch sehr selten kommt dies Versagen bei Beispielen aus dem grossen Einmaleins vor. Dabei ist jedoch zu beachten, dass man einfache Komutationen (8×7 statt 7×8, auch 7×18 stat 8×17) nicht als Fehler zu betrachten hat. Erhält man also keine richtige Wiederholung des Exempels, so ist nur ein dringender *Verdacht* auf Retentionsdefekt[1]) vorhanden. Diese Einschränkung der Verwertung hat übrigens keine erhebliche Bedeutung, da ohnehin unser Urteil über irgend einen Defekt sich niemals auf eine einzige Probe stützen darf.

Zu a fortiori-Fragen in skalaartiger Abstufung bezüglich des Exempels gelangt man dadurch, dass man Multiplikationsexempel mehrstelliger Zahlen wählt oder mehr als zwei Zahlenreihen nach dem Exempel einschiebt.

Oft kommt man, soweit es sich um die unmittelbare Retention handelt, mit den angegebenen Fragen aus. Zuweilen ist es jedoch wünschenswert, die unmittelbare Retention nicht nur auf dem Zahlengebiet, sondern auch auf anderen Gebieten zu prüfen. So ist bei dem Kellner, dessen Zahlengedächtnis durch den Beruf sehr geübt worden ist, in der Regel eine andere Methode vorzuziehen. Dazu kommt, dass ein Retentionsdefekt sich zuweilen nur auf irgend ein Partialgedächtnis bezieht.[2]) Auch hier wird es also auf individuelle Anpassung und Vielseitigkeit der Methoden ankommen. Da es mir nur auf das Prinzip ankommt, nenne ich kurz nur einige Beispiele. So wird man bei dem eben erwähnten Kellner statt der 6 Zahlen z. B. 6 Buchstaben wählen[3]). Um das optische Gedächtnis zu prüfen, wird man z. B. die beistehende Figur 15 Sekunden exponieren, dann 15 Sekunden verdecken (i = 15″) und dann nachzeichnen lassen. Es liegt auf der Hand, dass eine solche Probe sich für die allgemeine Anwendung nicht so eignet, wie die zuerst vorgeschlagene Zahlenprobe. Erstens sind die individuellen Differenzen des normalen Formengedächtnisses unzweifelhaft sehr viel

---

[1]) Die Reservation für Zustände schwerer Denkhemmung und Dissoziation gestatte ich mir im folgenden ab und zu als selbstverständlich wegzulassen.

[2]) Die Zahlen werden bei der oben angegebenen Methode von weitaus den meisten Menschen als *akustische* Erinnerungsbilder festgehalten.

[3]) Oder muss man die Ansprüche an das Zahlengedächtnis sehr viel höher stellen.

grösser als diejenigen des Zahlengedächtnisses, und zweitens ist auch die Begabung für das Nach*zeichnen* individuell ausserordentlich verschieden. Solche Proben kommen also nur bei speziellen Individuen und zur Vervollständigung in Betracht.

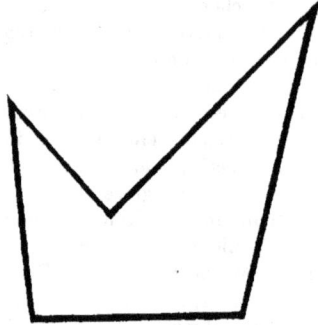

Prinzipiell bemerkenswert is noch die Auswahl einer solchen Figur. Die nebenstehende hat sich mir seit Jahren speziell bewährt. Sie genügt in der Tat den prinzipiellen Forderungen, welche man an eine solche Probe stellen kann, sehr gut. Sie ist übersichtlich, weder zu einfach, noch zu kompliziert (viele andere habe ich als zu einfach oder zu kompliziert allmählich verwerfen müssen), sie bietet kaum Gelegenheit zu assoziativen Verankerungen [1]), die, wie oben schon erwähnt, bei reinen Retentionsprüfungen vermieden werden müssen, ferner bietet sie für das Nachzeichnen, da krumme Linien fehlen, keine erheblicheren Schwierigkeiten, endlich enthält sie Einzelheiten, zum Teil sogar ziemlich subtile (die Schiefheit der Basis, die Ungleichheiten der Seiten, die Ungleichheit der Basiswinkel u. s. f.), welche gestatten, auch übernormale Leistungen zu erkennen, also im Sinne der a fortiori-Fragen zu verwerten sind. In analoger Weise verwendet man auf dem Gebiet der Farben drei- oder mehrfarbige Fähnchen u. s. f. Selbstverständlich muss sich bei allen diesen Proben ein jeder im Bereich der Bevölkerung, mit der er zu tun hat, durch Kontrolluntersuchungen vergewissern, wie weit auch ungebildete Vollsinnige Fehler bei der bez. Probe machen. [2])

Man könnte glauben, dass hiermit die Retentionsprüfung erschöpft sei. Dem ist jedoch nicht so. Vielfache Untersuchungen in den letzten Jahren haben mich gelehrt, dass das Ribot'sche Gesetz, wonach der Gedächtnisdefekt mit dem Jüngstvergangenen beginnt und dann allmählich retrograd fortschreitet, für viele Fälle nicht zutrifft. Vielmehr betrifft der Retentionsdefekt nach meinen Erfahrungen meistens zuerst das um

---

[1]) Selbst die Wortassoziation „Fünfeck mit einspringendem Winkel" bleibt in der Regel, wenigstens bei dem auch hier vorzuziehenden unwissentlichen Verfahren, aus.

[2]) Eine für die meisten Fälle ausreichende Erfahrung erwirbt man übrigens sehr rasch.

Stunden, Tage und Wochen Zurückliegende, und dann erst ergreift er
einerseits das Längstverhangene und andererseits das um Minuten und
Sekunden Zurückliegende. Das pathologische Vergessen stimmt hierin
mit dem normalen Vergessen überein, für welches ich das gleiche Verhalten
nachweisen konnte. Dieser Sachlage müssen nun auch die Methoden der
Reproduktionsprüfung Rechnung tragen. Dabei handelt es sich darum,
ein Gedächtnismaterial zu wählen, welches von dem Vollsinnigen nach
Stunden bis Wochen noch stets gut reproduziert wird. Zahlen sind hierzu
ganz ungeeignet. Etwas besser eignen sich Figuren und Farbenkombina-
tionen, doch üben hier die grossen individuellen Differenzen einen störenden
Einfluss aus. Am vorteilhaftesten haben sich mir kleine Erzählungen und
Aufträge erwiesen. Am besten verwendet man beides. Die Erzählungen sind
ohnehin auch zur Feststellung anderer intellektueller Funktionen ganz
unentbehrlich. Beide bieten ausserdem den Vorteil, dass sie nicht nur
die Retention von Einzelvorstellungen und disparaten Vorstellungsreihen,
sondern auch von Vorstellungsverknüpfungen verlangen. Als Erzählung
wählt man am besten ein einfaches Märchen oder eine Lokalnachricht.
Als Auftrag wählt man z. B. eine Besorgung (Einkauf) oder noch
besser eine einfache Verrichtung, die der Kranke nach dem gewählten
Intervall wirklich ohne Schwierigkeit unter den Augen des Arztes
ausführen kann. Um die Probe etwas zu erschweren, gibt man zweckmässig 2 Erzählungen bezw. 2 oder mehr Aufträge (z. B. morgen
geben Sie dem Oberarzt die rechte und mir die linke Hand). Ein
Defekt der Retention für Vorstellungsverknüpfungen würde sich z. B.
auch darin äussern, dass die beiden Erzählungen bezw. Aufträge irgendwie
konfundiert werden. Das Verfahren gestaltet sich bei den Erzählungen
am besten unwissentlich, bei den Aufträgen wissentlich. Selbstverständlich muss man sich vergewissern, dass der Kranke nicht durch irgendwelche Hilfsmittel seiner Retention zu Hilfe kommt. Ausser Erzählungen
und Aufträgen eignet sich auch die von mir empfohlene Methode der
Paarwerte [1]) und die RANSCHBURG'sche Adressenmethode recht gut.

Der *zweite* Vorgang, welcher sich an die Retention anschliesst, ist die

Vorstellungsentwicklung und Vorstellungs-
differenzierung. [2])

Es handelt sich hierbei um die Prozesse, die ich in meiner Psychologie
als *Isolation* und *Komplexion* und als *Generalisation* bezeichnet habe. [3])
Ich muss mich hier darauf beschränken, diese 3 fundamentalen Prozesse
der Vorstellungsbildung an Beispielen zu erläutern. Wenn das Kind
aus dem Vorstellungskomplex des getasteten, geschmeckten und gesehenen
Zuckers die Vorstellung „süs" herauslöst („isoliert"), so ist dies ein
Beispiel der *Isolation*. Wenn das Kind die Vorstellung des Donners,
des Blitzes und des plätschernden Regens zur Vorstellung „Gewitter"

---

[1]) Psychiatrie. 3. Aufl. S. 229.
[2]) Das vieldeutige Wort „Abstraktion" deckt sich hiermit nur zum Teil.
[3]) Leitf. d. phys. Psychol. 7. Aufl. 1906. S. 147 ff.

verschmilzt, so ist dies ein Beispiel der *Komplexion*. Wenn das Kind aus vielen gesehenen, getasteten, geschmeckten Zuckerstücken die Allgemeinvorstellung „Zucker" oder aus vielen isolierten Süssgeschmäcken die Allgemeinvorstellung „süss" oder aus vielen Einzelgewittern die Allgemeinvorstellung „Gewitter" bildet, so sind dies Beispiele der *Generalisation*. Diese 3 Prozesse und nur diese durchkreuzen sich in der mannigfaltigsten Weise, und so kommen — noch ganz abgesehen von Neuschöpfungen — unsere zahllosen abgeleiteten Vorstellungen zustande. Dabei ist die Reihenfolge der Prozesse im Einzelfalle oft ganz zufällig. Jedenfalls stehen sie auch meistens in engster Abhängigkeit voneinander. Speziell vollziehen sich die Isolation und die Komplexion fast stets im Dienst und im Interesse, oft geradezu zum Zwecke der Abstraktion.

Die Intelligenzprüfung beginnt am besten mit der Untersuchung der *Generalisation*. Zu diesem Zwecke verwendet man *Generalisations*- und *Spezifikationsfragen*. Eine Generalisationsfrage würde z. B. lauten: „Was sind der Adler, die Ente, die Gans, der Storch, das Huhn alle zusammen?" Oder: „wie nennt man sie mit *einem* Wort". Bei den Specifikationsfragen prüft man umgekehrt den Artreichtum des Allgemeinbegriffes [1], und zwar soll es dabei nicht auf die Lebenserfahrung ankommen, sondern vor allem auf die Verknüpfung der Arten mit dem Allgemeinbegriff. Man wählt daher bei den Spezifikationsfragen am besten solche Allgemeinbegriffe, deren Arten auch bei einer sehr eingeschränkten Lebenserfahrung sicher in grosser Zahl als bekannt vorausgesetzt werden dürfen. Ich verwende daher z. B. folgende Fragen: „Nennen Sie mir die Möbel, die Sie kennen!" oder die Werkzeuge oder die Kleidungsstücke u. s. f. Man soll also auch hier die Differenzen der individuellen Lebenserfahrung, wenn man zu vergleichenden Resultaten gelangen will, möglichst auszugleichen oder zu eliminieren versuchen. Kommt es nicht auf vergleichende Resultate, sondern nur auf die Feststellung der Anwesenheit eines Defektes im Einzelfall an, wird man sogar zweckmässiger individuell angepasste Generalisations- und Spezifikationsfragen wählen, da die allgemeinen für die diagnostischen Zwecke bei Gebildeten oft zu leicht sind.

Ohne erhebliche Schwierigkeit lässt sich diese Generalisations- und Spezifikationsuntersuchung auf *abstrakte* [2] Begriffe übertragen. Für die Prüfung auf Allgemeinbegriffe genügt es, *eine* kleine einfache Geschichte irgend einer charakteristischen Handlung zu erzählen und zu fragen: wie nennt man das? [3] Wenn es nicht gerade auf individuelle Anpassung, die übrigens hier keine so erhebliche Rolle spielt, ankommt, wird man selbtverständlich die Geschichte stets mit denselben Worten vorerzählen. Nur so erwirbt man sich eine ausreichende sichere Erfahrung in der

---

[1] Bei manchen allgemeinbegriffen treten an Stelle der Arten Individuen (Oder, Elbe, Rhein, Spree = Flüsse).
[2] Im Sinne der Erörterung in meinem Leitfaden der phys. Psych. 7. Aufl. 1906 S. 150.
[3] In meiner Psychiatrie, 8. Aufl., S. 231, habe ich diese Methode als *Exemplifikations*-methode beschrieben. Auch die Bezeichnung „*kasuistische Methode*" wäre treffend.

Beurteilung der Antworten. Am besten bewährt sich die Verwendung der Begriffe „Neid" und „Undankbarkeit". Für ersteren verwende ich folgende Erzählung: „Ein Mädchen sieht,, dass ein anderes Mädchen ein viel schöneres Kleid hat, und gönnt ihm das Kleid nicht, weil es das Kleid selbst haben möchte; wie nennt man das?" Für die Undankbarkeit lautet die analoge Erzählung: „Ich habe einem Mann viel Wohltaten erwiesen, nun bin ich einmal selbst in Not gewesen und bitte den Mann um eine Gefälligkeit; da schlägt der Mann sie mir ab; wie nennt man das?" Erfolgt eine Antwort, wie „ungefällig", so wird diese nicht sofort als falsch registriert, sondern die Frage durch die folgende ergänzt: „Ja, wie nennt man aber gerade die Ungefälligkeit bei jemand, dem ich Wohltaten erwiesen habe?" Wenn man in dieser Weise mit einiger Geduld (aber ohne sonstige Nachhilfe) fragt, so kann man bei der *grossen Mehrzahl* der Vollsinnigen auch der ungebildeten Vollsinnigen und der im Kindesalter (jenseits des 9. Jahres) stehenden Vollsinnigen, eine richtige Antwort erwarten. Dieselben Begriffe eignen sich auch zu Spezifikationsfragen. Diese würde dann lauten: „Nenne mir ein Beispiel (einige Beispiele [1]) von Neid, von Dankbarkeit"! u. s. f. Freilich findet man hier auch bei dem ungebildeten Vollsinnigen öfter ein Versagen. Die Probe ist im allgemeinen zu schwer. Oft liefert die Erinnerung der untersuchten Person kein naheliegendes geeignetes Beispiel, und die Phantasietätigkeit — die wir ja gar nicht prüfen wollen — reicht nicht aus, um ein Beispiel zu erfinden.

Ueberhaupt haben bei solchen abstrakten Begriffen sowohl die *kasuistische (exemplifizierende) Generalisationsmethode* wie die *kasuistische Spezifikationsmethode,* wie ich sie kurz nennen will, den Nachteil, dass sie etwas hohe Anforderungen an den Wortschatz und seine momentane Bereitschaft stellen.

Die *Isolation* und die *Komplexion,* deren Prüfung sich nunmehr anschliesst, sind durch *Eigenschafts-* und *Zerlegungsfragen* und ihre *Inversion,* also *Zusammensetzungsfragen,* zu prüfen. Hierher würden Fragen gehören, wie: welche Eigenschaften hat der Zucker? woraus besteht ein Gewitter, eine Strasse? Oder: beschreibe mir ein Gewitter, eine Strasse!) Wie nennt man es, wenn es donnert, blitzt und aus dunklen Wolken regnet? Wo kommt die Eigenschaft rot vor? (Oder: nenne mir die roten Gegenstände, die du kennst!) u. s. f. Wie schon aus diesen Beispielen ersichtlich ist und wie nach der eingangs betonten vielfachen Durchflechtung der 3 Grundprozesse der Vorstellungsbildung nicht anders zu erwarten ist, lassen sich die Isolations- und Komplexionsfragen gar nicht scharf von den Generalisations- und Spezifikationsfragen trennen. Wollte man künstlich eine solche scharfe Trennung durchführen und die Isolation und Komplexion unabhängig von der Generalisation prüfen, so müsste man die Isolations- und Komplexionsfragen auf *Individual*vorstellungen einschränken. Man würde sich dann darauf beschränken müssen, z. B. zu fragen: welche Eigenschaften hat das

---

[1]) Meist genügt es, sich *ein* Beispiel erzählen zu lassen.

Haus, in dem Sie wohnen? (oder: beschreiben Sie mir das Haus, in
dem Sie wohnen!) und andererseits in inversem Sinn dasselbe Haus zu
schildern und zu fragen: was ist das, was ich Ihnen eben beschrieben
habe? Ich habe jedoch dies Verfahren nicht bewährt gefunden und
wiederhole, dass es dem natürlichen Zusammenhang unserer Isolation
und Komplexion mit der Generalisation nicht enspricht.

Viel empfehlenswerter is es umgekehrt, *geflissentlich* und *ausdrücklich
Isolations- und Komplexionsfragen mit Generalisationsfragen zu verbinden.* So bewähren sich z. B. folgende Fragen of recht gut: Welche
Eigenschaften kommen allen Vögeln zu? und invers: wie nennt man
alle die Tiere, die Flügel und Federn und einen Schnabel haben und
Eier legen? [1]) Damit ist zugleich der Uebergang zu den sogenannten
Definitionsfragen gegeben: was ist ein Vogel, was ist ein Schmetterling,
was ist ein Gewitter, was ist Neid, was ist Dankbarkeit, u. s. f. Im
allgemeinen halte ich dieselben jedoch nicht für geeignet. Sie sind für
ungebildete Personen zu schwer und kommen daher nur im Sinne von
a fortiori-Fragen in Betracht. Schon die Formulierung: „was ist...."
erweist sich als ungeeignet. Der Ungebildete deutet daher auch oft die
Definitionsfrage im Sinne einer Spezifikationsfrage und gibt ein erlebtes
oder erfundenes Beispiel.

Schliesslich besitzen wir eine Methode zur Prüfung der Vorstellungsbildung und Vorstellungsdifferenzierung, welche in ganz ausgezeichneter
Weise die Untersuchung der Isolation, der Komplexion und der Generalisation vereinigt. Es ist dies die *Methode der Unterschiedsfragen.* Sie
ist allen anderen Untersuchungsmethoden in diesem Abschnitt der
Intelligenzprüfung weit vorzuziehen. Sie erheischt ein relatives Minimum
von Sprachgewandtheit (Wortschatz etc.), gestattet einerseits weitgehende
individuelle Anpassungen und andererseits bei geeigneter Auswahl der
Fragen eine sehr bestimmte allgemeine Bewertung der Antworten.
Besonders geeignet sind folgende Fragen:

Was ist der Unterschied zwischen

> Hand und Fuss?
> Ochs oder Pferd?
> Vogel und Schmetterling?
> Tisch und Stuhl?
> Wasser und Eis?
> Tür und Fenster?
> Baum und Strauch?
> Korb und Kisse?
> Treppe und Leiter?
> Teich und Bach?
> Wolle und Leinen?
> Kind und Zwerg?
> Borgen und Schenken?
> Geiz und Sparsamkeit?
> Irrtum und Lüge?

---

[1]) Die gewählte populäre Formulierung ist natürlich meistens unerlässlich.

Der Unterschied dieser Fragen gegenüber den einfachen Retentionsfragen [1]) liegt auf der Hand. Es gibt viele defekte Individuen (Debile
u. s. f,), die die Frage nach dem Unterschied von Ochs und Pferd
nicht zu beantworten vermögen, aber beides auf der Strasse auf Grund
der *Empfindungen* sofort wiedererkennen und richtig bezeichnen würden.
Hier 'ist also die Retention intakt, aber die Vorstellungsentwicklung
und Differenzierung, vor allem die *Isolation der wesentlichen, zu der
Allgemeinvorstellung gehörigen Merkmale gelingt nicht.*

Auch bei der Unterschiedsmethode sind einige technische Regeln zu
beachten. Vor allem muss man der zu untersuchenden Person reichlich
Zeit gewähren. Bei unbeholfenen Personen muss man die Fragen auch
noch etwas bequemer zuschneiden. Wird als z. B. die Frage: was ist
der Unterschied zwischen Ochs und Pferd? nicht beantwortet, so frage
ich: woran erkennen Sie auf der Strasse, ob ein Tier ein Ochs oder
ein Pferd ist? Bleibt bei den schwereren Fragen trotz leichtester
Formulierung die Antwort aus, so rate ich, sofort die entsprechende
kasuistische Generalisationsfrage anzuschliessen, die jetzt besonders leicht
und zweckmässig ist, weil es sich nur um die Auswahl zwischen 2
Allgemeinbegriffen handelt. Wird also z. B. die Unterschiedsfrage
Lüge—Irrtum nicht oder falsch beantwortet, so fahre ich folgendermassen fort: „Wenn ein Knabe etwas genascht hat, und es kommt
heraus, und er sagt, die Schwester ist es gewesen, ist das dann eine
Lüge oder ein Irrtum?" Und dann weiter: „Wenn jemand im Rechenheft
sich verrechnet, is das eine Lüge oder ein Irrtum?" u. s. f. Auch die
Zwischenfrage: was ist schlimmer? und, wenn richtig geantwortet worden
ist, die weitere Frage: warum ist denn die Lüge schlimmer? ist sehr
zu empfehlen.

Selbstverständlich müssen alle Antworten des Kranken — ebenso
wie bei allen anderen Prüfungen — sofort *wörtlich* protokolliert werden.
Mit einem einfachen r oder f (richtig oder falsch) ist in der Krankengeschichte gar nichts anzufangen.

Bei der Beurteilung der Antworten ist vor allem festzuhalten, dass
es in keiner Weise auf geschickt formulierte Definitionen ankommt. In
dieser Beziehung ist mancher Debile aus besseren Ständen dem Ungebildeten weit überlegen. Es ist vielmehr nur zu fragen, ob eine wesentliche unterscheidende Partialvorstellung dem Kranken bei seiner Antwort
richtig vorgeschwebt hat. Wenn z. B. auf die Frage Treppe — Leiter
die Antwort erfolgt: „bei der Leiter ist Luft dazwischen", so ist die
Leistung als recht gut zu betrachten. Uebrigens lernt man, wenn man
immer dieselben Beispiele wählt und immer wieder auch ungebildete
Gesunde bezw. nichtdefekte (vollsinnige) Geisteskranke prüft, sehr rasch,
welche Antworten als defekt zu betrachten sind und welche nicht.
Dabei ist selbstverständlich, dass man sich niemals auf ein oder zwei
Fragen beschränken darf. Zufälligkeiten der individuellen Lebenserfahrung und namentlich auch des individuellen Wortschatzes können

---

[1]) Siehe über das Verhältnis zur Retention auch unten.

nur zu leicht auch bei dem Vollsinnigen gelegentlich ein Versagen bei einer oder der anderen Frage herbeiführen. 5—6 Unterschiedsfragen halte ich für mindestens notwendig, um ein sicheres Urteil zu gewinnen. Die oben zusammengestellten Fragen sind das Ergebnis einer langen Auslese, bei der mich in den letzten Jahren auch meine Assistenten vielfach unterstützt haben. Alle diese Fragen werden auch von dem Ungebildeten, wofern er nur vollsinnig ist [1]), in der Regel beantwortet, aber ein gelegentliches Versagen im einzelnen Fall bei einer einzelnen Frage kommt doch vor und wird sich auch nach meiner Ueberzeugung durch keine Auswahl ganz vermeiden lassen. Haarscharfe Schiboletfragen existieren eben auf psychologischem Gebiet nicht.

Schliesslich ist noch ausdrücklich zu betonen, dass selbstverständlich alle diese Prüfungen der Vorstellungsentwicklung und Vorstellungsdifferenzierung das Vorausgehen einer sorgfältigen Retentionsprüfung voraussetzen. Unser intellektuelles Leben ist in Stockwerken aufgebaut. Die Prüfung des oberen Stockwerks setzt stets diejenige des unteren voraus. Demgemäss wird man, wenn das Ergebnis der Prüfung der Vorstellungsentwicklung und Differenzierung ungenügend ausfällt, immer erst die Frage aufwerfen müssen, ob sich dieses ungenügende Ergebnis nicht aus Retentionsdefekten erklärt. Nur wenn Retentionsdefekte fehlen bezw. nur dann, wenn diese zur Erklärung des ungenügenden Ergebnisses nicht ausreichen, kommt ein Defekt der Vorstellungsentwicklung und Vorstellungsdifferenzierung in Frage.

An *dritter* Stelle betrachte ich die Untersuchung der

Reproduktion.

Allerdings gehört diese als solche nach der üblichen und sicher auch berechtigten Auffassung nicht zur „Intelligenz" im engeren Sinne der Pathologie, die die Intelligenz dem Intelligenzdefekt gegenüberstellt, also Intelligenz (etwa im Gegensatz zu Intellekt) mit Vollsinn zu identifizieren pflegt. Die Reproduktion ist daher im allgemeinen nur defekt, insofern ihr Material defekt ist, insofern also Defekte der Retention oder der Vorstellungsentwicklung (Vorstellungsdifferenzierung) vorliegen. Die schweren Reproduktionsstörungen, welche durch Hemmung und Inkohärenz (Dissoziation) bedingt werden, rechnen wir nicht zum Intelligenzdefekt. Ihre Feststellung ist daher auch nicht Gegenstand der Intelligenzprüfung. Nur insofern sie die Ergebnisse der letzteren stören und beeinträchtigen, werden sie uns allenthalben und speziell noch zum Schluss unserer Untersuchungen als Fehlerquellen begegnen.

Man kann allerdings theoretisch auch einen *reinen primären* Reproduktions*defekt* konstruieren. Man könnte sich denken, dass bei einer Defektspsychose alle Erinnerungsbilder und ihre Verknüpfungen normal vorhanden wären, dass aber die Verbindung mit den Empfindungen (anatomisch gesprochen: die Verbindungsbahn zwischen dem Erinnerungsfeld und dem Empfindungsfeld der Rinde [1]) zerstört (also nicht etwa nur

---

[1]) Bezüglich der hierbei noch zu machenden Voraussetzung einer lokalisatorischen Trennung der Empfindungen und ihrer Erinnerungsbilder verweise ich auf meinen oben zitierten Vortrag.

gehemmt oder funktionell im Sinn der Dissoziation *gestört*) wäre. Klinisch würde sich ein solcher Defekt darin äussern müssen, dass das Wiedererkennen gestört, dagegen die intraassoziative Verwertung der bez. Vorstellungen intakt wäre. Die klinische Beobachtung ergibt für einen solchen reinen Reproduktionsdefekt bei dem Akt des Wiedererkennens bislang noch keine Unterlagen [1]). Eine Trennung von den schon besprochenen Retentionsdefekten, d. h. den Defekten der Erinnerungsbilder selbst, ist daher wenigstens zurzeit noch kaum ausführbar. Es scheint eben, dass generalisierte, d. h. auf alle Empfindungsgebiete sich beziehende und doch auf die Verbindung Empfindung-Erinnerungsbild beschränkte Defekte klinisch fast niemals vorkommen.

Nun könnte man allerdings fragen, ob Reproduktionsdefekte nicht auch denkbar sind in der Verknüpfung der Erinnerungsbilder *untereinander*. Gewiss sind sie denkbar und kommen auch oft genug vor, dann muss aber dieser Defekt, wenn er alte, d. h. schon dagewesene Verknüpfungen betrifft, sich schon auf dem schon besprochenen Gebiet der Retention oder, wenn er die Bildung neuer Verknüpfungen betrifft, sich auf dem noch zu besprechenden Gebiet der Produktion oder Kombination zeigen. In beiden Fällen ist er also nicht selbständig.

Nur auf *einem* bisher wenig beobachteten Gebiet möchte ich doch einen reinen, selbständigen und auch klinisch erkennbaren und verwertbaren Reproduktionsdefekt anerkennen. Unsere Vorstellungen und Vorstellungsverknüpfungen [2]) zerfallen in 2 grosse Gruppen: die einen sind die allzeit bereiten, zu sofortigem Gebrauch zur Verfügung stehenden, die anderen die nur unter besonders günstigen Umständen, bei bestimmten Konstellationen reproduzierbaren. Man könnte die ersteren etwa mit dem gewöhnlichen Bargeld (current money) oder auch mit der „Liquidität" einer Bank, die letzteren aber mit Schatzanweisungen, Wechseln u. dergl. vergleichen. Im Grunde ist die Intelligenz natürlich nur nach dem Reichtum an *beiden* Gruppen zu bemessen, aber ceteris paribus (!) stellen wir doch die Intelligenz desjenigen höher, bei welchem die Vorstellungen der ersten Gruppe überwiegen. Wenn wir von Geistreichtum oder „esprit" sprechen, so meinen wir damit vor allem auch den Reichtum an Vorstellungen der ersten Gruppe. Meistens spricht sich dies schon in dem gewöhnlichen Wortschatz aus. Die Pathologie bietet uns in der Dementia epileptica und zum Teil auch in der Dementia alcoholistica ein ausgezeichnetes Beispiel für einen speziellen Defekt auf diesem Gebiet. [3]) Der Kreis der liquiden Vorstellungen engt sich hier mehr und mehr ein, so dass schliesslich nur die alltäglichsten Vorstellungen für den sofortigen Gebrauch bereit bleiben. Dementsprechend leidet auch die „Weitsichtigkeit" des Urteils. Dabei sind — wenigstens in den ersten Stadien der

---

[1]) Nur auf dem Gebiet der Sprache gelingt, dank der hohen Ausbildung des sprachlichen Index, eine solche Differenzierung der Defekte mit einiger Sicherheit. Auch bei partiellen Defekten einzelner Sinnesgebiete lässt sich die Analyse zuweilen soweit treiben.

[2]) Im folgenden werde ich zur Abkürzung die Worte „und Vorstellungsverknüpfungen" hinter Vorstellungen öfter weglassen.

[3]) In der Regel *beginnt* der Defekt auch auf diesem Gebiet.

Krankheit — die übrigen Vorstellungen alle noch erhalten, aber sie sind für den Kranken gewissermassen in die Ferne gerückt und schwerer erreichbar geworden. *Ihre Reproduktion ist erschwert, obwohl die Retention zunächst wenigstens noch intakt ist.* Insofern stellt die epileptische Demenz das konträre Gegenteil desjenigen dar, was man bei dem Gesunden als Esprit bezeichnet. Die Konsequenz für die Ideenassoziation liegt auf der Hand : infolge der Verarmung an liquiden Vorstellungen wird das Denken der epileptischen Demenz äusserst monoton — wiederum im Gegensatz zur Mannigfaltigkeit des geistreichen (espritvollen) Denkens. Auch die überwiegende Beschränkung des Denkens auf die nächstliegenden, „trivialsten" Assoziationen hängt hiermit zusammen.

Man kann natürlich einwenden, dass es sich strenggenommen doch um keinen *Defekt*, sondern eben nur um eine *Erschwerung* eines intellektuellen Vorganges handelt. Indes gerade die klinische Tatsache, dass bei der epileptischen Demenz das eben geschilderte Symptom fast stets der Vorläufer eines wirklichen Verlustes (Defektes) ist, spricht dafür, dass wir es mit einem Defektsymptom zu tun haben. Auch sonst geht dem Verlust einer Funktion oft ihre Erschwerung voraus.[1]) Ich sehe daher keinen Grund, unser Symptom aus der Intelligenzprüfung zu streichen.

Auf der anderen Seite könnte man sagen, dass es sich auch hier streng genommen um eine Störung der *Retention* und nicht der *Reproduktion* handle. In der Tat könnte man die Annahme verteidigen, dass die Retention vieler Vorstellungen geschädigt ist und ihnen nur dadurch ihre Liquidität verloren gegangen, mit anderen Worten, ihre Reproduktion erschwert ist. Ich sehe auch zurzeit keine Möglichkeit, eine solche Annahme zu beweisen oder zu widerlegen. Die Tatsache, dass im weiteren Verlauf der in Betracht kommenden Defektpsychosen diese nichtliquid gewordenen Vorstellungen oft ganz verloren gehen, spricht sogar einigermassen zugunsten der Auffassung unseres Symptoms als eines *Retentions*defektes.

Mag es sich nun aber um einen Retentions- oder um einen Reproduktionsdefekt handeln, jedenfalls sind zu einer vollständigen Intelligenzprüfung Methoden zu seiner Feststellung unentbehrlich Am einfachsten wählt man zu diesem Zweck die bekannten Assoziationsversuche. Man ruft also dem Kranken ein Wort zu und gibt ihm auf, die erste Vorstellung,

---

[1]) Eine solche Erschwerung wird man daher auch als *gelegentlich* heilbar betrachten müssen. Damit ergibt sich die weitere schwierige Frage, ob und wie eine solche Erschwerung von der funktionellen, *durchweg* heilbaren Hemmung und Inkohärenz zu unterscheiden ist und, ob die Unheilbarkeit prinzipiell in die *Definition* des Defektes aufzunehmen ist. Ich beantworte die erste Frage mit *Nein*. Das bedeutet also, physiologisch-anatomisch gesprochen, dass in den Leistungen einer erkrankten Ganglienzelle oder Nervenfaser sich nicht bestimmt kundgeben *muss*, ob die bez. Zelle oder Faser restitutionsfähig ist. Manchmal gestatten nur die begleitenden klinischen Merkmale eine Entscheidung. Die zweite Frage ist eine Zweckmässigkeitsfrage der Nomenklatur. Ich selbst halte an der Unheilbarkeit als Merkmal des Defektes fest, da der Begriff der letzteren sonst ganz unbestimmt wird, und rechne daher das oben besprochene Symptom nur wegen seines Ausgangs zu den Defektsymptomen, nicht als solches.

die ihm dabei auftaucht, zu benennen. Ich habe an anderer Stelle[1] die Methodik und Verwertung dieser Versuche so ausführlich besprochen, dass ich mir an dieser Stelle eine nähere Besprechung ersparen kann, zumal die Hauptbedeutung dieser Versuche mit der Intelligenzprüfung nichts zu tun hat. Ich erwähne daher nur kurz, dass man besten etwa 15 Reizworte wählt[2]; ausserdem wiederholt man 3 von diesen 15 Reizworten am besten in derselben Sitzung am Schluss noch einmal. Nach 24 Stunden und nach 8 Tagen wird dann dieselbe Reizwörterreihe nochmals durchgeprüft.[3] Dabei gibt sich die Verarmung an liquiden Vorstellungen meist sehr deutlich zu erkennen. Zu Verwechslungen könnte nur die sogenannte Perseveration Anlass geben. Diese beruht bald auf einer, absolut genommen, gesteigerten Perseverationstendenz einzelner oder aller aktueller Vorstellungen, bald auf einer relativ gesteigerten Perseverationstendenz derselben aktuellen Vorstellungen infolge einer abnormen Verarmung der liquiden Vorstellungen. Die zweite Form der Perseveration deckt sich also mit unserem jetzt erörterten Symptom, die erste Form gibt sich sehr leicht dadurch zu erkennen, dass sie zuweilen auch ganz entlegene Vorstellungen betrifft. Während die zweite Form bei der Dementia epileptica am häufigsten ist, wird die erste namentlich bei der Dementia hebephrenica[4] getroffen.

Von überragender Wichtigkeit ist schliesslich die Untersuchung des *vierten* und *letzten* Intelligenzprozesses, der

Kombination.

Soweit die Ideenassoziation nur Vorstellungen einzeln oder in früher dagewesenen Reihen oder Verknüpfungen *reproduziert*, ist sie eine einfache Gedächtnisleistung. Demgegenüber sind die kombinatorischen Leistungen der Ideenassoziation dadurch ausgezeichnet, dass früher noch nicht dagewesene Vorstellungsreihen oder Vorstellungsverknüpfungen[5] n e u *produziert* werden. Das Schema aller dieser Kombinationen, soweit sie

---

[1] Ideenassoziation des Kindes. Berlin 189.

[2] Folgende Reizwörter kann ich nach vielen Versuchen an Gesunden und Kranken empfehlen: Wald, rot, Haus, Krankheit, klein, Stadt, Schuld, Vater, Neid, süss, Gift, Fisch, Hochzeit, laufen, Tod. Wie man sieht, sind darunter auch einige auf Affektanomalien oder Wahnvorstellungen berechnete „Lockwörter". Zu Beginn der Versuchsreihe gibt man einige Beispiele und zwar am besten etwa folgende, um zu vermeiden, dass die Versuchsperson sich ganz auf prädizierende Reaktionswörter beschränkt:

Geld	Hosentasche
Bett	warm
hoch	niedrig
faul	Kind

[3] Ich verweise auch auf die ganz analogen Versuche bei Dementia epileptica von FUHRMANN (SOMMER'sche Beiträge Nr. 00). Seine Deutung deckt sich freilich nicht ganz mit der meinigen.

[4] Doch kommt bei dieser auch die zweite Form vor. Eine systematische psychologische Analyse der hebephrenen Perseveration steht leider noch aus.

[5] Also auch zusammengesetzte Vorstellungen. Einfache Vorstellungen können wir bekanntlich nicht neu produzieren, sondern höchstens in neue Verknüpfungen bringen.

für die Intelligenzprüfung in Betracht kommen [1]) ist folgendes: Gegeben
wird durch irgendwelche Empfindungen eine Reihe von Vorstellungen
a. b, c....e, die untereinander und mit dem fehlenden d hier etwas
grösserer Zwischenraum in assoziativem Zusammenhang stehen. Die
Reihe a, b, c, d, e ist der Versuchsperson unbekannt: sie ist früher
bei ihr noch nicht dagewesen. Nun hat die Versuchsperson d zu ergänzen.
Man kann daher alle diese Methoden auch als *Ergänzungsmethoden*
bezeichnen. Auch der Vergleich mit dem Finden eines Punktes durch
sogenannte geometrische Oerter liegt nahe. Jede der Vorstellungen a, b, c
und e regt eine Reihe von Vorstellungen an, beispielsweise die Vorstellung
a die Vorstellungen d, f, g, die Vorstellung b die Vorstellungen d, h,
die Vorstellung c die Vorstellungen d, i, k und die Vorstellung e die
Vorstellungen d, l, m, n. Dann sind die Reihen d, f, g; d, h; d, i, k
und d, l, m, n gewissermassen die geometrischen Oerter für das gesuchte
d; d ist gewissermassen der ihnen gemeinsame Schnittpunkt. Die folgenden
Beispiele werden alsbald zeigen, wie sehr zutreffend ein solcher
Vergleich ist.

Dass derjenige psychische Prozess, den wir als „Urteilen" bezeichnen,
im wesentlichen, soweit es sich nicht um Reproduktion schon dagewesener
Vorstellungsverknüpfungen handelt, in das Bereich der kombinatorischen
Ideenassoziation fällt, liegt auf der Hand. Insofern ist auch die Einteilung der Intelligenz in Gedächtnis und Urteilsfähigkeit, welche sich
didaktisch zum ersten Ueberblick über die Intelligenzfunktionen vor-
trefflich bewährt, gerechtfertigt. Sie ist nur insofern nicht erschöpfend,
als sie Vorstellungsentwicklung und Differenzierung nicht berücksichtigt.

Unter den Untersuchungsmethoden der kombinatorischen Ideenassoziation nenne ich die elementarste, welche nur ein Minimum der
Kombinationen erfordert, zuerst: die Prüfung der orientierenden Auffassung. Die Erkennung des Aufenthaltsortes als Krankenhaus, des
Untersuchers als Arzt involiert, wenn beide dem Pat. unbekannt
sind, oft mehr als ein blosses Wiedererkennen und erheischt bereits
eine gewisse Kombination. Es handelt sich, kurz gesagt, um einen
Grenzprozess zwischen Retention (Rekognition) und Kombination. Die
Prüfung selbst gestaltet sich sehr einfach. Wir fragen z. B. den Kranken
nach seiner Aufnahme, wo er sich befindet. Weis er es nicht, ist also
die Frage nicht im Sinne der Retention schon durch einfache Rekognition
nach der Ahnlichkeit [2]) erledigt, so tritt die Kombinationsprüfung in
Kraft. Wir weisen den Kranken ausdrücklich auf die bettlägerigen
Mitkranken oder auf die Kleidung der Krankenschwester hin und
wiederholen unsere Frage. Oder wir fragen ihn: wer bin ich? und
geben ihm, wenn keine oder ein falsche Antwort erfolgt, einen geometrischen Ort nach dem andern, indem wir auskultieren, den Puls fühlen,
die Zunge zeigen lassen u. s. f. Auch die Auffassung der klinischen

---

[1]) Von anderen Kombinationen wird zum Schluss nur kurz die Rede sein.
[2]) Streng genommen ist ja die Rekognition des Aehnlichen schon die elementarste Kombination, nicht eine Rekognition im engsten Sinne.

Demonstration kann in demselben Sinne verwertet werden. *Mann muss sich nur bei dieser wie bei allen folgenden Kombinationsprüfungen gegenwärtig halten, dass Kombinationsstörungen nicht nur durch Defekt, sondern sehr oft durch funktionelle Azzoziationsstörungen*, z. B. Inkohärenz in Dämmerzuständen, bei Amentia u. s. f., *zustande kommen. Nur wenn letztere auszuschliessen sind, ist der Rückschluss auf Kombinations* d e f e k t *zülässig.*

Ausserst gering ist der Anteil der *Kombination* auch bei der *rückläufigen Umkehrung* bekannter Assoziationreihen. Ich halte diese Methode diagnostisch für besonders wertvoll und kann sie nur dringend als integrierendes Glied jeder Intelligenzprüfung empfehlen. Man lässt also z. B. den Kranken die Reihe der Monate oder die Wochentage rückwärts hersagen, eventuell auch seinen Namen rückwärts buchstabieren. Es ist sehr bemerkenswert, dass schon das Kind, wofern es nur die Reihe rechtläufig gut weiss, ohne weiteres auch sie umzukehren instande ist.

Etwas höhere Ansprüche stellen bereits die *Legspielmethoden.*[1] Sie bewähren sich nicht nur bei Kindern, sondern auch bei Erwachsenen mit etwas schwererem Defekt. Durch Vermehrung der Zahl der Klötze und der Zahl der Bilder auf *einem* Klotz kann man die Schwierigkeit der Aufgabe beliebig steigern. Auch lässt sich die Leistung sehr leicht nach der Zeit messen, welche bis zum Finden der richtigen Anordnung vergeht. Für die schwersten Fälle verwenden wir ein Bild, aus dem ein kreisförmiger Mittelteil herausgeschnitten ist. Das Kind hat nun weiter nichts zu tun, als diesen Kreis so einzupassen, dass die Konturen, Figuren u. s. w. des Bildes richtig ergänzt werden.

Geradezu paradigmatisch für die Kombinationsprüfung sind auch die *Gleichungsmethoden.*[2] Man sagt dem Kranken: „Ich denke mir eine Zahl, die sollen Sie einmal raten; wenn ich die Zahl 5 hinzufüge, kommt 12 heraus; welche Zahl habe ich mir gedacht?" Natürlich muss man sich vorher, z. B. bei der Retentionsprüfung, vergewissert haben, dass der Kranke die Addition und Substraktion innerhalb des Bereiches der Gleichungsaufgaben, die man stellen will, beherrscht. In dem eben zitierten Beispiel muss also vorher[3] etwa die Frage 6 + 7 gestellt und richtig beantwortet worden sein. Dies vorausgesetzt, löst auch der Ungebildete, wofern kein Defekt besteht, solche Aufgaben durchaus richtig. Auch Kinder lösen sie in der Regel überraschend früh. Divisionsgleichungen (wenn ich die gedachte Zahl durch 6 teile, kommt 4 heraus) dürfen nicht gewählt werden, da auch der vollsinnige Ungebildete sie zuweilen nicht richtig auflöst.[4]

Beiläufig bemerkt, ist übrigens das *Multiplizieren jenseits des kleinen*

---

[1] Die räumliche Kombination kann auch — allerdings in einer prinzipiell etwas verschiedenen Weise — dadurch geprüft werden, dass wir dem Städter aufgeben, den kürzesten Weg zwischen 2 bekannten Punkten der Stadt anzugeben.

[2] Man könnte daran denken, auch Rätsel (im gewöhnlichen Sinne) zu ähnlichen Zwecken zu verwenden, jedoch erweisen sie sich zu schwer.

[3] Am besten nicht *unmittelbar* vorher.

[4] Die Aufgabe $\frac{x}{6} = 2$ (in populärer Einkleidung) wird z. B. oft mit 3 gelöst.

Einmaleins und darüber hinaus und erst recht das *Addieren oberhalb des Zahlenkreises von etwa* 30 [1]) für die meisten Menschen bereits eine Kombination und keine einfache Reproduktion. Ich habe zwar 5 × 37 und 26 + 17 früher schon gelegentlich gerechnet, aber bei der grossen Zahl solcher Aufgaben genügt die Retention nicht: ich muss daher immer wieder die Aufgabe neu durch kombinatorische Ideenassoziationen erst zerlegend, dann zusammensetzend lösen, während für 7 × 8, 4 + 5 nur die einfache Retention in Frage kommt („ich weiss das Resultat auswendig"). Man könnte sonach solche Aufgaben auch zur Kombinationsprüfung verwenden. Dem steht jedoch im Weg, dass durch feste, aus der Schule wohlbekannte Regeln die selbständige Kombinationsarbeit ausserordentlich beschränkt wird. Wir zerlegen nach dieser Regel z. B. in 5 × 30 und 5 × 7 und haben dann fast nur noch Gedächtnisarbeit zu leisten. Immerhin sind natürlich im Einzelfall auch solche Aufgaben erlaubt und zweckmässig.

Wesentlich zweckmässiger sind *Regel de tri-Aufgaben.* So kann man z. B. mit Vorteil fragen: 2 Eier kosten 10 Pf., wieviel kosten 3? u. dergl. m. Immerhin sind auch die Ergebnisse solcher Prüfungen nicht ganz sicher. Einerseits wird die Aufgabe oft mit Hilfe einer auswendig gelernten und mechanisch angewandten Regel trotz eines erheblichen Kombinationsdefektes doch richtig gelöst, und andererseits antworten vollsinnige Ungebildete, trotz im übrigen intakter Kombination, ausnahmsweise einmal falsch (z. B. 30 im obigen Beispiel).

Aeusserst zweckmässig zur Prüfung auf Kombinationsdefekte ist die EBBINGHAUS'sche *Methode.* [2]) Sie besteht bekanntlich darin, dass dem Kranken ein einfacher sinnvoll zusammenhängender Text vorgelegt wird, in dem hier und da einzelne Silben und Worte ausgelassen sind. Jede ausgelassene Silbe ist durch einen Strich markiert. Der Kranke hat die Lücken des Textes möglichst schnell, sinnvoll und mit Berücksichtigung der verlangten, durch Striche markierten Silbenzahl auszufüllen. Soweit es sich um die Feststellung eines Defektes handelt, kommt es speziell auf die *sinnvolle* Ergänzung und weniger auf das genaue Treffen der Silbenzahl an. Es handelt sich eben einfach um die Feststellung, ob sich der Kranke in den Zusammenhang der Erzählung richtig hineingedacht und dementsprechend die Lücken richtig ergänzt hat. Man lasse daher auch dem Kranken unbeschränkte Zeit, notiere aber, wieviel Zeit er zur Ausfüllung im ganzen gebraucht hat. Durch gelegentliche, in diesem Falle nicht störende Mahnungen zur Aufmerksamkeit suche

---

[1]) Für viele Menschen ist sogar 7 + 5 bereits eine Kombination: sie ergänzen erst 7 bis zu 10, zerlegen dementsprechend 5 und gelangen so zum Resultat. Bei dem Multiplizieren geht das Auswendigwissen viel weiter. Z. B. zu 7 × 5 ist für die meisten Menschen z. B. keine Kombination nötig, die einfache Retention genügt. Offenbar hängt dies damit zusammen, dass die Aufgaben des Einmaleins nur durch eine sehr umständliche Kombination (5 + 5 + 5 + 5 u. s. w.) gelöst werden können und daher, um diese umständliche Kombination zu ersparen, im Schulunterricht viel besser geübt worden sind, nämlich solange, bis die Retention ausreicht, um das Resultat zu fixieren.

[2]) EBBINGHAUS, Zeitschr. f. Psych. u. Phys. d. Sinn. Bd. 13. S. 401. Sie wird auch in der Dissertation eines meiner Schüler genauer besprochen. (WECK, Berlin 1905.)

man die Nachteile, welche der Methode, insofern sie wenigstens den fortlaufenden sich sehr nähert, anhaften, soweit möglich auszugleichen. Um den Kranken in die ganze Methode und namentlich auch in die Situation der Erzählung einzuführen, ist es ratsam, ihm die Ausfüllung der ersten 3 Lücken vorzumachen.

Wir haben in meiner Klinik 3 Texte. Meistens kommt man jedoch mit *einem* aus, wenn dieser leichtere und schwerere Stellen enthält. Ich verwende am häufigsten als mittelschwer einen schon von EBBINGHAUS empfohlenen Text, den ich nur an einzelnen Stellen etwas abgeändert habe.[1] Für die Landbevölkerung wird sich eine andere Erzählung voraussichtlich besser eignen.

Bei der Verwertung des Ergebnisses halte ich eine zahlenmässige Berechnung der Fehler, wie sie EBBINGHAUS vorgeschlagen hat, für sehr misslich und auch wenigstens im Hinblick auf den Zweck unserer Untersuchungen für überflüssig. Man muss sich eben, wie bei anderen Proben, durch Kontrolluntersuchungen orientieren, welche Fehler auch bei dem vollsinnigen Ungebildeten vorkommen. Diese Erfahrung ist verhältnismässig rasch erworben und dann erweist sich die Probe in der Tat als ganz unschätzbar für die Erkennung des Intelligenzdefektes und auch für die Differentialdiagnose der verschiedenen Defektpsychosen (s. unten).

Aus diesen Bemerkungen geht schon hervor, dass keineswegs jede einzelne falsche Ausfüllung einen Kombinationsdefekt beweist. Der Text ist vielmehr absichtlich so gewählt und muss so gewählt sein, dass auch die Abstufungen der Kombinationsfähigkeit, wie sie im Bereich des Normalen vorkommen, zur Geltung kommen (also im Sinne der von mir so genannten a fortiori-Methoden). Auch spielt die Art des Fehlers eine grosse Rolle. Entscheidend ist immer nur, ob der Kranke sich in die ganze Situation und den ganzen Zusammenhang der Erzählung richtig hineingedacht hat. Alles andere ist demgegenüber als nebensächlich zu betrachten.

Mit grossem Vorteil habe ich auch die EBBINGHAUS'sche Methode dahin modifiziert, dass dem Kranken nur *ein* Nebensatz mit *„obgleich"* oder *„weil"* vorgelegt wird, den er sinnvoll durch einen Hauptsatz zu ergänzen hat. Meistens frage ich z. B.: „Obgleich die Suppe angebrannt ist, — ?" und lasse dann den Kranken fortfahren. Antwortet der Kranke dann z. B. richtig: „essen wir sie doch", kann man sofort die weitere, übrigens leichtere Frage verknüpfen: weil — ? die der vollsinnige Kranke

---

[1] In seiner jetzigen Gestalt lautet er folgendermassen: „Nach langer Wand — — in dem fremden Lande fühle ich — mich so schwach, dass ich — — Ohn — nahe war. Bis — Tode —mattet f— ich ins Gras nieder und — fest bald ein. Als ich erw— —, war es schon längst T—. Die S—strahlen schienen — ganz unerträglich ins — —, da ich auf — Rücken —. Ich wollte auf— —, aber sonderbarerweise konnte ich — Glied rühren, ich f— — mich wie —lähmt. Verwundert s— ich um mich, da entdeckte —, dass — — Arme und B— —, ja selbst meine damals sehr J— — und dicken Haare mit Schnüren und B — —— an Pflöcken — —stigt waren, welche fest in der Erde — — —." Insbesondere die Ausfüllung des 3. Satzes ist gewöhnlich sehr charakteristisch. Im zweiten Satz habe ich f— statt s— gesetzt, da letzteres sich als zu schwer erwiesen hat. Aehnlich sind die Gründe für die anderen Abänderungen.

dann auch meist richtig ergänzt Da „obgleich" in manchen Gegenden nicht geläufig genug ist, pflegen wir sofort denselben Satz mit „wenn auch" nochmals zu wiederholen. Insofern bei dieser *Partikelmethode* auch das Verständnis der in den Partikeln enthaltenen Beziehungsvorstellungen gefordert wird, ergänzt sie zugleich die Prüfung der Vorstellungs- entwicklung in sehr willkommener Weise.

An die EBBINGHAUS'sche Methode schliesst sich unmittelbar die Prüfungsmethode der *Auffassung kleiner Erzählungen*[1]) an. Diese Methode besteht darin, dass dem Kranken eine kleine Erzählung ohne Lücken vorgelesen oder auch zum Selbstlesen vorgelegt wird. Der Kranke muss sie dann *im Zusammenhang* mündlich oder schriftlich *wiedererzählen* und *die Pointe angeben*. Will man auch die Retention prüfen (vergl. oben S. 00), so beschränkt man sich wenigstens zunächst auf ein *einmaliges* Vorlesen bezw. Lesen und schiebt eventuell noch ein Intervall ein. Will man die Kombination als solche prüfen, so wird man umgekehrt den Einfluss eines etwa vorhandenen Retentionsdefektes möglichst aus- schalten und daher ein nach Belieben wiederholtes Vorlesen bezw. Durchlesen vorziehen und vor allem auch die Reproduktion unmittelbar folgen lassen. Der Wortlaut der Reproduktion muss, wenn der Kranke ihn nicht selbst aufschreibt, selbstverständlich protokolliert werden.

Die Bedeutung dieser wichtigen Methode ist eine doppelte:

Erstens erheischt die Reproduktion der Erzählung die Auffassung des Zusammenhangs der Erzählung *im einzelnen* und insofern eine kombina- torische Tätigkeit. Man kann nicht etwa einwenden, dass es sich, da hier keine Lücken zu ergänzen sind, nur um eine Reproduktion und überhaupt um keine Kombination handle. Jede, auch die einfachste Erzählung, enthält Lücken, deren Ausfüllung dem Lesenden bezw. Hörenden überlassen wird. Zwischen den einzelnen Sätzen muss immer ein gewisser Zusammenhang ergänzt werden. Eine Erzählung, die dem Leser in dieser Beziehung gar nichts zumuten würde, wäre unendlich langweilig und existiert auch kaum. Insofern ist also auch die Erzählungs- methode eine *Ergänzungs*methode. Nur bei einem wörtlichen Auswendig- lernen würde die kombinatorische Tätigkeit eventuell ganz ausbleiben können.[2]) Das Vor- bezw. Durchlesen darf daher auch nie so oft statt- finden, dass ein solches Auswendiglernen in Frage kommt.

Zweitens aber erheischt die Angabe der Pointe oder des Zusammen- hangs *im ganzen* eine noch weitergehende Kombinationstätigkeit, welche auf der Bildung der von mir schon seit Jahren gelehrten[3]) *Dominant-* oder *Leitvorstellungen (Klammervorstellungen)* beruht. Für alle unsere Kom- binationen ist bezeichnend, dass die einzelnen Vorstellungen einer zusammenhängenden Kombinationsreihe eine sehr verschiedene *Trag-* oder *Wirkungsweite* haben. Man kann geradezu von einer Abstufung der

---

[1]) In einer Dissertation von MÖLLER wird diese Methode zum erstem Male systematisch angewandt, allerdings ohne die hier gegebene psychologische Analyse.

[2]) In der Tat wird durch ein solches bei Debilen und Hebephrenen gelegentlich der Kombinationsdefekt verdeckt.

[3]) Vergl. Psychiatrie.

einzelnen Vorstellungen einer Kombinationsreihe nach ihrer grösseren oder kleineren Tragweite sprechen.[1] Wenn ich einen geometrischen Lehrsatz beweisen will, so umklammert die Vorstellung der These die ganze Kombinationsreihe der Beweisführung. Die Bezeichnungen „Thema", „Leitmotiv", „Pointe" beziehen sich in erster Linie auf diese Abstufung.[2] Sie ist ein integrierender Bestandteil der normalen Intelligenz. Es gibt Defektpsychosen[3], für deren Defekt das Fehlen dieser Abstufungen im Sinne von Leitmotiven oder Dominantvorstellungen — sowohl bei den angelehnten wie bei den spontanen Kombinationen, bei den nicht-wahnhaften wie bei den wahnhaften — geradezu charakteristisch ist. Hierher gehört namentlich die Dementia hebephrenica. Leichtere Grade dieses eigenartigen Defektes finden sich aber auch bei cielen anderen Defektpsychosen. Wenn der Kranke die Pointe oder das Wesentliche der vorgelesenen Erzählung zum Schlusse wiedergeben soll, so heisst das eben, dass er die eben besprochene Abstufung vornehmen und die Hauptklammervorstellung oder das Leitmotiv, das dem Erzähler vorgeschwebt hat, seinerseits herausschälen soll[4]. Oft ist diese Hauptklammervorstellung einfach die „Haupt*tatsache*" der Erzählung, oft ist es aber zugleich der „Haupt*kausalzusammenhang*" der Erzählung. Beide sind jedoch nicht scharf zu trennen. In der Haifischgeschichte, welche wir auf meiner Klinik verwenden, ist die Leitvorstellung: „Jemand wurde von einer Welle über Bord gespült und von Haifischen gefressen". Dat ist nicht nur die Haupttatsache, sondern auch der Hauptkausalzusammenhang. Noch deutlicher tritt der letztere bei der Sterntalererzählung in den Vordergrund; hier fragen wir am besten, nachdem der Kranke die Erzählung reproduziert hat, direkt: „Warum hat das Mädchen die Taler bekommen?"[5] Dagegen verschwindet die kausale Bedeutung der Hauptklammervorstellung fast ganz bei Sätzen, wie: „Gestern sind wir in Amsterdam gewesen. Im Hafen sahen wir ein grosses Schiff, das gerade nach Indien abfuhr. Viele Leute stiegen ein. Das Schiff war ganz vollgeladen u. s. f." Hier kann nur von einer Haupttatsache, der Abfahrt des Schiffes, die Rede sein.

Es gibt sonach zwei Hauptstufen der Kombination, welche bei den Erzählungsmethoden beide geprüft werden: die einfache Kombination

---

[1] Damit verbindet sich dann auch oft der hier nicht zu besprechende eigenartige *Gefühlston* der „Wichtigkeit", der sich zum Teil mit demjenigen des „Interesses" deckt.

[2] Koeppen und Kutzinski sprechen in einer grösseren, demnächst erscheinenden Arbeit aus meiner Klinik sehr zweckmässig in diesem Sinne auch von einer „Differenzierung" innerhalb der Vorstellungsreihe.

[3] Oft genug ist das Fehlen dieser Abstufung, also die Beschränkung der Tragweite der Vorstellungen, allerdings auch ein funktionelles Symptom. So ist es auch für die funktionelle Inkohärenz sehr charakteristisch, während bei der Ideenflucht, so lange sie nicht zur Inkohärenz führt, die Tragweite der Vorstellungen intakt bleibt. Daher findet der Maniacus in der Regel den Faden wieder. Ich habe das auch als die *Elastizität* der Ideenassoziation bezeichnet.

[4] Oft genug ersparen wir bekanntlich dem Leser diese Kombinationsarbeit durch Ueberschriften oder Unterstreichungen.

[5] Vergl. Psychiatrie. 3. Aufl. S. 282.

[6] Bei reinen Tatsachenerzählungen frage ich gewöhnlich: was ist eigentlich die Hauptsache gewesen?

von Vorstellung zu Vorstellung innerhalb z. B. eines Satzes und die von Leitvorstellungen abhängige Kombination von Satz zu Satz im Sinne eines grösseren Zusammenhangs. Damit ist auch die Stellung der Erzählungsmethode gegenüber der EBBINGHAUS'schen Methode noch genauer präzisiert: sofern es sich nur um die Auffassung des Zusammenhangs *im einzelnen* handelt, ist sie ceteris paribus wesentlich leichter als die EBBINGHAUS'sche Methode, da Lücken nur in dem oben erörterten weiteren Sinn, nicht auch im eigentlichen Sinn, auszufüllen sind; sofern es sich hingegen auch um die abstufende Auffassung des Zusammenhangs *im Ganzen* handelt, stellt sie erheblich höhere Anforderungen.

Beiläufig bemerke ich, dass das Aufsuchen einer Leit- oder Klammervorstellung auch bei jedem *Vergleich* in Frage kommt. Das Tertium comparationis gibt hier die Klammervorstellung ab. Man kann auch in der Tat das *Verständnis für Vergleiche* bei der Intelligenzprüfung verwenden. Ich frage z. B.: „Was bedeutet das, wenn ich sage, der Mann wechselt seine Meinung wie eine Wetterfahne? Er ist doch keine Wetterfahne". Allerdings ergibt sich, dass diese Fragen doch im allgemeinen zu schwer sind und keine wesentlich neuen Aufschlüsse geben. [1]

Statt, wie bei den soeben besprochenen Methoden die Kombination an Erzählungen, welche durch das gesprochene oder gedruckte *Wort* dem Kranken gegeben werden, anzulehnen; kann man nun dem Kranken die Erzählung auch im *Bild* geben. So entstehen die sogenannten *Bildermethoden* [2].

Im einfachsten Fall zeigen wir der zu untersuchenden Person *ein* Bild, das einen sehr einfachen Vorgang darstellt, z. B. die Jungfrau, die an Christi Leichnam trauert, oder ein Mädchen, das einem draussen vorbeiziehenden Burschen mit dem Rucksack auf der Schulter einen Abschiedsgruss zuwinkt u. dergl. m. Hier muss offenbar in ganz ähnlicher Weise erstens ein Zusammenhang von Gegenstand zu Gegenstand im Bild kombinatorisch hergestellt werden und zweitens aber auch die Leitvorstellung des ganzen Bildes herausgeschält werden. Auch hier betrifft die Leitvorstellung bald nur eine *Haupttatsache* (ein Fuchs beschleicht eine Ente), bald einen *Hauptkausalzusammenhang* (warum trauert die Jungfrau?) Alles Gewicht ist auch hier nur auf die Auffassung des Zusammenhangs im einzelnen und im ganzen zu legen. Ob Maria als solche erkannt wird, ist beispielsweise ganz belanglos für die Beurteilung.

Wenn es sich darum handelt, feinere Kombinationsdefekte aufzudecken so ist die *Bilderbogenmethode* noch geeigneter. Am besten verwendet man Münchener Bilderbogen. Hier werden also mehrere Bilder, die untereinander wieder in einem grösseren Zusammenhang stehen, vorgelegt. Zwischen je 2 Bildern bleibt eine Lücke, welche die kombinatorische Tätigkeit des Kranken im Sinne des Gesamtzusammenhangs auszufüllen

---

[1] Bei der FINCKH'schen Sprichwörtermethode handelt es sich hauptsächlich um 2 Momente, erstens die „Ergänzung" des sehr aphoristischen Textes und zweitens um das Verständnis solcher Vergleiche.

[2] HENNEBERG hat über diese Methoden aus meiner Klinik berichtet.

hat. Es ist geradezu erstaunlich, wie geschickt und sicher selbst der ungebildete Vollsinnige in der Regel solche Lücken ergänzt, so dass es deutlich wird, dass er die Leitvorstellung des ganzen Zusammenhangs richtig aufgefasst hat.

Damit sind wir an den höchsten Leistungen der Kombinationsfähigkeit, welche für die Intelligenzprüfung in Betracht kommen, angelangt. Freilich bleibt noch eine höhere Kombinationstätigkeit, indes diese tritt aus dem Bereich der Intelligenzprüfung bereits hinaus. Ich meine die freischaffende oder erfindende Kombination, wie sie für die Phantasie auf konkretem, die Spekulation auf abstraktem Gebiet charakteristisch ist. Unter Spekulation verstehe ich hier natürlich nicht das spezielle metaphysische Denken [1]), sondern jedes freischaffende abstrakte Denken, es mag naturwissenschaftlich, technisch oder philosophisch u. s. f. sein. Jeder „*Plan*" der sich von den gegebenen Tatsachen weiter entfernt, ist in diesem Sinne Spekulation. Die Kombination, wie wir sie bei den jetzt betrachteten Prüfungsmethoden kennen gelernt haben, war stets in ausgiebigem Masse an gegebene Vorstellungen und Vorstellungsverknüpfungen angelehnt. Es waren gewissermassen alle senkrechten Pfeiler in bestimmter Anordnung gegeben, und nur die Querbalken mussten gelegt werden. Es steckte in diesen Kombinationen — ich erinnere z. B. an die Auffassung von Erzählungen und Bildern — immer noch ein sehr wesentliches rezeptives Element. Etwas paradox könnte man von einer rezeptiven Kombinationsstätigkeit sprechen. Ohne jeden Vergleich lässt sich dieser Tatbestand folgendermassen formulieren: bei den seither betrachteten Kombinationen war das vom Kranken zu suchende Resultat, die Vorstellung d unserer früheren Nomenklatur, das x der Gleichung durch die gegebenen Vorstellungen *eindeutig* oder wenigstens *wenigdeutig* bestimmt; demgegenüber ist die freischaffende Kombinationstätigkeit dadurch ausgezeichnet, dass ihre Produkte durch die gegebenen Vorstellungen nicht eindeutig oder wenigdeutig bestimmt sind, vielmehr letztere noch sehr vieldeutig sind. Wenn die Mutter des jungen Goethe ihm Geschichten zur Hälfte erzählte und er dann den Schluss hinzuerfinden musste, so war der erste Teil der Geschichte mit Bezug auf den zweite noch sehr vieldeutig [2]). Die Anlehnung ist sehr viel geringer. Und wenn derselbe Goethe später „Geschichten" von Anfang an erfand, höchstens angeregt durch irgend ein Erlebnis oder eine gelesene Notiz, so ist die Anlehnung auf ein Minimum gesunken, die Vieldeutigkeit des *Gegebenen* auf ein Maximum gestiegen. Die latenten Vorstellungen des Dichters tun das meiste hinzu.

Dürfen wir nun aber diese höchsten Kombinationsleistungen noch zum Gegenstand unserer klinischen Intelligenzprüfung machen? Jedenfalls

---

[1]) Das metaphysische Denken würde ich vielmehr als eine eigenartige Verbindung der Phantasie und der Spekulation ansehen.

[2]) Man wird natürlich nicht glauben, dass damit gesagt sein soll, diese freischaffenden Kombinationen seien überhaupt nicht nezessitiert. Davon kann selbstverständlich nicht die Rede sein. Nezessitiert sind sie ebenso wie alle Kombinationen, nur liegt die Nezessitation nicht in den momentan gegebenen aktuellen Vorstellungen, sondern in der gesamten Konstellation der latenten Vorstellungen.

nur in eingeschränktem Sinne. Erstens pflegen wir Phantasie [1]) und Spekulation von der normalen Intelligenz nicht zu verlangen. Est ist ja allerdings richtig, das bei den Defektpsychosen beide, *wenn* sie vor der Krankheit vorhanden waren, z. B. bei paralytischen Kranken, in der Regel schwer und schon frühe leiden. Auch wissen wir allerdings, dass für manche debile Kinder die Phantasiearmut eine ganz regelmässige Begleiterscheinung des Intelligenzdefektes ist. Aber — und damit ist der zweite Punkt gegeben — es fehlt uns jeder allgemeine Massstab für diese Leistungen der Phantasie und Spekulation. Gerade weil sie auch bei dem normalen Individuum in den allerweitesten Grenzen schwanken bleibt schliesslich nur ein rein individueller Massstab. Wir können einen Defekt nur feststellen, wenn uns Phantasieleistungen und Spekulationsleistungen aus der Zeit vor der Krankheit bekannt sind, oder wenn wir bei längerer Beobachtung Gelegenheit haben, fortlaufend eine etwaige Abnahme der Phantasie- und Spekulationsleistungen festzustellen [2]). Es handelt sich also immer nur um a fortiori-Methoden, und ausserdem existieren keine generellen Massstäbe. So wird man also, um diese Funktionen zu prüfen, z. B. vom Dichter das Verfassen eines Gedichtes, vom Maler das Malen eines Bildes (nicht eine Kopie!) verlangen müssen. Den gewöhnlichen, nicht künstlerisch veranlagten Menschen lässt man einen *Aufsatz* oder *Brief* schreiben [3]). Im Einzelfall liefert ein solcher einen glänzenden Beitrag zur Intelligenzprüfung. Man muss sich nur hüten, der Prüfung in dieser Beziehung irgendwelche allgemeinen Regeln vorzuschreiben.

Noch in einer anderen Beziehung muss die Intelligenzprüfung sich eine grosse Reserve auferlegen. Ich habe die Geschwindigkeit der intellektuellen Leistungen im Auge. Dass diese u. a. auch von der Intaktheit der Intelligenz abhängt, geht daraus hervor, dass bei den Defektpsychosen dem *Verlust* einer intellektuellen Leistung sehr oft die *Verlangsamung* dieser Leistung vorausgeht [4]). Trotzdem spielt die Geschwindigkeitsmessung bei der gewöhnlichen klinischen Intelligenzprüfung keine erhebliche Rolle; denn erstens schwankt auch bei dem Vollsinnigen die Geschwindigkeit einer bestimmten intellektuellen Leistung innerhalb sehr weiter Grenzen, so dass uns jeder allgemeine Massstab fehlt, und zweitens wird die Geschwindigkeit der intellektuellen Prozesse durch zu viel Störungen, welche mit der Intelligenz nichts zu tun haben, wie z. B. Depression, Angst etc., in sehr erheblicher und kaum kontrollierbarer Weise beeinflusst, jedenfalls viel erheblicher als der rein

[1]) Die Phantasie rechnen wir ohnehin überhaupt meist deshalb nicht zu den rein intellektuellen Leistungen, weil ihre Tätigkeit in der Regel durch ästhetische, also affektive Momente mitbestimmt wird.

[2]) Die von mir so genannte Differentialmethode. Allg. Zeitschr. f. Psych. 1908.

[3]) Ich habe es auch mit dem Entwerfen von „*Plänen*", also z. B. Budgetansätzen für die Haushaltung, für ein Mittagessen, für eine Reise u. s. w. probiert. Indes ergibt sich, dass man bei solchen Planaufgaben entweder zuviel Anlehnungen geben muss, so dass die Methode keine neuen Ergebnisse bringt, oder dass man, wenn man die Anlehnungen sehr einschränkt, auch bei Vollsinnigen sehr dürftige und schwer zu bewertende Antworten bekommt.

[4]) Ich verweise in dieser Beziehung auch nochmals auf S. 24, Anm. 2.

inhaltliche Denkprozess. Nur im Sinne einer ganz individuellen und differentiellen a fortiori-Methode hat die Geschwindigkeitsmessung auch für die Intelligenzprüfung eine unschätzbare Bedeutung. Man verwendet zu solchen Messungen die Fünftelsekundenuhr oder das Chronoskop, bei Auffassungsunters dass Tachistoskop. [1]

Es bleibt uns schliesslich noch übrig, die zu Anfang (S. 0) erwähnten Fehlerquellen, welche der Intelligenzprüfung ganz allgemein anhaften, zu besprechen. Das Fehlen eines Normalmasses und die erhebliche Ausdehnung der normalen Schwankungsbreite ist bei der Auswahl und Besprechung der einzelnen Untersuchungsmethoden allenthalben schon genügend berücksichtigt worden. Der Einfluss formaler Assoziationsstörungen einschliesslich der funktionellen Inkohärenz und der Affekte [2] ist, *wenn sie sehr erheblich sind*, so gross, dass die Ergebnisse der Intelligenzprüfung nur mit grösster Vorsicht zu Schlüssen zu verwerten sind. So habe ich mich z. B. sehr oft überzeugt, dass während eines Dämmerzustandes, und zwar nicht nur solcher von hysterischem Charakter, die einfachste Unterschiedsfragen sehr mangelhaft beantwortet, die EBBINGHAUS'schen Proben ganz widersinnig ausgefüllt wurden, während *nach* dem Dämmerzustand alle Proben ganz normal ausfielen. Ich kenne auch kein Verfahren, welches gestattet, mit absoluter Sicherheit diesen Einfluss schwerer Assoziationsstörungen und Affekte zu eliminieren. [3]

In einer günstigeren Lage sind wir gegenüber der letzten Fehlerquelle, dem Wechsel Aufmerksamkeit. Zunächst werden wir durch fortgesetztes Mahnen zur Aufmerksamkeit und durch Einschiebung von Pausen einem Erschlaffen bezw. Ermüden der Aufmerksamkeit vorbeugen. Fortlaufende Methoden werden wir aus diesem Grund möglichst vermeiden, zumal, wenn sie, wie die KRAEPELIN'sche Additionsmethode, ein fortgesetztes Mahnen zur Aufmerksamkeit als störend nicht gestatten. Vor allem aber können wir uns über den Grad des Einflusses der Unaufmerksamkeit durch besondere Proben vergewissern. *Zu einer jeden Intelligenzprüfung gehört daher unbedingt eine spezielle Aufmerksamkeitsprüfung* [4]. Methoden stehen uns in genügender Zahl zur Verfügung, sie sind nur leider zu wenig bekannt und zu wenig im Gebrauch. Besonders empfehlenswert is schon wegen ihrer Einfachheit die BOURDON'sche Probe [5]. Man gibt dem Kranken einen beliebigen — am besten allerdings jedem Kranken denselben — gedruckten oder geschriebenen sinn*losen* Text und später einen sinnvollen Text und lässt ihn alle n und e anstreichen [6].

[1] Ich verwende das WUNDT'sche Falltachistoskop, jedoch habe ich die Fallhöhe des Apparates erheblich vergrössert.

[2] Unter diesen kommt auch die nicht-pathologische Aengstlichkeit und Schüchternheit in Betracht.

[3] Einige Anhaltspunkte habe ich in meiner Psychiatrie gegeben. 3. Aufl

[4] Damit geschieht zugleich auch denen Genüge, welche etwa überhaupt die Aufmerksamkeit zur Intelligenz zu rechnen vorziehen (meines Erachtens eine Nomenklaturfrage).

[5] Revue philos. 1895. S. 153.

[6] Die optische Vorstellung des n bezw. e ist hier gewissermassen die Leitvorstellung. Wir prüfen die Tenazität der Aufmerksamkeit mit Bezug auf diese Leitvorstellung und ihre Vigilität mit Bezug auf die *zugehörigen* Reize. Will man die Vigilität für Nebenvorstellungen prüfen, so muss man einen sinn*vollen* Text wählen. So sind die Bemerkungen in meiner Psychiatrie, S. 235, zu verstehen.

Auch die meisten Tachistoskopversuche, namentlich Versuche mit Hilfe des WIRTH'schen Spiegeltachistoskops, liefern ein brauchbares Mass der Aufmerksamkeit. Ebenso kann bei jeder messenden Versuchsreihe die mittlere Variation ceteris paribus auch einen Gradmesser der Aufmerksamkeit abgeben. Welche dieser Methoden *im vorliegenden Falle* vorzuziehen ist, ergibt sich aus folgender Ueberlegung:

Es kommt dabei offenbar weniger auf die Aufmerksamkeit gegenüber Empfindungen als auf die Aufmerksamkeit gegenüber Vorstellungen, die man auch als Konzentration auf Vorstellungen bezeichnen könnte, an. Beide schärfer zu unterscheiden, dürfte sich wohl empfehlen. Bezeichnet man den Hauptreiz, mit Bezug auf den die Aufmerksamkeit gewünscht wird, also in unserem Fall die Frage des Arztes bei der Intelligenzprüfung, mit R_a, die zugehörige Gehörsempfindung mit E_a und die zugehörige Vorstellungsgruppe mit V_a, so spielt es praktisch eine geringere Rolle [1]), ob alle Neben*reize* R_b, R_c u. s. f. und dementsprechend alle Neben*empfindungen* E_b, E_c u. s. f. ausgeschaltet sind, vielmehr liegt die Hauptschwierigkeit darin, Neben*vorstellungen* V_d, V_c u. s. f., die mit R_a bezw. E_a bezw. V_a gar nicht oder nur lose zusammenhängen, fernzuhalten. Wir verlangen also Vigilität für E_a, aber Tenazität für V_a, d. h. möglichst geringe Vigilität für E_b, E_c u. s. f. und für V_d, V_c u. s. f. Selbstverständlich kann man von Tenazität und Vigilität für Vorstellungen nur sprechen, indem man den Begriff der Aufmerksamkeit von dem Anknüpfen der ersten Vorstellung an die Empfindung auf den weiteren Gang der Ideenassoziation überträgt [2]). Auch ist diese Tenazität für V_a schliesslich mit dem assoziativen Moment der Tragweite von V_a, ganz identisch. Jedenfalls müssen wir uns klar sein, dass die Aufmerksamkeitsprüfung, die sich zur Kontrolle der Intelligenzprüfung als unerlässlich erweist, ganz speziell auf dies assoziative Moment von V_a gerichtet sein muss. Die Frage lautet: wie weit ist der Kranke fähig, eine durch Frage oder Aufforderung bei ihm angeregte Vorstellung im Lauf seiner Ideenassoziation festzuhalten, wie weit reicht ihre Wirksamkeit oder Tragweite? Offenbar is die BOURDON'sche Probe diejenige, welche dieser Fragestellung am besten angepasst ist. In der Tat hat sie sich mir als Schlussstein der Intelligenzprüfung praktisch weitaus am besten bewährt.

Die Verwertung ihres Ergebnisses gestaltet sich sehr einfach: Fällt die BOURDON'sche Probe sehr schlecht aus, sf wird man die Ergebnisse der Intelligenzprüfung nur mit grosser Vorsicht verwerten dürfen. Wir werden uns immer wieder die Frage vorlegen müssen, ob ein schlechtes Ergebnis nicht von funktionellen Aufmerksamkeitsstörungen, z. B. hysterischer Zerstreutheit, neurasthenischer Ermüdbarkeit u. s. f. abhängt, der Defekt also nur vorgetäuscht wird.

Erst hiermit ist unsere Aufgabe der Intelligenzprüfung vollständig erledigt. Die Vorteile einer exakten und vollständigen Intelligenzprü-

---

[1]) Diese Nebenreize lassen sich meistens verhältnismässig leicht ausschliessen.
[2]) In meiner Psychiatrie habe ich diese erweiterte intellektuelle Aufmerksamkeit von der sensoriellen noch nicht scharf genug unterschieden.

fung für die praktische und die wissenschaftliche Psychiatrie nur von solchen umfassenden Intelligenzprüfungen eine Differentialdiagnose der einzelnen Demenzformen zu erwarten. Wenn auch die meisten Demenz-formen allgemeine Intelligenzstörungen sind, also alle Intelligenzfunk-tionen schädigen, so ist doch schon jetzt unverkennbar, dass jede De-menzform bestimmte Intelligenzfunktionen besonders oft, besonders früh und besonders schwer stört [1]. An Stelle der äusserlichen Klassifikation, z. B. nach katatonischen Symptomen, werden wir so in den Stand gesetzt, Klassifikationen auf Grund des psychopathologischen Aufbaues und Mechanismus der Krankheit zu geben. Aber auch die Normal-psychologie hat an der Ausbildung dieser Methoden das allergrösste Interesse. Speziell sind sie auch für die Pädagogik und die Lehre von der Psychologie des Kindes unentbehrlich. Die Individualpsychologie des Erwachsenen ist ganz ebenso auf sie angewiesen. Die Völkerpsy-chologie muss sie heranziehen, um eine ihrer wesentlichsten Aufgaben, die sie seither allerdings noch sehr vernachlässigt hat, zu lösen: die Feststellung der Intelligenzentwicklung der einzelnen Völker zu allen Perioden ihrer Geschichte [2]. Schliesslich ist die letzte aller Wissen-schaften, die *Erkenntnistheorie*, nicht denkbar ohne eine genaue Kenntnis des Aufbaues unserer intellektuellen Funktionen.

Ich zweifle, ob ich Ihnen diese von so verschiedenen Seiten so dringend gestellten Aufgaben in einem kurzen Vortrag auch nur annäherungs-weise lösen konnte. Ich fürchte, dass ich Sie in diesem klippen- und spaltenreichen Gebiet nur auf die Vorhügel jener Berge habe führen können, von deren Gipfel wir später einmal den Aufbau unserer Intel-ligenz wie in der Vogelperspektive klar überschauen werden.

---

[1] Hierher gehört das Vorherrschen des Kombinationsdefektes bei der Dem. hebephrenica, das Vorherrschen des Markdefektes bei der Dem. paralytica und senilis, das Vorherrschen des Defektes der rückläufigen Assoziationen bei der Dem. arteriosel. und senilis u. s. w.

[2] Jetzt sind wir darauf angewiesen, uns ein sehr unsicheres Bild der Intelligenz-entwicklung, z. B. der alten Griechen aus Literaturwerken und Kulturdenkmälern, zu konstruieren.

Séance générale 6 septembre.

Die umschriebene senile Hirnatrophie
als Gegenstand klinischer und anatomischer Forschung.

VON

Prof. ARNOLD PICK.

Es sind jetzt gerade 15 Jahre vergangen seit dem ersten Versuche, zu zeigen, dass die senile Hirnatrophie nicht, wie man früher geglaubt, ganz gleichmässig das Gehirn und insbesondere seine Rinde beschlägt, vielmehr nicht selten elektiv oft ganz bestimmte Territorien stärker als das übrige betrifft.

Die Bestrebungen dieser umschriebenen senilen Hirnatrophie das Bürgerrecht in der Hirnpathologie zu erringen, haben insofern schon einen bedeutenden Erfolg aufzuweisen, als eine Reihe von Arbeiten aus den letzten Jahren die Symptomatologie derselben auf breitere Basis zu stellen erlaubt; es handelt sich dabei natürlich ausschliesslich um klinische Arbeiten, denen umfassendere allgemeine Gesichtspunkte meist fern liegen; von den so errungenen Fortschritten muss man aber sagen, dass alles Stückwerk bleiben müsste, wenn man nicht einmal daran ginge, jene Gesichtspunkte oder wenigstens einige derselben zu entwickeln, die den Leitfaden für die Auffassung des einzelnen und für die Richtung der einschlägigen Forschung im allgemeinen abgeben sollen. Zu einer solchen allgemeinen Erörterung scheint mir nun gerade eine allgemeine Sitzung des jetzt tagenden Kongresses geeignet, der die beiden an der Hirnatrophie unmittelbar Interesse nehmenden Fächer vereinigt; aber auch der Sektion für Psychologie dürfte es nicht ungelegen sein, eine Forschungsmethode in ihren Grundlagen und Konsequenzen erörtert zu sehen, von der die pathologische Richtung der Psychologie noch manche Förderung erhoffen darf. Und so möchte ich vor Ihnen sprechen über die umschriebene senile Hirnatrophie als Gegenstand klinischer und anatomischer Forschung.

Wenn ich dabei — gegen meine Gewohnheit — mehr Theorie bringe, vielfach Erwartungen und Hoffnungen, die der Erfüllung harren, so bitte ich dies damit zu entschuldigen, dass es gelegentlich von Vorteil sein kann, die Konsequenzen einer Forschungsrichtung bis ins Detail zu entwickeln, wäre es auch auf die Gefahr hin, ins Unwegsame zu kommen und durch den Gegensatz zu der später ausbleibenden Erfüllung eines andern belehrt zu werden.

Man dürfte nicht der Uebertreibung geziehen werden, wenn man die Hoffnungen auf die Erfolge derjenigen Forschungsmethode, welche darauf gerichtet ist, die Herdaffektionen des Gehirns zur Aufklärung der normalen und erkrankten psychischen Funktionen des Gehirns zu verwerten, als durchaus befriedigt bezeichnet; trotzdem stehe ich nicht an, angesichts der mit dem zunehmenden Verständnisse immer komplizierter sich darstellenden Funktionen die bisher so erfolgreich gewesene Methode mit der Behandlung, fast hätte ich gesagt Misshandlung eines feinen Uhrwerks mittelst eines groben Hammers zu vergleichen.

Die Lehre von den Herdaffektionen ging bekanntlich von dem Leitsatze aus, dass eine Verwertung ihrer Erscheinungen an das Stationärwerden und -bleiben derselben gebunden sei; nun zeigte sich aber bald, dass nur den ganz groben Folgeerscheinungen des Herdes ein solch stationäres Verhalten zukam, weil ja der Herd in einem lebenden Organismus sass und deshalb seine Wirkungen weder funktionell noch auch anatomisch mit der Zerstörung dauernd umschrieben waren; so war z. B. auch ich, der ich seit langem diese Methode übe, bemüht, gerade die funktionelle Seite der Herdaffektionen für die Zwecke der einschlägigen Forschungen zu verwerten, und neuerlich hat v. Monakow diese Tatsachen in ein förmliches System (Diaschisis) zu bringen versucht.

Aber dieser Forschungsrichtung hängt noch ein weiterer, in dem zuvor gewählten Gleichnis zum Ausdruck gebrachter Uebelstand an, insofern dieses Gleichnis mehr als das ist und den Tatsachen eigentlich vollständig entspricht; so viel auch für die Kenntnis der Motilität, Sensibilität, ja sogar zum Teil der Sinnesfunktionen und ihrer Bedeutung für die Psyche von der zunehmenden Kleinheit der studierten Herde zu erwarten war, so müssen doch die darauf basierten Hoffnungen wesentlich eingeschränkt werden, wenn es gilt, die psychische Verarbeitung der Sinnesempfindungen oder die psychischen Funktionen im engeren Sinne des Wortes zu erforschen; man hat allerdings schon von einer „Cellularpsychologie" gesprochen, aber es scheint doch von vornherein unerhoffbar, auf dem Wege der Herderkrankung in dem bisher üblichen Sinne die Wirkung der Zerstörung einer oder auch nur einer Gruppe von funktionell gleichartigen Ganglienzellen dem Studium zugänglich gemacht zu sehen [1]); denn, ganz abgesehen von dieser pathologisch-anatomischen Unmöglichkeit, verschliesst die alsbald eintretende Kompensation solch kleiner Herde die Möglichkeit einer solchen Verwertung; eine zureichende Erforschung dieser Kompensation aber erscheint, wie die Lehre von der Aphasie erweist, noch auf längere Zeit hinaus, namentlich wenn es sich um feinere Vorgänge handelt, wenig aussichtsreich, vor allem ein Umweg, der die direkte Forschung gewiss nicht ersetzen kann.

---

[1]) Schon nach Abschluss meines Manuskriptes finde ich bei Niessl von Mayendorff (Jahrb. f. Psychol. u. Neurol., Bd. 23, S. 127) den anatomischen Hinweis auf die Unmöglichkeit eines rein kortikalen Ausfallssymptoms durch Herdaffektion, und den daran geknüpften Schluss, dass der Anteil der Sinnessphären am Akte der Wahrnehmung ausschliesslich nur deduktiv festgestellt werden kann.

Aber noch ein weiteres Moment ist geeignet, das Unzureichende der hier besprochenen Forschungsrichtung in das richtige Licht zu setzen; als die Hirnpathologie begann, auf dem Wege der ihr zuerst aufgetanen Pforte der aphasischen Störungen psychische Vorgänge zu analysieren, war es gewiss berechtigt, und einsichtige Psychologen (WARD) anerkennen das, wenn die mit diesen Problemen sich beschäftigenden Psychiater sich ihre eigene Psychologie recht und schlecht schufen, wie sie sie eben brauchten; seither hat sich aber das Verständnis, die Analyse jener Vorgänge seitens der Psychologen ganz ausserordentlich vertieft; es geht nicht mehr an, an den feineren Distinktionen derselben achtlos vorüberzugehen, schon deshalb, weil auch die Fülle des durch das pathologische Experiment der Natur Gegebenen die engen Gewänder jener ersten Zeit längst gesprengt hat; es geht z. B. nicht mehr, wie in der ersten Phase jenes Studiums, an, den psychischen Mechanismus der Sinnesempfindungen einfach aus einem Zusammenfallen der verschiedenen Erinnerungsbilder erklären zu wollen [1]), vielmehr führen uns alle neueren Forschungen auf die von HUGHLINGS JACKSON im Rahmen der Hirnpathologie zuerst aufgestellte, in der Psychopathologie noch immer nicht genügend berücksichtigte Lehre zurück, dass es sich bei den höheren und höchsten cerebralen Funktionen um eine zunehmend sich komplizierende *Verarbeitung* der zunächst einfachen Sinnesperzeptionen handelt; in dem gleichen Sinne deuten auch die anatomischen Forschungen der letzten Jahrzehnte, die es ausser Zweifel stellen, dass dieser Verarbeitung ein ebenso hoch kompliziertes anatomisches Substrat zur Verfügung steht.

Diesen Vorstellungen gegenüber muss aber die Wertung von noch so kleinen Herdaffektionen im gewöhnlichen Sinne umsomehr versagen, und wir haben, auch nach dem schon zuvor Gesagten, allen Grund, uns nach weiteren, der Hirnpathologie zu entnehmenden Forschungsobjekten umzusehen.

Ein solches scheint mir nun in dem von mir inaugurierten Studium der umschriebenen Hirnatrophie, insbesondere des Seniums, gegeben; dabei wird der Mithülfe der analogen Befunde bei der Paralyse nicht zu entraten sein, weil, wie aus dem Folgenden erhellen wird, manche Gesichtspunkte den beiden Affektionen gemeinsam sind.

Bezüglich der Paralyse hat schon WERNICKE vor langer Zeit geäussert, dass der terminale Blödsinn bei derselben eine Summe von Herdsymptomen darstellt, dabei aber, sichtlich mit Unrecht verallgemeinernd, für das Nichthervortreten der einzelnen das Fehlen der Umschriebenheit verantwortlich gemacht; als dann später doch, von seiner Schule ausgehend, Herdsymptome im Rahmen der Paralyse erkannt wurden, haben sich die Hoffnungen, die sich an eine Verwertung derselben in dem

---

[1]) Eine solche Methode erhebt sich nicht sehr hoch über die DESCARTES', der die Erinnerung durch nachstehende Deutung sich zurechtlegt: „Lorsque l'âme veut se souvenir de quelque chose, cette volonté fait que la glande (scil. pituitaria, mihi), se penchant successivement vers divers côtés, pousse les esprits vers divers endroits du cerveau, jusques à ce qu'ils rencontrent celui où sont les traces que l'objet dont on veut se souvenir y a laissées" (Les Passions de l'âme, I, 42).

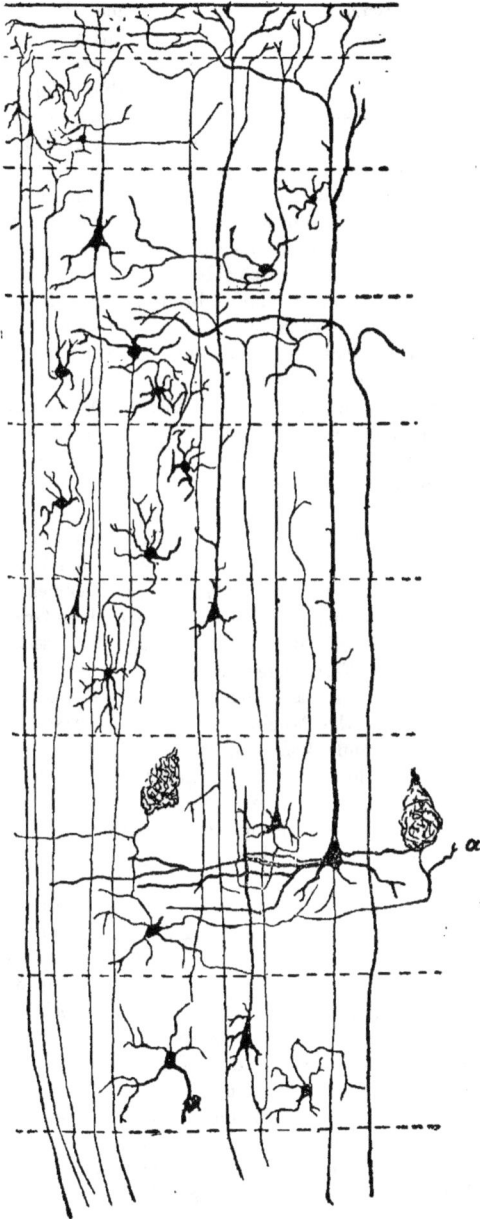

α

von mir zuvor dargelegten Sinne knüpfen mochten, doch nur in sehr geringem Masse verwirklicht; meist stellte sich das, was die Paralyse in dieser Richtung gelehrt, nur als eine Bestätigung des schon aus der Pathologie der gröberen Herdaffektionen bekannten dar; nur ganz vereinzelt schritt die Erfahrung bei der Paralyse der von den Herdaffektionen voran (ich erinnere an gewisse Störungen des Sehens, deren Studium gerade von der Paralyse seinen Ausgang genommen). Betrachtet man die Pathologie der Paralyse, so wird es auch verständlich, warum es so kam. Der Prozess derselben ist, wenigstens zu der Zeit, wo er sich als ausgesprochene Krankheit darstellt, gewiss schon soweit vorgeschritten, dass er nicht mehr oder wenigstens für gewöhnlich nicht mehr dem entspricht, was eine umschriebene und *kleine* Herdaffektion im älteren Sinne darstellt, hat vielmehr breite Flächen in der Rinde erfasst; aber noch ein zweiter, gerade für den hier zu vertretenden Gedankengang bedeutsamer Gesichtspunkt kommt bei der Paralyse seltener zur Wirksamkeit; der ihr zu Grunde liegende Prozess erfasst nach allem, was bisher davon beschrieben, meist nicht elektiv irgendwelche Zellgruppen, Neuron- oder Fasersysteme, sondern wirkt mehr oder weniger diffus, so dass auch aus diesem Grunde die herdförmige, stärkere Ausprägung vielfach nichts produziert, was nicht durch andere grobe Herdaffektionen ebenfalls zustande kommt.

Anders bei der zweiten, im allgemeinen diffusen Affektion; der äusserst langsame Verlauf der senilen Atrophie, der Umstand, dass diese sichtlich, wenn wir von anders wirksamen Hülfsmomenten absehen, von der Altersabnützung sozusagen geleitet, die einzelnen Organe des Gehirns und gewiss auch die Teile dieser Organe angreift, lassen es verständlich erscheinen, wenn die Wirkungen dieses Prozesses sich oft als solche von elektiver Anordnung darstellen; dadurch ist aber, zum mindesten zunächst theoretisch, die Möglichkeit geboten, dass auf diesem Wege Herdaffektionen zustande kommen, wie sie nicht das Naturexperiment der Herde im alten Sinne, ja nicht einmal der feinste Experimentator am Tierhirn zu erzeugen vermag.

Unter der gewiss berechtigten Voraussetzung, dass, ebenso wie die einzelnen Organsysteme des Gehirns auch die ein solches zusammensetzenden, funktionell gleichartigen Neuronketten eine verschieden starke Lebensfähigkeit besitzen, kann man annehmen, dass gelegentlich eine solche systematisch gleichgeartete Neurongruppe, also ein System im älteren Sinne, früher als die übrigen der Atrophie verfällt und dadurch ganz isoliert die Funktion dieses Systems ausfällt; es wäre dadurch zu einer, wenn auch nicht grob anatomisch, so doch, was noch viel bedeutsamer, funktionell umschriebenen Ausschaltung, also zu einer Herdaffektion im reinsten Sinne des Wortes gekommen. Um das verständlich zu machen, greife ich ein aus den einschlägigen Darstellungen Cajals zusammengestelltes, beiläufiges Schema der Sehrinde heraus (siehe Fig.); lasse ich durch eine, wenn auch noch so kleine Herdaffektion die ganze Dicke der Schichten zerstört sein, so werden dadurch gewiss funktionell so verschiedenartige Elemente ausgeschaltet, dass ein Schluss auf die Funktion der einzelnen überhaupt nicht möglich ist [1]); nehme ich aber an, dass durch einen Prozess der hier besprochenen Art z. B. die mit a bezeichneten Pyramidenzellen in der ganzen Ausdehnung der betreffenden Gegend atrophiert sind, dann ist die Hoffnung wohl nicht zu gewagt, dadurch die Funktion [2]) speziell dieses einen Zelllagers zu ergründen; es erscheint kühn, den gleichen Gedanken etwa auch auf bestimmte, funktionell gleichwertige Fortsätze oder Zellverbindungen auszudehnen, gewiss aber wird man zugeben müssen, dass sich theoretisch gegen denselben nichts wird einwenden lassen.

HEILBRONNER hat kürzlich (Zeitschrift f. Psychol., 39, pag. 201) angesichts der bisherigen Erfolge der Atrophieforschung darauf hingewiesen, dass Zustände von Atrophie noch am ehesten als Belege für Agnosien dienen könnten, aber er macht die Einschränkung, dass diese Form von Erkrankungen nach der Seite der Zirkumskriptheit sich als defekt erweisen würde; die vorstehende Darlegung dürfte nun zeigen, dass die, wie ich glaube, berechtigte Annahme einer elektiven Wirkung des atrophischen Prozesses jenen scheinbaren Defekt reichlich aufwiegt; und so möchte ich der Ansicht Ausdruck geben, dass wir vorläufig gerade von der Atrophiemethode, wie sie die Natur in so reichem Masse übt, weitergehenden Aufschluss erwarten dürfen, als selbst vom Studium räumlich kleinerer, anders gearteter Herde; erst diese Methode bedeutet den *Fortschritt von der umschriebenen Lokalität zur umschriebenen Funktion.*

Gewiss wird dem entgegenzuhalten sein, dass eine solche isolierte Atrophie eines Teilorganes doch recht selten sein dürfte, aber selbst eine Kombination mehrerer, so atrophierender Abschnitte dürfte noch immer an Zirkumskriptheit im Sinne des Funktionsausfalles die meisten kleinen, in der Regel doch durch Nachbarschaftserscheinungen und die alsbald eintretende Kompensation in ihren Wirkungen verwischten, echten Herde übertreffen.

Wenn ich zuvor Gegensätze zwischen der senilen, umschriebenen Atrophie und der durch den paralytischen Prozess bedingten dargelegt habe, so möchte ich hier wiederum darauf hinweisen, dass für gewisse Stadien der letzteren doch auch wieder die hier erörterten Gesichtspunkte zu Recht bestehen können; dies im Detail auszuführen kann ich mir wohl versagen. [3])

---

[1]) Zur Illustration der Schwierigkeiten in diesen Fragen verweise ich nur auf die Kontroversen bezüglich des Vorkommens reiner Rindenläsionen durch Herdaffektion.

[2]) STUMPF (Erscheinungen und psychische Funktionen, Abhandlungen der Berliner Akademie, 1907, S. 39) sagt: „Für die Anhänger der Funktionstheorie entsteht hier die Frage, ob nicht die Funktionen in ganz anderem Sinne lokalisiert sind, wie die Erscheinungen, und ob nicht alles, was bisher über spezielle Lokalisationsherde im Gehirn nachgewiesen ist, auf Lokalisation der Erscheinungen und ihrer Assoziationen hinausläuft." Mit Rücksicht auf den im Texte vertretenen Standpunkt glaube ich hier speziell betonen zu sollen, dass bisher in der Lehre von der Lokalisation nichts vorliegt, was eine derartige Trennung mit Sicherheit beweisen würde; damit soll natürlich gegen die Berechtigung der Funktionstheorie selbst nichts ausgesagt sein.

[3]) Es war in dem Vortrage nicht der Platz, die hier eröffneten Ausblicke in die Hirnforschung breiter literarisch zu behandeln; an dieser Stelle möchte ich aber doch darauf hinweisen, dass die von mir hier erörterten Gesichtspunkte dem, was FLECHSIG (Vorrede

Dagegen darf ich hier darauf hinweisen, dass durch die mitgeteilten Erwägungen mein Assistent, Herr Privat-Dozent Dr. *Fischer*, auf Befunde in der Hirnrinde von Paralytikern aufmerksam wurde in welchen sich eine Form des Prozesses in einer, eine bestimmte Schicht der Rinde in beträchtlicher Ausdehnung sichtlich systematisch ergreifenden Anordung darstellt; es ist gewiss als befriedigend zu bezeichnen, dass die theore- tischen Ausführungen so bald eine erste Betätigung finden. [1]

Die vorstehende Darstellung meiner Auffassung von der klinischen Bedeutung der umschriebenen Atrophien und der daraus abstrahierten Richtlinien für künftige Forschung könnte den Eindruck einer rein theoretisierenden machen und bedarf zu ihrer Rechtfertigung einer wenigstens skizzenhaften Formulierung vor allem der klinischen Tatsachen, auf die sie sich stützen kann.

Es ist eine von allen, die sich damit befasst, bestätigte Tatsache, dass gerade der Schläfelappen und anscheinend insbesondere der linke, der senilen bezw. präsenilen Hirnatrophie besonders früh anheimfällt; die Gründe dafür sind bisher nicht klargelegt, dürften aber nicht in irgendwelchen morphologischen Momenten gelegen sein, da diese Atrophie eben den einen Lappen ganz besonders zeitig und intensiv befällt und nichts bekannt ist, was *morphologisch* eine solche Sonderstellung dieses Teiles erklären würde, vielmehr würde alles, was von der *linken* Hemi- sphäre bekannt ist, auf den Schläfelappen derselben angewendet, diesem letzteren eine *funktionelle* Vorzugsstellung gegenüber dem der anderen Seite zuzusprechen, Veranlassung bieten. Wenn trotzdem oder vielmehr deshalb der linke Schläfelappen früher und stärker als der rechte atrophiert, dann wird man allen Grund haben, die Ursache davon doch auch wieder in funktionellen Momenten zu suchen. Von diesem Gesichtspunkte aus werden wir gewiss berechtigt sein, eine der frühesten Erscheinungen des einsetzenden Seniums, die Wortamnesie, mit dieser frühzeitig begin- nenden Schläfelappenatrophie in Beziehung zu setzen. Obzwar bezüglich der Lokalisation der amnestischen Aphasie eine Einigkeit noch nicht erzielt ist, wird selbst von denjenigen, welche diese Form auch mit Störungen des motorischen Anteils des Sprachfeldes in Beziehung bringen, zugegeben werden müssen, dass die Beziehungen dieser Aphasieform zum sensorischen Anteile des Sprachfeldes bei weitem überwiegen; weiter ist es Tatsache, dass der durch primäre Atrophie zustande kommende, von mir sogenannte Schläfelappensymptomenkomplex vor allem durch zunehmend schwere, bis zur Sprachlosigkeit gehende, amnestische Aphasie charakte-

---

zu RAMON Y CAJAL, Die Struktur des Chiasma opt., Deutsch, 1899, S. IV) als „anatomische Zergliederung der Seele" und als „topographische Psychologie" bezeichnet, eine sachlich fundierte Basis zu geben versuchen; man kann auch sagen, dass dieser Weg derjenige ist, der am ehesten eine Begründung dafür erhoffen lässt, ob die „geistigen Projektionen" CAJALS mehr sind, als bloss der Anatomie entnommene Schemata; und das gleiche lässt sich auch sagen bezüglich der von MOTT (Arch. of Neurol., III, 1907, p. 16) mitgeteilten Ansichten WATSONS von der psychologischen Dignität einzelner Zellschichten.

[1] Nach dem der Vortrag gehalten, entnehme ich dem Berichte über die Jahresversammlung bayerischer Psychiater 1907 (Centralbl. f. Nervenheilkunde u. Psychiatrie, 15 September 1907) eine Mitteilung *Alzheimers* über ähnliche Befunde, wie ich sie oben von *Fischer* erwähnte.

risiert ist. Dürfen wir aber die Wortamnesie als die leichteste Form von abnehmender Erregbarkeit der akustischen Wortkomponente bezeichnen, dann steht selbst bei rigoroser Anwendung der anatomischen Daten dem nichts entgegen, die Störung auf eine funktionell ganz zirkumskripte (anatomisch in dem zuvor theoretisch dargelegten Sinne) Erkrankung des ganzen akustischen Wortzentrums [1]) zu beziehen.

Als eine weitere Stütze für die hier dargelegten Anschauungen verweise ich auf die die transkortikale sensorische Aphasie betreffenden Tatsachen, die, zusammen mit meinen Feststellungen bezüglich der verschiedenen Formen des Wortverständnisses, dafür sprechen, dass einem bestimmten, also funktionell und deshalb auch als anatomisch different anzusehenden Stadium der Schläfelappenatrophie eine andere Form der herabgesetzten Erregbarkeit des Wortzentrums entspricht.

In gleichem Sinne verwertbar sind auch die bisher festgestellten Tatsachen in der Rückbildung funktioneller Ausfallserscheinungen, deren Verständnis ja gleichfalls von der Erwägung ausgeht, dass diese Rückbildung in einer, dem Zusammenhange der Teil-(Neuron-)systeme entsprechenden Succession stattzufinden hat.

Diese sowohl, wie die übrigen eben angeführten Feststellungen bewegen sich freilich meist auf dem Gebiete der Sprachstörungen, und könnte dies den Anschein erwecken, als ob deshalb die Nutzanwendung derselben auch nur eine beschränkte sein müsste; aber ganz abgesehen davon, dass sich jene Beschränkung aus dem historischen Gange der einschlägigen Studien in den letzten Jahrzehnten erklärt, ist es ohne weiteres klar, dass die auf diesem engeren Gebiete festgestellten Tatsachen theoretisch, aber auch praktisch klinisch, bei Beachtung der aus den funktionellen Differenzen sich ergebenden Kautelen auf das Studium anderer Gebiete übertragen werden können. An Tatsachen, von solchen hergenommen, fehlt es gewiss nicht; ich erwähne z. B. Erscheinungen sogenannter Seelenblindheit, die einem bestimmten Stadium von Atrophie des psychosensorischen Anteils des Hinterhauptlappens entsprechen und gewiss bei näherem Studium dieses Gebietes noch durch die Kenntnis anderer klinischer Befunde bald ergänzt werden dürften; dass auch apraktische Erscheinungen verschiedener Art der hier vertretenen Deutung zugänglich sind, habe ich noch kürzlich zu zeigen Gelegenheit gehabt.

Recht spärlich erscheint noch das, was pathologisch-anatomisch zur Stütze der hier vor Ihnen dargelegten, mir schon seit langem als Endziel vorschwebenden Gedankengänge dienen könnte; eine wichtige Bestätigung der Richtigkeit derselben bieten vor allem die verschiedenen Arbeiten BOLTONS und MOTTS, welche auf Grund normal- und pathologisch-anatomischer Untersuchungen die psychische Wertung der einzelnen Zellschichten festzustellen versuchen; dass manches, was wir seit langem insbesondere

---

[1]) Obwohl ich die gleiche Verwahrung schon wiederholentlich vorgebracht, möchte ich auch hier betonen, dass ich Zentrum nicht etwa in dem Sinne gebrauche, dass dort die Wortbilder niedergelegt sind; durch diese Richtigstellung glaube ich auch davor bewahrt zu sein, dass die hier dargelegten Gedankengänge zusammengeworfen werden mit älteren Lokalisationsversuchen in den verschiedenen Schichten der Grosshirnrinde.

àus der Rückenmarkspathologie über Neurondegeneration, z. B. über den
Gang der sekundären Degeneration, kennen, im gleichen Sinne dienlich
ist, sei hier nur angemerkt; denn erst das Studium einschlägiger Fälle
nach diesen Gesichtspunkten eröffnet die Möglichkeit sicherer Bewährung
derselben; aber die schon jetzt erwiesene Tatsache, dass die umschriebene
Hirnatrophie bald vorwiegend die Rinde, bald wieder das Mark beschlägt,
scheint mir doch durchaus für die hier vorgebrachten Ansichten zu
sprechen; das gleiche gilt auch von der Tatsache, dass nach langdauernder
Blindheit bestimmte Zellen in einzelnen Schichten der Sehrinde atrophiert
erscheinen.

Aber selbst dann, wenn die erhofften histologischen Befunde jenen
Erwartungen nicht entsprechen sollten, wird sich die Frage aufwerfen,
ob unsere Untersuchungsmethoden zu der von ihnen erhofften Entscheidung
überall schon genügen; kennen wir doch auch in der wesentlich einfacheren Rückenmarkspathologie sichere Tatsachen, die, aus dem Verlaufe
erschlossen, histologisch noch nicht festgestellt sind.

Wie aber auch die Entscheidung dieser Frage ausfällt, das glaube ich
im Vorangehenden wahrscheinlich gemacht zu haben, dass der bezeichnete
Weg uns noch am ehesten zu der erhofften topographischen Psychologie
führt; das vertiefte Studium der umschriebenen Hirnatrophie offenbart
uns noch am präzisesten und für eine längere Dauer den umschriebenen
Ausfall einzelner Funktionen.

Le mécanisme des mouvements réflexes

PAR

Prof. A. VAN GEHUCHTEN.

Tout mouvement réflexe pouvant survenir dans un *muscle de la vie animale* a son centre réflexe immédiat dans la moelle épinière. Ce centre réflexe est l'endroit de la substance grise où l'excitation amenée par une fibre centripète peut se réfléchir sur la cellule d'origine d'une ou de plusieurs fibres centrifuges.

L'expérimentation sur les animaux et surtout l'observation faite directement sur l'homme ont montré que l'excitation centripète, capable de provoquer une réaction motrice réflexe, peut être ou une excitation *cutanée,* ou une excitation *tendineuse,* ou une excitation *périostée.*

Les excitations cutanées et les excitations tendineuses sont cependant les plus importantes, de là la subdivision des mouvements réflexes en *réflexes tendineux* et en *réflexes cutanés.*

Les *réflexes tendineux* ont de caractéristique que la percussion plus ou moins brusque du tendon d'un muscle amène la contraction réflexe du muscle intéressé. C'est ainsi que la percussion du ligament rotulien est suivie de la contraction réflexe du seul muscle quadriceps crural, que la percussion du tendon d'Achille provoque la contraction réflexe du seul muscle triceps sural, etc. Le mouvement réflexe produit est donc *monomusculaire.*

Les *réflexes cutanés* se laissent subdiviser en deux groupes :

a. Les uns nécessitent pour se produire que l'excitation initiale intéresse une *région déterminée* de la surface cutanée. Dans ces conditions la réaction motrice se localise dans un seul *muscle déterminé.* Tels sont : le réflexe plantaire, le réflexe crémastérien et les trois réflexes abdominaux. Ce sont donc aussi des mouvements réflexes *monomusculaires.* Ces réflexes cutanés sont ceux que le clinicien est habitué à rechercher en vue du diagnostic des affections nerveuses, d'où le nom de *réflexes cutanés des cliniciens* sous lequel on les désigne quelquefois.

b. Les autres réflexes cutanés ont surtout été étudiés par les physiologistes. Ils ont de caractéristique que l'excitation initiale peut porter sur une *région quelconque* de la surface cutanée et que la réaction motrice intéresse un nombre plus ou moins considérable de muscles produisant un mouvement réactionnel plus ou moins coordonné. Ce sont les *réflexes cutanés des physiologistes.* Le mouvement réflexe produit est *polymusculaire.*

Voilà les faits.

Il s'agit maintenant de rechercher le mécanisme qui préside à ces trois groupes de mouvements réflexes, c'est-à-dire les voies nerveuses de l'axe cérébro-spinal dont l'intégrité anatomique et fonctionnelle est indispensable pour que ces réflexes puissent se manifester.

Un fait admis par tous les auteurs c'est que l'arc nerveux de tous ces réflexes doit passer par la *substance grise* de la moelle épinière.

Ce qui le prouve, c'est que la destruction de cette substance grise entraîne inévitablement l'abolition de tous ces réflexes. La moelle épinière est donc, de par sa substance grise, le centre primordial de tout mouvement réflexe pouvant se produire dans n'importe quel *muscle strié* du cou, du tronc ou des quatre membres.

Mais l'intégrité de ce centre médullaire avec ses fibres afférentes et ses fibres efférentes n'est pas toujours suffisante, bien que les physiologistes l'aient cru pendant longtemps en expérimentant sur les animaux.

La clinique est venue démontrer, pour ce qui concerne tout particulièrement l'homme, que les centres nerveux supérieurs interviennent dans le mécanisme d'un certain nombre de mouvements réflexes. C'est ainsi que, chez l'hémiplégique, l'interruption des fibres cortico-spinales dans la capsule interne entraîne l'abolition des réflexes cutanés des cliniciens, malgré l'intégrité anatomique et fonctionnelle de la substance grise médullaire. C'est ainsi encore que, dans les cas de lésion transversale complète de la moelle cervicale, on observe, dans les membres inférieurs, non seulement l'abolition des réflexes cutanés des cliniciens, mais encore l'abolition de tous les réflexes tendineux. Pour certains auteurs cette abolition des réflexes tendineux serait indépendante de la lésion survenue dans la moelle cervicale ; elle serait la conséquence d'une lésion concomitante de la substance grise de la moelle lombo-sacrée. Mais ce qui prouve que cela n'est pas, c'est que la contraction réflexe du muscle quadriceps crural, impossible à obtenir par percussion du ligament rotulien, survient dès que l'on pique un peu vivement la peau en un point quelconque du membre inférieur surtout le long de la jambe ou du pied (réflexe cutané des physiologistes). Il y a donc intégrité anatomique et fonctionnelle des cellules radiculaires de la moelle lombo-sacrée et malgré cela les réflexes tendineux sont abolis.

Les centres nerveux supérieurs interviennent donc dans le mécanisme de certains groupes de mouvements réflexes et cela par l'intermédiaire des fibres de la *substance blanche* de la moelle.

La moelle épinière par ses deux parties constituantes, la substance grise et la substance blanche, joue donc un rôle de tout premier ordre dans le mécanisme des mouvements réflexes. C'est ce rôle que nous allons nous efforcer de mettre en relief en étudiant, dans ses grandes lignes, l'anatomie et la physiologie de la moelle, telles qu'elles nous sont connues dans l'état actuel de la science.

La moelle épinière, considérée au point de vue de ses multiples fonctions, est véritablement un organe double.

C'est d'abord un organe propre, un organe autonome, véritable centre nerveux tenant sous son influence l'innervation centripète et l'innervation centrifuge du tronc et des quatre membres, centre nerveux qui peut fonctionner comme tel en l'absence de toute connexion ascendante ou descendante. avec les centres nerveux supérieurs.

C'est ensuite un organe de transmission ou de passage, une espèce de gros nerf interposé entre les organes périphériques et les centres nerveux supérieurs, chargé de transmettre, par ses fibres ascendantes, les impressions de sensibilité amenées par les fibres centripètes, comme il doit transmettre par ses fibres descendantes les impulsions motrices par lesquelles l'organisme doit répondre d'une façon plus ou moins consciente aux excitations reçues.

L'organe de transmission est exclusivement formé par les fibres longues de sa substance blanche.

Les recherches concordantes de ces dernières années ont montré que ces fibres de passage sont représentées, fig. 1 :

1⁰ Par les fibres bulbopètes des cordons postérieurs.

2⁰ Par les fibres ascendantes qui occupent la périphérie du cordon latéral, fibres spino-cérébelleuses allant constituer le faisceau de FLECHSIG et le faisceau de GOWERS.

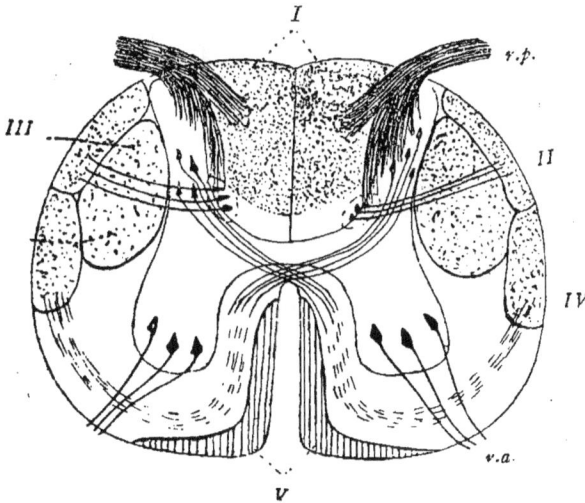

Fig. 1.

Coupe schématique de la moelle montrant la constitution de la substance blanche.

    I : Fibres bulbopètes des cordons postérieurs.
   II : Fibres spino-cérébelleuse dorsales ou faisceau de FLECHSIG.
  III : Zone pyramidale du cordon latéral.
  IV : Fibres spino-cérébelleuses ventrales ou faisceau de GOWERS.
   V : Zone pyramidale du cordon antérieur.
r. p. : Racine postérieure.
r. a. : Racine antérieure.

3⁰ Par les fibres descendantes des zones pyramidales du cordon antérieur et du cordon latéral.

Si, sur une coupe transversale de la moelle prise à n'importe quel niveau, nous retranchons par la pensée toutes ces fibres longues appartenant à la moelle considérée comme organe de transmission, il nous restera les parties constituantes de la moelle considérée comme organe propre, fig. 2, c'est-à-dire :

1⁰ La substance grise de la moelle, mais une substance grise considérablement simplifiée dans sa structure non seulement par la disparition des cellules d'origine de toutes les fibres spino-cérébelleuses, mais encore

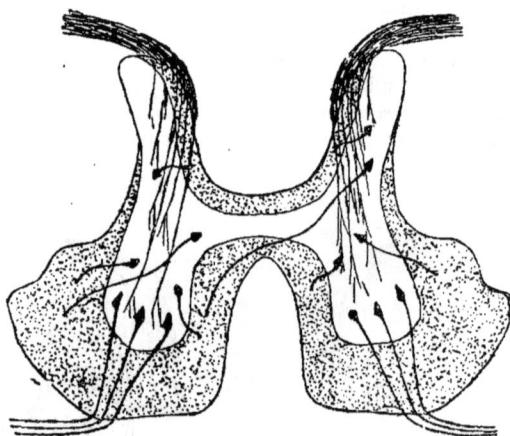

Fig. 2.

Coupe schématique montrant les éléments constituants de la moelle
considérée comme organe propre.

et surtout par la disparition de toutes les fibrilles nerveuses par lesquelles les fibres descendantes des zones pyramidales se terminent dans la moelle.

2⁰ Une mince zone de substance blanche enveloppant de toutes parts la substance grise et formée de fibres appartenant en propre à la moelle, fibres commissurales longitudinales ascendantes et descendantes reliant entre eux les différents étages de la substance grise et que l'on peut désigner sous le nom de *fibres proprio-spinales* (SHERRINGTON), ou mieux *fibres spino-spinales*.

3⁰ Les nerfs périphériques comprenant les fibres centripètes des racines postérieures et les fibres centrifuges des racines antérieures.

Neurones sensibles périphériques, neurones moteurs périphériques et neurones spino-spinaux, voilà donc les trois éléments nerveux qui entrent dans la constitution de la moelle épinière considérée comme un organe propre. La substance grise de cette moelle est l'endroit où ces trois éléments nerveux se mettent en connexion, c'est-à-dire l'endroit où se terminent les fibres centripètes des racines postérieures et où se trouvent les cellules d'origine des fibres centrifuges des racines antérieures ainsi que les cellules d'origine des fibres spino-spinales.

Une moelle épinière ainsi constituée est en état de fonctionner. Pour le prouver, il suffit d'examiner un malade atteint de lésion transversale complète de la moelle cervicale. Cette lésion entraîne inévitablement la dégénérescence de toutes les fibres descendantes des deux zones pyramidales, de même que la mise hors de fonction des fibres bulbo-pètes des cordons postérieurs et des fibres spino-cérébelleuses des cordons latéraux. Le long de la moelle dorsale, lombaire et sacrée, il ne persiste donc que les fibres afférentes, les fibres efférentes et les fibres spino-spinales. Ce tronçon inférieur de la moelle est véritablement un morceau de moelle réduit à son architecture propre. Si l'on excite maintenant un peu vivement, en un point quelconque, la surface cutanée du tronc ou des membres inférieurs, on verra cet organisme exclusivement médullaire répondre par un mouvement périphérique, le plus souvent une flexion plus ou moins brusque de la jambe sur la cuisse et de la cuisse sur le bassin. L'excitation, cause initiale de ce mouvement, n'est pas perçue par le malade parce que toutes les voies ascendantes spino-corticales sont coupées. Le mouvement réactionnel lui-même non seulement échappe à la conscience du malade, mais il est encore complètement soustrait à l'influence de sa volonté, preuve que toutes les voies descendantes cortico-spinales ont été également interrompues. Le mouvement réactionnel produit est donc un mouvement inconscient, involontaire. C'est de plus un mouvement fatal qui doit suivre inévitablement l'excitation reçue. C'est en quelque sorte la porte de sortie pour l'organisme de la petite quantité d'énergie qui a été introduite au point excité.

Ces mouvements réactionnels d'origine exclusivement médullaire sont appelés des mouvements réflexes. Ce sont les mouvements réflexes des physiologistes. Ils sont la manifestation visible du fonctionnement propre de la moelle, de sa vie autonome et réellement indépendante. Cette réflectivité médullaire, dans une moelle épinière séparée des centres nerveux supérieurs, est parfois tellement exagérée qu'il suffit de découvrir un peu vivement un malade atteint de paraplégie flasque pour voir un mouvement brusque et énergique de rétraction survenir dans les deux membres inférieurs et cela sans excitation cutanée apparente. Je dis apparente car l'excitation cutanée existe, elle a été produite par le déplacement d'air qu'a entraîné l'écartement un peu brusque des couvertures.

Mais pour que des réflexes médullaires puissent se produire, il n'est pas nécessaire que *toute* la moelle épinière soit conservée depuis le segment cervical jusqu'au segment coccygien ; il n'est, en effet, pas indispensable que les fibres spino-spinales interviennent. Nous pouvons simplifier encore la structure de la moelle tout en ne supprimant pas son fonctionnement. Nous pouvons retrancher toutes les fibres spino-spinales, ne conserver à un niveau donné que la fibre centripète amenant l'excitation, la fibre centrifuge la transmettant au muscle et la partie de substance grise nécessaire pour que la fibre centripète puisse se mettre en connexion avec la fibre centrifuge et voir persister cependant le mouvement réflexe dans le segment médullaire correspondant. Ce qui le prouve c'est que, dans les cas de lésion transversale complète de la moelle dorsale ou même de la moelle lombaire, on voit persister les mouvements réflexes des membres inférieurs dépendant de la moelle sacrée. On peut même, chez le chien ou le lapin, sectionner la moelle au niveau du premier segment sacré, isoler ainsi le second segment sacré et le cône terminal et voir ce bout de moelle fonctionner comme centre réflexe, puisqu'on voit persister la contraction réflexe du muscle constructeur de l'anus à la suite de l'excitation de la surface cutanée voisine.

Tout cela démontre donc clairement que la moelle épinière est constituée de telle façon que si on pouvait la sectionner en autant de tronçons qu'il y a de nerfs périphériques qui en dépendent, tout en conservant intacte la circulation de ces segments, fig. 3, chacun de ces tronçons serait capable de fonctionner, chacun permettrait à la partie correspondante de l'organisme de répondre par une contraction musculaire réflexe à une excitation portée sur sa surface sensible.

Le mouvement réflexe médullaire le plus simple ne nécessite donc pour pouvoir se produire que la superposition d'un neurone centripète et d'un neurone centrifuge. Le neurone centripète relie la surface sensible à la substance grise du segment médullaire ; le neurone centrifuge relie cette même substance grise au muscle. Dans la substance grise se fait la connexion, l'articulation, ce que SHERRINGTON appelle le *synapsis*, entre les deux neurones.

Toutes ces parties superposées : surface sensible, neurone centripète, substance grise médullaire, neurone centrifuge et muscle, forment par leur ensemble l'*arc nerveux* appelé *arc réflexe*. Cet arc ici est appelé *monosynaptique* parce que, formé de deux groupes de neurones, il ne présente qu'une seule articulation ou synapsis. Dès que cet arc est intact, anatomiquement et physiologiquement, le mouvement réflexe peut se manifester.

Nous avons disséqué ainsi la moelle épinière jusqu'à ses extrêmes limites, retranchant successivement toutes les fibres longues et courtes de sa substance blanche, et ne laissant persister que les nerfs périphériques et la substance grise considérablement simplifiée dans sa structure. De plus, nous avons subdivisé cette substance grise en autant de petits amas gris indépendants les uns des autres qu'il y a de nerfs périphériques qui en dépendent. Chacun de ces amas gris est véritablement un *ganglion médullaire primitif*, l'homologue d'un ganglion nerveux de la chaine ganglionnaire de n'importe quel invertébré, fig. 4.

Ainsi réduite à ses éléments constituants fondamentaux, la moelle épinière nous apparaît, physiologiquement, comme un simple centre réflexe, comme un organe de réaction ou de défense transformant les excitations centripètes, tombées sur la surface sensible du corps, en excitations centrifuges amenant le raccourcissement des muscles et, comme consé quence, le déplacement des pièces osseuses du squelette.

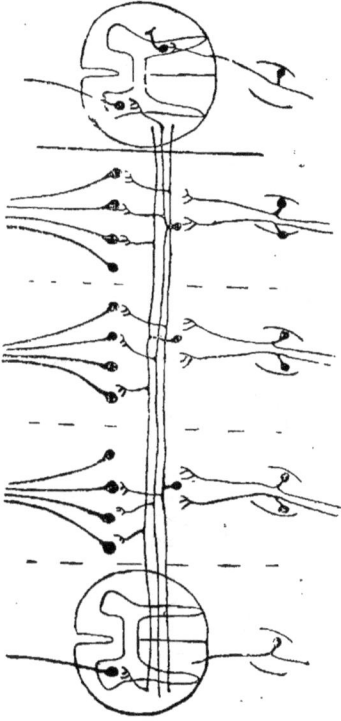 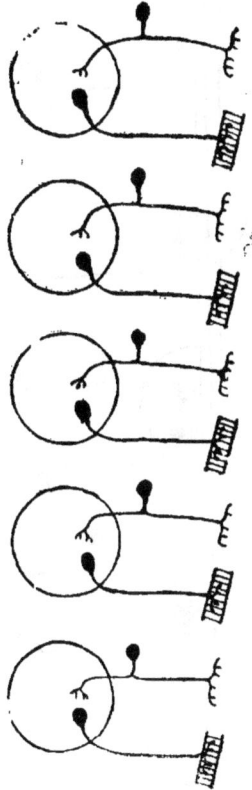

Fig. 3.   Fig. 4.

Les ganglions médullaires primitifs.
Constitution d'un arc réflexe monosynaptique.

Nous allons maintenant refaire le chemin inverse et essayer de reconstituer avec ces trente et un petits ganglions gris la moelle épinière telle qu'elle existe véritablement chez l'adulte, en y ajoutant successivement les fibres de la substance blanche et en recherchant en même temps les modifications que l'adjonction de ces fibres va entraîner dans son fonctionnement.

Les amas gris en se superposant vont être reliés les uns aux autres par des fibres commissurales longitudinales qui vont devenir les fibres spino-spinales : fibres spino-spinales courtes et longues, ascendantes et descendantes reliant la substance grise de tous les autres, fig. 5 et 6.

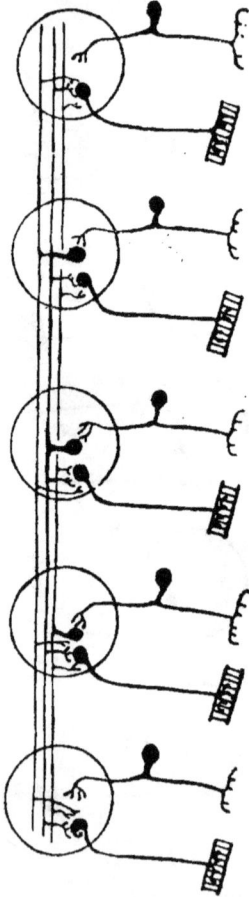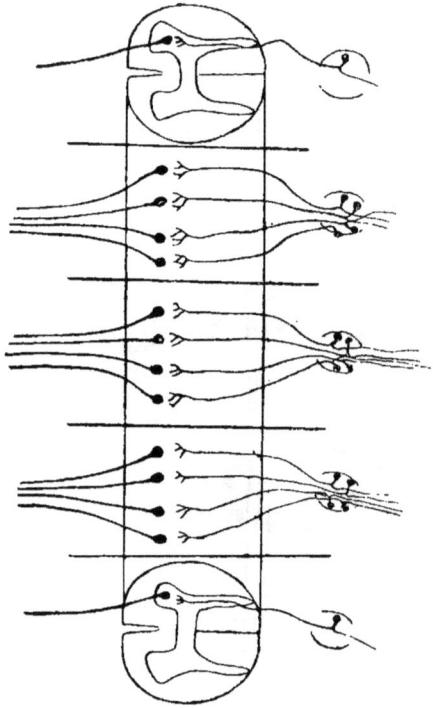

Fig. 5. Fig. 6.

Les ganglions médullaires primitifs reliés entre eux par les fibres spino-spinales.
Constitution d'un arc réflexe bisynaptique.

Les cellules d'origine de ces fibres spino-spinales vont recueillir, dans la corne postérieure, les ébranlements nerveux amenés par la fibre centripète pour les transmettre aux cellules d'origine des fibres motrices d'un grand nombre de segments médullaires. Dans ces conditions, l'excitation qui tombe sur une partie quelconque de la surface cutanée, arrivée dans la substance grise du segment médullaire correspondant, peut être disséminée suivant l'axe longitudinal de la moelle, se transmettre à un nombre considérable de cellules motrices et produire ainsi un mouvement réactionnel beaucoup plus étendu. Les fibres spino-spinales apparaissent ainsi comme étant, physiologiquement, les *éléments de dissémination de l'ébranlement nerveux.*

Le mouvement réflexe produit dans ces conditions a comme substratum anatomique un arc réflexe formé de trois groupes de neurones : un neurone centripète, un ou plusieurs neurones spino-spinaux et un nombre variable mais toujours considérable de neurones centrifuges.

Cet arc nerveux présente donc deux solutions de continuité, deux articulations, deux synapsis comme dirait Sherrington, il est *bisynaptique.*

Ce qui distingue le mouvement réflexe produit par un arc monosynaptique de celui dû à un arc bisynaptique, c'est que le premier est la conséquence de la contraction d'un seul muscle, il est *monomusculaire ;* tandis que le second est la résultante de la contraction d'un nombre variable de muscles, il est *polymusculaire.*

Le réflexe monomusculaire consiste généralement dans une secousse brusque du muscle, secousse plus ou moins violente d'après l'intensité de l'excitation cutanée.

Le réflexe bisynaptique produit un mouvement plus ou moins coordonné, preuve que les différents muscles qui interviennent dans le mouvement se sont contractés à des degrés variables. Cette coordination peut être si parfaite que le mouvement réactionnel peut avoir toutes les apparences d'un mouvement ayant un but approprié. Les mouvements réflexes les plus typiques sous ce rapport sont ceux que peut présenter la grenouille décapitée, et qui se trouvent décrits dans tous les livres de physiologie, ou bien encore celui sur lequel Sherrington a appelé l'attention chez le chien, après section de la moelle cervicale inférieure, et qu'il a appelé *Kratzreflex.* On sait d'ailleurs que, chez les mammifères et notamment chez le chien, ces mouvements réflexes peuvent présenter une coordination telle qu'ils reproduisent à s'y méprendre les mouvements du trot et du galop d'un animal normal. Chez l'homme, ces mouvements réflexes coordonnés consistent généralement dans un mouvement plus ou moins brusque de retrait des membres inférieurs que l'on peut interpréter comme un mouvement de défense.

Cette coordination des mouvements réflexes d'origine médullaire est due uniquement à l'intervention des fibres spino-spinales. Celles-ci sont donc non seulement les éléments de dissémination de l'ébranlement nerveux, mais encore et surtout les *éléments coordinateurs* des mouvements réflexes appartenant en propre à la moelle épinière.

La coordination des mouvements appartient donc, en partie du moins, à la moelle épinière elle-même.

A la moelle épinière, ainsi formée de segments gris reliés entre eux par les fibres spino-spinales, viennent maintenant se superposer les centres nerveux supérieurs.

Parmi ces centres, quelques-uns vont se mettre en connexion anatomique immédiate avec la substance grise des ganglions médullaires primitifs. Les plus importants, pour ne parler que des centres connus, sont représentés :

1⁰ par les *centres bulbaires* en connexion avec le nerf vestibulaire,

2⁰ par les *centres mésencéphaliques* en connexion avec le nerf optique, et

3⁰ par les *centres corticaux*.

Centres bulbaires. Le nerf vestibulaire se termine dans différentes masses grises du bulbe connues sous le noms de *noyau de Deiters, noyau de Bechterew* et *noyau vestibulaire*. De ces masses grises partent des fibres descendantes, *vestibulospinales*, que l'on peut poursuivre jusque dans la zone pyramidale du cordon antérieur de la moelle et qui vont se terminer dans la corne grise antérieure, soit de la moelle cervicale, soit de la moelle dorsale, soit de la moelle lombo-sacrée.[1]) Ces fibres vestibulo-spinales relient donc le nerf vestibulaire aux segments médullaires cervicaux, dorsaux, lombaires et sacrés en rapport avec les muscles du tronc et des quatre membres, fig. 7. Il y a théoriquement autant de faisceaux de fibres vestibulo-spinales qu'il y a de segments médullaires.

Centres mésencéphaliques. Du mésencéphale partent des fibres nerveuses descendantes que l'on peut poursuivre jusque dans la moelle sacrée. Les unes sont les fibres *rubro-spinales* ayant leurs

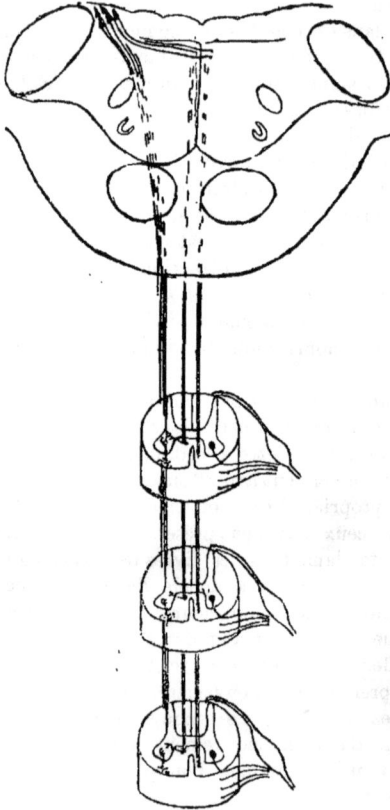

Fig. 7.

Schéma montrant les connexions bulbo-spinales établies par les fibres vestibulo-spinales.

cellules d'origine dans le noyau rouge, les autres sont les fibres du faisceau longitudinal postérieur ayant leurs cellules d'origine dans une masse grise voisine de la commissure postérieure. On ne connaît pas très bien

---

[1]) Van Gehuchten: *Connexions centrales du noyau de Deiters et des masses grises voisines.* Le Névraxe. Vol. VI, 1904.

les connexions supérieures de ces deux masses grises. On peut cependant admettre, jusqu'à preuve du contraire, qu'elles sont en connexion directe ou indirecte avec les fibres optiques.

Ces faisceaux descendants mésencéphalo-spinaux vont se terminer dans la corne antérieure des ganglions médullaires primitifs et transmettre à ces ganglions les excitations venant des voies optiques, fig. 8.

Centres corticaux. De l'écorce grise de la circonvolution centrale antérieure partent des fibres descendantes qui se laissent poursuivre jusque dans la corne antérieure de la moelle. Ce sont les *fibres cortico-spinales,* fig. 9.

Dans chaque ganglion primitif de la moelle ou, si l'on veut, dans la corne grise antérieure de chaque segment médullaire viennent donc se terminer, outre les fibres des racines postérieures et les fibres cortico-spinales.

Quelle influence des fibres descendantes vont-elles exercer sur le fonctionnement propre de la moelle épinière?

Les *fibres vestibulo-spinales* interviennent dans le maintien de l'équilibre du corps dans l'espace. Elles transmettent aux cellules motrices de la moelle les ébranlements nerveux recueillis d'une façon presque permanente dans les canaux demi-circulaires. Ces excitations relèvent le tonus nerveux de la cellule radiculaire et par là même le *tonus musculaire* des muscles périphériques, de même que l'excitabilité réflexe inhérent à la moelle.

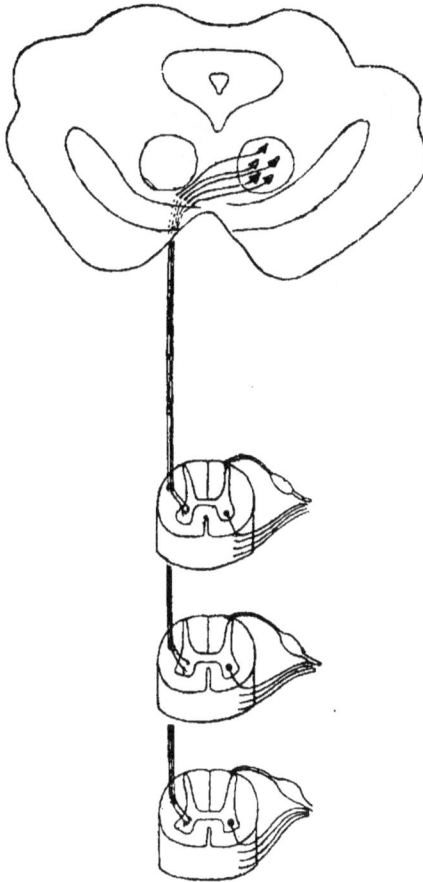

Fig. 8.

Schéma montrant les connexions mésencéphalo-spinales établies par les fibres rubro-spinales.

Les *fibres mésencéphalo-spinales* transmettent, à ces mêmes cellules radiculaires, les impressions de sensibilité amenées par les fibres optiques et par toutes les fibres, d'origine connue ou inconnue, qui viennent se terminer dans le noyau rouge et dans le noyau d'origine du faisceau longitudinal postérieur. Ces excitations relèvent le tonus nerveux de toutes les cellules radiculaires et par le fait même exagèrent la réflectivité inhérente à la moelle épinière.

Cette exagération considérable de la réflectivité médullaire explique la production de phénomènes réflexes nouveaux connus sous le nom de *réflexes tendineux*.

Nous savons que, chez l'homme normal, la percussion de certains tendons amène la contraction réflexe du muscle correspondant.

Chez l'homme atteint de lésion transversale complète de la moelle cervicale, c'est-à-dire dans une moelle réduite à son architecture propre, tous les réflexes tendineux sont *abolis*.

Chez l'homme atteint de lésion cérébrale soustrayant la moelle à l'influence des fibres cortico-spinales et ne laissant persister que les fibres vestibulo-spinales et mésencéphalo-spinales, les réflexes tendineux sont tellement exagérés que tout tendon de muscle peut devenir le point de départ d'une contraction réflexe. C'est dans ces conditions que l'on peut voir survenir le clonus du pied, le clonus de la rotule, la trépidation épileptoïde du membre inférieur, le clonus de la main, etc., qui ne sont que la manifestation extérieure de cette activité réflexe. Les réflexes tendineux sont donc bien liés à l'intégrité de toutes ces fibres descendantes et principalement des fibres rubro-spinales.

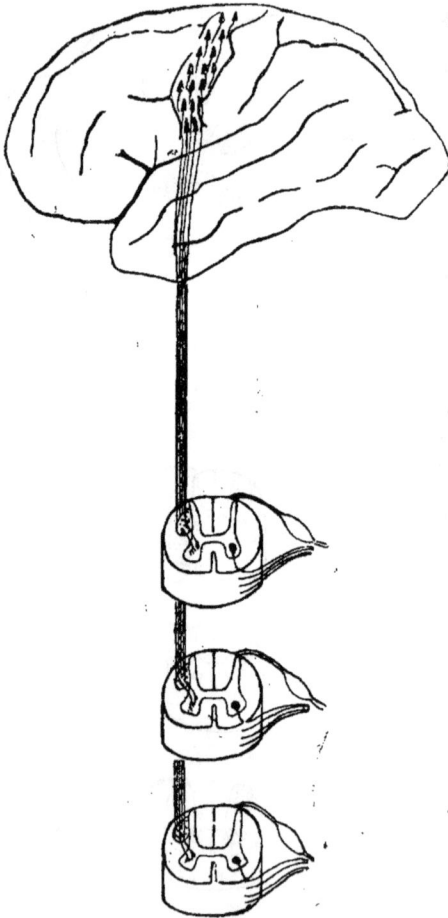

Fig. 9.

Schéma montrant les connexions cortico-spinales.

Les *fibres cortico-spinales*, en venant se superposer aux fibres spino-spinales, vestibulo-spinales et mésencéphalo-spinales, exercent sur les cellules de la corne antérieure une influence toute particulière. Cette influence est inhibitive ou modératrice de celle exercée par les autres fibres nerveuses. C'est en quelque sorte une action d'arrêt exercée sur les cellules radiculaires. Ces fibres corticales agissent comme un frein modérant l'activité réflexe de la moelle. Cette influence inhibitive, dont le mécanisme intime nous échappe, entraîne comme conséquence une diminution dans la réflectivité cutanée inhérente à la moelle, de même une diminution des réflexes tendineux. De plus, les fibres cortico-spinales amènent la production de phénomènes réactionnels nouveaux que ne présente pas la moelle réduite à son architecture propre, ce sont les réflexes cutanés des cliniciens.

Ainsi donc, de par son architecture propre, la moelle épinière est essentiellement et avant tout un organisme de réaction, un organisme de défense.

Cet organisme de réaction elle l'est d'une façon exclusive chez les vertébrés inférieurs complètement dépourvus d'écorce cérébrale.

Elle l'a été chez les mammifères et même chez l'homme, au moins à un moment donné du développement embryologique, vers le cinquième ou sixième mois de la vie intra-utérine, lorsqu'il n'y a encore de myélinisées que les fibres périphériques et les fibres spino-spinales.

Cet organisme de réaction, la moelle épinière le reste chez l'homme adulte, exagéré encore par l'adjonction des centres bulbaires et des centres mésencéphaliques. Mais les fibres cortico-spinales qui viennent se surajouter à son architecture propre *modifient* son fonctonnement primitif en ce sens qu'elles diminuent considérablement l'intensité de la réflectivité inhérente à la moelle. Tout se passe comme si les centres corticaux exerçaient sur les centres mésencéphaliques, bulbaires et médullaires une action modératrice ou inhibitive, action qui est telle que la vie propre de la moelle diminue d'importance. De là, dans les conditions normales, l'absence presque complète de mouvements réflexes exclusivement médullaires. Mais ce que la moelle est chez les animaux inférieurs, simple centre de réflectivité, elle le reste chez l'homme. Sa réflectivité primitive défensive, réflectivité inhérente, héréditaire si l'on veut, persiste à l'état latent. Ce qui le prouve, c'est qu'il suffit que l'action inhibitive exercée par l'écorce cérébrale soit ou diminuée, comme dans le sommeil normal ou chloroformique, ou affaible comme dans certains cas de dépression nerveuse que l'on peut rencontrer dans l'hystérie et la neurasthénie ; ou abolie comme dans les cas de lésion des fibres cortico-spinales en un point quelconque de leur trajet descendant, pour voir réapparaître la réflectivité médullaire avec tous ces caractères primitifs.

La conclusion que nous devons donc tirer de cette étude, c'est que les mouvements réflexes qui dépendent de la moelle épinière doivent être subdivisés en trois groupes :

7

1⁰. Les *réflexes cutanés exclusivement médullaires* ne nécessitant pour se produire que l'intégrité de l'arc nerveux périphérique. Ce sont les *réflexes cutanés des physiologistes* ou *réflexes cutanés inférieurs.*

2⁰. Les *réflexes tendineux,* probablement d'origine mésencéphalique, nécessitant pour se produire non seulement l'intégrité de l'arc nerveux périphérique, mais encore l'action excitante exercée sur les cellules radiculaires par toutes les fibres descendantes d'origine sous-corticale : les fibres vestibulo-spinales, les fibres du faisceau longitudinal postérieur et surtout les fibres rubro-spinales qui, toutes, doivent intervenir pour une certaine part dans le mécanisme de ces réflexes.

3⁰. Les *réflexes cutanés des cliniciens* qui nécessitent pour se produire, à côté de l'intégrité de l'arc réflexe périphérique, l'intégrité des fibres cortico-spinales. Ce sont des *réflexes cutanés corticaux* ou *réflexes cutanés supérieurs.*

Ces trois groupes de mouvements réflexes doivent être nettement distingués les uns des autres si l'on veut saisir toute l'importance que l'examen des réflexes peut présenter au point de vue du diagnostic des affections nerveuses.

Quand on parcourt les livres classiques de physiologie, on y trouve enseigné, comme une vérité démontré, que les centres nerveux supérieurs exercent sur les centres nerveux inférieurs une action inhibitive, action qui est telle que si on pratique, en un point quelconque du névraxe, une section transversale complète, le tronçon inférieur de la moelle, libéré de l'action inhibitive du tronçon supérieur, récupère son activité propre et présente une *exagération* considérable de *tous* les réflexes.

Si l'on examine maintenant ce qui se passe chez l'homme malade, dans les cas de lésion transversale complète de la moelle cervicale, on arrive bientôt à se convaincre que les réflexes tendineux et les réflexes cutanés des cliniciens, loin d'être exagérés, sont *abolis.*

D'où vient cette différence profonde entre l'expérimentation physiologique et l'observation clinique? Elle est due à un double fait.

Tout d'abord, elle provient de ce que les physiologistes ont voulu appliquer à l'homme les résultats de leurs recherches expérimentales sur les mammifères inférieurs et même sur les batraciens. Or, nous savons que l'influence des centres corticaux sur la moelle épinière augmente d'importance au fur et à mesure que l'on remonte dans la série des êtres. Les faits expérimentaux observés sur le lapin ou le chien, et encore moins ceux observés chez la grenouille, ne peuvent donc être transportés, sans contrôle nouveau, dans la physiologie humaine.

Elle provient surtout de ce que les physiologistes n'ont pas tenu compte de la distinction fondamentale qu'il convient d'établir entre les trois groupes de mouvements réflexes que nous venons d'étudier. Ils n'ont eu en vue dans leurs recherches que les réflexes *cutanés* d'origine exclusivement *médullaire.*

L'action inhibitive que les centres nerveux supérieurs, ou mieux les centres corticaux, exercent sur les centres nerveux inférieurs existe donc chez l'homme comme chez les autres mammifères, mais cette action inhibitive s'exerce exclusivement sur la réflectivité inhérente à la moelle. C'est cette réflectivité seule qui se trouve exagérée dans les cas de lésion transversale complète de la moelle cervicale. Quant aux réflexes tendineux et aux réflexes cutanés supérieurs, ils sont dans ces conditions abolis par suite de l'interruption des fibres descendantes qui interviennent dans le mécanisme de leur production.

L'étude des mouvements réflexes met bien en évidence la haute influence que les excitations périphériques exercent sur toutes les parties constituantes de l'axe cérébro-spinal.

Ces excitations périphériques, quelle que soit leur nature, olfactives, visuelles, acoustiques, vestibulaires, tactiles, etc., arrivent d'une façon constante à nos centres nerveux. Là elles se disséminent à travers les voies nerveuses ascendantes et descendantes pour se réfléchir, en dernière analyse, sur les cellules radiculaires et par là sur nos muscles périphériques. Elles maintiennent ces muscles dans un état de demi-contraction qui constitue le *tonus musculaire* et qui n'est que la traduction au dehors du *tonus nerveux* de la cellule motrice, tonus qui est lui-même la résultante, à chaque moment donné de la vie, de toutes les excitations et de toutes les inhibitions qui arrivent à cette cellule motrice.[1])

On comprend, dans ces conditions, pourquoi, dans l'architecture de nos centres nerveux, le nombre des fibres centripètes est si disproportionné mis en regard du nombre des fibres centrifuges. Nous savons, d'après les recherches de INGBERT, que les racines postérieures des nerfs spinaux amènent à chaque moitié de la moelle plus de 650.000 fibres nerveuses, alors que les racines antérieures ne renferment que 200.000 fibres centrifuges.

Si l'on ajoute à cela les fibres centripètes renfermées dans les nerfs craniens (olfactives, optiques, acoustiques, vestibulaires, fibres du trijumeau etc.), on arrive à admettre avec SHERRINGTON que les fibres centripètes périphériques sont pour le moins cinq fois plus nombreuses que les fibres centrifuges, preuve incontestable que notre système nerveux est avant tout un organe de réception. Cet organe de réception se transformerait sur-le-champ en organe de réaction ou de défense sans le frein que lui opposent les fibres cortico-spinales. Cet organe de réaction est, en effet admirablement architecturé pour la défense de notre être tout entier qu'il renseigne, à chaque moment de la vie, sur tout ce qui se passe en dedans et en dehors de lui, en même temps qu'il tient à notre disposition prêtes pour la défense, grâce à leur état de demi-contraction qui constitue le tonus normal des muscles, toutes les masses contractiles capables de mettre en mouvement les différentes parties de notre appareil de locomotion.

On connaît ce vieil adage qui depuis ARISTOTE a traversé tous les âges et toutes les philosophies. *Nihil est in intellectu quod non fuerit prius in sensu.* Nous n'avons rien dans notre intelligence qui n'y soit venu par les sens. Par les sens, cela veut dire par les fibres de sen-

---

[1]) VAN GEHUCHTEN: *Le mécanisme des mouvements réflexes.* Journal de Neurologie, 1897.

sibilité. Si l'adage est vrai, nous pouvons en déduire que, sans fibres de sensibilité, notre intelligence eût été à jamais fermée. Mais il y a plus : sans fibres de sensibilité pas de motilité. Ce qui le prouve c'est que si on sectionne sur un animal les racines postérieures d'un membre, les muscles de ce membre seront paralysés. Il y a plus encore : sans fibres de sensibilité pas de vie possible, car les fonctions essentielles de la vie sont les fonctions de respiration et de circulation. Ce sont là des fonctions réflexes qui ne peuvent s'exercer que par l'intermédiaire d'un arc réflexe formé par une fibre centripète et une fibre centrifuge.

Les fibres de sensibilité deviennent donc véritablement la condition *sine qua non* de la vie.

DESCARTES a dit : Je pense, donc je suis.

Nous plaçant à un point de vue purement morphologique, tenant compte de la haute importance qui revient à nos fibres de sensibilité dans le fonctionnement de notre système nerveux, il me semble que nous pourrions modifier ces paroles et dire : Je suis, je vis, donc je suis excité.

The development of the modern care and treatment of the insane, as illustrated by the state hospital system of New-York.

BY

CARLOS F. MACDONALD, A.M., M.D.,

Ex-President New-York State Commission in Lunacy ;
Emeritus Professor of Mental Diseases and Medical Jurisprudence,
University and Bellevue Hospital Medical College, New-York.

The subject of my remarks on this occasion — the development of the modern care and treatment of the insane, as illustrated by the State Hospital system of New-York — is naturally suggested by one of the principal objects for which this body of distinguished representatives of medical science are assembled in international congress, namely, the advancement of psychiatry, of which branch of medicine the care and treatment of the mentally afflicted is an integral part. The pertinence of my theme is also suggested by recollections based on personal observations and experiences since I entered upon the work of caring for the insane, in 1870, during which time it was my privilege to witness the progress and to participate to some extent in the efforts made in my country to reform the methods of caring for the insane, especially as regards the abolition of mechanical restraints and punishments of various kinds, and of a barbarous system of so-called „country care" and the substitution therefor of the modern hospital for the insane.

Among the many serious problems with which States and communities are confronted to-day, there is probably none that rivals in importance, whether viewed from a medical, social, economic, or philanthropic standpoint, that of securing, at a minimum cost, proper care and treatment to the vast army of dependent sufferers from that most serious, most dangerous and most far-reaching in effect of al diseases known to medical science-insanity. But above and beyond all this, the great fact remains that, in considering the subject of the care and treatment of the insane, the highest place should be given to its humane aspect. Aside from its humane aspect, however, which must always be regarded as of primary importance, since the claims of suffering humanity take precedence of merely material or pecuniary policies, the financial side of the problem involving, as it does, even under the most economical methods, the expenditure of vast sums of money for lands and buildings, with their equipment and furniture, besides an enormous annual outlay for maintenance, repairs, renewals, and enlargements, may well command the most serious attention and co-operation of the legislator, the political economist, the taxpayer and the humanitarian.

Turning for a moment to a consideration of the humane side of the question, it will be conceded that of all diseases which afflict mankind, insanity is by far the most frequent, most widely prevalent, and most far reaching in its effects, whether as regards the interests of the afflicted individual, or of his family, or of the commonwealth; that a vast majority of its victims must, during its existence, be deprived of personal liberty and removed from their homes, to be cared for in institutions established and maintained at public expense; that among the dependent insane are to be found numerous representatives of all professions, trades and occupations, whose financial, social and intellectual status may have been of a high order, and most of whom were respectable, self-supporting citizens — many of them taxpayers — prior to the onset of their disease; that the commonwealth is in duty bound to provide these dependent sufferers with suitable shelter, food, and raiment, together with means of occupation and diversion, and competent medical care and supervision.

It need hardly be said that in the consideration of this question humanity should have the first place, but it must also be admitted that its economy must have a prominent place. Hence, it follows that that policy ought to be pursued which will, first of all, secure everything that is essential to proper care and treatment, and, at the same time, limit the cost to such sums as the truest economy for the State would suggest. In other words, the dictates of humanity demand that the insane shall be amply provided with everything which medical science has determined to be essential to the recovery of those who are recoverable, as well as for the proper care, comfort, and amelioration of those who remain unrecovered. In fact no system for the care and treatment of the dependent insane can be successfully administered which is not sustained in its ordinary operations by the highest order of human emotions; no system can be fairly regarded as good which directly or indirectly relies upon the lowest order of these emotions. Cupidity and self-interest should have no sway where suffering humanity is concerned.

In support of the claim here indicated respecting the importance of mental as compared with other diseases, mention may be made of the trite facts that insanity is a disease which invades all classes of society and one from which no one can claim exemption; that it involves to its victim, to his immediate friends, and to the community a wider range of interests than any other disease. To the individual it involves a loss or perversion of reason; also, in most cases, a loss of personal liberty, the loss of control of his property and affairs, a disturbance or destruction of his social and business relations, enforced separation from his family, and, if his disease happens to take an unhappy form, it involves great mental anguish and suffering, and, possibly, the loss of his life through self-destruction or exhaustion; or, if the case fails of recovery, it may involve in addition to these, a prolonged and often weary existence, which might properly be termed "a living death". To the individual's family it involves great anxiety and distress, occasioned by the sad spectacle of a loved one with reason dethroned and the putting of this loved one away in the care of strangers; it also involves the stigma which society unfortunately and wrongfully attaches to the taint of insanity, and which is usually regarded by the relatives of the sufferer as something akin to shame and disgrace. It involves, frequently, a cutting off of the source of income, especially if the afflicted one be the breadwinner of the family; also the added expense of commitment to and maintenance in a hospital for the insane; and finally, it involves exposure of the lives and property of the family to danger from the ofttimes violent and destructive tendencies of the patient. To the community it involves great danger to life and property from the acts of homicidal and dangerous lunatics; also a large loss to the body politic by the withdrawal from the ranks of its wage earners of the earning capacity of many thousands of individuals — substantially all of the insane being adults and, for the most part, in the active and most productive stage of life; and last, though by no means least, it devolves upon the community an enormous burden of taxation incident to providing and maintaining hospitals for the custody and care of a vast army of insane people, there being to-day in the State of New-York alone more than 28,000 certified lunatics, not to mention the large number of unapprehended, unrecognized and so-called "borderland cases" in all communities that are liable at any time to require medical care and attention.

With respect to its bearing upon the importance of the subject from a pecuniary standpoint, mention may be made of the fact that in the development of the wealth of the State the life of each adult unit of a community has an estimated value of $ 200 per annum, whereas, the average duration of insane life is about twelve years and the average annual cost of properly caring for an insane person in a public institution, including interest on investment, is in the United States, about $ 200. This would indicate a loss to the State of approximately $ 400 for each year that a patient remains under care as a public charge. In other words, if the average life of the insane is twelve years and the annual per-capita cost of maintenance is $ 200, each insane person who fails of recovery during this period represents a loss to the State of $ 2400; whereas, a sane person for a like period of time would represent a gain of $ 2400. But even though the individual contribute nothing to the wealth of the State when sane, it would still be in the interest of economy to provide for him when he becomes insane, such environment and such treatment as will insure every opportunity of restoring him to the ranks of the wageearners, or at least of enabling him to return to his home, and thus relieve the public of the burden of his support. By restoring a sick man to health we not only enable him to resume the support of his family, which otherwise might become a public burden, but we pave the way for him to again become an industrial unit in the community, whereby he may contribute his portion to the public weal.

At the present time there are in the State of New-York fifteen state hospitals for the insane — thirteen for the ordinary insane and two for insane criminals — and twenty-three licensed private institutions for the insane. The whole number of committed insane in the public and private hospitals of the State of New-York at the end of the fiscal year, September 30. 1906, was 28,302, divided as follows: men 13,548, women 14,754. The whole number of insane in the State hospitals, including two hospitals for insane criminals (960), on September 30. 1906, was 27,317. The whole number of insane in licensed private institutions was 985. The net increase for the year in all institutions was 895; in the State hospitals including the criminal asylums, the net increase was 896. The number of resident medical and other officers in State hospitals is about 300, and of attendants, nurses and other subordinate employés 3500.

The cost of the State Hospitals, for lands, buildings, equipments and furniture, represents a permanent investment of more than $ 26,000,000, while the average annual expenditure for their maintenance, exclusive of cost of repairs, renewals and enlargements, is about $ 5,000,000. The average weekly per capita cost of maintenance for the last fiscal year being $ 3,53. This weekly rate is somewhat higher than the average for the whole United States, in which the number of insane is roughly estimated at 200,000.

If we estimate, even approximately, the cost of providing for and supporting the insane of the entire civilized world upon this basis, or even on a much lower one for some countries, the magnitude and importance of the subject at once becomes apparent.

The foregoing statement of facts and figures is here presented morely for the purpose of calling attention, by way of introduction, to the importance of the disease under consideration, and as suggestive of the wide range of interests it involves, whether viewed from a professional, sociological, or economical standpoint.

The first attempt on the part of the State of New-York to provide State care for her insane was made nearly sixty years ago, when, in 1836, the Legislature, in response to a memorial from the Medical Society of the State of New-York, praying for the establishment of a suitable State asylum for the insane, created the State Lunatic Asylum at Utica, now the Utica State Hospital. The institution, however, was not opened for the reception of patients until January 1843. The establishment of this asylum was the first recognition by the State of

New-York of the principle of State care. Prior to that time the insane poor, both acute and chronic, were mostly cared for in county or town poorhouses or in jails, there being substantially no other provision for them. Provision was made in the original charter of the Utica Asylum whereby patients who failed to recover after a certain period of time, or who should be pronounced incurable, might be removed to the county poorhouse, upon the superintendent's certificate that the patient was "incurable" or "not likely to be benefited by further treatment, and could probably be made comfortable in the poorhouse." This was a most inhumane provision and one that was continued in operation under certain modifications, though with practically the same results, until the creation of the State Commission in Lunacy in 1889, and the subsequent passage of the State Care Act in 1890. So that, while the establishment of the State Lunatic Asylum in Utica in 1836 was a practical recognition on the part of the people of the State of New-York of the principle of State care, its beneficence extended only to State care for the acute or recent insane, while at the same time it countenanced, or at least tolerated, a system of county or poor-house care in its worst form by permitting the superintendent of the State asylum, in his discretion, to transfer to county houses, under the guise of incurability, the friendless, the violent and destructive, the untidy and infirm, and the feeble and helpless — the very classes which, above all others, most need the fostering care and protection of the State. This pernicious system continued for a period of more than forty years, during which time the poor-houses became filled to overflowing with mentally afflicted human beings who were accorded only the merest pretence of custodial care and maintained in a spirit of parsimony whose chief apparent ambition was to see on how small a pittance body and soul could be kept together. The keeper of one county asylum stated to the writer with evident pride in 1889 — the year the State Commission in Lunacy was created — that he maintained the insane of his county at a cost of ninety cents a week, per capita, or less than thirteen cents per day.

This accumulation of the insane in the county poorhouses and in so-called "county asylums" which, excepting those in urban districts, were destitute even of a nominal medical head, resulted in their being treated as ordinary paupers, the character of their malady being ignored or unappreciated, and they received no more care or attention than was accorded to the sane paupers. In other words, the insane were pauperized in the matter of food, clothing, shelter and environment, as well as of proper medical care and treatment. Experienced observers of mental disease, and of the natural tendencies of its victims, will readily imagine what, under such circumstances, the condition of the insane in the State of New-York must have been at that time, a condition best described by the terms: misery, degradation, squalor, wretchedness and neglect.

The standard of care in the State of New-York at that time, and its resultant conditions, are graphically portrayed in the following extract from a report made to the Legislature in 1864 by the late Dr. SYL-VESTER D. WILLARD, Secretary of the New-York State Medical Society, who, although not an alienist was a humanitarian, personally investigated the condition of the insane poor in the various poorhouses, county insane asylums and other institutions where the insane poor were kept:

"In some of these buildings the insane are kept in cages and cells, dark and prison-like, as if they were convicts, instead of the life-weary, deprived of reason. They are in numerous instances left to sleep on straw, like animals, without other bedding, and there are scores who endure the piercing cold and frost of winter without either shoes or stockings being provided for them; they are pauper lunatics, and shut out from the charity of the world where they could at least beg shoes. Insane, in a narrow cell, perhaps without clothing, sleeping on straw or in a bunk, receiving air and light and warmth only through a rough, prison-like door; bereft of sympathy and of social life, except it be with a fellow lunatic, without a cheering influence or a bright hope of the future! The violent have only to rave and become more violent, and pace in madness their miserable apartments. These institutions afford no possible means for the various grades of the insane; the old and the young, the timid and the brazen, the sick, the feeble and the violent, are herded together without distinction as to the character or degree of their madness, and the natural tendency is for all to become irretrievably worse. In some violent cases the clothing is torn and strewed about the apartments, and the lunatics continue to exist in wretched nakedness, having no clothing and sleeping upon straw wet and filthy with excrement, and unchanged for several days. Can any picture be more dismal and yet it is not overdrawn."

The publication of this report aroused public sentiment and resulted in a second spasmodic effort on the part of the legislature to provide for State care, by the establishment, in 1865, of the Willard Asylum for the Chronic Insane, now the Willard State Hospital, and subsequently, in 1879, the Binghamton Asylum for Chronic Insane, now the Bing-hamton State Hospital, to which it was proposed to transfer all of the insane from the county poorhouse asylums where they had been accumulated in large numbers. This second era in lunacy legislation for State care largely failed of its object through delay on the part of the State in providing sufficient accommodations for this class, notwith-standing the fact that in the period from 1865 to 1889 seven State asylums — five for acute and two for chronic cases — had been established. Owing to this lack of accommodation, the State asylums for the acute insane were permitted, by law, to continue the pernicious practice of returning their unrecovered patients to the county poorhouses, some of which were called "county asylums." The inhumane practice of removing these unfortunates from State asylum to poorhouse, usually at the end of one year, continued for upward of half a century, until the creation of the State Commission in Lunacy, in 1889, and the enactment of the State care law, in 1890. Thus, while the State had recognized the principle and, at least theoretically, adopted the policy of State care for its dependent insane, it had fostered a system of county care in its worst form and one which pauperized substantially every patient who failed of recovery after a year's residence in a State Asylum.

It should be borne in mind that a large majority of the dependent insane, of which the great bulk of our hospital population is composed, are not paupers in any proper sense of the term. A pauper lunatic is one who was a pauper and a public charge before he became insane, whereas, the great mass of the inmates of our State hospitals are persons who were selfsupporting, respectable citizens when overtaken by disease, and as such they are clearly entitled to receive the highest standard of care and treatment, to the end that as many as possible may be restored to lives of usefulness and to the ranks of the bread-winners.

Another evil which sprang up in connection with this wretched county care system, and which had become an integral part of it, was a practice of receiving recent and presumably recoverable cases directly from their homes, which was not only a violation of law, but a great moral wrong.

This deplorable condition of the insane in poorhouses and county asylums at last became so acute that it attracted the attention of certain philanthropic people and especially of a charitable organization known as the State Charities Aid Association, a voluntary body, which in its visitation of county asylums and poorhouses, by its local committees, had become familiar with the existing evils.

This Association, although without legal authority to correct the abuses which its local visitors reported, under the leadership of the Chairman of its Committee on the Insane, Miss LOUISA LEE SCHUYLER, began a reform agitation, through the public press, by personal appeals to legislators, to the medical profession and to other influential public-spirited citizens. This agitation, continued in the face of powerful opposition, gradually gained force until it culminated, after two unsuccessfull efforts, in the enactment of the State Care Law, in 1890. Meanwhile the Legislature, having become convinced of the futility of enacting laws for the improvement of the condition of the insane without providing adequate legal machinery to enforce the same, passed a law, in 1889, creating a State Commission in Lunacy and clothing it with practically plenary power in respect to the insane and the management of institutions for the insane, both public and private.

This commission, over whose deliberations I had the honor of presiding during the first seven years of its existence, consists of three members, with the following required qualifications: a physician of at least ten years experience in the care and treatment of the insane and in the management of institutions for the insane; a reputable lawyer, of at least ten years practice, and a layman of good repute, all to be appointed by the Governor of the State, with the concurrence of the Senate. My associate commissioners were Hon. GOODWIN BROWN, lawyer, and Hon. HENRY A. REEVES, citizen, both of whom rendered invaluable service in organizing the work of the Commission and putting the State care law into successful operation. The creation of this commission gave a powerful impetus to the State care movement. It promptly joined hands with the State Charities Aid Association and others in their efforts in behalf of State care and in the first year of its existence (1889) it made a thorough examination of the county institutions for the insane, twenty one in all, in many of which the conditions were found to be fully as bad as those so vividly portrayed in Dr. WILLARD'S report. Most of the buildings were found to be utterly unsuited to their purpose, both as regards their structural arrangement and equipment. They also were woefully lacking in respect to sanitary appliances, furniture, bedding, clothing, food supplies, order and cleanliness, facilities for diversion and amusement, religious worship, nursing and competent medical supervision. In several instances disturbed and violent insane women were cared for by male keepers who were devoid of any proper training or experience in nursing the insane. Crude methods of mechanical restraint and other forceful means of repression were commonly resorted to to quell the violence and turbulence which existed on every hand, and which, coupled with the general conditions of confusion, disorder and untidiness that prevailed, served to render some of these institutions veritable bedlams. Indeed, so glaring were the defects found by the commission on its first inspection of these institutions that it immediately issued an order declining to grant any further permission to county officials to care for their insane. In its first report to the Legislature the commission disclosed the wretched condition of these institutions and their inmates and recommended the abolition of the county care system and the transfer of all of the inmates of county institutions to State hospitals, there to be maintained solely at the expense of the State. This report, which attracted wide attention through the medical and secular press, it is generally conceded, gave the death-blow to county care of the insane in the State of New-York. In response to the recommendation of the Commission and despite an organized, vigorous and determined opposition on the part of county officials and their numerous sympathizers, the Legislature, in 1890, passed, and the Governor approved, an act, known as the State Care Act, which annihilated the county care system and provided that all of the dependent insane of the State shall be treated in hospitals established, maintained and governed by the State. Of this law the *American Journal* of Insanity for April 1890, speaks in the following language; "The State Care Bill providing State care for all the dependent insane in the State of New-York, became a law April 15, 1890. By signing this bill Governor HILL consummated one of the most signal triumphs ever achieved by humanity in the State of New-York. All honour to those good men and women who have laboured zealously day in and day out for the past three years to bring about this happy result. In the general rejoicing there will be no caviling as to who is entitled to the lion's share of the credit, though all must recognise the important part played in this great reform by the State Commission in Lunacy." In this connection it should be said that the commission was sustained by the medical profession as a whole, by a large portion of the public press and by the unremitting efforts of the State Charities Aid Association.

By the adoption of the State Care Act, the State of New-York not only emphatically reaffirmed its policy of State care which began in 1836, and which was extended in a half hearted way in 1865, but unequivocally committed itself to the extreme and logical limit of the principle, in fact as well as in theory, that the dependent insane are the wards of the State, and that the interests of the insane should be confided exclusively to the State; while the terms of the act render it easily workable and susceptible of unlimited extension to meet the increasing demands which may from time to time be made upon it.

The important features of the State Care Act (Chap. 126, Laws of 1890), and of acts supplementary thereto, may be briefly summarized as follows: The abolition of separate institutions for the *chronic* insane; the designation of all the public institutions for the insane as State hospitals; the territorial division of the State into hospital districts, and requiring that each hospital shall receive all of the dependent insane, both acute and chronic, within its district; providing for the erection on the grounds of the State hospitals of additional buildings to accommodate the inmates of county asylums, then numbering nearly 2300; also requiring the commission, whenever deemed necessary to prevent overcrowding, to enlarge existing hospitals, or to recommend the establishment of additional ones in such parts of the State as in its judgment will best meet the requirements; requiring county superintendents of the poor and other officials of similar jurisdiction to properly prepare patients for removal to hospitals, by seeing that they are in a state of bodily cleanliness and comfortably clad in new clothing throughout, and adapted to the season of the year, in accordance with regulations made by the commission; providing that the removal of public patients from their homes or from poorhouses shall be done by nurses sent from the hospitals and that female patients, unless accompanied by female relatives, must be removed by female attendants, the cost of removal in all cases, to be borne by the hospital; that after such patients have been delivered into the custody of the hospital the care and control of them by county authorities shall cease; that thereafter no insane person shall be permitted to remain under county or municipal care, but all such shall be transferred to State hospitals without unnecessary delay, there to be regarded and known as the wards of the State; also prohibiting absolutely the return of any insane person from a State hospital to the care of county officials; also providing that no monies shall be expended by the managers of a hospital

for additional buildings or for extraordinary repairs and improvements
except upon plans and specifications approved by the commission; also,
that no expenditure for any other purpose shall be made by the
hospitals except upon itemized estimates approved by the commission;
requiring the hospitals to submit to the commission, itemized estimates
for their current expenditures, these estimates to be revised by it as
to quantities, quality, and cost of supplies; requiring the commission
to classify the salaries and wages of officers and employées of the
hospitals, on a basis of uniformity for similar ranks and grades of
employment; requiring uniformity in all official records and forms used
by the hospitals; providing for the establishment of a pathologic institute
to be maintained for the benefit of all the hospitals, the director of
the institute to be appointed by the commission, after a special civil
service examination, thus centralizing in one department the scientific
investigation of all the hospitals in the yet obscure domains of mental
pathology and etiology of insanity and correlated fields of research.

Having thus cursorily outlined the legislation had for the insane in
the State of New-York since the creation of the Commission in Lunacy
in 1889, it is pertinent to inquire into the results of this legislation,
both as regards the welfare of the insane and the pecuniary interests
of the people. In other words, what improvements, if any, have been
made in the general care and treatment of the insane and in the
methods of management and condition of the hospitals? Also what
pecuniary benefits have the people derived from the substitution of
State for county care for their dependent insane?

Among the more important improvements as regards methods and
conditions which have accrued to the institutions for the insane and
their government, under the new order of things, may be mentioned
the following:

1. A complete registration in the office of the commission of all
qualified examiners in lunacy. In the State of New-York only qualified
examiners in lunacy may certify to the insanity of a person for the
purpose of commitment. To become an examiner one must be a reputable
and duly licensed physician of at least three years standing. These
qualifications must be certified to by a judge of a court of record and
the certificate filed in the office of the lunacy commission.

2. A complete registration in the office of the commission of all
persons committed to institutions for the insane, both public and private.
This registration already embraces about 75,000 cases, from which
valuable deductions and comparisons may be made. This information,
which heretofore could not be obtained from a single source, not without
great difficulty, is thus made readily available, while its collection has
been greatly facilitated by the adoption of a uniform system of records
and statistical returns for all the hospitals.

3. Provision for the transfer, by order of the commission, of patients
from one institution to another without recommitment. This elastic
feature of the State Care Law enables the commission to locate patients

in hospitals which are most accessible to their friends; also to equalize the pressure for accommodations in the State hospital system.

4. The removal of patients from their homes or elsewhere, by trained attendants sent from the hospitals, women patients, in all cases, to be accompanied by a woman attendant or nurse. Also, if the patient is violent or greatly disturbed a medical officer from the hospital accompanies the nurse. The observation of this rule insures both decency and humanity in bringing patients to the hospitals. Formerly it was customary for male officials to escort female patients to the hospitals, even though it might be necessary, as was frequently the case, to stop over night en route. Again such patients were frequently required to travel long distances in smoking cars set apart for men. These grossly improper practices happily are now a thing of the past.

5. Removal of the legal distinction between acute and chronic insanity, by designating each State institution for the insane as „hospital" instead of „asylum", and organizing them all upon a curative basis, thus inculcating the hospital idea. While it is true that the State Asylums for the chronic insane, as they were then designated, served a useful purpose, inasmuch as they afforded asylum, not hospital, care for a large number of patients who otherwise would have been consigned to the poor houses, there was a feeling in the community, and especially among the patients themselves and their friends, that patients sent to the Asylums for the chronic insane were thereafter to be regarded as hopeless and incurable, and the transfer of patients thereto from the so-called acute institutions of the State was the occasion of much mental anguish and suffering on the part of both patients and friends. Indeed, I have personally witnessed the sorrow and anguish which patients manifested when marshalled in the wards of the Utica State Hospital for transfer to the Willard Asylum for the Chronic Insane. Many of such patients, capable of appreciating their situation and surroundings, felt when consigned to the asylum for the chronic insane, that all interest in their welfare, and especially in their recovery, was lost. And it is a fact that in numerous instances when patients were so consigned, their friends did lose interest in them and ceased to visit them. Furthermore, the abolition of this distinction has had a most beneficial effect upon the inmates of the institutions, that formerly were set apart for the chronic insane, as well as upon the interest and zeal of their medical officers and nurses.

6. A regulation regarding the correspondence of the insane, which provides that any patient who desires to do so may write at least once in two weeks; letters, for any reason, not forwarded to destination must be sent to the office of the commission for examination; letters addressed to the Governor of the State, the lunacy commission, to judges, or to any official, having jurisdiction in lunacy cases, must be forwarded unopened. This rule is designed to disarm the criticism that is so often made respecting alleged suppression of patients' correspondence by hospital officials, and at the same time to afford patients

who regard themselves as illegally detained or ill-treated, an opportunity to communicate through proper channels with the outside world.

7. Provision for paroling patients, under certain conditions, for a period of thirty days, during which they may be returned to the hospital without recommitment. This affords opportunity for testing the fitness of certain patients for final discharge, and to others for occasional visits at home.

8. A regulation requiring that patients on admission to a hospital shall be informed of the nature of the institution, and the fact that they are detained under legal commitment.

9. Affording to all patients the legal right of a hearing, by the visiting commissioners, apart from any officer of the hospital.

10. A rule restricting the issuing of licenses to conduct private asylums to reputable physicians of at least five years experience in the care and treatment of the insane.

11. The general adoption by the hospitals of a uniform dress for nurses' and attendants' wear.

12. Provision for the clinical teaching of insanity in the State hospitals, by admitting to the wards thereof, under proper restrictions, students of medical colleges situated in their vicinity, as well as practising physicians who may desire the opportunity of studying mental diseases clinically. Under this provision six medical colleges now avail themselves of the facilities offered by the hospitals for the clinical teaching of insanity.

13. Provision for the appointment of medical internes in each of the State hospitals, at a salary of $ 600 per annum, in addition to the regular medical staff, thus providing a training school for medical officers from which the regular medical staff may be recruited.

14. A regulation requiring competitive civil service examinations for appointment of resident officers in State hospitals. This provision has resulted in divorcing the hospital service from partisan influences, and in opening the way for promotion, by merit, of experienced assistant physicians and other worthy officers. Only physicians who have had at least five years experience in a hospital for the insane are eligible to examination for, and appointment to, the position of superintendent. This regulation has effectually barred the appointment to office of inexperienced and incompetent physicians, through political or other influences, as was heretofore too frequently the case. It is believed that the letter and spirit of civil service requirements are more carefully observed in the State hospitals of New-York than in any other department of the State government, and that under its operation the hospitals are as free from partisan influences, both in the matter of appointments to and in the tenure of office during efficiency and fitness, as it is possible for them to be, under a republican form of government.

15. A material increase in the average rates of salaries and wages of all grades of service, also an increase in the ratio of medical officers, nurses, and attendants to patients, including a woman physician on the staff of each hospital. The schedule of salaries and wages provides,

in nearly all cases, for promotion in pay at regular intervals, as a matter of right and independently of favoritism.

16. The introduction of women nurses on the men's wards, such nurses to be paid substantially the same wages as men.

17. A material extension of accomodations for attendants and nurses in detached buildings, or nurses' homes, and the employment of a corps of night nurses, especially in the care of disturbed and untidy patients. This arrangement enables the nurses, when off duty, to retire to their own, well appointed, quiet apartments where they may obtain needed rest and relaxation.

18. The establishment of training schools for nurses in all the hospitals.

19. Provision for the employment of dentists for patients whose teeth the medical officers may determine to be in need of attention, also for ophthalmological examinations by eye specialists with a view to the correction of defects of vision, from which many patients suffer.

20. An annual allowance to each hospital for the purchase of medical books and journals, magazines and other periodicals, for the benefit of the medical staff and others.

21. The employment of a chef in each hospital, in addition to the ordinary corps of cooks, whose duty it shall be to generally supervise the cooking in the various kitchens and to instruct the subordinate cooks and nurses in the preparation of special diet.

22. The adoption of a schedule of food supplies, including a per diem ration allowance of each article. This schedule is designed to serve as a basis for the hospitals in estimating for commissary supplies, and also as a guide for the commission in its revision of such estimates.

23. A marked improvement in the methods of bathing, by the introduction of „rain" or „spray" baths and other means of hydrotherapy.

24. A requirement that, so far as may be deemed feasible, the hospitals shall enter into joint contracts for the purchase of staple articles of supply through competitive bids, the contracts to be let to the lowest responsible bidders.

25. The abolition of mechanical restraints in all the hospitals and the substitution therefor of usefull occupations, diversions and amusements of various kinds. Prior to the enactment of the State care law the wards of substantially every asylum were supplied with camisoles, leathern muffs, belts and wristlets, protection sheets, etc., and many of them also with the „Utica Crib", so called from having first been used in the Utica Asylum. In addition to these forms of restraint the wards of the Auburn criminal asylum, when I became its superintendent in 1876, were each equipped with an outfit of chains, shackles and hand-cuffs, many of which were in daily use. At that time, as a result of the teachings I had imbibed, I believed in the utility of mechanical restraints and would have regarded a failure to use them in certain cases as a dereliction of duty, and I so stated in my annual report for that year. Subsequently, however, on January 1. 1879, after careful study of the subject, I determined to discontinue the use of mechanical

restraints in the institution, absolutely, and I accordingly issued an order therefor to take effect on that date. This, I believe, was the first instance in the United States of the absolute abolition of mechanical restraint in a public institution for the insane. This, at the time, seemed a long step in advance and one the propriety of which was seriously questioned by several of my fellow superintendents. But soon after the step was taken it was found that the need of these appliance had ceased to exist, and that, under the beneficent influences of amusements, diversions and useful occupations, together with adornments of the wards and surroundings of the patients which had been substituted for restraint, quiet and order had supplanted the turbulence, confusion and violence which attended the old methods and which rendered the institution a veritable bedlam. In the days of restraint it was really dangerous for visitors to pass through certain of the "disturbed" wards of our public institutions for the insane, whereas, nowadays, visitors to these institutions not infrequently complain that they have not been shown the "worst cases" and they ask to see those who are in "padded cells" or "tied down", and when told that there are no such cases, or places, in the hospital, they are apt to look incredulous and doubting. So that, even to-day, it is difficult for those who are unfamiliar with the subject to realize that the old conditions have entirely disappeared under modern methods of care and treatment.

26. The introduction in 1901, of tent life for the care of tuberculous patients, by the late Dr. A. E. MACDONALD, Superintendent of the Manhattan State Hospital, on Ward's Island, New-York City, marks another important step in the progress of the care and treatment of the insane in New-York which is worthy of special mention.

The pronounced success of Dr. MACDONALD's experiment of treating tuberculous insane in canvas tents during the milder season, and which subsequently was extended to all seasons of the year, has led to the extension, with most beneficial results, of tent treatment to several other classes of patients, namely, the feeble and untidy, the convalescents, and, finally, to the acute insane, many of whom, confined to bed and suffering from various concurrent diseases, find in camp life an agreeable and beneficial change from the more confined surroundings and vitiated atmosphere of the hospital ward. Dr. WILLIAM MABON, the present superintendent of this hospital, in a recent paper states that the recovery rate of cases cared for in the open air is as high as 40 %, whereas, the death rate is "extremely low". The experience of this hospital during the past five years shows that the open air treatment is especially beneficial to the tuberculous, the feeble and untidy, the retarded convalescents and to cases of acute insanity in which the psychosis is associated with debility, delirium and insomnia. [1] Fully equiped camps for both sexes are now maintained at this hospital in

---

[1] Those who may desire detailed information respecting the methods and results of tent treatment of the insane in New-York are referred to the annual printed reports of Manhattan State Hospital (1901 to 1906); also to a paper on Tent Treatment for Tuber-

which large numbers of patients receive the same general routine treatment that is given to indoor cases, with the added benefit incident to life in the open air. This system of outdoor treatment of the insane is gradually being adopted by other hospitals, both in New-York and in other states of the Union.

27. The systematic employment of patients at useful occupations, such as farm and garden work, in the various repair shops, bakeries, kitchens, laundries tailor shops, sewing rooms, stables, etc. Also at various industrial occupations, such as the manufacture of clothing and foot wear, furniture, brooms and brushes of all kinds, hair mattresses, rugs, upholstering, chair caning, bookbinding, printing, etc. etc. The finished products of these industries are not sold in open market, but are disposed of at actual cost to other hospitals which may not manufacture or produce the particular article, thus avoiding direct competition with trades unions. For instance, one hospital roasts all the coffee, or manufactures all the brushes, or supplies all the printed blank forms that may be required by the other hospitals.

28. The establishment of a Pathologic Institute: Criticism having been made from time to time by eminent members of the medical profession, of the indifference and inattention of the hospitals for the insane generally throughout the United States to scientific investigation, the Lunacy Commission, after first securing the material welfare of the insane, as regards their proper housing and care, proceeded to establish a department of scientific investigation of mental diseases. This centre of scientific investigation in insanity and allied fields of research was designated the Pathological Institute of the State Hospitals to indicate the preponderance, but not the exclusive application, of the study of pathology to problems of insanity. The plan in establishing the pathologic institute was practically not to restrict its studies to any one exclusive line of science, but to make such investigation broad and comprehensive, by the union of all those branches of science which can be practically brought to bear upon the scientific study of mental disease. The great renaissance in our knowledge of the normal nervous system accomplished by the method of GOLGI and his followers, the great progress in the science of the cell structure, the progress of bacteriology, linked with physiological chemistry, the comprehension of the correlation of the nervous system with other portions of the body, the tendency to correlate all of these sciences so that they might be focused upon the problems of the physical basis of insanity, made the time ripe for establishing a central department for the scientific work of the State Hospitals, not as an experiment, but on a permanent basis, and one which would justify the expenditure of the considerable monies which such an undertaking, to be successful, necessarily requires. As already intimated, such a conception of investigating the nervous

culous Insane (Illustrated) by A. E. MACDONALD, M. D., Reprinted from A Directory of Institutions and Societies Dealing with Tuberculosis in the United States and Canada, 1904; also Open Air Psvchiatry, by Dr. WILLIAM MABON, N. Y. Medical Journal, Feb. 9. 1907.

system as a dependent part of the body in the broad light of the operation of the general laws of pathologic processes and by co-ordinating pathologic histology with its sister sciences was a distinct departure from the plans of working at these problems in the past. Furthermore, it was deemed wise, both from an economical and a scientific standpoint, to centralize the research work of the hospitals in a single institution, in order that unity of method in investigations might prevail and proper guidance and systematizing of the work by a masterhand might be in order.

In its eighth annual report to the Legislature (1897) the commission, referring to the Institute said:

"The future progress of work of this kind, then, may be believed to justify much expectation in the investigation of the most subtle and difficult field of the causation of disease, namely, the morbid condition of the nervous system, which gives rise to and underlies the manifestations of insanity, and it is believed the people of the State will not fail to sanction the making of necessary expenditures for carrying on this most important work for which the time has only so recently been adequate. It is not too much to hope that in a comparatively near future such investigations will exhibit practical results, both in the prevention and cure of insanity."

The Institute is divided into departments and the gentlemen in charge of these departments are designated associates in their respective branches, the whole being under a Director, distinguished for his scientific attainments, Dr. ADOLF MYER.

29. A codification of the laws of the State relative to the insane into one comprehensive statute, known as the "Insanity Law", thus bringing the hospitals into unison, under one charter, and placing them all on an equal footing in the matter of organization, administration and finances.

Respecting what has been accomplished in the direction of improvement to the hospitals, as well as in the promotion of the welfare and comfort of their inmates, as a direct result of the adoption of the policy of State care, a perusal of the annual reports of these institutions would show that their condition as regards structural arrangement and equipments, sanitary condition, order and cleanliness, fire protection, furniture, clothing, food supplies, industrial and other occupations, means of diversion and amusements, discipline, nursing, medical service and organization, has been steadily progressive and that the standard of care is in all respects much higher than it was prior to the enactment of the State care Law, while at the same time the cost of maintaining the hospitals has been greatly diminished. Prior to October 1. 1893 at which time the Commission was given supervision and control of the hospital finances, the average annual per capita cost for maintenance was $ 222. The Commission reduced this to $ 184 at the same time materially raising the standard of cure, thus effecting in a single year, a saving of hundreds and thousands of dollars.

It is the will of the people of the State of New-York, that its hospital system shall be conducted on a plane that will afford every opportunity of recovery to recoverable cases and at the same time insure proper care and treatment to the chronic insane, to the end that their condition may be improved as far as possible and that the most hopeless of these unfortunates may have the chance of possible recovery, under the best conditions and environments with which they can be surrounded. In other words, the people of that great commonwealth desire that in their standard of care and in their results their hospitals for the insane shall stand second to none in the world, and I believe that they are abundantly able and willing to supply the necessary means to secure these conditions and results.

The progress and present status of the New-York State hospital system, which I have endeavoured to portray, may be regarded as a continuation, if not the full fruition, of the great reform movement in behalf of the insane, inaugurated more than a century ago, by PINEL in France, by TUKE in England, by JACOBI in Germany, by RUSH in the United States, and, later, by B. H. EVERTS in Holland.

This splendid system, begun in 1836 and consummated in 1890, representing a growth of more than half a century, is a living monument to unselfish effort for humanity and science. Its existence to-day marks a great and lasting triumph of philanthropy and humanity over ignorance and greed, in the march of civilization.

All honor to the Medical Society of the State of New-York, which, through its humane secretary, Dr. WILLARD, blazed the pathway of this great reform through a wilderness of ignorance and greed. All honour to those good men and women who later renewed the struggle, against fearful odds, and courageously bore the burden of conflict for the emancipation of these mentally afflicted fellow-beings and brought it to a successful issue. They may well be pardoned a feeling of exultation and a sense of triumph.

It is not claimed that the new system is, unlike other human agencies, without imperfections. It is claimed, however, that its already demonstrable advantages over the system which it superceded are so great as to convince even the most sceptical of its former opponents of its superiority, both in its humane and its financial aspects; also that the principle of State care, founded on the broad basis of science and humanity, when intelligently applied, as it is in the State of New-York to-day, stands for all that is best in our present knowledge of the care and treatment of the insane.

Allocution du Prof. CARLOS I. MAC DONALD de New-YORK.
à l'ouverture de la Séance Générale.

Mr. President, membres of the Congress, Ladies and Gentlemen:

Aside from the sense of diffidence which one might naturally feel at being called upon to preside over the deliberations of this august assemblage, composed, as it is, of distinguished representations of our chosen branch of our profession, men and women of eminent scientific attainments and of great renown throughout the scientific world, I may say that it affords me very great pleasure to meet and to greet this international congress of psychiatry, neurology, psychology and nursing of the insane; and in saying this I am sure that I voice the sentiments of my colleagues on the American delegation, whose chairmain I have the honor to be. From the government of the United States of America, from the medical profession of the United States, we bring good will and friendship, not alone to this international Congress, but to her Majesty, the Queen, who so graciously honored us with her presence at the opening session of the congress, to her loyal subjects, the good people of Holland, and especially to our medical brothers in Holland who have done so much for our comfort and pleasure by the lavish hospitality they have extended to us during our all too brief stay in the beautiful and cultured city of Amsterdam.

America owes much to Holland, especially the State of New-York which was settled by the Dutch, many of whose descendants are living there to-day where they represent the highest order of intelligence, thrift and all else that makes for good citizenship. Even our beloved president ROOSEVELT of whom we Americans are all so proud, has good, honest Dutch blood circulating in his veins.

Respecting the work of the Congress, I may say, that from the scientific contributions that are being made to the subjects for the consideration of which the congress is assembled, together with the discussions of the same, I believe it will not only add much to our knowledge of psychologic and neurologic medicine, but will give a powerful impetus to the advancement of these subjects throughout the civilized world.

Thanking you, Mr. President, and fellow members of the congress for the distinguished honor you have conferred on me, I now declare this session of the general congress open for the transaction of such business as may come before it.

La conférence du Prof. RAYMOND: les Psycho-néuroses n'a pas eu lieu.

SECTION I.
Psychiatrie et Neurologie.

───────

Présidents d'honneur: { Prof. VAN GEHUCHTEN (Louvain).
{ Prof. VON MONAKOW (Zürich).
Président: Prof. WINKLER.
Sécrétaire: Dr. VAN ERP TAALMAN KIP.

───────

Le bureau provisoire est nommé bureau de la Section.

───────

Le Prof. WINKLER ouvre les séances de la Ière Section en prononçant le discours suivant:

Mesdames et Messieurs!

En ouvrant les séances de la section de psychiatrie et de neurologie de notre congrès mes premières paroles seront l'expression d'un sentiment de sincère reconnaissance. Nous autres, neurologistes et psychiatres néerlandais, fils d'une nation petite, mais honnêtes dans nos aspirations scientifiques, nous avons fait un appel à la science étrangère pour venir chez nous.

Le but de ce congrès était d'abord l'union de la psychologie, de la physiologie et de l'anatomie du système nerveux, ces sciences purement théoriques, à la clinique des maladies mentales et nerveuses.

Nous avons cru que cette union devrait aboutir à des résultats d'une portée énorme pour l'assistance de nos malades, en première ligne pour nos aliénés, qui ont surtout besoin d'une thérapie scientifique. Cette conviction intime nous a donné le courage de convoquer dans notre petit pays un congrès international, où l'assistance des aliénés d'une part, serait liée à la psychologei d'autre part, et dont la neurologie et la psychiatrie scientifique seraient le trait d'union.

Je ne vous cacherai pas, mesdames et messieurs, que cette entreprise fut chez nous l'objet de discussions souvent vives au sein de la société dirigeante la „Vereeniging voor Psychiatrie en Neurologie". On y trouvait des incrédules, qui, vu les inconvénients que présentent grands congrès internationaux de médecine générale, doutèrent d'un résultat possible d'un congrès international comme le nôtre.

Aussi, j'ose le dire, mesdames et messieurs, l'accueil que notre appel a trouvé chez vous, la confiance que vous avez eue dans notre tentative nous a fort touchés. Vous êtes accourus de toutes parts.

Non seulement vous êtes venus d'Allemagne, de France, de Belgique, d'Angleterre, de ces grands et illustres pays, qui enclavent pour ainsi dire nos petits Pays-Bays, pour renforcer les liens scientifiques et amicaux qui nous unissent déjà depuis longtemps, mais c'est de la vaste Russie, des bords du Danube, des montagnes neigeuses de la Suisse, des pays qui entourent la Méditerranée, aussi bien que de ceux arrosés par la Baltique que vous avez répondu à notre appel.

Vous n'avez pas craint un long voyage, vous les porteurs de l'étendard intellectuel de ces peuples, vous êtes venus, confiants que vous rencontreriez ici des esprits dignes de vous.

Mieux encore; vous n'avez pas hésité à traverser les océans qui nous séparent de l'Amérique, du Japon, de l'Australie, pour descendre dans nos plaines, pour rencontrer chez nous les idées de la vieille Europe, pour les échanger avec nous contre les idées d'une ère nouvelle, qui s'est développée autour de nous.

Au nom de mes collègues néerlandais je vous remercie de cette confiance. Vous êtes la preuve vivante, s'il était nécessaire de le démontrer encore, que la science est cosmopolite et ne connaît pas de patrie.

Mais si mes premiers sentiments ont été ceux d'une gratitude chaleureuse, ceux qui suivirent furent un peu plus sombres.

Le congrès s'est réuni.

Notre jeune reine, aimable et bien-aimée, s'intéressant à tout effort artistique ou scientifique de notre nation, a daigné assister à la séance d'ouverture.

A présent le travail scientifique commence.

Parmi ce travail, les promesses de la première section ne sont pas mauvaises.

Son menu vous offre des mets bien divers et vraiment intéressants.

Quel sera le résultat de ce travail?

Oh, je ne crois pas, que quelqu'un partira d'ici ébloui des idées inconnues ou subversives qu'il viendra d'entendre au cours des séances.

Je ne suis pas si optimiste ou, si vous le voulez, si présomptueux. Ce n'est pas là que se trouve l'origine de mes sentiments plus sérieux.

Comme toujours, les idées neuves ne seront pas trop éloignées des idées vraies et bien connues. Mais, peut-être, elles seront dites de manière, à donner à réfléchir, peut-être elles seront nées en se plaçant à un point de de vue spécial, auquel on n'avait pas songé.

En tout cas, les travailleurs se rencontreront. Il me semble, que souvent, dans le vaste édifice de la science, les travailleurs, répandus un peu partout, ont entendu de près ou de loin le bruit, les résultats du travail de leurs confrères, mais souvent ils ne se connaissent guère.

Ils se rencontrent et voilà que l'individualité, qui vivifie la phrase morte de l'imprimerie, apparaît et devient le sauveur des congrès.

Non, mes sentiments plus sérieux s'attachent au fait, qu'une petite nation ne peut compter qu'un nombre retreint de serviteurs de la science. En parcourant la liste des noms illustres, adhérents au congrès, il me vient une crainte savoir que nous, vos hôtes, tout en recevant beaucoup, n'auront pas assez à donner en échange.

Mesdames et messieurs, votre indulgence est connue. En matière scientifique on aime à être simple, clair et vrai.

Je vous dirai franchement que nous ne nous faisons pas l'illusion de vouloir régler le cours du courant scientifique d'aujourdhui. Mais nous ferons voir tout ce que nous possédons avec la franchise qui est la marque du travail sérieux.

A présent, notre travail commence. Bientôt cette aula entendra vos débats vifs mais pacifiques.

J'espère que la première section remplira la tâche qu'elle doit accomplir.

J'ai l'honneur d'ouvrir la première séance de notre section.

Rapport I. **Le Tonus provenant du Labyrinthe.**

1er Rapporteur Prof. J. RICH. EWALD, Strassburg (Elsass).

———

Der Labyrinthtonus.

M. H.! Als ich den ehrenvollen Auftrag, auf diesem Congress von Klinikern über den Labyrinthtonus zu sprechen, annahm, war ich mir wohl bewusst, dass dies Thema manche Bedenken gegen sich hat. Handelt es sich doch um ein verhältnismässig neues Gebiet der Physiologie, das, weil es abseits liegt, wenig bekannt ist und bisher noch keine Zeit gehabt hat, um allseitig durchgearbeitet zu werden und auf weitere Gebiete der Medizin Einfluss zu üben. Sie werden es daher mit mir auch für richtig halten, wenn ich mich ganz kurz fasse.

Die Analyse der Labyrinthfunktionen ist von FLOURENS ausgegangen. Er hielt aber die von ihm beobachteten und meisterhaft beschriebenen motorischen Störungen, die er nach Verletzungen des Labyrinths auftreten sah, für sekundär-akustische. Erst GOLTZ trennte von den akustischen Störungen die nichtakustischen mit Bestimmtheit ab und entdeckte auf diese Weise das GOLTZ'sche Sinnesorgan oder den sechsten Sinn. Nach seiner Vorstellung sollte die Schwere der Endolymphe in den Bogengängen den Reiz liefern, der dann je nach der Kopfstellung verschieden gross sein würde und dadurch bewusste oder unbewusste Empfindungen der Kopfhaltung auslösen könnte. In Bezug auf diesen speziellen Teil seiner Theorie irrte GOLTZ offenbar. BREUER und MACH haben dagegen das relative Zurückbleiben der Endolymphe bei den Kopfdrehungen für den physikalischen Anlass des Reizes gehalten. Nach dieser Meinung sind demnach die Bogengänge kein statisches, sondern ein dynamisches Sinnesorgan und BREUER hat später für die Empfindung der Lage und der gradlinigen Bewegungen die reizauslösenden Organe in den Otolithenapparaten erkannt. Die BREUER-MACH'sche Theorie der Bogengänge kann jetzt wohl als allgemein anerkannt gelten. Ich selbst habe mich bemüht sie durch meine Plombierungsversuche zu beweisen und glaube die *Remanenzbewegung* der Endolymphe — so habe ich den Vorgang bezeichnet — für viele Fälle aus dem Bereich der Hypothese in das der Tatsache erhoben zu haben.

Aber die Bogengänge und die Otolithenapparate, beide als Sinnesorgane betrachtet, reichen offenbar noch nicht aus, um *alle* Störungen, die nach

Fortnahme der Labyrinthe auftreten, zu erklären. So haben die Kehlkopf-
muskulatur und die Kaumuskulatur sicherlich nichts mit der Haltung
oder den Bewegungen des Kopfes zu tun und doch werden beide durch
Fortnahme der Labyrinthe deutlich geschädigt, wie dies aus den Untersuchungen von WILLIAM STERN, DREYFUSS, meinen eigenen und anderen
hervorgeht. Dasselbe gilt auch von der rohen Muskelkraft, deren Abnahme
nach Labyrinthexstirpationen bei Fischen von BETHE, bei Krustazeen von
FRÖHLICH, bei Tauben von mir und beim Menschen mit Labyrinthdefekten
von STANISLAUS V. STEIN festgestellt worden ist. Es kommt ferner hinzu,
dass nach der Entfernung nur *eines* Labyrinths der Kopf bei den Tauben
sehr anormal gehalten und bewegt wird, jedenfalls in den nächsten Wochen
nach der Operation. Trotzdem können diese Tiere selbständig fressen und
leidlich gut fliegen. Wird dann aber auch noch das zweite Labyrinth fort-
genommen, so wird fortan das Fressen sehr erschwert und das Fliegen
ganz unmöglich, obgleich die Kopfhaltung und die Kopfbewegungen nun
wieder weit geringere Bewegungsanomalien zeigen. Man kann also für
diese Störungen nicht gut Sinnesorgane, die die Kopfbewegungen recipieren,
verantwortlich machen.

Endlich sind hier auch die Augenbewegungen zu erwähnen. Sie hängen
allerdings bei normalen Tieren in mannigfacher Weise von den Kopfbewegungen und von der Kopfstellung ab. Wenn man aber bei einem
labyrinthlosen Hunde den Kopf in der Normalstellung ganz unbeweglich
fixiert, so beobachtet man auch in diesem Falle Abnormitäten in den
Augenbewegungen.

Diese Beispiele beweisen deutlich, dass die Funktionen des Labyrinths
als dynamisches und statisches Sinnesorgan nicht zur Erklärung *aller*
Störungen der labyrinthlosen Tiere herangezogen werden können. Es
müssen auch noch nichtakustische Funktionen des Labyrinths in einer
anderen Weise, die nicht in einer Sinnestätigkeit besteht, vorhanden sein.
Und wir werden um so mehr bereit sein dies anzunehmen, da auch in
vielen Fälllen, in denen man allenfalls die Störung von einem Ausfall
des labyrinthischen Sinnesorgans ableiten könnte — ich denke hier z. B.
an die typischen Halsverdrehungen — diese Ableitung uns sehr gezwungen
und wenig plausibel erscheint.

Welches ist aber die nichtakustische Labyrinthfunktion, die uns alle
Störungen erklärt, welche nicht auf dem Ausfall eines Sinnesorgans beruhen.
Es ist dies des Labyrinthtonus.[1])

M. H.! Man hat über den Labyrinthtonus schon sehr viel geschrieben
und eine stattliche Reihe von Bestätigungen desselben veröffentlicht, aber
ich glaube, dass man dabei vielfach den Begriff des Labyrinthtonus zu
eng umgrenzt hat. Ich habe grade den Namen *Labyrinthtonus* gewählt,
weil er sehr wenig praejudiziert und nur angiebt, dass funktionelle Beziehungen zwischen den Labyrinthen und der Muskeltätigkeit bestehen,
ohne die spezielle Art dieser Beziehungen näher zu bezeichnen. Das Wort
Tonus wird in den medizinischen Wissenschaften schon in so verschiedener

---

[1]) J. RICH. EWALD. Physiologische Untersuchungen über das Endorgan des Nervus
octavus. Wiesbaden 1892.

Weise verwendet, dass man diesen Begriff leicht weiter ausdehnen und modifizieren kann, je nachdem es neu hinzukommende Erfahrungen erfordern. Nach den bisherigen Beobachtungen scheint mir der Labyrinthtonus weniger eine dauernde, wenn auch nur geringfügige Verkürzung des Muskels zu bewirken, als vielmehr einen Zustand zu erzeugen, der den Muskel besonders disponiert auf die ihm sonst irgendwie zufliessenden Reize zu antworten. In dieser Beziehung sind die Untersuchungen, die ich von Herrn EMANUEL[1]) habe ausführen lassen, besonders lehrreich.

Es handelt sich bei diesen Versuchen, die an Fröschen angestellt wurden, um die Zugkurve der Beine, die nicht zu verwechseln ist mit der Zuckungskurve der einzelnen Muskeln. Man erhält die Zugkurve, indem man auf die Beine des Tieres einen plötzlichen Zug wirken lässt und registriert, in welcher Weise die Beine hierdurch gestreckt werden. Zu diesem Zweck wird der Frosch in vertikaler Lage möglichst gut befestigt. Die Beine hängen herab und sind mit relativ schweren Schreibhebeln verbunden. Zunächst werden die Hebel etwas gehoben und dadurch die Beine flektiert, dann lässt man die Hebel plötzlich fallen und registriert dabei ihre Bewegung. Die entstehende Zugkurve hat einen rein physikalischen Charakter, wenn es sich um ein Tier mit zerstörtem Zentralnervensystem handelt: Die Kurve pendelt wie eine schnell verklingende Stimmgabelkurve um die Abscisse. Da wir die gleiche Kurve auch von der frischen Leiche erhalten, so nennen wir sie „Leichenkurve". Der Frosch mit ausgebohrtem Rückenmark liefert also stets eine Leichenkurve.

Ganz anders sieht aber die Kurve beim normalen Tier aus. Sie sinkt zwar auch zunächst infolge des Zuges unter die Abscisse, bleibt dann aber dauernd oberhalb derselben, nur geringe Schwankungen zeigend. Wir nennen diese normale Zugkurve die „Tonuskurve", weil sie offenbar von einem bestehenden Tonus Kunde gibt.

Es ist nun höchst merkwürdig, dass diese Tonuskurve sofort in die Leichenkurve übergeht, sobald man die Labyrinthe entfernt. Diese kleinen im Kopf befindlichen Organe, die man so leicht und ohne Nebenverletzungen entfernen kann, haben diesen grossen Einfluss auf die Bewegung der Beine.

Nun könnte man vielleicht meinen, dass es sich bei der Tonuskurve um einen einfachen Reflex handele, der durch die Erschütterung der Labyrinthe ausgelöst werde. Das ist aber nicht der Fall. Denn wenn man die sensibeln Wurzeln durchschneidet, so erhält man die Leichenkurve auch dann, wenn die Labyrinthe intakt sind. Der Reiz, den die Tonuskurve bewirkt, geht also von sensibeln Erregungen der Beine aus, die durch das plötzliche Strecken derselben zustande kommen und diese Reize werden unwirksam, wenn die Labyrinthe fehlen.

M. H.! Sie haben hier ein ganz ausgezeichnetes Beispiel für den Labyrinthtonus. Nach dem Fortfall der Labyrinthfunktionen geht die Tonuskurve in die Leichenkurve über. Sie bemerken zugleich an diesem Beispiel, dass die Labyrinthe nicht *direkt* auf die Muskeln zu wirken brauchen. Es besteht nur eine von den Labyrinthen ausgehende Beein-

---

[1]) G. EMANUEL. Ueber die Wirkung der Labyrinthe und des Thalamus opticus auf die Zugkurve des Frosches. PFLÜGER's Arch. Bd. 99, pag. 363. 1903.

flussung des Bewegungsmechanismus, deren Beseitigung in diesem Falle dazu führt, dass der den Tonus auslösende Reiz nicht mehr wirkt.

Aber es fragt sich nun weiter, in welcher Weise denn die Labyrinthe auf den Bewegungsmechanismus einwirken?

Eine direkte Beeinflussung der Muskulatur durch die Labyrinthe können wir in diesem Falle ausschliessen, da ja nach der Durchschneidung der sensibeln Wurzeln die Leichenkurve auch bei erhaltenen Labyrinthen auftritt. Es bleibt also nur eine Einwirkung der Labyrinthe auf die Bewegung erzeugenden Teile des Zentralnervensystems übrig. Und hier gibt es nun viele Möglichkeiten.

Früher meinte man, Reize, die das zentrale Nervensystem treffen, könnten nur Muskelverkürzungen erzeugen. Dann fand man, dass die Zentralteile in vielen Fällen auch Bewegungen hemmen. Hierzu kommt nun noch der positive Muskeltonus, der m. M. n. nicht in einer Bewegung der Muskeln zu bestehen braucht, und endlich haben in neuerer Zeit einige Autoren, besonders Sherrington und in meinem Laboratorium Jäderholm[1]) einen aktiven negativen Tonus — man könnte ihn *Atonus* nennen — wahrscheinlich gemacht. Vielleicht wird dieser Atonus sogar durch besondere Bahnen vermittelt, die dann als Hemmungsfasern imponieren würden und möglicherweise hat Nicolaides[2]) solche Fasern bei seinen interessanten Versuchen gereizt. Er sah nämlich bei Reizung einer Wurzel des Lumbalplexus einen Abfall der Tetanuskurve, wenn er gleichzeitig noch eine zweite Wurzel desselben Plexus reizte.

Das Labyrinth übt nun offenbar sowohl erregende wie auch hemmende Wirkungen aus, aber wir können noch nicht mit Sicherheit sagen, welche speziellen Verrichtungen des Zentralnervensystems von den Labyrinthen ihre Anregung oder Hemmung erhalten. Bei der grossen Kompliziertheit des ganzen Bewegungsmechanismus sind dafür die verschiedensten Möglichkeiten gegeben und erst weitere Untersuchungen werden hier den wahren Sachverhalt festzustellen haben.

Und endlich fragt es sich, welche Reize es sind, die das Tonuslabyrinth in Tätigkeit versetzen. Offenbar muss bei der *beständigen* Tätigkeit desselben auch ein *beständiger* Reiz vorhanden sein. Ich habe vermutet[3]) und bleibe auch trotz mancher Einwendungen, die man mir gemacht hat, noch heute bei dieser Vermutung, dass der Reiz von einer Flimmerbewegung der in Betracht kommenden Epithelien im Labyrinth ausgeht. Die Wirkungen des pneumatischen Hammers, mit dem man künstlich die Endolymphe in der einen oder der anderen Richtung fortstossen kann, und auch die Erfolge der elektrischen Reizung sprechen sehr für diese Theorie. Breuer[4]) hat neuerdings gemeint, die Cupola liesse ein derartiges

---

[1]) G. A. Jäderholm. Untersuchungen über Tonus, Hemmung und Erregbarkeit. Pflüger's Arch. Bd. 114, pag. 248. 1906. Hier findet sich auch die einschlägige Literatur.

[2]) R. Nicolaides und S. Dontas. Hemmende Fasern in den Muskelnerven. Sitzgsber. der Berliner Akademie. 1907. Bd. 18, pag. 364.

[3]) l. c. pag. 300.

[4]) Vergl. A. Kreidl. Die Funktion des Vestibularapparates. Aus Ergebnisse der Physiologie Bd. 5, pag. 580.

Flimmern der Cilien nicht zu, aber um dies behaupten zu können, müsste man doch die Cupola ihrer Form und Konsistenz nach besser kennen als es bisher der Fall ist.

Ausser der Flimmerbewegung der Epithelien wirken dann ferner alle Kopfbewegungen und Kopferschütterungen als Reize auf das Tonuslabyrinth; die Kopfdrehungen speziell in der Weise, dass sie eine Remanenzbewegung der Endolymphe in den Bogengängen erzeugen und dass diese Remanenz-bewegung je nach ihrer Richtung die Flimmerbewegung verstärkt oder hemmt.

Ich habe ferner darauf aufmerksam gemacht, dass wohl auch der Schall, wenigstens bei den höheren Wirbeltieren, eine Erregung des Tonuslabyrinths hervorbringen kann.[1]) Es würde dies eine Nebenwirkung des Schalls sein, die nichts mit dem Hören zu tun hat. Der Schall macht die Tiere auf Gefahren oder auf die Nähe von Beutetieren aufmerksam. Es liegt im Interesse des Tieres, wenn gleichzeitig auch seine Muskulatur möglichst geeignet wird, um schnell die Flucht zu ergreifen oder die Beute zu erjagen. Ich glaube, dass auch der Mensch eine Wirkung des Schalles auf das Tonuslabyrinth an sich selbst verspüren kann und zwar in der Anregung des rhythmischen Schalles zu rhythmischen Bewegungen, zu denen ja auch das Tanzen gehört. Bei der Tanzmusik ist der Rhythmus die Hauptsache, nicht die Melodie und wir bewegen uns gern nach diesem Rhythmus, weil unsere Muskulatur durch die rhythmische Verstärkung des Labyrinthtonus dazu angeregt wird.

Diese Erregung des Tonuslabyrinths durch Schall scheint sich aber nur allmälig in der Tierreihe ausgebildet zu haben und fehlt bei den niederen Vertebraten. Ob die Frösche hören können oder nicht ist meiner Meinung nach immer noch eine nicht gelöste Frage. Aber das ist sicher, dass der Schall gar nicht auf ihr Tonuslabyrinth einwirkt. MERZBACHER [2]), den ich für die Tonusfrage interessierte, hat ein sehr feines Reagens für die Beeinflussung des Muskeltonus angegeben. Wenn man einen Frosch so am Rande eines Tisches fixiert, dass er ein Bein über den Rand desselben hängen lassen muss, so hat er beständig die Neigung dies Bein anzuziehen und die kleinsten Erregungen, welche noch zu diesem Bestreben hinzu-kommen, bewirken eine geringe Bewegung des Beins. Dies Reagens ist äusserst empfindlich. Es genügt der kleinste Optikusreiz, um eine Bewegung auszulösen, so z. B. die Verfinsterung und Erhellung des Zimmers, die geräuschlos im Rücken des Frosches vorsichgehen, ohne dass das Tier irgend eine Bewegung sehen kann. Auf einen solchen Frosch hat aber MERZBACHER weder durch Töne noch Geräusche in irgend einer Weise einwirken können.

Und so kommen wir hiermit auf die Entwickelung des Tonuslabyrinths in der Tierreihe zu sprechen. Ursprünglich wird bei den Evertebraten nur ein Tonuslabyrinth vorhanden gewesen sein, das sich noch jetzt in den Otocysten befindet. Verstärkt und spezialisiert wurden dann die Reize

---

[1]) l. c. 293.
[2]) L. MERZBACHER. Untersuchungen über die Regulation der Bewegungen der Wirbel-tiere I. Beobachtungen an Fröschen. PFLÜGER's Arch. Bd. 88, pag. 453. 1901.

für ein solches primitives Labyrinth durch Otolitten. Ach [1]) hat in meinem Laboratorium bei Fröschen einen Tonus, der speziell von den Otolithen angeregt wird, nachweisen können. Bei der weiteren Entwickelung in der Tierreihe ist dann ein Teil des Tonuslabyrinths zu den Bogengangsapparaten umgewandelt worden, die besonders gut bei den Vögeln ausgebildet sind. Hier treten zu gleicher Zeit die Otolithen in ihrer Bedeutung wesentlich zurück. Und wiederum hat sich bei den höchsten Wirbeltieren ein anderer Teil des Tonuslabyrinths zu dem eigentlichen Ohr, zu dem Hörlabyrinth umgestaltet. Tonuslabyrinth und Hörlabyrinth scheinen auf den ersten Blick ganz heterogene Dinge zu sein. Aber auch diese Entwickelung scheint uns als solche verständlich, denn auch hier können wir ein allmäliges Entstehen des einen Organs aus dem andern begreifen. Auf das Goltz'sche Sinnesorgan und auf die Otolithen wirken die grossen Bewegungen des Körpers und speziell des Kopfes als Reize ein. Denken wir uns nun die Fähigkeit solche Bewegungen in Nervenreize umzusetzen mehr und mehr ausgebildet und verfeinert, so werden schliesslich die Schallwellen, welche die Endolymphe durchlaufen, zu Nervenreizen werden. In diesen Teilen des Labyrinths ist dann das aktive Flimmern oder Schwingen der Aufnahmeapparate ersetzt worden durch ein passives Mitschwingen oder Resonieren, wie es jede Hörtheorie verlangt. Denn damit der Schall im Ohre Nervenerregungen erzeugen kann, müssen natürlich irgend welche Teile des Labyrinths in Mitschwingungen versetzt werden und jede Hörtheorie muss daher im Grunde eine Resonanztheorie sein. In diese Theorie der Entwickelung des Ohres, wie ich sie eben gegeben habe, passt daher die Helmholtz'sche Resonatorentheorie ebenso gut hinein, wie meine Schallbildertheorie [2]) und überhaupt alle Hörtheorien.

Wie immer in der Natur, so sehen wir auch hier bei der Entwickelung des Labyrinths mit der Ausbildung eines Teils des Organs die übrigen Teile desselben in ihrer Funktion zurücktreten. So ist das Goltz'sche Sinnesorgan, wie schon erwähnt, bei den Vögeln am besten ausgebildet und es unterliegt keinem Zweifel, dass bei diesen Tieren das einfache Tonuslabyrinth bereits eine viel kleinere Rolle spielt als bei den Fischen oder den Evertebraten. Bei den Hunden ist das Hörlabyrinth in der bereits gewundenen Schnecke schon sehr hoch entwickelt und zugleich hat bei ihnen die Bedeutung des Goltz'schen Sinnesorgans sehr abgenommen. Und schliesslich beim Menschen, wo das Gehör eine so wunderbare Vollkommenheit aufweist, haben offenbar das Goltz'sche Sinnesorgan und der Labyrinthtonus den grössten Teil ihrer Wichtigkeit eingebüsst.

Doch ist dies nicht der einzige Grund, weshalb wir beim Menschen meist die mächtigen Störungen, wie wir sie von den Tieren her nach Fortfall eines oder beider Labyrinthe kennen, vermissen. Es liegt dies vielmehr auch an der grossen Fähigkeit des Menschen Ersatzerscheinungen auszubilden, die je höher das Tier in der Tierreihe steht, desto mehr

---

[1]) N. Ach. Ueber die Otolittenfunktion und den Labyrinthtonus. Pflüger's Arch. Bd. 86, pag. 122. 1901.

[2]) Zur Physiologie des Labyrinths. VI Mitteilg. Eine neue Hörtheorie. Pflüger's Arch. Bd. 76, pag. 147. 1899.

imstande sind vorhandene Störungen zwar nicht in Wirklichkeit zu beseitigen, wohl aber ihre Symptome unbemerkbar zu machen.

Ich muss hier einen Augenblick auf das Wesen der *Ersatzerseheinungen*, wie ich sie definiert habe [1]), eingehen. Was ich unter einer Ersatzerscheinung verstehe, kann ich am besten an einem Beispiele klar machen. Wenn eine erwachsene Katze plötzlich erblindet, so treten die durch den Ausfall des Sehens veranlassten Störungen deutlich zutage. Auch jeder Laie wird leicht bemerken, dass das Tier blind ist. Aber nach einigen Monaten ist das Verhalten der Katze ein ganz anderes geworden. Es ist wunderbar, in wie grossem Umfange nun das Gehör von dem Tiere benutzt wird, um das fehlende Gesicht zu ersetzen. Die Katze spielt dann wieder mit einem Fadenknäuel ganz wie ein normales Tier. Sie springt zu hingeworfenen Fleischstücken hin und ergreift sie mit Sicherheit. Sie fängt sogar wieder Mäuse. Jetzt wird es selbst dem geübten Beobachter schwer an dem Verhalten der Katze zu bemerken, dass eine Anormalität vorliegt. Und doch ist die eigentliche Störung auch nicht spurweise zurückgegangen, d. h. die Katze wurde blind und ist so blind geblieben, wie sie war. Was sich geändert hat, das sind nur die Mittel, die das Tier verwendet, um die verschiedenen Endzwecke zu erreichen. Früher hat die Katze die Dinge gesehen und sehen müssen, um sie ergreifen zu können, jetzt hört sie die Geräusche, die die Dinge bei ihren Bewegungen erzeugen und ihr Gehör *ersetzt* nun das Gesicht. Die wiedererlangte Fähigkeit ein hingeworfenes Fleischstück zu ergreifen ist nicht so zu erklären, dass sich eine gestörte Funktion, nämlich das Sehen, wiederhergestellt hat, sondern es handelt sich um eine durch Benutzung bisher nicht gebrauchter Mittel entstandene *Ersatzerscheinung*.

Sind nun die Labyrinthe ganz oder teilweise zerstört worden, so stellen sich auch *ihre* Funktionen nicht wieder her. Es bilden sich nur Ersatzerscheinungen in sehr verschiedenem Umfange aus. Und hierbei ist wieder ein grosser Unterschied zwischen den niederen und den höheren Tieren festzustellen. Bei den Fischen und auch noch bei den Fröschen bleiben die einmal vorhandenen Störungen fast in gleicher Weise bestehen, solange die Tiere nach der Operation auch noch am Leben bleiben. Bei den Fröschen mag eine geringe Besserung der Symptome eintreten, sie ist aber jedenfalls nur relativ unbedeutend. Dagegen ist schon bei den Vögeln die Abschwächung der Symptome nach Labyrinthoperationen eine recht grosse. Bei den Hunden braucht man gar besondere Beobachtungsmethoden, um selbst nach doppelseitiger Fortnahme der Labyrinthe einige Monate nach den Operationen Reste der ursprünglich so stürmischen Störungen nachweisen zu können und bei den Menschen bilden sich die Ersatzerscheinungen in so vollkommenem Masse aus, dass man häufig überhaupt alle Störungen geleugnet hat.

Wir wissen auch schon, welches Organ ganz besonders bei der Ausbildung der Ersatzerscheinungen beteiligt ist. Es ist dies das Grosshirn und speziell die motorische Zone desselben. Ich habe Hunde ohne La-

---

[1]) l. c. 268.

byrinthe eine motorische Zone des Grosshirns entfernt, nachdem die Labyrinthsymptome durch Ersatzerscheinungen möglichst verschwunden waren.[1] Es traten darauf die alten Symptome in vollem Umfange wieder auf. Aber sie verschwanden auch wieder allmälig, da noch die zweite motorische Zone vorhanden war. Als ich dann aber auch diese entfernte, so kamen die Störungen nicht nur wieder, sondern blieben nun auch, so lange ich es verfolgen konnte, bestehen. Also das Grosshirn ist nötig, um die Ersatzerscheinungen auszubilden, und da dürfen wir uns denn nicht wundern, wenn wir beim Menschen die Labyrinthsymptome bis auf gewisse kleine Reste verschwinden sehen, während sie beim Fisch und Frosch über Jahr und Tag fast unverändert bestehen bleiben. In diesem Sinne sprechen auch die Erfahrungen von J. H. HYDE an den Tauben und die Untersuchungen am Frosch von HENRI und STODEL aus neuster Zeit.

M. H.! Ein sehr wahres biologisches Wort lautet: natura non saltat. Ich habe vorhin davon gesprochen, wie man sich das allmälige Entstehen des GOTZ'schen Sinnesorgans und des Gehörorgans aus dem Tonuslabyrinth vorstellen kann, und ebenso gibt es keine Kluft zwischen dem Labyrinthtonus, wie ihn das Tierexperiment lehrt, und den klinischen Erfahrungen am Menschen. Ich spreche hier zumeist zu Klinikern. Ich fordere sie auf, M. H., achten Sie sorgfältig auf diese Beziehungen zwischen Labyrinth und Muskel und Sie werden gewiss manches finden, das uns eine Erklärung der vielfach noch ganz dunkeln Vorgänge in den Bewegungsmechanismen bringen wird. Bedeutende Anfänge sind in dieser Beziehung ja schon vielfach gemacht worden. Ich brauche hier nur an die MENIÈRE'sche Krankheit, an den Schwindel und an die Seekrankheit zu erinnern. Von physiologischer Seite sind die nichtakustischen Labyrinthfunktionen in den letzten Jahrzehnten mit ausserordentlich grossem Eifer studiert worden. Die hierdurch erworbenen neuen Kenntnisse werden sicherlich auch befruchtend auf die klinischen Studien wirken und wir Physiologen werden in dem Nutzen, den die Kliniker aus unseren Untersuchungen ziehen, immer den höchsten Lohn erblicken.

---

[1] J. RICH. EWALD. Die Folgen von Grosshirnoperationen an labyrinthlosen Tieren. Verhandlungen des Congresses für innere Medizin. 1897.

2^d Rapporteur Prof. C. WINKLER (Amsterdam).

Labyrinthtonus.

Nachdem EWALD festgestellt hat, dasz der N. octavus einen tonisirenden Einflusz übt auf die homolaterale Körpermusculatur, kommt die Frage, inwieweit die Anatomie im Stande ist den Weg zu zeigen, welchem entlang, die Labyrinth-Impulsen diesen Einflusz üben.

Auf den Boden der Neuronen-hypothese bedeutet diese Frage, ob die centrale Distribution der primären und secundären Octavus-systeme in gnügender Weise bekannt ist, um schon jetzt eine Trennung zu erlauben zwischen die subcorticalen *octavo-motorischen Systemen* und die, bis in der Rinde des Temporal-Hirns zu verfolgenden *sensorischen Octavus-Bahnen*.

M. E. ist dieses nach den Untersuchungen von FOREL, HELD, THOMAS, MARCHI BECHTEREW, GAJAL, VAN GEHUCHTEN, LEWANDOWSKI u. a. jetzt möglich.

Ich wähle um es zu demonstriren, das Kaninchen, weil dort die Architectur des Central-Organs am besten bekannt ist, und die Folgen der einseitigen und doppelseitigen Labyrinth-Extirpation, seit BECHTEREW ebenfalls gut bekannt sind.

Die *einseitige* Labyrinth-Extirpation oder die Octavus-Durchschneidung giebt beim Kaninchen folgende Symptomen.

A. Unmittelbar nach der Operation.

1. Zwangstand der Augen. Das gleichseitige Auge steht nach unten und innen, als functionirten intensiv die m. m. rectus internus und inferior, bei übrigens gelähmten Augen-Muskeln. Das contralaterale Auge steht nach aussen und dorsal, wie wenn ein Krampf der Augenmuskel bei gelähmten m. abducens bestände. Oft wird der Zwangstand durch Nystagmus-artige Schläge der Augen erreicht.

2. Zwangstand des Kopfes und des Halses nach die operirten Seite hin. Falls man sich eine Medial-Ebene des Thieres denkt, so stellt sich das cervicale Theil dieser Ebene, nach die operirte Seite hin, senkrecht zum thoraco-caudalen Theile derselben. Das craniale Theil stellt sich in einer Ebene senkrecht zur Ebene des cervicalen und dreht sich darin 90°, 180° und weiter, immer der operirten Seite zu. Schwingt das Thier frei über die horizontale Ebene, so ist das ohne weiteres nachweisbar.

a. Setzt man das Thier auf den vier Füssen, so wird der Hals der operirten Seite zugewendet, die Wange dieser Seite, oder falls der Kopf weiter dreht der Kopf-Rücken, liegt zu Boden.

b. demzufolge wird die contralaterale Schulter gehoben und muss das Thier, will es sitzen bleiben, die contralaterale Extremität maximal extendiren und abduciren.

c. Dreht es aber den Kopf weiter als 180°, so versucht es sich mit dieser Extremität am Boden fest zu klammern, bis die Schulter sich so weit hebt, das dieses nicht mehr möglich ist. Dann hebt sich die Extrimität bis zur Verticale. Wird diese überschritten, so wirft das Thier, um eine bessere Position zu bekommen, willkürlich auch den Hintertheil um.

So entsteht eine Rollung um die Längsachse nach der operirten Seite zu, oder besser, zwei halbe Rollungen. Die erste im Vordertheil des Körpers ist mit dem excessiven Zwangstand des Kopfes und Halses identisch. Die zweite ist eine willkürliche Compensation, sobald dieser zu excessiv wird.

Auf die erste folgen gewöhnlich mehrere dergleichen Rollungen.

In der zweite Woche nach der Operation schwinden sie. Der Zwangstand bleibt weniger extensiv fortbestehen.

Der Zwangstand würde begreiflich sein, als alle Kopf-Hals-Muskeln der operirten Seite gelähmt und die gegenseitigen im Krampf waren.

3. Eine starke Atonie der gleichseitigen Extremitäten.

B. Bleibende:

Alle Erscheinungen gehen bis zu einem gewissen Grade zurück, aber bleiben nach completen Labyrinth-Extirpation bis zum Lebensende fortbestehen. Die Rollungen, die vollständig abhangen von der Extensität (180° oder mehr) der Kopfdrehung, schwinden stets, sobald, was Regel wird, der Kopf nicht mehr 180° gedreht ist.

Incomplete Labyrinth-Extirpationen, auch die *isolirte Cochlea*-Extirpation, rufen alle drei Hauptsymptomen hervor, aber weniger vollständig. Nach Cochlea-Extirpation dreht der Kopf nie so weit, dass Rollungen entstehen. Alles geht schneller und mehr vollkommen zurück, aber ein vollkommener Rückgang findet auch dann nicht statt.

Doppelseitige Labyrinth-Extirpation oder Durchschneidung des N. octavus ruft eine starke Atonie in nahezu allen Muskeln hervor.

Wird sie nach vorherigen einseitigen Operation auf die andere Seite gemacht, so sind alle Zwangslagen, eventuell Rollungen, wie mit einem Zauberschlage verschwunden.

Die bleibenden Symptomen nach doppelseitigen Operation sind:

1. Die Augen stehen gerade, sind protundirt, Neigung zu Nystagmus.
2. Der Kopf steht recht, wackelt, wird oft paroxysmal nach hinten geworfen.
3. Die Ohren hangen.
4. Der Rücken ist eingesunken.
5. Die Extremitäten können das Körpergewicht nicht mehr tragen, das Thier kriecht mehr als es geht, breitbeinig mit weit ausstehenden Extremitäten.

Die Thieren gehen aber meist nach zwei bis drei Wochen, abgemagert zu Grunde.

Bei doppelseitigen Cochlea-Extirpation entsteht nahezu dasselbe Symptomenbild, nur nicht so vollständig.

Diese Symptomen sind m. E. in Uebereinstimmung zu bringen mit der centralen Distribution der Octavus-Systemen (primären und secundären), die sich folgenderweise schematisiren lässt:

Sowohl der dorsale als der ventrale octavus-Wurzel, theilen sich, bei ihrer Eintritt in der m. Oblongata in drei Theilen.

Der dorsale Wurzel dringt

a. mit seiner Hauptmasse durch den ventralen Octavuskern im Marklager, das latero-dorsal vom ovalen Markfelde, das corpus restiforme umkreist (truncus dorsalis);

b. wirft ein nicht unansehnliches Quantum Wurzelfasern im C. trapezoides (truncus ventralis);

c. schickt einige Fasern zwischen spinalen V-Wurzel und C. R. im corp. juxtarestiforme (truncus medialis).

Der ventrale Wurzel

a. Schickt einen ziemlich starken Ast (fasciculus intermedius radicum) im stratum latero-dorsale, theils ventral vom, theils quer durch das C.R.(truncus dorsalis).

b. die Hauptmasse geht im truncus medialis und wird im corpus juxtarestiforme zum radix descendens und radix ascendens n. octavi.

c. ein nicht unansehnliches Quantum Fasern geht im Corp. trapezoides.

Die Wurzelfasern treten nirgend direct zu den grösseren Cellen heran aus welchen secundäre Fasern entspringen. Constant sind kleine Cellen intercalirt, ovale oder fusiforme Cellen, — die mit der Total-Atrophie der Wurzelfasern verschwinden oder stark atrophiren. Man findet sie

1. im eignen Kern des dorsalen Wurzels und im ventro-distalen Theil des nucleus ventralis n. VIII, wo sie den Contact mit den grösseren Cellen im dorso-proximalen Theil dieses Kernes vermitteln können.

2. in den tiefen Regionen des tuberculum acusticum, wo sie den Contact mit den grösseren radiair gestellten Pyramiden-Cellen vermitteln können.

3. im eignen Kern des ventralen Wurzel, in den latero-ventralen Theilen des dorsalen octavus-Kernes, durch das Corpus juxta-restiforme eingesäet, speciell im nucleus griseus radicis descendentis und im nucleus BECHTEREW wo sie den Contact vermitteln mögen mit den grosscelligen Elementen im Corpus juxtarestiforme (DEITERS Kern);

4. im Marklager der nuclei olivares superiores und para-olivares, und im gekreuzten nucleus trapezoides, wo sie den Contact mit den grösseren Cellen im nucleus supra- et para-olivaris möglich machen.

Von diesen grösseren Cellen — die nach Total-Atrophie der Wurzel nicht oder sehr wenig atrophiren — im dorso-proximalen Theile des ventralen nucleus, im tuberculum acusticum, im nucleus DEITERS, in den oberen Oliven und Neben-Oliven entspringen secundäre Octavusfasern, deren Weg zum Theil von Wurzelfasern begleitet wird, zum Theil nicht.

Von diesen Systemen dient die Mehrheit nicht zum Hören.

1. Zum Hören dienen wahrscheinlich

a. die aus den radiär gestellten Pyramiden des Tuberculum entsprungenen Systeme von transversen, sich in Mitte der Raphe kreuzenden Fasern, die sich durch die Stria medullaris in den medialen Antheil der lateralen Schleife werfen. Dieses gekreuzte von MONAKOW entdeckte System kann vielleicht zusammen mit Systemen aus den gleichzeitigen nucleus ventralis lemnisei, und den dorso-proximalen Pol der gleichseitigen oliva superior im Bracchium des corp. geniculat: mediale verfolgt werden.

M. E. ist dieses System — ein Hörsystem des systema dorsale nervi octavi — beim ältern Foetus, selbst beim junggeborenen Thier noch zum Theil marklos. Es liegt zwischen den lateralen und medialen markhaltigen Fasern der Stria medullaris. Beim Marchi-degeneration nach octavus-Durchschneidung bleibt ebenfalls eine centrale Stelle der Stria frei von Degeneration, weil keine directe Wurzelfasern dieses secundäre System begleiten.

b. die aus den oberen Oliven entstandenen, ebenfalls bei der Geburt mark-lose Fasern, die sich zwischen das markhaltige intermediäre System von HELD und die ventralen, markhaltigen Lagen des corp. trapezoides einschiebt, und wo ebenfalls nach Octavus-Durchschneidung Marchi-praeparaten keine Wurzelfaser-Degeneration nachweisen können.

M. E. bildet dieses System — ein Hörsystem, des systema ventrale nervi octavi — die bei der Geburt noch marklosen Theilen in der lateralen Schleife und im Bracchium ad corp. genic. medial.

Diese Hörsysteme sind für mein heutiges Zweck nicht an erster Stelle hervorzuheben.

2. Auch nicht am meisten interessant für mein heutiges Zweck, sind die secundäre octavus-systeme nach dem Mesencephalon und den Metencephalon, weil die Abtragung des Corp. quadrigeminum porticum — wie unbekannt ihre Function noch sein mag, — keinerlei Zwangstände von Augen, Kopf und Hals hervorruft, wie es nach octavus-Durchschneidung der Fall ist.

Diese Systeme sind bei der Geburt markhaltig. Sie sind folgende:

a. die aus dem nucleus ventralis entsprungenen, theils im HELD's inter-mediären System, theils in den ventralen Lagen des ventralen octavus-systems (im corp. trapezoïdes) sich werfenden Fasern, welche nach Raphe-Kreuzung ein Theil der bei der Geburt markhaltigen Fasern des lateralen lemniscus bilden;

b. die von den oberen Oliven nach Raphe-Kreuzung, und vom gekreuzten nucl. trapezoïdes ohne diese, denselben Weg einschlagen.

Diese Systeme sind von Wurzelfasern begleitet, wie Marchi-Degeneration es zeigt.

Obwohl es nun eine strenge Trennung zwischen den obengenannten und den für meinen heutigen Zweck wichtigen Octavo-motorischen secundären Systeme nicht giebt und es immerhin von den einen in die anderen Systeme Uebergänge giebt, sind dennoch diese octavo-motorische Bahnen ziemlich scharf von den übrigen zu trennen. Sie sind bei der Geburt markhaltig und sind von vielen Wurzelfasern in ihrem Lauf begleitet. Festgestellt sind:

1. Die Bahnen aus den Nucleus DEITERS, welche nach Lesionen in diesem Kerne, hauptsächlich homolateral, im geringen Masse auch contra-lateral degeneriren.

a. Der tractus DEITERS ascendens.

Dieser geht proximal, biegt sich in ihrem Laufe leicht medial, liegt dann lateral dem fasc. long. post. an, als er den nucleus N. IV und den distalen Ende des N. III erreicht, worin er sich auflöst.

Von diesem Bündel gehen zweifelsohne Fasern aus, die sich medial wenden, die Raphe in der Mitte kreuzen, und sich, als die am meisten proximal ge-legenen transversen Fasern, ganz wie MONAKOW's Fasern es thun, in das mediale Bündel der lat. Schleife werfen.

b. der tractus DEITERS descendens.

Er kreuzt den austretenden Facialis-Wurzel und die aus den Facialis-kern tretenden Wurzelfasern, biegt dorsal vom nucleus VII in der Längsachse des Rückenmarkes und ist bis an die lumbo-sacralen Schwellung zu folgen.

Während seinen longitudinalen Lauf in der Oblongata ist seine mediale Grenze gegeben, durch die austretenden XIIten Wurzelfasern, er ruht auf der untere Neben-Olive, innervirt alle seitlichen motorischen Kernen. Im Halsmark liegt sein Areal in einem Bogen der ventralen Periferiean, von austretenden Vorder-Wurzel durchbrochen, mit einer hakenformigen Ausläufer durch den Seitenstrang, nach der Formatio reticularis des Seitenkernes gekehrt.

Der Bündel lässt die Mehrheit seiner Fasern in dem Seitenhorne des oberen Cervicalmarkes und der Schwellung, ist im thoracal Mark sehr reducirt, und verliert seine letzten Fasern in der lumbo-sacralen Schwellung.

c. die transverse dorsalen Fasern.

Diese Fasern werden theils aus den nucleus ventralis, theilweise aus den nucleus DEITERS entsandt, wenden sich dem ventralen Rande des dorsalen octavus-kernes entlang, zwischen ihn und das corpus juxtarestiforme, sowohl dem homolateralen, als nach Raphe-Kreuzung dem contralateralen nucleus VI zu.

Vor die Kreuzung senden sie viele Fasern in homolateralen (wenig in contralateralen) fasc. long. post. und zwar

aa. proximal nach den nucleus IV und nucleus III.

bb. distal, nach dem Rückenmarke.

Letztere Fasern werden vermehrt mit denjenigen, welche aus MONAKOW's und HELD's transverse Systemen im fasc. praedorsales distal abbiegen und longitudinal weiter laufen.

Erst innervieren diese Fasern den nucleus XII, dann gehen sie im fasc. praedorsalis über, und gehen, auf die comm. anterior ruhend, neben die Fissura anterior im Vorderstrang des Rückenmarkes über. Auch diese Fasern bleiben meist im Vorderhorn des Halsmarkes, sind aber bis im lumbalen Theil zu verfolgen, sich nach und nach an der medialen Seite des vorigen Bündels anschmiegend.

Jeder dieser Bündel ist im Anfang seines Laufes von vielen primären Octavus-Fasern begleitet. Nach Labyrinth-Extirpation ist Marchi-Degeneration in dorsalen transversen Fasern, im ascendirenden und descendirenden Octavus-Wurzel, in den Tract. DEITERS asc. und descendentes, und durch diesen in beiden nuclei VI, in den gleichzeitigen IIIten und IVten Kernen, sowie im seitlichen motorischen Kernen, im fasc. praedorsalis u. s. w. nachweisbar.

Neben diesen starken Längsbanen i. e. in beiden DEITERS Bündel, und im f. praedorsalis, kommen noch Anderen. Theils Wurzelfasern, theils Fasern aus dem ventralen Kern begeben sich:

2. Direct, den nucleus BECHTEREW durchsetzend, oder durch den Umweg im fasciculus spino-cerebellaris ventralis ascendens (GOWERS antero-laterales Bündel) laufend, beiderseits in die medialen nuclei tecti cerebelli. Von diesen entspringt die „fascicule en crochet" (RUSSELL, VAN GEHUCHTEN) welche zum nicht geringen Theile wieder zu den nuclei DEITERS und dem Corpus juxta-restiforme zurückkehrt.

Hier ist ein Fingerzeig für die Verwantschaft der octavus-Bahnen, mit denen der hinteren Rückenmarkswurzel.

3. Einige Wurzelfasern und Fasern aus dem ventralen Kern. zwar wenigen und vielleicht anzuzweifeln, biegen sich auf und nieder im „aberrirendes Seitenstrangbündel" um mit der s.g. rubro-spinalen Bahn (Pawlow) das Rückenmark zu erreichen.

Ich glaube, dasz die Octavo-motorischen Systemen, deren homolaterale Verbindungen beim Kaninchen prävaliren, gnügen um die Function des Tonisirens der homolateralen Muskulatur des N. octavus, und seinen merkwürdigen Einflusz, different für die Augenmuskulatur der beiden Seiten, eine anatomische Grundlage zu sichern.

Warnen möchte ich, um diese anatomischen Data auf Tauben zu übertragen. Dort sind die anatomischen Verhältnisse durchaus anderer Art, jedenfalls genügend um die Differenzen in der motorischen Functionsstörung nach einseitiger Labyrinth-Extirpation begreiflich zu machen.

DISCUSSION.

Dr. A. VAN GEHUCHTEN (Louvain).

Je me permettrai de dire quelques mots à la suite du brillant et intéressant rapport que vient de présenter mon savant collègue Mr. le Professeur WINKLER.

Tout d'abord pour ce qui concerne la partie physiologique ou expérimentale. Mr. WINKLER a analysé avec beaucoup de précision la perturbation complète qui survient dans l'équilibre du corps du lapin après section du nerf de la huitième paire. Il y a d'abord torsion de la tête autour de l'axe longitudinal; quand cette torsion dépasse un certain degré l'animal tout entier se tord autour de l'axe antéro-postérieur. Ce mouvement du train postérieur serait un mouvement ou une compensation *volontaire*. Mr. WINKLER a analysé les phénomènes avec beaucoup plus de précision que moi. J'ai cependant fait la section du nerf acoustique chez un grand nombre de lapins et j'ai gagné la conviction que ce mouvement du train postérieur est plutôt *passif* ou mieux *involontaire*. Pour moi la section du nerf vestibulaire diminue considérablement le tonus musculaire dans les muscles du côté correspondant, outre cela l'animal présente un mouvement de torsion de la tête du côté lésé. Pour contrebalancer l'hypotonus de ses muscles d'un côté et le poids de la tête, il élargit sa base de sustentation en écartant de la ligne médiane les membres du côté opposé. Si la torsion de la tête continue, l'animal fléchit dans les membres du côté lésé, d'où rotation autour de l'axe longitudinal.

Mr. WINKLER a fait remarquer que ces troubles dans l'équilibre du corps surviennent aussi, mais à un degré moins prononcé, après la section isolée du nerf cochléaire. Lors de mes recherches expérimentales je me suis demandé aussi si le nerf cochléaire intevenait pour une part quelconque dans le mécanisme des troubles de l'équilibre observés après la section du nerf de la huitième paire. Je ne suis pas parvenu à faire, chez le lapin, une section isolée soit du nerf cochléaire, soit du nerf vestibulaire. Je me suis alors adressé au cobaye où le limaçon fait saillie sur la paroi interne de la caisse du tympan et où sa destruction isolée peut se faire sans lésion aucune du nerf vestibulaire. J'ai fait ces expériences sur un grand nombre de cobayes soit seul, soit avec Mr. MICHOTTE et jamais nous n'avons vu survenir des troubles de l'équilibre se rapprochant fut ce de loin de ceux consécutifs à la section du nerf VIII. Une seule fois l'animal a présenté pendant deux ou trois jours une légère inclination de la tête. Dans ce cas nous avons trouvé, dans le tronc cérébral des dégénérescences dans le corps trapézoïde qui prouvent que la lésion a été plus étendue qui nous n'avions pensé la faire. Je n'ai pas fait chez le cobaye la section du nerf acoustique tout entier, de telle sorte que j'ignore si chez cet animal les phénomènes consécutifs sont les mêmes que chez le lapin.

Pour ce qui concerne la partie *anatomique* du rapport, je n'ai plus nettement présents à l'esprit tous les détails de mes recherches expérimentales. Je crois que dans leurs grandes lignes mes résultats sont d'accord avec ceux obtenus par Mr. WINKLER. Il y a cependant une chose que je ne comprends pas très bien, c'est le rôle joué par les cellules intercalaires dont a parlé Mr. WINKLER et qui sont sans doute identiques aux SCHALTZELLEN de Mr. VON MONAKOW. Il y a d'ailleurs à remarquer que dans les figures données par CAJAL sur la structure du tubercule latéral et du noyau acoustique et qui reposent sur des recherches faites avec la méthode de GOLGI, *toutes* les cellules de ces masses grises possèdent des cylindraxes se rendant ou dans les stries médullaires ou dans le corps trapézoïde. Il n'y a nulle part trace de ces cellules intercalaires.

Dr. C. WINKLER (Rapporteur).

Ich möchte nicht, dass ein Missverständnis entstände zwischen Prof. VAN GEHUCHTEN und mir. In der Tat stimme ich in vieler Hinsicht mit den Resultaten des berühmten LÖVEN'schen Forschers überein. Zwar nicht überall, wie es natürlich bei selbständiger Arbeit kaum möglich.

Es bleibt immer eine unentschiedene Frage, wie sich Neuronen zusammenfügen und ich muss gestehen, dass ich die kleinen Zellen, welche sich bei der Atrophie-Methode als schwer vernichtbar zeigen, mit MONAKOW als Schaltzellen, als einen essentiellen Bestandteil des Neurons auffasse.

Rapport II. **Le tonus cérébellaire.**

Rapporteur: Dr. G. VAN RIJNBERK (Rome).

Der Cerebellartonus.

Der Begriff „Cerebellartonus" ist 1891 von LUCIANI geschaffen worden.
Nachdem es ihm vermittelst einer verbesserten Operationstechnik gelungen
war, Thiere nach teilweiser oder totaler Kleinhirnextirpation für längere
Zeit am Leben zu halten, hob er hervor, dass der von den Thieren
gezeigte Symptomencomplex nicht als eine gestörte Zusammenwirkung
der einzelnen Muskeln, nicht als eine Koordinationstörung zu betrachten
sei, sondern dass das wesentliche in der sog. Kleinhirnataxie eine abnorme
Aenderung der elementären functionellen Eigenschaften der ganzen willkürlichen Muskulatur ist, von welcher die scheinbaren Koordinations-
störungen bedingt werden. Es kommt diese Aenderung der elementären
functionellen Eigenschaften der Muskeln in einer ersten Periode kurz
nach der Kleinhirnabtragung nur wenig klar zum Ausdruck; nach einiger
Zeit, wenn die „dynamischen" oder „Reizerscheinungen" vorüber, und
nur die eigentlichen Ausfallssymptome übrig geblieben sind, kann man sie
in der Ruhe objektiv demonstriren als eine Verminderung des Muskeltonus, bei Bewegungen als eine Abnahme der Muskelkraft, wozu sich
eine Unfestigkeit der Muskelkontraktionen hingesellt. Die Tonusverminderung, um mich auf diesen Faktor zu beschränken, kann man auf
folgender Weise demonstriren. Hält man einen Hund, dem die eine Hälfte
des Kleinhirns abgetragen worden ist, bei der Nackenkante in der Höhe,
da zeigen die Extremitäten der operirten Seite ein Verhalten, das
jenem der Gliedmasse beim BRONDGEEST'schen Experiment gleicht. Bei
passiven Bewegungen leisten die Extremitäten der operirten Seite geringeren Widerstand als jene der ungeschädigten. Nach LUCIANI ist die
Tonusverminderung nach Kleinhirnabtragungen die Folge vom Wegfall
des tonischen verstärkenden Einflusses, welchen das Cerebellum normalerweise auf die neuromuskularen Systeme des animalen Lebens ausübt. Die
Entstehungsweise dieses tonischen Einflusses ist nach LUCIANI eine
reflectorische: das Kleinhirn ist ein Wendepunkt zahlreicher afferenten,
receptiven und efferenten reflektorischen Bahnen. Die afferenten Bahnen
stammen direkt oder indirekt (d. h. irgend von einer Zelle unterbrochen)
aus sämmtlichen nervösen receptiven Systemen (Rückenmarkshinterwurzeln
n. Vagus, n. Trigeminus, n. Vestibularis, n. Cochlearis [WINKLER], n.
Opticus.[?]) Die efferenten Bahnen stammen entweder direkt aus der
Kleinhirnrinde (Axonen der Purkinje'schen Zellen) oder indirekt, d. h.

durch Vermittelung seitens des nucl. dentatus und nucl. Tekti und des nucl.
Deiters, und endigen in die bulbaren und spinalen motorischen Kerne.
Die atonischen Erscheinungen nach Kleinhirnläsion lassen sich nach
LUCIANI vorwiegend auf den Wegfall des längs der efferenten Bahnen
abfliessenden effektorischen, verstärkenden Einflusses zurückführen.

Gegenüber dieser Ansicht steht nun die in den letzten Jahren von
LEWANDOWSKI verteidigte Auffassung, dass das Symptomencomplex nach
Kleinhirnabtragungen bei Tieren und nach pathologischen Zerstörungen
bei Menschen als eine ware sensorische Ataxie zu betrachten sei, wobei
das Hauptgewicht auf den Wegfall der normalerweise dem Kleinhirn
zustrebenden afferenten Impulse aus der Haut- und Muskelperipherie
gelegt wird. Der Kulminationspunkt in dieser Thesis ist, dass nach
LEWANDOWSKI die Zerstörung des Kleinhirns auch Störungen des Muskel-
sinnes zur Folge haben soll, und dass die Tonusschwankungen der
Muskeln, welche nicht nur im Sinne einer Unter-, jedoch auch im Sinne
einer Ueberinnervation (Hypo- und Hypertonie, letztere besonders in der
Periode der dynamischen Erscheinungen) sich zeigen können, als die
Folgen des Fehlens der sensorischen Regulierung aufzufassen seien. Es
stützt LEWANDOWSKI die Annahme des Bestehens einer Störung des
Muskelsinnes nach Kleinhirnläsionen besonders auf einigen objectiven
Prüfungen, welche dartun sollen, dass wenigstens der Lagesinn bei operirten
Tieren verloren oder vermindert sei: kleinhirnlose Hunde korrigiren
etwaige abnormale Stellungen, welche man ihren Gliedmassen herbei-
bringt, nicht mehr. Ich hebe gegen diese Prüfungen und derer Interpretation hervor: 1. dass auch normale, nicht kleinhirnoperirte Hunde
oft ein Fehlen dieser Korrektionsreaktion zeigen, ohne dass man darum
auf eine Störung ihres Lagesinnes schliessen darf. 2. dass die Tiere
in den ersten Tagen nach der Operation, auch nach halbseitiger Kleinhirnabtragung, zu elend sind um auf falsche Stellungen ihrer Extremitäten zu reagiren, und dass die Reaktion dann nicht nur an der
operirten, jedoch auch an der unverletzten Seite ausbleibt [Ducceschi u Sergi].
3. dass die Hunde später die falsche Lagerung ihrer Gliedmasse deshalb
nicht korrigiren, weil sie dann auch jede andere nicht absolut notwendige Bewegung oder Anstrengung scheuen, oft schon vor Furcht ihr
Gleichgewicht dabei zu verlieren und zu fallen [Ducceschi u Sergi]. Ich
halte es auch nach meiner persönlicher Erfahrung für sicher, dass es
etwaige deutliche Störungen eines Muskel- oder Lagesinnes nach Kleinhirnverletzungen *nicht* gibt. Es fällt also die kräftigste Stütze der
LEWANDOWSKI'schen Auffassung, und ich glaube dass wir auch heute
noch LUCIANI beistimmen können und annehmen, dass das Kleinhirn
einen tonischen Einfluss auf sämmtliche willkürliche Muskulatur ausübt,
wessen Ausfall sich nach Cerebellumläsionen vorwiegend als eine objectiv
demonstrirbare Muskelschlaffheit zeigt.

DISCUSSION.

Dr. LEWANDOWSKY (Berlin).

Die Frage ist die, ob die von Luciani als elementar bezeichneten Symptome elementäre oder secundäre sind. Diese Frage ist zu verneinen; sie sind secundär den sensorischen Störungen. Die Störung des Lagesinnes ist völlig unstant und wesentlich nur auf der Seite der Verletzung. Aber nicht allein darauf kommt es an, sondern auf eine genaue Analyse der Bewegung selbst, welche zeigt, dass es sich um eine sensorische Ataxie handelt. Die Differenzen zwischen Krankenbeobachtung und Tierexperiment rührt wahrscheinlich von der überwiegender Bedeutung, die der Rumpf beim Menschen für die cerebelläre Regulierung spielt. Ein Cerebellartonus als selbstständige Function is nicht anzunehmen.

Dr. Ludwig MANN (Breslau).

Die klinischen Beobachtungen unterstützen meiner Ansicht nach die Auffassung von Herrn Lewandowsky. Bei halbseitigen Kleinhirnerkrankungen findet man constant eine gleichzeitige Ataxie, die sich klinisch absolut nicht von der bekannten tabischen Ataxie unterscheidet.

Schon daraus können wir meiner Ansicht nach schliessen, dass durch diese Kleinhirnaffection eine *centripetale* Componente der Bewegungen weggefallen ist. Die gleichzeitig zu beobachtende Parese der Extremitäten lässt sich sehr wohl als eine Begleiterscheinung der (Centripetal bedingten) Coordinationsstörung erklären. Sehen wir doch auch bisweilen bei der Tabes (allerdings nur in sehr hochgradigen Fällen) eine Abnahme der Kraft eintreten. Das Fehlen von klinisch nachweisbaren Sensibilitätsstörungen beweist nichts gegen diese Auffassung: es giebt sicherlich centripetale Nachrichten über die Bewegungsvorgänge, die unter der Schwelle des Bewusstseins verlaufen und die darum mit unsern klinischen Methoden nicht aufzudecken sind. Gerade der Verwertung dieser unbewusst verlaufenden Nachrichten scheint mir der Kleinhirn zu dienen.

Dr. med. Alfred SAENGER (Hamburg)

Der Angabe des Vorredners, dass bei der Ataxie der Tabiker die grobe Kraft herabgesetzt sei, möchte S. nicht zustimmen. Er habe Fälle selbst mit *hochgradiger* Ataxie beobachtet ohne Verminderung der Kraft. Was die Hemiparese bei Kleinhirnaffectionen betrifft, so ist dieselbe meist mit einer Ataxie nur mässigen Grades verbunden; daher könne man die Abnahme der Kraft nicht ohne weiteres in Abhängigkeit zu der Coordinationsstörung bringen.

Das Fehlen der Patellarreflexe bei Kleinhirnaffectionen möchte S. in LuGiani'schen Sinne auf einen Nachlass des Tonus beziehen.

Das klinische Symptom der cerebellaren Coordinationsstörung spricht sehr zu gunsten der Lewandowsky'schen Auffassung.

Die Wahrheit dürfte daher in der Mitte der Anschauungen dieser beiden Autoren beruhen.

Was den bei Kleinhirnaffectionen nicht selten beobachteten Nystagmus betrifft, so harrt derselbe auch der Erklärung von seiten der Physiologie.

S. richtet zum Schluss die Anfrage an die anwesenden Physiologen, ob die früher verfochtene Anschauung des Zusammenhangs des Geschlechtssinns mit dem Kleinhirn noch jetzt noch Anhänger unter den Physiologen habe?

Dr. Max LEWANDOWSKY (Berlin).

An die Beziehung zwischen Kleinhirn und Geschlechtssinn glaubt kein Physiologe. Eine Beziehung zwischen den Reflexen und dem Tonus besteht nicht. Dies hat grade Luciani durch den Nachweis gesagt, dass bei Kleinhirnverletzungen der „Tonus" vermindert, aber die Reflexe verstärkt sein können. Aus der von Hn. Saenger hervorgehobenen Thatsache, dass bei Cerebellarerkrankungen die Patellarreflexe häufig fehlen, lässt sich ein Schluss auf die tonische Funktion des Kleinhirns nicht ziehen.

Dr. G. VAN RIJNBERK (Rapporteur).

Es scheint mir unberechtigt die nach Kleinhirnzerstörungen auftretenden Erscheinungen als sekundär den sensorischen Störungen aufzufassen. Das Kleinhirn ist doch eben ein nervöses Zentralorgan, das aus grauer Substanz und efferenten Mechanismen nebst seiner afferenten Bahnen besteht. Dass nun die Folgen der Zerstörung aller Komponente dieses Zentralorgans nur als „sensorisch" zu betrachten sein sollen, scheint mir eine arbiträre Auffassung und ein physiologischer Sophismus. Und was weiter die Sehnenreflexe angeht, hebe ich nachdrücklich hervor, dass man aus den Verhalten ebensowenig Argumente *gegen* als *für* die Luciani'sche Kleinhirntonustheorie ziehen kann. Es sind wohl die meisten Physiologe und sicherlich Herr Lewandowsky darüber mit Luciani einig, dass dies Verhalten der Sehnenreflexe nie als ein Indicator des Muskeltonus verwendet werden kann.

COMMUNICATIONS.

Sur l'anatomie du faisceau longitudinal postérieur.

PAR LE DOCTEUR

S. J. DE LANGE.

———

Le faisceau longitudinal postérieur, dont j'ai l'intention de vous donner une description n'est pas une unité anatomique, probablement une unité fonctionelle ou physiologique. Il se compose d'un groupe de fibres assez bien définié, mais ces fibres sont de différentes qualités de sorte qu'on peut dire, que le faisceau longitudinal postérieur n'est qu'un tracé, qu'une sorte de chemin, par lequel vont dans deux directions des fibres, parcourant ce chemin pour une partie plus ou moins grande pour aller à des lieux très différents.

On peut donc considérer le faisceau longitudinal postérieur comme un cordon relieur de plusieurs centres nerveux importants.

D'abord il faut définir ce qu'on nomme le faisceau longitudinal postérieur.

Quand on fait une coupe transversale du cerveau d'un animal quelconque un peu frontalement des noyaux des nerfs oculimoteurs on y trouvera tout près de la ligne médiale au dessous de l'aquaeducte de Sylve deux cordons de fibres nerveux, allant dans une direction longitudinale: ce sont les faisceaux longitudinaux postérieurs. Suivant ces fibres distalement, on voit qu'ils tiennent la même position, passant au dessous des tubercules quadri-jumeaux et du cervelet, toujours formant un groupe de fibres bien distinct, quand on ne prend pas des agrandissements trop excessifs. Au dessous de la fovée rhomboide les fibres prennent une position plus centrale et se dispersent un peu plus distalement à la région des racines les plus distales du nerf hypoglosse, tout en se plongeant dans la moëlle épinière, en partie dans le cordon antérolatéral, mais pour la plus grande partie dans le cordon antérieur.

Maintenant on se demande, d'où viennent ces fibres et où vont ils? Comme j'ai déjà dit, on trouve dans le faisceau longitudinal postérieur beaucoup de systèmes différents. Selon les recherches de VAN GEHUCHTEN [1] on peut distinguer des fibres descendantes ayant leur origine dans la commissure postérieure et les masses grises voisines et allant jusque dans la moëlle épinière dans le cordon antérieur. Là les fibres ont une position très voisine à la fissure médiale (Fissurenbündel de PROBST). Ce sont les

———

[1] A. VAN GEHUCHTEN. Le noyau de Deiters et les masses grises voisines. Le névraxe 1904, pag. 39.

vrais fibres constitutrices du faisceau longitudinal postérieur: on les voit en dégénération en faisant une lésion dans leur noyau d'origine ou en coupant le faisceau à une place quelconque.

Quant aux fibres ascendantes VAN GEHUCHTEN ne les a pas vu en faisant une lésion au dessous du nerf facial, tandis qu'en faisant une lésion au dessus du genou du même nerf on peut observer une dégénération ascendante, qui va jusqu'aux noyaux du sixième, du quatrième et du troisième nerf cérébral et même on peut suivre un petit nombre de fibres jusque dans la région des tubercules quadri-jumeaux antérieurs.

Selon v. GEHUCHTEN ces fibres proviennent du noyau de DEITERS ou des masses grises voisines du côté opposé, car à la suite d'une lésion dans le noyau de DEITERS il voit une dégénération ascendante et descendante au côté opposé, les fibres ascendantes tenant une position médiale dans le faisceau longitudinal postérieur, les fibres descendantes allant à la partie antérieure de la moëlle épinière juste devant les masses grises motrices.

Comme tous les auteurs v. GEHUCHTEN [1] dit, que le faisceau longitudinal postérieur est le premier faisceau, dont les fibres dans le cours du développement embryologique, reçoivent leur gaine de myeline.

Tandis que v. GEHUCHTEN après lésion du noyau de DEITERS trouve la dégénération au côté opposé à la lésion, PROBST [2] la trouve principalement au côté lésé et dans la partie latérale du faisceau. THOMAS [3] se trouve d'accord avec v. GEHUCHTEN et ce dernier fait la remarque, qu'en faisant la lésion un peu plus haute on obtient la dégénération ascendante de PROBST, en faisant la lésion un peu plus basse celle qu'il a obtenu lui-même. RUSSELL [4] a trouvé des dégénérescences tout comme PROBST les a décrites. WALLENBERG [5] a vu un cas d'hémorrhagie dans le pont de VAROLE et dit dans ces conclusions, qu'une lésion du noyau de DEITERS donne chez l'homme des altérations secondaires dans le faisceau longitudinal postérieur dans la direction caudale principalement au côté lésé, dans la direction frontale pour la partie latérale et médio-ventrale au côté lésé, pour la partie dorso-médiale au côté opposé. Le noyau de Darkewitsch donne l'origine à la commissure postérieure et au faisceau longitudinal postérieure croisé. SAMUEL GEE [6] voit dans la *racine* du facial des fibres dégénérées, qui semblent provenir du faisceau longitudinal postérieur, mais il a vu aussi çà et là des cellules amoeboïdes, en train de transporter des grains noirs de MARCHI, probablement des phagocytes, remplies de myéline dégénérée.

---

[1] A. v. GEHUCHTEN, Anatomie du système nerveux de l'Homme 1906 pag. 929.

[2] PROBST, Experimentelle Untersuchungen u.s.w. Arch. f. Anat. und Phys. suppl. Bd.1902. Anatom. Abth.
Id   Id.   Id.   Arch. f. Psych. 1900, Bd. 33, pag 39.

[3] THOMAS, Recherches sur le faisceau longitudinal etc. Revue de Neurologie 1905, pag. 95.

[4] J. S. R. RUSSELL, Theorigin and destination of certain afferent and efferent tracts in the medulla oblongata. Brain XX, pag. 409.

[5] WALLENBERG, Anatomischer Befund u.s.w. Deutscher Zeitschr. f. Nervenheilk. 1904, Bd. 27, pag. 436.

[6] SAMUEL GEE, Haemorrhage into pons, secondary lesions of lemniscus etc. Brain XXI 1898, pag. 1.

RAMON Y CAJAL [1]) a trouvé de nombreuses fibres ascendantes, provenant du noyau de DEITERS du côté opposé et de cellules du noyau sensitif du tri-jumeau, de certaines cellules éparpillées dans la substance réticulaire du bulbe et de cellules commissurales de la corne antérieure de la moelle épinière. Ces fibres ascendantes vont jusque dans le corps mammillaire et dans la région ventrale et frontale de la couche optique. L'origine des fibres descendantes se trouve dans le noyau interstitiel de CAJAL.

Il y a encore un grand nombre d'auteurs à citer, mais il me semble que j'ai donné un aperçu sur les différentes théories, qu'on a basé sur les recherches pathologo-anatomiques et expérimentales et cela suffit pour le moment.

Recherches personnelles.

Pour chercher les différents systèmes, dont les fibres parcourent pour une partie plus où moins grande le faisceau longitudinal postérieur, j'ai opéré des lapins, des chats, des cobayes dans différentes parties de la moelle épinière, dans le faisceau longitudinal postérieur, dans le noyau de DEITERS et dans le noyau de DARKEWITSCH. Principalement les névraxes de ces animaux furent traités après 20 jours selon la méthode de MARCHI, modifiée par HAMILTON, mais quelques uns provenant d'animaux tués ou morts 3 ou 4 jours après l'opération furent traités et colorés selon la méthode de NISSL. En outre j'avais à ma disposition plusieurs séries avec lésions du nerf vestibulaire et du nerf cochléaire, appartenant au professeur WINKLER et du nerf tri-jumeau appartenant au docteur VAN LONDEN et enfin des séries embryologiques du chat et du lapin.

Les résultats obtenus sont les suivants:

1º. Les fibres principales constituantes du faisceau longitudinal postérieu · sont des fibres descendantes, qui ont leur origine dans le noyau de DARKEWITSCH, les masses grises voisines de la commissure postérieure. Ils vont jusqu'à la moëlle épinière, longeant la fissure médiale antérieure. Les fibres sont pour la plus grande partie non croisées.

2º. Dans la direction contraire on peut suivre des fibres ascendantes qui ont leur cellules d'origine dans la moelle épinière dans la région centrale. Ils longent aussi la fissure antérieure médiale, jusqu'au bout le plus distal du faisceau longitudinal postérieur et vont aux noyaux des nerfs moteurs craniens.

3º. Du nerf vestibulaire des fibres directes vont par le faisceau longitudinal postérieur aux noyaux des nerfs moteurs. Il est clair que les fibres pour les noyaux du sixième, du quatrième et du troisième nerf cérébral sont ascendantes, pour le douzième et les nerfs de la moëlle épinière sont descendantes. Les fibres vont aux noyaux des deux côtés, mais on peut dire que du côté opposé il y a plus de fibres qu'au côté homolatéral.

4º. les mêmes connections existent entre le nerf cochléaire et les noyaux moteurs. Les trois dernières connections ne se composent que d'un petit nombre de fibres.

---

[1]) RAMON Y CAJAL. Textura del sistema nervioso 1902 fasc. 6, cité d'après v. GEHUCHTEN.

5⁰. du noyau de DEITERS où des masses grises voisines viennent une grande quantité de fibres, qui vont aussi aux noyaux moteurs des deux côtés.

6⁰ il n'y a pas de connexion directe entre le nerf tri-jumeau et le faisceau longitudinal postérieur.

1⁰. Dans le voisinage de la commissure postérieure on trouve des masses grises qu'on nomme le noyau de la commissure postérieure où le noyau de DARKEWITSCH. En faisant une lésion unilatérale dans cette région là on obtient une dégénération descendante, qui occupe pour la plus grande partie le faisceau longitudinal dorsal homolatéral bien qu'on trouve aussi des fibres dégénérées dans le faisceau croisé. Les fibres sont à poursuivre jusque dans la moëlle epinière et vont aux noyaux des nerfs moteurs craniens, ainsi qu'aux cellules motrices des cornes antérieures de la moelle épinière (Schème I). Elles n'ont pas une localisation spéciale dans le faisceau longitudinal postérieur.

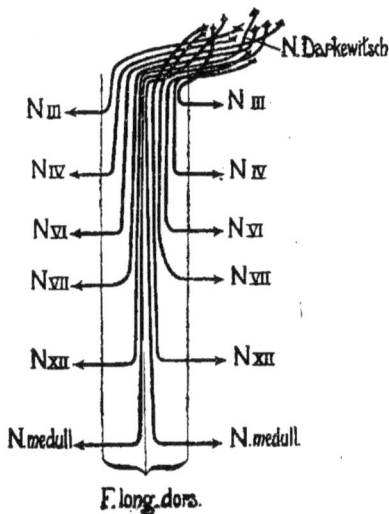

SCHÉME I.

Je ne connais pas les connexions les plus centrales, mais il est bien possible, que les cellules du noyau de DARKEWITSCH sont en connexion avec les cellules pyramidales du cortex cerebri, soit directement, soit par l'intermédiaire d'autres neurones.

2⁰. J'ai fait plusieurs lésions dans la moëlle épinière sur des niveaux différents et toutes les fois, que j'ai fait une lésion dans la partie centrale, j'ai vu quelques fibres ascendantes dans les cordons antérieurs, situées près de la fissure médiale. Il est impossible d'obtenir cette dégénération ascendante seule, car pour faire la lésion du centre il faut passer la périphérie et c'est pour cette raison, qu'on trouve toujours quelques fibres dégénérées dans

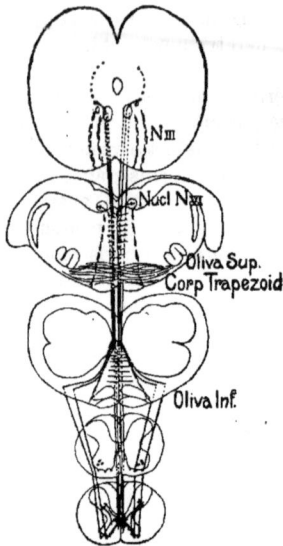

Schème II.

les faisceaux postérieurs où dans les fascicules spino-cérébellaires. Ces derniers faisceaux contiennent aussi des fibres ascendantes qui vont au faisceau longitudinal postérieur. Au niveau des racines les plus distales de l'hypoglosse les fibres font une courbature et se dirigent au faisceau longitudinal postérieur où elles se mêlent aux fibres ascendantes, que j'ai indiqué ci-dessus.

Les fibres sont comme toutes les fibres du faisceau longitudinal en partie homolatérales, en partie croisées. Elles vont aux noyaux des nerfs moteurs craniens (Schème II).

3⁰ et 4⁰. Quand on étudie les séries des coupes, provenantes d'animaux privés de leur labyrinthe, on voit une dégénération nette, bien que pas abondante dans les deux faisceaux longitudinaux postérieurs probablement un peu plus dans le faisceau du côté opposé à la lésion. Cette dégénération est à la fois ascendante et descendante et n'atteint jamais beaucoup de fibres. Pourtant prenant des coupes, qui sont proxima les à la lésion, on voit toujours des grains de Marchi dans les faisceaux longitudinaux postérieurs, qu'on peut suivre très facilement jusqu'aux noyaux du sixième, du quatrième et du troisième nerf cérébral, soient les nerfs oculimoteurs des deux cotés.

Prenant des coupes plus distales on verra, que les noyaux du nerf hypoglosse montrent de la granulation un peu plus au côté non opéré et même dans la moëlle épinière on peut suivre quelques fibres granulées, passant dans les cordons antérieurs, donnant des fibres aux cellules motrices.

Dans les séries avec une lésion isolée du nerf vestibulaire la dégénération n'est pas située autrement, ainsi que dans les séries avec lésion isolée du nerf cochléaire.

5⁰. Beaucoup plus abondante est la dégénération en cas d'ablation du tubercule acoustique. Il y a une grande différence entre la lésion plus ou moins haute du tubercule acoustique et du noyau de Deiters,

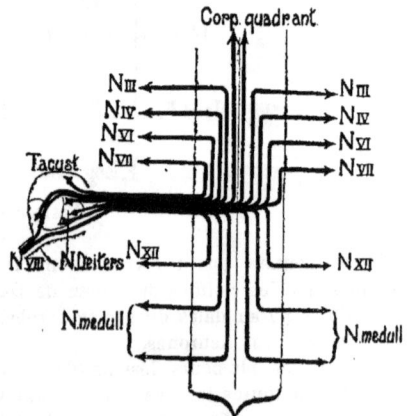

Schème III.

car on ne peut pas tanter de faire une ablation totale ou partielle du tubercule acoustique, sans léser le noyau de DEITERS.

J'ai une série d'une lésion oblique très basse, qui n'atteint guère le tubercule acoustique, où l'on ne trouve qu'une dégénération très modeste dans le faisceau longitudinal postérieur; une autre, provenant d'une lésion beaucoup plus haute nous montre quelques grains noirs, mais pour obtenir la dite dégénération abondante il faut faire une lésion à la hauteur de l'entrée du huitième nerf cérébral coupant à travers de sa racine dorsale, essayant d'éviter une grande lésion du noyau de DEITERS. Alors on obtient beaucoup de dégénération ascendante et descendante, mais tout comme je l'ai décrite pour le nerf acoustique seul.

Dans la troisième schéme j'ai donné le chemin que les fibres parcourent.

Tout comme dans le cas de dégénération descendante, je n'ai pu observer, que les fibres provenantes du tubercule acoustique ont une place spéciale dans le faisceau longitudinal postérieur.

Du noyau de DEITERS naquit une fascicule ascendante, qu'on peut observer dans les lésions hautes et moyennes. Je ne crois pas que ce faiscean vestibulair ascendant à des connexions avec la combinaison de fibres qu'on nomme le faisceau longitudinal postérieur. Les fibres vont proximalement dans une direction oblique, direction, qui semble aller au faisceau longitudinal postérieur, mais qui change dans une direction longitudinale, de sorte que le faisceau reste toujours tout près du faisceau longitudinal postérieur, sans jamais l'atteindre.

Maintenant il est possible, que les auteurs aient une idée plus large du faisceau longitudinal postérieur et qu'ils trouvent que ce dernier groupe de fibres appartient aussi au faisceau.

Dans ce cas là on peut dire qu'après lésion du noyau do DEITERS les fibres les plus latérales du faisceau longitudinal postérieur du côté de la lésion montrent une dégénération compacte.

6⁰. Quant au nerf tri-jumeau, je n'ai pas pu constater une connexion directe avec le faisceau longitudinal postérieur. Dans les préparations on peut voir de tout petit grains, mais je ne crois pas qu'on a le droit de nommer ces petits granules, „grains de MARCHI".

En voici le moment de déterminer dans quelles conditions on peut nommer „dégénération" la granulation, née après traitement des névraxes à l'aide de la liquide onnis-bichromique selon MARCHI. Il est absolument nécessaire de tenir compte des conditions, énoncées ci-dessous:

1⁰ que la granulation soit assidue, afin qu'on puisse supposer que ce sont des fibres entières, qui se trouvent en état de dégénération.

Maintefois on trouve des grains ça et là dans quelques coupes sans qu'il y ait sur les places correspondantes dans les autres coupes une trace de granulation. Ce sont alors des petits morceaux de myéline dégénérée, qui sont entrainés soit par des phagocytes, soit par la liquide lymphatique comme SAMUEL GEE [1] et JOHANNES FILLING [2] l'ont déjà remarqué. Ce dernier

---

[1] S. GEE loco cit.
[2] J. FILLING Deutscher Zeitschrift f. Nervenheilk. 1901, Bd. 20, pag. 180.

voit même des grains de MARCHI chez des enfants tout à fait normaux.

Pour acquérir la certitude, que les grains de MARCHI que j'ai observé n'étaient pas de ces corpuscules, entrainées d'une manière quelconque, jai fait une lésion dans la fovée rhomboide chez un petit chat. La lésion faite avec une seringue j'ai injecté à l'endroit de la lésion quelques gouttes d'encre de Chine. Vingt jours après l'opération j'ai tué l'animal et dans les coupes il n'y avait pas un seul corpuscule noir, bien que les meninges soient pleins de grains noirs.

Aussi j'ai la certitude que seul la myéline dégénérée donne les tâches noires, car suivant la méthode de MARCHI sur le névraxe d'un animal normal, on ne voit nulle parts des grains.

C'est bien possible, surtout à la circonférence du névraxe, qu'on puisse voir des grains noirs, qui n'ont rien à faire avec des fibres nerveuses. Cette granulation de saleté (RANDSCHMUTZ) peut s'étendre coupe sur coupe et ainsi faire l'impression de dégénération.

2⁰. Que les grains de MARCHI se montrent chaque fois sur la même place, quand on étudie plusieurs névraxes d'animaux avec la même lésion.

Tenant compte de ces conditions on peut dire qu'il n'y a pas de connexion directe entre le nerf tri-jumean et le faisceau longitudinal postérieur.

Prof. JELGERSMA, (Leiden)

fait ensuite la Démonstration d'une série de coupes du Système Nerveux Central, traitées par la methode de WEIGERT — PAL et désignées à paraître dans un Atlas Anatomique du système nerveux.

Dr. L. J. J. MUSKENS, Amsterdam.
On cerebellar connections.
(With lantern demonstration).

Extract of the paper.

I. The flocculus cerebelli (more exactly called lobulus petrosus cerebelli) of the rabbit contains cerebellar cortical matter, but also a part of the nucleus dentatus.

II. After clean removal of this entire lobus and staining after Marchi no degeneration is found in the corpus restiforme and spinal cord (3 experiments), which is in accordance with the results of FERRIER and TURNER and R. RUSSELL. For this part of the rabbits cerebellum at least we can exclude not only the existance of cortico-spinal fibres, but also that of fibres, running from this part of the dentate nucleus down the cord; but

III. there is coarse degeneration of the *middle third part* of the superior crus cerebelli; so that this peduncle appears to be not a homogenous bundle, but is composed by strands of fibres, which allow a further differentiation on the crossection, something like it is the case with the internal capsule [1].

IV. The ventral cerebello-thalamic bundle of Probst or the bundle of descending collaterals of the superior crus after PELLIZZI, CAYAL, THOMAS and VAN GEHUCHTEN, is in all cases degenerated on the other side.

V. In the squirrel the flocculus (lobus petrosus cerebelli) contains only cerebellar cortical and white matter, no part of the dentate nucleus. After exstirpation of the flocculus the degeneration stops short in the adjacent part of the dentate nucleus. No degeneration in the superior peduncle nor in the cord. Comparing this result with that obtained in rabbits [2], we therefor arrive independently from CLARKE and HORSLEY, by comparative physiological means to the same conclusion as these observers, and in accordance with the suppositions of EDINGER, PROBST and VAN GEHUCHTEN, admit that for every connection of the nerve fibres, forthcoming from the Purkinje-cells, at least for this part of the cerebellum the basal nuclei are interposed.

VI. Further examination of cats brains [3], after lesion of various parts of the cerebellar cortex, with adjacent basal nuclei, proved equally the absence of directly degenerating fibres into the inferior crus or into the

---

[1] Degenerations in the central nervous system after removal of the flocculus cerebelli. First communication. Koninkl. Akademie v. Wetenschappen. November 23, 1904.

[2] Anatomical research about cerebellar connections. Second communication. Koninkl Akademie v. Wetenschappen te Amsterdam. Report of January 25, 1906.

[3] Third communication. Report o. April 26, 1907

spinal cord. Regularly the superior crus cerebelli was found partially degenerated. Also a good number of internuncial fibres towards the other cerebellar hemisphere were degenerated. It also tends to show, that the ventral cerebello-thalamic bundle has more connections with the contralateral floccular part of the cerebellum than with other parts. That the cerebellar cortex cannot be regarded as the origin of this ventral bundle, is clearly shown by the fact, that in one cat an extensive corrosion was effected of the cortex of the formatio vermicularis cerebelli; in this animal only the direct connections between the injured cortex and the adjacent part of the dentate nucleus was degenerated.

VII. Probst supposed, that the ventral bundle is formed by fibres, which cross the raphe near the nucleus reticularis after having left the cerebellum by the deep and superficial layers of the middle peduncle. Whereas there is no positive proof supporting CAYAL's and VAN GEHUCHTEN's opinion, that these fibres are descending collaterals of the superior crus, the following result tends to prove the partial correctness of the first view:

VIII. In two cats, after crossection of the superior peduncle, in front of its decussation exactly caudally from the red nucleus, no degeneration was found, in the regio of the nucleus reticularis and the predorsal region.

On the other hand I found in one cat, after lesion of the tegmentum, the instrument passing through the middle peduncle, some transversal fibres degenerated, taking their course through the substantia reticularis of the side of the lesion, then sweeping dorsally across the raphe and ascending towards the red nucleus of the side, opposed to the lesion.

X. In a cat the superior crus cerebelli was partially cut and at the same time the crus cerebelli ad pontem was hurt. In this animal the predorsal region was, distally from the lesion, free from degeneration. The ventral cerebello-thalamic bundle was only degenerated on the oral side of the lesion. Downward there was only degeneration of Monakow's bundle.

XI. So that I am led to believe, that the majority of the fibres of the ventral cerebello-thalamic bundle may be considered as a part of the decussation of the superior crus; the only difference is, that they cross the raphe far more distally in the pons. In the rabbit at least a number of these fibres appear to run in the crus cerebelli ad pontem.

DISCUSSION.

Dr. A. VAN GEHUCHTEN.

Je désire présenter deux remarques à l'occasion de la communication de Mr. MUSKENS.

La première concerne les dégénèrescences consécutives à l'extirpation du flocculus. D'après Mr. MUSKENS l'extirpation du flocculus chez le lapin entrainerait *toujours* une lésion du noyau dentelé et par là une dégénérescence dans le pédoncule cérébelleux supérieur et il faudrait devoir recourir à l'écureuil pour pouvoir détruire le flocculus sans lésion du noyau dentelé et démontrer ainsi l'absence de connexion anatomique directe entre le flocculus et le pédoncule cérébelleux supérieur. Or, d'après mes recherches, cela n'est pas nécessaire. La même démonstration peut se faire chez le lapin. On peut y détruire le flocculus sans léser le noyau dentelé et sans obtenir de la dégénérescence dans le pédoncule cérébelleux supérieur. C'est ce qui résulte au moins de mes nombreuses recherches expérimentales. Le fait que l'extirpation du flocculus sans lésion du noyau dentelé n'entraine pas de dégénérescence dans le pédoncule cérébelleux supérieur n'est d'ailleurs que la conséquence de ce fait général actuellement admis par tous, c'est que l'écorce cérébelleuse n'envoie de fibres nerveuses dans aucun des trois paires de pédoncules cérébelleux.

La deuxième remarque concerne le faisceau cérébelleux descendant. Me basant sur mes recherches expérimentales il m'est impossible d'admettre les conclusions de Mr. MUSKENS. Pour moi, je reste convaincu que le faisceau cérébelleux est un faisceau descendant et qu'il est formé par des branches de bifurcation des fibres du pédoncule cérébelleux supérieur après leur entrecroisement dans la commissure de WERNICKE.

Dr. MUSKENS.

Le problème est certainement très compliqué. Il est désirable que ces recherches soient reprises par plusieurs savants, ici présents.

Présidents d'honneur: { Prof. ZIEHEN, (Berlin).
{ Prof. BECHTEREW, (St. Petersbourg).
Président: Prof. WERTHEIM SALOMONSON.
Secrétaire: Dr. VAN ERP TAALMAN KIP.

III Rapport. **Psychoses alcooliques chroniques, les formes pures de Démence exceptées.**

Ier Rapporteur: F. W. MOTT. M. D., F. R. S.

Physician to Charing Cross Hospital.
Pathologist to the London County Asylums.

The Psychoses of Chronic Alcoholism.

Mr. President and Gentlemen,

Many difficulties present themselves to me in discussing the subject of Chronic Alcoholic Psychoses. Firstly, in only one or two of the London County Asylums is the modern classification adopted. Secondly, if dementing forms are excluded, we have only left the chronic paranoiac and so much divergence of opinion exists as to whether a distinction can be drawn between the chronic psychoses of abstainers, moderate drinkers and heavy drinkers that I do not feel myself competent from my own experience to discuss the question of alcoholic insanity on this basis, before such a distinguished company of psychiatrists, many of whom have for a long time given this subject their special study; but if, as a physician to a London hospital and Pathologist to the London asylums, I may be permitted to bring forward some facts which indirectly, if not directly, bear upon the subject, I will gladly do so.

I have long been struck by the fact that whereas cirrhosis of the liver with ascites is relatively common in the wards and postmortem room of the hospital, I have only once seen a case of advanced cirrhosis with ascites at the asylums, and that was in the case of a notorious police court character who was convicted of drunkenness nearly 400 times before she was found incapable of taking care of herself and certified as insane. I have come to the conclusion that the effects of alcohol upon the mind depend not only upon the quantity, quality, and period of time alcohol has been taken, but even more upon the personality of the individual, his temperament and organic constitution. It is probable that a person who can drink to a condition of advanced cirrhosis of the liver, has inherited an inborn stable mental organization.

In discussing the question of alcohol and insanity we have to consider whether alcohol is the efficient cause of the mental disease, a coefficient with other bodily and mental causes, or merely a coincidence.

If we compare the statistics of hospital and asylum *post mortem* examinations, we are struck with the fact that in the former there are a large number of cases of advanced cirrhosis of the liver, whereas in the latter there are relatively few cases of cirrhosis, and many of those only recognizable with difficulty. I will throw on the screen a statistical analysis of the results obtained in 1,099 autopsies on adults at Charing Cross Hospital, compared with 1,271 *post mortem* examinations at Claybury Asylum. An analysis of the results obtained by Drs. ROLLESTON and FENTON on *post mortem* records extending over ten years, at St. George's Hospital, is given, and in the main it supports the opinion that the statistics derived from Charing Cross Hospital agree with those which could be obtained at other London hospitals.

The principal points of interest which this tabular synopsis of a comparative inquiry into the *post mortem* incidence of cirrhosis of the liver at Charing Cross Hospital and Claybury Asylum afford in relation to the subject of alcohol and insanity may be summarized thus:

At Charing Cross Hospital the notes of the autopsies upon 1,099 adult cases were examined — 735 males and 364 females. Out of this number there were 85, or 7.7 %, cases of cirrhosis of the liver, which accords closely with the 8 % in which alcohol was the immediate and direct cause of the disease for which the patients were admitted to the hospital. The percentage of males is 9.1 and of females 4.9.

At Claybury Asylum the notes of 1.271 autopsies were investigated (627 males and 644 females). Of this number only 23 cases of hepatic cirrhosis were found (14 males and 9 females). The total percentage of cirrhosis of the liver works out at 1.8 % (males 2.2 %, females 1.3 %). There are a number of points of interest to which the synopsis refers, but I will limit my remarks thereon to the following more important facts which have been elucidated, namely, that no case of cirrhosis *with ascites* occurred at Claybury Asylum; whereas of the Charing Cross Hospital cirrhosis cases, 66.6 % had ascites. 22.2 % with a history of paracentesis abdominis. At Claybury, in only one instance of the 23 cases was cirrhosis of the liver mentioned as the assigned cause of death, whereas at the hospital 72.2 % of the 85 cases cirrhosis of the liver was assigned as the cause of death. It was noteworthy that the cases of well-marked cirrhosis met with on the *post mortem* table at the Asylum were large livers, and they occurred in persons who had a well marked history of chronic alcoholism, and who during life presented physical signs and mental symptoms of chronic alcoholic insanity, notably alcoholic dementia and polyneuritic phychosis (KORSAKOFF). There were in addition some cases of general paralysis. The relatively greater frequency with which acute and chronic gastritis and other inflammatory lesions of the stomach are met with in cases of alcoholic affections of the liver among the insane is shown.

There is a greater frequency of arterio-sclerotic changes associated with cirrhosis of the liver in the case of the insane, especially among the males. Atheroma of the aorta is common on the *post mortem* table, even in comparatively young people, in asylums. Probably this may be explained by the fact that a large proportion of the deaths occur in the subjects of general paralysis, and this is in all probability due to the syphilitic origin of the disease.

It may be remarked that in only four of the fatal cases occurring at the hospital neuritic symptoms were associated. In fact, it is noteworthy that alcoholic cirrhosis of the liver with pronounced ascites and a history of prolonged intemperance, even excessive intemperance, frequently occurs in individuals who may exhibit no obvious mental symptoms beyond a weakened will, and loss of moral sense shown by the indulgence of a vicious habit.

Comparative statistics [1]) of alcohol as a cause of insanity in patients admitted to the London County Asylums for the last 13 years show an amount of variability of percentages in the same asylums for different years, and in different asylums for the same year (alhough the admissions are drawn from the same class of the population) that can only be explained by a difference of opinion by medical officers as to what constitutes evidence of alcohol excess and how far other factors contribute or are in reality the cause. Not only have we to take into consideration the personal equation of the medical officers who obtain the information but also of the friends who give it, as to what constitutes alcoholic excess and as to how far alcoholic is an efficient cause. Thus in one year, 1902, from the same class of people, alcohol is the assigned cause of 25.6 $^0/_0$ of the admissions to Hanwell, and to Claybury 11.2 $^0/_0$; but in 1906, 28 $^0/_0$ of the admissions to Claybury intemperance is the assigned cause, while at Colney Hatch it is only 14 $^0/_0$. At Bexley asylum where they have adopted the modern classification and where the statistics appear to be nearly uniform since its opening, intemperance as an assigned cause is very high, the average being 22.8 $^0/_0$ for the seven years. An analysis of the cases admitted during 1905 to this asylum, in which intemperance was either a coefficient or efficient cause in 25.7 $^0/_0$ of the total admissions, shows that there are many cases in which other causes are associated. Of 248 male admissions, alcoholic excess was the assigned principal cause in 46, or 18.5 $^0/_0$, and out of the 246 female admissions alcoholic excess was the principal cause in 38, or 15.4 $^0/_0$, a total percentage on the whole admissions of 17 $^0/_0$. But when we inquire into these cases we find that 13 were imbeciles, 13 epileptics, 5 were chronic delusional insanity, 5 organic dementia and no less than 20 were primary dementia. In fact, out of the 84 cases quite one-half were

---

[1]) The complete statistics are contained in an article entitled „Alcohol and Insanity. — The effects of Alcohol on the Body and Mind as shown by Asylum and Hospital experience in the wards and post-mortem room."
Archives of Neurology, Vol. 3, Macmillan 1907.

lunatics or potential lunatics and the subjects of an inborn tendency to mental disease. I will put on the screen a statistical table to illustrate this. My experience at Hanwell, Claybury and the other asylums corroborates this statement. Moreover, I have found that the notes show hereditary insanity or epilepsy quite as frequently in these so-called alcoholic cases as in other forms of insanity, and more frequently than in general paralysis. In the family histories of these cases of insanity as a result of intemperance we find frequently neuroses, criminal degeneracy, insanity, and chronic alcoholism in one or both parents. In the personal histories inherent instability is frequently found in the form of neuropathies, imbecility, criminal degeneracy, epilepsy and intolerance of alcohol as manisfested by previous admissions, when they were termed recurrent mania and recurrent melancholia. Sometimes there is head injury, brain disease, and not infrequently incipient general paralysis. Many are admitted on account of attempted or threatened suicide, and a few on account of murderous assaults and sexual crimes.

Coincidence and cause may thus be confused: for a lapse from moderation into intemperance may be the first recognizable sign of the mental breakdown. Especially is this the case with general paralysis and the involutional psychoses occurring at the climacteric period in women. Also men between 50 and 60 who suffer with melancholia and at the same time are often the subjects of arterio-sclerosis. Again cases of dementia praecox may take to drink. There can be no doubt that neurasthenics, epileptics, imbeciles, degenerates and potential lunatics possess a marked intolerance to alcohol and the failure to discriminate between what is *hereditary* and what is the *result of alcoholism* has been the cause of much confusion.

Many cases of chronic alcoholism seen in hospital practice are persons who have drunk a large quantity of alcohol every day for a number of years and finally die from advanced cirrhosis and ascites after many operations of paracentesis abdominis. They do not as a rule show signs of mental derangement beyond a weakened will power, failing memory and the unnatural craving for indulgence of a vicious habit; there may however be a history of their having suffered with an attack of delirium tremens on one or more occassions, from which they have recovered, and I agree with SULLIVAN that some affection of the mind is the usual result of chronic alcoholism, but it is commonly moderate in degree or, if more intense, is so transitory in duration that it does not bring the drinker as a rule within the walls of an asylum, unless the individual attempts suicide. We might on this account regard delirium tremens as an exacerbation of a mild chronic alcoholic psychosis. In connection with the problem of causal relationship of alcoholism to certifiable insanity, it is of interest to note that Drs. SULLIVAN, BEVAN LEWIS and MACDONALD have recently brought forward arguments showing that alcohol as an efficient cause of insanity is not so great as the reports of the Lunacy Commissioners in England would indicate. Drs. BEVAN LEWIS and MACDONALD have shown a regional dissociation between alcohol and insanity. Thus inland and agricultural communities had the least inebriate but the highest ratio of pauperism and insanity. Maritime, mining and manufacturing communities above all others, were the most intemperate, but revealed the lowest ratios of pauperism and insanity. Dr. SULLIVAN by careful analysis and tables has shown that in the regional distribution of insanity it is difficult to trace any evidence of alcoholic influence such as might be expected, if alcoholism really accounted for one-sixth of the total number of cases. Thus Lancashire, Warwick and Cheshire which rank very high in the scale of alcoholism, and the mining counties, where drunkennes is very rife, are alike in showing very low rates of insanity. He concludes that alcohol as the essential cause of certified insanity falls a good deal short of the 16 % at which it is rated in the official statistics, and may be something under 10 %. There is however, a reason why agricultural communites in England should have higher percentages of insane; it is on account of the migration of the mentally and physically capable men and women to the industrial centres, leaving the feeble in mind and body behind to procreate their species; and this at the present time is a matter of national importance.

The psychoses which occur in the subjects of chronic alcoholism may be divided into three groups.

I. Mental affections which are the result of the direct or indirect action of alcohol upon usually a previously healthy brain for a considerable period of time: i.e. delirium tremens and polyneuritic psychosis (KORSAKOFF's disease).

II. Mental affections resulting from alcoholism occurring in an individual who is either potentially insane or possesses a morbid temperament. At least, this is the explanation which I should offer because the cases in many respects are hardly distinguishable from typical insanity of abstainers.

III. Cases in which Groups I & II are more or less combined.

It is difficult to decide simply by the hallucinations and delusions alone, whether alcohol is the cause. Should these however persist, especially auditory hallucinations, while the mind otherwise is clear, it is probable that alcohol has only acted as a coefficient and it is difficult to differentiate such cases from paranoia or hallucinatory insanity occurring in non-drinkers; moreover the chronic forms may begin insidiously or by an acute onset in both drinkers and abstainers.

Certain signs and symptoms point to alcohol being the efficient cause; viz., the existence of physical signs and symptoms pointing to its following on an attack of delirium tremens; the existence of physical signs and symptoms pointing to visceral disease, especially enlarged liver; the evidence of neuritis associated with any of the characteristic mental symptoms of KORSAKOFF's syndrome. Besides there are certain mental symptoms which afford strong presumptive evidence that alcohol is an efficient cause, and not merely a coefficient or coincident; viz., morbid jealousy and suspicions relating to the sexual functions and reproductive organs, marital relations and maternal instincts; threatening or terrifying visual and auditory hallucinations accompanied by delusions of being followed by policemen and detectives; also delusions connected with deranged cutaneous and kinaesthetic sensibility caused by neuritis. Delusions of poisoning are not uncommon, and these may be the result of an insane interpretation of the pains incidental to gastritis. In most of the cases of psychosis occurring in patients the subjects of chronic alcoholism, morbid states of depression predominate and persist, causing morbid fears, anxiety and tendency to suicide; in some cases there is persistent exaltation and even grandiose delusions, usually associated with some signs and symptoms of polyneuritic psychosis. They give rise to a pseudo-general paralysis. The morbid changes in the brain however differ from those of general paralysis. The more the cases exhibit during life signs and symptoms (conforming to the cases met with in hospital practice) of delirium tremens and polyneuritic psychosis, the more likely is there to be a well marked cirrhosis of the liver.

It might be argued that the progressive and continuous poisoning of the body with alcohol leads to permanent changes in the organs, and induces thereby permanent disturbances of metabolism and an auto-toxaemia which will induce chronic psychoses. At present no reliable evidence is forthcoming that there is a deranged metabolism in these cases of alcoholic hallucinosis and alcoholic paranoia. The gastritis and the advanced cirrhotic condition of the liver which may occur in hospital cases and in which one would expect therefore a deranged metabolism, do not support this view, but rather we should explain a chronic delusional insanity occurring after alcohol as the result of the effect of the poison upon a subject potentially insane, and who might have developed it, if alcohol had not been taken. Before we can solve this question however it is necessary to have an accurate comparison, clinical as well as pathological, of all the acute and chronic cases of hallucinosis and paranoia in drinkers and abstainers. This might enable us to separate the one from the other, we might ascertain, moreover, that many of the cases which are termed chronic alcoholic psychoses are not really alcoholic in origin. Another point which, to my mind, requires investigation is whether cases of acute hallucinosis occur especially in the subjects of chronic alcoholism, or whether a considerable number develop as I am inclined to believe, soon after the individual has commenced drinking. I would also suggest the desirability of a complete inquiry into the family history of the different types in order to ascertain the sum total of inherited degenerative tendencies.

In conclusion I would sum up as follows:

The fact that but few cases of advanced cirrhosis of the liver are found in asylums and that these occur in cases either of general paralysis, alcoholic dementia or Korsakoff's disease, both of which latter only occur after prolonged intemperance, suggests *a priori* that in the great majority of cases of alcoholic insanity, alcohol acts as a coefficient to some other factors peculiar to the individual. This hypothesis is supported (1) by the relatively large number of cases of advanced cirrhosis of the liver dying in the hospitals and presenting no mental symptoms. (2). By the variability of the percentages of alcohol as a cause of insanity in the different London Asylums as shown by statistics of the last thirteen years. (3) By the regional dissociation of drunkenness and insanity as shown by comparison of maritime and manufacturing communities with rural communities, this being explicable by the mental and physical deterioration of the agricultural population in England owing to the migration of the better types to the industrial centres.

2ᵈ Rapporteur: Dr. P. SCHRÖDER,

Privat-dozent f. Psychiatrie an der Univ. Breslau.

Chronische Alkoholpsychosen mit Ausnahme der reinen Demenzformen.

Die Frage der chronischen Alkoholpsychosen ist in der letzten Zeit wiederholt lebhaft· erörtert worden. Es sind dabei, was die Erscheinungsformen und die Häufigkeit solcher Erkrankungen anbelangt, weitgehende Meinungsverschiedenheiten zu Tage getreten. Diese Meinungsverschiedenheiten sind zum Teil so gross, dass schon allein daraus der Schluss gezogen werden kann, dass nicht etwa ungenügende Beobachtung und lokale Verschiedenheiten des Krankenmaterials daran schuld sind, sondern dass allgemeine psychiatrische Fragen im Spiele sind, die von verschiedenen ·Seiten verschieden beantwortet werden.

Eine kritische Sichtung des in der Litteratur niedergelegten Materials muss von einer Stellungnahme zu diesen in Betracht kommenden a l l g e - m e i n e n Fragen ausgehen, sonst ist eine Verständigung überhaupt nicht möglich.

Der Schwerpunkt der ganzen Frage und zugleich der Ausgangspunkt für viele Differenzen liegt in der Abgrenzung des aetiologischen Begriffes: a l k o h o l i s c h e Psychose. Von der Aetiologie der Geistesstörungen sind unsere Kenntnisse zur Zeit noch ausserordentlich gering. Von den sogenannten e x o g e n e n Ursachen wissen wir einigermassen Genaueres nur bei den Erkrankungen nach akuten und chronischen toxischen Schädigungen. Wo solche toxischen Schädigungen in Betracht kommen, sind wir nur selten in der Lage, das Vorhandensein anderer aetiologischer Faktoren mit Sicherheit auszuschliessen.

Die sog. e n d o g e n e n Faktoren spielen nach dem heutigen Stande unserer Kenntnisse bei der Entstehung sehr vieler Geistesstörungen eine wichtige Rolle und die Erfahrung hat uns gelehrt, dass selbst da, wo wir sichere exogene Faktoren kennen, sehr häufig an das Vorhandensein endogener ursächlicher Momente gedacht werden muss, ganz abgesehen von dem erwähnten Umstande, dass ausser den uns bekannten äusseren, noch andere, uns vorläufig nicht bekannte, äussere Ursachen im Spiele sein können. Das gilt z. B. bereits für die typischen akuten Psychosen auf dem Boden des chronischen Alkoholismus: sowohl für das Delirium tremens, als wahrscheinlich ganz besonders für die akute Halluzinose der Trinker.

Will man also ganz exakt sein, so kann man mit Recht sogar in

Zweifel ziehen, ob das Delirium tremens eine Erkrankung rein alkoholischer Natur ist, d. h. ob für seine Entwickelung ganz allein der voraufgegangene chronische Alkoholmissbrauch verantwortlich zu machen ist. Jedoch lehrt uns eine ausgedehnte reiche Erfahrung, dass die Beziehungen zwischen Delirium und Trunksucht ganz ausserordentlich enge sind, und diese Erfahrung an ungezählten gleichartigen Fällen berechtigt uns, das typische Delirium eine alkoholisch bedingte Erkrankung zu nennen, obwohl wir wissen, dass ohne das Hinzutreten noch anderer ursächlicher Faktoren ein Delir wahrscheinlich nicht zur Entwickelung kommt.

Eine solche beweisende umfangreiche Reihe gleichartiger Beobachtungen liegt für die als c h r o n i s c h e Alkoholpsychosen beschriebenen Erkrankungen nicht vor. Wer die Litteratur genauer durchsieht, wird erstaunt sein, wie ausserordentlich verschiedene Zustandsbilder und Krankheitsformen als chronische Alkoholpsychosen beschrieben worden sind; fast jeder Autor hat seiner Schilderung andere Erkrankungsformen zu Grund gelegt. Was den Fällen gemeinsam ist, ist vielfach lediglich: Trunksucht in der Anamnese. Nun ist es eine triviale Weisheit, dass nicht jede Geistesstörung bei einem Trinker eine Alkoholpsychose sein muss, dass also auch das Vorhandensein typisch alkoholischer Störungen (wie Polyneuritis und ähnliches) grade so wenig die alkoholische Natur einer bestehenden Psychose beweisen muss, wie das Voraufgehen eines typischen Delirs oder selbst die Entwicklung der Erkrankung im Anschluss an ein Delir.

Das wird von allen Seiten zugegeben, aber die Litteratur der chronischen Alkoholpsychosen lehrt uns, dass dieser Versuch, a l k o h o l i s c h *bedingte* p s y c h i s c h e S t ö r u n g e n v o n p s y c h i s c h e n S t ö r u n g e n *bei* T r i n k e r n zu unterscheiden, keineswegs immer durchgeführt wird.

Darauf beruhen zu einem sehr grossen Teile die weitgehenden Widersprüche bezüglich der Häufigkeit und Symptomatologie der chronischen Alkoholpsychosen. Die einen Autoren wollen nur dann von alkoholischen Geistesstörungen sprechen, wenn es als sicher gelten darf, dass der Alkoholmissbrauch die alleinige oder wenigstens die ausschlaggebende Aetiologie für die Erkrankung abgegeben hat, während die anderen — bewusst oder unbewusst — gegebenen Falles mit der Annahme zufrieden sind, dass der Alkoholismus eine begünstigende oder auslösende Rolle gespielt hat; noch anderen schliesslich genügt der Nachweis, dass irgend welche sicheren alkoholischen Störungen nervöser oder psychischer Art voraufgegangen oder gleichzeitig vorhanden sind.

Nun sind grade beim Alkoholismus die ursächlichen Beziehungen zwischen Alkoholmissbrauch und geistiger Erkrankung insofern recht complizierter Natur, als hier mannigfache Wechselbeziehungen bestehen und oft genug das Verhältnis zwischen Ursache und Wirkung gerade umgekehrt ist, als es anfangs erscheint.

Dass schon der blosse Verfall in Trunksucht zum mindesten sehr oft nur der Ausfluss einer psychopathischen Veranlagung, durchaus nicht selten sogar nur das erste Symptom einer beginnenden Psychose ist, wissen wir zur Genüge. Das muss uns mahnen, stets daran zu denken, dass bei Trinkern Geistesstörungen, und zwar solche, die nicht alkoholisch bedingt sind, wahrscheinlich erheblich häufiger sind als bei Nicht-Trinkern; das muss uns ferner davor warnen, in Fällen zweifelhafter Diagnose die ursächliche Bedeutung des etwa vorhandenen chronischen Alkoholismus, als der einzigen bekannten, aber möglicherweise ganz zufälligen oder nur komplizierenden Schädigung, zu überschätzen. Das gilt vor allem für die grosse Menge derjenigen Erkrankungen, die wir heute noch nicht mit Sicherheit rubrizieren können, oder über deren Aetiologie wir nichts wissen.

Bei der Compliziertheit dieser Verhältnisse können wir Einsicht in die aetiologischen Beziehungen nur auf rein empirischem Wege bekommen, nämlich dann, wenn uns ein umfangreiches gleichartiges klinisches Beobachtungsmaterial zur Verfügung steht. Ein solches fehlt aber, so weit ich die vorhandene Litteratur übersehen kann (wenn wir absehen von der bald zu besprechenden Korsakow'schen Psychose) für die chronischen Alkoholpsychosen so gut wie ganz.

Das ist der Hauptgrund dafür, dass bei der Zurechnung eines Falles zu den chronischen Alkoholpsychosen dem subjektiven Ermessen des einzelnen ein weiter Spielraum gelassen ist und dass deshalb auch die allgemeine Stellungnahme sehr verschieden ausfallen kann. Auf der einen Seite (bei präziser Umschreibung des Begriffes Aetiologie) sehen wir uns zu einer möglicherweise unfruchtbaren Skepsis gedrängt und müssen Wernicke recht geben, der in der Psychiatrie die aetiologische Betrachtung von der klinischen ganz getrennt wissen wollte; auf der anderen Seite droht uns eine kritiklose Verflachung des Begriffes Alkoholpsychose.

Je nachdem der Einzelne seinen Standpunkt mehr nach dem einen oder nach dem anderen Extrem hin einzunehmen geneigt ist, wird sein Urteil verschieden ausfallen.

Wenn wir uns das vergegenwärtigen, werden wir einen grossen Teil der Widersprüche, welche bei der Besprechung der chronischen Alkoholpsychose zu Tage getreten sind, leicht verstehen.

Diese allgemeinen Betrachtungen erlauben mir, mich kurz zu fassen mit dem speciellen Teil, mit der Frage nach den Erscheinungsformen der chronischen Alkoholpsychosen.

Die Frage der Alkoholparalyse hat im Laufe der Zeit weitgehende Wandlungen durchgemacht. Eine klassische Paralyse wird heut von der Mehrzahl der Autoren nicht alkoholisch genannt, selbst wenn das erkrankte Individuum schwere Trunksucht in der Anamnese hat, grade so wenig wie eine manische oder eine depressive Phase des circulären Irreseins oder eine typische Katatonie und Hebephrenie. Die frühere Lehre Magnans und seiner Schüler, dass chronischer Alkoholismus und Paralyse nur zwei Namen für ein und dieselbe Erkrankung seien, haben wir verlassen; wir reden auch heute noch von Alkoholparalyse oder von Pseudoparalysis alkoholica, wollen damit aber nur die Schwierigkeit ausdrücken, bei gewissen Zustandsbildern mit Sicherheit die Diffe-

rentialdiagnose zu stellen, oder wollen darauf hinweisen, dass eine
Reihe von körperlichen und psychischen Symptomen vorhanden sein
können, die uns am geläufigsten bei der progressiven Paralyse sind;
sehr oft handelt es sich dabei um eine Mischung von schweren neuriti-
schen Störungen mit dem Korsakow'schen Symptomenkomplex. Die
genauere Untersuchung und die Beobachtung des weiteren Verlaufes
lässt wohl aber stets schon klinisch die Differentialdiagnose stellen und
die pathologische Anatomie hat uns gelehrt, dass bei den Erkrankungen
(der Paralyse und den schweren Formen des Alkoholismus) wesens-
verschiedene anatomische Prozesse zu Grunde liegen.

Sehr viel grösseren Schwierigkeiten bezüglich der Unterscheidung
alkoholischer von nicht-alkoholischen Geistesstörungen begegnen wir auf
dem grossen Gebiet derjenigen Erkrankungen, welche als chronisch
paranoische oder paranoïde zusammengefasst zu werden pflegen. Es
ist das ein Gebiet, über das wir klinisch, und erst recht aetiologisch,
noch sehr wenig allseitig anerkannte Kenntnisse besitzen, und es ist
deshalb natürlich, dass hier Vermutungen und Combinationen aller Art
weiter Spielraum gelassen ist. Was über die Alkoholpsychosen im Allgemeinen gesagt worden ist, gilt ganz besonders für die chronischen
paranoïschen Psychosen; um sie dreht sich heute in erster Linie der
Streit.

In all das, was als chronische Alkoholparanoia bezeichnet werden
ist, Ordnung zu bringen, ist nicht leicht, da zweifellos die verschiedenen
Autoren sehr Verschiedenes im Auge gehabt haben.

Als eine besondere grössere Gruppe lassen sich vielleicht Fälle heraus-
heben, die zu denjenigen gehören, welche in Frankreich Magnan, Cololian
u. A. als „Délire de persécution alcoolique" beschrieben haben. Es
handelt sich dabei um Trinker, die meist nicht lange in Anstalten
zubringen, also Gelegenheit haben, immer wieder weiter zu trinken,
die dann in kürzeren oder längeren Abständen akute Episoden vom
Charakter der akuten Alkoholhalluzinose durchmachen, oder aber auch
einfache Delirien bezw. pathologische Räusche und epileptiforme oder
selbst mehr hysterisch gefärbte Zustände bekommen, die sich aber
dadurch auszeichnen, dass sie von vornherein oder erst nach öfteren
Attacken nicht mehr alles vollständig korrigieren; jedoch kommt es
nicht zur Entwickelung eines progressiven Wahnsystems, auch geistige
Schwäche tritt nicht, oder erst sehr spät und in nur mässigem Grade, ein.

Unter den restierenden nicht korrigierten Vorstellungen stehen der
Häufigkeit nach obenan Eifersuchtsideen. Viele Fälle von sog. chronischem Eifersuchtswahn der Trinker gehören hierher. In anderen Fällen
entwickelt sich, worauf Heilbronner hingewiesen hat, mehr ein an
Querulantenwahn erinnerndes Bild.

Für die Mehrzahl grade dieser Fälle lässt sich — auch in Frankreich
ist das stets betont worden — eine degenerative Veranlagung nachweisen. Wir haben deshalb allen Grund, wenn wir solche paranoischen
Complexe, die gewöhnlich nur in den akuten alkoholischen Episoden
stärker hervortreten und dann wieder abblassen, aetiologisch erklären

wollen, das Moment der degenerativen Veranlagung nicht zu vernach-
lässigen, sondern daran zu denken, dass möglicherweise der Alkoholismus
nur verstärkend und verschlimmernd gewirkt und dem Bilde und dem
Verlauf ein bestimmtes Gepräge gegeben hat; denn paranöische Züge
sind bei Degenerierten, auch wenn sie nicht trinken, durchaus nicht
selten.

Ob wir also solche paranöischen Zustände bei Trinkern alkoholisch
nennen wollen oder nicht, hängt in erster Linie davon ab, welche
Forderungen wir an die Berechtigung der Bezeichnung „alkoholische
Psychose" stellen.

Diesen Fällen mit ihren vielfach wechselvollen, bei erneuter Alkohol-
zufuhr immer wieder exacerbierenden paranöischen Zustandsbildern stehen
gegenüber die geschlossen verlaufenden Psychosen, die sich von ersteren
auch dadurch unterscheiden, dass sie bei Aussetzen des Alkohols nicht
abklingen, sondern sich unabhängig von neuen Alkoholexcessen weiter
entwickeln.

Als der Typus solcher chronischen Alkoholpsychosen wird meist die
chronische Halluzinose der Trinker angeführt; es wird darunter verstanden
eine chronisch gewordene akute Alkoholhalluzinose (— akute Paranoia
der Trinker — ak. halluz. Wahnsinn der Trinker. —) Dass akute
Halluzinosen gelegentlich einen ungünstigen Verlauf nehmen und chronisch werden können, muss nach Analogie anderer Erkrankungen von
vornherein als möglich betrachtet werden; im Zweifel kann man jedoch
darüber sein, ob an diesem Chronischwerden allein der Alkoholismus
oder nicht vielmehr ganz andere Momente schuld sind, wie z. B. eine
bestimmte psychopathische Veranlagung, schwächende Krankheiten
u. ähnl. m.

Die Zahl der in der Litteratur beschriebenen chronisch gewordenen
akuten Alkoholhalluzinosen ist ausserordentlich gering, sobald man darunter Krankheitsbilder versteht, die *lediglich* das Zustandsbild der akuten
Halluzinose darbieten. Nun ist man sich aber schon über die Abgrenzung der Symptomenbilder der akuten Halluzinose noch keineswegs
überall einig. Eine sehr praecise aber auch sehr enge Umschreibung
giebt BONHOEFFER. Ob solche ganz typischen Fälle jemals chronisch werden,
erscheint zum mindestens fraglich.

Die Mehrzahl der Autoren fasst das Krankheitsbild aber sehr viel
weiter und spricht bei Trinkern auch dann von Alkoholhalluzinose,
wenn dem Bilde ungewöhnliche Züge beigemischt sind wie beispielsweise
zahlreiche Geschmacks — und Gesichtshalluzinationen, hypochondrische
Sensationen, ausgesprochene motorische Symptome u. A. m. Es wird
ferner vielfach nicht gefordert, dass das Zustandsbild das gleiche bleibe,
vielmehr wird eine progressive Entwicklung ohne weiteres als möglich
angesehen. Stellt man sich auf diesen Standpunkt, dann nimmt die Zahl
der chronischen Alkoholhalluzinosen allerdings erheblich zu. Dagegen
ist anzuführen: der für die akute Alkoholhalluzinose charakteristische
Symptomenkomplex kommt in seinen Hauptzügen bei allen möglichen,
namentlich auch später progressiv verlaufenden Erkrankungen vor (z. B.

im Beginn mancher Fälle aus der Katatoniegruppe, bei den paranoiden Erkrankungen des höheren Alters und selbst bei der progressiven Paralyse). An das Vorliegen solcher mit Trunksucht nur zufällig complizierter nichtalkoholischer Erkrankungen muss stets auch bei Trinkern in erster Linie gedacht werden, wenn der halluzinasorische Complex ungewöhnliche Beimischungen hat und wenn er sich chronisch oder progredient weiter entwikkelt.

Der andere Teil der in der Litteratur als chronische Alkoholparanoia beschriebenen Fälle gliedert sich aber auch diesen chronischen Halluzinosen nicht an. Wir finden da die verschiedenartigsten Erkrankungen angeführt; bald Fälle, die sich mehr der echten Verrücktheit nähern, bald mehr oder weniger ausgesprochen hebephrenische und katatonische Erkrankungen, oder aber eines der Krankheitsbilder mit Sinnestäuschungen und Wahnvorstellungen, die wir heute noch nicht zu registrieren vermögen.

Dass sich darunter ein oder der andere Fall findet, der mit Recht als chronisch alkoholische Psychose bezeichnet zu werden verdient, soll und kann garnicht bestritten werden. Auf Grund meiner Kenntnisse der Litteratur möchte ich nur behaupten, dass m. E. bisher der sichere Nachweis für die Existenz solcher chronisch paranoischen Alkoholpsychosen nicht erbracht ist, wenigstens solange man den Begriff alkoholisch einigermassen praecise fasst, und streng zu unterscheiden versucht zwischen alkoholisch bedingten Psychosen und solchen die nur mit chronischem Alkoholismus compliziert sind. Wer diese Forderung nicht stellt, wird leicht zu ganz anderen Resultaten kommen.

Zum Schluss muss noch die Korsakow'sche Psychose kurz erwähnt werden, die bisher ausserhalb der Betrachtung geblieben ist. In ihr haben wir einen als ausgesprochen chronisch zu bezeichnenden Zustand vor uns. In aetiologischer Hinsicht gilt für sie im grossen und ganzen dasselbe wie für das Delirium tremens; zu diesem hat sie auch symptomatologisch die engsten Beziehungen; denn das Delir enthält bereits den amnestischen Symptomenkomplex und aus dem Delir sehen wir deshalb oft genug durch Abblassen der deliranten Reizsymptome die Korsakow'sche Psychose hervorgehen.

Ich bin auf diese Erkrankung nicht näher eingegangen, weil es mir fraglich erschien, ob sie noch in den Rahmen dieses Referates, das die reinen Demenzformen ausschliesst, hineingehört. Denn aller Wahrscheinlichkeit nach stellt der die reinen Fälle sog. Korsakow'scher Psychose symptomatisch ausfüllende amnestische Symptomenkomplex einen einfachen, stationären, jedenfalls nicht progredienten Defektzustand dar, also nicht eine Psychose im engeren Sinne des Wortes. Kombiniert sehen wir ihn bei schweren Säufern gar nicht selten mit senilen, arteriosclerotischen, auch mit paranoïden Zügen. Es entstehen dann recht komplizierte Bilder, die der aetiologischen Forschung schwere Rätsel aufgeben können.

IV Rapport.

Diagnose différentielle entre la Démence Paralytique et les autres formes de Démence acquise.

1er Rapporteur : Dr. E. DUPRÉ,

Professeur Agrégé à la Faculté de Médecine, Paris.

Ce Rapport doit être considéré, non pas comme une étude du diagnostic différentiel des Démences, mais comme un bref exposé des éléments de la question proposée par le Congrès, comme une simple préface à la discussion de ce vaste problème.

Comme nous connaissons tous l'histoire et la bibliographie des Démences, je me suis, dans cette courte étude de Psychologie clinique, systématiquement abstenu de citer un seul nom d'auteur.

Le titre même de la question indique que la mission du Rapporteur est purement clinique, et limitée exclusivement à l'étude du syndrome „*Démence*".

Aussi, laissant de côté le diagnostic anatomique de la Paralysie générale, ai-je consacré les pages suivantes non pas même à l'étude clinique de cette maladie, mais à l'exposé de la séméiologie particulière de la Démence paralytique. Je me suis efforcé de montrer quelles ressources apporte au diagnostic différentiel des Démences, cette méthode d'analyse, et d'interprétation des symptômes purement psychiques, qui, par analogie avec les méthodes de laboratoire du cyto- et du séro-diagnostic, doit prendre rang en clinique sous le nom de *Psycho-diagnostic*.

Sans m'attarder à exposer, devant une assemblée d'Aliénistes, les éléments classiques de la Psychopathologie des Démences, j'indiquerai seulement les points du problème qui me paraissent intéressants à signaler.

* *

Toute discussion fructueuse doit commencer par des définitions précises.

Je propose de définir la *Démence*: l'affaiblissement à tous ses degrés et l'anéantissement définitifs de l'activité psychique.

La notion de Démence est donc une notion quantitative, s'appliquant à un déficit plus ou moins considérable de la mentalité.

L'état démentiel, essentiellement secondaire, est presque toujours le terme d'une évolution morbide, rapide ou lente, régulièrement ou irrégulièrement progressive, dont le processus extensif aboutit, par l'atteinte diffuse du cortex, à la destruction du siège organique de l'intelligence.

La démence, expression terminale de la ruine de l'édifice intellectuel, reconnaît toujours un substratum anatomopathologique, caractérisé par la destruction diffuse, dégénérative ou inflammatoire, des cellules corticales ; et, à cause de leur finesse, les lésions qui conditionnent la démence ne peuvent guère, même dans les cas où existent de grosses altérations macroscopiques de l'encéphale, être appréciées et mesurées qu'à l'examen microscopique.

Toutes les Démences sont donc organiques. Mais, pour distinguer les processus si nombreux et si variés qui aboutissent, par l'infection, l'intoxication, le traumatisme, les dégénérescences, etc., à détruire la la corticalité psychique, on peut résumer dans le tableau suivant l'Étiologie générale des Démences :

DÉMENCES.

Toxiques :
Lésions histologiques diffuses des infections et des intoxications. . .

Aigües. . . . . .
- Fièvres.
- Empoisonnements aigus ou subaigus

Chroniques . . .
- Infections chroniques . . . . . . : Syphilis, Tuberculose, Pellagre, etc.
- Empoisonnements chroniques : Alcool, Plomb, Morphine, Diabète, etc.

Organiques :
Lésions macroscopiques et histologiques des méningo-encéphalopathies en foyer ou diffuses. . . .

Encéphalopathies en foyer. . Lésions solitaires, multiples, disséminées ou diffuses. . . . .
- Hémorrhagie et ramollissement. Tumeurs. Abcès. Gommes. Scléroses. Méningo-encéphalites diffuses. Traumatismes cérébraux.

Encéphalopathies dystrophiques d'origine vasculaire. . . . . .
- Artériopathies cérébrales de l'arthritisme, de la sénilité.

Psychonévrosiques :
Lésions de gliose diffuse avec dégénérescences cellulaires . . . .
- Épilepsies chroniques.
- Chorées chroniques.

Psychosiques :
Lésions cellulai-dégénératives . .
- Psychoses systématiques progressives.
- Manie et mélancolie chroniques.
- Psychoses périodiques.
- Psychoses dégénératives.
- Démence précoce.

Au milieu de ces différentes catégories de démences, la paralysie générale occupe une place à part : à cause de sa fréquence, de son intérêt étiologique, de son caractère évolutif particulier, et des nombreux problèmes qu'elle soulève dans tous les domaines de la pathologie.

Je propose de la paralysie générale la définition suivante :

La paralysie générale est une *affection à évolution lente, irrégulière, progressive et fatale*, qui survient, chez d'anciens syphilitiques, sous des *influences pathogènes prolongées* et *généralement combinées*, parmi lesquels le *traumatisme*, l'*alcoolisme* et le *surmenage fonctionnel* d'un cerveau, d'ailleurs *prédisposé*, sont les plus importantes ; qui se traduit par le développement progressif de *troubles démentiels constants ;* l'apparition contingente, mais fréquente, de *troubles délirants*, expansifs ou dépressifs, et des *désordres ataxiques* et *paralytiques* de la motricité (ophtalmoplégie interne, dysarthrie, tremblement) : syndrome déterminé par des *lésions diffuses* de tout le système nerveux et surtout de l'*écorce cérébrale*, qui aboutissent d'une part à la *désintégration et à la ruine du système anatomo-physiologique* du névraxe, et, d'autre part, à des troubles progressifs de la nutrition et des fonctions végétatives qui se terminent en quelques années par des complications viscérales ou un marasme mortels.

La démence de la paralysie générale, symptôme fondamental de l'affection, se spécifie, entre toutes les autres variétés de démences, par plusieurs caractères majeurs, que je vais indiquer, en les distinguant, d'après leur nature, en caractères *psychologiques*, *physionomiques*, *cliniques*, *évolutifs* et *thérapeutiques*.

* *

Au point de vue *psychologique*, la démence paralytique est globale : elle affaiblit d'abord et détruit ensuite, par une atteinte générale, l'activité psychique dans tous ses modes : intellectuel, affectif, moral et volontaire. Cette démence est, dès ses débuts et durant tout son développement, diffuse d'emblée, et anéantit plus ou moins vite, mais dans une involution générale à peu près simultanée, l'ensemble des facultés mentales. Cette *démence globale* est, au début, légère et incomplète, mais jamais partielle : elle apparaît ensuite, par ses progrès plus ou moins rapides, de plus en plus profonde et complète ; et elle finit, sans avoir cessé d'être globale, par devenir totale.

La diminution intellectuelle du paralytique est due non-seulement à l'amoindrissement fonctionnel des éléments cellulaires de l'écorce en général, mais encore et surtout, au début, à l'interruption des connexions qui réunissent les divers centres corticaux. La désagrégation précède la déchéance intellectuelle ; et on observe, bien avant l'impuissance propre des centres psychiques, la rupture des liens associatifs qui coordonnent ces différentes activités et en assurent, dans l'espace et dans le temps, la synergie fonctionnelle.

Il résulte de cette *dissociation intrapsychique* une altération spéciale et précoce de la personnalité, caractérisée par la discordance des états affectifs et intellectuels, qui se suivent, mais ne se continuent pas.

La démence paralytique est donc une démence particulière, faite du

fonctionnement isolé, fragmentaire, de petits systèmes corticaux dis
continus, disloqués, sans rapport les uns avec les autres. Alors se
perdent les notions d'analogie et de contraste, de comparaison et de
mesure : conséquemment, le pouvoir de critique et de contrôle disparaît.
La notion du temps, de la mesure, de la durée, s'évanouit peu à peu ;
aussi le paralytique général ne s'exprime-t-il jamais au passé, rarement
au futur, mais presque toujours au présent ; il vit dans un présent
perpétuel. Le cerveau du paralytique général, en somme, est psychologiquement assimilable à la collection des fragments juxtaposés d'une
mentalité appauvrie et dissociée, fonctionnant dans une action simultanée,
mais asynergique, suivant les lois d'un automatisme anarchique et inconscient.

Ces considérations expliquent que les idées, le langage et les actes
de ces malades présentent ces caractères majeurs, spécifiques de l'état
mental paralytique : la *multiplicité*, la *mobilité*, l'*incohérence*, l'*absurdité*, la
contradiction. Les exemples abondent des manifestations de cette psychologie démentielle.

Dans ces différents exemples, le malade émet d'abord une idée ; il
en émet ensuite une seconde ; toutes deux sont logiques, mais contradictoires ; et si elles coexistent dans son esprit sans s'exclure, c'est
parce qu'elles sont nées sans se connaître, et qu'elles sont émises sans
s'associer : il y a *juxtaposition de concepts isolés, et non combinaison d'idées
associées. La synthèse psychique ne s'opère plus*.

Un autre grand caractère psychologique de la démence paralytique
est de déterminer souvent une transformation profonde de la personnalité,
une inversion plus ou moins complète de la formule intellectuelle et
morale du sujet. Le malade change de caractère, d'habitudes, de genre
de vie, manifeste d'autres goûts, d'autres tendances, etc. : les propos, la
conduite, détonnent avec le langage et les actes de la personnalité
antérieure.

Ce contraste, que crée la maladie entre la personnalité passée et la
personnalité présente du paralytique, s'observe également, dans la vie
courante du malade, entre les expressions de son humeur et les formules
de ses idées, dont la succession n'implique plus la liaison logique. J'ai
déjà signalé, à propos de la dissociation intra-psychique, ce désaccord
flagrant dans la suite des états intellectuels, soumis en partie d'ailleurs
aux variations incessantes des états de l'humeur. La *mutabilité affective
et intellectuelle* est une loi de la psychologie paralytique.

Au milieu de l'ensemble de ces manifestations de l'affaiblissement
intellectuel et du changement de la personnalité morale des malades,
le symptôme psychique capital de la paralysie générale, capital par sa
précocité, sa constance, sa continuité, son caractère presque pathognomonique, c'est la *diminution et la disparition de l'autocritique :* c'est-à-dire
la perte du jugement de soi-même, du contrôle personnel, de la critique
de ses actes et de sa conduite. Spontanément et de lui-même, le paralytique général ne remarque pas le profond changement de sa personnalité,
ni l'abaissement de son intelligence. Mis en présence des symptômes les

plus évidents de sa déchéance psychique, de son amnésie, des preuves les plus objectives de ses troubles moteurs, des imperfections de son langage, etc., le paralytique ne s'y arrête pas, ne s'en émeut pas, n'y prête aucune attention, ou les constate en plaisantant, en donnant les explications les plus niaises et les plus puériles. Alors même qu'il semble s'affecter, une minute après, il n'y pense plus et rit de bon coeur de ce qui devrait le plus l'inquiéter.

On a dit, il y a déjà longtemps, que le paralytique général devient un tout autre personnage, *sans s'en apercevoir :* il faut ajouter et surtout *sans s'en émouvoir.* Car la conscience des troubles, lorsqu'elle existe, au début de la maladie, est sans retentissement sur l'émotivité. L'indifférence et l'apathie dominent l'état affectif.

La disparition de l'autocritique est bien démontrée par cette méthode d'examen clinique que j'appelle la méthode de *l'autoconfrontation,* qui consiste à placer le sujet en face de lui-même, à provoquer son jugement sur ses propos, ses actes, les conséquences de sa conduite, etc. et qui permet ainsi, par l'étude des réactions du malade sur sa propre personne, d'apprécier et de mesurer le degré et les qualités de l'autocritique.

Un autre grand caractère, non pas propre à la Démence paralytique, mais dont les conséquences sont plus intéressantes à observer chez les Paralytiques généraux que chez les autres déments, est la conservation de *l'Automatisme psychique* jusqu'à une période très avancée de maladie. Grâce à la persistance prolongée de cet automatisme, qui assure la régularité de la vie, la ponctualité des habitudes, l'observance de la politesse sociale, l'exécution des devoirs professionnels, etc., le malade continue à vivre comme tout le monde et à tenir à peu près convenablement sa place dans la famille et la société. Les absences de mémoire, les écarts de conduite, les troubles du caractère, sont mis sur le compte de la fatigue, de la distraction, etc. C'est ainsi que ces malades arrivent assez souvent, au milieu de l'inconscience générale de leur famille et de leur entourage, de leurs collègues (dans les bureaux, dans l'armée, dans les administrations) à la période d'état de la paralysie générale.

Parfois, ces *paralytiques méconnus* exercent des fonctions délicates et continuent, jusqu'à la veille du jour de leur internement, à assumer une responsabilité périlleuse, dans des situations de conducteur de train, de mécanicien, de pilote, etc. Ce sont des faits qui mettent bien en lumière le rôle hautement prépondérant de l'automatisme psychologique dans l'exécution des actes d'habitude de la vie régulière et professionnelle.

La combinaison de cet automatisme, qui conserve aux malades l'apparence de l'activité psychique, d'une part, et de la démence, d'autre part, qui les rend incapables de jugements personnels et d'émotions légitimes, aboutit à de curieuses conséquences dans la vie familiale et professionnelle des paralytiques.

Le malade, incapable d'initiative personnelle (en dehors des états d'excitation ou de délire) mais indifférent, suggestible, porté à l'imi-

tation, et d'ailleurs souvent euphorique et bienveillant, accomode docile-
ment son automatisme passif à l'initiative d'autrui, et semble ainsi participer à l'activité de l'entourage. Mais cette participation n'est qu'apparente,
et résulte seulement du reflet de la mimique et de l'écho des paroles
d'autrui, sur le facies et dans le langage du paralytique. Celui-ci n'est
qu'un automate inconscient, dont les réactions font illusion à l'entourage,
qui les croit personnelles et volontaires. Sans comprendre les conversations auxquelles il assiste, le Paralytique y participe néanmoins du
regard et du geste, en riant lorsqu'on rit, en affectant un air sérieux
lorsqu'on s'attriste, en prenant l'air surpris, lorsqu'on s'étonne, etc. Le
malade approuve toujours, de la tête et de la parole, à tous les moments de
la conversation. On peut tenir devant lui, sur sa maladie et son avenir,
les discours les plus explicites : il les écoute, a l'air de les suivre et
émet de temps à autre, des „oui, oui", „c'est cela", en opinant de la
tête. Il prouve à la fois, ainsi, qu'il n'a pas compris et qu'il n'a cessé
d'approuver la conversation tenue devant lui. Cette *approbativité*, stigmate
d'optimisme moral, jointe à l'inintelligence du discours, stigmate de démence,
est vraiment spéciale au paralytique général.

Enfin, toujours à cause de l'automatisme du paralytique et de l'illu-
sionnisme sentimental des profanes, il se crée, autour de ces malades,
de la part de leurs parents et de leurs voisins, une *interpsychologie*
particulière, une *réaction paradoxale de l'entourage vis-à-vis du paralytique*,
qui résultent de l'adaptation progressive et inconsciente du milieu
à l'affaiblissement également progressif et inconscient de l'intelligence
du malade. Tant que l'éclat d'une bouffée délirante ou le scandale d'un
acte délictueux ne troublent pas cette *accommodation psychique réciproque*,
le paralytique vit méconnu au milieu de ceux qui sembleraient le mieux
placés pour l'observer, le connaître, et, par conséquent, juger des progrès
de la démence et du changement de la personnalité du malade.

Aussi, à la période prodromique de l'affection, est-ce toujours les gens le
plus étroitement en rapport avec le paralytique que le médecin a le plus de
peine à convaincre de la réalité de la situation : personne, dans l'entourage
familial, ne peut croire à l'existence et surtout à l'ancienneté de la maladie.

Je rappelle les quelques caractères psychologiques qui me paraissent
spécifier, au point de vue du diagnostic différentiel, la démence paralytique parmi les autres démences :

Globalité de l'affaiblissement mental.

Dissociation intrapsychique.

Altération de la personnalité.

Disparition de l'autocritique.

Conservation de l'Automatisme psychique.

Approbativité.

Ces caractères, dont l'importance est d'ailleurs fort inégale, ne valent
que par leur apparition collective sur le fond commun de la démence,
qu'il ne m'appartient pas de décrire ici.

* * *

Au point de vue *physionomique*, la démence paralytique imprime au visage du malade des modifications précoces et caractéristiques, qui orientent parfois d'emblée, au premier abord du sujet, le diagnostic du médecin vers la paralysie générale. Le *masque paralytique* est caractérisé par l'expression indifférente, niaise, atone, souvent béate, parfois hébétée ou comme endormie, du facies : en vertu d'une demi-parésie, d'une hypotonie musculaire dans le domaine du facial supérieur et de l'oculo-moteur commun, il existe parfois une tendance à un ptosis incomplet, qui rétrécit les fentes palpébrales, et de l'élévation des sourcils avec plissement transversal du front, qui donnent au sujet l'air d'un homme mal éveillé.

On observe aussi sur le visage des tressaillements spasmodiques, des contractions fibrillaires, des petites secousses convulsives : ces tremblements parcellaires, visibles surtout au commencement de l'articulation des mots, sont souvent provoqués par la seule intention de parler.

Je n'insiste pas ici sur les troubles apraxiques de la musculature faciale, que j'ai signalés sous le nom de *parectropies* chez les paralytiques, parce que ces troubles ne sont pas spéciaux à ces malades et s'observent chez d'autres déments organiques.

Les déformations, le myosis, l'inégalité, la rigidité des pupilles, achèvent de spécifier le masque paralytique.

Au point de vue *clinique*, la démence paralytique offre certains caractères, plus extrinsèques qu'intrinsèques, c'est-à-dire appartenant plutôt aux complications ou aux concomitances symptomatiques de la démence qu'à la démence elle-même, mais qui sont particulièrement précieux à retenir, d'abord à cause de leur fréquence, ensuite à cause du cachet spécifique que leur imprime la démence paralytique. La démence paralytique est le plus souvent accompagnée d'états psychopathiques (excitation, dépression, délire) variables, irréguliers, alternants, et à travers lesquels la démence elle-même se traduit par la multiplicité, la mobilité, l'incohérence, l'absurdité, la contradiction des sentiments, des idées et des actes ; les caractères de la psychologie du paralytique général se retrouvent, amplifiés et exagérés par les états morbides de l'humeur ou de l'intelligence, et spécifient le terrain paralytique sur lequel fleurissent tous ces éléments psychopathiques contingents.

Je n'insiste pas sur les caractères si particuliers, si spécifiques, que communique aux délires paralytiques la démence, à travers laquelle ceux-ci expriment en formules fantastiques la dépression ou l'expansion de l'humeur. Le délire de la paralysie générale, quelle que soit sa nature, mégalomaniaque, hypochondriaque, etc. n'est presque jamais hallucinatoire, et rarement interprétatif. Il est surtout un délire d'imagination, un délire de fabulation fantastique, au thème duquel le malade n'attache d'ailleurs aucune importance. Les conceptions atteignent les extrêmes limites de l'extravagance : le délire prend des proportions colossales. Les malades planent, dans leurs rêves, hors du temps et de l'espace ; les expressions superlatives ne suffisent pas à traduire leur puissance ou leur détresse, leur opulence ou leur misère : ils s'attribuent *tous* les mérites, *tous* les titres, *toutes* les richesses, *toutes* les maladies, et ce vocable „*tout*" joue le même rôle caractéristique dans le langage des paralytiques que le mot „*on*" dans celui des persécutés.

Quelques minutes de conversation avec un paralytique suffisent souvent à révéler tous ces caractères. Mobile et suggestible au plus haut degré, facile à exalter et à lancer sur toutes les pistes, le malade change de thème à tout propos et ne s'embarrasse d'aucune contradiction.

Je rappelle enfin d'un mot l'importance de la *graphologie* des déments paralytiques, trop connue pour que j'y insiste ici.

Un autre caractère clinique de la démence paralytique, qui a une grande importance médico-légale, est la précocité et la fréquence du *passage de l'idée à l'acte*. L'affaiblissement du pouvoir d'inhibition se marque par l'apparition précoce d'une *impulsivité réflexe*, en vertu de laquelle le malade délire au moins autant en action qu'en parole.

Dans la période prodromique de l'affection, dite précisément *période médico-légale*, le paralytique général est entraîné par l'affaiblissement de l'arrêt volontaire, ou par des idées délirantes, à des actes qui contrastent par leur caractère absurde, immoral et puéril, avec la personnalité antérieure de leur auteur.

Enfin, un dernier caractère clinique de la Démence paralytique est *l'encadrement somatique de la Démence*. Celle-ci évolue au milieu d'un ensemble de *signes physiques* bien spéciaux, tels que l'embarras de la parole, les désordres de l'écriture, les troubles pupillaires, réflexes, etc. dont la constatation, jointe à celle de la Démence, forme un ensemble pathognomonique, qui impose le diagnostic de Paralysie générale.

* * *

Au point de vue *évolutif*, la Démence paralytique a une formule qui lui appartient en propre, et qu'on peut résumer dans les propositions suivantes:

Elle est par excellence la *Démence de l'âge adulte*, et elle frappe l'individu non pas au début ou au déclin de son activité psychique, mais au sommet de la courbe de sa mentalité et à l'acmé de son développement intellectuel; elle atteint la personnalité en pleine activité professionnelle et sociale.

La Démence, dans la Paralysie générale, est *précoce* par rapport à l'apparition des autres signes de la maladie. Elle est *irrégulière, rémittente* et *progressive* dans sa marche générale. Ce qui constitue la rémission, c'est l'apaisement, l'atténuation ou la disparition d'un phénomène ou d'un groupe de phénomènes de nature épisodique, transitoire; mais le fond même de la maladie, l'état démentiel progressif et l'ataxo-parésie motrice demeurent. En effet, le délire est subordonné à des lésions bien moins fixes que la démence; il peut ne traduire que des réactions dynamiques, des perturbations fonctionnelles; tandis que les signes somatiques et démentiels reposent sur un substratum organique le plus souvent définitif et irréparable.

A travers des *remissions*, contingentes, temporaires, plus ou moins marquées et durables, parfois fort longues, la Démence paralytique évolue fatalement jusqu'à la destruction complète de la mentalité. A la fin de la maladie, la démence et la cachexie progressent parallèlement; et le paralytique succombe, à moins d'ictus intercurrent, à une consomption organique, qui démontre que la Paralysie générale est une affection de tout l'organisme.

* * *

Au point de vue *thérapeutique*, la Démence paralytique échappe, dans sa marche progressive et fatale, à toute influence médicamenteuse: l'affection est rebelle au mercure; et le traitement hydrargyrique non seulement est impuissant contre la maladie, mais nuisible au malade. La thérapeutique fournit ainsi, au diagnostic de la Paralysie générale, un appoint négatif, dont l'importance a été démontrée par les insuccès de toutes les cures mercurielles systématiques instituées contre la maladie.

* * *

Ainsi spécifiée par ses grands caractères psychologiques, cliniques et évolutifs, la Démence paralytique peut difficilement être confondue, dans la grande majorité des cas, avec les autres formes de Démence acquise.

Certaines formes de Paralysie générale peuvent créer des difficultés de diagnostic. A ce titre, je signalerai seulement la *Paralysie générale précoce*, dont les variétés juvéniles et surtout infantiles sont parfois bien difficiles à distinguer des syndromes de la méningo-encéphalite syphilitique diffuse; la *Paralysie générale tardive*, qui peut être confondue avec les encéphalopathies artério-scléreuses et séniles; la *Paralysie générale associée à des lésions médullaires*: tabes, syphilis spinale, sclérose en plaques, etc., dont on peut discuter le diagnostic avec les encéphalopathies de la syphilis ou de la sclérose disséminée. Je citerai enfin les soi-disant *Paralysies générales aigües ou galopantes*, qui ne sont que des méningo-encéphalites diffuses subaigües, primitives ou surajoutées à une Paralysie générale au début, et dont le diagnostic différentiel avec la Démence paralytique n'offre que peu d'intérêt pratique.

La discussion du diagnostic de la Démence paralytique se limite, dans la pratique, aux Démences déterminées par les lésions diffuses, soit de la syphilis cérébrale, soit de l'artério-sclérose et de la sénilité; soit enfin des intoxications chroniques, particulièrement de l'alcoolisme.

* * *

La syphilis tertiaire peut, par la multiplicité et la diffusion de ses déterminations encéphaliques, se traduire par un syndrome qui simule parfois de fort près la Paralysie générale. Sans entrer ici dans la discussion étiologique et pathogénique des rapports de la syphilis et de la paralysie générale, on doit reconnaître l'existence clinique d'une pseudo-paralysie générale, syphilitique par son origine étiologique, syphilitique par ses lésions anatomiques, syphilitique par ses indications thérapeutiques.

On peut schématiser dans les propositions suivantes les éléments du diagnostic différentiel entre la Démence paralytique et la Démence des encéphalopathies spécifiques pseudo-paralytiques.

Au point de vue *psychologique*, la Démence de la syphilis cérébrale, au lieu d'être globale, comme la Démence paralytique, est partielle, lacunaire, inégale et élective dans ses atteintes ; elle compromet certains modes de l'activité psychique : mémoire, association des idées, capacité de travail, etc. plutôt qu'elle diminue en masse l'intelligence. Les facultés psychiques subissent une réduction plus ou moins considérable, mais partielle et non pas un effondrement massif et général. La démence syphilitique n'altèrs pas si profondément le caractère et ne métamorphose pas la personnalité du malade.

La démence syphilitique n'enlève pas au sujet, dans l'immense majorité des cas, la notion de sa personnalité passée et actuelle, ni celle de l'orientation. La sujet conserve la faculté de l'autocritique. Le malade est plus ou moins conscient de sa diminution intellectuelle : il n'est pas indifférent à sa déchéance, et il ne faut pas prendre chez lui pour des marques d'inconscience ou d'apathie, les effets de la dépression ou de la torpeur qu'il présente souvent au milieu de ses symptômes.

Au point de vue *clinique*, la Démence syphilitique s'accompagne, le plus souvent, d'une riche série de symptômes psychiques et somatiques, qui lui composent un encadrement spécifique et souvent révélateur : la série psychique comprend des états d'excitation ou de dépression plus brusques et plus accentués que dans la Paralysie générale ; de l'amnésie procédant par ictus, par éclipses et par lacunes profondes et parfois électives, etc. Considéré dans son activité générale, le dément syphilitique présente souvent de la torpeur, de l'obnubilation, de l'hébétude, de l'inertie ; il offre un état mental qui se rapproche, par certains côtés, de celui des tumeurs cérébrales.

L'analyse clinique permet de déceler, à travers ces lacunes et ces troubles psychiques, non pas le fonds démentiel de la paralysie générale, mais une conservation relative de l'activité mentale, dont on arrive, en excitant les sujets, à réveiller les manifestations. On n'observe pas, chez les déments syphilitiques, la même dissociation intrapsychique des éléments intellectuels et affectifs, le même automatisme, la même approbativité, que chez les déments paralytiques.

La série somatique des accompagnements cliniques de la démence syphilitique est trop riche pour que j'en énumère ici les éléments : je rappelle seulement l'importance des symptômes de lésions en foyer, et surtout de lésions disséminées, dans l'encéphale et la moelle ; des ictus apoplectiques, épileptiques, aphasiques, amnésiques, vertigineux; de l'insomnie, de la céphalée, etc.; tous phénomènes dont on connaît la précieuse signification clinique.

Au point de vue *évolutif*, la démence syphilitique est presque toujours tardive, relativement aux autres manifestations de la syphilis cérébrale: elle est irrégulière, variable et procède par poussées avec arrêts prolongés, parfois indéfinis, dans sa progression; c'est une démence souvent *stationnaire*; et, dans les cas où intervient à temps le traitement mercuriel, elle rétrocède et affecte alors le type *régressif*.

Ce sont ces formes de méningo-encéphalites syphilitiques nodulaires disséminées, avec réactions inflammatoires de voisinage, qui peuvent, dans certains cas, à cause de la diffusion des lésions, simuler la paralysie générale, et ensuite, à cause du retrait et de l'amélioration de celles-ci, simuler une rémission indéfinie du processus paralytique. La paralysie générale peut d'ailleurs, très-longtemps après, succéder à ces syphilis cérébrales spontanément ou thérapeutiquement arrêtées dans leur évolution.

Ces déterminations syphilitiques corticales peuvent aussi engendrer un syndrôme paralytique, au cours d'un tabes en évolution, et faire croire à l'éclosion de la paralysie générale surajoutée au tabes.

Dans tous ces cas, la syphilis cérébrale détermine un affaiblissement démentiel plus ou moins considérable, mais qu'on distinguera de la démence paralytique par la minutieuse analyse des éléments du déficit mental, par l'application de la méthode du psycho-diagnostic à des cas où font souvent défaut tous les autres critères différentiels, étiologiques, cliniques, cytologiques, etc. du diagnostic ordinaire.

Contrairement à la démence paralytique, la démence syphilitique apparaît, non pas comme le symptôme essentiel d'une maladie progressive et fatalement mortelle, mais comme le résultat contingent de lésions corticales, conciliables avec la santé physique, et souvent susceptibles de se limiter et de rétrocéder.

Lorsque la syphilis, héréditaire ou précoce, détermine, chez l'enfant, des lésions méningo-corticales diffuses, elle peut simuler la paralysie générale infantile ou juvénile. Le meilleur critère diagnostique gît, en pareil cas, dans l'évolution de la démence et de la maladie. La paralysie générale évolue plus ou moins lentement vers le marasme et la mort. Le démence syphilitique, surtout si elle est traitée, reste stationnaire ou régresse, et aboutit à un état de démence infantile acquise, d'idiotie, dont l'anamnèse peut reconstituer l'origine et la nature.

Au point de vue *thérapeutique*, enfin, la Démence syphilitique est sensible à l'influence du mercure qui l'améliore dans ses symptômes, l'arrête dans ses progrès, et peut parfois, lorsqu'il est administré assez tôt, la guérir.

C'est ici le lieu de mentionner les cas, à la vérité exceptionnels, où se superposent dans le même cerveau, les lésions syphilitiques et paralytiques: le tableau clinique est alors mixte, et comporte le plus souvent des symptômes révélateurs de lésions en foyer. En pareil cas d'ailleurs, le diagnostic différentiel de la nature de la Démence se révèle par l'évolution du syndrome, et l'accentuation des caractères propres à la Démence paralytique.

De récentes études ont démontré que la *tuberculose* peut affecter des déterminations encéphaliques diffuses, de nature inflammatoire et hyperplastique, et aboutissant surtout à une sclérose névroglique, diffuse et nodulaire, du cerveau. Ces lésions peuvent déterminer des réactions psychopathiques variées, et l'affaiblissement démentiel des sujets. Je n'insisterai pas sur l'étude du diagnostic dans ces cas, qui appartiennent surtout à la Psychiâtrie de l'enfance et dont l'étude clinique, dans le chaos des idioties acquises, est à peine commencée.

*
* *

La Démence des *encéphalopathies circonscrites ou disséminées de l'artériosclérose* peut être parfois difficile à distinguer de la Démence paralytique.

Au point de vue *psychologique*, la démence de l'artério-sclérose cérébrale, est une démence partielle, lacunaire, inégale, dans laquelle les malades conservent la notion de leur personnalité, la faculté de l'autocritique, et la conscience plus ou moins complète de leur diminution mentale.

L'affaiblissement démentiel s'accompagne de troubles du caractère, qui devient irritable, soupçonneux et méfiant; d'exagération de l'émotivité, de sensiblerie; de réactions psychopathiques variées, qui accidentent et compliquent la déchéance intellectuelle.

Aux points de vue *clinique* et *évolutif*, la Démence par lésions vasculaires se caractérise par l'association au déficit intellectuel d'innombrables symptômes, d'ordre paralytique, apparaissant par ictus ou par poussées et dues à la progression inégale et à la dissémination capricieuse dans les différents territoires artériels de l'encéphale, de foyers inflammatoires et de lacunes nécrotiques. Suivant la prédominance, dans ce processus diffus, des altérations sur tel ou tel domaine artériel, les symptômes varient dans leur siège et leur nature.

C'est ainsi que le syndrôme anatomo-clinique traduira le maximum des lésions dans le domaine de la *cérébrale antérieure* (ictus sans localisations hémiplégiques persistantes, monoplégie ou paraplégie incomplète d'origine lobulaire paracentrale, troubles de l'activité psychique spontanée, de la mémoire etc.), dans celui de la *cérébrale moyenne* (hémiplégie, aphasie, dysarthrie, etc.), dans celui de la *cérébrale postérieure* (hémianopsie, cécité verbale, cécité psychique, troubles de l'orientation topographique, etc.), dans les *sphères symétriques des régions corticales ou centrales* (paralysies pseudo-bulbaires, dysarthries, troubles psycho-réflexes, démarche à petits pas, etc.). Mais une notion domine toute cette séméiologie anatomo-clinique: c'est la proportion du déficit démentiel à l'étendue et à la profondeur des lésions corticales L'enquête psychologique apporte donc en réalité au médecin, sur la diffusion et le siège des altérations cérébrales, les renseignements les plus précieux.

Enfin, je rappelle ici les éléments somatiques du syndrôme cérébral des artério-scléreux: les ictus, les hémiparésies, les vertiges, les dysarthries, les troubles de la déglutition, de la marche; les désordres de la psychoréflectivité, du langage et de la mimique, les apraxies ; l'association de syndrômes médullaires d'ordre paréto-spasmodique etc.

Les diverses encéphalopathies à lésions disséminées qui entraînent la démence dite organique, impriment à l'expression mimique du visage de profondes modifications, qui composent à chacune de ces encéphalopathies démentielles un masque particulier, différent du masque paralytique. Les divers *facies démentiels* offrent ainsi des *caractères physionomiques*, utiles à opposer les uns aux autres, dans la pratique du diagnostic différentiel des démences.

Ces masques morbides sont dûs soit à l'hypertonie spasmodique, soit à l'hypotonie paralytique de l'ensemble ou d'une partie de la musculature faciale.

A la série des *masques spasmodiques* se rattache la physionomie des encéphalites atrophiques scléreuses, ou porencéphaliques (idioties, hémiplégies cérébrales infantiles etc.), de la sclérose latérale amyotrophique, de la sclérose en plaques, de la maladie de Parkinson, de l'athétose double.

A la série des *masques paralytiques* appartient la physionomie de la paralysie générale, de la démence sénile, de beaucoup de démences organiques, de l'alcoolisme chronique.

Dans la catégorie intermédiaire des *masques pareto-spasmodiques*, se rangent le facies pseudo-bulbaire et la physionomie de nombreux hémiplégiques : dans ce dernier cas, l'altération mimique est souvent caractérisée par l'*asymétrie hémiplégique du tonus facial*, en excès (contracture hémispasmodique) ou en défaut (paralysie unilatérale).

Parmi tous ces masques morbides, un des plus importants à connaître à cause de sa fréquence, et des erreurs en lesquelles il peut induire le médecin dans l'appréciation de l'état mental du malade, est le *facies pseudo-bulbaire*, caractérisé par l'immobilité du masque, l'air étonné, hagard, anxieux, la fixité du regard, l'inertie de la bouche qui laisse écouler la salive, l'inclinaison de la tête, etc.... Le *facies parkinsonnien* offre beaucoup d'analogies avec le facies pseudo-bulbaire.

Beaucoup de ces cérébraux organiques, atteints de troubles de la psychoréflectivité et de la mimique, de rire et de pleurer spasmodiques, porteurs de masques paréto-spastiques, ont un affaiblissement intellectuel beaucoup moins considérable en réalité qu'en apparence. L'enquête psychologique, l'appréciation exacte de l'état mental, sont rendues encore plus difficiles, si aux perturbations de la mimique s'ajoutent des troubles aphasiques et dysarthriques, qui mettent un obstacle de plus entre l'observateur et la mentalité du malade.

Les divers syndromes psychopathiques que peut susciter la démence organique, combinent leurs expressions particulières à celle de l'affaiblissement intellectuel et aux modifications pathologiques (paralysie faciale, ophtalmoplégie externe et interne, asymétries, tics, spasmes, stéréotypies, etc.), qu'apportent à la neuro-musculature de la face les diverses affections encéphaliques. La *superposition*, sur le visage de chaque malade, de ces *masques pathologiques multiples*, aboutit à des combinaisons mimiques très complexes, où l'oeil de l'observateur doit s'efforcer, par une analyse souvent difficile, de retrouver, de mesurer et enfin d'interpréter les influences pathogènes, dont chacun de ces masques morbides représente la synthèse.

D'une manière générale, tous les masques des Démences organiques diffèrent du masque de la Démence paralytique, par la *prédominance des troubles mimiques sur le déficit intellectuel ;* par la présence d'*asymétries* d'origine spasmodique ou paralytique, dues à des déviations musculaires à droite ou à gauche ; enfin par l'association aux masques, de *troubles dans l'attitude, la démarche, l'habitus,* caractéristiques de chaque encéphalopathie.

La démence vasculaire apparaît enfin sur un terrain où s'associent le plus souvent aux signes de l'artério-sclérose diffuse, les *effets des insuffisances viscérales,* surtout cardiaque, hépatique et rénale, avec un mélange de syndromes d'urémie et d'hyposystolie, qui retentissent, chacun à leur manière, sur le tableau clinique de l'encéphalopathie : ainsi apparaissent des crises de confusion, de stupeur, de catalepsie, d'aphasie, d'épilepsie, qui compliquent et obscurcissent l'évolution de la Démence.

*   *
*

La *Démence des intoxications chroniques,* dont le type est représenté par la *Démence alcoolique,* offre souvent de sérieuses difficultés diagnostiques avec la Démence paralytique. L'alcoolisme peut en effet masquer ou simuler la paralysie générale.

Une grande règle générale préside au diagnostic de l'alcoolisme et de la paralysie générale. Les accidents de l'alcoolisme étant, en dehors de ceux de la démence terminale, plus ou moins passagers et transitoires, soumis et proportionnels à l'ingestion toxique, on doit instituer la diète alcoolique et observer l'évolution morbide : les accidents toxiques s'atténuent et s'effacent : ils suivent une *évolution régressive.* Au contraire, les accidents paralytiques demeurent et suivent une *évolution progressive.* La distinction entre les deux encéphalopathies, toxique et paralytique, est fondée sur ce principe.

En elle-même d'ailleurs, la démence alcoolique se distingue par la prédominance du déficit affectif et moral sur le déficit intellectuel, par la dégradation du sens éthique, la déchéance de la volonté, l'abrutissement du sujet, la tendance aux idées de persécution et aux réactions violentes.

L'alcoolique chronique est plus abruti que diminué, plus obnubilé que déchu dans son activité psychique. L'obtusion et l'hébétude simulent chez lui un déficit mental beaucoup plus profond et plus étendu qu'il ne l'est en réalité. Il y a plus de dysmnésie que d'amnésie : la mémoire est plus paresseuse qu'absente ; elle est voilée et non détruite, ralentie dans son exercice et non pas abolie dans son existence.

Les mêmes considérations s'appliquent aux démences des autres intoxications chroniques : *saturnisme, morphinisme*, etc...

Dans ces Démences toxiques, la déchéance intellectuelle s'effectue selon une courbe descendante irrégulière, saccadée, dont les chutes rapides, correspondant aux épisodes psychopathiques subaigus de l'intoxication, sont suivies de relèvements tardifs, lents et incomplets, correspondant aux périodes de diète toxique et de traitement. L'*abaissement du niveau intellectuel* progresse ainsi, parallèlement, mais non proportionnellement, à la *déchéance de l'état général*, dont les progrès aboutissent à la *cachexie* alcoolique, saturnine, morphinique, etc.... Beaucoup de ces démences revêtent *l'aspect et les allures de la paralysie générale*, surtout à l'occasion des *épisodes subaigus* intercurrents, de confusion, de stupeur, de bouffées délirantes passagères, d'agitation, de dépression, etc...., qui *accidentent l'évolution irrégulièrement mais non fatalement progressive des démences toxiques*. Le processus est susceptible, suivant les cas et les sujets, d'arrêt et de rétrogradation, et ces démences toxiques sont, jusqu'à un certain degré de leur évolution, *régressives*.

Je ne rappelle pas ici les signes particuliers à chacune des intoxications chroniques qui peuvent, par leurs déterminations psychiques, simuler la démence paralytique. Les deux plus importantes de ces intoxications sont l'alcoolisme et le saturnisme. Le morphinisme ou l'opiomanie, si riches en troubles psychiques, ne déterminent l'affaiblissement de l'intelligence qu'à une période très tardive de leur évolution : celle-ci est alors tellement avancée, que la cachexie organique de l'opiomanie ou du morphinisme invétérés l'emporte beaucoup, dans le tableau clinique, sur la déchéance intellectuelle du sujet. L'opium exerce une action élective sur la volonté, qu'il engourdit et détruit, bien avant d'avoir compromis l'intelligence.

Le *bromisme chronique*, surtout dans ses accidents subaigus, peut simuler la démence paralytique par l'obnubilation, la torpeur, l'extrême ralentissement des opérations psychiques, l'atteinte de la mémoire, l'inertie générale, l'apparente indifférence, qu'il provoque : il se joint à ces symptômes psychiques des signes physiques propres à égarer encore le diagnostic : troubles pupillaires ; mydriase, paresse de la réaction à la lumière, inégalité, etc... ; troubles de la parole ; hésitation, lenteur, ânonnement, accrocs, bredouillements ; trémulation labiolinguale, sialorrhée ; ataxoparésie des membres, abolition des réflexes tendineux, difficultés de la marche, etc...

L'étude de la forme et de l'évolution des troubles psychiques, les notions anamnestiques, l'analyse des signes physiques, permettront de faire un diagnostic, que confirmeront les effets de la débromuration.

Je n'insiste pas ici sur les syndromes pseudoparalytiques, toujours incomplets d'ailleurs, que peuvent provoquer certaines autointoxications, comme le diabète : le problème ne comporte guère, en pareil cas, de sérieuses difficultés diagnostiques.

Les intoxications sulfocarbonée et oxycarbonée, surtout la dernière, peuvent laisser à leur suite un degré plus ou moins marqué d'affaiblissement psychique, portant spécialement sur la mémoire ; ces démences toxiques spéciales ont une étiologie, une physionomie clinique, une évolution, assez caractéristiques pour n'être pas confondues avec la démence paralytique.

D'une manière générale, les intoxications ou les infections aigües et subaigües peuvent déterminer, à la suite de la guérison incomplète du syndrome de Korsakow, un état psychopathique chronique, durable, caractérisé par l'association à des signes de polynévrite d'un certain degré de diminution intellectuelle persistante. Il s'agit alors d'un reliquat permanent de Psychose polynévritique, que j'ai décrit sous le nom de *Psychopolynévrite chronique*. Dans ces cas, le déficit mental porte surtout sur la mémoire, principalement celle de fixation, et sur l'orientation. Ce sont là des variétés de confusion mentale chronique, avec déficit plus ou moins marqué de l'intelligence, à propos desquelles peut se poser le diagnostic différentiel entre la confusion mentale grave et persistante et la Démence paralytique.

Outre les commémoratifs, le mode de début, les circonstances étiologiques, qui différent dans les deux cas, on opposera la physionomie égarée, ahurie, stupéfaite, interrogative du psychopolynévritique, au facies épanoui, béat ou inerte du paralytique : le premier, désorienté et confus, fait parfois effort pour ordonner ses pensées et comprendre les questions ; le second, satisfait ou indifférent, ne cherche aucunement à suivre l'entretien, ni à s'associer à l'interlocuteur. On opposera la lenteur indécise et hésitante des mouvements du premier, à la maladresse brusque et saccadée des gestes du paralytique : la démarche défaillante, le pas traînant et l'habitus fatigué du premier, à l'allure trébuchante et axatique du paralytique.

L'état mental diffère par des caractères fondamentaux : chez le confus, on constate souvent de l'anxiété, du malaise, le sentiment intime de son incapacité psychique, de sa désorientation : chez le paralytique, ces états sont remplacés par de l'apathie, de l'indifférence ou du contentement, l'absence de toute recherche et de tout effort pour combler les lacunes de l'amnésie, se reconnaître dans le milieu, etc... L'*amnésie différe profondément dans les deux maladies* : dans la confusion mentale, elle est continue, inégale et oscillante, et tient non pas à la destruction des images, mais à l'absence de leur assimilation à la synthèse personnelle ; dans la paralysie générale, elle est globale, progressive, et d'ordre démentiel : elle traduit la destruction des matériaux psychiques.

La recherche des signes physiques, l'analyse des troubles du langage, aideront à corroborer le diagnostic dans un sens ou dans l'autre.

Dans certains cas, le problème diagnostique, à peu près insoluble, ne s'éclaire que par l'*évolution ultérieure des accidents*. Cette évolution elle-même ne permet pas toujours de trancher la question : car on a cité des cas où une paralysie générale manifeste succéda insensiblement, ou après une période de rémission plus ou moins prolongée, à un syndrome psychopolynévritique d'origine infectieuse aigüe. Je n'insiste pas ici sur les difficultés de l'interprétation doctrinale de tels cas.

Subaigües ou chroniques, les diverses démences d'origine toxique portent toujours, plus ou moins manifeste, la marque spécifique de leur origine étiologique et de leur nature. Elles se caractérisent, en général, par la prédominance, sur la démence proprement dite, de la confusion, de la désorientation, de l'obnubilation, du désarroi psychiques : chacune de ces variétés de démence possède d'ailleurs son électivité destructive, sur tel ou tel domaine psychique (intelligence, moralité, volonté, mémoire, etc.) qui lui confère une sorte de spécificité clinique, plus ou moins facile à reconnaître.

* * *

La syphilis, le traumatisme, l'alcoolisme et le saturnisme peuvent déterminer des *méningites chroniques de la convexité*, qui se traduisent cliniquement par un état psychopathique complexe, capable de simuler la démence paralytique.

Essentiellement diffuses, les modifications de l'état mental, dans ces méningites chroniques, portent sur l'ensemble des facultés psychiques et se traduisent par trois séries distinctes, mais intimement combinées, de symptômes : d'abord, une *diminution plus ou moins marquée de l'intelligence*, qui aboutit tardivement à un état démentiel manifeste ; ensuite un *engourdissement*, une *obnubilation psychique*, qui se traduit par l'immobilité relative, l'absence de réactions, le retard des réponses, l'indifférence morale et affective, l'isolement du malade. Ces deux syndromes se combinent dans un complexus clinique, qu'il est nécessaire d'analyser avec soin, si l'on veut bien évaluer, à sa véritable mesure, le degré de démence des malades, qui paraissent toujours plus affaiblis qu'ils ne le sont en réalité. L'intelligence ches eux est plus voilée que détruite, plus engourdie qu'absente.

La troisième série des troubles psychiques est représentée par un ensemble de symptômes irréguliers, variables et très différents les uns des autres ; la somnolence diurne, l'insomnie nocturne, les alternatives de dépression et d'excitation : enfin d'autres signes qui se combinent aux troubles psychiques proprement dits, tels que la céphalée, les étourdissements, les vertiges, l'altération ébrieuse et titubante de la marche.

Quelle que soit la variété clinique de la méningite chronique, celle-ci, au bout de quelques mois, de quelques années, emporte le malade dans un état graduellement et irrégulièrement croissant de *démence*, de *torpeur comateuse*, de *gâtisme*, et de *dénutrition* avec eschares ; des *ictus intercurrents*, révélateurs le plus souvent *d'hématomes pachyméningés*, aggravent par saccades et terminent brusquement l'évolution morbide.

* * *

Sans aborder ici l'étude des rapports du traumatisme et de la Paralysie générale, il me faut signaler les difficultés pratiques que soulève maintes fois, surtout dans la Médecine légale des accidents du travail, le diagnostic de la nature paralytique ou traumatique de la Démence.

Lorsque, chez un sujet victime d'un traumatisme, on constate, plus ou moins longtemps après l'accident, un affaiblissement notoire et progressif des facultés, l'analyse soigneuse des caractères intrinsèques de la Démence sera d'un puissant secours pour le diagnostic. La *Démence traumatique*, en effet, malgré l'extrême variété des cas toujours individuels où elle apparaît, a certains caractères généraux propres. Le plus souvent soudaine ou rapide dans son invasion, elle est en tous cas reliée à l'accident par une suite continue de troubles psychiques variés. Elle est-inégale, partielle, élective dans ses lacunes; elle détermine surtout, dans le domaine intellectuel, de l'obtusion, de la confusion et une amnésie dont on connaît les variétés de degré, de localisation et de nature; dans le domaine affectif et moral, elle se traduit par un bouleversement de l'humeur et du caractère, de la dépression, de la morosité, de l'irritabilité, de la méfiance, des perversions morales; dans le domaine volontaire, elle provoque l'inertie, l'aboulie, l'arrêt de l'activité, avec tendances impulsives aux violences, au vol, à la boisson, etc... L'encadrement somatique, l'évolution de la Démence traumatique présentent également des particularités, spéciales à chaque cas, sur lesquelles je ne puis insister.

Très souvent, le traumatisme éveille ou aggrave, chez des prédisposés, des réactions psychopathiques, ou, chez d'anciens syphilitiques, le processus paralytique; il ne joue alors qu'un rôle étiologique occasionnel dans l'ensemble des accidents; mais, même dans ces cas, il imprime à l'état démentiel observé une allure particulière et des caractères spéciaux, qui permettent souvent de reconnaître l'ingérence du traumatisme dans le processus morbide.

Parmi les variétés de Démence acquise pouvant simuler la démence paralytique, je signale, sons y insister, *certains aspects de la démence épileptique*, et de la *démence choréique*, qu'on distingera par les antécédents, l'évolution, les signes physiques qui les encadrent, etc... Enfin, la *démence sénile*, lorsqu'elle a un début relativement précoce, peut simuler certaines formes de démence paralytique à début tardif. Mais, sans parler des nombreux signes diagnostiques différentiels qui ne permettent guère la confusion clinique de ces deux états démentiels, je rappelle brièvement la distinction psychologique qui les sépare.

La démence sénile est moins complète, moins globale que la démence paralytique: l'amnésie y suit sa loi de régression classique; elle porte d'abord sur les faits actuels ou récents, puis s'étend aux faits plus reculés, en respectant longtemps les périodes très anciennes de la vie. L'émotivité exagérée, la sensiblerie, la tendance à pleurer, appartiennent aux séniles et non aux paralytiques. Les délires de la démence sénile sont composés d'un mélange d'idées mélancoliques ou de persécution, avec excitation turbulente passagère, surtout dans les premières phases; les idées ambitieuses sont rares; elles sont vagues, fugitives, sans cohésion, et affirmées avec moins d'assurance que chez le paralytique.

* *

Enfin, il ne faut pas avec les états démentiels confondre certains *états psychopathiques simili-démentiels*, dans lesquels le syndrome revêt pour un certain temps, les apparences d'un déficit mental qui, en réalité, n'existe pas.

Je fais allusion ici aux états de *stupeur*, qui traduisent l'inhibition temporaire de l'activité psychique ; de *confusion*, symptomatiques du ralentissement ou du désordre des opérations sensorio-psychiques ; de *torpeur*, produits par la suspension temporaire de la conscience et des fonctions de relation ; d'*obnubilation et d'abrutissement*, états crépusculaires d'origine toxique. Tous ces états psychopathiques, fréquents chez les cérébraux organiques et au cours des affections à tendances démentielles, doivent être distingués de la démence.

Il faut d'abord les reconnaître ; il faut ensuite distinguer, à travers eux, pendant leur évolution, et mesurer, après eux, lorsqu'ils sont dissipés, l'existence et le degré de l'état démentiel sous-jacent. Je signale, sans les étudier, ces difficultés : car, dans les conditions si variées où elles se présentent en clinique, elles compliquent et retardent souvent le diagnostic des diverses démences.

Les *états de débilité mentale*, d'ordre agénésique, doivent être distingués des états démentiels, d'ordre acquis. Lorsque le déficit intellectuel succède à une affection cérébrale infantile, le dommage causé à l'évolution psychique résulte beaucoup plus de l'*arrêt de développement* que de la régression de l'intelligence : ces *variétés de démence organique ultraprécoce* rentrent donc dans la catégorie de l'*idiotie* ou de l'*imbécillité congénitales*.

D'un autre côté, beaucoup de *débiles* sont exposés, en raison même de leur *vulnérabilité cérébrale*, à des *atteintes encéphalopathiques*, d'origine infectieuse (fièvre typhoïde, etc.) toxique (alcoolisme, etc.), évolutive (démence précoce), syphilitique (méningopathies, paralysie générale), qui *aggravent l'imbécillité agénésique d'un déficit démentiel* plus ou moins considérable, et parfois progressif. La *paralysie générale précoce*, d'origine hérédo-syphilitique, ou syphilitique infantile (syphilis du premier âge, des nourrissons), n'est pas rare chez les débiles. La difficulté du diagnostic, en pareil cas, consiste à reconnaître le *début et les progrès* de la démence paralytique, chez des sujets d'une *indigence intellectuelle antérieure* notoire : les *signes somatiques* sont ici d'une constatation particulièrement précieuse : mais on doit se garder de confondre avec la dysarthrie paralytique les vices d'articulation si fréquents chez les débiles.

C'est seulement chez les Débiles en voie d'affaiblissement démentiel, que peut parfois se poser, dans des conditions difficiles, le diagnostic de la nature évolutive (Démence précoce) ou inflammatoire (Paralysie générale) de la Démence. Je fais allusion ici aux cas où la débilité mentale se complique d'un délire mégalomaniaque absurde, incohérent, variable, chez un sujet qui peut présenter des troubles pupillaires, voire même du signe d'A. Robertson, de l'exagération des réflexes, et quelques anomalies de la parole. L'existence avérée d'une ancienne syphilis peut encore ajouter un élément de plus au procès diagnostique.

En pareil cas, l'étude de l'évolution résoudra le problème, en démontrant, par l'analyse des symptômes et surtout par la constatation du maintien indéfini de la santé générale, que l'état pathologique ne relève pas des lésions progressives et du processus fatal de la Paralysie générale.

L'état démentiel précoce, dans lequel tombent, après une évolution vésanique relativement courte, certains sujets auparavant intelligents et cultivés, se distingue facilement de la démence paralytique, non-seulement par l'anamnèse, par l'absence des signes physiques, par l'évolution de l'affection, mais encore par la notion des troubles psychosensoriels et des idées délirantes, et surtout par la nature même de l'affaiblissement intellectuel, qui n'offre pas, chez les Déments précoces, les caractères psychologiques et cliniques propres à la Démence paralytique, et sur lesquels je ne reviens pas.

Quand au diagnostic différentiel entre la Démence post-vésanique tardive des vieux délirants systématiques, et la Démence paralytique, il est trop simple pour être discuté ici.

* * *

Le diagnostic différentiel des états démentiels peut se tirer ainsi de l'analyse des caractères intrinsèques, psychologiques, de la Démence. Le psychodiagnostic sera éclairé et complété par l'étude de l'anamnèse, des circonstances étiologiques, du mode de début, de l'évolution des accidents, des concomitances somatiques et vésaniques de la Démence.

Chaque âge a ses démences. L'enfance est exposée à *l'idiotie*, résultat global des encéphalopathies du premier âge ; l'adolescence, à la *démence précoce*, aux *démences infectieuses* ; l'âge adulte, à la *démence paralytique* ; aux *démences toxiques*, à la *démence épileptique* ; l'âge avancé, aux *démences choréique, vésanique, athéromateuse* ; la vieillesse, à la *démence atrophique dite sénile*.

Les affections dont le processus destructeur attaque le télencéphale sur tous les points à la fois, comme la Paralysie générale, certaines démences toxiques, la démence sénile, sont celles qui déterminent l'effondrement le plus général et le plus *massif* de l'intelligence : elles entraînent une *démence globale* : quand le processus lésionnel ne détruit la corticalité et ses fibres associatives que par *poussées successives dans le temps*, et par *îlots circonscrits dans l'espace*, il détermine une *déchéance inégale et incomplète des facultés psychiques*, une *démence lacunaire*. Celle-ci, par le progrès des lésions, peut à la longue devenir *totale* ; mais *elle est devenue totale* sans avoir été à proprement parler *globale*. Cette dernière notion s'applique à la démence qui, dès ses débuts, et durant tout son développement, apparaît d'emblée *diffuse*, et anéantit, peu à peu, plus ou moins vite, mais *dans une involution générale et simultaneé l'ensemble des facultés* morales, intellectuelles et volontaires : la démence paralytique est le type de ces Démences globales. La démence, abstraction faite de ses causes, peut ainsi offrir en elle-même beaucoup de *degrés* dans son *intensité* (D. légères ou incomplètes, profondes ou complètes) et dans son *étendue* (D. lacunaires ou partielles et D. globales ou diffuses); beaucoup de *variétés* dans ses *allures* (D. aigües, subaigües et chroniques), dans son *évolution* (D. régressives, stationnaires, progressives).

Ces considérations cliniques, jointes aux données de l'anamnèse étiologique, et à l'étude des formes symptomatiques (D. *apathique, agitée, incohérente, alterne,* etc.) peuvent éclairer utilement le *problème pathogénique du syndrome démentiel,* en révélant le caractère aigu ou chronique, circonscrit ou diffus, parfois même la localisation approximative, des lésions psychoplégiques.

L'étude des Démences en général, et de la Démence paralytique en particulier, démontre ainsi que l'analyse et l'interprétation des éléments purement psychiques, apportent souvent un appoint de notions précieuses au diagnostic anatomique des Encéphalopathies. L'examen soigneux des modalités les plus subtiles de l'état mental constitue un supplément d'enquête indispensable, au cours non seulement des affections cérébrales, mais encore de la plupart des maladies. Il ne faut pas se borner à penser anatomiquement, selon le précepte si judicieux de Charcot : il faut, en Médecine générale comme en Psychiatrie, *penser psychologiquement ;* apercevoir, à travers cette pensée, le siège et l'étendue des lésions, la nature de la maladie, et l'avenir réservé au malade : il faut, sur les réactions psychiques des sujets, édifier le *Psychodiagnostic* et le *Psychopronostic* de la Maladie.

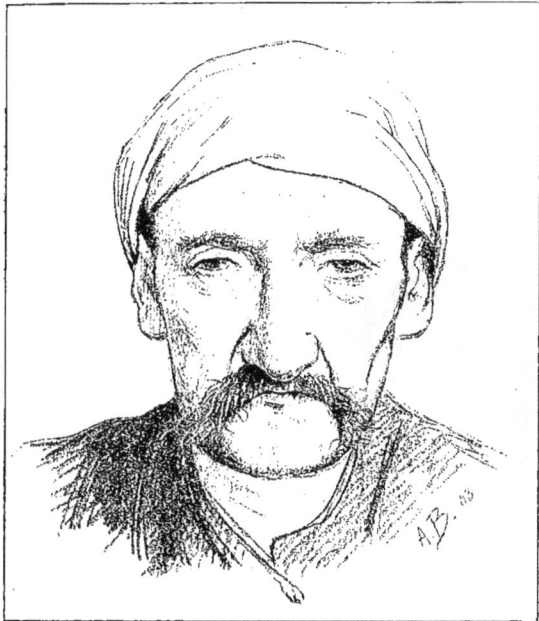

DÉMENCE ALCOOLIQUE.

Aspect général de souffrance et de cachexie. Regard atone, voilé, demi-éteint. Moustache sèche, hirsute, rare (imprégnation alcoolique) Masque d'hébétude, de somnolence, d'abrutissement.

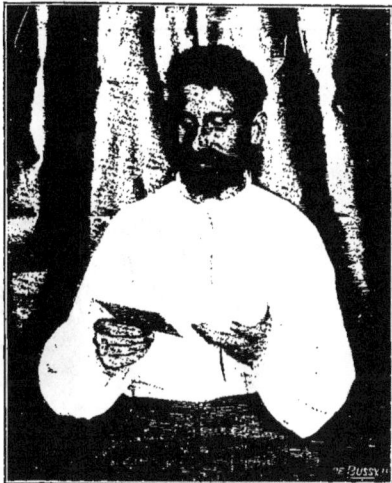

DÉMENCE ORGANIQUE

avec aphasie sensorielle par ramollissement.

Affaiblissement intellectuel léger. Aphasie très prononcée.

Par son attitude et sa mécanique, le malade indique sa cécité verbale et l'état d'émotion, d'étonnement et de trouble provoqué chez lui par son alexie.

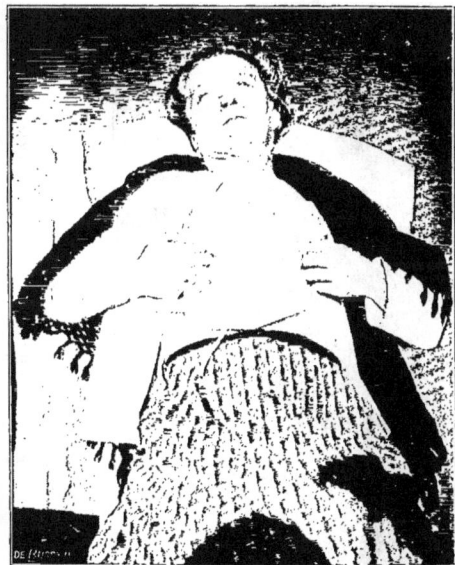

DÉMENCE PARALYTIQUE

avec excitation, mégalomanie, érotique.

Masque et attitude d'exaltation orgueilleuse et sensuelle. Exhibition complaisante des formes.

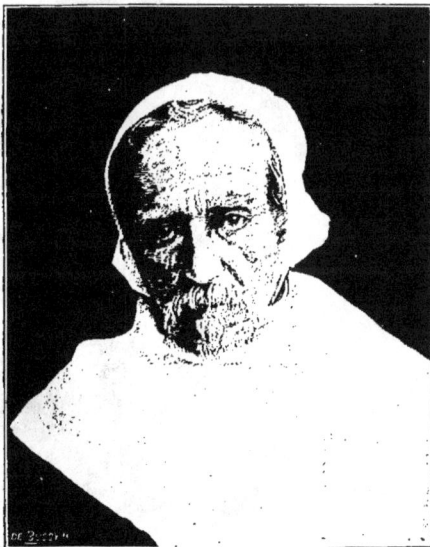

DÉMENCE ALCOOLIQUE chez une femme à barbe.

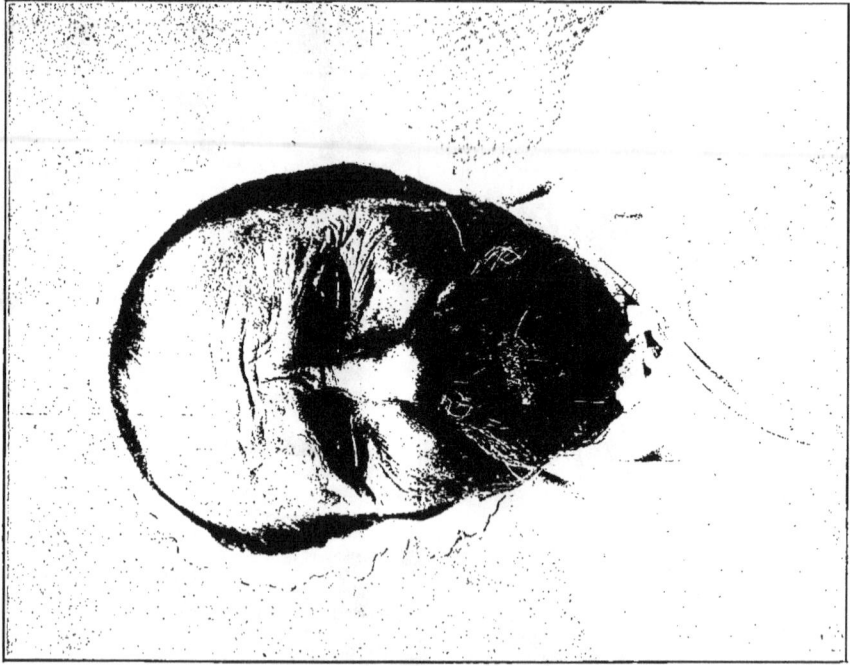

DÉMENCE POSTVÉSANIQUE chez une vieille délirante hallucinée.
Femme à barbe. Masque d'inquiétude, de méfiance et d'anxiété.

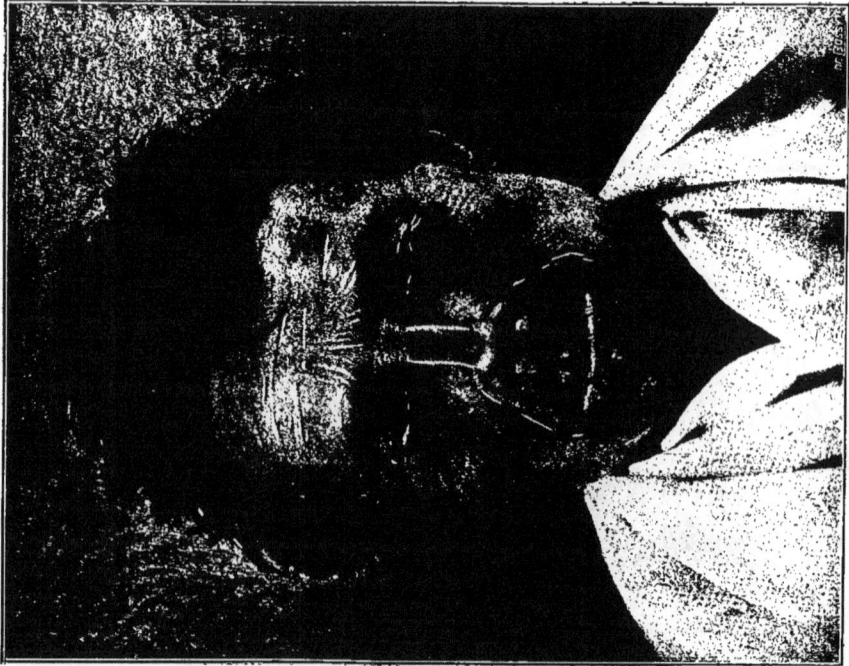

DÉMENCE PARALYTIQUE chez une alcoolique chronique.
Masque, apathique, somnolent hébété. Énorme inégalité pupillaire.
Demi-ptosis palpébral permanent, par hypotonie des releveurs.

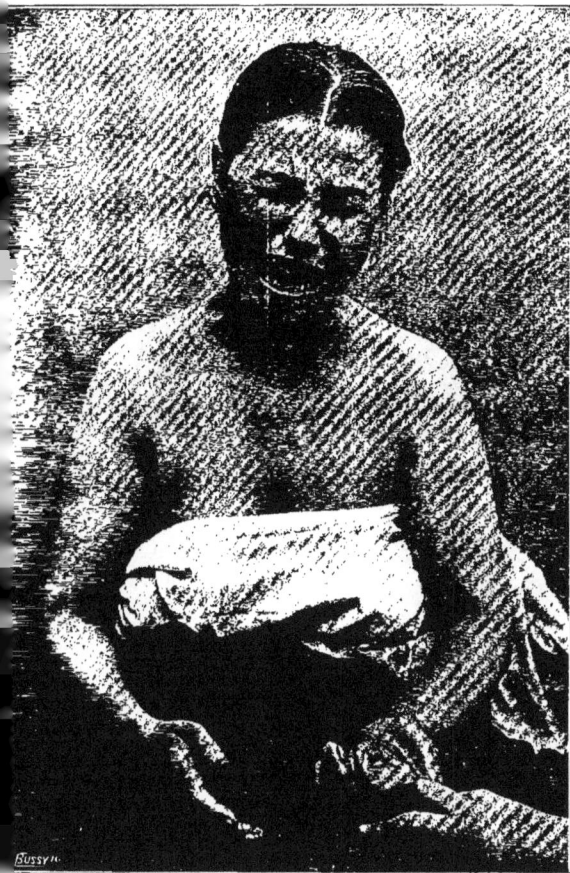

DÉMENCE ORGANIQUE
chez une jeune fille atteinte de sclérose latérale amyotrophique.
Rire et pleurer spasmodiques. (Service du Dr. RAYMOND).

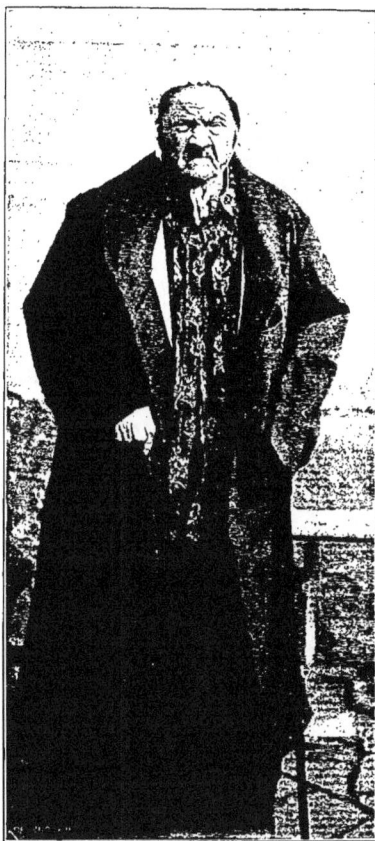

**DÉMENCE SÉNILE AVEC
EXCITATION, IMPATIENCE, MÉCHANCETÉ.**

Masque méfiant et anxieux. La malade, femme
auparavant polie et cultivée, passe son temps à
se plaindre, à réclamer, à médire de l'entourage
et à injurier, en termes grossiers et obscènes,
tout le personnel.

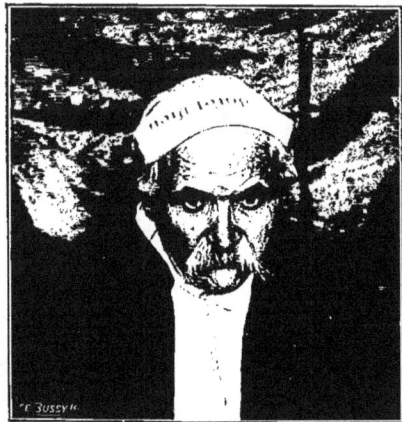

ARTÉRIO-SCLÉROSE.
Démence organique avec idées de persécution, hallucina-
ons, délire onirique, anxiété.

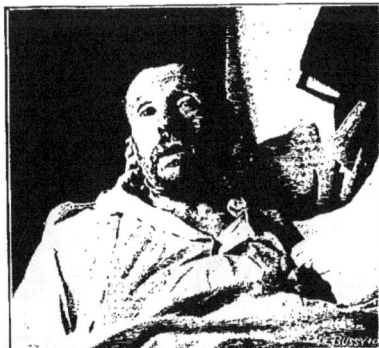

CONFUSION MENTALE.
Masque ahuri, interrogateur, anxieux, fatigué.

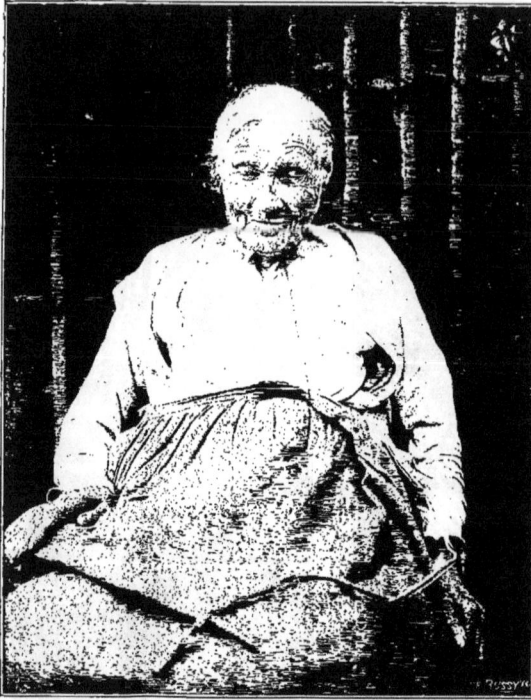

DÉMENCE SÉNILE avec tranquillité, contentement, euphorie.
Masque placide et satisfait.

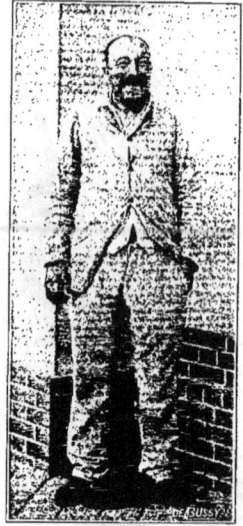

DÉMENCE PARALYTIQUE.
Expression et attitude d'euphorie bê
et de satisfaction niaise.

Le malade, mécanicien de chemin
fer, conduisait encore sa locomotive
veille de son internement. A quitté
machine, à un arrêt, en cours de rou
pour aller arroser chez lui un rosier.

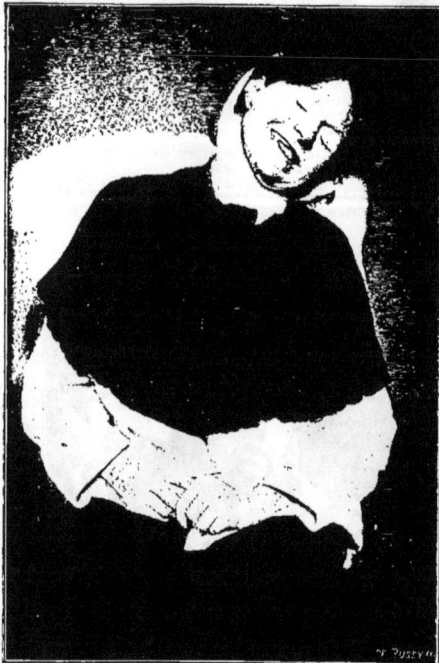

DÉMENCE PRÉCOCE
avec agitation choréiforme, maniérisme, variations de poses,
d'attitudes et d'expressions. Stéréotypies démentielles de la
mimique.

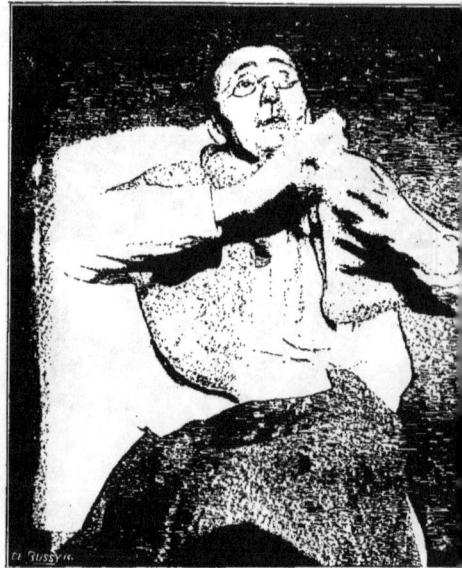

DÉMENCE CHORÉIQUE.
Masque grimaçant, tourmenté variable.

DISCUSSION.

Geh. Rath O. BINSWANGER (Jena)

macht auf zwei Punkte aufmerksam:

a. Die grösste Schwierigkeit entsteht differentiell diagnostisch zwischen den Anfangsstadien der Taboparalyse und der syphilitischen Demenz. Hier finden wir die gleichen partiellen und jahrelang persistierenden psychischen Defecte—vorwaltend auf ethisch-affectivem Gebiete, wie bei der letztern. Nur der weitere Verlauf kann Aufklärung bringen.

b. Zwischenformen der arterio-sclerot. Demenz bieten ebenfalls klinisch-symptomatologisch grosse Schwierigkeiten im Anfang des Leidens dar. Ich weise nur auf die eigenartigen Zustände von Betäubung, geistiger Hemmung und traumhafter Verwirrtheit hin, die im Beginne der arterio-sclerot. Demenz episodisch auftreten können und von kurz oder länger dauernden Veränderungen der Persönlichkeit, ethischen Defecthandlungen, Grossideen etc. gefolgt sein können. Diese Stadien täuschen das Bild der Paralyse vor; nur genaue klinische Feststellungen (Bestimmungen des arteriellen Blutdrucks, chemische und microscopische Harnuntersuchungen) können die Diagnose der arterio-sclerot. Erkrankung sichern.

Dr. J. W. PUTNAM (Buffalo).

Presented a crayonpicture executed by a patient with Dementia precox.

In explanation he said this was an example of incoherence as expressive in art instead of in speech. He thought the picture should be considered as a symptom of dementia in this case.

The patient is a young woman, single and was an artist's model.

Four years ago, because of some erratic behaviour she was turned out of the house of the artist. She wandered about, till picked up by the police. She was placed in an asylum in England, where she remained for several years. She was then brought to America, and came under my observation.

For about 14 months she was mute, saying only yes—no—God. She took no care of her person and was careless in her eating and drinking. The only interest she showed and the only evidence of mental action, was in her crayon pictures. She does these rapidly and has made about 2000 of them.

Dr. A. MARIE (Villejuif).

On peut citer, même dans le domaine des démences paralytiques, des productions picturales étranges symptomatiques de la phase préparalytique.

On en a vu un exemple caractéristique au dernier salon d'automne à Paris. Dans la section des Artistes Réunis un peintre de talent exposant, qui fut depuis frappé de méningencéphalite, exposa des paysages très curieux et très beaux où les nuages formaient une supercomposition affectant des figures humaines symboliques et grandioses plus ou moins vagues.

Dr. E. DUPRÉ (Rapporteur).

Je me suis volontairement limité dans mon rapport, à l'étude des éléments psychologiques du diagnostic différentiel des démences organiques. C'est pourquoi je n'ai pas parlé des éléments pathologiques de ce diagnostic : tels que le cyto-diagnostic céphalo-rachidien, la pression artérielle, l'examen des urines, etc.

Quant à la présentation si intéressante du dessin, faite par Mr. PUTNAM, je le considère comme un exemple démonstratif de l'influence de la démentia incipiens sur les productions artistiques des malades : mais il n'existe pas à l'examen de ce document, de critère diagnostique entre la nature paralytique et la nature non-paralytique de la démence.

Je tiens, en terminant, à remercier M. le Dr. BINSWANGER de son argumentation si amicale et mes auditeurs de l'attention qu'ils ont bien voulu me prêter.

Argument en faveur de l'origine syphilitique de la Paralysie générale (anticorps symphilitiques dans le liquide cephalo-rachidien des paralytiques généraux.)

PAR

M. M. A. MARIE (*de Villejuif*) et VIOLLET, Médecin adjoint des Asiles.

La réaction de BORDET et GENGOU permet de déceler dans les humeurs de l'organisme soit les antigènes, c'est-à-dire les éléments microbiens, soit les anticorps, c'est-à-dire les produits de défense secrétés par l'organisme vis à vis de ces éléments microbiens, et qui constituent l'immunité active. Cette action est purement spécifique, c'est-à-dire, d'une part que l'anticorps secrété n'a d'action que vis à vis du microbe qui a été cause de sa sécrétion, d'autre part que la réaction de BORDET et GENGOU ne réussit pour un anticorps donné, qu'en présence de l'antigène causal, et réciproquement. Appliquée par WASSERMANN, NEISSER, BRUCK, etc. pour la recherche des antigènes et anticorps syphilitiques, elle a été spécialement appliquée à l'étude du liquide céphalo—rachidien par WASSERMANN et PLAUT; MARIE et LEVADITI, et CHARRIER, dans sa thèse inaugurale, faite dans le service de l'un de nous.

Outre les résultats importants donnés par cette méthode à d'autres points de vue (physiologique, diagnostique et pronostique), elle permet de donner une nouvelle preuve de l'origine syphilitique de la paralysie générale.

En effet, en conduisant cette recherche avec l'antigène syphilitique (organes de nouveau-né syphilitique contenant le tréponéma pallidum constaté au microscope), on ne découvre que l'anticorps produit par la présence de ce tréponéma dans l'organisme, c'est-à-dire l'anticorps syphilitique absolument spécifique.

En recherchant cet anticorps syphilitique dans le liquide céphalo—rachidien de 38 paralytiques généraux, nous l'avons retrouvé dans 73 % des cas.

Sur nos 38 malades, nous avons trouvé des documents concernant la syphilis ancienne dans 16 cas, sur lesquels la date exacte de l'infection syphilitique nous a été donnée 12 fois; chez 12 de nos malades, la syphilis était ignorée. Enfin 9 de nos malades ou leurs parents niaient énergiquement la syphilis et était assurément héredo syphilitique.

Or en recherchant les anticorps syphilitiques nous avons obtenu les résultats suivants.

TABLEAU.

1°	1 Hérédo-syphilitique......	Réaction positive
2°	9 Syphilis niées.........	{ 4 réactions positives 5 réactions négatives
3°	12 Syphilis ignorées........	{ 10 réactions positives 2 réactions négatives
4°	4 Syphilis avouées sans date	{ 3 réactions positives 1 réaction négative
5°	12 Syphilis datées.........	{ 10 réactions positives 2 réactions négatives

On le voit par ce tableau, les données produites, par l'anamnèse ne peuvent pas être considérées comme rigoureuses au point de vue étiologique. La syphilis existe certainement dans tous ces cas, mais elle n'est aisément décélable que lorsque s'adjoint au facteur organique, l'intensité de la réaction nerveuse vis à vis de l'infection. C'est, ainsi que nous l'avons dit auparavant (MARIE et LEVADITI, Ann. de l'Institut Pasteur) aux périodes terminales de la P. G. ou dans ses formes rapides que l'on trouve les anticorps dans le liquide spinal.

Cela est encore prouvé par la découverte des anticorps chez deux P. G. en état d'aggravation, alors qu'ils n'en avaient pas présenté lors d'une première série d'expériences.

Le degré de netteté de l'expérience qui fournit des résultats assez nets au point de vue de l'évolution ultérieure de la maladie ne semble pas en rapport aussi net avec l'ancienneté de la syphilis — En effet sur 10 malades à réaction positive dont nous connaissons la date de l'infection, nous constatons les résultats suivants :

TABLEAU.

Réaction	Age d'infection Il y a :
faiblement positive	16 ans
	16 ans
	16 ans
	18 ans
très nettement positive.	15 ans
	15 ans
	20 ans
	20 ans
	21 ans
	23 ans

Si l'on pratique parallélement des examens hémolytiques lymphocytiques et l'albumodiagnostic par ponctions en série chez les mêmes malades, on observe des fluctuations indépendantes en rapport avec chacun de ces diverses manifestations d'une part et en rapport avec les oscillations du cours de l'affection (rémission, cachexie etc.).

La eymphocytose marquée au début comme au moment des ictus et des rechûtes consécutives va s'atténuant dans la phase ascendante des rémissions comme au cours des cachexies terminales, soit que dans le cas la poussée lymphocytique initiale ait pu enrayer l'affection, ou qu'a la phase cachectique la puissance de réaction de l'organisme soit épuisée. Au contraire l'albumo diagnostic s'accentue en sens inverse avec des poussées variables alors que la réaction hémolytique syphilo-positive évolue graduellement du minimum au maximum paraléllement au progrès de la maladie des malades à réactions négatives initials ont été trouvé aucune à des étapes ultérieures avec une réaction positive n'a été démentrie par des réactions négatives consécutives.

TABLEAU I. — Paralysie générale.

Période.	Nr.	Age	Date d'entrée	Indications sur la Syphilis	Résultat de la Réaction	Observations
1e Période	1	35	Juil. 06	A c c i d. v é n é r i e n s il y a 8 ans	zéro	État stationnaire.
	2	38	Sept. 06	Nie la syphilis	+ + +	
	3	53	Avril 06	Nie la syphilis	zéro	Forme à évolution lente (2 entrées, la 1e en 1892).
	4	49	Janv. 03	Nie la syphilis	zéro	Forme à évolution lente.
	5	28	Nov. 02	S y p h i l i s en 1892	zéro + + + +	Le liquide d'une seconde ponction faite 23 j. plus tard, a donné une réaction positive
	6	40	Déc. 05	Nie la syphilis	zero	Alcoolique. A une seconde ponction faite 34 j. après réact. positive faible.
	7	41	Oct. 03	Nie la syphilis	zéro	Forme à rechutes.
	8	35	—	—	zéro	Pas d'antécédents connus.
	9	39	Oct. 03	—	zéro	Pas d'antécédents con. Forme lente.
	10	32	Oct. 06	S y p h i l i s e n 1893	zéro	Forme à rémission.
2e Période	11	43	Août 05	S y p h i l i s e n 1898	+	Sa femme a actuellement des acc. syph.
	12	45	Juin 05	S y p h i l i s il y a 20 ans	+ + + +	Evolue de la 1ere à la 2e période.
	13	34	Janv. 06	?	+ + + +	
	14	38	Janv. 06	?	+ + + +	Demi-rémission.
	15	33	Oct. 00	Nie la syphilis	zéro	Stationnaire.
	16	40	Juil. 06	S y p h i l i s il y a 20 ans	+	
	17	46	Sept. 06	S y p h i l i s d o u t e u s e	+ + + +	
	18	51	Juin 05	?	zéro	
	19	48	Août 04	Pas d'indic.	+ + +	

Période.	Nr.	Âge	Date d'entrée	Indications sur la Syphilis	Résultat de la Réaction.	Observations
	20	46	Janv. 06	Syphilis il y a 20 ans	+ + + +	
	21	47	Juil. 06	Syphilis douteuse	+	
	22	66	Nov. 05	Syphilis ancienne	+ +	
	23	45	Août 03	Syphilis ancienne	+ +	
	24	36	Sept. 06		+	Pas d'antécédents connus.
	25	85	Mai 04	Syphilis ancienne	+ +	
	26	33	Juil. 05	Syphilis il y a 16 ans	+	Forme dépressive.
	27	34	Nov. 06	Syphilis il y a 16 ans	+ +	Décédé depuis.
	28	38	Avril 06	Syphilis il y a 23 ans		
3e Période.	29	39	Nov. 06	Syphilis il y a 21 ans	+ + + +	Commence à entrer dans la 3e période.
	30	34	Déc. 06		+ + +	Pas d'indication sur la syphilis.
	31	50	Mai 06	?	+ + + +	Sa femme lui aurait communiqué aff. vénérienne. Décédé depuis.
	32	38	Janv. 06	Syphilis il y a 20 ans	+ + + +	
	33	39	Janv. 06	Syphilis probable	+ + + +	Décédé depuis.
	34	44	Oct. 05		+ + +	Pas d'indication sur la syphilis.
	35	27	Oct. 05	Maladie vén. au régiment	zéro	Démence paral. type. Décédé depuis.
	36	41	Janv. 06		+ + + +	Pas d'indication sur la syph. Décédé depuis.
	37	55	Déc. 06	Nie la syphillis	+ + + +	
	38	37	Janv. 07	Syphilis il y a 15 ans		
	39	42	Août 06	Nie la Syphilis	+ + + +	

Nous avons choisi pour cette étude:

a) Des cas atypiques, passibles du diagnostic de pseudoparalysie générale;

b) Des paralytiques généraux, avérés, mais dont la maladie évoluait lentement, présentant des rémissions suivies de rechutes (forme en cascade). Plusieurs de ces malades avaient quitté l'Asile, pour y revenir quelque temps après;

De la seconde catégorie font partie des paralytiques généraux avérés plus avancés que ceux de la première, mais qui étaient capables de travailler, ayant conservé une partie de leurs facultés.

Enfin, appartiennent à la troisième catégorie les paralytiques généraux très avancés, pour la plupart gâteux et alités. Certains de ces malades ont d'ailleurs succombé depuis le commencement de nos recherches qui remontent déjà à plusieurs mois.

L'analyse des données résumées dans le tableau II permet quelques réflexions, dont voici les principales:

a) Si l'on fait le pourcentage des cas ayant donné une réaction positive, dans chacune des trois catégories qui viennent d'être définies, prise à part, on obtient les chiffres suivants:

Ie catégorie: 10 cas, dont 1 positif = 10 p. 100.

IIe catégorie, 9 cas, dont 7 positifs = 77 p. 100.

IIIe catégorie, 20 cas dont 19 positifs = 95 p. 100.

TABLEAU II. — Tabés-paralyse.

Nr.	Nom du Malade.	Age	Diagnostic	Date de l'Entrée	Indications sur la Syphilis	Résultat de la Réaction	Observations
1	Bi . .	8	Tabo-par.	Oct. 06	Syph. douteuse	+ + + +	Décédé depuis.
2	Im . .	46	Tabo-par.	Nov. 06	—	+ + + +	Pas d'indication sur la syphilis.
3	Val. .	43	Tabo-par.	Déc. 06	Nie la syphilis	+ + + +	Décédé depuis.
4	Depl .	47	Tabo-par.	Juil. 06	—	zéro	Pas d'indic. sur la syphilis P. G. à début tabétique.
5	Coif. .	70	Tabo-par.	Oct. 06	Nie la syphilis	+ + +	P. G. à début tabétique. Décédé depuis.
6	Guer .	43	Tabés	Déc. 05	—	+ + +	Tabés avec affaiblis, intellectuel.
7	Gauch	45	Tabés	Août 06	Syph. anc.	zéro	Tabes avec affaiblis, intellectuel.
8	Fo. . .	55	Tabés	Juil. 06	Syph. il y a 18 ans	zéro + +	Tab. dementiel. Réact. légèrement positive à une lle ponction.
9	Liar. .	65	Tabés	Janv. 06	—	zéro	Tabés avec affaiblis, intellectuel.

Ces chiffres sont des plus expressifs. Ils prouvent l'existence d'une relation intime entre la fréquence des résultats positifs fournis par la réaction de Bordet et de Gengou et l'état avancé de la paralysie générale. Or, comme dans le dispositif expérimental imaginé par Wasserman et Plaut, cette réaction est un indice de la présence d'anticorps syphilitiques dans le liquide céphalo-rachidien, cela revient à dire que ces anticorps s'accumulent dans le liquide cérébrospinal au fur et à mesure que le processus morbide de la paralysie générale avance et que s'aggravent les altérations encéphaloméningées qui forment le substratum matériel de ce processus. La preuve de l'existence d'un lien de causalité entre les deux facteurs qui viennent d'être cités, réside dans le fait que dans plus d'un cas l'examen du liquide céphalo rachidien, fait à deux reprises et à une intervalle de quelques semaines chez le même individu, nous a montré l'existence d'un accroissement dans la richesse de ce liquide en principes actifs. Or, l'observation clinique montrait une aggravation parallèle du syndrome paralytique chez ces individus.

b) L'examen du même tableau permet de préciser jusqu'à quel point la présence dans le liquide céphalo-rachidien de substances capables d'empêcher l'hémolyse est en rapport avec les antécédents syphilitiques des paralytiques généraux. Dès l'abord, il fait reconnaître que l'enquête clinique est assez souvent impuissante à nous renseigner d'une façon exacte sur ces antécédents, étant donné l'état mental des paralytiques généraux. Aussi avons-nous eu soin de ne

— 198 —

consigner dans le tableau que les données qui méritaient quelque confiance, étant corroborées d'une part par des renseignements précis fournis par le malade lui-même, d'autre part par les témoignages de sa famille.

Parmi les 30 paralytiques examinés par nous, vingt étaient sûrement ou très probablement syphilitiques, leur syphilis remontait à 8—15 et même 23 ans en arrière. Si l'on calcule le pourcentage moyen des ré actions positives chez ces vingt paralytiques généraux syphilitiques, on le trouve égal à 80 pCt. Cela montre de la façon la plus nette que la syphilis doit être considérée au moins comme une des causes qui provoquent chez les paralytiques généraux l'apparition de substances empêchantes dans le liquide cérébrospinal. Cette conclusion est d'autant plus justifiée que, si on fait le pourcentage des cas ayant donné une réaction positive chez les paralytiques généraux qui nient avoir eu une affection vénérienne quelconque, on le trouve égal à 36 pCt. c'est-à-dire sensiblement inférieur à celui fourni par les malades ayant des antécédents spécifiques. D'ailleurs, le fait que dans quelques observations (no. 2, 37 et 39), la recherche des anticorps dans le liquide céphalo rachidien a donné des résultats positifs, quoique les malades aient formellement nié la syphilis, ne saurait être invoqué comme un argument contre ce que nous venons de dire. En effet, cette syphilis niée peut n'être qu'une syphilis ignorée, ou oubliée par des malades atteints d'amnésie-démentielle.

c) Parallélement à la recherche de la réaction de BORDET et GENGOU, nous avons examiné le liquide céphalo-rachidien de certains de nos malades au point de vue de sa richesse en éléments figurés et de sa teneur en matière protéïques albumo-diagnostic [1]).

Le cyto-diagnostic nous a montré l'absence de tout rapport constant entre la présence de lymphocytes ce liquide et sa teneur en principes capables d'empêcher l'hémolyse. Il a été fréquent de rencontrer des liquides donnant une forte séro-réaction et qui cependant ne contenaient que peu ou pas d'éléments cellulaires. Par contre, et quoique le nombre de nos observations soit encore restreint, nous pouvons affirmer l'existence d'un parallélisme frappant entre les données fournies par la séro-réaction et celles de l'albumo-diagnostic [2]).

2. TABÈS ET TABO-PARALYSIE.

Le nombre des tabétiques purs, non paralytiques généraux, observés par nous, a été restreint (4) et il en fut presque de même de celui des malades atteints à la fois de tabès et de paralysie générale (5).

[1]) Nous pratiquons l'albumo-diagnostic de la façon suivante: on mélange à volumes égaux, du liquide céphalo-rachidien préalablement filtré ou centrifugé, et une solution saturée de sulfate de soude. La réaction est positive, lorsque l'ébullition provoque l'apparition d'un trouble apparent.
[2]) Dans cinq cas de paralysie générale et dans trois cas de Pg. tabès, la méningo-encéphalite a été constatée à la nécropsie.

Nous avons résumé dans le tableau II le résultat de l'examen du liquide céphalo-rachidien dans ces neuf cas de tabès pur ou associé.

Ce tableau montre que le pourcentage des réactions positives dans le tabès pur ou associé est inférieur à celui de la paralysie générale, puisqu'il n'atteint que le chiffre de 66 pCt. au lieu de 73 pCt.

Il semble être plus petit encore, si on s'adresse exclusivement aux cas de tabès non combinés à la paralysie générale (50 pCt. au lieu de 80 pCt). Mais le nombre de nos observations est trop insuffisant, pour permettre de formuler une conclusion définitive au sujet de la fréquence

TABLEAU III. — Cas témoins.

Nr.	Nom du Malade	Diagnostic	Indications sur la Syphilis.	Résultat de la Réaction
1	Rom. . . .	Mélancolie	—	zéro
2	Roch. . . .	Démence épileptique	—	—
3	Ca.	Epileptique	—	—
4	Mar.. . . .	Mal de Little	—	—
5	Gen.. . . .	Demence traumat	—	—
6	Lem. . . .	Idiotie	—	—
7	Dup. . . .	Saturnin, Hémiplégie	—	—
8	Saubl. . . .	Saturnin. alcoolique	—	—
9	Ol.	Persécuté	Syphilitiques	—
10	Math. . . .	Demence précoce		—
11	Bl.	Imbécile	—	—
12	Fran. . . .	Dém. précoco	—	—
13	West. . . .	Idiotie	—	—
14	Bouch.. . .	Epilepsie	—	—
15	Fur	Dém. précoce	—	—
16	Liz.	Dém. précoce	—	—
17	Charb.. . .	Dém traum.		

des anticorps spécifiques dans le liquide céphalo-rachidien des tabétiques. Donc ce que l'on peut dire, c'est que ces anticorps existent réellement et que cela fournit un argument de plus en faveur du lien intime qui relie le tabès à la maladie de Bayle.

Cas témoins. — Nos cas témoins ont été choisis parmi les mélancoliques, les épileptiques, les idiots, les déments alcooliques ou traumatiques de notre service. Ils sont au nombre de 17, et se trouvent résumés dans le tableau III.

Ce tableau nous dispense de tout commentaire.

La séro-réaction du liquide céphalo-rachidien provenant de ces cas témoins nous a constamment fourni un résultat négatif.

Les constatations que nous venons de résumer dans ce qui précède nous permettent de synthétiser de la façon suivante les indications fournies par l'étude du liquide céphalo-rachidien des paralytiques généraux et des tabétiques, à l'aide de la méthode proposée par WASSERMANN et PLAUT:

Il faut d'abord reconnaître que du moins pour ce qui concerne la paralysie générale, la proportion des réactions positives est suffisamment élevée pour pouvoir considérer l'apparition de substances spécifiques dans le liquide céphalo-rachidien comme un phénomène presque constant. La question est de savoir si la méthode appliquée par WASSERMAN et PLAUT peut servir à faciliter le diagnostic de paralysie générale dans le cas où la clinique n'a pas à sa disposition des données suffisantes pour affirmer avec certitute ce diagnostic. Notre étude nous autorise à répondre négativement à cette question. En effet, nous venons de voir que précisément, lorsque le clinicien se trouve embarrassé pour formuler un diagnostic sûr, la méthode des anticorps donne des résultats négatifs ou peu certains, et ce n'est que dans la paralysie générale, confirmée et même avancée, que ces résultats deviennent franchement affirmatifs. D'ailleurs, quand même la recherche des anticorps dans le liquide cérébro-spinal donnerait des indications pouvant guider le clinicien dans des circonstances embarrassantes, elle ne saurait encore servir couramment dans la pratique journalière. Le maniement de la méthode est des plus délicats et exige un certain nombre de dosages préliminaires assez minutieux. Bien entendu, cela n'enlève nullement aux constatations de WASSERMANN et PLAUT leur intérêt théorique.

Ainsi, un des problèmes qui se posent à l'esprit est celui des conditions qui président à l'apparition des principes spécifiques découverts par les observateurs allemands, dans le liquide céphalo-rachidien. Ce que nous venons d'énoncer nous autorise à accorder, avec WASSERMANN et PLAUT, un rôle prépondérant à l'infection du Trypanosoma pallidum dans la genèse de ces principes spécifiques. Mais la syphilis suffit-elle à elle seule pour provoquer la pénétration des enticorps spécifiques dans le liquide céphalo-rachidien? Nous ne le pensons pas et voici pourquoi.

Parmi nos malades pris comme témoins, qui n'avaient aucun signe de paralysie générale, il s'en trouve deux (No. 9 et 10) qui sont sûrement des anciens syphilitiques; or, le liquide céphalo-rachidien de ces malades, atteints l'un de manie de persécution et l'autre de démence précoce, s'est montré totalement dépourvu d'anticorps. Cela démontre de la façon la plus nette que la syphilis seule est impuissante à faire apparaître dans le liquide céphalo-rachidien les substances spécifiques de WASSERMANN et PLAUT.

Devant cette constatation, on est porté à faire intervenir dans le processus dont il est question, d'autres facteurs en plus de l'infection syphilitique, en particulier l'existence d'une lésion syphilitique ou para-syphilitique des centres nerveux. Nos recherches nous ont montré que si la présence d'une telle lésion est effectivement nécessaire pour faire apparaître les anticorps dans le liquide cérébro-spinal, ses qualités et surtout son siége sont d'une importance de premier ordre à ce point de vue. Ainsi chose surprenante au premier abord, il nous est impossible de déceler des substances empêchantes dans le liquide céphalo-rachidien provenant des deux individues syphilitiques porteurs de lésions cérébrales en foyer. Voici d'ailleurs en quelques mots les observations auxquelles nous faisons allusion.

Mor. . . . ., 39 ans, Syphilis il y a 15 ans. Alcoolisme aigu, hallucinations, agitation. Contraction pupillaire, hémiplégie gauche avec exagération des réflexes remontant à 5 ans. Réformé pour syphilis cérébrale. R é a c t i o n n é g a t i v e.

Il serait intéressant de rechercher ces anticorps dans le liquide céphalo-rachidien des syphilitiques en pleine période secondaire.

S e l a i d. . . . ., 32 ans. Syphilis il y a 12 ans. Hémiplégie droite avec aphasie; inégalité pupillaire, affaiblissement intellectuel. R é a c t i o n n é g a t i v e.

Ceci prouve l'insuffisance du facteur syphilis et du facteur cérébral dans la production des substances spécifiques contenus dans le liquide céphalo-rachidien. C e t t e p r o d u c t i o n e s t d o m i n é e p a r l ' e x i s t e n c e d e l é s i o n s i n t é r e s s a n t à l a f o i s l e c o r t e x e t l e s m é n i n g e s e t s u r t o u t p a r l ' é t a t a v a n c é d e c e s l é s i o n s. Nous avons vu, en effet, que le plus grand nombre de réactions positives a été fourni par les malades atteints de méningo-encéphalite chronique diffuse et que, parmi ces malades, ceux qui étaient le plus éprouvés par ces lésions ont donné les liquides céphalo-rachidiens les plus actifs.

Devant ces faits, nous sommes enclins à admettre que la p r o d u c t i o n d e s p r i n c i p e s s p é c i f i q u e s c o n t e n u s d a n s l e l i q u i d e c é r é b r o s p i n a l d e s p a r a l y t i q u e s g é n é r a u x d o i t ê t r e a s s u r é e p a r l e s é l é m e n t s c e l l u l a i r e s d û s à l ' i n f l a m-m a t i o n c o r t i c o - m é n i n g é e q u i c a r a c t é r i s e l a m a l a d i e d e B a y l e. C'est un acte de sécrétion dont il s'agit, et en celà, nous nous rapprochons de l'opinion déjà émise à ce propos par Wasser-mann et Plaut. Néanmoins il y a une nuance qui nous sépare de ces savants; elle réside en ce que, pour nous, ce sont les leucocytes, en particulier les lymphocytes qui assurent cette sécrétion, cependant que pour Wassermann et Plaut, ce sont les centres nerveux euxmêmes qui ont cette charge.

En résumé, l ' a p p a r i t i o n d e s a n t i c o r p s d a n s l e l i q u i d e c é r é b r o s p i n a l e s t, d ' a p r è s n o u s, c o n d i t i o n n é e p a r l ' e x i s t e n c e d ' u n e s y p h i l i s p l u s o u m o i n s a n c i e n n e e t p a r l a l o c a l i s a t i o n c o r t i c o - m é n i n g é e d ' u n p r o c e s s u s i n f l a m m a t o i r e s y p h i l i t i q u e o u p a r a - s y p h i l i t i q u e i n t e n s e e t p r o l o n g é.

Séro-agglutination et opsonisation appliquées au contrôle de la spécificité du Bacillus paralyticans de F. Robertson.

PAR

A. MARIE (de Villejuif).

J'ai, l'an dernier, dans la Revue de Psychiatrie No. 9, appelé l'attention sur les recherches nouvelles de l'École écossaise rélativement à la paralysie générale et à sa pathogénie microbienne.

Suivant M. M. Mac Roë, Jeffrey et F. Robertson, la péri-méningo-encéphalite serait due à un microbe diphtéroïde voisin de celui de Klebs-Loeffler qu'ils proposent de dénommer le Bacillus paralyticans.

Ayant eu l'honneur de visiter les laboratoires de Morningside en 1904 hors du Congrès d'Edimbourg, j'ai cherché à contrôler les recherches précitées sur les malades de mon service.

Les examens bactériologiques furent d'abord pratiqués sur l'urine, les tissus divers, nerveux surtout, dans le liquide céphalo-rachidien et le sang, sans que j'aie pu rencontrer les bactéries décrites.

Les cultures de sang et de liquide céphalo-rachidien ont été reprises avec Mr. le Dr. Marchoux. Nous n'avons rien obtenu avec le liquide céphalo-rachidien ; dans le sang, nous n'avons rencontré que des strepto-bacilles et des staphylocoques sans trace du bacille précité.

F. Robertson et Roë ont décrit sur le rat et la chêvre des lésions expérimentales des méninges dont le syndrome clinique correspondait à quelques traits de l'ictus paralytique et dont l'examen histologique et bactériologique a pu être rapproché par eux de ce qu'ils trouvent chez le paralytique général.

Nous avons d'abord injecté sans résultat dans l'oreille de deux lapins plusieurs centimètres cubes de sérum physiologique tenant en suspens des bacilles diphtéroïdes cultivés avec l'échantillon reçu.

Robertson a signalé le lapin comme assez réfractère au bacille et nos essais le confirment. Nous avons ensuite pratiqué des injections intrapéritonéales à des rats blancs sans plus d'effet.

Nous avons alors opéré les contrôles par l'opsonisation et la séro-agglutination sur plusieurs cas.

Voici les tableaux résumant ces contrôles.

Séro-agglutination

1.	Lef. . . . P. G.	Pas d'agglutination.
2.	Rona. . . . P. G.	do.
3.	Caus, épileptique.	Légère agglutination.
4.	Wesst, imbécile	Agglutination nette.
5.	Contrôle avec sérum artificiel. . .	Pas d'agglutination.

Le résultat paradoxal est inverse de celui qu'aurait dû produire un bacille spécifique ; avec les paralytiques généraux il fut nul en quatre essais.

Spilsbury, dans le laboratoire de Wright, a obtenu aussi des résultats positifs dans l'épilepsie et négatifs dans la paralysie générale.

Huit réactions opsoniques ont été faites avec le liquide céphalorachidien de quatre malades dont deux paralytiques et un alcoolique.

Chacune des réactions a été opérée avec le liquide frais, puis avec le liquide porté au préalable à 60 degrés.

Aucune réaction opsonique n'a été observée dans tous les cas (aucune agglutination d'ailleurs ne s'est produite avec les mêmes liquides).

Avec le sérum sanguin des quatre autres malades, dont deux paralytiques, un imbécile et un épileptique, l'opsonisation a été positive toutes les fois, aussi bien pour l'épileptique et l'imbécile que pour les paralytiques (réaction nulle avec le liquide témoin, sérum artificiel).

Les mêmes sérums humains portés à 60 degrés n'ont en revanche pas réagi.

Nous croyons en conséquence que, contrairement à l'opinion de F. Robertson (en Ecosse), et Langson (en Amérique), le Bacillus paralitycans n'est pas spécifique de la paralysie générale. Il semble n'être qu'un épiphénomène, un élément d'infection secondaire, particulièrement fréquent, peut-être, en certaines régions (Ecosse et climats analogues) ; le milieu manicomial en peut être particulièrement infecté, surtout les aliénés cachectisés paralytiques, sans qu'il y ait là une cause de paralysie générale ; ce peut être toutefois une de ses conséquences et une de ses complications fréquentes (ictus), qu'il n'était pas sans intérêt d'élucider et de combattre (sérum antiparalytique de Robertson contre les ictus).

Atoxyl et paralysie générale

PAR

le Dr. A. MARIE *(de Villejuif)*.

L'atoxyl dit anilide méta-arsénique ou anilarsinate de soude, est le sel monosodique de l'aniline de l'acide ortho-arsénique.

Il y aurait lieu suivant M. E. FOURNEAU de rectifier la formule $C^6 H_5 Az Ha SO 2$ et de rendre à BÉCHAMP dès 1863 le mérite de sa dècouverte sous le nom d'ortho-arsénanilide.

Nous avons appliqué l'atoxyl allemand

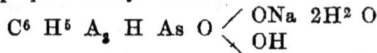

$$C^6 H^5 A_2 H As O \diagup^{ONa\ 2H^2 O}_{\diagdown OH}$$

au traitement d'un certain nombre d'aliénés syphilitiques (10), particulièrement des paralytiques généraux et taboparalytiques ou des lésions cérébrales en foyer d'origine spécifique.

Voici les résultats de cette application :

TABLEAU I.

	Noms	Diagnostic	Date de la Syphilis	Taille	Poids	Age	Dose et Nombre de piqûres	Observations
1	Berton .	P. G. incipiens	?	1m 54	61 K	32 ans	17 [1]	Diarrhéé et Vomissem. — Paraplégie et incont. d'urine — sorti.
2	Bogu. .	P. G. tabes	1893	1m 76	70	35	6	Sans changement.
3	Barré. .	P. G.	1880	1m 71	60	46	12	Id.
4	Erp . .	P. G.	1887	1m 75	71	47	7	Amaurose — consécutive.
5	Lereb. .	P. G. avancée	1893	1m 70	60	50	26	Paraplégie et incontinence escharres diarrhées et Vomissts.
6	Roussil.	P. G. traumatiq	?	1m 67	78	38	9	Diarrhées et vomissts. légère réaction thermaique.
7	Togu. .	P. G.	1897	1m 62	68	30	12	Ictus épileptif. ultérieurs, Après accès d'agitat. persistants.

TABLEAU II.

	Noms	Diagnostic	Date de la Syphilis	Taille	Poids	Age	Dose et Nombre de piqûres	Observations
8	Dup . .	Ecéph-syp. et Saturnisme	1883	1m 61	44 K	51 ans	8	Parésie vésicale — amaurose diarrhées et vomissts–décédé.
9	Toath .	Tabes et démence	1876	1m 62	47	56	7	Cécité antér p. atrophie papil.
10	Halle. .	Encéph. syph. (aphasie)	1877	1m 75	81	62	8	Amaurose consécutive, albumine légère finale – décédé.
11	Moreau	Hémipl. syph. gauche	1889	1m 62	54	43	8	Décéde depuis.
12	Brel. .	Encéph. Syph.	1905	1m 73	61	41	16	Ictus hémi. parétiq. gauche

[1] Og,30 p. piqûre; 3 piq. par semaine.

On peut diviser en 2 les graphiques établis où les rythmes respiratoires, circulatoires et thermiques ont été enregistrés parallélement.

Pour les uns il y a dépression légère et parallélisme des courbes. (Obs.: 2, 3, 4, 7, 9, 11.).

Pour la plupart des autres, surtout les P. G. on note généralement à la 2-semaine une pertubation aussi rapide du rythme circulatoire bientôt suivie d'une réaction thermique ascendante de $^1/_2$ à 2 degrès.

Ce sont surtout les malades ayant présenté les accidents gastro toxiques précoces qui ont présenté au préalable les oscillations les plus nettes de la circulation et de la température.

La réaction hémolytique syphilopsitive a été obtenue au préalable chez les malades des observations Nos. 3, 4, 6, 9.

L'étude des déjections stomacales et des urines des malades Lereb... et Dup... correspondant à la période des vomissements et de la parésie vésicale consécutive à l'intolérance atoxylique a été négative au point de vue de l'arsénic par les procédés de Marsh.

Parallélement à cet emploi de l'atoxyl nous avons soumis 3 malades témoins à la médication cacodylique; les derniers ont gagné du poids (5 K.G.) plus que les précédents. L'un d'eux est même en rémission actuellement sans qu'on puisse l'attribuer à autre chose qu' à une coïncidence heureuse, l'augmentation des poids par l'atoxyl est bien moins nette.

En somme, sur 12 cas traités, une seule amélioration a été consécutive à des accidents d'intoxication sérieuse.

En revanche, on pourrait considérer l'amélioration et la sortie comme survenues malgré la médication (Il s'agissait d'un P. G. pris au début).

Trois cas ont été traités sans changement, ni accident; deux malades ont présenté des paraplégies avec parésie vésicale : trois ictus épileptiformes incidents; trois cas d'amaurose double persistante et plusieurs cas de troubles gastro-intestinaux toxiques se sont combinés aux autres désordres précités; quatre malades sont décédés. Nous ne prétendons pas qu'ils soient morts de l'intoxication atoxylique, car il s'agissait de paralytiques généraux avancés et le paralytique incipiens sorti amélioré avait présenté les mêmes signes d'intolérance à l'átoxyl. (obs. 1)

La paralysie générale a simplement évolué chez ces malades sans paraître, en rien, influencée dans son évolution fatale.

Les résultats sont peu encourageants, les doses sont, très rapidement, toxiques avec les tabétiques et paralytiques avances et tous les états de cachexie commençante.

Les mêmes cas qui supporteraient mal le traitement mercuriel ou ioduré ne sauraient bénéfiscées de la médication atoxylique ainsi que le prévoy M. ait Dr. B. HALLOPEAU: A dose très faible l'anilarsinate peut produire en revanche chez ces mêmes malades un effet utile en tant que composé arsénic eutrophique mais à ce point de vue il est dépassé par le cacodylate de soude comme agent d'amélioration physique des malades en imminence de cachexie.

Valeur diagnostique et pronostique des symptomes catatoniques.
Pseudodémences catatoniques.

PAR

MICHEL CATSARAS

Professeur de Neurologie et de Psychiatrie à la faculté de médicine d'Athènes et Directeur de la Clinique neurologique et psychiatrique de l'hôpital Eginition.

———

Il existe un grand nombre de cas cliniques qui présentent un syndrôme des phénomènes constitué d'une part par *indifférence émotionnelle, la ruine de la volonté et la destruction de l'activité intellectuelle* et de l'autre par des états particuliers de stupeur et d'agitation accompagnés de négativisme, de suggestibilité et de stéréotypie, c'est-à-dire *par des états catatoniques*, qui ne sont pas réduits à quelques uns de leurs éléments et alors ils n'ont pas la valeur d'un épiphénomène transitoire, mais ils sont au contraire remarquables par leur netteté et leur persistance et constituent presque l'ensemble du tableau clinique.

Cette association des deux ordres des symptômes impose le diagnostic de la forme catatonique de la démence précoce et par conséquent un mauvais pronostic.

Cependant un examen clinique profond et prolongé, répété et fait à des moments propices ne tarde pas à nous révéler que l'apathie, l'aboulie et la perte de l'activité intellectuelle ne sont qu'apparentes, que les facultés supérieures mentales sont tout simplement suspendues mais non détruites, qu'il s'agit en un mot de *pseudo-démences* catatoniques et non de la forme catatonique de la démence précoce. Ces pseudo-démences catatoniques ont avec la démence précoce les mêmes rapports que les syndrômes paralytiques avec la paralysie générale progressive.

Notons bien qu'il ne s'agit pas ici d'une question seulement de diagnostic, mais aussi de pronostic, car ces cas peuvent guérir, ils guérissent même le plus souvent, tandis que la démence précoce ne guérit pas. KRAEPELIN lui même, à qui la psychiatrie moderne est redevable d'avoir définitivement établi sur des bases solides et inébranlables la démence précoce, qui constitue une acquisition scientifique de la plus haute importance au même titre que la paralysie générale, dit que „certainement pour les cas vraiment et définitivement guéris, la question sera posée si à leur base existe le même processus pathologique que sur le reste. Néanmoins il sera d'une haute importance pratique de reconnaître de pareils cas dès le commencement comme tels" et par conséquent il tend à rejeter ces cas guéris et à les exclure du cadre de la démence précoce.

Remarquons bien qu'il est possible dans l'immense majorité des cas de reconnaître ces pseudo-démences dès leur début comme telles, ce qui ressort des huit observations qui suivent.

Observation I.

Dégénérescence mentale, excès d'alcool, délire hallucinatoire, indifférence émotionnelle apparente, perte d'activité intellectuelle et volontaire, syndrôme de catatonie très accentué, guérison parfaite.

Le nommé J. P. DE VOLOS, âgé de 35 ans, marchand de vin et épicier, est entré à la clinique neurologique et psychiatrique de l'hôpital Eginition le 1er décembre 1905 et il en est sorti le 8 janvier 1906.

Antécédents héréditaires. Pas d'hérédité nerveuse, psychique ou autre.

Antécédents personnels. Le malade présentait un type parfait de dégénéré mental, étant toujours d'une crédulité extraordinaire, d'une volonté presque effacée, très superstitieux il ne faisait rien sans consulter les sorcières et un livre de sorcellerie, qu'on appelle en grec „solomoniki" et qu'il avait hérité de son oncle X. prêtre. Les autres facultés mentales ne laissaient rien à désirer. Son métier l'exposait à des excès de vin et d'alcool.

Histoire de la maladie. Le 15 novembre le malade se décide de quitter son pays et de partir pour l'Amérique après avoir consulté son livre et ses sorcières, parce que les affaires de sa boutique ne marchaient pas. Mais malheureusement arrivé au Pirée et soumis à l'examen du comité médical chargé par le gouvernement d'examiner tous ceux qui se proposent de partir pour l'Amérique, il fut reconnu comme atteint de granulations oculaires et par conséquent on lui a défendu le départ. Sous l'influence de cette émotion le malade a commencé à délirer, son délire étant basé sur des hallucinations auditives: on l'interpellait „Démon", il entendait des voix qui le menaçaient de le jeter dans la mer et qui l'accusaient d'avoir eu des rapports avec sa soeur etc.

Entrée du malade le 1er décembre 1906. Le malade présente des phénomènes catatoniques très accentués, tantôt et pour la plupart sous forme de stupeur, tantôt mais plus rarement sous forme d'excitation.

a. *Négativisme.* Le malade refusait de manger (alimentation forcée), d'aller à la salle d'hydrothérapie, d'exécuter les mouvements commandés: donner la main etc. en faisant des mouvements contraires et contractant les muscles opposés avec raideur (hétéro-négativisme), il résistait à ses propres besoins, il se retenait autant qu'il pouvait d'uriner, d'aller à la garderobe, d'avaler sa saline etc. (autonégativisme).

b. *Suggestibilité.* Le malade adoptait toute sollicitation venue de l'extérieur. On pouvait imprimer les positions les plus paradoxales aux membres du malade qui les gardait pendant un temps indéfini. On arrivait facilement à lui suggérer d'accomplir des mouvements et des actes qu'on faisait devant ses yeux: c'est ainsi que le malade répétait d'une manière automatique l'acte de frotter les mains (héchopraxie, héchomimie): il répétait à voix basse des mots et des phrases que l'on disait exprès devant lui (hécholalie).

c. *Stéréotypie.* Le malade tantôt prenait des positions plastiques qu'il gardait pendant des jours, tantôt il marchait sur la même ligne durant des heures entières etc. etc.

Excitation catatonique. Le malade a présenté *trois fois* des phénomènes d'excitation catatonique : En s'élevant tout d'un coup sur son lit, il sautait, gesticulait, sanglotait, et il émettait des cris d'une voix tremblante et bégayante pendant plusieurs heures. Le malade ne paraissait s'intéresser à rien et toute activité intellectuelle consciente était suspendue, il n'était capable d'aucun effort volontaire.

On voyait que le regard du malade, sa physionomie et quelques larmes qui coulaient le long de ses joues exprimaient une concentration pénible et non pas la dispersité et la véritable désagrégation de la conscience et par suite le défaut d'attention de la démence précoce.

Un examen minutieux approprié, répété, fait dans des conditions d'isolement du malade et à des moments propices ne tardait pas à faire découvrir, que le malade était sous l'empire des hallucinations et des idées délirantes consécutives qui dirigeaient tout le tableau clinique, il entendait les phrases suivantes : „ne mange pas, tu n'est pas digne", „il faut se couper en morceaux et se jeter à la garderobe", „tu as des rapports sexuels avec ta soeur", ce qui le plongeait dans un désespoir profond et il croyait avoir des rapports sexuels avec le diable.

Derrière ce barrage de stupeur catatonique on entrevoyait que l'orientation était parfaitement complète, ses sentiments affectifs conservés intacts, sa conscience du temps et des lieux et sa mémoire des faits récents en parfait état, pas de trace d'état démentiel.

Le malade ne présentait pas des symptômes d'alcoolisme manifestés, pas de stigmates physiques. Rien du côté des autres systèmes organiques.

Vers le cinquième mois de son séjour à notre clinique le psychisme supérieur de notre malade avait commencé à se manifester, il demandait des nouvelles de sa famille, il s'intéressait surtout à sa mère, pas de trace d'apathie et de défaut d'activité. De concert avec le retour de la faculté d'aperception active, les hallucinations et les idées délirantes rétrogressaient, les phénomènes catatoniques diminuaient et enfin le malade est sorti de la clinique le 8 juin 1906 parfaitement guéri.

Au bout de 6 mois à partir de sa sortie il est venu à la clinique nous remercier pour sa guérison, qui se maintenait parfaite. Il n'a pas manqué de s'intéresser à notre clinique et de remercier le personnel une fois de plus pour sa guérison.

En traitant ce malade par les moyens classiques, alitement, isolement, bains tièdes prolongés etc. nous n'avons pas omis un seul instant de faire la psychothérapie et de lui indiquer le véritable mécanisme psychologique de son état morbide en insistant sur la fausseté maladive de ses hallucinations et de son délire.

OBSERVATION II.

Dégénérescence mentale et physique, hallucinations auditives, inhibition de la faculté d'aperception, syndrôme catatonique, guérison complète.

Le nommé G. D., âgé de 33 ans, de Coroni, marié, est entré à la Clinique Neurologique le 13 novembre 1904.

Antécédents héréditaires : Nuls.

Antécédents personnels. Le caractère de cet homme était toujours franchement dégénératif : il était soupçonneux, jaloux, toujours triste, ayant des tendances mélancoliques et capricieuses. Pas de maladies intérieures, infectieuses ou autres.

Histoire de la maladie. Vers le milieu du mois d'octobre 1904 cet homme sans cause appréciable a commencé à devenir très triste et sa jalousie envers son épouse, type de femme honnête, avait tellement augmenté qu'il est arrivé au point de guetter armé tous les passants qui regardaient sa maison pour voir si quelqu'un voulait faire la cour à sa femme et donner des rendez-vous. Un jour il a tiré une balle de fusil contre son cousin germain, qui a osé regarder les fenêtres de la chambre à coucher de sa femme ; le coup n'a pas réussi.

Depuis cet attentat l'état de ce malade s'est aggravé et de nombreuses hallucinations surtout auditives ont fait leur apparition, ce qui a obligé ses parents de le faire entrer à la Clinique Neurologique le 13 novembre 1904.

État actuel. Le malade depuis son entrée présente tous les symptômes de la stupeur catatonique,

a. *Négativisme.* Le malade refusait de manger (alimentation forcée), de donner sa main, de faire sortir sa langue, d'exécuter enfin tout mouvement commandé. Il refusait avec insistance de nous répondre, d'aller prendre son bain etc. etc. (hétéro-négativisme).

b. *Stéréotypie.* Il marchait sur la même ligne et si quelqu'un le repoussait, lui revenait à la même ligne, il tenait pendant une journée entière les grilles de la fenêtre en regardant le ciel et gémissant sans nous répondre pourquoi il gémissait.

Il ne se couchait jamais dans la position horizontale et il dormait tantôt assis sur son lit ayant ses membres inférieurs fléchis et sa tête entortillée de sa couverture et tantôt accroupi sur ses genoux et ses coudes pendant toute la nuit. Il se bouchait la bouche et le nez avec sa main pendant toute la journée et si quelqu'un parvenait à lui enlever sa main, lui détournait la tête, remettant la main sur sa bouche et son nez.

c. *Suggestibilité.* Si on levait la main du malade l'index montrant son nez, il gardait cette position pendant un temps indéfini etc. Le malade ne s'intéressait à rien et son activité intellectuelle paraissait abolie.

Hallucinations, idées délirantes. Il n'y a pas à douter que le malade était sous l'empire d'un très grand nombre d'hallucinations presque exclusivement auditives de nature dépressive et ce qui le prouve c'est qu'il se bouchait les oreilles avec du coton et lorsque on lui demandait avec insistence si il entendait des voix, il répondait : „elles ne cessent pas un seul instant''.

Stigmates physiques. Microcéphalie asymétrie cranienne.

Systèmes organiques. Rien de digne à noter.

L'examen attentif et surtout fait à des moments propices révélait *a.* que le regard et la physionomie du malade avaient l'expression de préoccupation et de concentration pénible et *b.* que derrière ce barrage de la catatonie l'attention, les sentiments affectifs, la faculté d'aperception, la mémoire du malade, étaient intactes. Et qu'en somme il n'y avait pas trace d'état démentiel.

Au mois d'avril les symptômes catatoniques ont commencé à céder et au mois de mai toute trace de négativisme, de stéréotypie et de suggestibilité avait disparu. Le malade demandait des renseignements de sa famille, s'intéressait à ses affaires, reconnaissait parfaitement la fausseté de ses hallucinations et de son délire, sa conduite ne laissait rien à désirer, l'activité des facultés intellectuelles était revenue et notre malade sortit de la Clinique le 30 juin 1905 complètement guéri.

Depuis lors jusqu'aujourd'hui la guérison se maintient, le malade s'occupant avec intérêt de ses propriétés et ne présentant pas trace d'apathie, ni d'aboulie, ni de défaut d'activité intellectuelle.

Traitement. Les cinq premiers mois de son séjour à la clinique le malade est soumis au traitement suivant : isolement complet, bains tièdes prolongés, médication opiacée à des doses progressives, psychothérapie, alimentation forcée etc.

Les deux derniers mois nous avions conseillé d'abord les douches écossaises et puis les douches en jet brisé froides et des injections d'arrhénal.

OBSERVATION III.

Hérédité. Infection cérébrale : phase choréique, phase de confusion mentale et de catatonie. Guérison compléte.

La nommée S. M. de Chios, âgée de 16 ans, est entrée à l'asile „Dromocaïtion'' le 16 janvier 1907.

Antécédents héréditaires. Père et soeur atteints de maladies mentales.

Antécédents personnels. Scarlatine dans la première enfance. Maux de tête intenses survenant de temps en temps sous forme de migraine. Règles à peu près régulières.

Histoire de la maladie. La maladie de cette jeune fille a commencé 15 ou 20 jours avant son entrée à l'asile par un état dépressif accompagné d'insomnie et suivi au bout de quelques jours de mouvements choreiformes qui rapidement augmentaient en intensité et en fréquence. Le 13 ou 14 janvier vient s'ajouter un certain degré de confusion mentale ce qui a rendu nécessaire de l'interner à l'asile „Dromocaïtion'' le 16 janvier 1907.

Etat actuel. Tout le corps de la malade etait agité de mouvements choréiformes excessivement intenses très étendus, généralisés, brusques et permanents, le visage grimaçait, les mouvements spasmodiques des machoires rendaient le manger impossible et la parole tellement difficile que l'examen de l'état de l'intelligence n'était pas possible, la malade présentait des morsures de la langue et des lèvres, les glandes sous-maxillaires étaient gonflées, l'agitation et l'insomnie ne cédaient que par l'emploi des injections d'hyoscine, il y avait de la fièvre à type irrégulier qui a duré trois jours, la température oscillait entre 38°—39°.

19 janvier. Les mouvements choréiques sont très diminués au point de permettre à la malade de manger, pas d'insomnie mais par contre la malade présente les signes d'une confusion mentale très accentuée, elle a eu trois fois de l'incontinence d'urine et de selles.

25 janvier. On n'observe plus que des mouvements choreiques très légers, isolés et rares. La confusion mentale s'étant aggravée, la perception devient très difficile, l'association des idées incohérante, ses réponses sont incomplètes et monosyllabiques. La malade présente des symptômes de stupeur catatonique : elle refuse les aliments, elle résiste aux mouvements passifs, elle refuse de se tenir debout, de parler etc., elle prend des poses stéréotypiques et si l'on essaye de les modifier on observe une régidité musculaire extrêmement intense. La suggestibilité est tellement prononcée que notre malade garde les poses les plus bizarres qu'on lui imprime. Les réflexes rotuliens sont augmentés.

1er février. Oedème blanc et mou généralisé, pas d'albumine dans les urines, tachycardie (100 pulsations par minute). La grande amélioration de l'état psychique nous permet de nous entendre avec la malade qui se plaint de courbature et raconte qu'elle voyait des ombres et des personnes en mouvement (hallucinations visuelles), que plus rarement elle entendait des bruits et des voix (hallucinations auditives), que les divers objets lui paraissaient changés et parfois diminués de volume.

20 février. La malade devient de plus en plus consciente, mais un certain degré de torpeur des facultés intellectuelles et de sa motilité reste encore. On observe quelques plaques d'anesthésie à la moitié de son visage et à la tête, de l'hypéresthésie des plus grandes parties de la surface de son corps, hypéresthésie ovarienne droite, rien du côté des autres sens. La malade se rappelle bien plusieurs détails de sa maladie.

8 mars 1907. La malade sort de l'asile complètement guérie sans la moindre trace d'apathie, d'aboulie et de défaut d'activité des facultés intellectuelles. J'ai suivi cette malade, avec mon distingué confrère M. Janniris, directeur de l'asile „Dromocaïtion", et je le remercie d'avoir eu la bonté de me donner les éléments de l'observation.

Observation IV.

Syphilis héréditaire influenza. Stupeur catatonique chez un garçon de 14 ans, sans délire et sans hallucinations, traitement spécifique. Guérison rapide.

.A. K. de Patras, âgé de 14 ans, élève, est entré à la Clinique Neurologique et psychiatrique le 30 mars 1907.

Antécédents héréditaires. Oncle paternel atteint de maladie mentale. Le père de ce jeune homme a eu la syphilis sans faire, tant s'en faut, un traitement régulier.

Antécédents personnels. A l'âge de 4 ans pneumonie double, guérie sans laisser de traces. A l'âge de 5 ans catarrhe intestinal. Après deux années il a été atteint de gonflement et de suppuration des glandes inguinales et cervicales et en même temps d'une ophtalmie qu'on n'a pu bien nous définir. Notre malade étant paresseux ne faisait pas de progrès à l'école et il était en outre très entêté.

Histoire de la maladie. Le 2 janvier 1907 le jeune homme a été atteint de grippe fébrile, qui l'a obligé de garder le lit pendant 20 jours, au bout desquels il s'est levé, les symptômes de sa grippe ayant cédé sauf une fièvre légère qui a continué pendant quelques jours encore.

Les derniers jours de janvier apparaît un état psychique de dépression, dont les phénomènes saillants étaient les suivants : *craintes vagues :* il ne voulait pas que la porte de sa chambre fût ouverte, *immobilité* et *mutisme :* le malade se tenait debout immobile et muet comme une statue au milieu de ses parents, *refus des aliments* absolu, *refus de se déshabiller, incontinence d'urine et des matières fécales, onychophagie.*

Au bout de deux mois le père du malade venait à Athènes nous consulter sur l'état de son fils et suivant mes conseils le faisait interner à la Clinique Neurologique le 30 mars 1907.

État actuel. Le malade présentait les phénomènes classiques de stupeur catatonique : il faisait ses nécessités au lit, il tenait la salive dans sa bouche, il refusait d'aller au cabinet et de cracher (auto-négativisme). Il refusait les aliments, d'où la nécessité de l'alimentation forcée faite deux fois par jour, il résistait de se déshabiller etc. (hétéro-négativisme). Assis sur la chaise le corps fléchi et regardant le plancher, il gardait cette position toute une journée, portant la main sur sa bouche, mordait ses ongles constament (stéréotypie).

La suggestibilité chez ce malade était extrêmement développée : il suffisait de lui faire un signe pour le voir tout de suite se lever et se diriger tout droit vers le fauteuil qui sert à l'alimentation forcée et de pousser lui même la sonde de Faucher. Il gardait indéfiniment les positions imprimées à ses membres (poses cataleptiques), il répétait d'une manière tout automatique les phrases qu'il entendait : si on lui demandait par exemple „ou est située la ville de Patras", au lieu d'y répondre, il répétait la même phrase plusieurs fois de suite, c'était un type d'écholalie.

La stupeur, à savoir la suspension de toute manifestation extérieure d'activité était presque complète (mutisme, immobilité). Il n'y avait pas d'hallucinations ni d'idées délirantes. Le défaut d'attention, la désorientation du malade paraissaient complètes.

Nous appelons l'attention sur l'étiologie (infection spécifique), le regard et la physionomie de ce malade qui exprimaient la torpeur; sur le fait que si on l'incitait, le secouait, le réveillait enfin un peu, on voyait son attention se dégourdir, son orientation revenir au point qu'il reconnaissait l'endroit où il se trouvait et le but de son internement à la Clinique; ses réponses rares mais très précises nous faisaient entrevoir à travers ce barrage que les facultés supérieures de ce jeune homme étaient intactes et ses sentiments affectifs conservés. Notons bien qu'il nous est arrivé plusieurs fois de le voir corriger ses fautes d'arithmétique par le réveil de son attention. Les dents présentaient les caractères de syphilis héréditaire (dents de Hutchinson).

En outre le malade portait un grand nombre de glandes gonflées aux parties latérales du cou, à la surface interne des bras, aux aisselles et aux plis de l'aine.

Notre pronostic favorable ne s'était pas démenti: les phénomènes de la stupeur catatonique avaient commencé à retrocéder avec rapidité les derniers jours du mois de mai pour disparaître tout à fait les premiers jours de juin.

Le 14 juin le jeune homme sortait de ma Clinique parfaitement rétabli sans présenter les moindres traces d'apathie, ni d'aboulie, ni de défaut d'activité des facultés intellectuelles, ni de défaut de jugement, enfin complètement guéri, et la guérison se maintient jusqu'aujourd'hui.

Traitement. La syphilis héréditaire (syphilis mal traitée du père, dents de Hutchinson et gonflement des ganglions) nous à imposé l'application de la médication spécifique mixte: consistant à 2 injections de Calomel par semaine et à 2—3 grammes de iodure de potassium et associé aux bains tièdes prolongés. L'effet de cette médication a été la guérison rapide de ce malade, obtenue dans l'espace de deux mois en même temps qu'un embonpoint considérable, l'augmentation de son poids ayant atteint les 10 kilos.

Observation V.

Hallucinations multiples, suspension des facultés intellectuelles supérieures, syndrôme catatonique, guérison.

La nommée T. L. de Corinthe, âgée 27 ans, mariée, est entrée à la Clinique Neurologique le 10 juillet 1906.

Antécédents héréditaires. Pas d'hérédité nerveuse, psychique, alcoolique, syphilique, asthritique ou autre.

Antécédents personnels. Intelligente et bien équilibrée elle a eu en 1901 sous l'influence d'une forte émotion morale, la perte de son fiancé, un état mélancolique pendant une quinzaine de jours.

Elle a été atteinte, il y a deux ans, d'une fièvre paludéenne maligne durant son état puerpéral sans présenter depuis cette époque d'autres manifestations de paludisme. En décembre 1905 elle a eu son deuxième enfant qu'elle tette depuis 7 mois.

Histoire de la maladie. Le 6 juillet cette dame, gravement insultée par son beau-frère et sa belle-mère, tombait en stupeur et le lendemain elle ne reconnaissait personne, elle restait immobile, elle ne parlait pas, elle refusait de manger, elle faisait ses urines et ses matières fécales sur le plancher. Elle s'arrachait les cheveux parfois en disant „pourquoi ne me laissez vous pas tranquille." Le 10 juillet on faisait interner la malade à la Clinique Neurologique.

État actuel. La malade depuis son entrée à la Clinique présentait les symptômes de stupeur catatonique manifestés, primo par des phénomènes de négativisme; à savoir: refus de manger, refus de se mettre au lit, de prendre son bain, de se vêtir et de se déshabiller, elle résistait d'exécuter tout mouvement et tout acte commandé, elle faisait ses nécessités au lit.

Secondo, par la stéréotypie: en mettant p. e. sa chevelure devant son visage, elle la tirait avec ses deux mains régulièrement pendant des heures entières. Elle prenait des poses plastiques admirables; en levant p. e. l'un de ses bras ou tous les deux vers le ciel et en projetant son pied droit, elle fixait son regard et sa physionomie, prenant l'expression, tantôt de peur, tantôt de contemplation et tantôt d'une possédée de Dieu et prête à prophétiser. Elle se déshabillait et se cachait toute nue au dessous de son lit en tenant les pieds du lit. Elle se cachait la figure et couvrait tout son corps avec sa couverture en prenant la position de chien de fusil, d'autres fois elle se mettait sur ses genoux et ses coudes, elle se mettait les cheveux devant sa bouche et les mordait, tantôt elle était accroupie sur le lit ou sur le plancher en mettant les bras devant ses genoux, tantôt elle restait debout derrière la porte de sa chambre.

Notons bien qu'elle gardait chacune de ces positions stéréotypiques pendant des heures entières.

Suggestibilité. La malade gardait les positions les plus bizarres imprimées à ses membres et à son corps (poses cataleptiques), elle ne montrait pas le moindre intérêt, elle était apathique, on ne voyait pas des indices de volonté consciente active. La stupeur était parfois entrecoupée par une excitation également catatonique et toujours la même, pendant laquelle la malade émettait des cris, des sanglots, elle dansait, elle sautait sur le lit et sur le plancher d'une manière étrange et cette danse saltatoire très originale durait pendant des heures.

L'examen attentif de cette malade fait à des moments propices faisait voir, que la malade était sous l'empire d'hallucinations, que le regard de la malade et sa physionomie n'exprimaient pas la dispersité de la conscience, mais au contraire l'inquiétude et la peur, que ses réponses, qu'on obtenait à l'aide d'un interrogatoire fait avec insistance et beaucoup de patience, ne montraient le moindre défaut de jugement. On s'apercevait au contraire que l'élément initial du tableau clinique était un état hallucinatoire; c'est ainsi qu'elle disait tantôt „qu'elle voyait des petits chats dans les assiettes", tantôt „elle voyait des oies et d'autres oiseaux qui l'entouraient", tantôt „elle voyait une grande chaudière dans laquelle on allait la bouillir", „elle entendait des bruits et des cloches, des cris effrayants" et plusieurs fois elle disait „pourquoi ne me laisse-t-on pas tranquille?"

Dès les premiers jours d'août les symptômes de catatonie à savoir le négativisme, la stéréotypie, la suggestibilité, la stupeur et les excitations catatoniques avaient commencé à céder et la malade au bout de quelques jours encore reconnaissait la fausseté maladive de ses hallucinations et de son état en général.

Le 8 septembre 1906 la malade sortait de ma clinique complètement guérie sans trace d'apathie, ni d'aboulie ni de défaut d'énergie intellectuelle, elle se sentait très heureuse que le lendemain elle embrasserait ses deux enfants qu'elle avait laissés seuls et elle ne faisait qu'exprimer sa profonde reconnaissance au service de la clinique pour les soins assidus dont il l'avait entouré.

Traitement. Bains tièdes prolongés, régime liquide (deux litres de lait et quatre oeufs par jour), isolement complet, injections de morphine à doses progressives et légers purgatifs constituaient les bases principales du traitement jusqu'au mois d'août. Ensuite nous avons conseillé d'abord les douches écossaises et puis les douches en jet brisé froides, les injections d'arrhénal, le fer et une alimentation fortifiante.

OBSERVATION VI.

Tendances hypocondriaques ayant abouti à un délire hypocondriaque intense, état mélancolique secondaire avec désespoir profond, inhibition des facultés supérieures mentales, syndrôme catatonique, guérison complète.

La nommée N. T., âgée de 28 ans, mariée, est entrée le 30 avril 1906 à la Clinique Neurologique.

Antécédents héréditaires. Nuls.

Antécédents personnels. Elle n'a jamais eu des maladies infectieuses ou autres. Depuis son enfance elle avait des tendances hypocondriaques; toutes les fois qu'elle entendait parler des maladies microbiennes elle croyait qu'elle en était atteinte, mais c'était surtout l'idée de tuberculose pulmonaire qui la tourmentait; „je suis phtisique" disait-elle et elle ne faisait que consulter plusieurs médecins sans pouvoir se persuader qu'il n'y avait rien de la part de ses poumons.

Vers le milieu du mois d'avril 1906 elle venait à Athènes pour consulter un clinicien renommé qui, sans savoir les idées hypocondriaques de la malade, mettant son index sur le sommet d'un de ses poumons dit, que ce poumon ne respirait pas bien et en même temps lui conseillait l'aerothérapie, le repos physique et la suralimentation.

Eh bien, depuis ce moment plus de doute de la phtisie; la malade tombait dans un délire hypocondriaque avec un état mélancolique anxieux extrêmement intense, et croyant sa mort prochaine elle demandait avec insistance de retourner à l'instant même à son pays, afin d'embrasser sa mère pour la dernière fois. Sur mes conseils son époux la faisait interner à la Clinique Neurologique le 30 avril 1906.

État actuel. La malade depuis son entrée à la clinique jusqu'au mois de mai présentait les symptômes d'une excitation catatonique la plus caractéristique; en effet elle était agitée, elle vociférait, elle verbiageait, elle était jargonaphasique et créait des mots par consonance et rimait; c'est ainsi qu'elle répétait les mots suivants: „drana drosca", „la mana, la nona, la cona". „cara, cora", mots absolument incompréhensibles.

La multiplicité des attitudes et poses catatoniques était tout à fait exceptionnelle: elle se mettait sur ses genoux et ses coudes, elle mettait la moitié de son corps sur le lit et l'autre moitié pendait hors du lit, en prenant dans son lit la position de chien en fusil, elle se couvrait la tête et tout le corps de la couverture, elle entourait son cou de sa couverture, elle projetait ses fesses, elle se mettait au dessous de son lit en tenant avec ses mains les pieds du lit tellement fort qu'on ne pouvait l'en détacher, elle mordait ses cheveux ou bien elle mettait le bout de sa natte dans ses narines, elle bégayait, elle marchait sur les doigts de ses pieds ou bien à quatre pattes. Dans sa baignoire elle soufflait pendant toute la durée de son bain pour faire bouillonner l'eau. Son excitation parfois était telle qu'elle a brisé deux lits en fer.

Le négativisme de cette malade était très développé: elle résistait à tout mouvement et à tout acte commandé par le service, elle refusait les aliments et on était obligé de recourir à l'alimentation forcée, elle faisait ses nécessités au lit ou au plancher.

Enfin les phénomènes de suggestibilité n'étaient pas moins nets.

Les idées hypocondriaques initiales de tuberculose pulmonaire avaient pâli dès le début et au bout de quelques jours il n'était plus question de tuberculose pulmonaire.

Elle n'a jamais demandé de nouvelles de sa mère, de son époux, de son oncle, de son enfant, l'apathie était complète et son activité intellectuelle très émoussée.

A la fin du mois de mai apparaissaient des grands et nombreux furoncles accompagnés de fièvre intense (40°) et sous l'influence de cette infection le tableau clinique changeait complètement d'aspect, l'excitation catatonique ayant été remplacée par une confusion mentale profonde avec délire onirique; l'incohérence et la désorientation étaient complètes.

Au bout d'une dizaine de jours la fièvre se calmait, la confusion mentale avec son délire onirique disparaissait et l'excitation catatonique revient avec son intensité antérieure et toute sa splendeur. Un examen attentif faisait entrevoir l'intelligence intacte; ses réponses rares mais précises montraient que son jugement, ses sentiments affectifs, sa volonté active étaient inhibés et pas détruits et l'évolution des phénomènes cliniques montre clair comme le jour que le délire hypocondriaque initial avait provoqué un état dépressif avec désespoir profond consécutif qui à son tour a exercé une action d'inhibition sur les facultés supérieures psychiques, d'où le syndrôme catatonique dérive.

Mon diagnostic et mes prévisions pronostiques ont été confirmés : 15—20 juin. Le syndrôme catatonique présente une rémission qui équivaut à sa disparition, il ne reste plus qu'un état phobique vague, pas d'apathie, la jeune dame nous prie de lui permettre de voir sa fille, son époux, son oncle qu'elle aime tant. — 9 juillet. L'activité intellectuelle revient, sa volonté active reparaît, enfin les fonctions de sa faculté d'aperception s'accomplissent, plus d'idées hypocondriaques.

La malade sort de ma clinique complètement guérie. Il y a déja plus d'une année que sa guérison se maintient sans même présenter des tendences hypocondriaques qui lui étaient habituelles avant sa maladie.

Les moyens thérapeutiques étaient les mêmes que ceux que nous avons mis en usage dans la plupart des cas précédents.

Observation VII.

Excitation catatonique très marquée, apathie, défaut d'activité intellectuelle, pas de démence précoce. Guérison.

B. S., avocat, âgé de 26 ans, est entré à la Clinique Neurologique le 7 juin 1906.

Antécédents héréditaires. Sa mère et sa soeur sont atteintes d'hystérie. Pas d'hérédité syphilitique, alcoolique, arthritique, tuberculeuse ou autre.

Antécédents personnels. Pas de maladies infectieuses, pas de syphilis, pas d'excès d'alcool.

Intelligent et studieux ce jeune homme est reçu docteur en droit avec mention très bien. Fier et vaniteux, ayant un goût très prononcé pour la politique ; se croyant destiné à un grand avenir, toutes les fois qu'il venait à Athènes, il descendait à un hôtel du premier rang bien que ses moyens ne le lui permissent pas.

Histoire de la maladie. Les derniers jours du mois de mai il a commencé à présenter des phénomènes d'excitation qui consistaient à une mobilité et à une loquacité tout à fait inaccoutumée ; il demandait aux députés de Larisse à être nommé dans une grande place et il se moquait de tout.

Excité il venait à Athènes et descendait comme d'habitude à un hôtel du premier rang. Le 3 juin son excitation augmentait d'intensité et il commençait à faire la courux dames qui logeaient dans le même hôtel, et qu'il avait maltraitées parce qu'elles s'éloignaient de lui, ayant compris qu'il s'agissait d'un pauvre malade. Il ne reconnaissait pas les personnes qui l'entouraient et disait que „Jésus Christ n'a pas de barbe", „Jésus Christ sera réssuscité." Parfois il n'avait pas conscience des lieux : c'est ainsi qu'il ne reconnaissait pas la ville d'Athènes qu'il prenait pour Tricala ou pour Carditsa. Enfin son excitation d'un jour à l'autre augmentait tellement d'intensité qu'on fut obligé de l'interner d'urgence à la Clinique Neurologique le 7 juin 1906.

État actuel. Depuis son entrée le malade était en proie à une excitation catatonique considérable, caractérisée par des mouvements et des attitudes stéréotypiques : il se déshabillait et restait tout nu et étendu sur le plancher ou sur le lit et se comparait à Adam, il donnait une place et une forme toute particulière à ses habits, à ses bas et à ses couvertures, il s'alitait d'une manière particulière, c'est ainsi qu'il avait la moitié de son corps sur le lit et l'autre moitié hors du lit, très fréquemment il s'étendait sur le lit ayant les yeux fermés et les organes génitaux couverts de son mouchoir, il se mettait sur les genoux et les coudes. Dès qu'il nous voyait nous approcher de lui, tantôt il nous tournait le dos, fermait ses yeux et nous insultait, tantôt il se moquait de nous pendant toute la durée de notre visite. Prenant son bain il soufflait constamment pour faire bouillonner l'eau ; on le trouvait plusieurs fois debout et immobile derrière la fenêtre de sa chambre pendant des heures entières sans changer de place.

Le malade refusant de manger sans justifier ce refus d'aliments, nous étions obligés de l'alimenter forcément, il refusait de se vêtir, restant toute la journée en chemise et en caleçon, plusieurs fois il refusait de parler et il était absolument impossible de lui arracher un mot etc. (négativisme).

Il y avait un certain degré de suggestibilité, c'est ainsi que le malade obéissait d'une manière passive et gardait pieusement la position qu'on lui donnait, quelle qu'elle fût, pour l'alimentation forcée. Quand l'excitation catatonique augmentait d'intensité, le malade criait, verbiageait, déchirait ses habits, sautait sur son lit et avait des impulsions subites. Une seule fois il a pratiqué l'onanisme ayant exhibé ses organes génitaux en présence des autres malades du service.

Nous n'avons jamais constaté d'hallucinations ni d'idées délirantes, seulement le malade parfois disait qu'il était fou. Ses sentiments affectifs étaient émoussés et ses propos parfois incohérents.

L'éxamen attentif de l'état mental de ce malade, pratiqué de préférence à des moments de calme relatif, révélait, que derrière la catatonie il n'y avait pas d'état démentiel.

Dès les premiers jours du mois d'août le syndrôme catatonique avait commencé à retrocéder pour disparaître complètement le 15 août.

Le 28 septembre ce jeune homme sortait de la Clinique parfaitement guéri, ayant pleine conscience de ses devoirs sociaux et ayant récupéré toute son activité intellectuelle et toute sa volonté.

L'isolement absolu, le repos au lit, les bains chauds quotidiens et très prolongés, l'alimentation liquide (du lait et des oeufs), les injections de morphine à doses progressives, les purgatifs légers et la psychothérapie ont été les principaux moyens thérapeutiques durant l'excitation catatoniqe du malade. Les douches froides, les médications toniques et une alimentation fortifiante ont constitué les bases du traitement après la rétrocession des symptômes catatoniques.

OBSERVATION VIII.

*Indifférence émotionnelle aboulie, suspension de l'activité intellectuelle,
excitation catatonique, guérison complète.*

Le nommé S. D., âgé de 20 ans, étudiant, est entré à la Clinique
Neurologique le 3 mars 1906.

Antécédents héréditaires. Il n'y a pas de tares héréditaires.

Antécédents personnels. Pas de maladies antérieures, infectieuses ou
autres. Intelligent et très studieux, il a bien fini ses études de Lycée
et il est allé à Alexandrie pour obtenir une bonne place, mais malheureusement à cause des émeutes dans lesquelles les arabes irrités
menaçaient les Européens, ce malade de peur d'être attaqué a été
obligé de retourner à son pays ; c'était au mois de décembre 1905.

Histoire de la maladie. Au commencement de janvier 1906 le père
de ce jeune homme a observé que le caractère de son fils avait subi
un changement notable, il se plaignait constamment qu',,il ne pouvait
plus supporter d'être à la charge de son père", ,,qu'il devait travailler
pour gagner sa vie et débarrasser son père d'un fardeau", ,,il accusait
son frère, faisant ses études en Allemagne, d'y prolonger trop son séjour
et de dépenser énormément d'argent."

Le mois suivant on a décidé de l'envoyer de nouveau malgré sa
grognerie en Egypte. Arrivé à Alexandrie les premiers jours il paraissait
calme sauf un certain degré de loquacité, mais au bout de quelques
jours il commençait à mener une vie qui contrastait à sa sagesse
exemplaire, il fréquentait les cafés-chantants et passait toute la journée
avec les demi-mondaines.

Le 20 février une excitation très marquée faisait son apparition et ce
malade commençait à crier, à frapper tous ceux qui s'approchaient de lui,
à vouloir causer un incendie, en même temps qu'il exprimait quelques idées
de grandeur : ,,il est Christ", ,,c'est lui qui sauvera sa famille". Les
phénomènes d'excitation étant aggravés, on le faisait interner dans l'hôpital,
d'Alexandrie et puis on le conduisait à Athènes pour suivre un traitement méthodique à la Clinique Neurologique le 3 mars 1906.

État actuel. Ce malade depuis son entrée à la Clinique présentait
les phénomènes de catatonie sous forme d'excitation. Le malade avait
un verbiage intarissable et incohérent, il insultait le service médical
et lui tournait le dos, ses impulsions étaient fréquentes et dangereuses :
subitement il brisait tout ce qui était à sa portée, les vitres de sa fenêtre
etc. et frappait les autres malades et les gardes-malades, plusieurs fois
il se déshabillait et se rhabillait alternativement, il déchirait ses vêtements ;
transporté pour prendre son bain, il émettait des cris d'animaux, il
exhibait ses organes génitaux devant d'autres malades et s'onanisait ;
empêché par les gardes-malades il les insultait et les frappait, sa mobilité était parfois extraordinaire et la stéréotypie très marquée, c'est
ainsi qu'il marchait sur la même ligne pendant des heures entières, il
restait accroupi, il s'étendait par terre ayant la tête fortement fléchie

sur sa poitrine, il se cachait au dessous de son lit ou derrière la porte, il se tenait debout appuyé sur un de ses pieds et ayant les bras levés vers le ciel sans rien dire, il passait toute une journée en marchant sans cesse et d'une manière absolument automatique sans pouvoir en donner la raison.

L'écriture de ce malade présentait tous les caractères de l'écriture stéréotypée, il écrivait des lettres pleines de signes symboliques en répétant les mêmes mots placés dans les mêmes endroits, il gravait avec ses ongles sur les murs des dessins, des signes et des phrases symboliques, toujours les mêmes.

Le négativisme du malade était bien net, il refusait de prendre son bain, de manger, d'uriner, d'aller au cabinet, en faisant ses nécéssités sur lui etc.

La suggestibilité du malade se révélait par le phénomène de *l'automatisme par commande*. Si on lui disait de montrer sa langue, il le faisait tout de suite et puis il la gardait hors de sa bouche pendant un temps indéfini. Les sentiments affectifs étaient émoussés et l'activité intellectuelle paraissait suspendue.

A la fin du mois de mars l'excitation catatonique s'était encore plus aggravée : onanisme effréné, boulimie bestiale, coprophagie, incohérence plus marquée. Le malade ne présentait jamais d'hallucinations ni de délire sauf les quelques idées délirantes de grandeur exprimées par lui au début de sa maladie.

Vers le milieu du mois d'avril on observait une grande amélioration du syndrôme catatonique qui disparaissait au bout de quelques jours.

Le 30 avril 1906 il sortait de la Clinique complètement guéri, sans trace de démence.

Depuis lors nous avons des nouvelles de lui, qui content de sa guérison et reconnaissance, il continue de travailler, d'avoir pleine conscience de ses devoirs sociaux et d'avoir toute sa volonté et toute son activité intellectuelle.

Possibilité de reconnaître les pseudo-démences catatoniques dès le commencement comme telles.

On pourrait nous objecter que les guérisons de ces huit cas ne sont pas définitives parce que la durée de la guérison a été établie pour trois mois (obs. IV), six mois (obs. III), presqu'une année (obs. V), plus d'une année (obs. VII), quatorze mois (obs. VI), seize mois (obs. VIII), dix-neuf mois (obs. I) et plus de deux ans (obs. II).

Je ne crois pas qu'il faille attendre une dixaine ou une vingtaine d'années pour se prononcer définitivement sur la guérison de mes huit cas, car pour nous, appuyés sur un grand nombre de cas de démence précoce catatonique, qui ont présenté de longues et durables rémissions ayant permis même à trois de mes malades de reprendre leurs occupations antérieures, il est toujours possible de constater un *reliquat definitif et permanent* du processus morbide manifesté par des signes plus ou moins apparents à savoir un certain degré d'indifférence émotionnelle ou d'aboulie, ou de défaut d'activité intellectuelle.

Eh bien, dans les cas que nous venons de rapporter *il n'y a pas le moindre déficit démentiel* et si un des malades en question tombe de nouveau malade au bout de cinq, dix ou vingt ans on est en plein droit de contester l'idée que c'est le même processus qui continue *à l'état latent* depuis dix ou vingt ans, sans qu'il y ait des signes plus ou moins apparents, qui traduisent l'atteinte effective de la vie psychique intellectuelle, volitive, morale et affective. D'ailleurs ce qui démontre la nature bien différente de ces pseudo-démences catatoniques, c'est qu'il est possible dans l'immense majorité des cas, de les reconnaître dès le commencement comme telles.

C'est ainsi que dans l'observation I nous avons basé le diagnostic d'une pseudo-démence catatonique primo sur le regard du malade, sur sa physionomie et les quelques larmes qui coulaient le long de ses joues et qui exprimaient une concentration pénible et non pas la dispersité et la véritable désagrégation de la conscience et par suite le défaut d'attention de la démence-précoce, secondo sur le mode de genèse du syndrôme catatonique, qui est évidemment dû à une action d'inhibition exercée sur les centres d'aperception par les hallucinations et les idées délirantes consécutives qui dirigeaient tout le tableau clinique.

On sait bien que sur la valeur clinique de cette analyse psychologique KRAEPELIN insiste tout particulièrement dans son oeuvre récente. M. CROIQ de Bruxelles dans son rapport fort important sur la catatonie et la stupeur, M. SOUTGO dans sa belle monographie „mécanisme de quelques signes catatoniques" et d'autres auteurs ont fait ressortir la vérité clinique suivante: *Le même symptôme peut au fond prendre naissance par des mécanismes psycho-physiopathologiques différents.*

Tertio derrière le barrage de stupeur catatonique de ce malade on entrevoyait que ses sentiments affectifs étaient conservés, que la mémoire des faits récents était en parfait état, que l'intelligence était intacte, qu'il n'y avait pas enfin d'état démentiel.

Malgré la netteté et la persistance de la stupeur catatonique, l'indifférence émotionnelle et l'inertie intellectuelle et volitive du malade de l'obs. II nous avions posé le diagnostic d'une pseudo-démence catatonique, car le regard et la physionomie du malade exprimaient une concentration pénible, marquée; le mécanisme psycho-physio-pathologique de la production de la stupeur catatonique était évident. En effet il n'y avait pas à douter qu'il s'agissait ici encore comme à l'obs. I d'une action d'inhibition exercée sur les centres supérieurs psychiques, sur les centres d'aperception par un grand nombre d'hallucinations presqu'exclusivement auditives de nature dépressive, et ce qui le prouve c'est qu'il se bouchait les oreilles avec du coton et lorsqu'on l'interrogeait avec insistance s'il entendait des voix, il répondait „elles ne cessent pas un seul instant". Enfin un examen attentif, prolongé, répété et fait à des moments propices révèlent que derrière le barrage de la stupeur catatonique, l'attention, les sentiments affectifs, la faculté d'aperception, la mémoire des faits récents étaient intactes et qu'il n'y avait pas d'état démentiel.

La catatonie de la malade de l'observation III âgée de 16 ans et la confusion mentale primitive étaient l'effet immédiat d'une infection des centres supérieurs psychiques développée sur un terrain taré d'hérédité psychopathique.

Le mouvement fébrile, le gonflement des glandes sous-maxillaires, le fait qu'on ne pouvait pas attribuer la confusion a une hétéro- ou auto-intoxication, l'oedème blanc non généralisé ne laissaient pas de doutes sur l'origine infectieuse de la catatonie.

On peut distinguer nettement deux phases dans l'évolution de la maladie de cette fille, la première que l'on peut qualifier de *choréique* et la deuxième que l'on peut appeler *catatonique*. Celle-là ayant débuté le 13 janvier, les mouvements choréiques arrivent à leur apogée le 16 janvier, et après trois jours d'une très grande acuité ils commencent à céder et c'est alors que les troubles catatoniques apparaissent, le 25 janvier ils arrivent au maximum de leur intensité, tandis que les mouvements choréiques n'existent presque plus, le 1er février ils commencent à leur tour à rétrocéder pour disparaître tout à fait le 10 février.

Cette évolution fait voir de la manière la plus claire que le processus infectieux s'est localisé successivement à des régions différentes du cerveau, à savoir d'abord et surtout à la sphère motrice et ensuite et surtout au centre d'aperception, d'où la confusion mentale et le syndrôme catatonique.

La forme des mouvements choreiques de la première phase, le fait que la malade n'a jamais eu d'accès ni d'autres symptômes hystériques, l'absence d'association de l'état mental avec des attaques d'hystérie et les preuves indiscutables de l'infection font exclure le diagnostic de l'hystérie malgré l'existence de plaques d'anesthésie, et la douleur ovarienne observées au déclin de la maladie; tout au plus on pourrait adopter que l'infection cérébrale a servi de cause occasionnelle pour ressusciter quelques légers stigmates hystériques chez une fille prédisposée par l'hérédité.

Nous avons fait le diagnostic que la stupeur catatonique du malade de l'obs. IV âgé de 14 ans, qui à elle seule constituait l'ensemble du tableau clinique, était sous la dépendance d'une torpeur des centres supérieurs psychiques infectieux et non d'une destruction irréparable par suite d'une démence précoce sous forme catatonique; appuyés sur les considérations cliniques suivantes: sur l'étiologie spécifique, en effet la syphilis du père mal traitée, les signes de syphilis héréditaire: dents de Hutchinson, le gonflement des ganglions et l'effet curatif rapide et définitif de la médication spécifique obtenu dans un espace de deux mois avec une augmentation concomitante du poids du corps du malade de 10 kilos, imposaient cette étiologie et mettaient en second plan l'infection grippale malgré la succession chronologique qui s'observe entre celle-ci et l'apparition de la stupeur catatonique.

Nous avons observé au Pirée, il y a quelque temps, un autre cas de pseudo-démence catatonique typique sans délire et sans hallucinations d'origine syphilitique héréditaire chez un garçon de 15 ans, guéri de même rapidement dans trois mois par la médication spécifique, que j'espère de publier prochainement après avoir rassemblé tous les éléments de l'observation en question afin d'établir définitivement la pseudo-démence catatonique d'origine syphilitique héréditaire.

Le second argument clinique en faveur de la pseudo-démence catatonique du malade de l'obs. IV était ceci : Son regard et sa physionomie exprimaient la torpeur, ce qui constitue un élément de diagnostic différentiel d'une haute valeur entre la pseudo-démence catatonique infectieuse et toxique sous forme de stupeur et la démence précoce catatonique.

Notons bien que si on incitait, on secouait le malade, si enfin on le réveillait un peu, on voyait son attention se dégourdir, son orientation revenir au point qu'il reconnaissait le lieu où il se trouvait, le but de son internement à la Clinique, on s'apercevait que ses réponses rares mais très précises faisaient entrevoir à travers ce barrage, que les facultés supérieures étaient intactes, les sentiments affectifs conservés. Il nous est arrivé plusieurs fois de voir ce jeune homme corriger ses fautes arithmétiques par le réveil de son attention.

L'examen attentif prolongé, répété, fait à des moments propices, nous faisait voir la véritable chaîne des phénomènes cliniques de l'obs. V, à savoir que sous l'empire des hallucinations les centres d'aperception étaient inhibés et que la catatonie si nette et si persistante de cette malade n'était pas due a une destruction primitive de ses centres psychiques supérieurs, c'est à dire à la démence précoce, qu'il s'agissait en d'autres termes d'une pseudo-démence catatonique par inhibition. Le regard en effet de cette malade exprimait l'inquiétude et la peur, et non la dispersité de la conscience du dément précoce, ses réponses qu'on obtenait avec beaucoup de difficulté ne montraient le moindre défaut de jugement, enfin on s'apercevait que l'élément initial du tableau clinique était un état hallucinatoire : c'est ainsi qu'elle disait qu'elle voyait des „petits chats dans les assiettes", „des oies et d'autres oiseaux qui l'entouraient", „une grande chaudière dans laquelle on allait la bouillir", „elle entendait des bruits et des cloches, des cris effrayants" et plusieurs fois elle disait „pourquoi ne me laisse-t-on pas tranquille". Mais — je ne saurais trop le répéter, — pour saisir ce mode de genèse de la catatonie qui par sa remarquable netteté, intensité et persistance dominait tellement le tableau clinique qu'elle effaçait complètement l'élément initial hallucinatoire qui lui a donné naissance, il faudrait un interrogatoire fait avec insistance et beaucoup de patience et à plusieurs reprises, afin d'arriver à reconstituer l'édifice clinique délabré.

La malade de l'obs. VI depuis son entrée à ma Clinique et pendant toute la durée de sa maladie présentait une excitation catatonique des plus belles associée à une apathie et à un défaut d'activité intellectuelle et volitive, à savoir un ensemble clinique qui pourrait être pris pour une démence précoce catatonique, tandis qu'il ne s'agissait que d'une pseudo-démence catatonique, diagnostic posé par nous, appuyés sur les considérations cliniques suivantes:

1°. Le mode de début et l'évolution des phénomènes cliniques montrent clair comme le jour que l'élément clinique initial a été un délire hypocondriaque intense sans hallucinations, provoqué par un clinicien renommé d'Athènes qui, sans savoir les tendances hypocondriaques de cette jeune dame ayant l'idée d'être atteinte de phthisie pulmonaire, mettant son index sur le sommet d'un de ses poumons, lui dit, que ce poumon ne respire pas bien et en même temps lui conseille l'aérothérapie, le repos physique et la suralimentation. Eh bien, depuis ce moment plus de doute de la phthisie pulmonaire et la malade tombe dans un délire hypocondriaque intense, ce qui a provoqué un délire mélancolique anxieux et, comme sa mort sera prochaine, elle demande avec insistance de retourner à l'instant même à son pays afin d'embrasser sa mère pour la dernière fois.

Le désespoir profond à son tour a exercé une action d'inhibition sur les centres supérieurs psychiques, les centres d'aperception d'où la mise en action des centres inférieurs psychiques, qui, déchaînés et fonctionnant sans contrôle, d'une manière tout automatique, ont produit la catatonie, qui dès lors — notons le bien — représentait tout le tableau clinique ayant complètement substitué l'élément initial et causal, plus de délire hypocondriaque et plus d'état mélancolique anxieux.

2°. Un examen attentif faisait entrevoir l'intelligence intacte; ses réponses rares mais précises révélaient que son jugement et ses sentiments affectifs étaient émoussés mais non détruits.

Nous avons reconnu la pseudo-démence catatonique des malades qui font les sujets de l'obs. VII et VIII comme telle, appuyés non sur le mécanisme psycho-physio-pathologique des phénomènes si marqués et si caractéristiques de l'excitation catatonique, de l'apathie et de la suspension de son activité intellectuelle et volitive, car il nous était absolument impossible de le saisir pour la raison bien simple qu'il ne se traduisait pas comme dans la plupart des cas que nous venons d'analyser par des signes cliniques, mais sur l'intégrité des facultés mentales supérieures que révélait un examen fait à des moments de calme relatif du malade. Mon diagnostic de pseudo-démence catatonique probablement infectieuse et mon pronostic favorable a été pleinement confirmé par la guérison complète de ces deux malades.

NATURE DES PROCESSUS DES PSEUDO-DÉMENCES CATATONIQUES.

Il résulte de l'évolution de ces pseudo-démences catatoniques si différente de celle de la démence précoce qu'à leur base n'existe pas le même processus pathologique. On ne peut certainement pas invoquer ici les altérations graves et destructives des cellules de l'écorce, surtout au niveau des couches profondes, constatées dans la démence précoce par

les éminents anatomopathologistes NISSE et ALZHEIMER, ni celles constatées par WILLIAM RUSH DUNTON, dont les principales sont semblables
à celles décrites par ALZHEIMER, ni celles qui pour KLIPPEL et SHERMITTE
portent dans l'encéphale et dans la moelle sur les neurones, rarement
et seulement en quelques points sur la névrologlie, à savoir sur les éléments
du tissu neuro-épithélial et non sur le tissu vasculo-conjonctif comprenant
les vaisseaux, les leucocytes, les éléments conjonctifs, les méninges etc.

Pour KLIPPEL la lésion de toute démence est l'isolement de la cellule
nerveuse par destruction et rupture de ses connexions, d'où l'autonomie
cellulaire. Pour lui, en outre, cette rupture procède le plus souvent
de la périphérie des ramifications vers le centre de la cellule et par
conséquent l'abrasion de la partie la plus périphérique du neurone, dont
l'intégrité anatomique assure à l'état normal la synergie des fonctions
cérébrales, est suffisante à rompre les communications des divers neurones
et surtout de ceux qui président aux fonctions psychiques. Enfin d'après
les travaux des mêmes auteurs il y a lieu d'établir une double division
anatomique et pathogénique des démences. Dans l'un des groupes on
observe des lésions de tous les tissus composants de l'encéphale, ceux
d'origine vasculo-conjonctive aussi bien que ceux d'origine neuro-épithéliale.
Dans l'autre groupe les lésions sont circonscrites sur les seuls éléments
du tissu neuro-épithélial. C'est à ce dernier groupe que la vraie démence
précoce appartient suivant ces auteurs et c'est avec raison que M. A. MARIE
dans son importante monographie „la démence'' élimine du cadre de la
démence précoce les démences des adolescents pubères par suite d'une
hémorragie cérébrale, d'un traumatisme cranien, d'une lésion localisée
et les démences par lésions diffuses à la fois vasculo-conjonctives et
neuro-épithéliales du type paralytique, telles que les paralysies générales
infantiles ou juvéniles.

Les agents morbides qui produisent la démence précoce détruisent
de prime saut le tissu le plus vulnérable de l'encéphale à savoir les
neurones et même et surtout ceux qui président aux fonctions psychiques.

Je sais bien qu'il y a des auteurs comme MATSCHENKO, MARCHAND
et autres qui ont trouvé des réactions du tissu vasculo-conjonctif, mais
cela n'empêche pas d'admettre que *le processus de la démence précoce
est toujours destructif et irréparable,* comme le processus de toutes les
démences quelque soit leur nature.

Or l'évolution et la terminaison favorable des pseudo-démences catatoniques démontre que le processus qui existe à leur base n'est pas
destructif, il n'est pas irréparable, et par conséquent il est absolument
différent.

Le processus des pseudo-démences sont de nature diverse. Nous
pouvons distinguer les quatre processus suivants:

1⁰. *Processus d'inhibition des centres supérieurs psychiques* provoqué
soit par un délire hallucinatoire comme dans les obs. I, II et V, soit
par un délire simple sans hallucinations comme dans l'obs. VI. Les
malades qui font les sujets des obs. I, II et VI étaient des dégénérés.
Le malade de l'obs. V ne présentait pas de stigmates de dégénérescence.

2⁰. *Processus infectieux.* Nous venons de démontrer qu'un processus d'infection a existé à la base de mes observations III et IV. Il est bien probable qu'un processus d'infection a servi aussi de substratum aux obs. VII et VIII.

3⁰. *Processus toxique.* Plusieurs auteurs, BRISSAUD et LAMY, LATRON, BAUER, RÉGIS et LALANE et autres ont déjà démontré que le syndrôme catatonique peut se présenter dans les délires exo- et auto-toxiques, mais c'est notamment dans le délire urémique et en général le délire auto-toxique que la catatonie par sa netteté et sa persistance peut simuler surtout chez les adolescents pubères la démence précoce catatonique.

4⁰. *Processus de sommeil.* Ce processus existe à la base de la pseudo-démence catatonique hystérique. Suivant la théorie pathogénique de l'hystérie émise récemment par M. SOLLIER que nous considérons plus logique, plus anatomique et plus conforme aux faits cliniques, le sommeil des centres supérieurs psychiques, des centres d'aperception peut surprendre les sentiments affectifs, la volonté et l'activité intellectuelle et à la fois mettre en action les centres inférieurs psychiques et donner ainsi naissance à la catatonie (DUCHATEAU, RAECKE, SÉGLAS et CHASLIN etc. etc.).

Nous rapportons ici un cas de pseudo-démence catatonique hystérique qui vient à l'appui de la théorie de SOLLIER.

OBSERVATION IX.

Trois attaques de sommeil dans l'espace d'une année et demi, quatrième attaque de sommeil suivi d'état catatonique, guérison rapide.

La nommée D. A. de Chios, âgée de 18 ans, est entrée à la Clinique Neurologique le 27 avril 1907.

Antécédents héréditaires. Pas d'hérédité nerveuse, psychique, alcoolique, arthritique ou autre.

Antécédents personnels. Pas de maladies infectieuses, règles régulières.

Histoire de la maladie. En février 1906 la jeune fille a été atteinte d'une attaque de sommeil hystérique qui a duré trois heures de suite. Au bout de trois mois une seconde attaque de sommeil survient de même durée et de même intensité. En octobre de la même année elle a eu une troisième attaque de sommeil terminée par des cris qui ont duré pendant quelques heures.

Notons bien que dans les intervalles de ces trois attaques la malade ne présentait le moindre symptôme hystérique, son état mental ne laissait rien à désirer.

Le 17 avril 1907 survient une quatrième attaque de sommeil ayant duré seulement 24 heures et suivie d'un état psychique particulier; la malade, réveillée le lendemain de son attaque, refusait de parler, elle était indifférente, ne s'intéressait à rien et ne travaillait pas. Son médecin un peu trop pressé a conseillé les parents de cette fille de l'interner dans un asile d'aliénés ce qui les a obligé de l'amener à Athènes.

Le 26 avril je fus appelé pour voir cette jeune fille et ayant reconnu un état catatonique hystérique post-paroxystique j'ai repoussé l'idée de l'internement dans l'asile et j'ai conseillé son isolement dans la section neurologique de ma Clinique et j'ai assuré ses parents que la guérison dans ces conditions thérapeutiques aurait lieu dans quelques jours.

Le 27 avril on faisait entrer la malade à ma clinique.

État actuel. La malade depuis son entrée présentait un syndrôme catatonique sous forme de stupeur caractérisée primo par l'hétéro-négativisme : elle refusait absolument de parler ; si on l'interrogeait avec insistance, elle fixait alors pour quelques instants sur l'interlocuteur son regard qui ressemblait à celui d'un homme qui vient de se réveiller d'un sommeil profond, elle se retirait si on essayait de la toucher.

2⁰. L'état catatonique était manifesté par la stéréotypie : la malade se tenait debout et marchait ayant la tête fléchie en avant, son corps légèrement incliné et tenant avec le pouce et l'index de sa main droite ses lèvres bien fermées, elle prenait les mains des autres malades qu'elle frottait d'une manière tout automatique, elle marchait demi nue dans la salle sans manifester le moindre sentiment de pudeur.

3⁰. L'héchopraxie révélait la suggestibilité de la malade : c'est ainsi que si on fermait et ouvrait alternativement ses yeux, ou si on faisait sortir sa langue plusieurs fois devant la malade, on la voyait répéter les mêmes actes.

L'anesthésie était totale et complète dans tous ses modes. La malade avait deux impulsions subites et irrésistibles dans les conditions suivantes : *a.* ayant pris le bras droit de ma malade pour examiner le négativisme je la voyais tout d'un coup se jeter sur moi et j'avais beaucoup de peine à m'en débarrasser ; *b.* mon interne ayant préparé le thermocautère pour examiner le degré de l'analgésie voyait la malade se jeter sur lui pour attraper le thermocautère et elle serait brûlée, si les gardes-malades n'étaient pas intervenus à temps.

L'indifférence émotionnelle de la malade était complète, toute activité intellectuelle et volitive était suspendue. Rien du côté des divers systèmes organiques. L'examen de l'urine révélait une notable diminution des éléments solides, sans inversion de la formule normale des phosphates.

1er—3 mai. L'état de la malade ne présente le moindre changement.

3 mai. La malade a commencé à répondre aux questions qu'on lui adressait d'une manière précise mais lente, son regard et son sourire démontraient aussi que la guérison de cet état ne serait pas loin.

3—6 mai. Disparition complète de tous les phénomènes, pas d'anesthésie, rétrécissement du champ visuel, céphalalgie légère.

7 mai—10 juin. Plus de rétrécissement du champ visuel ni d'autres stigmates hystériques, pas d'attaques. Elle a eu ses règles.

16 juin 1907. La malade sort de la Clinique complètement guérie et sans avoir conscience de ce qui s'est passé, sans se rappeler de rien.

Traitement. L'isolement complet, les douches en jet brisé froides, l'électricité statique, le valérianate d'amoniaque et les injections d'arrhénal ont constitué les éléments principaux du traitement.

CIRCONSCRIPTION DU PROCESSUS DE SOMMEIL AUX CENTRES D'APERCEPTION.

Le processus de sommeil hystérique dans la dernière attaque de cette fille avait pris pendant 24 heures toute la corticalité cérébrale, d'où l'attaque de sommeil, mais au bout de ce temps le processus de sommeil abandonne le reste de la corticalité et il est circonscrit à l'organe anatomique de l'aperception, d'où le reveil partiel de la malade manifesté cliniquement par le syndrôme catatonique qui a immédiatement suivi l'attaque du sommeil.

Le syndrôme catatonique dans ce cas ne constituait qu'une partie de l'attaque de sommeil post-paroxystique.

LOCALISATION DES PROCESSUS DE PSEUDO-DÉMENCES CATATONIQUES.

Si la nature du processus qui existe à la base des pseudo-démences catatoniques est tout à fait différente du processus de la démence précoce catatonique, *son siège est le même que celui du processus de la démence précoce catatonique.* WUNDT admet une fonction aperceptive psychique supérieure, chargée d'associer en des concepts plus élevés les associations sensorielles sous-jacentes, les influences d'après l'ordre des motifs intellectuels et affectifs aperçus, de concentrer, condenser la conscience principalement dans les cas suivants : l'attention soutenue, le travail de l'invention, la détermination volontaire ferme et exécutée et la passion.

L'organe anatomique qui préside à cette fonction est placé par WUNDT dans les circonvolutions frontales surtout dans la dernière couche de celles-ci (DE BUCK) et c'est *l'altération destructive primordiale de cet organe* suivant KRAEPELIN, WEYGANDT et nombre d'auteurs *qui existe à la base de la démence précoce.*

Or *l'altération de ce même organe anatomique, quelque soit sa nature, aurait suivant les lois de localisations cérébrales pour effet inévitable: le trouble de l'activité volontaire, de l'aperception active et le syndrôme catatonique* et il s'ensuit que *le même organe anatomique deviendrait le siège des pseudo-démences catatoniques.*

VALEUR DIAGNOSTIQUE ET PRONOSTIC DES SYMPTÔMES CATATONIQUES.

Il résulte de ce qui précède que la catatonie en elle même si persistante et si nette qu'elle soit, ne présente pas des caractères cliniques objectifs pour faire le diagnostic de la nature de la lésion, elle ne démontre que son siège anatomique, sa localisation dans les centres d'aperception au même titre que l'aphasie, l'épilepsie BRAVAIS-JACKSON et d'autres syndrômes cérébraux et que pour reconnaître s'il s'agit du processus destructif et incurable de la démence précoce ou bien des pseudo-démences catatoniques survenant par les processus curables d'inhibition, d'infection, d'intoxication et de sommeil hystérique, il faut recourir *aux commémoratifs, à l'étiologie, au mode de début, à l'expression du regard et de la physionomie, au mécanisme psycho-physio-pathologique des symptômes catatoniques et à l'intégrité de l'intelligence constatée par un examen attentif, prolongé, répété et fait à des moments propices.*

A lantern demonstration of lesions of spinal and cranial nerves experimentally produced by toxins

BY

DAVID ORR, M.D.,

Pathologist and A. M. O. C. A.
Prestwich, Manchester.

AND

R. G. ROWS, M.D.,

Pathologist and A. M. O. C. A.
Lancaster.

In a previous paper [1]) we described the lesions in the posterior columns of the spinal cord in cases of general paralysis, and pointed out their similarity with those in early tabes. We showed that the degeneration always commenced at or close to the point where the posterior roots enter the cord. It is here that the sensory fibres become part of the central nervous system and lose their neurilemma sheath; and in all cases we found that precisely at this point degeneration began.

While studying these lesions we had indications that it would be advisable to inquire into what was known of the lymphatic system of the posterior roots and columns, and we found evidence of a very convincing nature that there was a continuous flow of lymph upwards along the nerves to the cord; it is believed that the main lymph current lies at the periphery of the nerve bundles immediately under the fibrous sheath.

We have in three previous publications [1 2 3]) referred to the data on which these assertions are based, and in this would put forward several additional arguments of importance.

It is well known that tetanus and rabies spread to the cord by the nerve paths, and in this connexion we might mention the experiments of MARIE and MORAX, [4]) who, after cutting the nerve to the fore-limb of an animal, and later injecting a lethal dose of the toxin into its paw, found that no convulsions followed. HOMÉN and LAITINEN [2]) after injection of streptococci into the sciatic nerve traced the organisms upwards into the meninges of the cord; while PIRRONE, [4]) experimenting with the pneumococcus, found changes in the cord, but limited to that side on which the nerve was injected. But in addition to organisms, chemica and inert substances have been used with like results, for example, GUILLAIN [4]) injected ferric chloride into the sciatic nerve, subsequently introducing potassium ferrocyanide into the general circulation, and then found prussian blue in the posterior roots.

Then SICARD and BAUER, [4]) using China ink, found after injection into the nerve that the granules ascended along the nerves towards the cord.

It was evident that if these views were correct we ought to find in the cord of cases in which some septic focus existed, lesions of the posterior columns occasioned by the presence of toxins ascending in the lymph stream. On examining cases of brachial neuritis (infective), bedsores, suppurating knee-joint, and septic psoas abscess, we found in the cord of all the lesions expected. [3]) We then submitted our theories to experimental test, and have been successful in inducing posterior column lesions in rabbits exactly similar to those already found in man.

The method which we adopted—at the suggestion of Professor LORRAIN SMITH, and in whose laboratory the experiments were carried out—consisted in filling a *celloidin capsule* with a *broth culture of a certain organism*. The sciatic nerve being exposed, the sealed capsule was placed in apposition with it, after which the gluteal muscles were stitched in their original position and the wound closed. As toxins are known to diffuse through the wall of these capsules, we assumed they would find their way into the ascending lymph stream of the nerve and so to the cord, where their presence would be demonstrated by the ensuing degeneration. The organisms we first employed were *Staphylococcus pyogenes aureus, Bacillus pyocyaneus*, GAERTNER's bacillus, and the *Bacillus coli*; later we used the organisms taken from cases of acute colitis.

We commenced our experiments at the beginning of 1905, and at first used organisms whose virulence had not been raised in any way. We found, however, that, in order to obtain definite lesions, it was necessary to do so; and, further, that it was advantageous to renew the capsule from time to time in order to maintain the supply of toxin. We purposely at this stage ignored the question as to the predilection of certain organisms for the nervous system, and kept strictly to our original purpose of testing our own views and those of others on the direction of the lymph stream in the spinal roots and the possibility of cord infection by this channel.

The lesions of the posterior columns in the rabbit's cord were very definite. The degeneration commenced at the point where the sensory fibres lost their neurilemma sheath, and spread inwards to the root entry zone. The collaterals springing from this area and passing into the grey matter were also affected. The degeneration, studied by the osmic acid method, was, in its distribution, quite indistinguishable from the early system lesions already described by us—namely, the exogenous zones were much more affected than the endogenous ones. The appearance of the affected fibres in both transverse and longitudinal sections shows that the degeneration in its early phase is essentially a primary one of the myelin sheath alone. In a more advanced phase we have observed in longitudinal sections of the posterior columns long rows of black globules showing the typical arrangement met with in Wallerian degeneration. In no case did the posterior spinal roots outside the cord or the sciatic nerves show any change when treated with osmic acid.

Turning our attention next to the pons and medulla, we found that lesions of the cranial nerves in general paralysis commenced exactly at a corresponding point to those of the spinal nerves; the degeneration affected not only sensory but also motor nerves, and *by the experimental method described we have been able to induce similar cranial nerve lesions in rabbits by implanting a bacteria laden capsule under the skin of the cheek.* This, the latter portion of our research, from our recognition of the importance of using organisms of adequate virulence and of maintaining the supply of toxins, has yielded more constant results and thrown more light on the initial changes affecting nerves in their intramedullary course where they are devoid of neurilemma. Up to the present we have only completed the serial examination of the pons and medulla taken from two experiments.

In the first experiment the fifth and sixth nerves alone showed definite degeneration; in the other nerves the degree of affection was very slight. In the second experiment the degeneration was much more marked and more widely spread, affecting the third, fourth, fifth, sixth, seventh and eighth, and the twelfth to a very slight extent. No appreciable change could be observed in the other—ninth, tenth, eleventh—nerves. The degeneration affected only the intramedullary part of the nerve, and in the case of the motor nerves could be traced as far inwards as the nuclei of origin, especially in the third and sixth, which readily lent themselves to examination. The changes in these two, as revealed by the osmic-acid method, consisted in an acute necrosis of the myelin sheath, which assumed various morbid forms—for example, long and short oval masses, elongated threads of varying thickness, mostly slender, on which were moniliform swellings. The degenerative products stained intensely black, and in the motor nerves the myelin affection was a little less marked towards the nucleus of origin. In one of the degenerated fifth nerves there was Wallerian degeneration in the descending root as far the lower end of the medulla. All the degenerations were sharply defined from the surrounding tissues, into which obviously no appreciable diffusion of toxins had taken place from the nerve paths. In both cases the extramedullary portion of the nerves showed no reaction to osmic acid.

Conclusions:

1. Toxins readily spread up spinal & cranial nerves to the central nervous system.

2. In their extramedullary portion these nerves are protected from the influence of the toxins by the vital action of the neurilemma sheath; but on losing this in their intramedullary part they at once undergo degeneration.

3. The first change is a primary degeneration of the myelin; the axis-cylinders & nerve cells are evidently affected later.

We consider the above described lesions to be the direct result of the action of the toxins upon the nerves without the participation of any inflammation as a factor in the process. And here we are at variance with NAGEOTTE [5] who ascribes the lesions found in the posterior columns of Tabes to a peri- & endoneuritis affecting that portion of the posterior roots termed by him the radicular portion i.e. immediately inside the dura mater. The inflammatory changes there, he argues, cause a dystrophy of the sensory protoneurons, which commencing at the terminals spreads backwards along the fibres to the cord margin; the posterior root between the cord & the neuritic focus never shows any degenerative change. NAGEOTTE has described a similar—though less marked neuritis in the radicular part of the motor nerves. We do not intend in the present instance to discuss the many debatable points in NAGEOTTE's argument, but will only put forward what seems to us to constitute two grave objections to the acceptance of his view.

We have seen cases of acute degeneration in the posterior columns without any accompanying inflammation or other morbid change at any point in the extramedullary course of the posterior roots. But what seems to us the strongest argument against NAGEOTTE's neuritic theory is the degeneration of the intramedullary portion of the anterior roots which so often accompanies that affecting the sensory fibres; we find it almost a constant concomitant in general paralysis of the insane & in other toxic affections, & have studied its distribution & character chiefly in the motor cranial nerves. Here it is often present to a very marked degree, & as we have pointed out, it commences where the neurilemma sheath is lost & diminishes in degree the nearer one approaches the nucleus of origin. It is the degeneration of the motor nerves in their intramedullary course which so strongly supports the theory of direct toxic action, & demonstrates that the presence of a neuritic process in any portion of the extramedullary path of the sensory & motor nerves is not a preliminary essential.

---

[1] Brain, Winter 1904.
[2] Rev. Neurol & Psych. Oct. 1903.
[3] Ibid. Jan. 1905.
[4] Manuel. d'Histologie Pathologique, Cornil et Ranvier T 3. 1907.
[5] Ibid; and Nouvelle Jconographie de la Salpêtrière. Mai—Juin 1906.

Über die Bedeutung des Affektes bei der Paranoia.

Von

Dr. FORSTER, Berlin,

Oberarzt an der Psych. und Nervenklinik der Kgl. Charité, Berlin.

Es soll in Folgendem nur eingegangen werden auf die Bedeutung des Affektes bei denjenigen Fällen von Paranoia chronica simplex, die Kraepelin als Paranoia, Wernicke als „circumscripte Autopsychose auf Grund einer überwertigen Idee" bezeichnet hat.

Margulies misst den Affekten im ersten Stadium der Paranoia eine primäre Bedeutung bei, auch Specht lässt die Paranoia aus dem pathologischen Affekt des Misstrauens entstehen.

Diese Autoren stehen im Gegensatz zu den meisten anderen, die die reine Paranoia als „Verstandes-Psychose" von den „affektiven Psychosen" getrennt wissen wollen.

Vor man über diese Fragen diskutieren kann, muss man sich über den Begriff Affekt klar werden. Es ist zweifellos wahr, dass die verschiedenen Autoren darunter oft verschiedenes meinen und sehr deutlich tritt hier der Nachteil zu Tage, der vorliegt, wenn man mit nicht ganz klaren Begriffen operiert.

Bleuler, der sich im vorigen Jahre ausführlicher mit dieser Frage beschäftigt hat, meint, dass Misstrauen gar kein eigentlicher Affekt sei.

Ich stimme nun Bleuler in allem bei, was er über mangelhafte Abgrenzung dessen, was man mit Gefühl und Affekt bezeichnet, sagt; ich stimme ihm auch in allem bei, was er anführt um zu beweisen, dass das Misstrauen kein Affekt sei: nur kann ich daraus nicht denselben Schluss ziehen, dass Misstrauen kein Affekt sei·

Misstrauen kann ebensogut ein Affekt sein, wie Lust oder Unlust.

Denn die Beweisführung Bleuler's gilt bei entsprechender Veränderung auch Wort für Wort für die Affekte der Lust oder der Unlust: nur sind die Differenzen in den verschiedenen Situationen hier nicht so klar.

Bleuler sagt, die Affekte können beim Misstrauen quantitativ und qualitativ ungemein verschieden sein, ja ganz wegfallen ohne dass das Misstrauen verschwände oder nur alteriert würde. Nehme man aber die Erkenntnis, den intellektuellen Vorgang weg, so bleibt kein einheitlicher Affekt, den man als Misstrauen bezeichnen könnte.

Ist denn aber der Lustaffekt etwas einheitliches? Um bei den BLEULER'schen Beispielen zu bleiben — ist die Lust, das Vergnügen, das der Roué empfindet, wenn er der Tugend eines Frauenzimmers misstraut, identisch mit der Lust, dem Vergnügen, das ich empfinde, wenn ich in einer unsicheren Gegend einen Vertrauen erweckenden Menschen, einen guten Freund treffe, — ist sie identisch mit der Lust, die ich koste beim Hören von hervorragender Musik, beim Studium eines klassischen Gemäldes? — ist sie identisch mit der Lust, die das Kind hat beim Essen von Kuchen?

Was bleibt hier übrig, wenn wir den „intellektuellen Vorgang" wegnehmen?

Der Roué empfindet Vergnügen, sobald er dem Frauenzimmer misstraut, weil er *weiss*, dass er so und so handeln muss, um sie besitzen zu können — ich empfinde Lust beim Anblick des Freundes in der unsicheren Gegend, weil ich *weiss*, dass dieser mir eventuell beistehen kann etc.

Nun kann man einwenden: wenn der Roué auch sein Vergnügen nur habe, weil er wisse, er könne das Frauenzimmer besitzen, so sei es ein Lustaffekt, weil die Handlung des Besitzens selbst doch mit Lust verknüpft sei und in der „Vorahnung" dieser Lust empfinde er eben durch Uebertragung oder wie man es nennen will, schon Lust. Das ist ganz richtig, aber damit sind die verschiedenen Lustgefühle noch nicht identisch und damit fällt auch die Differenz gegen das Misstrauen noch nicht fort, denn bei jedem Misstrauen kommt es bei der Analyse doch auch schliesslich auf eine Vorahnung von Gefahr, von Schaden, Nachteil, von Unlust heraus.

Man sieht also, dasjenige, was man mit Affekt bezeichnet, ist nie etwas anderes als eine Reihe von Vorstellungen, bei denen immer unter vielen Componenten (den sogenannten intellektuellen Vorgängen) ein Vorstellungskomplex von Lust oder Unlust beteiligt ist.

Analysieren wir diesen Vorstellungskomplex Lust oder Unlust weiter, wie ich dies in einer früheren Arbeit getan habe, so sehen wir, dass wir als einzigen festen Punkt *nur* die Sinnesempfindung *Schmerz* haben.

Diese ist, wie auch STUMPF nach mir ausgeführt hat, nicht von einem Gefühl Unlust begleitet, *sie hat keinen Gefühlston, sondern ist selbst Unlust.*

Führe ich die *Lust* auf ihre einfachste Componente zurück, so kann ich dafür nichts anderes finden, als die *Wahrnehmung des Schwindens der Sinnesempfindung Schmerz.*

Es ist sehr schwer sich von dem altgewohnten Gedankengang loszumachen und sich in diese Ansicht zu finden und es werden gegen sie immer die naheliegendsten Einwände gemacht — so, dass doch ein Kind schon Lust empfinde, wenn es etwas Süsses schmecke u. s. w. Hierbei wird aber immer vergessen, dass diese Annahme schon eine Hypothese ist, wir sehen nur, dass das Kind saugt, wenn es etwas Süsses bekommt, dass es schreit, wenn es hungert.

Im letzteren Fall entsteht eine Schädigung des Organismus, eine Reizung der Schmerznervendigungen mit reflektorischen Vorgängen, im ersteren Falle eine Verhinderung dieses Schmerzreizes, ebenfalls durch reflektorische Vorgänge. Dass hierbei schon etwa ein von der Sinnesempfindung zu trennendes Lustgefühl im Spiele sei, ist zunächst garnicht erwiesen und anzunehmen überflüssig. Dies kommt erst hinzu, wenn das Kind solche Erfahrungen,

-- dass bei Hungern die Schmerznerven gereizt werden und bei süsser Milch der Hunger- (Schmerz-)reiz aufhört — öfters gemacht hat. Dann ist mit dem Hungern, dem Zustand des Fehlens der Milch die Sinnesempfindung Schmerz (Hunger) mit der süssen Milch die Sinnesempfindung des Schwindens von Schmerz im Erinnerungsbild fest verknüpft und nun erst können wir von Gefühl, von Affektivität dabei reden, wobei dann nichts mystisches mehr vorhanden ist.

Wir können nach alledem BLEULER den Vorwurf nicht ersparen, dass er die Consequenzen seiner Analyse des Misstrauens nicht voll gezogen hat.

Kommen wir nun zur Nutzanwendung auf die Paranoia, so ergiebt sich ein vermittelnder Standpunkt. Wir werden BLEULER Recht geben, dass die Paranoia keine affektive Psychose ist und mit MARGULIES und SPECHT finden, dass der Affekt eine wesentliche Bedeutung hat. Ein Unterschied zwischen affektiven Psychosen und Verstandespsychosen ist im Prinzip eben überhaupt nicht zu machen.

Das wesentliche bei der Paranoia ist Folgendes: Die an ihr leidenden Kranken werden von einer bestimmten Vorstellungsgruppe beherrscht, die Kranken haben eine „überwertige Idee" und wie dies WERNICKE betont hat, tritt diese überwertige Idee auf in Anschluss an ein affektvolles Ereignis.

Hiermit ist auch die Bedeutung des Affektes erklärt.

Das primäre in der Erkrankung ist die angeborene (?) Neigung zu „überwertigen Ideen". Dies ist, wenn man so will, ein rein intellektueller Defekt, denn die Kranken haben nicht das Vermögen, alle neu erworbenen Vorstellungen zu einem harmonischen Komplex zu vereinigen, sondern eine gewisse Gruppe von Vorstellungen erhält ein Uebergewicht. Andere Erfahrungen werden in diesen Komplex nicht aufgenommen, nicht mit associert (dies ist der *Defekt*), vernachlässigt, sodass eine „Korrektur" ausbleibt.

Welche „gewisse" Gruppe von Vorstellungen spielt nun diese Rolle?

Wir wissen: diejenige, die sich an ein affektvolles Erlebnis anschliesst.

Dies kann nach dem Vorangegangenen auch kein Wunder nehmen, denn unter einem affektvollen Erlebnis verstehen wir eben ein solches, dass eine grössere Menge von Vorstellungen, die alle zusammen den Affekt z. B. des Misstrauens, oder des Zornes etc. bilden, an sich associativ vereinigt. Je mehr Vorstellungen in diesem Komplex enthalten sind (man möchte fast sagen „unbewusst"), desto heftiger wird der Affekt sein. Aber damit ist auch am ehesten die Möglichkeit gegeben, dass diese Vorstellungsgruppe, die an sich schon sehr gross ist, jetzt noch immer mehr Vorstellungen an sich reisst, zur überwertigen Idee wird.

Es ist so, wie BLEULER sehr richtig bei der Besprechung des Beziehungswahnes ausführt: Alles was man erfährt und tut, trifft auf die beständig einen Teil des aktuellen (auch unbewussten) Associationskomplexes ausmachende Idee.

War der Affekt sehr gross, so war dieser Associationskomplex auch sehr gross, und damit die Möglichkeit am ehesten gegeben, dass er zum Kristallisationspunkt, zur überwertigen Idee, zum Ausgangspunkt der Paranoia werden konnte.

Dadurch ist es auch erklärt, dass es an sich ganz gleich ist, welcher Affekt, welches Erlebnis gerade die Paranoia auslöst — was auch WERNICKE immer zugegeben hat: das wesentliche ist, dass der Affekt möglichst gross, möglichst heftig, möglichst „in die ganze Persönlichkeit eingreifend" ist (d. h. möglichst viel Vorstellungskomplexe in sich associativ associere). Zuzugeben aber ist SPECHT, dass sehr häufig ein Misstrauensaffekt das auslösende Moment (nicht die Ursache, wie wir gesehen haben) für die Paranoia wird, wenn dies auch durchaus nicht immer der Fall zu sein braucht.

DISCUSSION.

Dr. G. VAN WAYENBURG, (Amsterdam)

macht den Herrn Vorredner aufmerksam, dass es ausser der Lust oder Unlust noch einen Neutralzustand gibt, welcher deutlich z. B. hervortritt beim Prozesse der Hungerbefriedigung. Man kann scharf von einander trennen das Unlustgefühl eines leeren Magens und das Lustgefühl der Sättigung, und ausserdem noch einen Zwischenzustand unterscheiden, wobei weder vom Nahrungsbedürfnisse noch von Hungerbefriedigung eben die Rede ist — eine Art Zustand wobei vom Verdauungssystem aus keine psychischen Parallelerscheinungen geweckt werden. Auch kann ich, obwohl mich in vollkommener Euphorie befindend, doch einen lebhaften Genuss haben beim Anblicken eines Gemäldes, ohne dass irgendwo einer Schmerz beseitigt werden muss.

Zum Schlusse giebt es doch im menschlichen Leben Organgefühle, die so unverhältnismässig stark lustbetont sind, dass es sich schwer denken lässt, dass die Lust ihre Ursache hat bloss im Schwinden einer Schmerzensempfindung.

Dr. E. FORSTER.

Herrn van Wayenburg möchte ich antworten, dass der Neutralpunkt eben derjenige ist, bei dem der Schmerzsinn nicht gereizt wird. Dann kommt der Hunger und damit der Schmerzreiz — dann die Befriedigung des Hungers und damit das Aufhören des Reizes — das Lustgefühl.

Beim Sehen von Gemälden kommen sehr viele Associationen in Betracht und besonders muss man viel gelernt haben, um Gemälde sehen zu können.

Der Schmerz ist auch damit beteiligt: denn hauptsächlich auf zwei Facten stützt sich das Schönfinden:

1. es darf nichts vorhanden sein, das stört, schoquirt, schmerzt.
2. es soll *nur* das *allein* ausgedrückt sein, was zur Erzielung des gewollten Effectes unbedingt notwendig ist, (die Schönheit Jap. Holzschnitten!) sowie laut Kraepelin diejenige Bewegung am graziösesten ist, bei der *nur* die erforderlichen Muskeln innerviert werden.

Alles was darüber ist (und das herauszufinden ist die Kunst — „Malen ist die Kunst wegzulassen" —) stört den Eindruck, „schmerzt".

L'enrégistrement de l'Elektro-cardiogramme avec le galvanomètre de Einthoven

PAR

J. K. A. WERTHEIM SALOMONSON.

EINTHOVEN de Leyde a décrit, il y a quelques années, un nouveau galvanomètre. Le principe en est extrêmement simple. Le courant traverse un fil fin légèrement tendu dans un champ magnétique très intense. Le fil montre alors une tendance à se courber dans une direction perpendiculaire aux lignes de force. La déviation du fil est observée à l'aide d'un microscope. En prenant un champ magnétique de 20000 Gausses, un fil en quartz argenté d'un diamètre d'un à deux millièmes d'un millimètre, un grossissement de 600 à 800 fois, une sensibilité maxima d'un billioniéme d'ampère peut être atteinte. La sensibilité peut être variée dans des limites très larges en opérant sur la tension du fil.

L'instrument possède plusieurs qualités très précieuses. En variant la tension du fil, on obtient un instrument dont les déviations sont absolument proportionales aux courants, et qui donne des indications tellement rapides qu'on peut les comparer aux indications d'un oscillographe, mais conservant en même temps une sensibilité 10000 fois plus grande. Dans ces conditions les mouvements du fil sont trop rapides pour être observés directement, mais on peut les photographier sur une plaque photographique à laquelle on a donné un mouvement régulier.

Le galvanomètre a été utilisé déjà dans plusieurs recherches d'ordre physique et physiologique.

EINTHOVEN l'a employé pour l'enregistrement automatique des bruits du coeur, ce qui lui a fait découvrir un troisième son du coeur. Puis il l'emploie régulièrement dans l'étude de l'électrocardiogramme.

Je l'ai employé pour l'étude de l'action des interruptions de la bobine d'induction, de l'action des condensateurs avec la bobine d'induction, des décharges de condensateurs et de l'action de la lumière et des rayons x sur la cellule de sélène.

J'ai fait construire un appareil différent du modèle de EINTHOVEN en plusieurs détails. Pendant que EINTHOVEN emploie un très gros électromagnète, muni de pièces polaires percées, afin d'admettre le microscope, je me suis servi de deux électromagnètes en forme de bague. Cet arrangement m'a permis de réduire considérablement le poids de l'appareil, sans diminuer la sensibilité. Le microscope est placé entre les deux électromagnètes. Le fil de quartz est monté sur un porte-fil qui est muni de quatre mouvements micrométriques, deux servant pour varier la tension, et deux pour centrer le fil dans l'entrefer.

L'image du fil est grossie 660 fois et projetée sur une fente horizontale avec lentille cilindrique derrière laquelle se meut la plaque photographique. J'emploie une petite lampe à arc de 4 ampères pour illuminer le fil.

La plaque photographique est enfermée dans un châssis double à rideau. Le châssis est mis dans un cadre en bois muni de deux rails en cuivre. Le cadre est suspendu dans une boîte plate entre trois petites roues, et peut descendre par son propre poids. Le mouvement de descente est controlé par un frein hydraulique de précision qui permet de donner à la plaque une vitesse déterminée quelconque, comprise entre 1 — 800 millimètres par seconde.

Pendant l'enregistrement on inscrit en même temps sur la plaque des coordonnées horizontales et verticales avec la méthode de Siegfried Garten. La vitesse de la plaque et la sensibilité du galvanomètre sont ajustées toujours de manière à donner une valeur simple à la distance des abscisses et des ordonnées.

Avant de vous montrer quelques électrocardiogrammes normales et pathologiques, quelques mots sur l'électrocardiogramme en général.

Chaque contraction musculaire cause une variation de potentiel. Du Bois Reymond l'a décrite d'abord sous le nom de variation négative du courant de repos. Plus tard on a adopté le nom de courant d'action proposé par Hermann. Le coeur donne aussi un courant d'action avec chaque contraction. Ce courant peut être recueilli en plaçant des électrodes impolarisables sur le corps aux endroits appropriés p. e. les deux mains. C'est August Waller qui a découvert ce fait à l'aide de l'électromètre capillaire de M. Lippmann. Einthoven a repris cette étude avec beaucoup de succès et a fini à construire son galvanomètre remarquable qui permettait d'inscrire des électrocardiogrammes corrects, sans avoir besoin de transformer d'abord les courbes obtenues.

Pour inscrire un électrocardiogramme on met les deux mains, ou une main et un pied dans de gros vaisseaux de verre ou de grès qui servent d'électrodes impolarisables, et qui sont mis dans le circuit du fil en quartz argenté. Généralement on doit corriger d'abord un courant de repos provenant d'une certaine inégalité électrique de la peau des deux mains. Puis on ajuste la tension du fil, afin d'obtenir une déviation de 10 millimètres par millivolt. On voit alors l'image du fil faisant des excursions synchroniques avec les battements du coeur. Après avoir ajusté la vitesse de la plaque à 25 millimètres par seconde, on recueille la courbe représentant l'électrocardiogramme.

La courbe normale possède plusieurs sommets que Einthoven a designés par les lettres P, Q, R, S et T. Le sommet P est causé par la contraction auriculaire. Les sommets suivants par la contraction ventriculaire. Q et R sont principalement causés par le coeur gauche, S et T plutôt par le coeur droit. La valeur absolue en millivolts diffère un peu dans les différents cardiogrammes. Le sommet R qui est le plus haut, peut atteindre jusqu'à 2 millivolts. Dans un cas j'ai trouvé 4 millivolts, mais il me semble que cette valeur est déjà pathologique. Après un „block" du coeur, ou une excitation du vagus on observe généralement un sommet R très élevé. Aussi dans l'artériosclérose et surtout dans la maladie de BASEDOW. Les sommets Q et S sont dirigés en bas et varient le plus de tous les sommets. Généralement ils sont peu accusés et ne descendent pas au dessous de la ligne de zéro. En d'autres cas on observe des voltages jusqu'à 0,8 millivolts sans cause pathologique apparente. Le sommet T de plus longue durée que tous les autres, est plus haut que P et moins haut que R. Il peut être dédoublé.

Je vous montre d'abord quelques courbes normales, provenant de jeunes gens de 24 — 28 ans.

Puis je vous montre un électrocardiogramme d'un homme de 40 ans qui a de 40 à 60 pulsations par minute. Pendant l'enregistrement la fréquence était de 58 par minute. On voit que l'intervalle entre les battements est augmenté. Dans les cas où la fréquence est augmentée, cet intervalle disparaît de plus en plus et le sommet T est immédiatement suivi du sommet P, comme on le voit dans une courbe provenant d'un cas de la maladie de BASEDOW. J'ai encore quelques autres diagrammes de malades avec goître exophthalmique. Ces courbes ont une ressemblance toute particulière, qui permet de les reconnaître aussitôt, sans qu'il me soit possible de dire en quoi existe cette particularité.

Dans le diapositif suivant le sommet T est dédoublé. Il provient d'un cas d'artério-sclérose avancé dans un homme de 60 ans.

Un électrocardiogramme d'un cas d'insuffisance mitrale ne montre que très peu d'anormal. L'électrocardiogramme qui suit provient d'un enfant ayant subi un trauma de la tête et qui avait des symptômes de compression cérébrale; on voit des contractions frustes dans lesquelles seulement les contractions auriculaires subsistent et dans lesquelles les autres sommets ont disparu partiellement.

Les contractions se suivent 40 fois par minute, et même le sommet R a disparu une fois complètement. On a tâché à relever la compression cérébrale: l'électrocardiogramme suivant montre que les pulsations ont repris une plus grande fréquence sans aucun intervalle appréciable et sans contractions frustes.

Les maladies mentales au Brésil

PAR LES DOCTEURS

JULIANO MOREIRA,

*Ancien Professeur de Psychiatrie, Directeur de l'Hôpital National
des Aliénés de Rio-de-Janeiro.*

ET

AFRANIO PEIXOTO,

Professeur de Médecine publique de la Faculté de Médecine de Rio-de-Janeiro.

Le Brésil qui s'étend dans l'Amérique du Sud, sur 39 degrés de latitude, entre 5° 10′ Nord et 33° 46′ Sud en comprenant une superficie de 8,337,000 kilomètres, jouit des zones climatiques variées. La zone tropicale, torride ou équatoriale a une température moyenne au dessus de 25° c. une autre, sous-tropicale ou chaude, se maintient entre les isothermes de 20° à 25°, et une troisième zone, tempérée et douce, a une moyenne thermique entre 15° et 20°. D'ailleurs les villes situées sur les montagnes du pays jouissent des magnifiques climats grace à leur altitude. Nova Friburgo, par exemple, dans l'Etat de Rio-de-Janeiro, située sur les contreforts de la chaîne de Macahé par 22° 19′ de latitude Sud et à deux minutes de longitude à Est de Rio jouit, malgré sa faible latitude, d'un climat excellent grace à son altitude de 876 mètres. La ville de Queluz dans l'Etat de Minas-Geraes, placée à 1000 mètres au dessus de la mer, nous offre un climat analogue. Dans la ville d'Uberaba à une altitude de 750 mètres, par 19° 33′ de latitude, le PÈRE GERMAIN D'ANNECY a vérifié un minimum de 2° 5′ au dessous de zéro. Et le savant naturaliste allemand MARTIUS a très bien écrit qu'il n'est pas rare de voir tomber de la neige dans ces régions qui sont pourtant situées sous le vingtième parallèle à peine. A Barbacena (altitude 1000 mètrès) on a observé — 6°.

Sous ces conditions climatériques vivent les représentants de tous les groupes éthniques de la Terre. En consequence on voit que le Brésil est un large champ d'observations pour les études de pathologie comparée. Et voilà pourquoi nous publions ces notes.

Dans ce vaste pays, ni par notre observation directe dans sa presque totalité, car nous avons habité des districts de chacune de ses circonscriptions territoriales, ni par la lecture des travaux des aliénistes brésiliens: T. BRANDão, NERY, FRANCO DA ROCHA, RODRIGUES, AUSTREGESILO, ROXO etc., ni par des informations médicales de toute nature, nous n'avons pu trouver une affection quelconque, pas même une variation ou un caractère particulier en pathologie mentale, dont nous puissons attribuer au climat la responsabilité directe et immédiate. La liste des maladies mentales au Brésil est identiquement la même que dans les autres pays: la question est seulement de dose et d'apparence, changements auxquels concourent des facteurs complexes, que nous analysons plus loin.

Même dans une région donnée où persisteraient presque tous les facteurs, à l'exception du climatique, par suite des changements de saisons on ne saurait tirer aucune conclusion relativement à l'influence de la température et des circonstances météoriques connexes.

Un graphique, que nous avons communiqué au XVe Congrès international de Médecine (1900) montre, en effet, les courbes des maxima, des moyennes et des minima thermiques mensuels à Rio de Janeiro pendant 10 ans, projetées sur le tracé de la proportion des cas de folie survenus dans cette ville et observés à l'Hôpital National d'Aliénés: il est impossible d'en tirer une déduction claire quant à l'influence de la température, etc., sur les psychoses constatées, vu les données du problème que varient d'une année à l'autre. Il est vrai que le plus souvent l'admission à l'Hôpital ne coincide pas avec le début de la maladie, mais elle coincide du moins dans la plupart des cas, avec des exacerbations justifiant l'urgence de l'internement. La seule déduction permise est que, si réellement le climat, au moins dans ses principales composantes: température, état hygrométrique, etc. influe sur les déterminations morbides mentales, son influence est contrebalancée, masquée et effacée par une complexité obscure d'autres conditions, de sorte qu'il est impossible de lui attribuer une importance ou une valeur quelconque.

Esquirol (1) pensait que les climats chauds produisent moins de fous que les climats tempérés, sujets à de grandes variations atmosphériques, et qu'il y avait moins d'aliénés en Grèce, en Turquie, dans les Indes, que dans le Nord de l'Europe. Mais c'est aussi dans ces régions qui sont situés les pays où l'assistance est plus développée. Cependant, dans les pays froids où la civilisation est arriérée et où n'existent pas encore les inconvénients de la vie intensive, comme le Groenland, l'Islande, la Sibérie, etc., on ne sache pas que la folie soit plus fréquente que dans les zones chaudes peu civilisées.

Par contre, en ce qui regarde le Brésil, la folie devient chaque jour plus fréquente dans ses zones chaudes, en proportion des progrès de la civilisation, qui, à côté de ses grands avantages entraîne l'augmentation des vices et des maladies poussant, comme des parasites, sous son ombrage.

. Sous les climats chauds, quelle est la valeur des influences météorologiques sur les aliénés?

Esquirol (2) disait que, au moment des équinoxes, les aliénés étaient plus bruyants. Selon Guislain, (3) il y aurait certains rapports, difficiles à préciser, entre, l'exacerbation et la rémission de la folie d'une part, et de l'autre, les temps très humides, les vents, les orages et l'électricité atmosphérique.

Lombroso (4) avait remarqué que, deux ou trois jours avant les grandes variations atmosphériques, certains aliénés, les stupides, les idiots, les déments et surtout les épileptiques, ressemblant en cela à beaucoup d'animaux, sont très agités.

Nous avons étudié la question en comparant le relevé des attaques des épileptiques de l'Hôpital National des Aliénés avec les données météorologiques de l'Observatoire de Rio et de la section météorologique de la Marine. Les facteurs étudiés furent la température, l'état du ciel (nuages) la pluie, l'état hygrométrique, la force et la direction du vent, la pression atmosphérique les orages.

En outre nous avons recherché l'influence des phases lunaires.

De cette étude minutieuse nous croyons pouvoir conclure que, au moins pour nos climats au Brésil, il n'existe pas de relations entre les phénomènes atmosphériques et l'apparition des attaques convulsives chez les épileptiques.

Dans les pays chauds, comme dans les pays froids, en observant avec attention et en particulier les cas cliniques, on remarque qu'il y a de grandes différences individuelles, et que souvent le mode de réagir d'un malade n'est pas semblable dans deux occasions en apparence identiques.

La comparaison de quelques chiffres de nos statistiques avec les européennes, en signalant les variations et les différences de ces chiffres pour chaque maladie mentale nous permettra d'indiquer les causes probables du fait indiqué

Idiotie.

L'idiotie revêt dans nos zones climatériques à moyennes thermiques les plus élevées, comme dans celles à moyennes moins élevées, toutes les formes décrites dans les pays froids. En comparant ce que nous avons vu dans les hôpitaux européens, nous n'avous rien de particulier à signaler chez nous. Notre proportion inférieure à cet égard, relativement aux autres pays, est due exclusivement au fait que nos Hôpitaux ne reçoivent qu'un nombre minime de cas, les malades les plus inoffensifs restant presque toujours confiés aux soins de leur familles.

Imbécilité et Débilité Mentale.

Quant à l'imbicilité et à la débilité mentale, nous pouvons également affirmer qu'elles ne présentent symptomatologiquement rien de différent de ce que l'on observe dans les pays froids. Leur grande fréquence en certains districts ruraux ne saurait être attribuée au climat, par la raison que cette fréquence existe dans les localités à moyennes thermiques très tempérées. Nous ne croyons pas, d'ailleurs, que les deux modalités de dysphrénies dégénératives soient plus frequentes au Brésil qu'en Irlande et en Russie, par exemple. Les causes de leur fréquence, chez nous, sont les mêmes que dans les autres pays. Nous ferons remarquer, cependant, qu'une des plus graves, dans les Etats de Bahia, de Pernambuco, de Ceará, de São Paulo, de Rio de Janeiro, de Minas et d'Espirito Santo, est le nombre extraordinaire des ankylostomiasiques dans les districts ruraux. Les descendants de ces malades sont fréquemment imbéciles ou débiles mentaux sans qu'aucune autre cause paraisse avoir concourru à ce résultat.

L'alcoolisme, la syphilis et l'impaludisme sont les autres facteurs de a fréquence de l'imbécilité, ainsi que de l'idiotie chez nous.

Neurasthénie.

Les chiffres qui figurent dans nos statistiques sont exigus pour deux motifs : le premier, est que le lieu de notre observation est un Hôpital d'Aliénés, où les malades sont toujours conduits par la police ou par leurs parents, et l'internement des neurasthéniques, en général, n'est pas urgent. Le second motif est que si la neurasthénie se continue, comme il arrive si souvent, par une perturbation mentale plus grave ou plus remarquable, le cas en question figure sous cette dernière rubrique. Il faut considérer en outre, que deux des principales conditions, causales de la neurasthénie sont encore à l'état rudimentaire au Brésil, même dans sa Capitale, à savoir : le surmenage par excès de travail ou autre, et l'épuisement vénérien, surtout par perversions sexuelles. Nos conditions de civilisation ne nous ont pas encore valu ces tristes effets, qui épuisent les peuples d'une vie plus intense. C'est peut-être de là que vient la rareté des neurasthéniques dans nos hôpitaux. Dans la clinique particulière, cependant, ils sont déjà fréquents, et, si l'on n'en observe pas un plus grand nombre, c'est parce qu'ils, traversent assez souvent l'Océan, pour aller consulter les grands spécialistes européens, ou augmenter le nombre des habitués des villes d'eaux, sous les prétextes qu'ils souffrent de l'estomac ou des intestins.

Hystérie.

L'hystérie est fréquente au Brésil, surtout dans ses formes convulsives, dont on a observé parfois de véritables épidémies, comme celles d'astasie-abasie à Saint Louis de Maranhão en 1877—81, à Bahia en 1882 (NINA RODRIGUES et ALFREDO BRITTO). Mais l'histoire des grandes épidémies de névrose convulsive montre qu'elles ont eu une fréquence encore plus grande dans des pays froids d'Europe.

Les causes de l'hystérie, chez nous, ne diffèrent en rien de celles qui agissent en Europe et dans l'Amérique du Nord.

Epilepsie.

La proportion de cette maladie est considérable, surtout sous sa forme convulsive.

Bien que l'on rencontre fréquemment toutes les variations épileptiques, depuis le petit mal jusqu' aux manifestations psychiques délirantes et même criminelles de la névrose (et nous possédons à cet égard des cas très curieux), on remarque facilement que la grande attaque est la plus commune des manifestations comitiales. Comme causes à signaler, nous citerons l'alcoolisme des parents et la dégénération créée par cette intoxication et par d'autres intoxications morbides, alimentaires, etc.

Dégénération Inferieure.

Magma confus de cas d'évolution cérébrale avortée ou de régression maladive, sur laquelle se greffent et avec laquelle se mêlent les perversions, les fétichismes, les délires épisodiques. La proportion est considérable, surtout si l'on considère que sous cette rubrique sont compris presque tous les cas sans caractéristique précise et tous ceux disséminés sous d'autres rubriques. Comme partout, on trouve chez les ascendants des malades l'alcoolisme, la syphilis et les abus vénériens.

Paranoia.

Suivant le traces de Kraepelin, nous excluons ce que la confusion psychiatrique a fait comprendre à tort sous cette dénomination. Dans un travail antérieur, (33) nous partageons l'opinion du Professeur de Munich. A cause de cette manière de voir la paranoia en 1904 nous avons eu seulement 1.1 %, de cas. Et en 1905 05. Nous avons eu la fortune d'observer chez nous des cas très instructifs de cette maladie.

Alcoolisme.

Le pourcentage trouvé par l'un de nous dans une période de 10 ans, est de 28 %, qui est également celui de chaque année, dans nos statistiques. M. le Dr. Roxo (29) a signalé à la Clinique psychiatrique de la Faculté de Rio, de 1895 à 1900, 31 % de cas d'origine alcoolique. Il s'ensuit que, sous ce rapport, Rio-de-Janeiro est comparable à Paris et à Vienne, c'est-à-dire que la proportion est très élevée et elle le paraîtra encore plus si l'on tient compte de la distance qui sépare socialement ces deux grandes capitales de la nôtre.

On observe chez nous ces variétés psychopathiques de l'ivresse dont P. Garnier a esquissé, dans son petit livre la Folie à Paris, les principales modalités.

Nous avons observé quatre patients de trente à quarante ans; enragés buveurs d'eau-de-vie, qui ont succombé au delire alcoolique fébrile de Magnan.

La fièvre est apparue en même temps que les phénomènes graves et a rapidement monté à 39°, 8; 40° 2; 41°; 41°, 8. La mort est survenue neuf, douze, quatorze et quinze heures après l'initium des accidents initiaux. L'autopsie a été faite, chez un de ces sujets. On n'a pas trouvé d'autres causes de la fièvre, que les altérations cérébrales, la déchéance étendue du tissu nerveux, comme dans l'état de mal épileptique ou dans les attaques congestives des paralytiques généraux.

Psychoses Infectieuses.

Sur des terrains préparés par la névropathie, on remarque un grand nombre de cas de perturbations mentales survenant dans la période initiale ou dans la période secondaire de la syphilis, dans la malaria, dans la variole, dans la fièvre jaune. Rencontrant un terrain propice, ces infections ont fait éclore les désordres mentaux. Il n'y a pas eu erreur d'imputation, dans les deux premiers cas car les médications spécifiques ont toujours fourni une confirmation positive.

Pendant le cours du béribéri on observe non rarement tous les troubles psychiques descrites dans les plusieurs modalités morbides connues sous le nom de polynévrite.

L'étude de ces troubles psychiques dacte au Bresil de la publication de la mémoire présenté à l'Académie de Médecine de Rio de Janeiro par le

Prof. ERICO COELHO en 1886. Il est vrai que le savant Dr. SILVA LIMA, qui, il y a quarante ans environ à le premier étudié le béribéri au Brésil, avait déjà en 1872 signalé l'existence de troubles de la mémoire dans le béribéri. Mais il n'a pas donné à ces amnesies l'importance que leur à attribuée le Prof. E. COELHO. Plus recemment le regretté Prof. N. RODRIGUES a cherché à étudier la question. Il a décrit trois formes de psycho-polynévrite dans le béribéri: la forme amnésique, la forme délirante et la forme confusionnelle. Des cas que nous avons étudiés et de la lecture même des observations du Prof. RODRIGUES nous pouvous conclure que les formes délirante et confusionnelle sont clairement sous la dépendance d'un état neuropathique antérieur au béribéri. D'ailleurs il faut attendre les progrès de nos connaissances sur l'étiologie, la pathogénie et l'anatomie pathologique de la maladie décrite sous le nom du béribéri, pour être autorisé à parler de ses manifestations cliniques avec un peu plus de sécurité.

Confusion aigüe.

Parmi les psychoses par épuisement (D a s   E r s c h ö p f u n g s i r r e s e i n), KRAEPELIN réserve la dénomination de confusion aigue — D i e   a c u t e   V e r w i r r t h e i t — (Amentia) — à une catégorie seulement des faits groupés par MEYNERT sous le nom d'Amentia.

Malgré la rareté de cette psychose, 1,3 sur cent en 1905, nous en avons observé chez nous, des cas typiques. Elle est plus fréquente chez la femme. Les causes plus communes sont les facteurs d'épuisement, notamment l'état puérpéral, le surmenage physique et les veilles.

Folie Maniaque-dépressive.

L'un de nous (PERXOTO) a trouvé, en 10 ans chez nos aliénés — 6,6 % de maniaques-dépressifs. Au contraire de ce que l'on observe en Europe, où il y a excès de femmes on remarque chez nous une légère différence en faveur du sexe masculin qui a fourni, en 10 ans, 6,8 % contre 6,2 % pour le sexe féminin. La folie maniaque — dépressive est plus tardive chez nous. La comparaison de nos chiffres avec ceux de KRAEPELIN et de WEIGANDT montre que, jusqu' à l'age de 20, nous avons beaucoup moins de maniaques dépressifs, et après l'age de 40 aus, beaucoup plus qu'en Allemagne.

La contribution des groupes éthniques est inégale; plus de la moitié des cas (53 %) appartiennent à la soi-disante race blanche; plus du quart (28 %) aux métis, et plus d'un sixième (19 %) à la race nègre. (30)

Démence Précoce.

La démence précoce, dans toutes ses variétés Kraepeliniennes, est très fréquente au Brésil; le fait se remarque facilement depuis qu'il a été groupé sous cette rubrique des cas antérieurement mal classés.

Des excès d'études, qui commencent trop précocement au Brésil; de mauvais traitements domestiques ou dans les internats; les rigueurs de la discipline; la crainte des punitions, les dangers des événements politiques tels sont souvent les facteurs occasionnels de la maladie, vérifiés chez nous.

Sur le total de 1938 malades observés à l'Hôpital National des Aliénés et sa Colonie au cours de l'année 1905, nous trouvons 238 déments précoces soit 12,2 % dont 172 hommes et 66 femmes, ce que fait une proportion de 12,5 % pour les uns et de 8,6 % pour les autres. Le chiffre total de 12,2 % inférieur à celui de Kraepelin qui indique 14 à 15 %, inférieur également à ceux de Séglas et Deny qui trouvent 13 à 14 %, de J. Crocq qui donne 15,66 % et de Levi Bianchini qui arrive à 28, est presque égal à celui de Sérieux qui trouve 12 à 16. La proportion de 10 % donnée par Meeus est moins élevée que celle de tous les auteurs.

Notre chiffre total de 12, 2 % s'approche, en somme, assez bien de ceux obtenus par Sérieux et Séglas et Deny.

A Java le Prof. Kraepelin a trouvé la demence précoce trés fréquente. Malheureusement il ne donne pas la proportion.

Involution Sénile, Mélancolie d'involution, Démence Sénile.

Dans les pays chauds comme dans les froids, la vieillesse ne met pas à l'abri des psychoses. Nous avons observé tous les formes morbides décrites en Europe par Ritti, Wille, Kraepelin, etc. La proportion 5,1 en 1905 de ces psychoses séniles sera certainement moins élevée que celle de 8 % établie à Rhinan par Wille, parce que beaucoup de ces malades sont traités à domicile.

Paralysie Générale.

A l'égard de la paralysie générale deux faits sont à noter: l'un est l'exiguité relative du nombre de cas chez nous et l'extrême rareté de ce syndrome chez les femmes, contrairement de ce qu'on observe dans certains pays de l'Europe et dans certains États de l'Amérique du Nord; l'autre est la progression croissante, d'année en année de l'affection au Brésil.

Munóz et Gustavo López à Cuba, Neven à Bombay, Plaxton à Ceylon, Manning à New-South-Wales, Sandwith et Paterson au Caire, Greenless dans l'Afrique du Sud, Meilhon à l'Algérie, Holtzinger à l'Abyssinië, Ostrowsky en Persie, Friedrichsen à Zanzibar, Gillmore Ellis à Singapour, Bauer, Kok Ankersmit et van Brero dans les Indes néerlandaises, Grieve, Law et Barnes dans la Guyane anglaise, ont affirmé la rareté de la paralysie générale dans les climats chauds. Van Brero a écrit: Dementia paralytica ist eine Irrseinsform, welche in tropischen Ländern wenig beobachtet wird.

Nous croyons que dans les pays chauds comme dans les froids la paralysie générale est plus ou moins fréquente selon leur degré de civilisation. Il va sans dire qu'en parlant de civilisation on doit avoir compte non seulement du rôle que l'activité des cellules cérébrales aura à jouer pour arriver au plus complet developpement mental mais encore de tous les abus, et de tous les ecxès qu'entraîne pour les peuples plus jeunes le contact des peuples plus anciens.

Au Brésil elle est plus fréquente dans les grands centres.

Il ressort de la statistique dressée par Penafiel et Moreira (31) qu'il est entré à l'Hôpital National des Aliénés à Rio, pendant la période de 1889 à 1904, 9609 malades et que sur ce nombre 266 seulement, dont 12 femmes, ont été considérés comme atteints de paralysie générale, soit une proportion de

2,76 % sur la totalité des entrées. L'Hôpital National des Aliénés est un asile public. A la Maison de Santé du Dr. Eiras, réservée aux malades de la classe aisée, la proportion a été de 4,3 %. Ces proportions toutefois ne donnent pas une idée exacte de la réalité parce que nous pouvons affirmer que beaucoup de malades sont traités à domicile. Selon la statistique de Franco da Rocha (28) à S. Paulo le pourcentage dans cette ville est plus élevé: 5,5 %. Sur 1080 hommes aliénés il a trouvé 90 paralitiques généraux, soit 8,3 %. Parmi 266 étrangers il a observé 52 paralytiques, soit 8.3 %. Le climat de la ville de S. Paulo sert de transition entre celui de la zone sous-tropicale et celui de la zone tempérée douce. Par suite de l'altitude, la température de cette localité s'abaisse considérablement et par ce fait son climat s'éloigne de celui de la zone sous-tropicale.

Mais la cause de la différence de pourcentage n'est pas le climat. L'immigration étrangère plus forte expliquera le fait.

Dans les régions tempérées moins cultivées du Brésil où la vie sociale est moins intense, la fréquence de la paralysie générale est aussi grande que dans les régions équatoriales. Bien que la syphilis ait une grande extension au Brésil, on remarque dans les régions plus chaudes une prépondérance des formes tégumentaires benignes, de sorte que le système nerveux est relativement épargné.

Toutefois a côté de ces manifestations, l'un de nous a observé non seulement des cas nombreux de tertiarisme grave, étendu, frappant avec rapidité les os et les téguments, surtout dans les malades des districts ruraux où il y a plusieurs facteurs d'aggravation de la maladie, mais encore des cas de tertiarisme plus ou moins graves des centres nerveux chez les Brésiliens descendants, plus ou moins purs, des trois groupes ethniques qui ont le plus concouru pour le peuplement du pays.

Si les localisations encéphalo-médullaires de la syphilis parmi les habitants du Brésil ne sont pas exceptionelles, les affections dites parasyphilitiques ne sont pas fréquentes comme en certains pays de l'Europe et semblent être totalement inconnues chez l'aborigène.

Doit-on attribuer cette immunité à une influence ethnique? Nous ne le croyons pas.

Le genre de vie que mènent ces aborigènes dont l'activité est réduite au minimun, est sans doute la cause de cet état réfractaire. Ils n'ont pas les soucis, les chagrins et le surmenage intellectuel de l'homme civilisé. S'ils ne connaissent pas l'exquis des jouissances psychiques, ils ignorent par contre les dépressions névrosthéniques.

Sous les climats tropicaux comme sous les froids, la syphilis est de beaucoup la cause la plus fréquente de la paralysie générale. Nous la trouvons, certaine ou probable, dans près de 80 % des cas. Elle existe comme facteur prédominant 80 fois sur 100.

Quelle que soit la valeur de la syphilis comme cause de la paralysie générale, nous croyons qu'elle n'est pas l'unique. Il parait bien demontré que les toxiques les plus divers peuvent donner origine chez des prédisposés à la méningo-encéphalite diffuse.

Le surmenage par excès de travail, par misère et surtout par des pervertions génésiques, le coit immodéré, les avortements provoqués etc. communs dans certaines capitales d'Europe, est relativement rare au Brésil. Mais comme le quotient du progrés augmente graduellement, et avec lui les maux qui l'accompagnent, la paralysie générale commence à figurer sensi-blement plus souvent dans notre obituaire, et elle tend à augmenter davantage.

D'ailleurs nous avons la conviction que la rareté de la démence parétique dans les statistiques des principaux centres du Brésil est plus grande que la réalité. Cela tient pour la plupart à des erreurs de diagnostic. Beaucoup de médecins et des plus instruits, méconnaissent la paralysie générale là où un aliéniste practicien n'hésite pas à l'affirmer et ne consentent à l'admettre que lorsque le syndrome est complet.

* * *

Une question que nous devons discuter brièvement, avant de conclure, est celle de l'influence des régions tropicales brésiliennes sur le système nerveux des émigrants de pays froids. A Manaos, à Belem, dans l'Etat du Pará, dans celui de Maranhão, à Fortaleza, à Pernambuco, a Bahia, etc. enfin, dans toute la région du Brésil signalée comme possédant des climats chauds, nous avons vu un grand nombre d'Européens originaires de pays du Nord: Allemands, Norvégiens, Russes, Anglais, etc., vivre dans les meilleures conditions de santé et conserver un excellent système nerveux. C'est qu'ils tâchaient de vivre conformément au climat et respectaient les prescriptions que conseille l'hygiène pour l'existence en de semblables conditions. A côté d'eux, par contre, nous en avons vu beaucoup dont les perturbations étaient dues à des excès de cibus, de potus et de venus. Un certain nombre, d'ailleurs, devait avoir apporté d'Europe des tares dégénératives, occasionnant les manifestations morbides et dans ces cas, ces dernières auraient certainement apparu de la même façon, si les émigrants n'avaient pas quitté leur patrie.

Et sans nous attarder pour le moment à approfondir l'affirmation, nous rappellerons en outre que l'émigration peut être l'aboutissement d'états psychopathiques divers qui poussent l'homme à se déplacer, soit en vertu d'idées de persécution ou de grandeur soit aussi d'impulsions rattachées à l'hystérie, l'épilepsie, la paralysie générale, etc.

Quant à l'insomnie persistante dont parlent DAÜBLER et RASCH, le climat n'en est point la cause, car, dans nos zones équatoriales, nous ne l'avons pas observée avec plus de fréquence qu'en Europe.

Nos observations sont d'accord avec ce qu'affirme le Directeur du Musée de Parà, le savant suisse Dr. GOELDI (25) dans son étude sur le climat de l'Amazonie. Il a écrit: Nie während eines mehr als 7 jährigen Aufenthaltes habe ich, noch eines meiner Familienmitglieder, noch einer unserer europäischen, Museumangestellten wegen Hitze nicht zu einen erquicklichen Schlafe gelangen können.

* * *

On a déjà signalé comme particuliers aux climats chauds deux syndromes, connues par les indigènes de l'Archipel Malais sous les noms de LATAH et d'AMOK

La lecture attentive des travaux de Swaving (6) de Vogler (7) de van der Burg (8) de Rasch (19) de Gillmore Ellis, de van Brero, de Sakaki (35) et enfin de Kraepelin, qui a recemment visité Java, nous porte à croire que le Latah et l'Amok ne sont pas deux maladies à part qu'ils ne sont pas particuliers aux pays chauds. Les phénomènes du Latah (une myospasmie impulsive imitative provoquée (d'après Marina et Brero) appartiennent certainement pour l'ordinaire à la maladie de Gilles de la Tourette et à l'hystérie. Ils offrent des points de ressemblance avec le m e r i a c h e n j e ou m i r y a c h i t des Sibériens et des Lapons, le j u m p i n g des sauteurs nord-américains, le b a h t s c h i des Siamois, l' i m u b a c c o des japonais.

L'Amok, par contre, n'est pas une forme morbide univoque, mais l'appellation générique sous laquelle on désigne les actes impulsifs extrêmement violents, accompagnés d'obnubilation. A la vérité, la plupart de ces états doivent être rattachés à l'épilepsie. Il y a quelques ans, les journaux de Rio de Janeiro se sont longuement occupés du cas d'un individu, que l'un d'eux a surnommé H o m e m - f e r a (Homme bête féroce). Cet individu, interné plus tard à l'Hôpital National d'Aliénés, est un épileptique; s'il avait habité les Indes Néerlandaises, il eût été classé un cas typique d'Amok.

* * *

C'est l'occasion de dire quelques mots sur les accidents déterminés sur l'homme par les rayons calorifiques du soleil. Mais ils ne sont pas particuliers aux climats tropicaux. Nous les avons vus à Berlin et à Paris. On les observe sous toutes les latitudes même dans les limites septentrionales des régions temperées (Vide Hirsch-Handbuch der historisch-geographischen Pathologie 2a ed. R. Victor Allg. Zeits. f. Psych. XL—1 et 2) Jusqu'à ce jour nous avons eu trés rarement l'occasion au Brésil d'observer ces troubles. Il y a plus; une coincidence remarquable. Un cas de paralysie générale que nous avons observé à l'Hôpital ayant une insolation dans les antécédents, a commencé dans une ville de la République d'Uruguay déjà située sous une isotherme de la zone tempérée.

Dans un autre travail sur les maladies mentales dans les climats tropicaux nous avons discuté la question plus minutieusement (Vide Archivos brazileiros de Psychiatria 1906 sept.)

Le Prof. Le Dantec (27) a écrit: Les fortes chaleurs accompagnées de nuits d'insomnie, de l'absence de toute distraction, créent aux colonies un état mental particulier qu'on a appelé du nom caractéristique de s o u d a n i t e parce qu'il s'observe avec summum d'intensité dans le Soudan. Les autres colonies n'en sont pas indemnes, etc.

Dans les zones les plus chaudes du Brésil, nous n'avons observé absolument rien de semblable à la soi-disante soudanite. D'ailleurs nous sommes convaincus que les victimes de cette psychopathie pseudo-tropicale sont des dégénerés communs qui entrent facilement à delirer surtout à cause de la manière defectueuse de vivre dans les climats chauds. On a beau assainir les villes: presque tout le monde s'y acharne à perdre la santé. Le surmenage, l'alcoolisme, le relâchement plus ou moins deguisé des moeurs, tout forme des candidats à la déchéance morale et intellectuelle. Ainsi que le disait de Prof. GEORGE TREILLE dès 1899: „aux pays chauds comme dans les zones tempérées, c'est moins du côté des météores que du côté des defectuosités de l'hygiène individuelle et sociale, moins dans les troubles fonctionnels apportés par le climat à la physiologie de l'homme que dans les aberrations du régime de vie qu'il faut chercher les causes d'altération de la santé de l'Européen."

Pour éviter de prolonger ces notes nous ne publierons maintenant les résultats de nos recherches sur l'influence des groupes ethniques sur la production et la fréquence des psychoses. Nous la discutirons dans un travail postérieur.

CONCLUSIONS.

1⁰. On n'observe pas au Brésil aucune forme pathologique qui soit étrangère à la neuro-psychiatrie des autres régions du monde.

2⁰. Il n'existe au Brésil dans les zones climatiques appelées tropicales, ni chez les naturels du pays, ni chez les Européens, aucune forme pathologique étrangère à la neuro-psychiatrie des autres climats.

3⁰. Il n'existe aucun rapport entre la proportion des cas de folie survenus à Rio et dans les autres villes du Brésil, et les maxima thermiques des mêmes villes.

4⁰. Il n'existe aucune corrélation entre les composantes climatiques (température, état hygrométrique, etc.) et le nombre des cas de folie, dans les régions chaudes du Brésil.

5⁰. Sous les climats chauds, les corrélations des influences metéorologiques, et des saisons sur les aliénés présentent, comme sous les climats froids, des différences individuelles. On ne saurait formuler de règles générales à cet égard.

6⁰. L'influence des tropiques sur le système nerveux des individus originaires de pays froids, varie beaucoup d'individu à individu, mais le plus souvent, elle est liée à la manière de vivre de chacun, et à l'organisation de son système nerveux.

7⁰. Il n'y a pas de motifs pour croire que, sous les climats tropicaux, il y ait une plus grande fréquence de psychoses liées à la malaria. Leur apparition chez les individus atteints d'impaludisme, dépend d'autres facteurs.

8⁰. Le climat comme la race n'influent en rien sur les symptômes des diverses psychoses. C'est dans le degré d'intelligence, d'éducation, d'instruction de l'individu que réside la cause des différences qui peuvent se présenter. Le descendant pur de deux caucasiens, également purs, élevé dans l'intérieur au milieu de gens ignorants, présente les mêmes délires rudimentaires que les individus de couleur dépourvus d'instruction.

Proportion des syndromes mentaux observés en 1938 admissions à l'Hôpital National des Aliénés et à la Colonie d'aliénés de Rio en 1905.

	EN 758 FEMMES		EN 1180 HOMMES		EN 1938 ADMISSIONS	
	Nombre de cas	%	Nombre de cas	%	Nombre de cas	%
Idiotie	11	1.4	21	1.7	32	1.6
Imbecilité	20	2.6	63	5.3	83	4.2
Debilité mentale	13	1.7	35	2.9	48	2.4
Neurasthenie.	—	—	5	0.4	5	0.2
Hysterie	233	30.7	1	0.08	234	12.0
Epilepsie	74	9.7	123	10.4	197	10.1
Etats psychopathiques, degeneration etc.	12	1.5	62	5.2	74	3.8
Paranoia	4	0.5	6	0.5	10	0.5
Psychoses toxiques: alcoolisme . . .	112	14.7	385	32.5	497	25.6
„ d'equisement (delire de colapse et amentia)	23	3.0	4	0.3	27	1.3
Psychose puerperale.	2	0.2	—	—	2	0.01
„ infecteuse: syphilis.	—	—	13	1.1	13	0.6
„ „ post-malarique .	—	—	1	0.08	1	0.005
„ „ post-amarillica (f. Jaune)	1	0.1	1	0.08	2	0.01
Folie maniaque-dépressive.	—	—	48	4.0	48	2.4
Idem: lypemanie predominante . . .	23	3.0	13	1.1	36	1.8
Idem: manie	9	1.1	8	0.6	17	0.8
Psychoses du periode d'involution:						
a) melancolie d'involution	38	5.0	27	1.4	65	3.3
b) delire de queixumes[1]	—	—	2	0.16	2	0.01
c) demence senile.	24	3.1	12	1.01	36	1.8
Demence precoce	46	6.0	137	11.6	183	9.4
„ paranoide	20	2.6	35	2.9	55	2.8
„ terminale	52	6.8	51	4.3	103	5.3
Paralysie genérale	—	—	46	3.8	46	2.3
Esclerose en plaques	—	—	2	0.16	2	0.01
Tabes dorsalis	—	—	1	0.08	1	0.005
Esclerose cerebrale	5	0.6	8	0.6	13	0.6
Non aliénés.	6	0.7	14	1.1	20	1.0
Morts en observation	14	1.8	4	0.3	18	0.9
En observation	16	2.1	52	4.4	68	3.5
Somme.	758	—	1.180	—	1.938	—

[1] Der präsenile Beeinträchtigunswahn de Kraepelin.

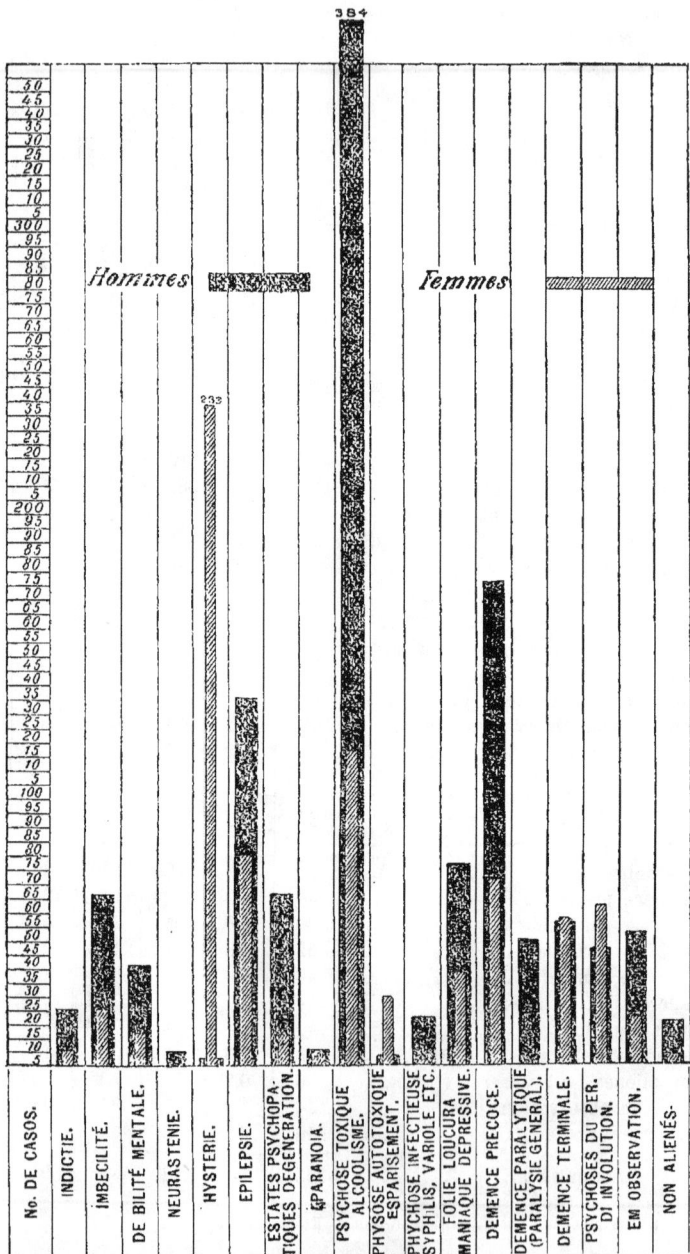

GRAPHIQUE MONTRANT LA PROPORTION DES DIVERSES GENRES DE PSYCHOPATHIES OBSERVÉES
EN 1938 MALADES (1180 HOMMES ET 758 FEMMES) EN 1905 à L'HOSPICIO
NACIONAL ET COLONIE D'ALIENÉS DE RIO-DE-JANEIRO.

BIBLIOGRAPHIE.

1. ESQUIROL. — Des maladies mentales, 1838, vol. I, pag. 24.
2. ESQUIROL. — Ouvr. cité, pag. 26.
3. GUISLAIN. — Leçons orales sur les phrenopathies. 2ᵉ edit. 1880. I—451.
4. LOMBROSO. — De l'influence des phénomènes atmosphériques et de la lune sur les aliénés. Ann. méd. psychol. 1867. X. 563—1868, XII, 152.
5. BINET. — Recherches au sujet de l'influence des conditions météorologiques sur les aliénés. These de Paris 1873.
6. SWAVING. — Gerechtelijk Geneeskundige Stellingen, Recht in Ned. Indië. dl. 7. apud VAN BRERO.
7. VOGLER. — Tijdschrift voor Geneesk. in Ned. Indië. 1853. apud VAN BRERO.
8. VAN DER BURG. — De Geneesheer in Indië, deel II apud VAN BRERO.
9. MUÑÓZ. — Quelques mots sur la Demence paralytique observée à l'ile de Cuba. Annales médico-psychol. 1866, pag. 188.
10. NIVEN. — apud VAN BRERO.
11. MANNING. — Chinese lunatics. Journal of mental science. 1875—76, XXI, 81.
    MANNING. — Statistic of insanity in Australia. Ibid. 1879-80, XXX, 165-177.
12. GRIÉVE, R. — Insanity in British Guiana. J. of mental science. 1880—81, XXVI, 370—74.
13. LAW, W. F. — Insanity in British Guiana. The Georgetown Hospital Reports. 1888, pag. 19.
14. BARNES, W. S. — Notes on the insanity of British Guiana. The Guiana Medical Annual. 1891, pag. 90.
15. LÓPEZ, G. — Notas sobre las afecciones mentales más frecuentes en Cuba, etc. Crónica Médico-Quirurgica de la Habana. 1891, pag. 105 et 150.
16. SANDWITH. — apud PETERSON.
17. PETERSON. — The insane in Egypte. Medical Record. 1892, May 21.
18. ELLIS, GUILLMORE. — The amok of the Malays. Journal of mental science, vol. 39, 1893, July.
19. RASCH. — Ueber die Amokkrankheit. Neurol. Centralblatt 1895, No. 19, et Krankheiten im Königreich Siam. Virchow's Arch. vol. CXL.
20. GREENLESS. — Insanity among the natives of South-Africa. Journal of mental science. 1895, Jan., 71.
    GREENLESS. — A contribution to the statistics of insanity in Cape Colony. Américan. J. of insanity. Ap. 1894, pag. 519.
21. MEILHON. — L'alienation mentale chez les Arabes. Annales médico psychologiques, 1896.

22. van Brero. — Einiges über die Geisteskrankheiten der Bevölkerung des malaiischen Archipels. Allgem. Zeitschrift für Psychiatrie. 1896, vol. 35, pag. 15. et Jets over Latah, in Geneeskundig Tijdschrift voor Nederl. Indië. Deel XXXII. Afl. 5, et Die Nerven- und Geisteskrankheiten in den Tropen. Handbuch der Tropenkrankheiten, herausgegeben von C. Mense. 1905.

23. Ostrowsky. — Ueber die nervöse und psychische Erkrankung in Persien. Ref. Neurol. Centralblatt 1899, No. 8, pag. 381.

24. Holtsinger, F. — Dushevnïya bolïezni v. Abisinii (Maladies mentales in Abyssinië). Oboz r. psichiat. nevrol. St. Petersburg, II, 161—170, et St. Petersb. med. Wochenschrift, 1897, n. F. XIV. Beil. 47.

25. Goeldi, E. — Zum Klima von Pará. Separatabdruck von Meteorolog-zeitschrift, 1902.

26. Kraepelin. — Vergleichende Psychiatrie, Centralblatt für Nervenheilkunde und Psychiatrie. Juli 1904 et Psychiatrisches aus Java. Idem pag. 468.

27. Le Dantec, A. — Pathologie exotique 2a ed., 1905, pag. 180.

28. da Rocha, Fr. — Estatisticas e apontamentos sobre o Hospicio de São Paulo. 1895—1903, et Esboço de psychiatrie forense. 1904.

29. Roxo. — Causas de Alienação mental no Brasil. Brasil Medico. 1904, pag. 31.

30. Peixoto, A. — Folie maniaque-depréssive. Annales médico-psychologiques. 1905, mars, avril, et Loucura maniaco-depressiva. Arch. brasileiros de Psychiatria e Neurologia, n. 1, 1905.

31. Moreira, J. and Penafiel. — A contribution to the study of dementia paralytica in Brasil. Journal of mental science. 1907.

32. Penafiel. — Paralysia geral dos alienados no Brasil. 1904, These do Rio.

33. Moreira, J. et Peixoto, A. — A paranoia e os syndromas paranoides. Arch. brasileiros de Psychiatria, n. 1, 1905.

34. Moreira, J. et Peixoto, A. — Les maladies mentales dans les climats tropicaux. Rio-de-Janeiro. 1905.

35. Sakoki. — Imubacco (eine mit Jumping und Meriachense sehr ähnliche Psychose des Ainu-Volkes). Mitteilungen aus der Medicinischen Facultät der Kais. Jap. Universität zu Tokio. Band VI, No. 3. 1905.

Acute Verwirrtheitszustände auf syphilitischem Grund.

VON

HENRY MARCUS.

Docent der Psychiatrie am Karolinischen Institute zu Stockholm.

Es war schon vor ein Paar Jahrhunderten von den Forschern erkannt worden, dass Geisteskrankheit durch die Syphilis hervorgerufen werden konnte. Zum grössten Theile hat sich doch die Forschung beschäftigt mit dem Verhältnisse zwischen der syphilitischen Infection und einer besonderen Form von Geisteskrankheiten, namentlich mit der Dementia paralytica oder mit dieser Krankheit klinisch ähnlichen Zuständen. Es wird doch öfters, sowohl in der älteren wie in der jüngsten Literatur die Ansicht ausgesprochen, dass auch andere Krankheitsbilder durch die Syphilis verursacht werden können. Viele Forscher haben sich mit Untersuchungen hierüber beschäftigt, und es ist mir natürlich hier nicht möglich deren verschiedene Ansichten zu berichten. Ich will in dieser Hinsicht auf meine Arbeit über diese Krankheiten in der schwedischen Zeitschrift *Hygiea* (vom Jahre 1902) hinweisen.

Es waren eigentlich ESMARCH und JESSEN, die im Jahre 1857 durch die Beschreibung einiger Fälle von acuten Psychosen, die den Verlauf einer acuten Verwirrtheit zeigten und die mit somatischen syphilitischen Symptomen einhergingen und unter specifischer Behandlung heilten, die Aufmerksamkeit lenkten auf acute syphilitische Psychosen. In der folgenden Zeit haben sich ERLENMEYER und FOURNIER in grösseren Arbeiten mit diesen Krankheiten besonders beschäftigt. Später sind von KOWALEWSKY und KLEIN mehrere Fälle beschrieben worden. Es scheint als ob diese Krankheiten mehr unter die Beobachtung der Syphilidologen und der Neurologen gekommen sind und nicht so oft unter die Augen der Psychiater gelangen. Ganz besonders haben die erfahrenen Neurologen OPPENHEIM und NONNE Gelegenheit gehabt eine Mehrzahl Fälle von acuter syphilitischer Verwirrtheit zu beschreiben.

Nur einmal ist diese wie mir scheint sehr wichtige Frage von dem Zusammenhange zwischen einer acuten Verwirrtheit und der Syphilis auf einem Congresse erörtert worden. Dies war im Jahre 1899 auf der Versammlung deutscher Naturforscher und Aerzte in München, wo KRAUSE, der damals Assistent bei BINSWANGER war, sich über dieses Thema äusserte und speciell vor Verwechslung von den acuten syphilitischen Psychosen mit der Dementia paralytica warnte. Da auch ich während mehrerer Jahre Gelegenheit hatte Krankheitsfälle auf syphili-

tischem Grund zu beobachten, die den Verlauf acuter Verwirrtheitszustände in dem psychischen Verhalten zeigten, habe ich es für richtig
gehalten diese, wie es mir schien, interessante Fälle zu beschreiben, und
habe ich es gewagt hier in dieser Versammlung die Aufmerksamkeit
einen Augenblick in Anspruch zu nehmen für einen ganz kurzen Bericht
über nur einige von den 20 Krankheitsfällen die ich beobachtet habe.

Fall I.

Der Fall handelt von einem 29-jährigen Beamten, bei welchem ein
Jahr nach der Infection eine syphilitische Angina auftrat. Nach einer
Woche brach während der Nacht die Geisteskrankheit ganz plötzlich
aus. Der Kranke war in grosser Angst mit Erregung, lief tobend aus
dem Zimmer, erkannte nicht die Umgebung. Er hatte erschreckende
Hallucinationen insbesondere für das Gehör. Er machte bei der Untersuchung den Eindruck eines schwer Kranken, die Temperatur war etwas
über 38°. Die Pupillen zeigten keine Lichtreaction, sonst waren keine
Lähmungen vorhanden. Ziemlich unverändert blieb das Krankheitsbild
während eines Monats. Eine gründliche antiluetische Behandlung konnte
erst nach dieser Zeit eingeleitet werden, wegen einer schweren Mundaffection im Anfange der Krankheit. Nachdem die Behandlung durchgeführt
werden konnte, veränderte sich bald das Bild. Nach 2 Wochen wurde
er ruhiger, mehr besonnen. Die Besserung ging rasch vorwärts, so dass
der Kranke 6 Wochen nach der eingeleiteten Behandlung (und nach
einer Krankheitsdauer von im Ganzen 3 Monaten) als genesen betrachtet
werden konnte. Die Krankheitsinsicht war eine vollständige. Die Pupillen-
reaction war zuerst auf dem einen, dann auch auf dem anderen Auge wieder-
gekehrt. Der Patient ist seitdem, also nun beinahe 8 Jahre, vollständig
gesund geblieben und ist in seiner früheren Wirksamkeit thätig.

Fall II.

In einem anderen von mir beobachteten Falle war es ein früher ganz
gesunder 43-jähriger Beamter, der 10 Jahre nach erworbener Syphilis
von einer ähnlichen Psychose wie bei dem eben erwähnten Patienten
plötzlich befallen wurde. Es war dieselbe angstvolle Erregung mit
erschreckenden Gehörstäuschungen und eine Verwirrtheit, die zeitweise
den Charakter eines Deliriums zeigte. Dazu gesellten sich eine Parese
des linken Facialis und der linken Pupille. Der Kranke erhielt sofort
eine antiluetische Kur und war nach 2 Monaten vollständig sowohl
psychisch genesen wie auch von den Lähmungen befreit. Er is seitdem,
nun während 9 Jahre, ganz gesund geblieben und war die ganze
Zeit in seiner anstrengenden Stellung beschäftigt.

Fall III.

Einen interessanten Krankheitsfall habe ich auch zu berichten von
einem 44-jährigen Ärzte, der 10 Jahre nach der syphilitischen Infection
ganz plötzlich psychisch erkrankte. Dies ereignete sich in der Sprech-
stunde, als er eine kleine Operation vornehmen sollte. Plötzlich wurde
er ganz verwirrt und wollte die Patientin mit dem Messer ermorden. Er
gerieth in angstvolle Erregung, begann verwirrt zu sprechen, erkannte
nicht die Umgebung. Bald gesellten sich zu diesem Krankheitsbilde

noch Lähmungen, darunter rechtsseitige Ptosis, Parese des rechten Beines und der Blase und schliesslich auch Vagusschwäche. Zeitweise gerieth er in einen benommenen, nahezu delirösen Zustand. Im Anfang wurde die Krankheit als Paralyse aufgefasst und nicht antiluetisch behandelt. Erst nach dreimonatlicher Krankheit wurde eine kräftige antiluetische Behandlung eingeleitet, wonach der Zustand sich rasch besserte so dass der Kranke am Ende 1895 ganz psychisch und somatisch geheilt war. Er ist nun seit dieser Zeit als sehr tüchtiger und beliebter Arzt in seiner grossen Praxis thätig.

In den nun von mir erwähnten Krankenschilderungen waren die Psychosen immer gefolgt von solchen Lähmungserscheinungen, die für syphilitische Prozesse im Centralnervensystem charakteristisch sind. Es ist dies natürlich kein hinreichender Beweis, dass auch das psychische Leiden von syphilitischer Natur war, denn Geisteskrankheiten von weit getrennter Art können ja auch bei den Syphilitikern auftreten, ohne auf deren Grundleiden zu beruhen. Es ist doch in diesen von mir beschriebenen Fällen, da wir die Congruenz sowohl im Auftreten wie in dem Verschwinden der Krankheitssymptome unter der Behandlung gesehen haben wohl kaum möglich, dass es nur ein zufälliges Zusammentreffen sei einer organischen Hirnerkrankung mit einer selbständigen Psychose anderer Art.

Es muss ja aber von der grössten Bedeutung sein diese Fälle von ähnlichen Zuständen, die bei einer Dementia paralytica vorkommen können, klinisch abzugrenzen, denn auch bei der Paralyse kommen ja vorübergehende Lähmungen vor. Es ist natürlich nicht meine Meinung hier einen Versuch zu machen, die differential-diagnostischen Grenzen zu bestimmen zwischen der vonlokalen luetischen Herdprozessen verursachten Pseudoparalyse und der genuinen Paralyse; meine Absicht ist nur einige Fälle von Verwirrtheit auf syphilitischer Basis zu beschreiben. Da ja aber auch im Verlaufe einer Paralyse solche vorübergehende Zustände von acuter Verwirrtheit vorkommen können geht hieraus hervor, welche Schwierigkeiten in einem gegebenen Augenblicke sich bieten können für die Entscheidung, ob eine acute syphilitische Psychose vorliegt, oder ob der Zustand nur eine Theilerscheinung einer Paralyse ist. Ich glaube doch dass die Schwierigkeit in der Praxis sich nicht so schwer herausstellen wird, denn die Entwickelung und der weitere Verlauf ist ja bei der Paralyse im Allgemeinen ein ganz anderer. Es fehlen in meinen Fällen ganz und gar die für die Paralyse charakteristischen Prodromen, und die charakteristische psychische Schwäche war gar nicht vorhanden. Es giebt zwar plötzlich einsetzende atypische, galoppirende Paralysen. Diese zeigen ja aber einen äusserst stürmischen Verlauf und führen bald zum Tode. Der stärkste Beweis gegen eine Paralyse und für ein specifisches acutes Leiden scheint mir die so rasch eintretende gleichzeitige Heilung der somatischen und psychischen Symptomen nach durchgeführter specifischer Behandlung zu geben und die vollständige und bestehende Heilung ohne die geringste psychische Schwäche, welche in der Remission einer Paralyse doch immer mehr oder weniger hervortritt.

Es gibt aber auch Krankheitsfälle von ganz ähnlicher Natur im psychischen Verhalten, Etiologie, Verlauf und Prognose, sowohl von anderen beschrieben wie von mir beobachtet, wo diese specifischen Lähmungen nicht vorhanden sind, da aber entweder zur selben Zeit wie die Psychose andere für die Syphilis charakteristische Symptome sich zeigten, oder schliesslich erst bei der Section ein syphilitischer Process sich herausstellte. Sei es mir gestattet noch in aller Kürze einige hierher zu gehörige Fälle zu berichten.

Fall IV.

ERLENMEYER berichtet in seiner Arbeit „Die luetischen Psychosen" von einem 34-jährigen Officier, bei dem, ein Jahr nach der syphilitischen Infection sich eine syphilitische Mundaffection zeigte. Gleich nachdem trat ein heftiger „Tobsuchtsanfall" auf, welcher in dem klinischen Verhalten den vorher beschriebenen angstvollen Verwirrtheitszuständen mit erschreckenden Hallucinationen ganz ähnlich gewesen zu sein scheint. Der Kranke erhielt Hg-injectionen, wonach die Ulcerationen bald heilten und die Stimmung ruhiger, besonnerer wurde. Später trat noch ein Recidiv mit neuen Ulcerationen und Verschlimmerung der Psychose ein. Nach erneuter Hg-behandlung trat völlige Genesung ein.

Fall V.

Einen interessanten Fall von solcher einfachen syphilitischen Psychose hatte ich Gelegenheit zu beobachten. Und dieser Fall scheint mit einem von ESMARCH und JESSEN im Jahre 1856 beschriebenen ganz über-einzustimmen.

Es war ein 41-jähriger Mann, der 2 Jahre nach der syphilitischen Infection von einer schweren Erkrankung angegriffen wurde. Die Krankheit fing damit an, dass der Kranke von grossen Gelenkergüssen befallen wurde. Nach einigen Tagen brach plötzlich eine Psychose aus. Das psychische Leiden zeigte ganz das vorher beschriebene Bild einer angstvollen deliriösen Verwirrtheit mit Hallucinationen. Er war zuerst auf einer medicinischen Klinik aufgenommen und dort während eines Monats mit Salicyl ohne geringsten Erfolg behandelt. Gleich nach der Aufnahme in der Anstalt für psychisch Kranke wurde dann eine antiluetische Kur eingeleitet und schon nach 3 Wochen war die Gelenkerkrankung geheilt und das psychische Verhalten normal. Zeichen einer Paralyse sind bei diesem Patienten bisher nicht aufgetreten.

Fall VI.

In einem anderen von mir beobachteten Falle war es ein 26-jähriger Geschäftsmann, der 2 Jahre nach syphilitischer Infection von einem schweren Kopfschmerz des syphilitischen Charakters angegriffen wurde. Er wurde schlaflos, verstimmt, hatte erschreckende Hallucinationen, bekam Angst und wollte sich das Leben nehmen. Wurde dann nach einer Woche mehr und mehr benommen und verfiel schliesslich in einen beinahe traumähnlichen Zustand, nur unterbrochen von Jammer über die schweren Kopfschmerzen. Es wurde bald eine Hg-behandlung eingeleitet und der Kranke war nach 2 Monaten vollständig gesund. Ein Paar Jahre nachher hat er mich consultiert wegen schwerer nächtlicher Kopfschmerzen, die nach spec. Behandlung bald wieder schwanden. Er ist jetzt seit der Erkrankung 10 Jahre als tüchtiger Geschäfts- mann thätig.

Eine strenge Kritik ist erforderlich in der Beurtheilung der Krank- heitsfälle von dieser eben geschilderten Natur, denn der sichere Beweis für die syphilitische Ursache dieser einfachen Psychosen lässt sich dann erst geben, wenn das Krankheitsbild oder der Krankheitsverlauf ein so typischer ist, dass man aus diesen die Etiologie bestimmen kann, oder wenn eine eventuelle Section einen positiven Befund liefert.

Das Krankheitsbild war in allen Fällen dasjenige einer Verwirrtheit in der allgemeinen Bedeutung dieses Begriffes. Sie gehören also zu der Meynertschen Krankheitsgruppe Amentia, in welcher Gruppe Verwirrt- heitszustände von verschiedener Etiologie und Natur eingeführt worden sind. Die Fälle, die ich beschrieben habe, zeigen nicht immer ganz den- selben Typus der Verwirrtheit, sondern entweder einen ängstlich erregten oder auch einen deliriösen Zustand, und öfters eine Vereinigung dieser beiden, ein Angstdelirium. Beide diese Typen, welche vielleicht nur als Grade desselben Typus anzusehen sind, werden in die engere Begrenzung des Begriffes der acuten Verwirrtheit von Chaslin und von Kraepelin aufgenommen, und besonders wird die deliriöse Verwirrtheit als eine hauptsächlich toxische oder infectiöse angesehen. Es wäre also nichts befremdendes in der Vermuthung, dass in meinen Krankheitsfällen das syph. Virus, die syph. Durchseuchung des Organismus das von Chaslin und Kraepelin für die Entstehung einer acuten Verwirrtheit geforderte, hervorrufende Agens sei.

Wenn doch auf dem Grunde meiner Fälle kein ganz typisches Krankheitsbild, das nicht auch bei Verwirrtheit anderer Etiologie vor- kommen könnte, gebaut werden kann, so scheinen doch im Krankheits- verlaufe einige Merkmale sich zu zeigen, die zur Stellung einer Diagnose helfen können. Ausserordentlich bezeichnend ist der ganz plötzliche Beginn, ohne Vorboten, in der Mitte völliger Gesundheit, dann ein unauf- hörlicher Wechsel der Krankheitserscheinungen, ähnlich dem stäten Wechsel bei syphilitischen Lähmungen, und endlich die ganz schnelle Genesung, ohne Convalescenz, während der antiluetischen Behandlung.

Wenn es also nach meiner Meinung die grösste Wahrscheinlichkeit ist, dass die acuten Verwirrtheitszustände, von denen ich berichtet habe, in einer syphil. Infection den Ursprung haben, so kann man es doch nicht erklären, wie die Syphilis das psychische Leiden hat hervorrufen können. Locale luetische Processe, die bei der Section gefunden worden, als einzige Ursache der psychischen Krankheit sich vorzustellen, ist schwierig, wenn man die grosse Anzahl beobachtet, wo locale luetische Processe ohne Psychose verlaufen. Verschiedene Versuche zur Erklärung sind gemacht worden. Mehrere Forscher wie Clouston, Binswanger, Krause sprechen die Ansicht aus, dass die psychischen Erscheinungen von einer directen Giftwirkung auf die Ganglienzellen abhängen. Debove erwähnt bei deliriösen syphilitischen Verwirrtheit von einer Trübung der cerebro- spinalen Flüssigkeit, die während der Behandlung allmählich klarer wurde.

17

OPPENHEIM scheint mehr der Meinung zu sein, dass derartige Psychosen von Circulationsstörungen abhängen.

Fall VII.

JOLLY hat in der Berliner klinischen Wochenschrift 1901 von einem syphilitischen Kranken berichtet, bei dem sich in acuter Weise eine hallucinatorische Verwirrtheit, ein ausgesprochenes acutes Delirium, das unter Erschöpfungserscheinungen zum Tode ging, ohne dass irgend welche motorische oder reflectorische Störungen auftraten. Bei der Section fand JOLLY ein Gumma im Kleinhirn und er ist der Ansicht, dass diese Geschwulst, durch irritative Wirkung, die schwere psychische Krankheit hervorgerufen habe.

Ich will hier nur zuletzt auch in aller Kürze von einem von mir beobachteten Falle berichten, der tödtlich verlief.

Fall VIII.

Ein 38-jähriger Mann, wurde mehrere Jahre nach der Infection ganz plötzlich von einer heftigen Verwirrtheit angegriffen. Er wurde gleich sehr benommen, nach einigen Tagen deliriös und beinahe comatös. Zugleich zeigten sich Paresen der rectus int. oculi sin., der unteren Extremitäten und der Blase. Nach einer Krankheitsdauer von nur 7 Tagen trat der Exitus ein. Der Sectionsbefund war eine typische syphilitische umschriebene Basalmeningitis. (Bild). In dem meningitischen Gewebe waren nervi oculomotorius sin. und trigeminus sin. eingebettet, und einige Fäden des nerv. oculomotorius zeigten sich bei der microscopischen Untersuchung durch die proliferierende Pia abgeschnürt und degeneriert. Das lumen der Arteria basilaris war von einem Thrombus ausgefüllt.

Die Ganglienzellen der Grosshirnrinde zeigten besonders im Gebiete des Frontalhirns eine Tigrolyse.

Der Kern war öfters nach der Periferie der Zelle hin gezogen und hatte diese ausgebeugt. Im medianen Theil des Kernes war dessen Membran eingebeugt und gefaltet. In dieser Bucht und in diesen Falten war die Tigroidsubstanz angehäuft. Das restierende Tigroid lag in schmalen Streifen an der Zellenperiferie. Die zentralen Theile zeigten ein blasses, homogenes Aussehen und Abwesenheit des Tigroids.

Eine Einwanderung in mehrere der Zellen von lymphoiden Kernen kam vor.

Die für eine Dementia paralytica charakteristischen Veränderungen waren weder makroskopisch noch mikroskopisch nachzuweisen.

Durch solche isolierte Untersuchungen kann man ja nicht zu einer bestimmten Auffassung kommen. Eine erklärende Ansicht ist von BINSWANGER ausgesprochen, dass das Syphilisgift qualitatif verschiedene Veränderungen in der Nervenzelle hervorrufen könne. Zuweilen schädigt es nur die Nahrungssubstanz, zuweilen die specifischen functionstragenden Elemente. In dem ersten Falle entstehen functionelle Psychosen, die zur Heilung gehen können, in dem letzeren irreparable chronische Psychosen. Ob es den einen oder anderen Verlauf nehme, sei wahrscheinlich von der Widerstandsfähigkeit der Zelle abhängig. Es wäre von grossem Interesse diese Hypothese näher zu untersuchen. Ich möchte nur erwähnen dass in den jetzt beschriebenen Fällen im Allgemeinen nicht solche Ursachen wie Heredität und Alkoholismus vorhanden waren, die für die individuelle Widerstandsfähigkeit des Nervensystems von schwächender Bedeutung sind, und die sich so ausserordentlich häufig bei den Paralysen finden.

Ich bin jetzt zum Schlusse meiner Mittheilung gekommen. Ich wollte mit derselben nur die Aufmerksamkeit darauf lenken, dass acute syphilitische Psychosen vorkommen mit oder ohne Lähmungen. Diese zeigen das Bild einer ängstlich erregten oder deliriösen Verwirrtheit, das Bild eines Angstdeliriums. Sie sind schliesslich durch eine zweckmässige Behandlung von einer guten Prognose. Die Syphilis, die diese Kranken haben, kann ja erneute Verwirrtheitszustände hervorrufen und die Möglichkeit ist auch da, dass diese Syphilis eine Paralyse oder chronische hirnluetische Erkrankung hervorrufen kann. Aber es würde sicherlich zu bedenklichen diagnostischen Irrthümern Anlass geben, solche, auf syphilitischem Grund entstehende Verwirrtheitszustände ohne weiteres als Theilerscheinung einer Paralyse oder einer chronischen hirnluetischen Psychose anzusehen.

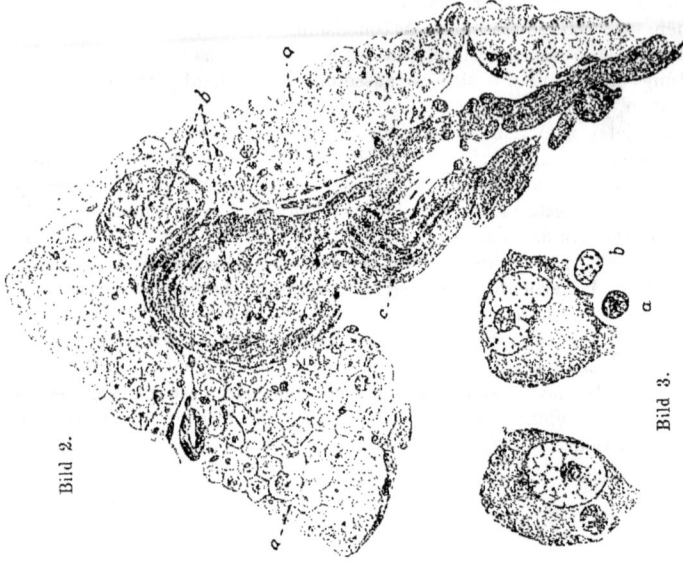

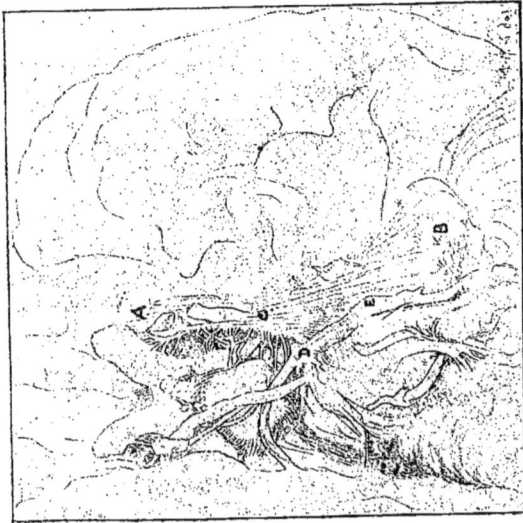

MARCUS: Acute Verwirrtheitszustände auf syphilitischem Grund. Bild zum Fall VIII.

Bild 1,

Bild 2.

Bild 3.

Bild 1.
A—B. Die basale Meningitis.
C. Nerv. oculom. sin.
Bild 2. Nervus oculomot. sin.
a. Unveränderte Nervenfaden.
b. Durch die hineinwachsende Pia abgeschnürte und degenerierte Nervenfaden.
Bild 3. Ganglienzellen mit tigrolytischen Veränderungen.
a. Lymfoidkern.
b. Gliakern.

Séance Mercredi 4 septembre
le matin à 9 heures.

Présidents d'honneur: { Prof. PICK (Prague).
{ Prof. JANET (Paris).

Président: Prof. WINKLER.

Secrétaire: Dr. VAN ERP TAALMAN KIP.

I Rapport. **Théories modernes sur la génèse de l'Hystérie.**

1er Rapporteur: Dr. P. JANET.
Prof. de Psychologie au Collège de France, (Paris).

L'Hystérie maladie mentale.

Depuis une trentaine d'années il semble entendu par tout le monde que l'Hystérie est une maladie mentale, mais cette déclaration me semble rester le plus souvent lettre morte, car après avoir adopté une formule psycho-logique quelconque „l'hystérie est une maladie psychique, une maladie par imagination, une maladie par idée, une maladie par suggestion, ou par persuasion" on n'en tient plus compte le moins du monde et on étudie cette névrose comme une maladie organique quelconque. Il faudrait cepen-dant s'entendre: si l'hystérie est une maladie mentale, elle rentre dans le domaine de la psychiatrie; on doit pour l'étudier, adopter les méthodes de cette science, analyser les caractères psychologiques de chaque symptome et surtout comparer cette maladie avec les autres maladies mentales connues.

Cette discussion ne doit pas porter sur des symptomes rares et douteux, mais sur les phénomènes les plus simples de tous, qui de tout temps ont caractérisé l'hystérie. A ce point de vue je mettrai au premier rang un fait à la fois banal et célèbre, ce délire bizarre qui à certains moments envahissait l'esprit des pythonisses, des sybilles, des prophétesses, des extatiques, des possédées. C'est le délire que la litterature même a consacré comme tout-à-fait caractéristique, le délire de lady MACBETH quand elle frotte sa main pour y enlever la tâche de sang et quand elle dit tout haut sans soupçonner la présence des témoins: "Damnée tâche! tous les parfums de l'Arabie ne t'enlèveront pas. . . . qui aurait pu croire que le vieillard eut tant de sang. . . ." Ce genre de délire n'a pas disparu, sur 660 observations d'hystériques que j'ai recueillies je relevais dernièrement au moins 125 cas très nets dans lesquels on retrouve ce délire tout particulier sous des formes diverses, complètes ou incomplètes. Ce sont des malades qui à certains moments se mettent à répéter une scène à laquelle ils ont assisté ou à mettre en action une idée fixe quelconque.

Ce délire est à mon avis extrêmement original: il rentre bien dans les maladies mentales; mais dans toute la pathologie mentale je ne crois pas que l'on puisse trouver un délire semblable qui ait les mêmes caractères et qui puisse être confondu avec celui-ci. D'abord ce délire est extrême, il s'accompagne d'une conviction intense que l'on retrouve bien rarement, il détermine une foule d'actions et, si je ne me trompe, amène quelquefois de véritables crimes; [1]) il donne naissance à une foule d'hallucinations de tous les sens extrêmement intenses. Le développement de ce délire est étonnamment régulier: la scène de la crucifixion ou la scène du viol se répétent cent fois de suite exactement, avec les mêmes gestes, les mêmes mots au même moment.

D'autres caractères en quelque sorte négatifs sont plus curieux encore: Pendant le développement de son délire, le sujet, non seulement ne croit rien, n'accepte rien qui soit en opposition avec son idée dominante comme on le voit dans des délires systématiques, mais il ne voit même rien, n'entend rien en dehors du système d'images de son idée: „ses yeux sont ouverts mais ils ne voient rien, disait déjà le médecin de lady MACBETH". Quand le délire se termine le sujet revient à la vie normale et semble avoir complètement oublié ce qui vient de se passer. Dans bien des cas, comme j'ai essayé de le montrer [2]), cette amnésie est plus complète encore: elle s'étend non seulement sur la période remplie par le délire mais encore sur l'idée même qui a rempli le délire et sur tous les événements précédents auxquels cette idée a été mêlée. Sans doute cette amnésie comme cette anesthésie a des caractères étranges: elle n'est ni définitive, ni bien profonde, mais elle n'en est pas moins très réelle, elle n'est ni inventée, ni voulue par le sujet qui a l'idée fixe de l'événement auquel il pense dans son délire, mais qui n'a aucunement l'idée de tous ces caractères du délire qui se reproduisent cependant depuis des siècles dans les pays les plus divers.

En résumé ce premier grand symptome de l'hystérie pourrait se caractériser ainsi: c'est une idée, un système d'images et de mouvements qui échappe au contrôle et même à la connaissance de l'ensemble des autres systèmes constituant la personnalité. D'un côté il y a développement exagéré, régulièrement déterminé, de cette idée émancipée, de l'autre il y a une lacune, amnésie ou inconscience particulière dans la conscience personnelle.

Si l'on veut bien y faire attention, on reconnaîtra aisément que ces caractères n'existent dans aucune autre maladie mentale. Bien entendu, il n'y a pas à rapprocher ce syndrome des confusions mentales ou des démences: la disso-

---

[1]) Cf. l'Observation remarquable du Dr. BIANTE (Nantes). Des maladies du sommeil et des crimes commis dans le somnambulisme. *Annales médico-psychologiques*, 1904, II, 399.

[2]) Dissociation des souvenirs par l'émotion. *Journal de psychologie normale et pathologique* 1906.

ciation existe bien dans les syndromes démentiels, mais elle est alors beaucoup plus profonde et désagrége les systèmes psychologiques eux mêmes au lieu de les séparer seulement les uns des autres. Personne ne confondra ces phénomènes avec les délires systématiques où il n'y a ni anesthésie, ni amnésie, où le délire remplit la vie entière au lieu d'occuper seulement un moment séparé des autres.

La véritable comparaison qui s'impose et qui n'est pas sans difficultés c'est celle de ces idées fixes à forme somnambulique ou à forme médianimique avec les diverses obsessions des psychasthéniques. Je crois que ce sont des phénomènes voisins, mais qu'il y a cependant lieu de distinguer : les obsessions ont un développement moins complet et moins indépendant. Elles ne parviennent ni à l'acte, ni à l'hallucination ; elles ne s'isolent pas au même degré et ne s'accompagnent ni d'anesthésie, ni d'amnésie. En un mot les idées fixes que présentent les hystériques constituent un symptome extrèmement original et important.

Considérons un phénomène très voisin de l'idée, le langage. Dans bien des cas nous voyons des crises singulières de logorrhée dans lesquelles le sujet parle indéfiniment, à tort et à travers de toutes espèces de choses sans pouvoir s'arréter. Ces crises de langage qui peuvent porter sur la parole ou sur l'écriture ont revétu bien des formes. On retrouve ici la même exagération, la même régularité que dans les crises d'idées fixes: on y retrouve les mêmes caractères négatifs: le sujet ne peut plus arrêter sa parole, mais ce qui est le plus curieux il ne peut plus non plus la produire volontairement. A mon avis les phénomènes de mutisme hystérique doivent être étroitement rapprochées des cas de parole et d'écriture automatique dont ils ne sont que la contre partie. Beaucoup d'auteurs ont signalé ces muets qui parlent en rêve, en crise, en somnambulisme : j'en ai recueilli une vingtaine d'exemples.

En un mot il se passe pour la fonction du langage, quelque chose d'analogue à ce que nous avons observé pour l'idée fixe. Après tout, qu'est-ce qu'une fonction si ce n'est un système d'images associées les unes avec les autres exactement comme une idée? Le système est plus considérable, il est surtout plus ancien, mais c'est quelque chose de semblable: une idée est une fonction qui commence, une fonction est une idée de nos ancêtres qui a vieilli. Le même trouble peut s'appliquer aux deux phénomènes et le mutisme hystérique est une lacune dans la conscience personnelle déterminée par l'émancipation d'un système d'images exactement comme l'amnésie consécutive au développement de l'idée fixe.

Les mêmes remarques peuvent s'appliquer à tous les accidents. Le vrai caractère de toutes les paralysies hystériques, c'est d'être accompagnées ou suivies de l'agitation indépendante de la même fonction ; c'est l'acte subconscient qui caractérise la paralysie hystérique, comme j'ai essayé de le montrer il y a déjà plus de vingt ans. Ce fait s'observe dans les paralysies systématiques portant sur de petites fonctions motrices dans lesquelles le système d'images qui s'émancipe est bien visible ; le même fait se retrouve encore dans ces grandes paralysies qui portent un côté du corps ou sur les deux jambes. Il y a encore là des fonctions psychologiques, la fonction des deux membres d'un même côté du corps, la fonction des deux membres d'un même segment qui ont une certaine unité et une certaine indépendance psychologique de même qu'elles ont une unité et un siège anatomique; les fonctions très anciennes sont devenues des unités anatomiques, mais elles n'en sont pas moins restées des unités psychologiques et dans certains cas elles s'émancipent dans leur ensemble.

Nous rencontrons ici une grande difficulté, qui existait d'ailleurs dans les études précédentes, mais qui devient ici plus visible. Ces idées, ces fonctions qui se séparent ainsi de la conscience personnelle ou de la volonté subsistent cependant cela est entendu; mais est-ce qu'elles subsistent sans aucune altération? Est-ce que les fonctions psychologiques en s'unissant les unes avec les autres n'acquiérent pas par leur union certains perfectionnements et peuvent elles se dissocier sans dommage? En un mot n'y a-t-il pas un dégradation en même temps qu'une dissociation des fonctions? Sans doute on ne constate pas dans ces paralysies de grosses altérations des réflexes et il y a déjà vingt ans que j'ai répété qu'il n'y avait pas de clonus dans les paraplégies, pas de signe d'Argyll dans les troubles de la vision. J'ajouterai aujourd'hui qu'après l'avoir recherché je n'ai pas trouvé non plus le signe de l'extension des orteils dans les paralysies nettement hystériques. Cependant je ne suis pas bien convaincu qu'une certaine exagération des reflexes rotuliens qui est si fréquente, que certaines dilatation des pupilles ne soient pas en rapport avec ce trouble de la fonction dissociée. Quoiqu'il en soit, c'est dans ce sens qu'il faut chercher pour expliquer deux phénomènes très bizarres: la contracture et le tremblement. Il y a dans la contracture quelque chose qui rappelle l'action et l'entêtement je l'ai montré il y a bien longtemps en étudiant les contractures systématiques, mais je n'oserais pas conclure brutalement que la paralysie soit identique à l'immobilité volontaire et la contracture identique à la conservation volontaire de l'attitude. La disparition de la fatigue, la lenteur de la décontraction, la forme de la courbe de contraction dans ces membres disposés à la contracture me semblent montrer que la fonction du mouvement rétrograde en quelque sorte en même temps qu'elle s'est émancipée.

Certains troubles viscéraux sont indiscutables et ont exactement les mêmes caractères. La fonction de l'alimentation, la fonction de la respiration ou certaines de leurs subdivisions peuvent présenter des exagérations automatiques et des dissociations analogues à celles des idées et du langage. Celle est possible, parceque ces fonctions sont en grande partie psychologiques et conscientes. Mais en est-il de même pour des fonctions plus profondes qui d'ordinaire ne dépendent pas de notre conscience, la digestion, la circulation du sang dans les vaisseaux. C'est le problème qui se pose à propos de la constipation, à propos des palpitations du coeur, à propos des troubles vaso-moteurs et en particulier des lésions cutanées, comme du pemphigus. Vous savez que beaucoup d'auteurs refusent de considérer ces phénomènes comme hystériques et que d'autres leur accordent une grande importance. Je ne puis vous cacher mon hésitation: ces phénomènes existent chez beaucoup d'autres malades qui n'ont pas du tout l'état mental hystérique, je crois qu'ils peuvent se développer dans beaucoup

de névroses et qu'ils ne deviennent hystériques que d'une manière indirecte,
quand l'état mental qui les détermine est lui-même hystérique c'est-à-dire
présente nettement les caractères de la dissociation précédente. Si nous
sommes amenés à les rattacher nettement à l'hystérie dans certains cas,
il faudra pour les comprendre faire intervenir la notion de la dégradation,
de l'altération des fonctions dont nous venons de parler à propos des contractures.

On devrait faire porter la même analyse non plus sur les symptômes
isolés mais sur les états hystériques, sur les périodes de la vie pendant
lesquelles se groupent un grand nombre des symptomes précédents, on
verrait que ces symptomes proprement hystériques ne se développent pas
chez n'importe quel individu à propos d'un phénomène banal ou même
de ce qu'on veut appeler la suggestion, mais qu'il faut une modification
générale de tout l'état nerveux pour que de telles dissociations puissent se
réaliser. On retrouvera de plus en plus les phénomènes que j'ai analysés à
propos d'une autre maladie sous le nom de crises de psycholepsie, de
diminution de la tension psychologique, d'abaissement du niveau mental
Ces phénomènes forment une préparation indispensable aux accidents
hystériques. Inversement à la suite de changements organiques, à la suite
de traitements particuliers comme les pratiques aesthésiogéniques, à la suite
de diverses excitations on constatera un relèvement général de toute l'activité
mentale qui rend impossible l'apparition des phénomènes précédents.

Nous n'avons pas actuellement de conception anatomique ou physiologique
de tous ces phénomènes : malheureusement il n'existe pas aujourd'hui de
théorie physiologique de l'hystérie de même qu'il n'existe pas de théorie
anatomo-physiologique de la maladie du doute ou du délire de persécution.
Les théories qui s'affublent de ce nom ne sont que des traductions grossières
des théories psychologiques en un langage vaguement anatomique. L'hystérie
ne peut être définie que psychologiquement par comparaison avec les autres
maladies de l'esprit. Les expressions de „maladie par représentation, par
idée, par imagination" me semblent bien peu précises et pouvoir s'appliquer
à toutes sortes de troubles mentaux.

Les définitions dans lesquelles on fait entrer le mot „suggestion" sont
plus embarrassantes, car tout dépend du sens que l'on donne à ce mot
„suggestion". Si on l'entend d'une manière vague comme désignant une idée
quelconque, ou même une idée mauvaise entrant dans l'esprit d'une manière
quelconque on retombe dans le défaut précédent, on repète simplement
l'affirmation banale que l'hystérie est une maladie mentale et on ne la
distingue d'aucune autre de ces maladies. Si on considère la suggestion
comme une conséquence de ce développement indépendant, de cette dissociation des idées dans l'esprit de l'hystérique, si on la rattache au rétrécissement du champ de la conscience qui résulte de cette dissociation,
on donne alors à cette définition un sens précis et intéressant. Elle devient
alors assez vraie pour un certain nombre d'accidents; elle n'est pas vraie
d'une manière générale, parceque, comme je viens de le faire remarquer,
l'hystérique a l'idée fixe de certaines scènes de sa vie, mais n'a pas l'idée
fixe de la manière dont ces scènes se reproduisent, des lois qui gouvernent

ces divers accidents, de cette dissociation même descendant jusqu'à un certain niveau et n'allant pas ou delà, de cette émancipation des systèmes psychologiques qui restent cependant relativement intacts, caractères qui sont l'essentiel de la maladie. Je crois qu'il est plus important de faire entrer dans la définition de l'hystérie ces caractères eux-mêmes qui résument plus de symptomes et qui comprennent l'explication de la suggestion elle même.

Il faut d'abord rappeler qu'il y a dans cette maladie une dépression mentale. Je n'hésite pas à dire que l'hystérie est une psychose qui rentre dans le groupe considérable des psychoses dépressives. Il faudra plus tard la situer à côté des mélancolies, des délires maniaques-dépressifs, des psychasthénies. Elle est surtout voisine des psychasthénies et on pourrait presque dire que les hystériques ne sont qu'une variété des psychasthéniques. Cette variété est déterminée par la forme et la profondeur de la dissociation qui existe plus ou moins dans toutes les psychoses, mais qui porte ici particulièrement sur la conscience personnelle et beaucoup moins sur les fonctions elle-mêmes. En un mot *l'hystérie me semble être une forme de la dépression mentale caractérisée par la tendance au rétrécissement du champ de la conscience et à la dissociation des systèmes d'images et des fonctions qui par leur synthèse constituent la conscience personnelle.*

Cette définition est évidemment provisoire et la seule conclusion utile que l'on puisse aujourd'hui tirer de ces discussions un peu prématurées sur la définition de l'hystérie, c'est la nécessité maintenant reconnue par les neurologistes comme par les psychiatres d'une étude psychologique approfondie. Les symptomes psychologiques doivent être analysés avec autant de soin et de précision que les symptomes physiologiques. Tous les observateurs sont aujourd'hui convaincus, qu'il faut distinguer avec précision des réflexes cutanés en tendineux, des réflexes inférieurs ou supérieurs, qu'il est puéril de confondre sous le même nom des amaigrissements et des atrophies, des tics et ses spasmes, des secousses émotives et du clonus; il faut se décider à comprendre qu'on ne doit pas davantage employer à tort et à travers les mots „démonstration, persuasion, suggestion, association, idée fixe, obsession, etc.", qu'il faut distinguer dans les délires les idées fixes de telle or telle espèce, les divers degrés de la dissociation psychologique. Cette précision du langage permettra seule de reconnaitre nos erreurs inévitables, de comprendre mieux et de traiter mieux les malades et de faire faire à la psychiatrie des propres analogues à ceux qu'ont accomplis les études de neurologie.

2ᵈ Rapporteur: Professor ASCHAFFENBURG, (Cöln).

Die neueren Theorien über Hysterie.

Referent beschränkt sich in seinen Ausführungen auf die Erörterung der FREUDschen Theorie. Nach dieser werden Affekte, die nicht genügend Ausdruck gefunden haben, verdrängt und in körperliche Erscheinungen „konvertiert". Durch die psycho-analytische Methode gelingt es, diese vielfach schon vergessenen Affekte zum Vorschein zu bringen. Sie werden dann „abreagiert", wodurch das Symptom zum Verschwinden kommt. In allen Fällen findet sich nach FREUD ein sexuelles Trauma, vielfach der ersten Kindheit entstammend, als Ursache der Hysterie. Die Methode FREUDS besteht darin, in der Hypnose oder im Wachträumen die Kranken erzählen zu lassen, was ihnen einfällt. Er nimmt die Träume, die er sich erzählen lässt, zu Hülfe und hilft den Kranken ihre Einfälle und Träume deuten. JUNG hat dazu noch die Verwertung von Assoziationsexperimenten hinzugefügt, bei denen der Inhalt der Reaktion, die zu ihr erforderliche Zeit und die mangelnde Reproduktionstreue Anhaltspunkte dafür geben, dass hinter den vielfach scheinbar harmlosen Aeusserungen affektsbetonte „Komplexe" versteckt sind. A. ist der Ansicht, dass die FREUDsche und JUNGsche Methodik deshalb bei sexuellen Vorstellungen endigt, weil sie durch Hinlenken der Aufmerksamkeit auf das sexuelle Gebiet das Auftauchen sexueller Vorstellungen befördert, oft geradezu erzwingt. Die Deutungen der Untersuchenden geben nicht nur den Antworten den sexuellen Sinn, sondern sie legen jedes einzelne Wort in sexuellem Sinne aus. Die eigenen Versuche des Vortragenden haben ihn davon überzeugt, dass die Methode für die Kranken peinlich, oft direkt schädlich ist, und dass die Ergebnisse der Behandlung die Erfolge, die von anderer Seite mit harmloseren Mitteln erreicht werden, nicht übertreffen. Auch den heuristischen Wert der Methode schätzt A. gering, weil der Assoziationszwang zu Fehlschlüssen führen muss.

Die FREUDsche Theorie lässt im übrigen völlig ungeklärt, warum sexuelle Schädigungen in einem Falle eine Hysterie hervorrufen, in anderen ganz ohne nachweisbare Folgen bleiben. Sie führt uns also auch in dieser Richtung nicht weiter und wir sind doch genötigt, eine *individuelle Disposition* anzunehmen. Die Wirksamkeit psychischer Behandlung (der Heilkraft des Glaubens an ein Mittel) und die verderbliche Wirkung unzweckmässiger Erziehung (übertriebene Sorgsamkeit und Verweichlichung; die Hysterischen sind oft die einzigen oder die jüngsten Kinder) zeigen, dass der Weg zum Entstehen hysterischer Symptome der durch das Vorstellungsleben ist. Weiter sind wir einstweilen noch nicht gekommen. Die verschiedenen Kennzeichnungen der psychischen Grundlage, wie sie durch JANET, SOLLIER usw. versucht worden sind, sind weiter nichts als Umschreibungen dessen, was wir sehen und was Vortragender in aller Kürze als *Missverhältnis zwischen Reiz und Reaktion* bezeichnen möchte. Vorerst müssen wir uns bescheiden, die Symptome der Hysterie zu beschreiben, die Krankheitsformen enger zu umgrenzen (es wird vieles als psychogen bezeichnet, was nicht zur Hysterie gehört) und zu versuchen, sie unter einheitlichen Gesichtspunkten zusammenzufassen. Die Bilding einer wirklichen Theorie der Hysterie, die uns die Entstehung der Krankheit selbst erklären könnte, wird vielleicht erst in ferner Zukunft möglich sein. Vortragender bedauert, in seinem Referat im wesentlichen nur eine Kritik gebracht zu haben, hielt aber mit Rücksicht auf den Anklang, den die FREUDsche Theorie an einzelnen Stellen gefunden hat, diese Stellungnahme für notwendig.

3ième Rapporteur: Dr. KARL JUNG (Burzhölzli)

Privatdozent f. Psychiatrie a.d. Universität Zürich.

Es erscheint mir unmöglich, in dem kurzen mir zur Verfügung stehenden Zeitraume über alle diejenigen Autoren übersichtlich zu referieren, deren Forschungsarbeit in neuester Zeit mit dazubeigetragen hat, das Hysterieproblem zu vertiefen und zu fördern. Wenn ich mich daher im Folgenden ganz auf einen Autor beschränke, so geschieht es nicht etwa aus Missachtung der hervorragenden Arbeiten von CHARCOT, ¿MOEBIUS, STRÜMPELL, JANET, SOLLIER, VOGT, BINSWANGER, KREHL, DUBOIS, und anderer Forscher, sondern um einer sehr exponierten und heutzutage noch heftig angefochtenen Theorie möglichst gerecht zu werden. Der eigentliche Urheber dieser Theorie oder besser gesagt, dieser Anschauungsweise, ist SIGMUND FREUD. Soviel ich weiss, hat FREUD nur wenige Anhänger im deutschen Sprachgebiete und vereinzelte in den Vereinigten Staaten, sonst ist er unbekannt oder aufs heftigste befehdet.

Da FREUD keine für ein und allemal fertige Lehre aufgestellt, sondern eine Entwicklung durchgemacht hat und noch durchmacht, wird es für das Verständnis das Beste sein, eine historische Uebersicht seiner Arbeit zu geben.

Die theoretischen Voraussetzungen für die Denkarbeit der FREUD'schen Forschung liegen vor Allem in den Erkenntnissen der JANET'schen Experimente. Von der Thatsache der psychischen Dissociation und des unbewussten seelischen Automatismus geht die erste BREUER-FREUD'sche Formulirung des Hysterieproblems aus. Eine weitere Voraussetzung ist die unter Andern von BINSWANGER so nachdrücklich hervorgehobene aetiologische Bedeutung des Affectes. Diese beiden Voraussetzungen zusammen mit den aus der Suggestionslehre geschöpften Erfahrungen ergeben die heutzutage wohl allgemein anerkannte Auffassung der Hysterie als *psychogener* Neurose. FREUD'S Forschung richtet sich darauf, herauszufinden, mit welchen Mitteln und in welcher Art der Mechanismus der Erzeugung hysterischer Symptome arbeitet. Damit wird nichts anderes erstrebt, als eine minutiöse Ausfüllung jener bisher klaffenden Lücke in der langen Kette zwischen Anfangsursache und schliesslichem Symptom, jener Lücke, die in systematischer Weise auszufüllen bis jetzt noch Niemand im Stande war. Die jedem einigermassen aufmerksamen Beobachter sich aufdrängende Thatsache, dass Affecte eine aetiologisch ausschlaggebende Rolle bei der Entstehung hysterischer Symptome spielen, lässt uns die Resultate der ersten BREUER-FREUD'schen Mittheilung im Jahre 1893 ohne Weiteres verständlich erscheinen; vor Allem den von den beiden Autoren aufgestellten Satz: *Der Hysterische leide grösstentheils an Reminiscenzen*, d. h. also an affectbetonten Vorstellungscomplexen, die unter gewissen Ausnahmebedingungen stehen, welche verhindern, dass der initiale Affect zur Wirkungslosigkeit abklingt. Zu dieser vorderhand nur oberflächlich skizzierten Anschauungsweise gelangte zunächst BREUER, der in den Jahren 1880—82 Gelegenheit hatte zu eingehendster Beobachtung und Behandlung einer intellectuell sehr hochstehenden Hysterica. Das Krankheitsbild war hauptsächlich gekennzeichnet durch eine tiefe Spaltung des Bewusstseins, daneben bestanden zahlreiche körperliche Symptome von secundärer Bedeutung und Constanz. BREUER, der sich in seiner Behandlung durchaus von der Patientin führen liess, beobachtete, dass in jedem Dämmerzustande Reminiscenzcomplexe reproduziert wurden, welche zeitlich dem Vorjahr angehörten. Sie erlebte in diesen Zuständen hallucinatorisch eine Unmasse von Einzelscenen, die für sie von traumatischer Bedeutung gewesen waren. Weiter sah er mit unzweifelhafter Deutlichkeit, dass dieses Wiedererleben und Erzählen der traumatischen Momente von sichtlichem therapeutischem Einfluss war, indem dadurch Erleichterung und Besserung des Zustandes herbeigeführt wurde. Unterbrach er die Behandlung, so trat nach kurzer Zeit eine erhebliche Verschlimmerung ein. Um die Wirkung dieser Behandlung zu erhöhen und zu beschleunigen, schaltete BREUER zu dem ursprünglichen spontanen Dämmerzustand noch einen künstlichen suggestiven Dämmerzustand ein, in welchem weiteres Material abreagiert wurde. Auf diese Weise gelang es ihm die Kranke weitgehend zu bessern. FREUD, der sofort die Wichtigkeit dieser Beobachtungen erkannte, brachte in der Folge noch eine Reihe von weiteren übereinstimmenden Erfahrungen bei. Dieses Material findet sich in den von BREUER und FREUD publizierten Studien über Hysterie 1895.

Auf dieser Grundlage nun erheben sich die ursprünglichen von BREUER und FREUD gemeinsam errichteten theoretischen Constructionen. Die Autoren gehen aus von der Symptomatologie des Affectes beim Normalen. Die durch den Affect geschaffene Erregung wird in eine Reihe von körperlichen Innervationen umgesetzt, womit sie sich erschöpft und so den Tonus der Nervencentren wieder ausgleicht. Der Affect wird auf diese Weise *abreagiert*. Anders bei der Hysterie. Dort sehen wir das traumatische Erlebnis gefolgt (um den OPPENHEIM'schen Ausdruck zu gebrauchen) von einem *anomalen Ausdruck der Gemüthsbewegung*. Die intracerebrale Erregung wird nicht direct in natürlicher Weise entladen, sondern schafft krankhafte Symptome, entweder neue oder Recrudescenz von alten. Die Erregung wird also in abnorme Innervationen umgesetzt, was die Autoren als *Conversion der Erregungssumme* bezeichneten. Damit ist der Affect seines normalen Ausdruckes, der normalen Abfuhr in adaequate Innervationen beraubt, er wird nicht abreagiert, sondern bleibt „eingeklemmt". Die hysterischen Symptome, welche ihre Existenz diesem Vorgange verdanken, können daher als *Retentionsphaenomene* aufgefasst werden.

Das bisher Gesagte formuliert den durch die Beobachtung der Kranken gefundenen Tatbestand; die wichtige Frage aber, warum es beim hysterischen Individuum zur Einklemmung und Conversion des Affectes kommt, ist noch offen; dieser Frage hat FREUD ein specielles Interesse zugewandt. In seiner 1894 erschienenen Arbeit; „Die Abwehrneuropsychosen"versucht FREUD die psychologischen Folgewirkungen des Affectes näher zu analysieren. Er findet namentlich 2 Gruppen von psychogenen Neurosen, die sich dadurch principiell unterscheiden, dass der pathogene Affect bei der einen Gruppe in körperliche Innervationen convertiert wird, bei der andern Gruppe aber eine Transposition des Affectes auf einen andern Vorstellungscomplex stattfindet. Die erstere Gruppe entspricht der *klassischen Hysterie*, die letztere der *Zwangsneurose*. Als Grund für die Einklemmung des Affectes resp. für dessen Conversion oder Transposition findet er die Unverträglichkeit des traumatischen Vorstellungscomplexes mit dem normalen Bewusstseinsinhalte. Er konnte in vielen Fällen direct nachweisen, dass dem Pat. die Unverträglichkeit zum Bewusstsein gekommen war, woraus sich dann eine active *Verdrängung* des unvereinbaren Inhalts ergab. Der Kranke wollte nichts davon wissen und behandelte den kritischen Complex als „non arrivé". Das Resultat war eine systematische Umgehung und Verdrängung des wunden Punktes, wodurch der Affect an der Abreagierung verhindert wurde. Die Einklemmung des Affectes beruht also zunächst nicht auf dem vagen Begriff der speciellen Disposition, sondern auf einem *erkennbaren Motiv.*

Resumieren wir das bisher Gesagte: Bis zum Jahre 1895 ergeben die BREUER-FREUD'schen Forschungen folgende Resultate:

Die psychogenen Symptome stammen von traumatisch wirkenden affectbetonten Vorstellungscomplexen ab und zwar:

1. durch Conversion der Erregung in abnorme körperliche Innervationen.
2. durch Transposition des Affectes auf indifferente Vorstellungscomplexe.

Der Grund, warum der traumatische Affect nicht in normaler Weise abreagiert, sondern retiniert wird, ist darin zu suchen, dass der traumatische Affect einen mit dem übrigen Bewusstsein unvereinbaren Inhalt hat, welcher der Verdrängung anheimfallen muss.

BREUER hat von 1895 an auf diesem Gebiete nicht mehr weiter gearbeitet. Für die weiteren FREUD'schen Forschungen gab der Inhalt des traumatischen Affectes das Thema. Schon in den BREUER-FREUD'schen Studien und besonders in den Abwehrneuropsychosen hat FREUD auf die sexuelle Natur des initialen Affectes hingewiesen, wohingegen die erste von BREUER stammende Krankengeschichte das sexuelle Moment in geradezu auffallender Weise umgeht, obschon die ganze Krankengeschichte nicht nur reichlich sexuelle Anspielungen enthält, sondern auch für den Kundigen erst verständlich und zusammenhängend wird, wenn man die Sexualität der Kranken in die Rechnung einführt.

Auf Grund von 13 sorgfältigen Analysen glaubte FREUD behaupten zu dürfen, dass die spezifische Aetiologie der Hysterie in sexuellen Traumen der frühern Kindheit liege; das Trauma muss in wirklicher Irritation der Genitalien bestanden haben. Das Trauma wirkt zunächst nur vorbereitend, seine eigentliche Wirkung entfaltet es aber zur Zeit der Pubertät, wo, durch die erwachenden Sexualgefühle die alte Erinnerungsspur davon wieder belebt wird.

So versucht FREUD den unbestimmten Begriff der spezifischen Disposition in ganz bestimmte concrete Ereignisse der Vorpubertätszeit aufzulösen. Einer noch frühern *angeborenen* Disposition mass er damals keine alzu grosse Bedeutung bei.

Während nun die BREUER-FREUD'schen Studien sich zwar einer gewissen Anerkennung erfreuten, aber trotz der Versicherung gewisser Autoren bis jetzt noch nicht das Gemeingut der Wissenschaft geworden sind, stiess diese Lehre FREUD's auf allgemeinen und energischen Widerspruch. Nicht etwa, dass die Häufigkeit sexueller Traumen in der Kindheit in Zweifel gezogen werden könnte, wohl aber ihre ausschliesslich pathogene Bedeutung für normale Kinder. Aus der Luft gegriffen hat FREUD diese Anschauung gewiss nicht; er hat damit gewisse Erfahrungen formuliert, die sich ihm aufgedrängt haben. Er fand zunächst Erinnerungsspuren an infantile Sexualscenen, die in vielen Fällen mit grosser Bestimmtheit auf reale Ereignisse bezogen wurden. Er fand ferner, dass zwar diese Traumen in der Kindheit ohne spezifische Wirkung blieben, dass sie aber nach der Pubertät sich als Determinanten hysterischer Symptome zeigten. FREUD sah sich daher genötigt, dem Trauma Realität zuzubilligen. Nach meiner persönlichen Meinung that er dies, da er damals noch im Banne der ursprünglichen Anschauung stand, dass nämlich der Hysterische an Reminiscenzen leide, wesshalb die Ursache und das treibende Moment in der Vergangenheit aufgesucht werden müsse. Es ist begreiflich, dass eine solche Umkehrung der aetiologischen Momente, namentlich bei erfahrenen Kennern der Hysterie Widerspruch erregen musste, denn der Praktiker ist es schon lange gewohnt, die treibenden Kräfte der hysterischen Neurose vielmehr in der Gegenwart als in der Vergangenheit zu suchen.

Diese Formulierung des theoretischen Standpunktes von 1896 bedeutet für FREUD nur eine Entwicklungsstufe, die er jetzt überwunden hat. Die Entdeckung der sexuellen Determinanten im hysterischen Krankheitsbild wurde für ihn zum Ausgangspunkt umfassender Nachforschungen auf dem Gebiete der Sexualpsychologie überhaupt. Ebenso hat das Problem der Determination des associativen Geschehens seine Forschertätigkeit auch auf das Gebiet der Psychologie des Traumes geführt. So hat er in 1900 sein grundlegendes Werk über den Traum geschaffen, welcher für die Entwicklung seiner Anschauungen und seiner Technik überaus wichtig ist. Niemand, der die Traumdeutung FREUD's nicht von Grund aus kennt, wird im Stande sein, seine in jüngster Zeit entwickelten Anschauungen auch nur annähernd zu verstehen. In der Traumdeutung sind uns die Principien der FREUD'schen Theorie und Technik zugleich gegeben.

Für das Verständnis der jetzigen Anschauungen FREUD's und für die Nachprüfung seiner Resultate ist die Kenntnis seiner *Technik* unerlässlich. Dieser Umstand macht es nötig, dass ich an dieser Stelle auf das Wesen der *Psychanalyse* etwas näher eingehe.

Die ursprüngliche *kathartische Methode* zielte darauf ab, von den Symptomen aus zu dem zugrundeliegenden traumatischen Affect zu gelangen. Dadurch wurde der Affect ins Bewusstsein gehoben und durch normalen Ablauf abreagiert, d. h. seiner traumatischen Kraft entkleidet. Bei dieser Methode ging es ohne ein gewisses suggestives Drängen nicht ab, der Arzt führte und der Patient war im Wesentlichen passiv. Abgesehen von diesen Inconvenienzen mehrten sich allmählig auch die Beobachtungen von Fällen, in denen eigentliche Traumen gar nicht vorlagen, sondern alle Gefühlsconflicte ausschliesslich einer krankhaften Phantasietätigkeit zu entspringen schienen. Diesen Fällen konnte die Methode nicht gerecht werden.

Nach dem im Jahre 1904 erfolgten Mittheilungen FREUD's hat sich an dieser Methode seither verschiedenes geändert. Alles Suggestive fällt jetzt weg. Die Kranken werden nicht mehr durch den Arzt geführt, sondern ihren freien Einfällen ist der weiteste Spielraum gewährt, so dass die Kranken es eigentlich sind, welche die Analyse führen. FREUD begnügt sich damit, zu registrieren und von Zeit zu Zeit den Kranken auf die sich ergebenden Zusammenhänge aufmerksam zu machen. Ist die Deutung unrichtig, so gelingt es nicht, dem Kranken sie aufzunöthigen; ist sie richtig, so ist der durchschlagende Erfolg beim Kranken sofort ersichtlich, was sich im ganzen Benehmen sehr deutlich ausdrückt und schliesslich auch im therapeutischen Erfolge zu Tage tritt.

Die jetzige psychanalytische Methode ist um vieles complicierter und auch um vieles eingreifender als die ursprüngliche Kathartische. Die psychanalytische Methode verfolgt den Zweck, dem Kranken alle die vom Complex ausgehenden falschen Associationsverknüpfungen (id est: krankhaften Phantasien) zum Bewusstsein und damit zur Auflösung zu bringen, so dass der Kranke allmählig eine vollkommene Einsicht in sein Krankheitsbild und damit auch einen objectiven Standpunkt gegenüber seinen Complexen gewinnt. Man könnte daher diese Methode auch eine *erzieherische* nennen, indem sie das ganze Denken und Fühlen der Kranken so verändert, dass seine Persönlichkeit allmählig sich vom Zwange der Complexe befreit und eine unabhängige Stellung diesen gegenüber gewinnt. In dieser Beziehung hat die neuere FREUD'sche Methode eine grosse Aehnlichkeit mit der Erziehungsmethode DUBOIS, deren unverkennbare Erfolge im Wesentlichen darauf zurückzuführen sind, dass durch Belehrung der Standpunkt des Kranken gegenüber seinen Complexen tiefgehend verändert wird. Die von BEZZOLA praeconisierte Methode der Psycho-synthese hingegen ist eine directe, sehr interessante Weiterentwicklung der BREUER-FREUD'schen kathartischen Methode des Abreagierens. Die theoretischen Grundlagen der FREUD'schen psychanalytischen Methode, die ganz aus der praktischen Empirie emporgewachsen ist, sind noch in ein tiefes Dunkel gehüllt. Durch meine Associationsversuche glaube ich wenigstens einige Punkte derselben der experimentellen Bearbeitung zugänglich gemacht zu haben, womit allerdings noch längst nicht alle theoretischen Schwierigkeiten gehoben sind. Die Hauptschwierigkeit scheint mir in folgendem Punkt zu liegen: Wenn das zur Analyse vor-auszusetzende freie Associiren zum Complex hinführt, so nimmt FREUD folgerichtig an, dass dieser Complex mit dem Ausgangspunkt associirt ist. Man hat dieser Annahme entgegengehalten, dass es nicht allzuschwer ist, den associativen Zusammenhang z. B. zwischen SOCRATES und dem Nordpol herzustellen. Dabei vergisst man aber, dass bei der Analyse *erstens* nur der Ausgangspunkt, nicht aber das Ziel gegeben ist und *zweitens* der Bewusstseinszustand eben gerade kein gerichtetes Denken, sondern entspannte Aufmerksamkeit ist. Dagegen kann man einwenden, dass der *Complex* der Zielpunkt ist und dass der Complex, vermöge seiner selbstständigen Affectbetonung, eine sehr grosse Reproductionstendenz besitzt, sodass er spontan „freisteigend" auftritt und dann quasi nur zufälligerweise mit dem Ausgangspunkt associirt erscheint. Dieser Fall ist allerdings theoretisch denkbar; in praxi sieht die Sache in der Regel anders aus. Der Complex steigt eben nicht frei, sondern ist durch intensive Widerstände abgesperrt. Dafür treten prima vista ganz unverständliche associative Mittelglieder auf, die weder vom Arzt noch vom Kranken als irgendwie Complexzugehörig erkannt werden. Ist aber die Reihe bis zum Complex völlig hergestellt, so wird die Bedeutung jedes einzelnen Gliedes der Kette oft mit verblüffendster Deutlichkeit klar, so dass eine besondere Deutungsarbeit gänzlich erübrigt. Wer genügende practische Erfahrung mit der Analyse besitzt, kann sich empirisch immer und immer wieder von der Thatsache überzeugen, dass unter diesen Bedingungen niemals etwas x-beliebiges reproduziert wird, sondern immer etwas, das in einem a priori durchaus nicht immer durchsichtigen Zusammenhange mit dem ganz bestimmten Complexe steht. Man muss sich überhaupt an den Gedanken gewöhnen, dass der Zufall in solchen Einfallsreihen absolut ausgeschlossen ist. Wenn nun ein associativer Zusammenhang in einer nicht beabsichtigten Einfallsreihe existiert, d. h. wenn also der aufgefundene Complex mit der Ausgangsvorstellung associativ verknüpft ist, *so hat dieser Zusammenhang schon vorher existiert*, d. h. die Vorstellung, die wir als Ausgangspunkt genommen haben, war überhaupt schon durch den Complex constelliert. Daraus ist unschwer die Berechtigung abzuleiten, die *Ausgangsvorstellung als ein Symbol oder Anzeichen des Complexes* aufzufassen. Diese Ansicht befindet sich in vollster Uebereinstimmung mit den schon bekannten psychologischen Thatsachen: *Der jeweilige psychologische Moment ist nichts als die Resultante aller darausgegangen psychologischen Ereignisse.* Unter diesen praedominieren bei weitem die affectiven Erlebnisse, d. h. die Complexe, denen darum auch die grösste constellierende Kraft zukommt. Nehmen wir darum irgend ein kleines Stück der psychologischen Gegenwart, so sind in ihm folgerichtigerweise alle frühern Individualereignisse enthalten, worunter die affectiven im Vordergrunde stehen und zwar je nach Massgabe ihrer Actualität. Das gilt von jedem Partikel der Psyche. Es ist daher in potentia möglich, aus jedem Partikel die Constellationen zu reconstruieren: das will die FREUD'sche Methode. Man wird bei dieser Arbeit der Wahrscheinlichkeit entsprechend eben schliesslich auf die zunächst liegenden affectiven Constellationen stossen, und zwar nicht bloss auf eine, sondern auf viele, sehr viele sogar, stets nach Massgabe ihrer constellativen Kraft. FREUD hat diese Tatsache

Ueberdeterminierung genannt. Das Princip der Psychanalyse hält sich demnach, wie leicht ersichtlich, ganz innerhalb der Grenzen der bekannten psychologischen Erkenntnisse.

Diese Methode, wie ich sie Ihnen soeben kurz referiert habe, ist zwar ausserordentlich schwierig, aber erlernbar, nur braucht man mindestens 2 Jahre intensiver Uebung, bis man sie mit einiger Sicherheit handhaben kann. Aus diesem Grunde schon verbietet sich jede voreilige Kritik der FREUD'schen Forschungsresultate. Auch wird dieser Umstand es immer verbieten, dass die Methode für die Massentherapie in den Krankenhäusern Geltung erlangt. Was sie als wissenschaftliches Instrument leistet, kann nur der beurtheilen, der sie selber anwendet.

FREUD hat seine Methode zunächst zum Studium der Träume verwendet und bei dieser Arbeit sie verfeinert und vervollkommnet. Hier ergaben sich, wie es scheint, zuerst alle jene überraschenden associativen Verknüpfungen, die auch in den Neurosen eine überaus wichtige Rolle spielen. Unter diesen erwähne ich als wichtigstes Ergebnis, die Erkenntnis von der bedeutsamen Rolle, welche die gefühlsbetonten Complexe im Traume spielen und die Art und Weise, wie sie sich symbolisch ausdrücken. Dabei kommt dem *sprachlichen Ausdruck*, als einer der wichtigsten Componenten unseres Denkens, eine grosse Bedeutung zu, indem der *sprachliche Doppelsinn* eine der beliebtesten Brücken für die Verlegung und uneigentliche Ausdrückung des Affectes ist. Ich erwähne diese Punkte darum, weil sie für die Neurosenpsychologie von grundlegender Bedeutung sind. Wer diese bei normalen alltäglichen Dinge kennt, für den enthalten die in den „Bruchstücken einer Hysterieanalyse" berichteten, vielfach komisch anmuthenden Deutungen nichts Unerwartetes mehr, sondern sie ordnen sich den alltäglichen Erfahrungen zwanglos ein.

Ich muss es mir leider versagen, in extenso auf die hier angezogenen Forschungs-resultate einzugehen: ich muss mich ganz darauf beschränken, sie anzudeuten, denn sie sind die Propaedeutik für FREUD's jetzige Auffassung hysterischer Krankheitsbilder. Ich halte es auf Grund eigenster Erfahrung für unmöglich, den Sinn der spätern „3 Abhandlungen zur Sexualtheorie", sowie der „Bruchstücke einer Hysterieanalyse" genügend zu verstehen, ohne eine genaue Kenntniss der Traumdeutung. Ich gehe daher nur mit grossem Zögern daran, den Versuch zu wagen, Ihnen über die weitere Entwicklung der FREUD'schen Anschauungen zu referieren. Meine Aufgabe ist dazu noch ganz besonders erschwert durch den Umstand, dass wir eigentlich nur zwei litterarische Denkmäler besitzen, die uns die neuern FREUD'schen Anschauungen kund thun. Das sind I.: die 3 Abhandlungen zur Sexualtheorie und II.: die Bruchstücke einer Hysterie-analyse. Ein Versuch einer systematischen Darstellung und Belegung der neuern Theorien liegt noch nicht vor. Versuchen wir zunächst dem Gedankengange der 3 Abhandlungen näher zu treten.

Diese Abhandlungen sind schwer verständlich, nicht nur für den der FREUD'schen Denkweise Ungewohnten, sondern auch für den, der auf diesem speziellen Gebiete schon gearbeitet hat. Vor Allem muss man berücksichtigen, dass der FREUD'sche Begriff der Sexualität ein ungemein weiter ist. Er fasst nicht nur die bekannte normale Sexualität in sich, sondern auch alle Perversionen, und reicht noch weit hinein in das Gebiet der psychosexualen Derivate. Wenn ich also in FREUD'schem Sinne von Sexualität rede, so darf man darunter ja nicht etwa nur den Sexualtrieb verstehen. Ein fernerer Begriff, den FREUD in sehr erweitertem Sinne gebraucht, ist die „Libido". Der Begriff, ursprünglich hergenommen von „Libido sexualis", bedeutet bei FREUD in erster Linie die sexuelle Componente des Seelenlebens, soweit sie volitionistisch ist, und sodann auch jede über das gewöhnliche Mass hinausgehende Leidenschaftlichkeit im Begehren.

Für FREUD ist die *infantile Sexualität* ein Fascikel von Möglichkeiten für die Verwendung oder „Besetzung" der Libido. Ein normales Sexualziel existiert noch nicht, weil die Sexualorgane noch nicht ausgebildet sind. Wohl aber sind die psychischen Mechanismen vorbereitet. Die Libido ist vertheilt auf alle Möglichkeiten sexuellen Handelns, also auch auf alle Perversitäten, d. h. auf alle Abarten der Sexualität, die, wenn sie sich fixiren, später zu richtigen Perversionen werden. Die fortschreitende Entwicklung des Kindes schaltet allmählig die Besetzungen der perversen Neigungen aus, und concentrirt sich auf die Entwicklung der als normal geltenden Sexualität. Die bei diesem Prozess frei werdenden Besetzungen werden als Triebkraft der sog. Sublimierungen, gewisser höherer geistiger Functionen verwendet. Mit oder nach der Pubertät erfasst der normale Mensch das objective Sexualziel, womit die sexuelle Entwicklung zum Abschluss kommt. Es ist nun nach der Auffassung von FREUD für *Hysterie* characteristisch, dass der infantile Sexualentwicklungsprocess unter erschwerten Bedingungen vor sich geht, indem die perversen Libidobesetzungen viel schwerer als beim normalen Individuum abgelöst werden und darum länger bestehen bleiben. Treten nun die realen Sexualforderungen des spätern Lebens in irgend einer Form an die krankhafte Persönlichkeit heran, so zeigt sich ihre gehemmte Entwicklung darin, dass sie nicht im Stande ist, dieser Anforderung in normaler Weise zu genügen, indem die Forderung eine unvorbereitete Sexualität trifft, denn, wie FREUD sagt, das zur Hysterie disponirte Individuum bringt „ein Stück Sexualverdrängung" aus der Jugend mit. Anstatt dass nun die Sexualerregung, in erweitertem Sinne gesprochen, im normalen Sexualgebiete sich abspielt, gelangt sie in die Verdrängung und bewirkt eine Neubelebung der ursprünglichen infantilen Sexualbetätigung, was sich in allererster Linie in der characteristischen hysterischen *Phantasietätigkeit* äussert. Die Phantasien entwickeln sich nun längs der durch die spezielle Art der jeweiligen infantilen Sexualbetätigung vorgezeichneten Linie. Die Phantasie der Hysterischen ist bekanntlich masslos, es bedarf deshalb, um das psychische Gleichgewicht einigermassen zu wahren, aequivalenter Hemmungsmechanismen oder, wie FREUD sich ausdrückt, *Widerstände*. Sind die Phantasien sexueller Natur, so sind die ihnen entsprechenden Widerstände Scham, Ekel und Angst. Diese affectiven Zustände liefern, vermöge ihres normalen Zusammengehens mit körperlichen Erscheinungen, das Zustandekommen körperlicher Symptome.

Ich glaube, besser als alle theoretischen Formulirungen, die wegen der Complicirtheit des Stoffes alle ungemein schwerfällig ausfallen, wird Ihnen ein concretes Beispiel den Sinn der FREUD'schen Lehre illustrieren.

Es handelt sich um einen Fall schwerer psychotischer Hysterie bei einer intelligenten jungen Dame von 20 Jahren.

Die frühesten Symptome fallen zwischen das 3. und 4. Lebensjahr. Damals begannen sonderbare Gewohnheiten der Defaecation die FREUD als Analerotismus bezeichnet; ich kann hier nicht weiter auf dieses Symptome eintreten.

Mit dem 7 Jahre hörte die Perversion ziemlich plötzlich auf und wurde unmittelbar abgelöst durch Masturbation. Als sie einmal in diesem Alter Schläge von ihrem Vater (auf die entblössten Nates) erhielt, verspürte sie eine deutliche sexuelle Erregung. Später auch, wenn sie sah, dass ihr jüngerer Bruder vom Vater gezüchtigt wurde. Allmählig entwickelte sich auch ein auffallend ablehnendes Verhalten gegen den Vater.

Mit 13 Jahren wurde Pat. menstruiert. Von dieser Zeit an entwickelten sich Phantasien durchaus perverser Natur, die sie obsedierend verfolgten. Sie konnte sich nie zu Tische setzen, ohne dass sie beim Essen zugleich den Defaecationsact vorstellen musste; sie konnte auch Niemand ansehen beim Essen, ohne an das Gleiche zu denken, besonders nicht den Vater. Die Hände des Vaters konnte sie nicht mehr ansehen, ohne sexuelle Erregung, aus dem gleichen Grunde konnte sie die rechte Hand des Vaters nicht mehr berühren. So kam es allmählig, dass sie in Gegenwart anderer Personen gar nicht mehr essen konnte, ohne beständiges Zwangslachen u. Pfuirufen, weil sich eben diese perversen Phantasien schliesslich auf alle Personen ihrer Umgebung erstreckten. Zog sich Pat. eine kleine Züchtigung oder gar nur einen Tadel zu, so antwortete sie darauf mit einem Lachkrampf, Herausstrecken der Zunge, Pfuirufen und Abscheugeberden, weil ihr in einem solchen Moment jedesmal die plastische Vorstellung der züchtigenden väterlichen Hand (auf ihren Nates) kam, verbunden mit sexueller Erregung. Mit dem 14ten Jahre etwa erwachte ein an sich normaler Drang, sich einem andern Menschen liebend anzuschliessen. Versuche in dieser Hinsicht scheiterten aber, weil sich die krankhaften Phantasien überall dazwischen stellten und zwar gerade bei den Menschen, denen sie am ehesten hätte Liebe entgegen bringen mögen.

Mit ca. 17 Jahren hatte sich ihr Zustand derart verschlimmert, dass Pat. eigentlich nur noch zwischen tiefen Depressionen, Lach-, Wein- und Schreikrämpfen abwechselte. Sie konnte niemand mehr ansehen, hielt den Kopf verborgen, streckte bei jeder Berührung mit den Zeichen grössten Abscheu's die Zunge heraus, etc.

An dieser kurzen Krankengeschichte lässt sich das Wesentliche der

FREUD'schen Lehre demonstrieren. Zuerst begegnen wir einem Stück infantiler Perversität, die FREUD als Analerotismus auffasst, der im 7ten Jahr durch Masturbation ersetzt und abgelöst wird. Eine in diese Zeit fallende körperliche Züchtigung, welche die durch die infantile Perversität predisponierte Gegend berührt, schafft sexuelle Erregung.

Damit sind die Determinanten für die spätere psychische Sexualentwicklung gegeben. Die Pubertät mit ihren körperlichen und geistigen Umwälzungen bringt namentlich eine Erhöhung der Phantasiethätigkeit mit sich. Diese greift die Sexualbethätigung der Kindheit auf und wandelt sie in endlosen Variationen ab. Eine derartige perverse Phantasie wirkt bei einem sonst empfindsamen Menschen nothwendig als moralischer Fremdkörper, der durch Abwehrmechanismen, namentlich durch Scham und Ekel verdrängt werden muss. Daraus erklären sich zwanglos alle die mannigfaltigen Anfälle von Ekel, Abscheu, Pfuirufen, Zungeherausstrecken etc.

In der Zeit, wo die dem Pubertätsalter eigenthümliche Sehnsucht nach der Liebe anderer Menschen erwacht, vermehren sich die krankhaften Symptome, weil die Phantasien sich nun auch gerade auf die Personen am intensivsten richten, die der Kranken am liebenswerthesten erscheinen. Das führt naturgemäss zu einem gewaltigen seelischen Conflict, der die zu dieser Zeit erfolgende Verschlimmerung bis zur hysterischen Psychose verständlich erscheinen lässt.

Wir verstehen nun, wie FREUD sagen kann, dass die Hysterischen ein Stück Sexualverdrängung aus der Jugend mitbringen : aus constitutionellen Gründen in letzter Linie gelangen sie vielleicht früher zu sexuellen oder sexualähnlichen Handlungen als andere Menschen. Entsprechend der constitutionellen Emotivität gehen diese infantilen Eindrücke tiefer und haften länger, weshalb sie später zur Pubertätszeit constellierend auf die Richtung der ersten Sexualphantasien einwirken. Wiederum entsprechend der constitutionellen Emotivität der Hysterischen fallen alle affectiven Regungen viel stärker aus als bei Normalen. Gegenüber der Intensität der abnormen Phantasien müssen daher entsprechend starke Scham- und Ekelgefühle als Reaction auftreten.

Tritt die reale Sexualforderung in irgend einer Form an die Persönlichkeit heran und verlangt die Uebertragung des Begehrens auf den ersehnten Gegenstand, dann werden auch alle perversen Phantasien auf sie übertragen, wie wir in unserem Fall gesehen haben. Daher erhebt sich auch gegen das geliebte Object die Abwehr, Scham und Ekel. Die Kranke kann ihre Libido nicht ungehemmt übertragen, und damit ist der grosse Gefühlskonflict da. Die Libido erschöpft sich im Kampfe gegen die mit ihr wachsenden Abwehrgefühle, woraus die Symptome entstehen, die nichts Anderes als die *Sexualbetätigung* der Kranken darstellen.

Resumieren wir : FREUD's jetzige Hysterieauffassung lässt sich etwa folgendermassen formulieren :

Auf constitutionellem Boden erwachsen gewisse vorzeitige Sexualbetätigungen von mehr oder weniger perverser Natur.

Diese Betätigungen führen vorerst nicht zu eigentlichen hysterischen Symptomen.

Zur Pubertätszeit, (die psychologisch früher als die körperliche Reifung datiert ist) erhält die sexuelle Phantasie eine durch die infantile Sexualbetätigung constellierte Richtung.

Die aus constitutionellen (affectiven) Gründen gesteigerte Phantasie der Hysterischen führt zu Vorstellungscomplexen, die mit dem übrigen Bewusstseinsinhalt unvereinbar sind und darum der Verdrängung, namentlich durch Scham und Ekel, unterliegen.

In diese Verdrängung wird die Uebertragung der Libido auf eine geliebte Person mit hineingezogen, woraus der grosse Gefühlsconflict entsteht, der dann die Veranlassung giebt zum Ausbruch der eigentlichen Krankheit.

Die Symptome der Krankheit verdanken ihre Entstehung somit dem Kampfe der Libido gegen die Verdrängung; sie stellen daher nichts als eine abnorme Sexualbetätigung dar.

Diese FREUD'schen Grundsätze gelten nun allerdings bloss für die „landläufigen" Hysterien, wenn mir dieser vage Ausdruck gestattet ist; ich wüsste allerdings keinen andern, denn alle diejenigen Hysterien, die ich *gründlich* analysiert habe, und die klinisch-symptomatologisch zum Theil total verschieden sind, entsprechen genau dem FREUD'schen Schema. Es sind Hysterien, wie sie jeder Nervenarzt zu Dutzenden kennt. Wir sind also ausser Stande anzugeben, ob nur eine gewisse Gruppe der Hysterie die FREUD'sche Construction aufweist, oder ob diese allgemein gilt. Was für andere Formen der Hysterie vom Schema noch abgetrennt werden müssen, ist also unmöglich zu sagen. Dass es solche giebt, ist a priori nicht zu bestreiten. Ich betone, dass für die *kindliche Hysterie* noch keine Formulierung besteht, ebenso fehlen *analytische* Erfahrungen über die *psychotraumatischen Neurosen* so gut wie ganz. Die Resultate von BEZZOLA, der speciell auf diesem Gebiete arbeitet, sind zu analytischer Vergleichung nicht verwendbar, da seine Methode, ausgehend von der ursprünglich BREUER-FREUD'schen, natürlich in Hinsicht der Sexualentwicklung keine Auskunft giebt.

Nach der heutigen Lage der Dinge kann somit nur behauptet werden, dass die FREUD'schen Feststellungen für eine unbestimmt grosse Anzahl von Hysteriefällen gelten, die bis jetzt als klinische Gruppe nicht abgegrenzt werden konnten.

Aus dem Gesagten geht als ganz selbstverständlich hervor, dass im hysterischen Krankheitsbild, abgesehen von acuten Erregungen und Dämmerzuständen, *die Sexualität nirgends augenfällig heraustritt*, dass sie sogar im Gegentheil recht fern zu liegen scheint. Viele intellectuell hochstehende Hysterische bewegen sich sogar mit Vorliebe nur in den abstractesten Sphären, sodass das Zartgefühl und die Pietät des Arztes sich sträubte, die Decke dieser Sublimierungen zu lüften. Das ist aber eben gerade der Sinn der Krankheit, ein balancierendes Aequivalent für die Sexualität und ihre unvereinbaren Affecte zu schaffen. Unser eigener Zartgefühl, ein Stück der Sexualverdrängung, die Jeder in sich trägt, stimmt mit der Tendenz des Kranken, nicht an die sexuellen Probleme zu rühren, so gut überein, dass uns nur all zu oft *eigene Widerstände* hindern, welche die Analyse auf halbem Wege zum Stehen bringen.

Was nun die Detailergebnisse der FREUD'schen Analysen betrifft, so erklärt sich der heftige Widerstand, mit dem sie aufgenommen wurden, einfach daher, dass sozusagen Niemand die Entwicklung der FREUD'schen Lehre seit 1896 mitgemacht hat. Hätte man Traumanalysen nachgeprüft unter Berücksichtigung der FREUD'schen Regelen, so wären die jüngsten FREUD'schen Veröffentlichungen, speciell der „Bruchstücke einer Hysterieanalyse" nicht allzu schwer verständlich. Die Unmittelbarkeit dieser Mittheilungen allein ist verblüffend.

Am wenigsten kann man FREUD die Sexualsymbolik verzeihen. Ich finde, hier könnte man ihm eigentlich am leichtesten folgen, denn hier hat die Mythologie als der Ausdruck des phantastischen Denkens ganzer Völker vorgearbeitet. Ich erinnere an die ausgezeichneten Arbeiten STEINTHAL'S aus den 60iger Jahren, welche eine allgemein verbreitete Sexualsymbolik in mythologischen und sprachgeschichtlichen Relicten nachweisen.

Ich erinnere überhaupt an die Erotik mit ihrem allegorischen oder symbolischen Ausdruck bei unsern Dichtern. Niemand, der diese Hinweise berücksichtigt, wird sich der Einsicht verschliessen können, dass es sich zwischen den FREUD'schen Symbolismen und den Symbolen der poetischen Phantasie des Einzelnen und ganzer Völker um ungemein weitgehende und bedeutsame Analogien handelt. Das FREUD'sche Symbol und seine Deutung ist daher nichts Unerhörtes, sondern bloss für uns Psychiater etwas Ungewohntes.

Die Schwierigkeiten, die daher entspringen, sollten jedenfalls Niemand abhalten, tiefer auf die FREUD'schen Probleme einzugehen, denn sie bedeuten für die Psychiatrie sowohl als für die Neurologie *ungewöhnlich viel.*

4ième Rapporteur: Prof. G. JELGERSMA (Leiden)

Die theoretische Auffassung der Hysterie.

Die Symptome der Hysterie lassen sich, wie die französischen Autoren zur Genüge hervorgehoben haben, in zwei grosse Abteilungen unterscheiden:

1⁰. Die Stigmata, das heisst jene Erscheinungen, die bleibend da sind und welche den Boden darstellen, auf welchem die anderen Erscheinungen sich entwickeln; die Stigmata werden vom Patienten nicht als krankhaft empfunden und

2⁰. die Accidenten, vorübergehende Symptomen, die als krankhaft empfunden werden und welche sich nur bei solchen Personen ausbilden können, die bereits von den Stigmata affiziert sind.

Bisweilen, aber jedenfalls nur selten, ist es schwierig beide Arten von Symptomen von einander zu unterscheiden. Beide Reihen von Symptomen haben eine ganz verschiedene Bedeutung und Genese.

Die Stigmata entstehen ohne psychologische Ursache, sie sind ein Mitgift der Heredität und haben mit Vorstellungen nichts zu schaffen. Im Sinne einer späteren Definition sind es Ausfallsymptome.

Die Accidenten sind, ebenfalls im Sinne einer späteren Definition, Reizungssymptome, welche durch eine krankhaft erhöhte Intensität einer Vorstellung ihre Ursache und ihre Erklärung finden.

Da die Stigmata ohne gleichzeitige Vorstellungen entstehen, so darf die Hysterie im Ganzen nicht als eine Vorstellungskrankheit betrachtet werden, nur die Accidenten sind als solche zu verwerten. Sie sind gefühlsbetonte Vorstellungskomplexe, wobei die Gefühlsbetonung seine Ursache findet in den vorher schon bestehenden Stigmata, da diese abnormale Gefühlsbetonung bei normalen Personen nicht stattfindet. Jede Definition der hysterischen Erscheinungen muss also mit den Stigmata anfangen. Ihre Erklärung soll den Weg eröffnen die Accidenten zu deuten.

Die Stigmata sind alle Ausfallsymptome, aber keine organische und keine lokalisierbare Ausfallsymptome; es sind Anaesthesien, Amnesien, Paralysen. Die einfachsten sind die Anaesthesien; sie sind geeignet den Ausgangspunkt für unsere Betrachtungen abzugeben. Als Beispiel wählen wir die hysterische Anaesthesie. Ihr gehen keine Vorstellungen voran, sie ist da ohne dass der Patient selbst davon eine Ahnung hat. Man findet sie bei Erwachsenen und bei Kindern in der nämlichen Form.

Durch die Erhaltung der Reflexe in der anaesthetischen Körperhälfte lässt sich nachweisen, dass keine Leitungsunterbrechung im peripheren Nervensystem oder im Rückenmark die Ursache für diese Anaesthesie abgeben kann und da auch die komplizierten Reflexe und anatomischen Prozesse in normaler Weise vor sich gehen, darf angenommen werden, dass die höheren Zentren in der Oblongata und im Gehirnstamme ebenso in keiner Weise eine Einbüsse erlitten haben. Die hysterischen Veränderungen werden also im Grosshirn ihren Sitz haben müssen.

Durch verschiedene Prozeduren, durch Suggestion im wachen und hypnotischen Zustande lässt sich leicht nachweisen, dass auch viele Grosshirnprozesse in normaler Weise auf einen Reiz der anaesthetischen Körperhälfte hin verlaufen. Ohne weiter auf nähere Detailfragen einzugehen, wird dies am eklatantesten gezeigt durch das bekannte Beispiel von JANET.

Ein Knabe zeigte nach einer Feuersbrunst, welcher er beiwohnte, hysterische Krampfanfälle, welche spontan, aber immer auch dann wiederkehrten, wenn er eine kleine Flamme, z. B. ein Streichhölzchen sah. Der Patient hatte eine extreme Gesichtsfeldeinengung und jedesmal, auch wenn das Bild eines brennenden Streichhölzchens auf die anaesthetischen Teile der Netzhaut fiel, entwickelte sich ein Krampfanfall. Dieser Krampfanfall mit Deliren ist ohne Zweifel ein cerebraler Prozess und wir haben in diesem Falle also komplizierte Hirnprozesse, die von einer Reizung anaesthetischer Teile ausgehen. Nach zahllosen anderen Methoden lässt sich weiter mit Sicherheit nachweisen, dass der Reiz einer hysterisch-anaesthetischen Stelle der Körperoberfläche nicht nur im Gehirn ankommt, sondern auch, dass er hier weiter verarbeitet wird und in eine Bewegung oder in eine Handlung übergeht.

Wenn wir weiterhin die psychischen Prozesse, welche von Reizen hysterisch anaesthetischer Teile ihren Ursprung nehmen, näher betrachten, so fällt auf, dass diese Prozesse alle sehr einfacher Art sind; komplizierte Prozesse, das sind Bewusstseinsprozesse, finden nicht statt. Von der organischen Seite betrachtet heisst dies, dass der im Gehirn anlangende Reiz keine komplizierte Verbindungen mit anderen Elementen eingehen kann. Wenn also eine Perception von hysterisch anaesthetischen Stellen aus entsteht, so darf man sagen, dass der Patient fühlt, dass er aber nicht weiss, dass er fühlt, da das Wissen immer eine Kompliziertheit von Verbindungen oder von möglichen Verbindungen voraussetzt. Diese Definition der hysterischen Anaesthesie lässt sich auf die anderen Stigmata ausdehnen. Bei der hysterischen Amnesie erinnert sich wohl der Patient, weiss aber nicht, dass er sich an etwas erinnert und sagt also, dass er sich nicht erinnert. So auch bei einer hysterischen Lähmung: der Patient kann sich wohl bewegen, er weiss aber nicht, dass er es kann und tut es also nicht. Immer bleibt die Hauptsache, dass der einfache Prozess da ist und dass der komplizierte Prozess, das Bewusstseinsphenomen, fehlt.

Wir legen speziell den Nachdruck hierauf, dass bei dieser Auffassung der hysterischen Stigmata jeder psychologische Prozess, jede Vorstellung als Ursache der Stigmata ausgeschlossen ist und dass die Hysterie in

ihren Grundsymptomen also keine Vorstellungskrankheit ist. In gewissem
Sinne kann man die Stigmata als Ausfallsymptome betrachten,
insoweit sie dadurch verursacht sind, dass von einem Gehirnreiz aus
die komplizierten Assoziationen ausgefallen sind und nur einfache
Verbindungen möglich bleiben. Sie sind also keine lokalisierbare Ausfallsymptome, da nach jeder Richtung hin Verbindungen möglich bleiben,
auch bei intensivsten Fällen von Hysterie.

Wir müssen nun weiterhin etwas näher die psychischen Pozesse
betrachten, welche nach einer Reizung einer anaesthetischen Stelle bei
der Hysterie von dem im Gehirn ankommenden Reiz aus möglich sind.
Wir demonstrieren dies am leichtesten an einem Beispiele und wählen
hierfür einen Fall von automatischer Schrift, welche so charakteristische
Erscheinungen gibt. Wie bekannt, findet sich hierbei immer eine
rechtsseitige Anaesthesie.

Man sitzt neben der Patientin und redet über gleichgültige Sachen;
unbemerkt schiebt man ihr einen Bleistift in die Hand und Papier
dabei. Ohne die Konversation zu unterbrechen, stellt man leise einfache
Fragen und bemerkt bald, dass die Hand zu schreiben anfängt. So erfahrt
man wie es ihr geht, wie alt sie ist u. s. w. Sie kann aber nicht auf-
schreiben wie viel 3×3 ausmacht, offenbar weil einiges Nachdenken
dabei erforderlich ist. Nachher fehlt jede Erinnerung für alles, was
ausgeschrieben ist, die Patientin weiss uberhaupt nicht, dass sie etwas
geschrieben hat.

Dergleiche Beobachtungen, die in unendlicher Varität bei der Hysterie
angestellt werden können, lehren uns wichtige Sachen.

Wenn ich der Patientin einen Bleistift in die Hand gebe, so fängt
sie zu schreiben an. Auf Reizung der anaesthetischen Hand durch
den Bleistift folgen also auf eine Frage hin die motorischen Wort- und
Schreibebilder und die Innervirung der anaesthetischen Hand;
diese komplizierten Bewegungen werden jeden Augenblick kontrolliert
eben von der anaesthetischen Hand. Alle jene feine Gefühlsqualitäten,
welche beim Schreiben tätig sind, und dieser ohne Zweifel cerebraler
Prozesse, funktionieren in normaler Weise, wiewohl die ganze Hand
anaesthetisch ist. Der anaesthetische Bezirk im Gehirn ist also der
Ausgangspunkt für anderweitige nervöse Prozesse. Die nervöse Prozessen
können aber nur sehr einfacher Art sein, da jede etwas komplizierte
Aufgabe fehlschlägt. Hiermit stimmt auch überein, dass jede Erinnerung
für dass Geschriebene fehlt, die nervösen Prozesse waren so einfacher
Art, dass sie keine Bewusstseinsprozesse darstellten und also auch
nicht in bewusster Weise erinnert werden könnten.

Aus obigen Auseinandersetzungen, die für alle hysterischen Stigmata
ihre Gültigkeit haben, darf man schliessen, dass bei ihnen ein cerebraler
Prozess ohne Zweifel stattfindet, das aber der ankommende Reiz niemals
der Beginn eines komplizierten psychischen Prozesses ist, aber sich bald
in eine Handlung umsetzt. Aus diesen Gründen habe ich das hysterische Stigma einen „Kurzschluss" genannt. Die fundamentalen
Symptome der Hysterie, der Boden auf welchem die Erscheinungen

der Krankheit sich entwickeln, ist eben diese angeborene Eigenschaft des Zentralnervensystems, „Kurzschlüsse" zu bilden.

Dieser „Kurzschlüss" hat im normalen Leben viele Analoga. Wenn wir etwas erlernen, z. B. das Klavierspiel, so geschieht dies mit einem grossen Aufwande von Energie; jedes Erlernen ist immer ein intensiver psyuhischer Prozess. Im Anfang hat man immer eine Menge von überflüssigen Bdwegungen, die störend einwirken. Nach und nach werden dies vom wählenden Verstande unterdruckt. Im Anfang ist es ein intensiver Bewusstseinsakt, welcher die ganze psychische Persönlichkeit einimmt; bei steigender Vervollkommnung wird der Prozess immer einfacher und besser, alle überflüssigen Bewegungen werden eliminiert, die Handlung läuft schneller ab und reduziert sich auf die notwendigsten Bewegungen; zu gleicher Zeit wird aber der Bewustseinsakt immer einfacher und hinterlässst nicht mehr eine bewusste Erinnerung. Aus dem psychischen Prozesse hat sich ein Automatisme gebildet; der psychische Akt ist ein „Kurzschluss" geworden.

Alles, was wir erlernen, jede Erziehung, durchläuft diesen Entwicklungsgang, diese Vereinfachung, wie man es nennen darf. Die Erziehung beruht darauf, dass komplizierten geistign Prozesse, die anfangs bewusst gelernt werden, durch die Wiederholung sich umbilden, einfacher werden und schliesslich als Gewohnheiten dem gebildeten Menschen eigentümlich sind. Auch hier hat ein komplizierter Bewusstseinsprozess durch „Kurzschluss" sich einem Automatisme umgebildet.

Die Hysterie ist eine Erkrankung, bei welcher dieser „Kurzschluss" in extremem Grade sich entwickelt und sich in den verschiedensten Richtungen ausbilden kann. Bei der hysterischen Lähmung besteht eine Leitungserschwerung oder Behinderung nach den motorischen Zentren hin; dabei kann aber die direkte Leitung vom sensibilen Zentrum nach dem motorischen ungestört sein. So nehmen wir oft wahr, dass die rein willkürlichen Bewegungen unmöglich sind, die unwillkürlichen aber erhalten. Auch bei den rein psychischen Prozessen beobachten wir den „Kurzslchuss", in soweit als ach hier die komplizierten und bewussten Prozesse entschieden vereinfacht sind.

Auf dem in dieser Weise durch den „Kurzschluss" vorbereiteten Boden entwickelten sich die Accidenten. Dies sind die Symptome, welche im strikten Sinne pathologische sind und worüber die Patientin ärztliche Hülfe sucht. Die Accidenten sind eine Wirkung der Emotion auf der durch „Kurzschluss" mit Stigmata behafteten Persönlichkeit. Hier kommt also das psychische Moment hinzu; hier finden wir zum ersten Male den „gefühlsbetonten Komplex" der deutschen Autoren. Bedenken wir immer, dass der gefühlsbetonte Komplex nie seine Wirksamkeit bei einer normalen Person entfalten kann.

Unsere Geistesprozesse zeigen verschiedene Grundqualitäten. Diese sind ihre Intellektualität und ihre Emotionalität. Die Intellectualität ist der Ausdruck ihrer Kompliziertheit; je komplizierter ein Geistesprozess ist, desto grösser ist ihre Intellectualität. Der Imbecil ist weniger intellectuell, weil seine Geistesprozessen weniger kompliziert sind. Eine schwierige Sache begreifen heisst alle mögliche Verbindungen mit bekannten anderen Sachen umfassen.

Die Emotivität ist der Ausdruck für die Intensität unserer geistigen Prozesse. Ein Geistesgeschehen kann sehr einfach sein, also auf niedriger, intellektueller Stufe stehen und doch kann es sehr emotionell sein, weil es sehr intensiv ist. Bei unseren einfachsten geistigen Prozessen, unseren Empfindungen, unseren einfachen Erinnerungsbildern nennen wir die Emotivität den Gefühlston. Eine Empfindung mit starkem Gefühlston ist eine sehr intensite Empfindung. Die höchste Intensität einer Empfindung hat als Gefühlston den Schmerz. Diese höchste Intensität des Empfindungsprozesses stört die normale Association der Vorstellungen. Statt einer Assoziation findet eine Irradiation der Schmerzeindrücke statt. Was vom Schmerz gesagt ist, hat auch seine Gültigkeit bei der Emotion; diese ist an etwas komplizierteren Geistesprozesse gebunden, stellt aber auch ein sehr intensives, geistiges Geschehen dar und auch die Emotion stört die komplizierten Geistesprozesse; statt einer Assoziation tritt auch hier eine Irradiation auf. Diese Irradiation hat aber zwei wichtige Folgen.

1⁰. Kommt eine Isolierung der Emotion zustande. Durch die grosse Intensität des emotionellen Komplexes und seine Irradiation nach allen Richtungen hin wird der normale assoziative Verband mit anderen Vorstellungen aufgehoben oder jedenfalls demselben entgegengearbeitet. Die normale Assoziation vollzieht sich nach bestimmten Regeln und Gesetzen und diese werden eben von der Irradiation unterbrochen. Die Folge hiervon wird sein, dass die Emotion in ihrem normalen Verbande mit dem übrigen Geistesinhalt gestört ist; von ihr aus werden keine Vorstellungen wachgerufen und von den Vorstellungen aus wird die Emotion nicht neu geweckt.

2⁰. Eine weitere Folge dieser Irradiation ist die mehr weniger deutliche Störung in der willkürlichen Erinnerung, die jeder intensiven Emotion anheftet. Dies findet seine Erklärung in der eben besprochenen Aufhebung oder Verminderung des assoziativen Verbandes. Es ist aber nur die willkürliche Erinnerung, welche vermindert ist. Die Vorstellung der Emotion an sich bleibt viel besser erhalten, wie jede andere Vorstellung. Dies findet hierin seine Ursache, dass, abgesehen von ihrer ursprünglichen Stärke, sie weit weniger der normalen Abnutzung durch neu eintretende Vorstellungen ausgesetzt ist, wie der übrige Geistesinhalt, eben wegen ihres fehlenden Verbands mit den normalen Geisteselementen, die einander aufheben und verdrängen.

Wenn also BLEULER sagt, dass bei den verschiedenen Formen der Dementie die Emotivität nicht vermindert ist, ebenso wie sie bei einem Kinde nicht geringer ist, als bei einem Erwachsenen, so hat er dabei insoweit Recht, als bei einer organischen Krankheit die *Intensität* der psychischen Prozesse nicht vermindert zu sein braucht, im Anfang der Erkrankung vielleicht sogar oft erhöht ist. Sobald aber die Intensität der psychischen Prozesse abnimmt, wie z. B. bei vielen Formen von Stupor, vermindert zu gleicher Zeit die Emotivität.

Nach diesen Vorbemerkungen gehen wir zur weiteren Ausarbeitung unserer Ansichten über.

Wenn eine Emotion in einem mit Stigmata belasteten Gehirn eintritt, erfahren die Verhältnisse eine wesentliche Aenderung. Die Irradiation wird eine viel grössere, wird sich in erster Linie des schon vorhandenen „Kurzschlusses" bemächtigen und als Bewegung nach aussen abfliessen, oder wenn er intracerebral bleibt, wird sie einen unverhältnismässig grossen Einfluss auf andere mit ihr verbundenen Geistesprozesse bekommen. Der „Kurzschluss" enthält also ein Moment, das dazu beiträgt, die normale Association weit eher in Unordnung zu bringen, als unter normalen Verhältnissen der Fall ist. Hierdurch zeigen sich viel schneller die schon der normalen Emotion anheftenden Eigenschaften der abnormalen Verbindungen mit dem übrigen Geistesinhalt: der Isolierung und der mangelhaften willkürlichen Erinnerung. Der emotionelle Komplex, auf diese Weise dem Einfluss der anderen Geistesprozesse entzogen, wird von diesen nicht abgenutzt, kann sich viele Jahre hindurch unverändert erhalten und auf diese Weise immer ein ungeschwächter Ausgangspunkt bleiben für die weitere Ausbildung krankhafter Erscheinungen.

Dem Begriff der Isolierung begegnen wir in der jetzigen Litteratur wiederholt. WERNICKE nennt es Sejunktion, v. MONAKOW spricht von Diaschysis und in der französischen Litteratur spricht man schon lange vom Zerfall der Persönlichkeit. Es muss aber bemerkt werden, dass grade vom anatomischen Standpunkte aus sich dem Begriffe mancherlei Schwierigkeiten gegenüberstellen. Wenn eine Emotion sich isoliert, wie wir das bei der Hysterie täglich zu beobachten Gelegenheit haben, so entspricht dieser Emotion immer ein komplizierter Hirnprozess, dessen Elemente über die ganze Grosshirnrinde verbreitet sind und wir können uns kaum eine Vorstellung davon machen, wie unter solchen Umständen eine Isolierung zustande kommen kann. Von psychologischer Seite ist uns der Begriff aber sehr geläufig, da wir es täglich vor uns sehen.

Bei allen hysterischen Accidenten haben wir jenen durch den Vorgang der Irradiation isolierten emotionellen Komplex als Ursache der beobachteten Krankheitserscheinungen anzusehen.

Oben haben wir schon darauf hingewiesen, dass die Emotivität einen Faktor der Intensität der organischen Gehirnprozesse darstellt, die Intellektualität aber ein Ausdruck der Kompliziertheit dieser Prozesse ist. Es fragt sich jetzt, wieweit hohe Intensität und grosse Kompliziertheit zusammen vorkommen können?

Es besteht, was die Intensität der Hirnprozesse anbelangt, ein charakteristischer Unterschied zwischen den niederen und den höheren Geistesprozessen, insoweit als die Intensität der letzteren viel grösser sein kann. Ueberhaupt haben wir uns den Schmerz als die höchste Intensität eines psychischen Prozesses zu denken. Er zeigt schon im normalen Leben alle Erscheinungen der Isolierung am deutlichsten ausgebildet. Die Irradiation ist hier schon sehr stark, das Zahnweh fühlt man an den entlegensten Stellen. Die willkürliche Erinnerung ist sehr abgeschwächt; man kann sich die Intensität eines heftigen Zahnwehes überhaupt nicht mehr vorstellen. Versucht man dies, so recurriert man immer auf Nebenumstände und sagt z. B.: „Das Zahnweh war so schlimm, dass ich nicht habe arbeiten können" oder „dass ich ganz ausser Besinnung war." Ein heftiger Schmerz macht alle höhere geistige Arbeit unmöglich. Die Intensität eines Schmerzes geht wahrscheinlich so weit, dass wir guten Grund dazu haben in den nervösen Zentren, in welchen der Schmerz seinen Sitz hat, eine Veränderung in der Richtung eines Absterbeprozesses oder jedenfalls in der Richtung eines Abbaues vorauszusetzen. Ungeachtet dieser grossen Intensität ist aber der Schmerz schnell wieder verschwunden; wenn er einmal aufgehört hat, denken wir überhaupt nicht mehr an ihn.

Ganz anders steht es mit den komplizierten intellektuellen Prozessen. Wie wir sahen, werden sie durch den Schmerz gleich verdrungen und wir haben also guten Grund dazu sie als weniger intensif zu betrachten; sie sind aber nie isoliert, haben im Gegenteil mit allem, was in unserm Geiste da ist, normale Assoziationen gebildet und werden also auch genau willkürlich erinnert. Ein schönes Gemälde, das wir einmal uns angesehen haben, können wir jeden Augenblick wieder in unserer Erinnerung genau zurückrufen. Dabei haben wir noch dem merkwürdigen Umstand zu gedenken, dass wiewohl die Gefühlsbetonung nie so stark ist, wie bei den einfachen seelischen Prozessen, diese, gerade wie der intellektuelle Inhalt, einen sehr bleibenden Charakter an sich trägt. Ein ganzes Menschenleben kann erfüllt sein von einer einzigen Idee, deren Gefühlsbetonung einem ganzen Leben Richtung gibt. Ein heftiges Zahnweh möge momentan unsere Ideale unterbrechen, dies ist eben nur momentan, sie kommen gleich nach dem Zahnweh in ungeschwächter Intensität wieder und sie erhalten ihre Existenz, wiewohl die Ursache, welche sie hervorrief, Jahre zurücklag.

Von physiologischem Standpunkte aus erscheint es uns ganz begreiflich, dass ein kompliziertes Geistesgeschehen nie die Intensität eines einfachen Prozesses erhalten kann. Ein komplizierter Gedanke und dessen Gefühlsbetonung ist ein Geschehen, an dem unsere Geisteselemente fast alle beteiligt sind und eine Steigerung davon bis zur Höhe einer intensiven Schmerzempfindung würde einer Vernichtung des ganzen psychischen Lebens gleichkommen. Jede intensive Schmerzempfindung stellt ja schon eine Aenderung des nervösen Prozesses in der Richtung eines Abbaues dar und dies würde für eine komplizierte Geistestätigkeit ihrer Vernichtung gleichkommen.

Wenn HEINE also sagt: „Er habe Zahnweh am Herzen", so ist diese Uebertragung der hohen Intensität des Schmerzaffektes des einfachen Zahnwehes auf die komplizierten Herzensangelegenheiten, litterarisch ein wunderschöner Ausdruck für seine gedrückte Stimmung; es ist aber psychologisch eine Unwahrheit, da die komplizierten Herzaffektionen nie die Intensität eines einfachen Zahnwehes erreichen können.

Sehen wir uns jetzt wieder den isolierten Komplex bei der Hysterie etwas näher an. Der einfachste Fall ist gegeben in der hysterischen Hyperaesthesie, welche, wie wir wissen, wahrscheinlich unter Einfluss von leichten Reizen von der Peripherie her, extreme Grade erreichen kann. Als hysterisches Stigma haben wir hier die Hemianaesthesie oder die Anaesthesie eines Teiles der Körperoberfläche, in welcher der hyperaesthetische Teil gelegen ist, wie z. B. bei der hysterischen Ovarie. Hier haben wir also eine Anhäufung von Reizen in einer isolierten Umgebung. Ebenso ist es bei den hysterischen Hyperaesthesien, die man bei den Kontrakturen findet. Durch die Kontraktur werden Reize abgegeben, welche in der isolierten Umgebung sich anhäufen und die Hyperaesthesie darstellen.

Sehr oft nehmen wir klinisch bei der Hysterie isolierte Komplexe wahr, welche in einem emotionellen Ereignis ihren Ursprung gefunden haben. Wenn hier die Emotion eintritt, so beansprucht sie grosse Intensität, sie kann die Höhe erreichen von allen einfachen, seelischen Prozessen und sie wird nicht abgenutzt und nicht gehemmt durch die normale geistige Tätigkeit, mit der sie keinen Verband hält. Was vom normalen Geiste nicht oder nur sehr wenig von Gefühl betont ist, wird in seiner Isolierung ein mächtiger Affekt. Eine Hysterica, welche schon der Genesung sich näherte, machte ihren ersten Spaziergang durch die Stadt und betrachtete sich die schönen Kleider in den Fenstern der Läden, abends delirierte sie von den schönen roten Kleidern und war im heftigen Affekt darüber. Was bei geistiger Besinnung kein gefühlsbetonter Komplex ist, wird es bei ihrer Isolierung und irradiert mächtig im Delir. Was im normalen Zustande über das ganze Gehirn verteilt, unbemerkt passiert, wird bei seiner Isolierung ein mächtiger Affekt. Diese Komplexe können Jahre lang bestehen bleiben. Eine meiner Patientinnen entwickelte bei jeder Menstruation ein Delir, dessen Inhalt eine Reproduktion darstellte von einer kindischen Erzählung, die sie vor dem Anfange ihrer ersten Menstruation gehört hatte.

Jedes geistige Gebilde, das isoliert ist, ist sehr suggestibel, sehr lenkbar und sehr starrköpfig zugleich. Die Lenkbarkeit ist die allgemeine Suggestibilität der Hysterie und sie erklärt sich aus dem Mangel an Contramotiven eines dürftigen Geistesgebildes. Ebenso wie der Imbezil leicht etwas glaubt, so acceptiert ein isolierter Komplex leicht etwas Fremdes; er ist eben aller Kontrolle entzogen und nimmt alles auf, was ihm geboten wird. Nur dem, was seinem Inhalte direkt widerspricht, widerstrebt er starrköpfig. So wissen wir aus der Klinik der Hysterie, dass bei einem gefühlsbetonten Komplex es nie gelingt durch einfaches Widersprechen ihn aufzuheben.

Die verschiedensten hysterischen Accidenten lassen sich unter diesen Gesichtspunkt bringen; es würde uns aber zu weit führen dies gesondert zu besprechen. Die genauere Ausführung dieser Prinzipien und ihre klinische Demonstration behalte ich mir in einer weiteren Arbeit vor.

Président d'honneur: Dr. G. DENY (Paris).

Dr. BEZZOLA (Ermatingen, Suisse).

Dr. BEZZOLA wendet sich gegen die Verquickung des BREUER'schen kathartischen Princips mit der FREUD'schen Psycho-Analyse. Die Tatsache, dass traumatische Erlebnisse entsprechende nervöse Symptome bewirken, kann man direkt beweisen. Gegen die Mehrdeutigkeit der Freud'schen Psycho-Analyse muss man protestieren, ebenso gegen die daraus hervorgehenden mehrdeutigen Unterschiebungen in der Discussion mit dem Gegner.

Prof. ALT (Uchtspringe Sachsen).

Ich bin zu sehr Mensch, um nicht zu wissen, dass geschlechtliche Triebe, Nöten und Attaquen das seelische Gleichgewicht nachhaltig stören und zur Entstehung oder Verschlimmerung von Nerven- u. Geisteskrankheiten Anlass geben können. Das gilt namentlich für Persönlichkeiten, derer Psyche durch endogene Minderwertigkeit oder nachträgliche Ausartung nur auf niederen Druck geartet ist. Dass sexuelle Attaquen auf Entstehung und Ausgestaltung der Hysterie Einfluss haben können, haben wir schon immer gewusst und von unseren Patienten erfahren, ohne die FREUD'sche Methode. Ich habe als consultierender und behandelnder Nervenarzt sehr viel Hysterische behandelt mit Erfolgen, die hinter denen FREUDS und seiner Schüler zum mindesten nicht zurückblieben, trotzdem meine Behandlung auf ganz auderem Boden erwuchs. Ich suchte etwaige körperliche Störungen zu ermitteln (des Verdauungsschlauchs, des Stoffwechsels, des Herz- und Gefässsystems) und zu beseitigen. Natürlich habe auch ich auf psychischem Wege den Kranken das Vertrauen einzuflössen versucht, dass ich ihnen zu helfen vermöge und wolle.

Manche Hysterischen litten sehr unter dem Vorurteil ihrer Angehörigen und Bekannten, dass die Hysterie auf geschlechtlichem Boden erwachsen sein muss.

Dieses weit verbreitete Vorurteil haben wir, Deutsche Nervenärzte, mit Mühe und Not zerstört und im Publikum die Kenntniss verbreitet, dass auch die Hysterie eine Krankheit wie andere sei.

---

[1] La discussion a eu lieu le 5 septembre après la séance Plénière.

Wenn die FREUD'sche Ansicht über Genese der Hysterie durchdringen sollte, sind die armen Hysterischen wieder geächtet wie früher. Das würde einen grossen Rückschritt bedeuten zum grössten Schaden der armen Kranken.

Natürlich ist auch mir wie wohl den meisten Nervenärzten nicht entgangen, dass viele Hysterischen einen Hang haben dem Arzt versteckt oder deutlicher ihre auf sexuellem Gebiet (im weitesten Sinne des Wortes) gehabten Nöten zu erzählen. Ich habe es stets abgelehnt hierauf irgendwie einzugehen; derartiger Gedankenaustausch bedeutet für Arzt u. Patienten eine Gefahr. Viele Hysterischen neigen, so wie so dazu, sich in den Arzt zu verlieben.

Die FREUD'sche Behandlungsmethode bedeutet nach meiner Auffassung eine ganz ausserordentliche Gefährdung der Hysterischen.

Ich halte mich für verpflichtet, mich consultierende Patientinnen auf das dringendste zu warnen Sanatorien auf zu suchen, deren Ärzte der FREUD'schen Behandlungsmethode huldigen.

Dr. E. DUPRE, (Paris).

Je n'apporterai ici ni théorie nouvelle, ni critique des théories de l'Hystérie. Je veux seulement rappeler ici l'importance que doit avoir dans l'interprétation pathogénique et dans la conception clinique des accidents dits hystériques, la notion de la Mythomanie, c'est à dire de la tendance pathologique constitutionelle au mensonge, à la fabulation et à la simulation. Les tendances mythomaniaques sont mises en jeu par la vanité, la malignité, la perversité et la cupidité.

L'Hystérie se ramène presque toujours à la simulation d'accidents, qui ne reposent sur aucun substratum organique. Quelle différence sépare la simulation ordinaire de l'hystérique? Simplement l'existence de la conscience et de la volonté, qui spécifie la simulation, tandis que l'absence de cette conscience et de cette volonté caractérise l'hystérie. Or l'appréciation de l'existence et du degré de ces facteurs psychiques, dans la genèse des accidents simulés, échappe à nos moyens d'observation. Et l'expérience démontre qu'il existe tous les degrés entre la présence et l'absence de la conscience et de la volonté chez les sujets simulateurs et chez les hystériques.

D'un autre côté, l'étude morale des hystériques démontre la constance, chez ces sujets, de la variété, ou de la perversité, de la malignité etc., c'est à dire des motifs habituels de la simulation.

J'estime donc qu'en présence de ces constatations, la plupart des accidents hystériques doivent être ramenés à la Mythomanie, mise en jeu chez des prédisposés, par la malignité, la perversité, etc. et surtout par la vanité, le besoin de paraître, de se rendre intéressant, d'occuper l'attention du public, du médecin et de son entourage.

Dans l'hystéro-traumatisme des accidents du travail, c'est la cupidité qui provoque avec plus ou moins de conscience et de volonté, l'apparition et la persistance des accidents hystériques, chez les sujets en instance de dommages et intérêts.

Dr. H. SACHS, (Breslau).

Nach Unfällen entwickeln sich typische Hysterien, die unter der Herrschaft der staatlichen Unfallversicherung in Deutschland in sehr grosser Zahl zur Beobachtung kommen.

Ich kenne viele hundert solcher Fälle; sie zeigen die characteristischen Erscheinungen der Hysterie — Anaesthesie, Hypaesthesie, Druckpunkte, Reflexstörungen etc. — an der getroffenen Körperhälfte oder an der betroffenen Extremität. Hier fehlt jeder sexuelle Moment, und der Zusammenhang zwischen der auslösenden Ursache der auf dem Boden vorhandener Veranlagung sich entwickelnder Hysterie, und der Erscheinungen derselben, ist ein ganz durchsichtiger.

Es kommen keine Verschiebungen, Uebertragungen, Verdrängungen vor. Das Bewusstsein der Verletzung eines bestimmten Gliedes bewirkt bei vorhandener Veranlagung die Vorstellung der mangelhaften Gebrauchsfähigkeit dieses Gliedes und damit die hysterischen Erscheinungen.

In der Armee ist jeder eintretende Soldat während seiner ganzen Dienstzeit beständig der Schädigung durch eine Unterdrückung seiner Persönlichkeit ausgesetzt, und er muss, will er sich nicht schwerer Strafe aussetzen, die in ihm durch die Behandlung rege werdenden Affecte unterdrücken; die Abreagierung ist ausgeschlossen. Trotzdem werden diese nicht abreagirten Affecte nicht „eingeklemmt" und machen keine Hysterie.

Dr. A. MARIE, (de Villejuif).

Je me permettrai d'ajouter quelques réflexions aux communications et discussions que nous venons d'entendre relativement à la nature et la genèse de l'Hystérie.

Avec tout le talent que nous avons pu apprécier et applaudir, M. Dr. P. JANET a développé la thèse de l'hystérie, maladie mentale, perturbation morale et psychique, opposée, (bien qu'il s'efforce de la concilier) à l'hystérie physique.

M. Dr. P. DUPRÉ nous a également entretenu de sa conception de l'hystérie, par mythomanie, par tendance simulatrice, originelle ; l'hystérie, grande simulatrice, serait due à une perversion morale, initiale, l'âme hystérique serait à l'origine de toutes ces manifestations, alors que pour moi, simulation, mythomanie, perversion ne sont que des conséquences et non la cause génératrice de la névrose hystérique.

On le voit bien, dans l'hystéro-traumatisme où la simulation surajoutée, l'exagération de réaction émotionnelle secondaires plus ou moins conscientes et voulues, ne sont que consécutives évidemment à l'accident primitif.

En opposant une hystérie morale à l'autre, on commence le dualisme des deux médicines de l'âme et du corps, c'est un vestige de la médicine spiritualiste et métaphysique qui pèse encore sur nous.

On ne saurait nier qu'il y a des hystéries à prédominance cérébrale (psychique), d'autres à stigmates physiques, rapportables à des manifestations qu'on pourrait qualifier de plus spinales, ou tout au moins en rapport avec des lésions de la portion inférieure de l'axe cerebro-spinal. Les deux variétés sont d'ailleurs susceptibles de se combiner et toutes les transitions intermédiaires de l'une à l'autre s'observent. Mais si je viens de parler de lésions, c'est que je pense que nous évoluons visiblement de la conception ancienne des névroses sine materia vers une compréhension plus anatomique de leur nature. Comme pour l'ataxie que nous avons vue passer il n'y a pas si longtemps des névroses aux affections cum materia bien définies : les névroses sont en voie de se résoudre en affections somatiques, dont les manifestations psychologiques ne sont qu'un effet. La chorée est presque sortie des névroses sine materia à ce point de vue, l'hystérie fera de même ; nous sommes à un tournant caractéristique de son histoire à ce point de vue, et les ordres du jour des deux congrès de 1907 à Genève et ici, le démontrent.

Charcot et sa phalange illustre de neurologistes contemporains ont par la méthode scientifique anatomo-clinique désocculté, si je puis dire, nombre d'affections nerveuses, méconnues jusqu'ici dans leur nature somatique, reste à faire de même dans le domaine des affections, dites psychiques. Certes c'est bien plus difficile et complex ; mais en allant du moins au plus complex et du connu à l'inconnu on peut espérer trouver un pont de passage dans les travaux si importants établis sur le terrain de l'hystérie physique et de ses stigmates constants, spéciaux en quelque sorte, et d'autre part sur le terrain des névroses associées nettement aux affections organiques connues. L'hystérie en particulier s'associe aux lésions traumatiques du système nerveux, de même qu'elle éclot sur la présénilité et les lésions initiales qui la précèdent. De même aussi l'hystérie peut s'observer dans la période préparalytique.

Je sais bien que jusqu'ici on s'efforce d'opposer l'affection organique à la névrose coëxistante comme simultanéité d'affection sine materia greffée sur une affection somatique, mais c'est là la projection, l'objectivation des catégories de notre esprit, une opposition née de l'idée préconçue que j'attaquais en commençant cette note. Je crois qu'en relevant attentivement les cas de ces soi-disant combinaisons et superpositions de maladies, on peut espérer atteindre les premiers éléments susceptibles d'affermir de plus en plus la preuve de l'hystérie, maladie organique, (lésion réparable peut être, bien que l'hystérie curable soit jusqu'ici douteuse, bien que sa nature de protée en puisse souvent donner l'illusion). J'ai déjà poursuivi quelques recherches en ce sens (névrose et paralysie générale, congrès de Bruxelles 1904); je crois qu'il faut les poursuivre et que les jours sont comptés de la conception des névroses et psychoses sine materia, en particulier pour l'hystérie que nous venons d'étudier.

Dr. PAUL SOLLIER, (Boulogne sur Seine).

L'hystérie comportant des phénomènes somatiques et des phénomènes psychiques dont le parallélisme est manifeste, je me suis demandé s'ils n'étaient pas dus à un même trouble, et si on ne pouvait pas concilier ainsi l'opposition existant entre les théories purement physiologiques et les théories purement psychologiques. Pour cela je me suis adressé à l'observation et à l'expérimentation.

J'estime en effet qu'il n'est pas inutile, comme le pense M. JANET, de chercher à comprendre le mécanisme pathogénique de l'hystérie. Cela n'a pas seulement des intérêts théoriques mais pratiques, car nous sommes médecins, et nous devons tendre surtout à tirer de nos théories des conséquences thérapeutiques.

L'observation montre que les grandes hystériques anesthésiques, présentant des troubles fonctionnels psychiques les plus variés, sont en réalité plongées dans un état de somnambulisme, avec apparence d'état de veille, qu'on appelle le vigilambulisme.

En plongeant ces malades dans le sommeil hypnotique, et en leur donnant l'ordre de se réveiller, on provoque en même temps un changement de leur personnalité physique et psychique, consistant dans un retour à une période antérieure de leur existence, s'accompagnant des sentiments et des états somatiques qu'ils présentaient à cette époque. C'est ce qui constitue la régression de la personnalité. En poursuivant l'expérience, on détermine successivement des retours en arrière qui cessent de se produire, quand le sujet en est arrivé à l'époque où il a commencé à tomber dans l'hystérie. En poussant encore l'expérience, il ne se produit non plus de la régression mais une progression successive et le sujet, quand il est arrivé à l'époque actuelle se trouve dans l'état normal au point de vue somatique et psychique. Il est donc guéri et cette expérience est en même temps un procédé thérapeutique.

Je me suis alors demandé si on ne pouvait pas localement réveiller les fonctions dans certains cas plus légers avec localisations prédominantes et il se produit alors une sèrie de réactions sensomotoires sensitives et psychiques que j'ai décrites longuement. Poursuivant encore nos recherches, je me suis demandé si provoquant des réactions analogues à celles qui se produisaient dans le réveil au cours de l'hypnose, on ne déterminerait pas le même résultat. C'est en effet ce qui se produit avec des excitations mécaniques, d'un genre spécial, ou des excitations sensitives et sensorielles.

Enfin dans des cas plus légers des excitants purement psychologiques et moraux peuvent suffire: c'est ce qu'on a décrit sous le nom de thérapeutique suggestive ou persuasive.

L'hystérie n'est pas une maladie à proprement parler. Elle consiste essentiellement dans la persistance de certains états d'amoindrissement, d'inhibition de l'activité corticale — qu'on a appelé sommeil ou autrement, peu importe —, états qui peuvent se produire à l'état normal, mais qui ne deviennent pathologiques que s'ils persistent.

Il est possible qu'on puisse donner d'autres interprétations aux expériences que j'ai rapportées. Mais une expérience est un fait; elle a dans le cas particulier l'avantage d'être en même temps un moyen de traitement et d'amener la guérison, là òu tout échouait. Ce n'est donc pas un résultat indifférent. J'ai publié en détail ces expériences: qu'on les reproduise, qu'on les conteste — c'est tout ce que je demande — on discutera ensuite sur leur interprétation. Mais leurs conséquences pratiques n'en seront pas modifiées.

Docent Dr. OTTO GROSS (Graz).

Die ganze Hysterie-Debatte gravitiert in der Frage, die ASCHAFFEN-BURG gestern angeschnitten hat: Ist es möglich oder nicht, ohne Kenntniss der Freud'schen speciellen Technik mit den gewöhnlichen Fragemethoden und Untersuchungspractiken die Freud'sche Methode „nachzuprüfen".

Wir vermeinen diese Frage deshalb, weil die gewöhnlichen Methoden nur das dem Patienten selber Bekannte erschliessen können, die Freud'schen Krankheitsursachen aber ausserhalb des Bewusstseins liegen. (Gross = ausserhalb der „Ich Kontinuität". Bewusstseinszerfall 1902). Wir behaupten mit der Kathartischen Methode Freud's, d. h. durch eine Art Mechanisierung der psychischen Functionen, durch Reduction des psychischen Geschehens auf möglichst reine associative Processe den Grund der Sejunction, der eben im Affectiven Moment und in den dominierenden Complexen gelegen ist, in seiner sperrenden Wirkung abzuschwächen und nach und nach die Sejunction zu lösen — und so allein auch das zu erforschen was dem Patienten selber unbekannt, in ihm verborgen wirksam ist. — Solange nicht auf diese Erwägung aufgebaut wird, solange ist jede Einigung ausgeschlossen. Es wäre aber besser mit unseren Methoden uns wissenschaftlich nachzuprüfen als die Patienten vor uns zu warnen.

Dr. FRANK, (Zürich).

Da ich mich seit einigen Jahren mit der Psycho-analyse beschäftige, möchte ich mir einige Bemerkungen zu der Frage ihrer Anwendungsweise gestatten. Trotz der Aufforderung dazu nahm ich davon Abstand hier einen Vortrag über diesen Gegenstand zu halten, lediglich, weil ich der Ueberzeugung bin, dass man sich durch theoretische Auseinandersetzungen allein über das Wesen und die Bedeutung dieser Methode niemals verständigen kann. Wenn Herr Geheimrat ZIEHEN bei der Eröffnung unsres Congresses auf die Notwendigkeit hinwies, dass die Vertreter der Wissenschaft aus den verschiedenen Ländern zusammenkommen, gemeinsam arbeiten und sich verständigen müssen, so ist es bei der Erörterung einer Behandlungsmethode wie die der Psychoanalyse unerlässlich, dass wir uns zunächst von Person zu Person verstehen lernen müssen, indem wir die Methode an Ort und Stelle studieren. Aber auch dies wird in einzelnen Fällen seine grossen Schwierigkeiten haben. Eine Methode der Forschung oder Behandlung zu verwerfen, ohne sie überhaupt wirklich zu kennen, oder gar sich gegen sie zu ereifern, halte ich nicht für ganz correct. Wir haben hier nur von der Anwendung der Psycho-analyse bei der Hysterie gehört. Ich möchte hier mit allem Nachdruck darauf hinweisen, dass man damit genau den gleichen Fehler macht den seiner Zeit selbst v. KRAFFT EBING beging, als er seine Studien des Hypnotismus an Hysterischen machte und diese veröffentlichte. Warum soll man ein neues Heilversetzen grade an der complicirtesten Form von Psycho-neurosen studieren, warum geht man nicht dran andere einfachere Krankheiten zu analysieren, einfache Angstzustände z. B., die für die Behandlung ausserordentlich günstig sind, und einen Einblick in den psychologischen Zusammenhang gewähren, wie wir ihn seither nicht kannten.

Als Schüler FORELS kam ich vor Jahren mit der Anwendung der Hypnose zu der von BREUER u. FREUD in ihren Studien über die Hysterie dargestellten Methode. In diese habe ich mich seit längerer Zeit eingearbeitet und die Art meines Vorgehens dürfte nicht im Wesen, sondern nur in kleiner Modificationen von der ursprünglichen besonders von BREUER geübten abweichen. Diese Methode hat weder in therapeutischer noch in rein psychologischer Hinsicht die Beachtung gefunden, die sie verdient. Wer eben niemals die Hypnose und die Suggestion genau studiert und angewendet hat, wird auch bei der Anwendung der Psycho-analyse scheitern. Warum FREUD die Anwendung der Hypnose verlassen hat, weiss ich nicht, seine jetzige Methode kenne ich nicht genau genug, um mir eine Auffassung, geschweige denn ein Urteil

darüber bilden zu können. Auch über die Richtigkeit oder gar
Verwerflichkeit seiner Auffassung der Entstehung der Hysterie
bin ich noch zu keinem eigenen abschliessenden Urteil gekommen.
Ich vermag aber absolut nicht zu begreifen, warum man sich so
gegen eine solche Auffassung ereifert, lediglich desshalb weil sie
die Ursache einer Krankheit in sexuellen Vorgängen findet. Es
liegt gar nicht in meiner Absicht, weil es unnötig ist, die Darlegungen meines Freundes und Collegen JUNG zu verteidigen. Sie
werden das von selbst tun, wenn sie eine Wahrheit enthalten.
Es ist sehr zu bedauern, dass er seine hochinteressanten Ausführungen nicht zu Ende bringen konnte. Wer sie später ruhig
lesen und sich an die allerdings eminent schwierige Aufgabe der
Nachprüfung machen wird, der wird wohl eher zu einem Verständnis
der Freud'schen Auffassung gelangen. Ob nun diese die richtige
oder eine vielleicht durch das Beobachtungsmaterial einseitige ist,
das wird die Zukunft entscheiden. Es wird noch mehr Forscher
geben, die sich die Mühe zur Nachprüfung nehmen. Darf es uns
als Naturforscher abstossen, desshalb nicht nach der Ursache einer
Krankheit zu forschen, weil es sich um sexuelle Dinge handelt? Das
wäre der Standpunkt des Philisters, nicht des Forschers. Ich hebe
hier ausdrücklich hervor, dass ich von JUNG nichts anderes als von
der Erforschung der Ursachen der Hysterie und nichts von deren
Behandlung gehört habe, während von anderer Seite lediglich die
Behandlungsmethode in die Discussion gezogen wurde. Weil dies so
geschah, so muss ich noch einige Worte auch hierüber sagen. Man
hat vor dem Eingehen auf das sexuelle Gebiet in lebhafter Weise
gewarnt. Ich halte dies vom ärztlichen Standpunkt aus für nicht
angezeigt. Die Behandlung gerade der Hysterischen im engeren Sinne
mit der Psycho-analyse ist ausserordentlich schwer, kostet eine
ausserordentliche Geduld und sehr, sehr viel Zeit. Auch wenn
sie zum Ziele, zur Heilung führen wird, wird ihre Anwendungsweise niemals eine allgemeine werden können. Wird man sie in
einzelnen Fällen anwenden, so mag dies der Arzt tun, der mit
der Methode — und mit sich vertraut ist. Gewiss, auch ich
verkenne die Gefahren des Gefühlslebens nicht, und indem wir
sie erkennen, sehen wir ja, auf welchem Gebiete sich diese
Krankheit bewegt. Ich habe eine grosse Zahl von Patienten,
Damen und Herren behandelt und musste der Behandlung wegen
das sexuelle Gebiet sehr eingehend besprechen. Mit gutem
Gewissen darf ich wohl sagen, dass ich dabei niemals geschadet,
sondern stets den mir anvertrauten Kranken genutzt habe. Seien
wir uns doch selbst klar darüber, welche ganz ausserordentlich
überragende Rolle das sexuelle Gefühlsleben bei jedem Einzelnen
spielt. Das einfach ignorieren zu wollen, das halte ich für fehlerhaft und unseren Kranken gegenüber als direkt schädlich. Aber
dessen müssen wir eingedenk sein, dass es von wesentlichster
Bedeutung ist, wie man vorgeht. Wenn irgendwo, so gilt ganz

besonders hier der Satz: Wenn zwei dasselbe tun, so ist es doch nicht dasselbe.

Wäre Freud's Hysterielehre ganz falsch, so liegt absolut kein Grund vor, sich so zu ereifern, das gehört nicht zur wissenschaftlichen Arbeitsweise. Wohl noch niemals kam es vor, dass der Forscher, der eine neue Methode oder Auffassung begründete, gleich von vornherein die ganzen Folgen, die sich daraus ergeben konnten, zu überblicken vermöchte. Hätte er sich auch in diesem Punkte geirrt, so wäre das menschlich, aber es könnte dadurch in keiner Weise die Bedeutung der Psycho-analyse im Hinblick auf ihre fruchtbringende Auffassung und Heilungsweise bei einer Reihe von Krankheiten, denen wir seither machtlos gegenüberstanden, geschmälert werden. Die Verdienste BREUER's und FREUD's sind hierin noch in keiner Weise anerkannt, man ist achtlos an ihren ausserordentlich wertvollen Arbeiten vorübergegangen, wie man z. B. die ganze Frage der Hypnose und Suggestion nicht beachtet hat. Wer sich nicht an das Studium dieser Arbeiten und der neuen Methoden selbst macht, wird nicht in der Lage sein können zu urteilen. Mit theoretischen Erörterungen allein werden wir nicht weiter kommen.

Prof. Dr. K. HEILBRONNER, (Utrecht).

Dr. SCHNITZLER hat in H's Klinik Untersuchungen über die Grundlagen der Psycho-analyse gemacht, in dem Reizworte, die auf affectbetonte Complexe Bezug hatten, eingeführt wurden. Die Ergebnisse waren negativ: besonders war die Complexempfindlichkeit viel geringer als nach den Angaben der Freud'schen Schule zu erwarten gewesen wäre. Von Seiten der Anhänger Freud's wäre vor Allem eine derartige exacte Begründung ihrer Angaben zu verlangen; erst dann erscheint ihm die Anwendung der Principien auf die Therapie überhaupt discutabel.

Prof. P. JANET, (Rapporteur).

Il est impossible de répondre en quelques mots à toutes ces discussions si intéressantes, je voudrais seulement maintenir en quelques mots la méthode et l'attitude que je vous avais proposée. Beaucoup des orateurs précédents viennent de parler des études de M.M. BREUER et FREUD sur l'hystérie: il me semble qu'il est facile de voir les dangers de ces méthodes de raisonnement. Le premier travail de M.M. BREUER et FREUD sur l'hystérie en 1895 est à mon avis une contribution intéressante à l'oeuvre des médecins français qui pendant 15 ans avaient analysé l'état mental des hystériques au moyen de l'hypnotisme ou de l'écriture automatique. Les auteurs français avaient montré certains cas intéressants dans lesquels les idées fixes subconscientes jouaient un grand rôle. M.M. Breuer et Freud ont montré des cas semblables, mais ils ont immédiatement généralisé et ils ont déclaré que toute l'hystérie était constituée par des idées fixes subconscientes de ce genre. Dans une seconde étude ils ont constaté chez certains hystériques des troubles du sens génital. Cela est parfaitement exact : on observe chez quelques hystériques des idées fixes d'ordre érotique, des insuffisances du sens sexuel, ou des perversions de ces instincts génitaux plus ou moins légères. Cela est incontestable et cela a été décrit bien des fois avec une grande profondeur d'analyse pathologique. Mais pourquoi donc généraliser ces observations vraies d'une manière tout à fait démesurée, pourquoi déclarer que toute l'hystérie consiste dans cette perturbation génitale de quelques malades?

Je fais de semblables remarques de méthode à propos des communications relatives à l'interprétation anatomique et physiologique de l'hystérie. Il est incontestable que l'hystérie a un substratum anatomique comme tous les phénomènes psychologiques normaux et anormaux. Mais pourquoi donc parler à tort et à travers de ce substratum anatomique quand vous ne l'avez pas observé. Bornez-vous donc à décrire ce que vous voyez, sans compliquer la description par des traductions anatomiques qui n'ajoutent pas un mot à la description des faits.

En un mot je pense qu'actuellement l'étude de l'hystérie n'est pas assez avancée pour permettre ces généralisations démesurées et ces interprétations prématurées. Tâchons d'arriver aujourd'hui à une observation psychologique précise, tâchons de créer peu à peu une langue psychologique exacte, tâchons de découvrir en quoi consiste dans chaque cas le trouble essentiel. La généralisation et l'interprétation physiologique se feront plus tard bien facilement et nous aurons du moins préparé utilement le travail de nos successeurs.

Discussion sur le thème „Génèse de l'hystérie"

par le Dr. PAUL JOIRE,

Professeur à l'Institut Psycho Physiologique de Paris,

Président de la Société Universelle d'Etudes Psychiques.

(pas communique oralement)

Nous ne sommes plus, actuellement, à l'époque où l'on voyait dans les manifestations de l'hystérie quelque chose de surnaturel. Au moyen âge, on croyait voir dans les hystériques des manifestations d'esprits, de forces ne dépendant pas de la nature humaine, de sorte qu'on prenait les hystériques pour des gens possédés du mal, et ces hystériques, qui n'étaient que des malades, étaient traités comme de véritables coupables.

C'est pourquoi on a vu, au moyen âge, un si grand nombre d'hystériques emprisonnées comme sorcières, soumises à des tortures, et même condamnées à mort.

Il s'est opéré un changement très grand dans l'opinion que l'on a de l'hystérie, mais cette transformation ne s'est pas faite brusquement.

Il y a quelques années encore, on considérait l'hystérie comme une maladie presque déshonorante, de sorte que l'hystérique était pour ainsi dire mise au ban de la société. Dire à une femme qu'elle était hystérique, dire à une mère que sa fille était hystérique, aurait été l'équivalent d'une insulte véritablement très grave, parce que l'on croyait qu'il y avait dans l'hystérie une certaine part plus ou moins volontaire, que l'on ne définissait pas très bien, mais qui paraissait au public une chose dont les malades étaient considérés comme responsables.

Un peu à la fois, le domaine médical est entré de plus en possession de l'hystérie, et on la considère maintenant comme une véritable maladie et pas autre chose.

Cette manière de voir doit être bien caractérisée par la définition que l'on donne de la maladie, de façon à ce qu'il n'y ait pas d'équivoque, que la maladie ne laisse plus planer le moindre soupçon et qu'on ne fasse plus aucun reproche à ceux qui en sont atteints.

L'hystérie n'a absolument rien à voir avec les appétits génésiques, comme on le croyait autrefois. L'hystérique n'est pas une femme coupable qui se laisse aller à des désordres au point de vue de sa sensibilité, c'est une véritable malade.

Pour bien comprendre les manifestations si nombreuses et si variées de l'hystérie, il faut se rendre compte exactement de ce qu'est cette maladie, et pour cela en donner une bonne définition, c'est-à-dire une définition claire et précise, qui puisse s'appliquer à toutes les formes que présente cette maladie.

Les anciennes définitions de l'hystérie ne sont que l'énoncé de quelque symptôme clinique; elles s'appliquent à une ou plusieurs manifestations de l'hystérie, mais il y en a toujours un certain nombre qu'elles ne peuvent expliquer, et surtout aucune ne peut s'appliquer en même temps aux manifestations physiques et à l'état mental des hystériques.

Dans ces derniers temps encore, on s'est beaucoup occupé des origines et de la cause de l'hystérie. Grâce à des observations microscopiques sur les neurones, on a échafaudé toute une théorie nouvelle de cette maladie. Tout cela a-t-il donné quelque résultat bien pratique, c'est-à-dire bien intéressant pour les malades, nous ne le pensons pas. En admettant que l'on ait pu constater l'usage des prolongements appendiculaires des neurones, en supposant encore que l'on ait pu observer des modifications spéciales de ces prolongements chez les hystériques, qui nous prouvera que le sujet est hystérique, parce que ces modifications existent dans ses neurones, et non pas que ces modifications existent parce qu'il est hystérique? Je dirai même que les probabilités seraient plus grandes en faveur de la seconde hypothèse, car l'hystérie n'a-t-elle pas dans ses principaux effets de produire des modifications motrices et sensitives sur tous les membres, paralysies, contractures, anesthésies, pourquoi ne produirait-elle pas ces mêmes troubles dans les appendices des neurones?

Il est bien certain que nous verrions encore beaucoup d'autres choses, et que nous pourrions trouver une foule de modifications microscopiques encore inconnues du système nerveux ou d'autres tissus, si nous possédions des instruments encore plus puissants et plus parfaits. De même, qu'avec des moyens nouveaux, nous pourrions trouver des modifications chimiques des tissus ou des liquides organiques. Mais, en réalité, nous ne pourrions affirmer si ces modifications sont la cause ou la conséquence d'hystérie.

Il est donc plus sage de laisser ces recherches purement spéculatives et sans issue, pour nous attacher à des faits cliniques, véritablement intéressants pour les malades, parce qu'ils conduisent à des résultats utiles.

Nous considérons ici l'hystérie comme un trouble dynamique du système nerveux. Et d'abord, il n'est pas du tout antiscientifique de supposer que l'organisme peut subir des modifications purement dynamiques. Nous avons trop l'habitude en médecine de nous laisser envahir par une anatomie pathologique qui veut toujours voir sous son microscope quelque lésion. On oublie trop qu'à côté de l'anatomie pathologique il y a aussi la physiologie pathologique et même la psychologie pathologique. Mais s'il ne fallait admettre que ce que l'on voit sous le microscope, où serait l'hypnotisme et où serait la suggestion? Du reste, les exemples ne sont pas rares de forces qui existent à l'état de fonction de la matière, sans la modifier quant à son aspect et à ses qualités physiques ou chimiques.

Prenez deux barres de fer de même forme, de même poids, de même volume, coulées de la même matière; soumettez ces deux barres de fer à l'analyse chimique et microscopique la plus rigoureuse, vous ne trouverez aucune différence entre elles. Et pourtant l'une d'elles, qui est aimantée, possède une force qui est capable de soulever un poids de 10, 15 kilos, tandis que l'autre est inerte. N'est-ce pas là l'exemple d'un dynamisme invisible.

Voyons maintenant ce qui en est de l'hystérie. L'hystérie passe pour être une maladie excessivement compliquée et difficile à décrire; elle est complexe, il est vrai, et très variée dans ses manifestations extérieures, mais c'est peut-être une des maladies qu'il est plus facile de ramener à un schéma très simple, qui nous permet tout à la fois de comprendre toutes ses diverses manifestations, et, chose plus importante encore, qui nous trace la méthode rationnelle pour la guérir.

Nous définirons donc l'hystérie en disant que c'est une modification de l'équilibre normal du système nerveux, modification telle que l'activité ou le potentiel du système nerveux se trouve diminué sur certains points et augmenté sur d'autres, au détriment des premiers, sans qu'il y ait, en réalité, augmentation ni diminution absolue dans le total de l'activité nerveuse disponible.

C'est cette proposition que nous allons démontrer.

A l'état normal, le potentiel du système nerveux est réparti régulièrement en vue du fonctionnement normal. L'hystérie est un simple trouble de l'équilibre du système nerveux, cela ressort clairement des symptômes principaux que nous constatons.

L'hystérie est une maladie excessivement complexe présentant des symptômes de tous genres, mais il ne faut pas considérer une hystérique en particulier, il ne faut pas considérer une crise hystérique ni une contracture, il faut considérer ce que tous ces troubles présentent de commun. Or, ils présentent dans leur ensemble des symptômes communs qui sont véritablement les symptômes généraux de la maladie.

Nous allons d'abord visiter en trois groupes toutes les manifestations de l'hystérie et nous verrons que l'on peut classer tous les symptômes observés :

1º. Groupe des anomalies de la sensibilité ;

2º. Groupe des anomalies de la motricité ou de la force ;

3º. Groupe des anomalies psychiques.

Voyons en premier lieu ce qui se passe dans le groupe des phénomènes de la sensibilité. Et d'abord, qu'est-ce que la sensibilité ?

On pourrait définir la sensibilité, la faculté qui nous fait percevoir une sensation quelconque lorsqu'une impression vient exciter un nerf.

Cette définition très large comprend à la fois, la sensibilité sensorielle, quelle qu'elle soit, et la sensibilité tactile. Mais il est évident aussi que cette sensibilité comprend dans ses genres bien des degrés différents. La sensibilité normale devra être considérée comme la région moyenne, au-dessus et au-dessous de laquelle nous trouverons bien des degrés d'exagération ou de diminution de l'état normal, et nous allons voir que ces modifications de la sensibilité en plus ou en moins vont nous apparaître, s'écartant d'une façon absolument symétrique de la normale.

Qu'est-ce qu'en effet que le premier degré d'exagération de la sensibilité? C'est une sensibilité telle qu'une excitation qui ne produirait normalement qu'une sensation légère ou une sensation de contact, produit une sensation violente ou pénible; c'est ce qu'on appelle l'hyperesthésie.

Que trouverons-nous, au contraire, de l'autre côté de la normale, comme premier degré de la diminution de la sensibilité? C'est une sensibilité qui perçoit d'une façon trop faible les impressions, ou plutôt, qui a besoin, pour être impressionnée, d'une excitation plus violente ou plus prolongée. Nous pouvons appeler cet état hypoesthésie pour le mettre en regard de l'hyperesthésie, et nous y joindrons la sensibilité retardée.

Revenons à la sensibilité exagérée; que trouvons-nous au point extrême de cette exaltation de la sensibilité telle qu'une excitation imperceptible produit une impression d'une acuité extrême, ce qui n'est pas autre chose que le phénomène douleur. Douleur spontanée, dit-on bien souvent, pour exprimer la douleur névralgique, ce qui veut dire seulement que la cause en est si minime qu'on ne peut la découvrir, elle peut, du reste, être purement psychique.

L'exagération de la diminution de la sensibilité nous conduit à l'autre point extrême. C'est un état tel qu'une excitation quelle qu'elle soit, ne produit plus aucune impression, car la sensibilité pourra toujours être indéfiniment diminuée jusqu'à ce qu'elle ait totalement disparu. La disparition complète de la sensibilité, c'est l'anesthésie.

Si nous récapitulons tout ce que nous venons de dire de la sensibilité, nous voyons que nous avons une progression complète, régulière et ininterrompue, dont les grandes étapes seront:

L'anesthésie;
L'hypoesthésie ou la sensibilité retardée;
La sensibilité normale;
L'hyperesthésie;
La douleur.

Et si nous voulons exprimer cette progression et la simplifier par une formule algébrique en fonction de la sensibilité normale, nous pourrons dire:

La sensibilité normale sera exprimée par S; l'hypoesthésie par $S - n$; l'hyperesthésie par $S + n$; l'anesthésie par $S - 2n$; la douleur par $S + 2n$.

Vous pouvez vous figurer un tableau schématique représentant la gamme des divers degrés de la sensibilité. Nous dirons que la sensibilité normale sera représentée par la lettre S. En dessous, l'anesthésie, qui sera représentée par $S - 2n$, l'hypoesthésie, venant au-dessus, $S - n$; puis nous nous élevons aux degrés supérieurs, et nous aurons l'hyperesthésie qui sera représentée par $S + n$; au delà, nous aurons la douleur que nous représenterons par $S + 2n$.

Evidemment, il y a des gradations infinitésimales entre tous ces degrés, c'est-à-dire que pous pouvez subdiviser tous ces degrés à une échelle infinie, mais nous en arriverons toujours à ceci, que la sensibilité normale tient le milieu d'une progression qui commence par la sensibilité anéantie pour arriver à la sensibilité poussée à son extrême limite qui est la douleur.

J'ai dit que l'état nerveux des hystériques se manifeste d'une part par la sensibilité, et d'autre part par la force ou motricité. En effet, non seulement un corps est sensible, mais aussi il a des mouvements : l'état d'un être vivant, c'est d'agir. Par conséquent, la force est la seconde manière d'être, le second mode de manifestation du système nerveux.

Passons donc maintenant au second groupe, les phénomènes de la motricité ou de la force.

La force normale se manifeste par une contraction musculaire, qui doit être sous la dépendance de la volonté ou d'un automatisme acquis. La force pour être normale doit être dirigée dans le sens d'un mouvement à effectuer et bien proportionné au but à atteindre.

Pour les phénomènes de force comme pour les phénomènes de sensibilité, nous allons trouver des anomalies dans le sens de l'exagération et anomalies dans le sens de la diminution.

Nous constaterons une diminution anormale de la force, lorsque la volonté ne produira qu'une contraction musculaire insuffisante pour effectuer un mouvement donné, ne dépassant pas le taux de production d'un travail normal, c'est la parésie.

Cette diminution de la force, nous la constaterons au dynamomètre.

Nous observerons encore un autre genre de diminution de la force, lorsque la volonté n'agissant pas sur les groupes musculaires les plus favorables à un mouvement voulu, il y aura déperdition de force dans le travail donné. C'est ce qui se rencontrera dans certains genres d'incoordination des mouvements.

Au contraire, il y aura anomalie par exagération de la force, ou production de force en excès quand nous constaterons des contractions musculaires, indépendantes de la volonté et ne produisant aucun effet utile. C'est ce qui se produit dans les tremblements, dans les contractions convulsives.

La diminution de la force portée à l'excès, aboutira à l'impossibilité absolue de contracter les muscles ; d'abord sous l'influence de la volonté, puis même sous l'influence d'une excitation réflexe ; c'est la paralysie.

D'autre parts, l'exagération de la force également portée à l'extrême, sera une contraction musculaire permanente, et telle que la volonté même sera devenue incapable de la modifier ; elle prend alors le nom de contracture.

Nous trouvons donc dans les phénomènes de motricité ou de force, une progression aussi complète et aussi régulière que pour les phénomènes de sensibilité. Cette progression sera :

La paralysie ;
La parésie ;
La force normale ;
Le tremblement et les contractions convulsives ;
La contracture.

Progression que nous pouvons aussi exprimer et simplifier par une formule algébrique en fonction de la force normale, qui sera :

Force normale exprimée par F; parésie par $F - n$; tremblement par $F + n$; paralysie par $F - 2\,n$; contracture par $F + 2\,n$.

Nous pouvons représenter la force par un tableau semblable à celui que nous avons fait pour la sensibilité:

$F + 2\,n$ contracture
$F + n$ contraction ou tremblement;
F force normale;
$F - n$ parésie;
$F - 2\,n$ paralysie.

Ainsi nous avons une progression absolument régulière depuis l'anéantissement de la force jusqu'à la force poussée à son extrême limite, et tout à l'heure vous verrez que nous reprendrons ces formules pour apprécier ce que nous trouverons chez les hystériques.

Voilà pour l'état physique.

Nous arrivons au troisième groupe, le groupe des anomalies psychiques.

Si nous considérons l'état psychique des hystériques, nous verrons également que l'état psychique peut être troublé par des variations d'exagération ou de diminution dans les fonctions telles qu'elles doivent se trouver proportionnées pour que l'individu soit normal.

Nous avons à l'état normal, comme régulateurs de l'état psychique, deux grandes fonctions qui doivent être combinées l'une avec l'autre, et se trouver dans de bonnes conditions relatives l'une à l'autre pour que la fonction psychique soit normale; ce sont la sensibilité psychique ou impressionnabilité et la volonté.

La sensibilité ne doit pas être exagérée, parce que si l'impressionnabilité est exagérée, elle domine les actes volontaires.

Si la volonté est exagérée, nous avons alors une diminution de la sensibilité, et l'état n'est pas normal.

La volonté et le raisonnement doivent dominer d'une façon habituelle, tandis que la sensibilité qui s'éveille par l'impression ressentie, laisse les impulsions automatiques soumises d'une façon normale à la volonté.

Or, nous devons constater que ces fonctions peuvent être troublées; nous pouvons voir des personnes dont les impulsions automatiques sont supérieures aux facultés psychiques volontaires, des personnes qui agissent sous l'influence de ces impulsions automatiques, sans les soumettre à l'influence modératrice de la volonté.

C'est ce qui se présente chez les hystériques.

Nous pouvons encore exprimer clairement cet état par une formule algébrique.

L'état normal existe lorsque les facultés psychiques supérieures, qui comprennent: l'intelligence, la volonté, le raisonnement, et que nous désignerons par P, font équilibre aux facultés inférieures: impressions sensitives et affectives, sensations, impulsions automatiques, réflexes, dont nous désignerons l'ensemble par la lettre A. Dans le fonctionnement normal, la première catégorie doit dominer la seconde condition essentielle de l'équilibre, que nous exprimerons par la formule: $P = A$.

Dans l'hystérie, l'équilibre psychique est rompu, toujours dans le même sens, c'est-à-dire que le groupe inférieur des sensations : impressions, impulsions domine le groupe supérieur : volonté et raisonnement ; nous avons A qui devient plus grand que P.

Mais ce trouble peut se produire de trois façons : ou bien P reste normal et il y a exagération du groupe A, ce qui donne la formule : $P < A + n$.

Ou bien c'est le groupe A qui reste normal et P qui est amoindri, nous avons alors : $P - n' < A$.

Enfin, on peut avoir en même temps exagération de A et diminution de P, ce qui donne : $P - n' < A + n$.

Le tableau schématique ci-dessous explique bien ce qui se produit dans ces trois cas :

État normal . . . . $P \quad = A.$
Anomalies 1er genre . . . . $P \quad < A + n.$
„ 2e „ . . . . $P - m < A.$
„ 3e „ . . . . $P - m' < A + n'.$

Il arrive quelquefois que le déplacement de l'équilibre du système nerveux au point de vue de la force est évident et que l'on peut facilement constater la compensation. Quand, par exemple, un membre est paralysé et un autre membre contracturé.

Mais le cas n'est pas toujours aussi facile, quand, par exemple, un des facteurs du trouble moteur est interne ; ainsi, parfois, vous trouverez une contracture musculaire dans un membre, vous ne voyez pas tout d'abord de compensation à ce déplacement de la sensibilité ; mais vous interrogez le malade ou son entourage et vous finissez par découvrir qu'il est atteint aussi d'une constipation opiniâtre qui a débuté en même temps que la contracture. Ce n'est pas autre chose qu'une parésie de l'intestin, compensation de la contracture musculaire constatée.

Il y a encore d'autres combinaisons plus complexes en apparence, mais qui donnent toujours raison à la formule schématique que nous avons donnée de l'hystérie.

Il faut considérer que la sensibilité et la force ne sont que des modalités différentes de l'activité du système nerveux, elles peuvent, par conséquent, se compenser l'une par l'autre, et nous pouvons trouver leurs troubles combinés ; ainsi, une contracture, augmentation de la force, peut avoir pour contre-partie une anesthésie, diminution de la sensibilité ; une douleur, exagération extrême de la sensibilité, peut avoir pour contre-partie une paralysie, disparition complète de la force ; une parésie peut être mise en regard d'une hyperesthésie, etc.

Parmi les symptômes physiques de l'hystérie, nous trouvons en premier lieu les troubles de la sensibilité. Presque toujours on trouve chez les hystériques des troubles de la sensibilité cutanée sous forme de zones ou de plaques d'anesthésie ou d'hyperesthésie. Quelquefois, quand il y a à la fois des zones d'anesthésie et des zones d'hyperesthésie, ces troubles se compensent en partie. Mais, le plus souvent, on constate des troubles de la sensibilité cutanée beaucoup plus étendus et plus profonds dans un sens que dans l'autre, il faut alors en chercher d'autre part la compensation. C'est ainsi que l'on trouve parfois des névralgies qui sont précisément la cause qui amène la malade à consulter un médecin, et à l'exploration de la sensibilité, on trouve des zones d'anesthénie plus ou moins étendues. Trouble de la sensibilité en excès jusqu'à la douleur d'une part, diminution compensatrice de la sensibilité d'autre part. Cela répond, on le voit, à la définition et à la formule que nous avons données. Le même phénomène peut se présenter sous des formes d'une variété infinie.

Quand nous avons un traitement hypnotique à entreprendre chez un malade, ou, plus généralement, quand un nerveux se présente à notre examen, il est de la plus grande importance de bien faire le diagnostic de l'hystérie. Parmi les troubles de la sensibilité qui sont les premiers éléments de diagnostic à envisager, les réflexes oculaire et pharyngien sont de ceux que l'on interroge le plus fréquemment, et leur importance est telle qu'un clinicien sérieux ne saurait les négliger. Je veux insister ici sur l'importance de cet examen bien fait, et sur la manière dont il faut le pratiquer pour cela, importance qui m'a été démontrée par un grand nombre d'observations qui viennent aussi confirmer les idées que je soutiens depuis longtemps sur les troubles de la sensibilité compensés chez les hystériques. On se bornait autrefois à toucher la cornée avec un corps mousse et à chatouiller le pharynx avec un abaisse langue, le manche d'une cuillère ou un instrument quelconque. Un examen aussi grossier ne peut plus être admis dans l'état actuel de nos connaissances cliniques, car cette exploration superficielle peut très bien provoquer des réflexes oculaires et pharyngiens, alors qu'il existe des troubles certains de la sensibilité qui passeront ainsi inaperçus et induiront en erreur. J'ai constaté, en effet, relativement au réflexe oculaire, que dans certain nombre de cas, le bord ciliaire de la paupière est le siège d'une hyperesthésie, de sorte que le moindre contact de l'instrument provoque un réflexe très violent, tandis que la cornée elle-même est insensible si on la touche isolément. Dans d'autres cas, j'ai constaté l'anesthésie de la cornée pour un seul œil, tandis que de l'autre côté la sensibilité était normale ou exagérée. Enfin, chez d'autres sujets plus rares, on trouve sur la cornée du même œil une zone d'anesthésie et une autre zone de sensibilité normale ou d'hyperesthésie. Ces zones d'anesthésie sont essentiellement variables quant à leur situation, c'est tantôt la région interne, tantôt la région externe, tantôt la région supérieure ou la région inférieure, etc. Ces zones irrégulières constatées sur un seul œil ne peuvent en aucune façon permettre de préjuger l'état de la sensibilité de l'autre œil, qui peut être normal ou anesthésie, en totalité ou en partie.

La présence de zones partielles d'anesthésie cornéenne a tout autant d'importance, au point de vue du diagnostic qu'une anesthésie totale. Il est donc évident qu'un examen trop rapide ou superficiel, ou fait avec un instrument grossier est capable d'induire en erreur, soit parce qu'il se bornera à constater la sensibilité d'un point, soit parce qu'il portera tout à la fois l'excitation sur un point anesthésie et sur un point sensible qui provoquera le réflexe.

Pour ce qui concerne le réflex pharyngien, je signalerai les diverses observations suivantes : chez certains sujets, j'ai constaté une anesthésie de toute une moitié latérale du voile du palais, avec hyperesthésie ou sensibilité normale de l'autre moitié. Chez d'autres, anesthésie de la partie supérieure du voile du palais et hyperesthésie du bord inférieur y compris la luette, ou l'inverse réciproquement. Dans d'autres cas, la muqueuse horizontale du palais est sensible et la muqueuse verticale du voile du palais est insensible. D'autres fois, il y avait insensibilité du voile du palais, mais une hyperesthésie très prononcée de la base de la langue, de sorte que si l'on touchait quelque peu la langue en explorant le voile du palais on provoquait un réflexe énergique. Enfin, un phénomène encore plus délicat, consiste en des plaques d'anesthésie qui siègent indifféremment sur un point quelconque du voile du palais. Ces plaques d'anesthésie pouvaient avoir la dimension d'une pièce d'un ou de deux centimes et laissaient une sensibilité normale ou exagérée sur toutes les autres parties de la muqueuse.

Par conséquent, pour tous ces cas, comme pour ceux que je signalais tout à l'heure concernant réflexe oculaire, une exploration peu attentive ou faite avec un instrument trop volumineux, devait le plus souvent provoquer le mouvement le réflexe, et empêchait de constater un trouble de sensibilité existant en réalité.

En résumé, quand il y a le phénomène douleur, ou toute autre exagération de la sensibilité, toujours vous trouverez une diminution de la sensibilité dans un autre point du corps, qui se manifestera sous une forme quelconque, de sorte que l'ensemble de la sensibilité se retrouve toujours ; ce qui est exagéré d'un côté est en diminution d'un autre côté ; il n'y a pas d'augmentation mais déplacement.

A côté de ces troubles de la sensibilité nous avons aussi les troubles de la motricité ou de la force.

Les contractures hystériques sont une des manifestations les plus fréquentes de la maladie ; il y a des contractures qui sont absolument classiques. Vous voyez, par exemple, ce que l'on appelle le pied bot hystérique et qui n'est pas autre chose qu'une contracture musculaire. Il en est de même de la coxalgie hystérique, qui fait que bien des hystériques restent couchées pendant quelques années.

Ce sont là des exagérations de la force normale, comme nous l'avons vu tout à l'heure.

Les paralysies ne sont pas moins fréquentes. Un bras, une jambe sont paralysés ; d'autres fois, c'est une main qui ne peut servir : c'est une véritable paralysie.

Il y a dans l'hystérie des symptômes qui se rapportent aux organes des sens, des troubles de la sensibilité sensorielle. Nous pouvons avoir des troubles de la sensibilité des organes des cinq sens.

Les troubles de la vue sont très ordinaires ; d'abord, il y a les grands troubles de la vue, qui sont une véritable manifestation d'hystérie, quelquefois toute la manifestation de la maladie, la suppression de la vue, l'amaurose hystérique. Les malades qui ont une véritable amaurose hystérique, sont atteintes de la suppression de la faculté visuelle de l'œil.

On constate, plus souvent encore, le rétrécissement du champ visuel. Dans l'état normal chacun de nos yeux a un certain champ, c'est-à-dire que quand nous tenons l'œil immobile, en regardant un point fixe, nous voyons simultanément un certain nombre d'objets, parce qu'il y a un rayon dans lequel notre œil perçoit les objets.

Ce champ visuel vient de ce que notre rétine est sensible et de ce que tous les rayons lumineux qui partent des objets sans qu'il y ait d'obstacle interposé viennent l'impressionner.

Il arrive chez les hystériques qu'il y a suppression d'une partie de cette sensibilité, cela produit ce qu'on appelle le rétrécissement du champ visuel. Cela signifie qu'une hystérique, au lieu de voir autour du point central, un cercle aussi grand qu'elle devrait voir, ne voit qu'une partie de ce cercle. Il y a donc déformation du champ visuel, qui au lieu de former une circonférence, forme un dessin plus ou moins régulier.

Ce trouble est très fréquent.

On constate également des troubles de l'ouïe ; ils sont moins fréquents. Toutefois, il n'est pas rare de trouver que la sensibilité auditive est diminuée ou exagérée.

L'exagération de la sensibilité de l'oreille fait que ces personnes se plaignent du moindre bruit. On voit quelquefois des personnes qui ne sont sensibles qu'à un bruit particulier, qui ne peuvent pas entendre un sifflement, par exemple, ou un bruit quelconque. Il y a une véritable hyperexcitabilité du sens de l'ouïe, exagération de la sensibilité auditive.

Les troubles de l'odorat sont assez fréquents, mais il est beaucoup plus rare de les constater, parce qu'il n'y a que l'hystérique qui le constate. C'est souvent une imperfection du sens de l'odorat, qui se manifeste sous forme de diminution de la sensibilité pour certaines odeurs ; vous verrez des hystériques qui ne manifestent pas de sensation pour des odeurs très vives quelquefois, ou qui éprouvent une sensation olfactive agréable pour des odeurs désagréables, ou bien encore une sensation olfactive pénible pour certaines odeurs.

Certaines hystériques sont dans l'impossibilité de supporter l'odeur d'une rose ou d'une violette dans une chambre.

Le sens du goût peut être rapproché du sens de l'odorat

Quant au sens du toucher, il se confond avec la sensibilité ; la plupart du temps, le sens du toucher n'est pas autre chose que de la sensibilité normale très développée par les extrémités nerveuses des doigts, et cette sensibilité troublée, vous la trouvez souvent chez les hystériques.

Parfois des hystériques ont de l'insensibilité des mains ou des doigts, et l'on constate ce fait la plupart du temps quand elles se brûlent. Des hystériques touchent un objet très chaud et ne s'en aperçoivent pas, et vous voyez alors des gens qui se sont brûlés sans le sentir.

Le point le plus important à retenir dans tous ces troubles des organes des sens qui sont sous la dépendance de l'hysterie, c'est qu'ils sont absolument curables.

Qu'il s'agisse d'amaurose hystérique ou de tout autre trouble de la vue causé par cette maladie; qu'il s'agisse de surdité, de troubles du goût ou de l'odorat, ces affections, comme toutes celles qui sont sous la dépendance de l'hystérie peuvent toujours être guéries par la suggestion hypnotique.

Les crises ou convulsions hystériques peuvent être considérées comme des décharges périodiques de la force. Quand ces convulsions sont violentes et générales, on voit presque toujours qu'il leur succède une paralysie aussi momentanée de tous les muscles, qui se manifeste par une période de dépression absolue, d'inertie, de sommeil, et l'émission involontaire des urines montre que les muscles de la vessie eux-mêmes participent à cette paralysie momentanée. La compensation est alors évidente, mais au lieu d'être simultanée elle se fait successivement.

Quand les crises sont moins violentes et se bornent à des tremblements, des accès de rire et de larmes ou toute autre manifestation, elles retrouvent toujours leur équilibre dans une anesthésie quelconque que l'on trouve soit dans les organes internes, soit dans la sensibilité cutanée du sujet.

On voit donc que si l'on soumet l'hystérique à une exploration suffisamment complète de sa sensibilité et de sa force ou motricité, on trouve toujours que le déplacement de l'équilibre de la force nerveuse, diminuée d'une part, augmentée de l'autre, dans tous les cas, sa compensation dans un trouble opposé, ce qui donne raison à la définition que j'ai donnée de la maladie.

Un nouveau moyen nous permet de plus de constater, d'une façon pour ainsi dire mathématique, ces déplacements de la force nerveuse, c'est l'exploration au moyen du sthénomètre.

Die Genese und die Natur der Hysterie.

Von Prof. J. Orszanski, Charkow.

1. *Das Wesen der Hysterie* ist bis jetzt noch nicht festgestellt worden. Alle sind darüber einig, dass es sich bei der Hysterie um eine Psychonervose handelt. Einige Autoren legen ein besonderes Gewicht auf das Gemütsleben (Oppenheim, Jolly), die anderen auf die Vorstellungstätigkeit. Viele sehen in der Autosuggestion (Sollier, Babinski), den Hauptfaktor der Hysterie. Was den klinischen Umfang dieser Krankheit betrifft, so sind auch hierüber die Meinungen verschieden. Die französische Schule Charcot dehnt die Grenzen der Krankheit ad maximum aus, — „l'hysterie peut simuler tout". Dagegen verhält sich die Schule von Nancy (Bernheim) dieser Frage gegenüber ganz negativ. Bernheim meint, dass es keine hysterischen Symptome gebe, sondern nur hysterische Einfälle (l'hysterie n'est pas une entité morbide).

Bevor wir an die Analyse des hysterischen Symptomkomplexes und an die Betrachtungen über den Mechanismus der Hysterie herantreten, führen wir hier folgende drei massgebende Fälle an.

Fall 1. Frl. F., 22 Jahre alt, Mutter neuropatisch, Kinderjahre normal verlaufen, Menstruation mit dem 13. Lebensjahre; im Alter von 15 Jahren erkrankte sie an einem dauernden Fieberzustand, der mit Unterbrechungen 2 Jahre dauerte. Während des Schlafes sank die Temperatur auf die Norm. Während dieser Zeit wurden verschiedene Nervensymptome beobachtet: eine spastische Paraplegie, Trismus, Aphonie, vorübergehende Parese der Augenmuskeln, Erbrechen, kataleptische Anfälle, Rachialgie, Aphasie, die Menses fielen 1 Jahr lang aus. Hydropatie und Seebäder-Genesung. 4 Jahre gesund. Im 21. Lebensjahre Dysmenorrhoe, die Patientin wurde anemisch, es zeigten sich Symptome einer Lungenerkrankung, Husten, Hämoptoe, Schmerzen in der linken Brusthälfte, Zittern des linken Beines, zeitweise Fieberzustand und zuweilen kataleptische Starre. In diesem Zustande wurde sie im August 1896 nach Charkow gebracht, wo sie sich 1 Jahr lang unter meiner Beobachtung befand. Temperatur bei Untersuchung normal, Patellarreflexe gesteigert, Hamanästhesie sinistra der Haut, das linke Ovarium empfindlich, Hyperalgesie der Haut in der Gegend des linken Schulterblattes, bei Berührung wird das Atmen astmatisch, die Beine werden starr, die Patientin verfällt in einen halb bewustlosen Zustand. Leichter Husten, viel blutenthaltendes Sputum, Percussions-Ton normal. Im September bedeutende Besserung, im Oktober Erkältung Temperatur

39—40, alle Lungen-Symptome stellen sich wieder ein. Einige Tage lang Lethargie und Katalepsie. Während des Schlafes ruhiges Atmen, Puls 70—80, Temperatur 37—38. Unmittelbar nach dem Aufwachen steigt die Temperatur sowie Puls und Atem-Frequenz. Allgemeiner Zustand relativ gut. Dieser Status dauert 11—12 Wochen. Bedeutende Besserung. Die Kranke hat das Bett verlassen. Die Lungen-Symptome sind geblieben. Der Fieberzustand dauert an.

März. Im Urin zeigt sich Blut. Nach 2—3 Tagen eine ausgesprochene Hematurie, hochgradige Schmerzen und Empfindlichkeit in der Nierengegend. Von diesem Moment ab Sinken der Temperatur und allmähliches Abschwächen und Verschwinden der Lungen-Symptome. Nach einer Woche wiederum Steigen der Temperatur bis 40 Gr. Im April Aufhören der Hoematurie, die Temperatur sinkt auf die Norm. Nochmalige Besserung des allgemeinen Zustandes.

Mai. Neues Krankenbild. Gastralgie, Erbrechen, Meteorismus, Temperatur normal, komplete Dyspepsia, die eingenommenen Speisen wurden nach 5—6 Stunden unverdaut zurückgegeben. Ich hatte damals in der Charkower Medizinischen Gesellschaft aus dem Anus herausgekommene Milch (ein Glas voll) demonstriert, die sich von frischer Milch in nichts unterschied. Im Juli verschwindet die Gastralgie und es tritt bedeutende Besserung ein. Dabei zeigten sich aber psychische Symptome, erotischer Zustand, Verweigern der Einnahme von normalen Speisen. Patientin weigert sich zu urinieren und zu Stuhl zu gehen, mehrere Male entleerte sie sich nachts und warf die Excremente durch das Fenster. Nun kommt Retention des Urins. Nach Kateterisation tritt ein leichter Bluterguss aus den Genitalien ein, nach einigen Tagen Metroragie und eine hochgradige Hyperalgesie der Uterusgegend. Dieser Zustand dauerte 2 Monate. Nach einer Kauterisation der Vagina mit argentum nitricum Aufhören der Blutung, die Patientin beginnt sich schnell zu erholen, im Oktober konnte sie nach der Krim reisen, wo sie völlig wiederhergestellt wurde. Nach 2 Jahren heiratete sie und ist jetzt Mutter von 3 Kindern.

Wir haben es also mit 4 Phasen einer Krankheit zu tun: 1) Lungen-Symptome; 2) gastrische Symptome; 3) Nieren- und Blasen-Symptome; 4) Mutterleib-Symptome, alle von hoher Temperatur begleitet.

Charakteristisch ist 1. dass sich keine hemoragischen Erscheinungen der Haut, der Schleimhaut und Muskeln, wie es bei der Hemophilie zu beobachten ist, zeigte; 2. in jeder Periode war die Congestion von einer Hyperalgesie und reflektorischer Hemmung der entsprechenden Muskulatur begleitet (Atem-Muskulatur, Bauch-Press-Muskulatur, Muskulatur der vesici urinarii und endlich die Sphinktor-Muskulatur); 3. in jeder Periode konnte ein sommatischer Stimul für die Erkrankung des entsprechenden Organs festgestellt werden. In der ersten Periode spielte die Erkaltung resp. eine Infection die Rolle eines agent provocateur, in der zweiten Periode konnte man grobe diätetische Schädigungen seitens der Patientin als Ausgangspunkt der Gastralgie konstatieren. Die Hematurie stellte sich nach einem Versuch, die Entleerung der Blase durch Elektrisation zu bewirken, ein. Die Metroragie stellte sich nach einer Kateterisation ein; 4. höchst bemerkenswert ist, dass die Hypertermie, die jedesmal mit einer neuen Congestion zum Vorschein kam, letztere überlebte und selbsttätig und inertartig fortdauerte. Wir haben also hier eine Serie von Inervationsstörungen in einer Reihe von Organen, welche durch von der Peripherie herkommende Reize hervorgerufen sind. Das ganze klinische Bild ist also eine Serie von pathologischen Reflexen, die einen hysterischen Boden, d. h. ein spezifisch veranlagtes Nervensystem betroffen haben.

Fall 2. Frl. N., 17 Jahre alt, vor einem Jahre schwere Gemütserschütterung. Nach einiger Zeit Gastralgie, Uebelkeit bei Einnahme von Speisen, nachher Erbrechen, saures Aufstossen, abwechselnd Besserung und Verschlimmerung. Guter Stuhlgang und Schlaf, mässiger Appetit, Menses normal, guter physischer Zustand. In letzter Zeit verschlimmerten sich die gastrischen Symptome. Nach jeder Einnahme von Speisen Erbrechen, wobei sich die Magenschmerzen im höchsten Grade steigerten. Die letzten 2 Wochen keine Speiseneinnahme. Die Analyse der Feces ergibt nichts abnormes. Die Analyse des Mageninhalts ergibt eine grosse Hyperaciditas, aber keine Spur von Blut. Es wird eine ulcus rotundem ventriculi angenommen. Die Untersuchung des Nervensystems ergibt Folgendes: Sehnenreflexe gesteigert mehr auf der rechten Seite und besonders die Patellar-Reflexe. In verschiedenen Teilen der Hautgegenden ausgesprochene Anästhesie (die äussere Fläche der Beine, Stirn etc.), Parese beider Hände. Herabsetzung des Faryngial-, Nasal- und Cornealreflexes, mehr auf der rechten Seite ausgesprochen. Gesichtsfeld am rechten Auge vermindert, Achromatopsie im rechten Auge, farbenblind für Gelb und Grün, bei leichter Berührung der anästetischen Hautteile konstatiert man eine Reflexbewegung in der Magengegend, d. h. seine Zusammenziehung. Dabei verspürt die Patientin intensive Schmerzen im Magen. Das Aufklopfen mit dem Percussionshammer in der Gegend des Sternum ruft ein schmerzhaftes Zusammenziehen des Magens hervor. Insbesondere verursacht ein Kneifen der rechten Körperseite bei der Patientin Magenschmerzen. Das Aufdrücken auf die rechte Halsseite in der Gegend des nervus vagus hat eine ausgesprochene Verlangsamung des Pulses resp. des Herzritmus zur Folge. Die Zahl der Aufschläge sinkt von 80 auf 50. Nach Aufhören des Drückens gleicht sich die Pulsfrequenz sofort aus. Diagnose: Hysterie. Pakelenisation der Magengegend. Momentanes Verschwinden der Schmerzen. An diesem Tage nimmt die Patientin Speisen zu sich ohne Erbrechen. Nach im Laufe einer Woche dreimal vorgenommener Pakelenisation und hydropatischer Behandlung vollkommene Genesung. Sensibilitätstörungen sowie reflektorische Gastralgie verschwunden. Achromatopsie und Vagusreaktion weniger ausgesprochen.

Fall 3. Schn., 18 Jahre alt, kräftiger Körperbau, erste Menstruation im 16. Lebensjahre. Zugleich begannen die Brustdrüsen in abnormer Weise zu wachsen und es traten hystero-epileptische Anfälle auf. In den letzten 2 Monaten wurden die Anfälle häufiger und das Wachstum der Brustdrüsen beschleunigt; letztere wurden zugleich schmerzhaft und dies bildet die Hauptbeschwerde der Kranken. In den Intervalen zwischen den Menstruationen schwellen die Brustdrüsen ab und die Schmerzhaftigkeit lässt nach.

Ernährungszustand gut. Auffallend grosse, herabhängende Brustdrüsen.

Die Brustwarzen befinden sich auf der Höhe der 10. Rippe und sind relativ schwach entwickelt. Die unteren Ränder der Brüste reichen fast bis zur Nabellinie. Die Haut der Brust und der Drüsen ist nicht besonders stark gespannt, dünn, ein wenig athropisch, cyanotisch. Hebt man die Brustdrüsen hoch, so verspürt die Patientin einen heftigen Schmerz. Das Berühren der Brustdrüsen ist für die Patientin auch schmerzhaft und dabei treten verschiedene choriatische Bewegungen im Körper hervor. 3—8 Brustwirbeln sind gegen Druck empfindlich und schmerzhaft. Beim Aufdrücken auf das linke Ovarium Schmerzen in der Brust und in der Halsgegend. Haut- und Sehnenreflexe gesteigert, mehr an der linken Seite. Beim Aufklopfen auf die Patelle allgemeine Erschütterung des Körpers, Achselzucken sowie mimische Bewegungen. Eine Untersuchung der Augen ergibt keine Abweichungen von der Norm. Hautsensibilität in der Gegend der Arme und Beine normal. Nur an der Höhe zwischen der 3. und 8. Brustwirbel befindet sich ein gürtelförmiges die Brust umfassendes Hautgebiet, das eine ausgesprochene Hyperästhesie zeigt. Eine sehr ausgesprochene gesteigerte mechanische Erregbarkeit der gesamten Muskulatur der oberen und unteren Extremitäten. Beim Aufklopfen auf einen Muskel treten verschiedene choriatische Bewegungen des Körpers hervor. Jeden Tag charakteristische hystero-epileptische Anfälle. Es wird hydropatische Behandlung und Elektrotheraphie verordnet. Die Anfälle verschwinden, die Brustdrüsen nehmen im Umfange ab, die Schmerzhaftigkeit sinkt. Nach zwei Monaten bedeutende Besserung, die Brustdrüsen nehmen um $1/3$ ihres Umfanges ab, die Schmerzen verschwinden.

§ 2. Man sieht, dass der Inhalt der Hysterie nicht auf die psychischen Phänomene allein reduziert werden kann. Von einer Suggestion oder Autosuggestion kann in den oben angeführten Fällen kaum die Rede sein. Jede Art Reflexe und besonders die Organreflexe, d. h. aus verschiedenen Organen ausgehende Impulse, liefern den reichen Inhalt der Hysterie. Die erste in die Definition der Hysterie einzuführende Modifikation besteht also darin, dass bei der Hysterie nicht nur die höheren psychischen Centren, sondern das gesamte Nervensystem, die Periphernerven inbegriffen, betroffen sind. Die Mannigfaltigkeit des klinischen Bildes der Hysterie kann nur dann erklärt werden, wenn wir annehmen, dass die Hysterie einen Universal-Charakter besitzt, d. h. dass sie im ganzen Organismus wurzelt.

§ 3. Die zweite Modifikation bezieht sich auf den Umfang des klinischen Inventars der Hysterie. Gemäss der gewöhnlichen Definition der Hysterie besteht sie aus 2 Hauptsymptomgruppen: 1) aus hysterischen Anfällen; 2) aus sogenannten konstanten oder oft vorkommenden Symptomen. Wir sind berechtigt noch eine dritte, die am häufigsten vorkommende und vielleicht am meisten charakteristische Symptomgruppe der in verschiedenen Organen lokalisierten pathologischen Reflexe hinzuzufügen. Letztere können, je nach ihrer Lokalisation, Natur und Intensität, verschieden sein und zwar von den leichtesten, z. B. Husten, Erbrechen, Zuckungen, bis zu vasomotorischen, trophischen und echt pathologischen, d. h. entzündlichen.

Bei der Hysterie nimmt man eine gesteigerte reflektorische Erregbarkeit an, ignoriert aber dabei gewissermassen die Reflexe selbst, die doch in den

meisten Fällen den eigentlichen Kern und Inhalt bilden. Die verschiedenartigen Reflexe seitens der Verdauungsorgane, Gefässe, Lungen, secretorischen,
sexualen Organe u. s. w. liefern ein umfangreiches Kontingent der sogenannten Fälle von lokaler Hysterie (Asthma, Tic, Singultus, Erbrechen,
Neuralgie bei wandernden Nieren etc.).

Den ersten Platz in dieser Gruppe pathologischer Reflexe nehmen die
Geschlechtsorgane der Frau in der Genese der Hysterie ein. HEGAR hat
bewiesen, dass gerade die schwierigen Erkrankungen dieser Organe oft ohne
jede Spur von nervösen Störungen, sowohl lokaler wie allgemeiner, verlaufen können. Dagegen können die geringsten Anomalien in der mechanischen
Lage dieser Organe, die geringsten katarrhalischen Prozesse von schwierigen
lokalen und allgemeinen nervösen Anfällen begleitet sein. So kann nach
HEGAR eine unbedeutende anteflexio uteri viel mehr zur Entwickelung eines
hysterischen Symptom-Komplexes führen, als ein kolossales Tumor. Ferner
nimmt HEGAR an, dass verschiedenartige Anomalien und Bildungsdefekte
der Genitalien bei den Frauen in der Entwickelung der Hysterie als
reflektorisches Moment eine grosse Rolle spielen. Diese Tatsachen berechtigen
uns zur Annahme, dass es sich hier zunächst mehr um eine Funktionsstörung der Organe als um einen Reflex im gewöhnlichen Sinne des Wortes
handelt. Es ist klar, dass jeder destructive Prozess (Tumor, Geschwüre u. s. w.)
die Sexualfunktion ganz herabsetzen resp. zerstören, während die geringeren
pathologischen Prozesse die Funktion nur verändern. Ausserdem ist es
höchst wahrscheinlich, dass wir es in der Reflexwirkung der Sexualorgane
mit zwei Arten Reflexe zu thun haben. Erstens sind es lokale aus verschiedenen Geweben ausgehende Reflexe (Schleimhaut, Muskeln, Bindegewebe etc.), zweitens übt die Zeugungsfunktion in ihren verschiedenen
Phasen (Menses, Schwangerschaft, Entbindung etc.) einen grossen und
mannigfaltigen Einfluss auf alle Funktionen des Organismus und speziell
auf das Nervensystem aus. Die Art und Natur dieser Einwirkung ist bis
jetzt noch nicht ganz bekannt. Man nimmt sogar an, dass der Chemismus
hier eine grosse Rolle spielt. Durch die Annahme des Vorhandenseins eines
solchen spezifischen funktionellen Organreflexes gelangen wir zu der
Erklärung der von HEGAR angegebenen Tatsachen. Es ist vorauszusehen,
dass durch jeden tiefgreifenden oder destructiven Prozess dieser Reflex aus-
gelöscht wird, während er bei wenigen groben Prozessen ausbleibt. Es ist
auch zu erwarten, dass die sogenannte Sexualfunktion im engeren Sinne
des Wortes, d. h. der Sexualverkehr, seinerseits auch einen analogen
funktionellen allgemeinen Reflex auf den gesamten Organismus und
speziell auf das Nervensystem ausübt. Jede Art Abweichungen und Anomalien im Sexualverkehr, Abusus, Abstinentia, Perversität etc. können
natürlich stimulierend auf die Genese der Hysterie wirken. Es ist nun von
diesem Standpunkte aus verständlich, dass diese beiden Arten allgemeiner
Reflexe auf dem Gebiete der Zeugungs- sowie Geschlechtsfunktion nicht
nur in den pathologischen Prozessen, sondern auch in den Entwickelungsanomalien dieser Organe ihren Grund haben. Die Hysterie kann also zuweilen in den Entwickelungsanomalien der Sexualorgane wurzeln, obwohl
andererseits die hysterische Anlage des Nervensystems sowie die Ent-

wickelungsanomalien der Sexualorgane beide nur Bestandteile einer Degeneration des gesamten Organismus bilden.

Nun haben wir im Falle I gesehen, dass der pathologische Reflex auch in seinem klinischen Bilde den Charakter einer gesamten Funktionsstörung darstellt. Wenn z. B. der Magen der Sitz des pathologischen Reflexes ist, so sind die gesamten Funktionen dieses Organs, die sensible, motorische und secretorische, gleichzeitig gestört. Dadurch unterscheidet sich dieser hysterische Reflex von anderen durch die Erkrankungen des Nervensystems hervorgerufenen Funktionsstörungen irgend eines Organs.

Für diese pathologischen Organreflexe bei den Hysterischen ist auch ihr vicarierender Charakter massgebend. Wenn bei den Hysterischen ein neues Organsymptom hervortritt, kann man sofort beobachten, dass die Symptome, die bis dahin zur Geltung kamen, plötzlich verschwinden und ihren Platz für die neuen Symptome frei machen. Diese Tatsache liefert den besten Beweis dafür, dass es sich bei allen diesen hysterischen Organsymptomen nicht um einen gewöhnlichen Reflexvorgang handelt, sondern dass hier alle Nervenelemente des entsprechenden Organs, d. h. sein gesamtes peripherisches Nervensystem, mitspielen. Schliesslich ist noch zu betonen, dass die bei den pathologischen Reflexen vorkommende Muskelschwäche mehr den Charakter einer reflektorischen Hemmung, als einer echten Paralyse hat (reflektorische Hemmung der Atmungsmuskulatur, Bauchmuskeln, Sphinktoren etc.).

§ 4. Wir gehen zu den constanten Symptomen der Hysterie über, zu den An- und Hyperästhesien und den spastischen Paresen. CHARCOT hat festgestellt, dass diese Symptome einen centralen und sogar psychischen Ursprung haben. MEINERT erklärt diese Symptome durch den Ausfall des regulierenden Einflusses des Grossierens resp. der corticalen Funktion, wodurch sich eine gesteigerte automatische Erregkarbeit der niedrigen resp. subcorticalen und spinalen Centren einstellt. Diese Conception ist doch zu schematisch und entspricht nicht der Kompliziertheit der Tatsachen, mit welchen wir zu rechnen haben, und diese sind wie folgt: Erstens ist in vielen Fällen der Zusammenhang zwischen den sogenannten konstanten Symptomen und den bestimmten Organerkrankungen resp. Reizzuständen zu konstatieren, so z. B. wird oft die Contractur und Parese eines Beines durch eine abgelaufene Parametritis hervorgerufen. Eine solche spastische Parese kann sich sogar auf die ganze entsprechende Körperseite ausbreiten und zu einer totalen Hemianästhesie Anlass geben. Zweitens treten diese constanten Symptome oft erst nach dem hysterischen Anfall, in welchem sie also ihren Ursprung haben, hervor. Drittens haben diese Symptome unzweifelhaft ihren Ausgangspunkt in einer psychischen oder physischen Trauma. Wenn wir noch hinzufügen, dass diese Symptome ebenso in ihrem Charakter wie in ihrer räumlichen Ausdehnung gar nicht so konstant und ausserdem dem Einflusse der Suggestion und Autosuggestion unterworfen sind, so liegt die Schwierigkeit der Erklärung dieser kompliziertesten Erscheinungen durch das elementare MEINERT'sche Schema klar auf der Hand. Das oben über die Natur der Muskelschwäche Gesagte gilt auch für die Parese, welche den Hauptbestandteil der konstanten Symptome bildet. Man kann sich bei jedem Falle der Hysterie leicht davon überzeugen, dass es sich hier garnicht um eine echte Parese handelt, sondern dass wir es hier mit einer Hemmung der motorischen Funktion zu tun haben. Die Sensibilitätsstörungen sind hier auch höchst komplizierter Natur. Man kann, wie wir es im Falle 3 gesehen haben, auf einer bestimmten Hautstelle eine lokale Anästhesie, die mit einer iradiierten reflektorischen Hyperalgesie verbunden ist, beobachten. Andererseits besitzen die hyperästhetischen Hautflächen, die sogenannten zones hysterogènes die Eigenschaft, zu gleicher Zeit als Ausgangspunkt für Reflexhemmungen zu dienen.

---

§ 5. *Die Anfälle.* Ausser dem grossen hysterischen Anfall gibt es bei den Hysterischen eine ganze Menge verschiedenartiger vorübergehender Erscheinungen, die in einem inneren Zusammenhang einerseits mit dem grossen hysterischen Anfall, andererseits mit den organischen Symptomen stehen. Hierzu gehören beispielsweise der hysterische Husten, Erbrechen, Herzklopfen, Asthma, Singultus, Spasmen und Zuckungen verschiedener Muskeln. Diarrhoe und Anfälle, nevralgische Krisen in verschiedenen Nerven, vorübergehende lokale Paresen, Kontrakturen u. s. w. Diese Anfälle decken sich meist mit dem Begriff von den organischen Reflexen, in anderen Fällen stellen sie die Uebergangsformen zum grossen hysterischen Anfall dar.

Analysieren wir den Gang und die Entwickelung des Letzteren, so stossen wir auf beachtenswerte Tatsachen, denen bis jetzt nicht genügend Aufmerksamkeit geschenkt wurde. Zunächst ist es Tatsache, dass ein Stadium allgemeiner mehr oder weniger ausgesprochener psychischer Hemmung dem grossen hysterischen Anfall fast ohne Ausnahme vorangeht. Bei vielen Patienten bildet dieses Stadium eine mehrere Tage lang dauernde Periode. In Fällen mit ganz ausgesprochener Hemmung kann diese die Höhe eines halb melancholischen Zustandes erreichen. Hierbei sind nicht nur die Symptome psychischer Hemmung (Anxietas, Depression, Willenslosigkeit, Taedium vitae, Appetit- und Schlaflosigkeit), sondern auch die physikalischen Correlate (kleiner, langsamer Puls, oberflächliche Atmung, leichte Cyanose etc.) zu konstatieren. In mehreren Fällen gelang es mir, in dieser Phase eine Herabsetzung der Sehnenreflexe und eine Abstumpfung der Hautsensibilität zu beobachten. Nun kommt ein Zwischenstadium, welches die Uebergangsphase zwischen dem soeben beschriebenen Stadium und dem Anfall bildet. In dieser Phase treten auf dem Boden allgemeiner Depression schon einige vorübergehende Reizerscheinungen psychischer und somatischer Art hervor. Dies sind: Momentane seelische Reizbarkeit, Affekte, unmotivierte Handlungen, Herzklopfen, vasomotorische Schwankungen, Zuckungen in einigen Muskeln u. s. w. Man könnte mit Recht von einer Phase einzelner automatischer Entladungen sprechen. Nun kommt der Anfall selbst. Wie bekannt, besteht dieser in typischen Fällen nach Charcot aus einer Serie in ihrer Natur und Lokalisation ganz bestimmter Convulsionen. Diese Serien heissen nach Charcot die Phasen des Anfalles und sind wie folgt: 1) Die Phase des allgemeinen fibrilaren Zitterns

2) epileptoide Phase; 3) die Phase der irregulären choreartigen Bewegungen; 4) die Phase der expressiven Konvulsionen; 5) die hallucinatorische Phase mit entsprechenden plastischen Bewegungen; 6) die Phase des Deliriums, begleitet von komplizierten psychomotorischen Bewegungen. Was die erste Phase betrifft, so macht das dabei vorkommende Zittern den Eindruck eines Reizzustandes in den Muskeln und Nerven. Jedenfalls findet man in dieser Phase keine Spur von coordinierten Bewegungen, die auf eine Anteilnahme des centralen Nervensystems deuten könnten. Die zweite Phase der allgemeinen tonisch-clonischen Krämpfe weist auf einen Erregungszustand in den NOTHNAGEL'schen Zentren in medulla oblongata hin. Die dritte Phase, nach CHARCOT Clownismus, lässt einerseits einen Erregungszustand in denjenigen Zentren vermuten, welche unsere Fortbewegungen und unser Gleichgewicht regulieren (Pons? Cerebelum?). Zu gleicher Zeit beobachtet man in dieser Phase eine Art Bewegungen, welche als Schmerzausdrucksbewegungen bezeichnet werden können. Für die nächstfolgenden affektiven Bewegungen werden als Zentralorgane die Gehirnganglien betrachtet. Und schliesslich wird für die gesamte Sinneswahrnehmungsfunktion sowie für die halluzinatorische Tätigkeit die subcorticale Masse und für die psychische Tätigkeit die corticale als Zentrum anerkannt. Fassen wir dies alles zusammen, so gelangen wir zu einem Schema, dass der ganze Verlauf des grossen hysterischen Anfalles den Charakter eines deutlich ausgesprochenen aufsteigenden Stromes hat, der, aus den peripheren Elementen des Nervensystems ausstrahlend, stufenweise die höchsten zentralen Teile des Gehirns erreicht. Dementsprechend findet man im Verlaufe des grossen hysterischen Anfalles eine korrespondierende Veränderung des Bewusstseins. Letzteres ist im Anfang des Anfalles und besonders während der Epileptoiden-Phase am tiefsten verdunkelt. Beim Fortschreiten kehrt das Bewusstsein immer mehr und mehr wieder. Schon in der halluzinatorischen Phase befinden sich die Patienten im Zustande des sogenannten Halbbewusstseins, wobei sich schon eine gewisse wenn auch nicht komplete Sensibilität und psychische Reaktion eingestellt hat.

Wir sehen also, dass die objektive Gehirnfunktion, die Bewegungs-Cordination sowie auch die subjektive Leistung des Gehirns, nämlich das Bewusstsein, ihrerseits auch einen aufsteigenden Charakter im Verlaufe des Anfalles manifestieren. Diese beiden Hauptmerkmale des hysterischen Anfalles, 1. das Initial-Hemmungsstadium und 2. der aufsteigende Verlauf des Anfalles können als Ausgangspunkt für eine tiefere Erklärung des Mechanismus des hysterischen Anfalles dienen. Es ist zunächst klar, dass der Begriff des hysterischen Anfalles erweitert werden muss und zwar in dem Sinne, dass er nicht mehr, wie das bis jetzt angenommen wurde, als ein automatischer Erregungszustand angesehen werden kann. Letzterer wird aus zwei grossen antagonistischen Perioden zusammengesetzt: einer depressiven und aus einer Phase automatischer Erregung. Zweifellos besteht zwischen diesen beiden Perioden ein innerer wenn auch noch nicht bekannter physiologischer Zusammenhang.

Nun ist die erste Periode nicht allgemein durch die Hemmungserscheinungen ausgefüllt. Es treten dabei deutlich die Symptome einer allgemeinen psychischen Schwäche, eine Art Lähmung sowohl auf dem Gebiete der willkürlichen Inervation als auch im Reiche des Vorstellungslebens hervor. Die melancholischen Hemmungssymptome sind in dieser Periode mit den Erscheinungen einer Cerebrastenie gemischt. An Stelle der von MEINERT bei der Hysterie angenommenen einfachen psychischen Hemmungsschwäche finden wir in Wirklichkeit einen viel mehr komplizierten psychischen Zustand als Initialstadium des Anfalles, nämlich eine Parese der impulsiven Funktion des Gehirns nach allen Richtungen hin, sowie eine automatische Steigerung der psychischen Hemmung.

§ 6. Indem wir die Genese der ersten Periode vorläufig unberührt lassen, werfen wir die Frage auf, in welcher Art der Zusammenhang zwischen diesen beiden Perioden erklärt werden kann. Es drängt sich die Idee auf, dass durch die Hemmung die Auslösung der Erregungen im Nervensystem unterdrückt wird, infolgedessen sich eine Anhäufung und Summation der Nervenimpulse resp. Energie bildet. Es stellt sich im Nervensystem eine Art Ladung ein. Wie wir gesehen haben, manifestieren sich Letztere während der ersten Periode durch verschiedene blitzartige Entladungen in verschiedenen Richtungen. Trotzdem wird die Menge der unterdrückten resp. latenten Energie im Nervensystem immer grösser und grösser. Die Tendenz zur Auslösung und Entladung seitens dieser Energie steigt fortwährend und wird durch die Hemmung so lange unterdrückt, bis Letztere mächtiger ist, d. h. eine höhere Spannung besitzt. Nun tritt das Moment ein, wo die latente Energie die Höhe der Hemmung erreicht und diese sogar überwindet. Dann kommt es zum Ausbruch der Entladung zum hysterischen Anfall. Es ist doch zu erwarten, dass der Ausgleich zwischen den beiden Arten Nervenprozesse, Hemmungen und latenten Erregungen und die Ueberwindung des Ersteren durch den Letzteren da am ehesten erzielt wird, wo die Höhe und Macht der Zentralhemmungen am geringsten ist. Es ist kaum nötig zu beweisen, dass die aus den höheren Zentren auf das gesamte Nerven- und Muskelsystem ausstrahlende hemmende und regulierende Wirkung am geringsten in der Peripherie des Nervensystems ist und sein Maximum in denjenigen Teilen des Nervensystems erreicht, welche dem Ausgangspunkt der Hemmung am nächsten stehen. Infolgedessen ist doch vorauszusehen, dass die zweite Periode des hysterischen Anfalles, d. h. die Entladung der latenten Erregungen, eine deutlich aufsteigende Bahn von der Peripherie zum Zentrum darstellen muss.

§ 7. Mit dieser Darstellung wird ein Versuch gemacht, den klinischen Verlauf des hysterischen Anfalles auf einem sich im Nervensystem cyclisch abspielenden Nervenprozess zu basieren. Damit wird aber nicht behauptet, dass es ein für alle Anfälle gültiges Schema gibt. In einer Reihe von Fällen tritt die erste depressive Phase nicht acut, sondern chronisch auf. Jedem Beobachter ist die Reihe von Fällen bekannt, wo sich die Hysterie auf dem Boden einer jahrelang dauernden Gemütsverstimmung entwickelt. Sodann gibt es nicht selten Fälle, wo ein stürmischer Aufregungszustand, d. h. Affekt als Ausgangspunkt des hysterischen Anfalles dient. Auf den ersten Blick würde man sogar annehmen können, dass die letzt beschriebenen Fälle mit dem oben dargestellten Schema nicht in Einklang zu bringen sind. Es ist aber nur ein scheinbarer Widerspruch. Es ist doch in de physiologischen Psychologie eine festgestellte Tatsache, dass jedem Aufregungszustand oder expansiven Affekt eine zweite Phase der Depression und Erschöpfung folgt. Nun haben wir doch bei den durch Affekte hervorgerufenen Anfällen auch diese depressive Phase unmittelbar vor dem Anfall auftreten sehen.

Unser Schema bedarf noch einer Erweiterung nach anderen Richtungen hin. Die depressive Phase wurde oben als ein kombinierter Zustand psychischer Schwäche und Hemmung definiert. In Wirklichkeit ist aber dieser Zustand noch komplizierter. Schon allein die Hemmung nimmt eine doppelte Richtung. Die Hemmung richtet sich nicht nur auf die untergeordneten psychischen Funktionen (Gemütsleben, Sinneswahrnehmung) und das gesamte Nervenleben, sondern auch auf das Gebiet des höheren Seelenlebens (Willenstätigkeit, Persönlichkeit, logische Arbeit). Es ist also anzunehmen, dass die bei hysterischen Personen in der ersten Phase ins Auge fallende Willenslosigkeit und allgemeine psychische Schwäche keinen echten Erschöpfungszustand, sondern die sekundären Folgen der inneren Hemmung darstellen. Infolgedessen muss sowohl in den höheren psychischen Funktionen wie in den niedrigen Gehirn- und Nervenzentren eine analoge Anhäufung der gespannten latenten Energie stattfinden. Mit anderen Worten, die Ladung und Tendenz zur antomatischen Entladung müssen sich gleichzeitig in den psychischen Funktionen sowie in den sommatischen Teilen des Nervensystems einstellen.

Wenn wir behaupten, dass zwischen der ersten und zweiten Periode ein innerer Zusammenhang besteht, so wollen wir nicht damit das Dogma aussprechen, dass die zweite Periode durch die erste vollständig bestimmt wird. Bei jedem gesunden Menschen kann man solche cyclisch ablaufenden Schwankungen des Gemütszustandes, einen Wechsel der zwei antagonistischen Phasen, der Depression und Aufregung, beobachten. Beim gesunden Menschen besitzt doch das Nervensystem die Fähigkeit, solche Schwankungen auszugleichen und das Gleichgewicht der Nerventätigkeit wieder herzustellen. Sogar in den intensiven Affekten, die mit hysterischen Anfällen eine grosse Analogie besitzen, sieht man, wenn sie sich bei einem ganz normalen Menschen abspielen, wie leicht und rasch der abnorme Zustand sich ausgleicht und das Gleichgewicht zurückkehrt, ohne dass dabei irgendwelche dauernden Symptome bleiben. Man ist also berechtigt, bei den Hysterischen irgendwelche spezifischen Momente, sei es im Nervensystem, sei es in den sommatischen Organen zu suchen, die den eigentlichen Boden und Quelle der Hysterie bilden. In diesen Elementen ist die Quelle des gesamten hysterischen Symptomkomplexes, der pathologischen Organreflexe, des Anfalles und der dauernden, d. h. der konstanten Symptome, zu suchen.

§ 8. Wenden wir uns zu den sommatischen Organen. In der oben geschilderten Gruppe der pathologischen Organreflexe liegt zweifelsohne die Hauptquelle der Hysterie. Die alltägliche Erfahrung lehrt uns, dass die Hysterie sich auf dem Boden chronischer Krankheiten der inneren Organe und besonders der von dem Sympaticus innervierten Bauchorgane entwickelt. Die erste Rolle spielen dabei die Reproduktions- resp. Sexualorgane. Es

entsteht nun die fundamentale Frage, ob ein solcher pathologischer Organ-
reflex bei einer Person, die ein ganz intaktes Nervensystem besitzt, durch
seine schädliche Wirkung auf das Nervensystem die hysterische Nervose
hervorzurufen vermag. Diese für die ganze Lehre der Hysterie äusserst
wichtige prinzipielle Frage muss entschieden bejaht werden. Unbefangene
klinische Beobachtungen liefern uns zahlreiche Fälle, in denen bei einer
Person, bei welcher keine Spur von hereditärer Belastung oder individueller
Nervosität zu konstatieren ist, sich trotzdem unter der ungünstigen Wirkung
einer Sexualerkrankung oder Störung der sexuellen Tätigkeit ein typisches
Bild der Hysterie entwickelt. Die Art, in welcher ein solcher pathologischer
Reflex seinen störenden Einfluss auf das Nervensystem ausübt, ist mannig-
faltig. So ist bekannt, dass von dem Sympaticus ausgehende Reize auf das
gesamte Nervensystem eine spezifisch hemmende Wirkung ausüben. Ferner
bilden alle chronischen Organerkrankungen im allgemeinen und insbesondere
die Erkrankungen der Sexualorgane sowie die funktionellen Störungen im
Sexualleben eine unerschöpfliche Quelle verschiedenartiger Depressionszustände. Hierzu treten noch die bei solchen Erkrankungen sowie bei
funktionellen Störungen oft sich abspielenden verschiedenartigen Affekt-
zustände der Patienten hinzu. Wir betonen also die Existenz einer Gruppe
von hysterischen Fällen, die sich auf dem Boden eines absolut intakten
Nervensystems aufbauen und wo sich die später einstellende spezifische
funktionelle Störung des Nervensystems sekundär entwickelt und durch
die schädliche Wirkung der pathologischen Reflexe hervorgerufen wird.

Der in jedem erkrankten Organ eingeschlossene Nervenapparat, sowohl
die Nervenfasern wie die Nervenzellen, befinden sich in einem abnormen
funktionellen Zustand. Es müssen dabei der Nervenprozess sowie die
Nervenleitungen gleichzeitig gestört sein. Bekanntlich findet man bei jedem
erkrankten Organ verschiedenartige Sensibilitäts-, Motilitäts- sowie sekre-
torische und trophische Störungen. Alle diese Störungen sind autonomer
Natur, d. h. unabhängig vom Zentral-Nervensystem. Nun ist doch nicht
zu übersehen, dass schon in diesem abnormen Zustand des peripheren
Nervenapparats ein prädisponierendes Moment für die rückwärtige Wirkung
seitens des zentralen Nervensystems auf diesen peripheren Apparat gegeben
ist. Das kranke Organ wird also zum locus minoris resistentiae in Bezug
auf das zentrale Nervensystem. Die von letzterem ausstrahlenden Entladungen, Erregungen und Hemmungen richten sich am häufigsten und
leichtesten auf dieses Organ, wodurch der abnorme funktionelle Zustand
des peripheren Nervenapparates wiederum gefördert wird. Selbstverständlich
wird diese ricochetteartige Wirkung resp. Entladung des Zentral-Nerven-
systems in denjenigen Fällen mehr ausgesprochen und intensiver, wo
Letzteres schon selbst in einem abnormen funktionellen Zustand sich
befindet, d. h. wo eine periphere Erkrankung mit einer hysterischen Anlage
des Nervensystems kombiniert ist. So entsteht eine zweite Gruppe von
hysterischen Fällen, wo die gesamte Nervose von zwei extremen Polen her,
vom Zentralnervensystem und peripheren Organ ausgeht. Die Grade der
Anteilnahme jeder dieser beiden Hauptquellen an der Genese der Hysterie
sind in verschiedenen Fällen ungleich, wodurch die Möglichkeit des Vor-

handenseins einer grossen Anzahl verschiedener individueller klinischen Formen der Hysterie gegeben ist. Da wo die schädliche Einwirkung des Zentralnervensystems auf die peripheren Organe von psychischen Symptomen begleitet ist, spricht man gewöhnlich von Psychoreflexen. Viel richtiger könne dies aber durch den Termin psychische Entladung bezeichnet werden.

Wir kommen also zum Schluss, dass trotz des enormen Reichtums der klinischen Formen der Hysterie, diese in zwei Hauptkategorien eingeteilt werden können: In eine Kategorie zentraler, nervöser und in eine Peripherie somatischer Natur. Selbstverständlich bilden diese extremen Typen nur die Grenzen des Gesamtgebietes der Hysterie. Fast in jedem individuellen Falle finden wir eine Mischung dieser beiden Faktoren, des zentralen und peripheren. Die Einteilung in zwei solche Kategorien hat erstens eine theoretische Bedeutung für die Analyse des Begriffes des klinischen Bildes der Hysterie und zweitens für die praktische Verwertung jedes einzelnen Falles sowie für die individuelle Behandlung.

§ 9. Nun gehen wir zu dem Faktor über, welchen man mit dem Namen spezifische hysterische Anlage bezeichnet, d. h. zu derjenigen Störung oder Anomalie der Nervenfunktion, welche das Wesen der Hysterie bildet.

Wir haben schon gesehen, dass sowohl in den pathologischen Organreflexen als auch in konstanten Symptomen der Hysterie eine Mischung von Erregungs- und Hemmungssymptomen und eine Prevalierung der ersteren über die letzteren zum Vorschein kommt. Was nun den grossen hysterischen Anfall betrifft, so haben wir auch da dieselbe Kombination von Erregungen und Hemmungen konstatiert mit dem Unterschied, dass hier diese beiden Elemente sich auf einen grösseren Zeitraum ausdehnen, sich von einander trennen und einander in einer konstanten Reihenordnung folgen. Man kann also sagen, dass in allen drei Hauptgruppen der hysterischen Symptome die beiden elementaren Bestandteile des Nervenprozesses, Hemmungen und Erregungen, in einer mehr oder weniger isolierten Form und gewissermassen von einander unabhängig hervortreten, jedoch mit einer Tendenz zum Ueberwinden der Hemmungen.

§ 10. Wenn wir uns nun zu den konstanten und immobilen Symptomen der Hysterie wenden, so finden wir hier eine analoge Störung der Nervenleitung auf dem Gebiete der Sensibilität, Motilität und Reflexe. Es ist schon von vielen Beobachtungen längst konstatiert worden, dass die hysterischen Anästhesien und Lähmungen vielmehr einer peripheren oder Zentralleitungshemmung als einer Störung der Nervenerregung zugeschrieben werden müssen. Die bekannten Erscheinungen von Transfert, von Metallo- und Hypotheraphie u. s. w. bestätigen vollständig diese Annahme. So erinnere ich mich an einen von mir beobachteten Fall, wo bei einer Hysterischen eine linksseitige vorübergehende Amaurose existierte und nur dann zum Vorschein kam, als die Patientin das gesunde Auge schloss. Sobald sie aber das gesunde Auge öffnete und einen Gegenstand mit beiden Augen fixierte, verschwand die linksseitige Amaurose, das linke Auge funktionierte normal, wovon man sich durch Anwendung eines Stereoscopen oder abweichender Gläser überzeugen konnte. Diese Tatsache lässt sich am leichtesten so erklären, dass die von der Retina erhaltenen Reize nicht nach den Sehzentren weitergeleitet oder an irgend einer Station gehemmt wurden. Sowie aber das rechte Auge funktioniert, wird die Hemmung in den der linken Retina gehörigen Bahnen durch die aus der rechten Retina ausgehenden Erregungen beseitigt. Man kann auch bei einem Hysterischen beobachten, dass wenn ein gesundes Glied in Bewegung gebracht wird, auch das quasi gelähmte Glied mitarbeitet. Wenn bei einer Hysterischen, wie z. B. in unserem Falle 3, die Berührung eines anästhesierten Hautbezirkes eine Schmerzempfindung in einem näheren oder entfernteren Organe zur Folge hat, so ist es doch klar, dass der Hautreiz wahrgenommen wurde und dass dabei bloss die Leitung der peripheren Erregung gestört ist. Die Fortleitung der peripheren Erregung in der Richtung nach der normalen ihr gehörigen Bahn wurde gehemmt, nahm eine ganz andere Richtung ein und irradiierte auf andere Nervenfasern und Zellen. So lassen sich bei den Hysterischen die verschiedenartigen Verfälschungen in der Verwertung der Qualität und Lokalisation peripherer Reize erklären. Auf dem Gebiete der Reflexe, sei es Haut-, Sehnen- oder Muskelreflexe u. s. w. sieht man auch häufig eine analoge Erscheinung, eine Irradiation des hervorgebrachten Reflexes auf ganz fremde Körperprovinzen. So können bei dem Beklopfen der linken Patelle ausser dem linksseitigen Reflex noch verschiedene Reflexe resp. Muskelzuckungen sowohl auf dem rechten Beine wie auch den beiden oberen Extremitäten, sogar in der Brust- und Kopfmuskulatur zum Vorschein kommen. Solche irradiierten Reflexe können bei den Hysterischen auch von den Muskeln und anderen Organen ausgehen. Auch die verschiedenen psychischen Zustände, so z. B. eine automatische Gemütserregung, Affekte, sind imstande derartige abnorme Irradiationsphänomene, sowohl impulsive wie hemmende, in verschiedenen Organen hervorzurufen. Es ist also bei den Hysterischen eine fundamentale Störung der Leitungstätigkeit in peripheren und zentralen Elementen sowohl im Sinne der Störung der Leitung als auch im Sinne ihrer Hemmung anzunehmen.

§ 11. Fassen wir dies alles zusammen, so gelangen wir zu einer ganz einfachen Formel. Die beiden Grundfaktoren der gesamten Nervenfunktion, der Erregungsprozess und die Leitung, erleiden bei den Hysterischen eine analoge Störung. Die Impulse und Hemmungen treten sowohl in dem Erregungsprozess wie in der Leitung mehr isoliert und selbständig hervor. Es wird von allen Physiologen angenommen, dass der Nervenprozess aus zwei verschiedenen, sogar antagonistischen Bestandteilen zusammengesetzt ist: Aus einer positiven Erregungs- und negativen Hemmungswelle. Diese beiden Wellen sind, wie die Physiologen meinen, nicht nur chemisch, sondern auch physikalisch, d. h. energetische antagonistischer Natur. Es wird angenommen, dass die Erregungswelle mit einem chemischen Dis-associationsprozess und einer Entladung der lebendigen Energie, die Hemmungs Welle ihrerseits mit einem syntetischen chemischen Prozess und einer Anhäufung latenter Energie verbunden sind. Ferner wird angenommen, dass jeder normale Nervenprozess einen rythmischen Charakter besitzt, d. h., dass jede physiologische Nervenerregung beide Arten Nervenwellen, positive und negative, in sich einschliesst, nur folgen diese Wellen einander rythmenartig. Jeder einzelne Nervenprozess weist einen cyclischen Charakter auf, da am Ende des gesamten Nervenprozesses das frühere Gleichgewicht sowohl physiologisch wie chemisch und energetisch wieder hergestellt wird. Dadurch wird eine Stabilität in der gesamten Nervenfunktion erreicht. Die Höhe der peripheren und zentralen Erregbarkeitsschwelle sowie des Tonus und der Leistungsfähigkeit des gesamten Nervensystems wird dadurch auf einem bestimmten Niveau in gewissen Grenzen erhalten und geschützt. Ferner nehmen die Physiologen an, dass die Leitung einer Nervenwelle und Lokalisation in einem bestimmten Bezirk ihrerseits auch den beiden genannten Faktoren, d. h. der Erregbarkeitsschwelle und Nerventonus, untergeordnet sind. Selbstverständlich ist eine solche normale Leistungsfähigkeit des Nervensystems von dem inneren Bau seiner Elemente, Nervenfasern und Zellen, von ihren biologischen und chemischen Eigenschaften abhängig, d. h., dass die Funktionsfähigkeit des Nervensystems durch seine normale Organisation bestimmt wird. Man ist aber berechtigt, noch einen zweiten Faktor zu berücksichtigen, nämlich den Charakter des Funktionierens, d. h. den Einfluss der auf das Nervensystem wirkenden Reize und der sich in diesen abspielenden Prozesse. Unterliegt das Nervensystem der Einwirkung abnormer äusserer oder innerer organischer Reize, finden dabei sehr intensive, zu lange dauernde oder hemmende Reize statt, wie das gerade bei der Hysterie der Fall ist, so kann man voraussehen, dass die Leistungsfähigkeit und die ganze Funktion des Nervensystems dadurch, wenn wir auch vor uns ein Subjekt mit einer ganz normalen Konstitution der Nervenelemente haben, gestört werden. Diese Störung der Nervenfunktion muss in erster Linie darin bestehen, dass die Nervenelemente ihre Stabilität und Ausgleichungsfähigkeit verlieren und jeder Nervenprozess, z. B. jede reflektorische Erregung, dabei den ihm normal gehörigen rythmischen und cyclischen Charakter auch verliert. Es entsteht auf diese Weise im Nervensystem eine Disrythmie, eine Störung des normalen Parallelismus zwischen Erregungen und Hemmungen, was, wie wir gesehen haben, das ganze klinische Bild der Hysterie ausfüllt. Eine solche Disrythmie wird selbstverständlich viel leichter vorkommen, sich intensiver gestalten und für längere Zeit fixiert bleiben, wenn die abnormen Reize auf einen pathologischen Boden, auf eine instabile Konstitution der Nervenelemente fallen.

Durch diese Anschauung glauben wir der Definition des Begriffes der funktionellen Nervenstörungen auf dem Gebiete der Nervenpathologie näher kommen zu können. Selbstverständlich ist damit nicht gemeint, dass dieses Schema einer Disrythmie des Nervenprozesses alle möglichen Gruppen von funktionellen Nervenstörungen umfasst. Diese Disrythmie ist vielleicht nur für die hysterische Nervose charakteristisch. Die Hypothese einer hysterischen Disrythmie bringt notwendigerweise mit sich die zwei folgenden Voraussetzungen, welche für das Verständnis der Patogenese der Hysterie nicht ohne Bedeutung zu sein scheint. Diese Voraussetzungen sind: Erstens muss der Begriff der funktionellen Nervenstörung bei der Hysterie in dem Sinne erweitert werden, dass es sich hier nicht blos um rein dynamische, d. h. nicht organische Veränderungen im Nervensystem handelt, sondern dass diese Veränderungen in einem gewissen Grade durch abnormes Funktionieren hervorgerufen werden können. Zweitens — und darauf möchte ich besonders Gewicht legen — soll man nicht die Quelle der Hysterie in einem bestimmten Teile des Nervensystems, z. B. in der Höhe der psychischen Zentren, suchen. Die hysterische Nervose kann, ob sie als eine reine funktionelle Störung oder als eine durch eine unbekannte organische Modifikation der Nervenelemente hervorgerufener Zustand betrachtet wird, nicht als eine sich irgendwo lokalisierende Erkrankung angenommen werden. Haben wir mit einer hysterischen Person zu tun, so sind wir berechtigt jeden Teil ihres Nervensystems, d. h. jede periphere Nervenfaser und Nervenzelle als hysterisch veranlagt oder funktionierend zu betrachten. Es leuchtet nun ein, dass diese spezifische hysterische Störung resp. Veranlagung nicht in jedem Teile des Nervensystems eine gleiche Höhe erreicht. In dieser Ungleichheit der hysterischen Störungen finden die mannigfaltigen individuellen klinischen Formen der Hysterie am besten ihre Erklärung. Zuweilen kann sich die hysterische Störung in einem bestimmten Teile des Nervensystems so tief einwurzeln und in einer so ausgesprochenen Art dauernd fixiert bleiben, dass dadurch alle übrigen Symptome in den Schatten gestellt werden und das ganze klinische Bild den Charakter einer lokalen Nervenkrankheit annimmt.

§ 12. Es entsteht nun die Frage, ob wir imstande sind die Formen der Hysterie, welche sich auf einem pathologischen Boden ausgebildet haben, von denjenigen zu unterscheiden, wo das abnorme Funktionieren allein als Hauptquelle der Krankheit gilt. Eine derartige Differenzierung der zwei Hauptgruppen der Hysterie hat einen praktischen, therapeutischen und diagnostischen Wert. Das Vorhandensein oder Nichtvorhandensein der erblichen Belastung kann uns als Leitfaden in dieser Frage dienen. Bekanntlich ist in manchen Fällen der Hysterie die erhebliche Belastung stark ausgesprochen. Dagegen findet man in anderen Fällen der Hysterie keine Spur von erblicher Belastung. Als ein sehr lehrreiches und überzeugendes klinisches Material kann in dieser Beziehung die israelitische Bevölkerung in Russland dienen. Infolge Ueberganges von einer patriarchalischen abgeschlossenen Lebensweise zu einer neuen komplizierten Kultur und einem irregulären, agitierten sozialen Regime hat die hysterische Nervose in dieser Bevölkerungsklasse eine grosse Verbreitung angenommen. In Familien, wo bis dahin keine Spur von Nervenkrankheiten war, findet man jetzt die exquisitesten Fälle der Hysterie. Man ist also berechtigt anzunehmen, dass die erbliche Hysterie in der pathologischen Anlage wurzelt, die nichterbliche dagegen, die so zu sagen persönlich erworbene, ihre Quelle in einem abnormen Funktionieren hat.

§ 13. Was die psychischen Symptome der Hysterie resp. die Suggestionsfrage betrifft, so können wir keineswegs in der Suggestion den Kern der Hysterie sehen. Die psychische Hysterie bildet für uns ein Kapitel der gesamten Lehre der Hysterie. Die bei der Hysterie vorkommenden psychischen Phänomene sind unserer Meinung nach nur ein spezieller Aufbau und weitere Entwickelung der sommatischen Hysterie. Ausserdem sind für uns die Phänomene der Suggestion mit der Hysterie garnicht identisch, obwohl sie sich in einer inneren physiologischen Verwandschaft befinden. Dieses Gebiet lassen wir hier unberührt.

§ 14. Zum Schluss noch eine praktische Bemerkung über die Differenzial-
diagnose zwischen den hystero-epileptischen und epileptischen Anfällen. Hier
legen wir grosses Gewicht auf die prodormale Periode der Depression, welche
in den meisten Fällen dem hysterischen Anfalle vorangeht. Bei der Epilepsie
fehlt diese Depression; anstatt dieser wird sogar in vielen Fällen ein Auf-
regungsstadium beobachtet. Ferner bedienen wir uns der oben beschriebenen
Tatsache, nämlich des aufsteigenden Verlaufes der Symptome während des
Anfalles. Dazu kommt noch ein drittes, sehr charakteristisches Merkmal,
das darin besteht, dass sogar die schwierigstsn und dauerndsten hysterischen
Anfälle in den meisten Fällen nicht die geringste Spur von Ermüdung und
Erschöpfung hinterlassen. Dagegen hinterlassen bekanntlich die epileptischen
Anfälle einen tiefen und dauernden Erschöpfungszustand. Ist unsere Auf-
fassung der Natur des hysterischen Anfalles richtig, d. h. ist letzterer nichts
mehr als eine Entladung des Ueberschusses der freien angehäuften Energie,
so kann diese Entladung keineswegs mit sich eine Erschöpfung bringen,
sondern vielmehr ein Gefühl der Befreiung, Entspannung, was auch in
Wirklichkeit bei sehr vielen Hysterischen der Fall ist.

BERLIN, 2. Juli 1907.

Guérit-on l'hystérie.

Dr. TERRIEN, de Nantes.

Il ne suffit pas d'étudier la génèse de l'hystérie, la nature de l'hystérie, il importe beaucoup d'être fixé sur ce point: guérit-on l'hystérie?

Je repondrai nettement: On guérit les accidents de l'hystérie, mais on ne guérit pas l'hystérie, pas plus que l'on guérira un arthritique de son arthritisme, un hérédo syphilitique, de son hérédo syphilis.

Par une médication appropriée, une hygiène sévère, un arthritique, un hérédo syphilitique se mettra dans des conditions telles qu'il sera le plus souvent à l'abri des manifestations, de l'arthritisme ou de l'hérédo syphilis. De la même façon, par une excellente hygiène physique et morale, l'hystérique pourra ordinairement se soustraire aux accidents de la nevrose, mais il n'en conserve pas moins en lui la graine hystérique, se je puis me servir de cette image. Je pourrais citer vingt, trente exemples à l'appui de cette thèse: des malades que j'avais guéris de leur paralysie, de leur contracture hystérique, qui jouissaient depuis lors d'une excellente santé et chez qui je pouvais pourtant reproduire par suggestion ces mêmes accidents d'autrefois. Or je pretends que si j'ai pu réussir ainsi c'est parce que mes anciens malades étaient toujours en puissance d'hystérie, c'est parce qu'ils avaient l'hystérie latente. J'ai essayé au contraire de donner des paralyses, contractures à des individus non hystériques, jamais je n'ai pu réussir et je ne crois pas qu'on puisse réussir.

Je dis donc que l'hystérique qui était hystérique, l'est et le sera. On n'a guéri que ses accidents.

Rapport V.

État actuel de la division anatomique de l'Écorce Cérébrale

par le Dr. O. VOGT (Berlin).

Rapport pas lu ni paru.

Sur la dégénérescence traumatique des fibres nerveuses du cerveau et du cervelet

par S. RAMON Y CAJAL.

Prof. d'histol. et d'anatom. pathol. à l'Université (Madrid).

———

Les modifications subies par la gaine médullaire des fibres nerveuses centrales lésionneés par les agents traumatiques sont bien connues grâce surtout à l'application de la méthode de MARCHI et d'autres procédés similaires, lesquels ont la propriété de colorer sélectivement la gaine des conducteurs dégénérés. En revanche, notre connaissance des changements dégénératifs des axons centraux violemment séparés de leur centre trophique, est encore assez insuffisante, malgré les recherches entreprises ces dernières années par STROEBE, NAGEOTTE, MARINESCO, BIKELES, nous mêmes etc. Cependant ces observations surtout, celles de NAGEOTTE, MARINESCO et les nôtres, qui ont été exécutées à l'aide du procédé du nitrate d'argent réduit, ont mis en lumière ces deux faits de quelques intérêt, savoir : que le bout central des fibres interrompues de la substance blanche de la moelle épinière, produit, de même que les axons des nerfs coupés, un bouton terminal, parfois très volumineux ; et que dans certaines circonstances, on peut constater la formation des axons ramifiés, dont les branches néoformées pénètrent dans la cicatrice comme si elles cherchaient à rétablir les anciennes connexions. D'après nos récentes recherches, ce processus régénératif, se porte presque exclusivement sur les branches terminales des racines sensitives.

Les travaux mentionnés, de même que celui plus antérieur de STROEBE, ont visé particulièrement à déterminer le mécanisme des actes régénératifs de la substance blanche de la moelle épinière. Sur le cerveau et le cervelet traumatisés, on n'a pas encore appliqué les méthodes neurofibrillaires. Il y a aussi un point à peine abordé par les savants qui ont employé ces procédés ; c'est la forme et l'etendue de la dégénérescence traumatique du bout central des axons interrompus. Quand un cylindre-axe du cerveau ou du cervelet est sectionné dégénère-t-il jusqu'à la cellule d'origine, jusqu'aux dernières collatérales, ou tout simplement dans un petit trajet près de la lésion? A la suite des traumatismes, y-a-t-il des processus régénératifs dans le cerveau et le cervelet? Les fibres amédullaires se comportent elles de même que les médullaires, et les axons vieux pareillement que les jeunes?

Voilà les questions que nous avons tâché de résoudre en faisant un grand nombre d'expériences de traumatisme dans le cerveau et le cervelet du chat, du chien, et du lapin, soit adultes, soit âgés de quelques semaines. Elles ne sont pas encore terminées, car elles demandent beaucoup de temps. Cependant nous croyons que les résultats obtenus bien qu'incomplets possèdent déjà quelque intérêt ; c'est pourquoi, nous allons les exposer successivement sous la forme de propositions.

1. La dégénération traumatique du bout central des axons de projection du cerveau (pyramides géantes) et du cervelet (cellules de Purkinjé) quand l'interruption siège à distance, c'est à dire dans la substance blanche, ne se limite non seulement au voisinage de la blessure aseptique ; mais au contraire, elle se prolonge souvent sur une grande étendue du tissu nerveux sain ou presque sain. Par conséquent, dans les voies centrales lésées, de même que dans les cordons nerveux périphériques, on trouve trois portions bien séparées ; 1º. le bout périphérique ou portion isolée du cylindre-axe offrant la *dégénération trophique ou secondaire* caractérisée d'abord par l'aspect variqueux de l'axon, et ensuite par sa fragmentation et réabsorption ; 2º. le segment terminal du bout central atteint *de dégénération traumatique* laquelle se prolongé sur un trajet souvent considérable ; enfin la *portion saine* du bout central, qui occupe une étendue variable de la substance grise.

2. Depuis le 3e ou 5e jour de l'opération le segment indemne du bout central se sépare complètement de la portion qui subit la dégénérescence traumatique et, en se rétractant plus ou moins vers la cellule d'origine, il se termine par une boule parfois très volumineuse. Afin de distinguer ce bouton terminal créé par la concentration d'un protoplasma préexistant, de celui qui porte les axons des nerfs en voie d'accroissement et qui représente une formation nouvelle, nous l'avons désigné *boule de rétraction*.

3. Dans les pyramides géantes du cerveau (chien âgé de 15 jours) la boule de rétraction ne semble pas dépasser d'ordinaire le niveau de la dernière collatérale ; néanmoins dans les cellules de Purkinjé, elle peut aller au delà, s'approchant beaucoup du corps neuronal et présentant souvent la forme d'une grosse massue.

4. La marche de la dégénération traumatique du bout central nous présente trois phases successives ; d'abord les axons se transforment en chapelet de sphères solides placées de distance en distance et séparées pas des portions devenues très minces. Ensuite, et grâce à l'amincissement croissant et à la réabsorption des points communicants, ces chapelets constituent des sphères isoleés parfois de grand format. Enfin ces boules subissent encore des altérations et elles sont finalement englobées, ainsi que bien des auteurs l'ont observé, dans des cellules émigrantes. Comme les récentes recherches de Catola et Achucarro prouvent, elles peuvent donner origine à des corps amyloides des centres nerveux.

Nous ignorons le sort ultérieur de la boule de rétraction du bout central des axons interrompus ; chez les mammifères adultes même $1\frac{1}{2}$ mois après l'opération, nous n'avons pas réussi à constater dans ces sphères terminales des phénomènes de régénérescence ; cependant chez les chiens âgés de 15 jours nous avons trouvé quelques fois des boules de rétraction (pyramides géantes) dont le contour émettait des appendices irradiés se répendant dans le plexus nerveux de la substance grise. Parfois la dernière collatérale placée très près de la sphère terminale offrait un développement hypertrophique comme si elle allait devenir par une sorte de compensation anatomophysiologique, la continuation du cylindre-axe mutilé. Toutefois, nous n'osons encore nous prononcer définitivement sur la question de la régénération des voies centrales, parce que nos observations, encore très imcomplètes, ne se sont portées que sur des animaux sacrifiés trop tôt, c'est à dire, un mois et demi après l'opération. Il faut par conséquent, compléter ces recherches par d'autres dans lesquelles la vie des jeunes animaux soit plus longue (3 à 4 mois), afin de voir si les dits processus régénératifs s'étendent et se complètent en générant des voies nerveuses définitives ou si plutôt ils représentent des phénomènes de néoformation fruste et transitoire.

6. Les processus de dégénérescence traumatique que nous venons d'indiquer, siègent exclusivement dans les axons munis d'une gaine de myéline et surtout, dans les plus volumineux. Les fibres dépourvues de myéline résistent notablement à la dégénérescence traumatique, conservant leur dimension et leur forme normales. Même des mois après la blessure elles montrent un contour régulier et attirent vivement, comme les fibres saines, le dépôt d'argent colloidal. On en trouve dans les bords de la lésion qui semblent à peine altérées présentant un cours légèrement hélicoidale ou flexueux et une pointe libre parfois doublée en forme de crochet, mais sans la moindre trace de bouton terminal. Cette étonnante indemnité aux suites du traumatisme se trouve, surtout chez les jeunes animaux (chat, chien, lapin) chez lesquels, ainsi que l'on sait bien, la plupart des axons du cerveau et du cervelet manquent encore de gaine médullaire. Naturellement, étant donné que nos recherches se sont limitées à un période de temps rélativement bref, nous ne sommes pas en mesure de fixer la durée de cette curieuse indifférence des axons amiéliniques, envers la dégénération traumatique, ni de déterminer s'ils sont ultérieurement le siège de phénomènes régénératifs.

Considérations sur le traitement des phobies.

Dr. P. DUBOIS.

Prof. de Neuropathologie à l'Université (Berne.)

Parmi les psychopathes qui consultent plus encore le neurologiste que le psychiâtre, il y en a qui sont tout particulièrement malheureux. Ce sont les malades atteints de *phobies*, tourmentés *d'obsessions* angoissantes. Leur esprit n'est pas assez troublé pour qu'on puisse les considérer comme des aliénés et les interner dans des asiles; d'autre part leurs craintes vaines les gênent tellement dans l'accomplissement de leurs devoirs que leur vie dans le milieu familial devient souvent un martyre pour eux et pour les leurs.

Pour comble de malheur, la médecine se trouve littéralement désarmée vis-à-vis de leurs maux. Bien des médecins n'hésitent pas à considérer ces malades comme incurables, surtout quand leurs craintes sont absurdes et j'ai entendu des neurologistes distingués avouer qu'ils ne se chargeaient pas volontiers de ces malades.

Beaucoup de praticiens continuent à traiter banalement ces *obsédés* comme de vulgaires neurasthéniques, en les soumettant sans réflexion à des cures matérielles, hydrothérapiques, électrothérapiques, médicamenteuses, et le bromure est la panacée pour tous ces maux. C'est à mon avis *„mettre l'emplâtre sur la jambe saisie''*.

Ces malades sont le plus souvent dans un bon état de santé physique, ont à peine besoin de soins hygiéniques et il saute aux yeux *qu'à ce mal tout psychique, il faut un traitement psychique.*

Il y a évidemment chez ces malades, *un défaut de jugement*, qui leur fait voir des dangers où il n'y en a pas pour les autres mortels. Il faut donc changer cet état d'eux, affermir cette raison chancelante. C'est à dire que le traitement doit être psychothérapique; c'est une oeuvre de „rééducation''.

Avant d'aborder les détails de cette orthopédie mentale, je tiens à fixer les idées sur les rapports qu'on peut admettre dans ces maladies entre l'état physique et les troubles de l'esprit.

Je pose tout d'abord ce principe qu'il n'y a entre la santé physique et ces psychopathies aucun lien direct, c'est à dire qu'on ne peut envisager ces troubles de la pensée comme le résultat immédiat d'un affaiblissement de l'organisme.

La preuve en est dans les constatations suivantes:

D'une part nous voyons journellement des malades affaiblis au dernier degré par des dystrophies constitutionnelles, par des maladies consomptives, amaigris, anémiques et qui n'ont aucune phobie.

D'autre part nous constatons ces obsessions chez des personnes vigoureuses, jouissant, au moment même où elles sont la proie de leurs représentations mentales, d'une santé corporelle parfaite.

Est-ce à dire que l'état physique de nos psychopathes n'a aucune influence sur leur mentalité? Nullement. Il y a entre leur moral et leur physique, certaines relations qu'il ne faut pas ignorer.

On constate souvent chez ces malades des *aggravations* qui succèdent à un affaiblissement momentané causé par la fatigue corporelle, intellectuelle et émotionnelle, par des maladies intercurrentes, influenza, grossesse ou maladies utérines, affections des organes digestifs.

On observe d'autre part des *améliorations* évidentes sous l'influence d'un traitement réconfortant, notamment à la suite d'une villégiature prolongée, procurant au malade le repos du corps et de l'esprit.

Ce sont ces succès partiels qui donnent le change aux physiothérapeutes qui appliquent à ces malades leurs procédés physiques.

Cette influence de l'état corporel sur le désordre psychique est indéniable, mais elle n'est jamais très grande; elle s'explique selon moi, de la manière suivante:

Les défauts mentaux de ces malades (pusillanimité, émotivité, irrationalisme) sont cachés comme tous nos défauts humains, au fond de leur mentalité innée et acquise; on pourrait les comparer aux roches qui sont au fond de la mer. Quand la marée est haute, l'eau couvre ces rochers; de même, quand la santé physique est bonne, les tares mentales se font moins sentir; elles paraissent latentes. Elles deviennent visibles quand il y a un affaiblissement de la santé corporelle, de même que les rochers montrent leur surface à la marée basse.

J'en conclus qu'il ne faut jamais négliger les moyens hygiéniques qui peuvent contribuer à relever la santé physique de ces malades. Il y a tout intérêt à les soustraire aux influences débilitantes de leur milieu habituel, de leur procurer les bienfaits d'une villégiature reconstituante. Mais ces mesures physiques ne sont que des auxiliaires; ce n'est pas là le traitement principal.

Le défaut est dans l'esprit et le remède ne peut consister que dans une psychothérapie rationnelle qui débarrasse le malade de ses craintes puériles et lui fassent envisager comme elles sont les réalités de l'existence. Il leur faut une douche de raison, une friction d'énergie morale.

Mais, dira-t-on, la dialectique, si puissante sur l'homme normal, ne peut rien sur ces esprits troublés. Ces malades ont souvent reconnu eux-mêmes l'absurdité de leurs craintes, ou la reconnaissent très vite quand on leur en démontre l'inanité, mais ils ne peuvent s'en débarrasser; ils disent eux-mêmes: *c'est plus fort que moi.*

Je le sais et une de mes malades résumait cette étrange situation en disant: Docteur, *je m'imagine* toujours des choses absurdes!

Il est difficile de prononcer une phrase plus irrationnelle, car, en disant: je *m'imagine*, la malade démontrait que les dangers qu'elle redoutait n'existaient pas réellement et en ajoutant l'épithète „d'absurde", elle marquait encore l'impossibilité théorique de leur existence.

Aussi beaucoup de médecins se laissent-ils décourager par l'insuccès de leurs tentatives psychothérapiques et concluent qu'il est inutile de raisonner avec ces malades.

Ils commettent deux grandes erreurs.

1. De croire qu'il s'agit d'un trouble *affectif*, d'un désordre du *sentiment*, indépendant de la raison. Subissant l'influence de leurs malades, ils admettent avec ceux-ci et avec Pascal que: le coeur a des raisons que la raison ne comprend pas.

2. De croire qu'une conviction rationnelle doit se former immédiatement, aussitôt que le malade a compris le raisonnement; ils oublient qu'il y a d'innombrables degrés entre *la compréhension simple*, intellectuelle et la *conviction profonde* qui supprime les obstacles imaginaires.

Analysons successivement ces deux points.

Je déclare d'emblée qu'il m'est impossible de concevoir un *sentiment*, c'est à dire en somme un mouvement émotionnel, sans le rattacher à *une représentation mentale antérieure*. Je ne connais pas *de sentiment primaire;* il succède toujours à une *idée* et celle-ci, étant d'ordre intellectuelle, est directement soumise au contrôle de la raison.

En particulier je ne puis m'imaginer un *sentiment de crainte* — c'est celui qui est à la base de toutes les phobies — sans la représentation mentale précise ou imprécise d'un *danger*.

Ce n'est pas *la peur* qu'il faut combattre directement chez nos malades; il ne faut pas leur apprendre à la surmonter par un effort d'énergie. Ces tentations réussissent rarement et les insuccès fréquents ne font que développer la pusillanimité du malade. Il faut s'attaquer à *l'idée-mère*, à la représentation erronée de danger que le malade a laissée s'infiltrer dans son entendement. Il faut effacer jusqu'aux derniers vestiges de cette erreur intellectuelle.

Remarquez que les craintes de nos malades sont toujours justifiées par des conceptions qu'ils ont reçues des autres hommes et c'est leur irrationalisme qui les amène à avoir vis-à-vis de ces dangers des craintes étrangères à la mentalité normale. Ils ont peur de toucher le vert-de-gris, dont ils ne connaissent la toxicité que par les autres et ils ne voient pas que cette substance n'est dangereuse que lorsqu'elle est prise à l'intérieur et qu'on peut la toucher impunément.

Ils ont appris, toujours par les autres, par les journaux, les livres scientifiques, les conversations, qu'il y a des microbes de la tuberculose et au lieu de s'en tenir aux moyens de défense qu'indiquent les médecins, ils s'imaginent éviter une improbable contagion en ne touchant les poignées des portes, qu'à l'aide d'un papier, d'un gant ou d'une manche d'habit interposés. Ils savent par le médecin, auquel ils ont accordé leur confiance, qu'ils n'ont aucune maladie du coeur, qu'ils se portent physiquement très bien et ils craignent de faire quelques pas dans la rue, retenus par la crainte d'une syncope, qu'ils n'ont jamais eue et qui ne peut arriver puisqu'il leur manque les conditions physiques de cet évènement. Ils craignent de se jeter par dessus le parapet d'un pont, de se précipiter par la portière d'un wagon; ils appréhendent de blesser quelqu'un avec un couteau, de l'empoisonner et ne réfléchissent pas que la peur est une protection, qu'elle fait faire machine en arrière. Ils n'ont pas saisi ce principe si visible de psychologie que pour accomplir un acte, il faut tout d'abord en avoir le *désir*, que rien ne se fait sans cette impulsion primordiale. Or la peur est à l'opposé du désir, elle ne pousse pas à l'acte, elle empêche son accomplissement. Il faut donc soumettre à une analyse critique serrée toutes les *idées fausses* qui engendrent la crainte du malade, les habituer à raisonner. Il faut qu'ils mettent leurs lunettes au point, afin de ne pas voir des loups là ou les autres ne voient que des agneaux. Ils ont emprunté aux autres l'idée du danger, qu'ils ne l'exagèrent donc pas et empruntent aussi à leurs semblables intelligents les moyens de défense les plus appropriés. C'est la raison qui doit corriger le sentiment.

Passons à la seconde erreur des médecins qui est de croire que cette logique doit produire aussitôt ses effets et qui se découragent aussitôt que les phobies résistent à la dialectique mise en usage dans quelques conversations.

S'il est un traitement qui exige du médecin une intarissable patience, c'est bien celui des *phobies*, des *scrupules*, des *obsessions*. Il ne faut pas se décourager si le malade reste esclave de ses craintes, alors même qu'il a reconnu la justesse de nos arguments, alors même qu'il a démontré lui-même l'absurdité de son idée première. Aussi longtemps qu'il y a *des traces de crainte*, c'est qu'il y a encore *des traces d'idée de danger*.

Le malade ressemble à un enfant qui aurait tout d'abord peur d'un chien au point de trembler lorsqu'il est à dix mètres de lui. Son père lui affirme que le chien ne mord pas et l'enfant croyant sincèrement avoir perdu toute crainte, le laisse s'approcher jusqu'à le toucher. On pourrait croire qu'il est guéri ; nullement ; si le chien happe une mouche ou branle la queue, l'enfant fait un mouvement de recul. Sa crainte avait diminué, mais elle existait encore. On ne pourrait le considérer comme délivré de sa peur que quand il ne reculera plus devant l'animal.

Il en est de même de nos malades affectés de phobies. Eux aussi croient avoir saisi l'idée qui les sauvera ; ils rient même de leurs craintes et ajoutent souvent de nouveaux arguments à ceux du médecin, mais aussitôt qu'ils se retrouvent en présence du danger présumé, les voilà de nouveau saisis par la crainte.

Il y a à mon sens deux raisons pour cette contradiction. Tout d'abord ces malades sont toujours jusqu'à un certain point des faibles d'esprit. Ils peuvent être souvent intelligents dans bien des domaines, mais leur logique n'est pas assez rigoureuse et on surprend bien des accrocs dans leurs syllogismes même lorsqu'on discute avec eux des choses étrangères à leurs phobies. La tare n'est pas uniquement sentimentale, elle est intellectuelle. Mais la cause principale de l'insuccès momentané de cette orthopédie réside dans l'émotivité des malades. Aussitôt que le malade se retrouve dans la situation qu'il craint, il entre en l'état émotionnel et devient incapable de raisonner, il perd la tête comme l'étudiant émotionné à l'examen qui dit non seulement des choses fausses, mais des absurdités. Ce n'est donc pas dans cet état de trouble, en face du danger présumé, qu'il faut inviter le malade à faire effort de logique. Le moindre incident suffit pour amorcer la crainte et c'en est fait des bonnes résolutions. C'est pourquoi je n'engage jamais mes malades à affronter le danger ; je n'envoie pas les agoraphobiques se promener sur une place, je ne force pas les claustrophobiques à rester seuls dans une chambre ; je ne force pas ceux qui ont la crainte d'une contagion à toucher les objets qu'ils craignent. C'est dans la tranquillité à domicile, alors que le malade se sent en sécurité, qu'il faut faire pénétrer dans son entendement les données logiques. Je n'exige aucun effort et il m'est arrivé de démontrer pendant deux mois à un malade l'inanité de ses craintes — il avait peur des ponts — sans jamais lui demander de faire l'expérience ; il réussit aussitôt qu'il fut retourné chez lui.

Il arrive souvent que le malade est si émotif, qu'on n'ose pas tout d'abord toucher au sujet spécial de ses craintes ; on ne peut pas même prononcer le mot de vert-de-gris ou de tuberculose sans éveiller la peur. Alors il faut raisonner sur d'autres exemples, parler des peurs que le malade n'a pas. Ce n'est souvent qu'après quelques semaines de cet enseignement logique qu'on ose revenir au sujet brûlant, celui des phobies du malade.

Le temps consacré dans nos séances à une communication n'est pas suffisant pour me permettre d'entrer dans le détail de cette cure psychothérapique et d'énumérer les arguments que le médecin doit opposer à ces erreurs de jugement. Les phobies sont légion ; légion sont donc aussi les syllogismes par lesquels nous pouvons délivrer ces malades de leurs craintes. Ce qu'il faut savoir, c'est que nous n'avons pas d'autre arme pour combattre ces maux, que *la persuasion logique*.

Le pronostic de ces affections, qu'on a qualifiées de „folies de la dégénérescence" ou qu'on range avec Janet dans la „Psychasthénie", est toujours grave.

Les phobies ne peuvent naître que chez des sujets auxquels il manque la précision du jugement. Si intelligents qu'ils puissent être par ailleurs, ils ont la vue courte ; ils se laissent subjuguer par les représentations mentales les premières en date — notion du danger — sans voir clairement les moyens de défense qu'on peut lui opposer et qu'ils trouveraient facilement, simplement en imitant les autres. L'expérience de ces dernières années où j'ai pratiqué dans les conditions d'une simple villégiature, sans isolement proprement dit, sans alitement, sans mesures physiques autres que le repos, une bonne nourriture et le bon air, cette thérapeutique de l'esprit m'a montré :

1. Qu'il y a des cas légers ou les phobies disparaissent assez vite, quelquefois d'un jour à l'autre en se dissolvant, je dirai comme le sucre dans l'eau, sous l'influence de la dialectique. C'est ainsi qu'une fillette de 14 ans, anorrhexique mentale, perdit après une conversation la phobie de vert-de-gris, qu'elle avait depuis plusieurs années, et qu'une dame qui depuis longtemps n'osait voyager en chemin de fer sans la compagnie d'un médecin, pût se contenter d'une garde-malade après quelques con-

versations psychothérapiques; elle affirmait qu'elle aurait pu voyager seule si le temps m'avait permis de la persuader plus à fond.

2. Qu'il y a des cas plus rebelles, où l'on n'obtient un résultat appréciable qu'après des semaines et des mois de traitement. C'est en général dans l'espace de 2 ou 3 mois que j'ai pu supprimer des symptômes anciens d'aichmophobie, de peur des points, de crainte des contagions par le toucher. J'ai réussi en deux traitements successifs à supprimer ce délire du toucher chez une jeune fille, qui pendant 12 ans n'avait pu embrasser ses parents, s'asseoir sur les mêmes chaises qu'eux.

3. Qu'enfin il y a des cas qui paraissent incurables, le malade ne réussissant pas à sortir de l'état d'émotivité qui fausse son jugement et retombant ainsi toujours dans des craintes qu'il qualifie lui-même de puériles. J'avoue donc que c'est une tâche ardue que de redresser ces mentalités faussées, mais elle n'est pas impossible. Le succès dépend à la fois de l'intelligence du malade, du don de persuasion que possède le médecin et de la puissance du lien de confiance et de sympathie qui s'établit entre lui et le malade.

DISCUSSION

Dr. E. DUPRE (Paris).

J'estime contrairement à Mr. le Prof. Dubois, que dans le déterminisme des phobies, le sentiment est antérieur à l'idée, et que le fondement de l'état psychopathique gît, non pas dans un défaut de logique, mais bien dans un trouble de l'émotivité: le mal est affectif et non intellectuel. Il me semble que cette interprétation pathogénique est confirmée non pas seulement par l'étude du développement de l'esprit, de la psychogénie, qui établit l'antériorité des sentiments aux idées, mais encore par l'étude de la clinique, qui nous montre tant de debils intellectuels indemnes de phobies et tant d'intelligences remarquables affectées de ces troubles de l'émotivité.

Je crois que les nombreux succès thérapeutiques obtenus dans sa méthode psychothérapique par le Prof. Dubois sont dus, aux facteurs émotifs, aux éléments de sentiment, qu'il sait mettre en jeu auprès de ses malades.

Dr. DUBOIS (Berne).

Je serais désolé si Mr. Dupré avait raison, car il nous serait bien difficile d'agir sur le sentiment et nos malades risqueraient d'être incurables. Je suis au contraire d'avis que la représentation mentale du danger précède la crainte et la détermine.

Le cheval a peur d'un tramway quand il le voit pour la première fois. Cette grosse machine ne lui dit rien qui vaille; il la perd les jours suivants en constatant qu'il n'a pas souffert. C'est donc par la dialectique dans le sens le plus étendu, qu'il faut agir sur ces malades.

Séance Jeudi 5 septembre
le Matin à 9 heures.

———

Présidents d'honneur : { Prof. BINSWANGER (Jena).
{ Dr. MARCUS (Stockholm).

Président: Prof. WINKLER.

Secrétaire: Dr. VAN ERP TAALMAN KIP.

———

Rapport VII. **Asymbolie, Apraxie, Aphasie.**

1er Rapporteur: Dr. ARNOLD PICK,

Prof. de Psychiatrie à l'Université allemande, Prague.

———

Als mir die ehrenvolle Aufforderung zuteil wurde, mich gleichzeitig mit einer Anzahl anderer Kollegen an einem Referate über Aphasie, Asymbolie und Apraxie zu beteiligen, musste ich mir sagen, dass nur dann etwas Gedeihliches einem solchen Symposion entspringen könnte, wenn als sicherer Unterbau für künftige Arbeiten einmal an der Hand einer historischen Kritik des Begriffs der Asymbolie die Stellung der beiden im Referate genannten Symtomenkomplexe zu einander präzisiert würde.

Obgleich ich kaum hoffen darf, mir durch eine solche Studie den Dank jener zu erwerben, welche in einem Referate etwas neues zu finden erwarten, zumal als nicht wenige der Arbeiter auf diesem Gebiete auch jene Frage gelegentlich beleuchtet haben, halte ich in diesem Falle meine Arbeit doch für eine berechtigte; ich glaube sie damit motivieren zu können, dass seit der Aufstellung der Bezeichnung der Asymbolie im Gebrauche derselben mehrfache, oft gegensätzliche Wandlungen und damit eine Unsicherheit Platz gegriffen, die auch jetzt noch, namentlich in Deutschland, wo man sich mehr als anderwärts mit diesen Tatsachen befasst hat, nicht gewichen ist und dringend einer Korrektur bedarf; denn dass der Erörterung eines Problems vor allem eine exakte Fest-stellung des Sinnes, der mit den darin verwendeten Bezeichnungen zu verbinden ist, voranzugehen hat, steht wohl ausser Zweifel.

Wenn ich zuvor von historischer Kritik gesprochen, so werde ich Ihnen natürlich nicht auch alles an Irrtümern und Missverständnissen vorführen,

22

was sich bezüglich der ganzen Frage angehäuft, vielmehr nur in Hauptzügen den Beweis für das eben bezüglich der herrschenden Unsicherheit Gesagte erbringen.

Der Ausdruck *Asymbolie* wurde bekanntlich zuerst von FINKELNBURG als zusammenfassende Bezeichnung der verschiedenen Störungen der *Ausdruckszeichen* gebraucht; aber wie frühzeitig das Verständnis für eine solche Zusammenfassung im Bewusstsein der Aerzte erwacht ist, zeigt eine in die erste Zeit der Aphasienbewegung fallende Arbeit PERROUDS (1864), die schon die Störungen der Laut-, Schrift- und Gebärdensprache als Einheit erfasst und zusammen behandelt. Aber erst FINKELNBURG gibt nicht bloss dem gesamten Komplex dieser Störungen den Namen, sondern verbindet mit diesem auch die Definition als derjenigen Störung, „bei welcher das Vermögen, sowohl Begriffe mittels *erlernter Zeichen* zu verstehen, wie auch Begriffe durch *erlente Zeichen* kundzugeben, teilweise oder gänzlich aufgehoben ist".

Ziemlich gleichzeitig schlug STEINTHAL für dieselbe Störung die Bezeichnung *Asemia* vor, die jedoch trotz der Empfehlung KUSSMAULS nicht in dem wissenschaftlichen Sprachgebrauch übergegangen ist; der von dem Engländer HAMILTON in gleichem Sinne vorgeschlagenen Bezeichnung „*Asemasia*" sei nur im Vorbeigehen gedacht.

Man muss bedauern, dass STEINTHALS Vorschlag nicht durchgedrungen, denn vielleicht hätte dieser, in seinen psychologischen bezw. philosophischen Grundlagen weniger Deutungen ausgesetzte Name es verhindert, dass die alsbald zu schildernde Zwiespaltigkeit in der Auffassung der Asymbolie überhaupt entstanden wäre.

Die Asymbolie FINKELNBURGS, deren Definition auch jetzt noch als mustergültig bezeichnet werden kann, insofern sie bis auf eine kleine, später darzulegende Modifikation ganz eindeutig alle Störungen der Sprache und der dieser gleichgearteten Ausdrucksformen zur Vermittlung des geistigen Verkehrs in eins zusammenfasst, wurde in ihrer Wertschätzung durch manche begleitende Umstände beeinträchtigt. Vor allem dadurch, dass die in der Pathologie neue, den alten Seelenvermögen nachgebildete Funktion der Seele, die von KANT entlehnte *Facultas signatrix*, auch als einheitliche Funktion des Gehirns anerkannt wurde und sogar einen ganz bestimmten Sitz in diesem zugesprochen erhielt; es musste das *damals* als ein recht bedenklicher Rückfall auf den gewiss als fragwürdig zu bezeichnenden Teil von GALLS Lehre angesehen werden; noch schlimmer aber war das Missgeschick, dass der Autor, allerdings im Anschluss an die Aufstellungen KANTS, zur klinischen Illustration der Asymbolie Erscheinungen heranzog, die weit in das Gebiet komplizierter psychischer Verarbeitung hineinreichen (Erkennen der Umgebung, Verständnis von Münzen, religiösen und gesellschaftlichen Formen); zudem sind die beweisenden Krankengeschichten so kurz wiedergegeben, dass selbst jetzt, wo wir in diesen Dingen doch viel weiter sind, eine sichere Scheidung der einzelnen Kategorien von Erscheinungen ganz unmöglich gemacht ist; sie waren übrigens auch für ihre Zeit ungenügend, so dass schon daraus manche Unklarheit erwuchs.

So berechtigt es demgegenüber war, dass WERNICKE, der als der erste zu der Frage Stellung nahm, die nach der psychischen Seite gemachte Erweiterung des Begriffs der Asymbolie ablehnt, so uerhängnisvoll wurde diesem Begriffe der Umstand, dass WERNICKE seinerseits ihn in einer ganz eigenartigen Weise zu verwenden begann, und die Aphasie, die als der reinste Typus der Störung *der erlernten Zeichen für die Begriffe* eine Unterform, allerdings die umfangreichste, der Asymbolie im Sinne FINKELNBURGS darstellt, zu einer Erkrankung neben der Asymbolie machte. Gewiss hat zu der Anerkennung und Festhaltung dieses Standpunktes nicht zum wenigsten auch der Umstand beigetragen, dass die Lehre von *dieser*, von WERNICKE so genannten, *Asymbolie* namentlich seit in der von MUNK dem Tierexperimente entnommenen Seelenblindheit die Erfüllung der theoretischen Aufstellungen WERNICKE's gegeben schien, einen enormen Fortschritt in der Hirnpathologie inauguriert hat.

An dem hier an seiner Wurzel historisch dargelegten „Erbübel", so möchte ich sagen, krankt seither das ganze Gebiet, indem vielfach nicht bloss von Pathologen, sondern selbst von Psychologen, ohne jede Berücksichtigung der historischen Entwicklung, Asymbolie im Sinne von WERNICKE einfach als Gesamtbezeichnung für die verschiedenen Formen der Agnosien gebraucht wird. Allerdings sagt LIEPMANN (Das Krankheitsbild der Apraxie. 1900. p. 67) in einer historischen Darlegung, dass das Wort „Symbol" als *konventionelles Zeichen* zu fest in das allgemeine Bewusstsein übergegangen war, als dass WERNICKE's Asymbolie sich allgemeiner hätte einbürgern können; eine Ueberschau in der Literatur bringt mich aber zu der gegenteiligen Ansicht. Die so in der Literatur zutage tretende Verwirrung in dieser Frage, von der auch Ref. selbst sich nicht ganz frei bekennt, im einzelnen darzustellen, kann in diesem Kreise wohl unterbleiben, doch sei wiederholt, dass es in Deutschland auch nach dem kritischen Bemerkungen FREUD's und LIEPMANN's nicht besser geworden, und zwar vor allem deshalb, weil nicht wenige Autoren die Bezeichnung Asymbolie wieder in ganz anderem, zum Teil direkt gegensätzlichem Sinne gebrauchen; aber auch in Frankreich ist es damit vielfach nicht besser bestellt.

Und doch hatte kurz nach WERNICKE SPAMER (1876), in einer wegen ihres einseitig theoretischen Standpunktes weniger beachteten Arbeit FINKELNBURG's Definition aufgreifend, eine Einteilung derselben gegeben, die nach einigen Korrekturen und mit wenigen, durch die neuere Lehre der Apraxie notwendig gewordenen Abänderungen auch jetzt noch, nach 30 Jahren, zur Basis einer Verständigung im Gebrauche der Bezeichnung Asymbolie genommen werden kann.

Um jedoch Klarheit darüber zu gewinnen, wird es nötig sein, auf KANT's Aufstellungen als den Ausgangspunkt der ganzen Lehre zurückzugehen; dabei wird es sich zeigen, dass in ihnen selbst die Wurzel aller späteren Unsicherheit zu suchen ist.

KANT (in seiner Anthropologie in pragmatischer Hinsicht, 3. Aufl. 1820, p. 105), bezeichnet als *Facultas signatrix* „das Vermögen der *Erkenntnis* des Vorhergesehenen mit dem Vergangenen"; er bezeichnet dann weiter die „Gestalten der Dinge (Anschauungen), sofern sie nur

zu Mitteln der Vorstellungen durch Begriffe dienen", als „Symbole";
wenn er dann endlich die symbolische Erkenntnis der intuitiven (durch
sinnliche Anschauung) gleichsetzt und in Gegensatz zu der intellektuellen
(durch Begriffe wirksamen) bringt, so kann kein Zweifel darüber
bestehen, dass seine Facultas signatrix *alle* Mittel des anschaulichen
Denkens umfasst, also nicht bloss die verschiedenen Ausdruckszeichen
im engeren Sinne des Wortes; das wird auch bestätigt in seiner an-
schliessenden Aufstellung, wo den sprachlichen Ausdruckszeichen Dienst-
zeichen, Ehren- und Schandzeichen als gleichwertig angereiht sind.

Diese letztere Zusammensetzung war aber offenbar wieder die Ursache,
dass FINKELNBURG, unter Nichtbeachtung des *allgemeinen* Gesichtspunktes
KANT'S, nur die erlernten Zeichen für die Begriffe als Funktion der
Facultas signatrix auffasste und zu der eingangs zitierten Definition
der Asymbolie als Verlust dieser Funktion kam.

Tritt man von dem so dargelegten Ausgangspunkte der Frage in die
Kritik ihrer Weiterentwicklung ein, dann wird mancher Vorwurf von
Willkür oder Künstelei, den sie über sich ergehen lassen musste, als
ungerechtfertigt sich erweisen.

Wenn WERNICKE (Der aphasische Symptomenkomplex, 1874, S. 35)
den Begriff Asymbolie seinerseits auf die *Kennzeichen* der Objekte, auf
die optischen, akustischen und sonstigen Erinnerungsbilder anwendet,
so stellt das zunächst eine, wenn auch nicht beabsichtigte Umkehr zu
KANT'schen Gesichtspunkten dar; wenn aber WERNICKE (l. c., S. 36)
dann zur Begründung seines Standpunktes den Namen eines Gegenstandes *nicht* als Kennzeichen desselben anerkennt, so kann man dem
nicht zustimmen; unzweifelhaft ist doch gerade der Name in dem
Komplex von Attributen eines Gegenstandes das Unveränderlichste und
steht deshalb an Wichtigkeit hinter keinem anderen zurück und zwar
um so weniger, als für das formulierte Denken, welches sich eben in
Worten vollzieht, gerade der Name das wichtigste Attribut darstellt.

Wenn aber WERNICKE seine Umformung des Begriffes der Asymbolie
zu dem, was wir jetzt seit FREUD besser als Agnosie bezeichnen, dadurch
motiviert, dass solche agnostische Erscheinungen in den Fällen FINKELN-
BURG'S dazu nötigen, so hat er alles das an Störungen der Sprache und
Mimik, was dort überwiegend der FINKELNBURG'schen Definition der
Asymbolie entspricht, nicht entsprechend gewürdigt (vergl. dazu auch
WERNICKE'S Lehrb. d. Gehirnk., 1881, I, S. 207).

Fassen wir demnach diese erste grundlegende Phase der Entwicklung
des Asymboliebegriffes zusammen, so stellt sie sich etwa so dar: während
in strenger Anlehnung an KANT die Asymbolie eine Zusammenfassung
von Aphasie inkl. Amimie und Agnosie darstellt, belegt FINKELNBURG,
theoretisch allerdings nur, die beiden ersteren, WERNICKE wiederum
ganz ausschliesslich nur die letztere mit jener Bezeichnung.

Auch MEYNERT schliesst sich diesem letzteren an, trennt jedoch
(Vorles., 1890, S. 270) die Bezeichnung des Objektes nicht von den
übrigen Symbolen und stützt die Lehre von der Asymbolie in diesem
Sinne durch die bekannte Aufstellung der motorischen Form, die durch

den Ausfall der gleichfalls als Kennzeichen gedeuteten Vorstellung vom Gebrauche des Gegenstandes charakterisiert wird. Die Stellung Meynert's in dieser Frage wird vor allem dadurch verständlich, dass er in seinen psychologischen Ausführungen sich immer als entschiedener Kantianer darstellt.

Einen Fortschritt in der Entwicklung der ganzen Frage stellt es dar, dass Freud (Zur Auffassung der Aphasie, S. 80) an Stelle der Wernicke'schen Asymbolie die Bezeichnung Agnosie vorschlägt, aber es spricht für die Grösse der eingangs erwähnten Verwirrung in der ganzen Frage, dass Freud damit die Finkelnburg'sche Asymbolie zu korrigieren glaubt.

Eine letzte Phase dieser Geschichte stellt sich endlich in der von Claparède gegebenen „Revue sur l'agnosie" (Année psychol., VI, 1900, pag. 89) dar, wo dieser Autor die Bezeichnung der Asymbolie auf eine besondere Form der Agnosie, die durch Störungen der sekundären Identifikation veranlasste, einschränkt.

Nachdem wir so, wenn auch nur in Stichproben, die Quellen der scheinbar bloss die Namen betreffenden, aber durch die Lehr- und Handbücher die allgemeine Auffassung schwer schädigenden Verwirrung aufgezeigt, wollen wir jetzt eine kurze Darstellung jenem Standpunkte widmen, der uns am ehesten geeignet scheint, diesen Wirren ein Ende zu machen. Gewiss ist man in den Fachkreisen über alle die hier klarzulegenden Dinge nicht im Zweifel, aber es trägt nicht zur Klarheit bei, wenn auch in Spezialarbeiten von ihr einmal im Sinne Finkelnburg's und dann wieder von „dieser Asymbolie" (in Sinne Wernicke's) gesprochen wird.

Wenn wir, biologisch betrachtet, den Menschen als einen auf äussere Eindrücke reagierenden Organismus bezeichnen können, so erfolgt die so veranlasste Anpassung seiner inneren an die äusseren Beziehungen zum Teil durch das Nervensystem; die Reize zu dieser Anpassung oder, wie man jetzt neuerlich sagt, Orientierung, gehen von der Gesamtheit der äusseren Einflüsse aus, von denen ein Teil als sinnliche Eindrücke (Panästhesie) von Bewusstsein begleitet ist, als dessen Trägerin gemeinhin die Hirnrinde angesehen wird, in der sich auch die zu höchst verarbeiteten Vorgänge abspielen. Diesen zweiten, gewiss kleineren Teil der Anpassung können wir, insofern dabei vorwiegend die Verarbeitung elementarer Sinnesleistungen zu Vorstellungen und höheren psychischen Einheiten und deren reaktive Verwertung in Form von motorischen Entäusserungen in Betracht kommt, auch als psychische Anpassung bezeichnen, wobei natürlich nicht ausser Acht zulassen ist, dass ein nicht geringer Teil dessen, was der, im Gegensatze dazu, als physiologische zu bezeichnenden, ohne Bewusstsein sich vollziehenden Anpassung dienstbar ist, gleichzeitig auch dieser psychischen Orientierung dient.

Diese psychische Anpassung wiederum können wir in zwei Formen gliedern:

Einmal jene, deren aus den impressiven Faktoren zu höheren Einheiten verarbeitetes Resultat den Inhalt des nicht in Worten sich vollziehenden, sogenannten intuitiven Denkens darstellt und zu reaktiven Handlungen führt. Zweitens in diejenige Form der Anpassung, die auch durch die verschiedenen Ausdrucksbewegungen provoziert wird und in ebensolchen reagieren kann. Diese Form der Anpassung ist die höhere, insofern die Produktion von Ausdruckszeichen und insbesondere von Sprachlauten, ebenso wie das daraus entwickelte Denken in Worten, das, wie schon gesagt, formulierte Denken, eine onto- und phylogenetisch weit spätere Entwicklung darstellen.

Die so charakterisierte exzeptionelle Stellung derjenigen sensorischen und motorischen Leistungen, welche sich in der rezeptiven und projektiven Verwertung von Ausdruckszeichen ausprägen, rechtfertigt sich eben dadurch, dass dieselben mit der Symbolisierung des Vorgestellten der Mitteilung des gedanklichen Gegenbildes der Wirklichkeit dienen und so in der Vermittlung des Gegensatzes von „Sachenwelt" und „Gedankenwelt" das feinstentwickelte Mittel sozialer Anpassung von Mensch zu Mensch darstellen; diese Sonderstellung rechtfertigt sich endlich noch dadurch, dass das Wort als Zeichen für abstrakte Allgemeinvorstellungen durch ein anderes nicht ersetzt werden kann, was ja auch in dem Vorzuge der Sprache gegenüber den übrigen Formen sprachlichen Ausdrucks hervortritt.

Wir nähern uns damit einem Standpunkte, den auch O. Gross in Fortentwicklung der Darlegungen von Hartmann einnimmt, indem er die Funktion des Sprachmechanismus als „signale Orientierung" bezeichnet [1]).

Versuchen wir von dem so gewonnenen Standpunkte einer Zweiteilung der Anpassungsvorgänge zu der Frage Stellung zu nehmen, in welcher Weise auf die Störungen derselben die Bezeichnung der Asymbolie ungezwungen und unter Vermeidung von Zweideutigkeiten Anwendung finden möchte, so lässt sich etwa folgendes sagen:

Wir haben in der historischen Darstellung gesehen, dass die ganze Lehre von der Asymbolie, wie sie Wernicke im Gegensatz zu Finkelnburg entwickelt hat, auf Kant zurückgeht; für diesen sind die Korrelate der Eindrücke, die Anschauungen der Aussenwelt nur Kennzeichen, Symbole derselben; der Streit um diese philosophische Anschauung bildet auch jetzt eines der Hauptprobleme der Metaphysik und ist auch bislang noch nicht ausgetragen; aber selbst unter Annahme dieses Standpunktes erscheint die Ausscheidung der Aphasie aus dem Gebiete der Asymbolie nach dem Vorgange Wernicke's insofern nicht berechtigt, als, wie früher gezeigt, den sprachlichen Hülfsmitteln der Anpassung der Charakter des Symbolischen, den sie schon für den naiven Menschenverstand besitzen, gewiss auch vom Standpunkte kritischer Wissenschaft nicht abgesprochen werden kann.

Es scheint aber, nicht bloss im Hinblick auf jene unausgetragenen

---

[1]) Ich kann es aber nicht als Fortschritt ansehen, wenn Gross nun weiter, unter Vernachlässigung der diesem Standpunkte durchaus entsprechenden Formulierung der Asymbolie durch Finkelnburg, seinerseits doch wieder die Bezeichnung Asymbolie im Sinne Wernicke's gebraucht.

Kämpfe innerhalb der Philosophie, nicht angebracht, die Aufstellung KANT'S zur Grundlage unserer spezialwissenschaftlichen Formulierung zu machen, die dadurch gewiss nichts an Sicherheit gewinnt, dass auch noch darüber gestritten wird, ob „Symbol" und „Zeichen" als identisch anzusehen sind; vielmehr dürfte es zweckmässig sein, analog dem in den andern nichtphilosophischen Disziplinen akzeptierten Standpunkte des naiven Realismus, die äusseren Objekte als wirkliche gegeben anzusehen und dieser realen Wirklichkeit die ideale des Vorgestellten entgegenzustellen; dieser Zweiteilung entspricht auch die zuvor dargelegte Zweiteilung der Adaptierung.

Es ist keine Veranlassung, auf diese Dinge näher einzugehen, aber um die Differenz der hier vertretenen Einschränkung der Ausdrücke „Symbole", „Zeichen" auf die zweite Form der Adaptierung gegenüber der zuerst angeführten scharf zu charakterisieren, wird es genügen, darauf hinzuweisen, dass z. B. die gehörte Rede für den Redner, ebenso wie für den Hörenden, *Zeichen* für die *Gedanken*, also für *psychische* Erlebnisse des Redenden darstellt, die beim Hörenden wieder Gedanken erzeugen; damit schränkt sich aber die Anwendung der Ausdrücke „Symbol", „Zeichen" auf die Ausdrucksbewegungen und unter diesen auf die Sprache insbesondere ein, welche ja eben die bedeutsamen *Zeichen für den Inhalt des Vorgestellten* bilden; der Asymbolie in dem engeren Sinne WERNICKE'S erscheint damit die theoretische Grundlage entzogen, während FINKELNBURG'S Definition mit der früher dargelegten Einschränkung in ihre Rechte wieder eingesetzt ist.

Von diesem so geklärten Standpunkte aus sind wir in der Tat berechtigt, als Asymbolie nur jene Störungen zu bezeichnen, „bei welchen das Vermögen, sowohl Begriffe mittelst Zeichen zu verstehen, wie auch Begriffe durch Zeichen kundzugeben, gestört ist".

Diese Definition hat gegenüber der von FINKELNBURG gegebenen insofern eine kleine Erweiterung erfahren, als unter die mimischen Ausdruckszeichen auch solche, die nicht erlernte oder, wie man jetzt sagt, konventionelle, vielmehr natürliche sind, aufgenommen erscheinen und deshalb aus der Definition der Asymbolie, wie sie FINKELNBURG gegeben, das „erlernt" bezüglich der Zeichen fortgelassen ist.

Wenn wir in der historischen Einleitung die alte Darstellung SPAMER'S als auch jetzt noch brauchbar bezeichnen, so ist vom Standpunkte unseres Einblicks in damals noch vielfach unverstande Tatsachen zunächst das auszuscheiden, was SPAMER in direktem Anschlusse an FINKELNBURG vom Verständnis für Gesellschaftsformen, Kultussymbole in die Asymbolie einbezieht; wir werden später zeigen können, dass es in Bezug auf diese Störungen ein Zwischengebiet von Erscheinungen gibt, wo man zweifelhaft sein kann, ob es sich um Asymbolie im dem hier dargelegten Sinne oder im Sinne WERNICKE'S handelt, aber im allgemeinen ist eine reinliche Scheidung auch da möglich und notwendig; dasselbe gilt bezüglich anderer Erscheinungen, die zumeist wohl in das Gebiet der Agnosie (Asymbolie im Sinne WERNICKE'S) gehören, wie Verständnis für Glockenton, Vogelgesang, Uhrschlag, die aber SPAMER seinerseits im Rahmen der

Asymbolie FINKELNBURG's anführt; hinzu kommen dagegen die daktylogischen (taktilen) Zeichen, deren theoretische Aufstellung durch neuere Beobachtungen an Taubstummblinden ihre Berechtigung erwiesen hat.

Ausgeschieden aus dem Bereiche der so umgrenzten Asymbolie bleibt natürlich auch das ganze Gebiet der motorischen Apraxie, wie wir sie seit LIEPMANN kennen, doch ergibt sich auch da ein Zwischengebiet gegenüber der echten Asymbolie.

Eine Zusammenfassung der verschiedenartigen Ausdrucksmittel ergibt folgende, mit der Sprache als dem höchst entwickelten derselben beginnende Reihe, die, je nachdem das Konventionelle, Erlernte dabei eine Rolle spielt, in zwei Gruppen geschieden werden kann.

1. Konventionelle Ausdrucksformen:
   a) Gesprochene Sprache;
   b) geschriebene Sprache;
   c) als besondere Ausdrucksformen der vollsinnig Geborenen reihen sich dem an die musikalischen;
   d) Fingersprache (optische der Taubstummen, taktile der Taubstummblinden).
2. Nicht konventionelle Ausdrucksformen:
   a) Die nachahmenden Bewegungen (Pantomime), darunter die natürliche Zeichensprache der Taubstummen und Wilden;
   b) Mimik, Gestikulation (automatische Ausdrucksbewegungen)

Die Störungen dieser Ausdrucksformen ergeben das folgende, an SPAMER anknüpfende Schema von Asymbolie:

A. Symboläusserung:

1. Motorisch-aphasische Sprachstörungen;
2. motorisch-agraphische Schreibstörungen;
3. motorische Amusien;
   a) phonische,
   b) graphische,
   c) instrumentelle;
4. motorische Störungen der Fingersprache (bei Taubstummen und Taubstummblinden);
5. motorische Störungen der Gebärdensprache;
6. Störungen der Mimik.

B. Symbolverständnis:

1. Sensorisch-aphasische Sprachstörungen;
2. sensorisch-aphasische, alektische Schreibstörungen;
3. sensorische Amusie (akustisch und optisch);
4. Verlust des Verständnisses der Fingersprache (?);
5. Verlust des Verständnisses der Gebärdensprache;
6. Fehlen des Verständnisses der Mimik.

Wir haben schon zuvor darauf hingewiesen, dass sich allen, noch so präzisen Scheidungsversuchen zum Trotz immer wieder Uebergangsformen zwischen Asymbolie und Agnosie einerseits und Apraxie andererseits finden, die jeder Zuteilung widerstreben; bei auch nur flüchtiger Überlegung wird man zugeben müssen, dass die Schwierigkeiten tiefer liegen; zunächst äusserlich betrachtet, macht vielfach die Dunkelheit der Erscheinungen selbst eine Zuordnung ihrer Einzelheiten zu dieser oder jener Störung zuweilen ganz unmöglich; aber die Schwierigkeiten der Abgrenzung sind auch sachliche, die eine strenge Abgrenzung des Gebietes der Asymbolie in dem hier dargelegten Sinne gegenüber der Agnosie und motorischen Apraxie vereiteln; es wiederholen sich eben auch da die Erfahrungen, die man bezüglich der Einzelgruppen innerhalb der grossen oben genannten Gebiete gemacht; ich erinnere an die amusischen Elemente, deren Bedeutung innerhalb der anscheinend rein aphasischen Störungen vor kurzem nachgewiesen wurde; oder an die Schwierigkeiten der Abgrenzung des Gebietes der reinen Apraxie, deren Unterformen erkannt zu haben, ein Erfolg der letzten Jahre gewesen.

Dasselbe gilt nun auch bezüglich der Abgrenzung des ganzen Gebietes der Asymbolie von der Agnosie und damit wird uns ein Schlüssel zum Verständnis der bisher nur in ihrer Wurzel klargelegten Irrtümer FINKELNBURG's und SPAMER's geboten.

Wir haben zuvor der Kritik WERNICKE's zugestimmt, dass die von FINKELNBURG der Asymbolie zugerechneten Erscheinungen des Nichtverstehens von Gesellschafts-, Kultus- und anderen Formen durch Urteilsdefekte zustande kommen und, ebenso wie bei vielen anderen Gehirn-, beziehungsweise Geisteskranken, als Zeichen allgemeinen geistigen Defekts zu taxieren sind; aber eine Erklärung des FINKELNBURG'schen Standpunktes darin, und mit diesem Umstande muss man auch jetzt als Ursache für ein vages, weil wechselndes Grenzgebiet zwischen Agnosie und Asymbolie rechnen, dass mit der zunehmend komplizierten Verarbeitung sensorischer Einheiten ähnlich dem Automatischwerden anfänglich mühsam eingelernter, motorischer Funktionen, auch auf der sensorischen Seite an Stelle komplizierter Schlussreihen das Symbol den Ausgang eines sozusagen psychologischen Kurzschlusses bildet, wie uns das in einfacherer Weise z. B. in der mathematischen Formel entgegentritt.

Aber auch nach der anderen Seite hin, zwischen der Asymbolie und Apraxie, wird sich ein Grenzgebiet ergeben, in welchem die Frage, ob noch mangelhaftes Ausdruckszeichen oder schon motorische Apraxie vorliegt, auch sachlich nicht mehr zu entscheiden sein wird; an Analogien fehlt es ja auch bisher schon nicht; ich erinnere nur an die Beziehungen zwischen Agraphie und motorischer Apraxie oder die zwischen instrumentaler motorischer Amusie und der letzteren. Es zeigt sich eben auch hier wie auf allen Gebieten der Naturwissenschaft, dass es schroffe Grenzen nicht gibt, und nur die ökonomie der Forschung dazu zwingt, solche zu statuieren.

Da das vorliegende Referat der Begründung der Rückkehr zu der alten, nur etwas modifizierten FINKELNBURG'schen Abgrenzung der Asymbolie gewidmet war, müssen zum Schlusse noch einige Worte über eine ganz neuerlich erfolgte Ablehnung dieses Standpunktes gesagt

werden; diese geht von Liepmann aus, der den Verlust des symbolischen
Vermögens nicht in der engeren, hier acceptirten Fassung anerkennen will
und sich darauf stützt, dass der Verlust der Ausdrucksbewegungen in
dem der Zweckbewegungen beziehungsweise des Handelns aufgeht; ich
kann diesem Argumente eine derartig entscheidende Bedeutung nicht
zuerkennen, glaube vielmehr, dass auch da wieder ein Uebergangsgebiet
zwischen Störungen der Ausdrucksbewegungen und solchen der übrigen
Zweckbewegungen vorliegt, das zuweilen zu der, auch auf andern Gebieten,
der Aphasie z. B., beobachteten Erscheinung des Ueberdeckens einer
Erscheinung durch eine andere, schwerere Veranlassung gibt; vielleicht
klärt sich diese Situation auch dadurch, dass wir hier die Asymbolie
nicht mit Finkelnburg blosz auf die Störungen der „konventionellen"
Zeichen beschränken.

Wir haben im vorangehenden auf die Quellen der ganzen Entwicklung
zurückgreifend, den Versuch gemacht, eine reinliche und doch, wie wir
glauben, einfache Scheidung in der Frage der Asymbolie zustande zu
bringen; wie immer man sich zu demselben stellen mag, das eine dürfte
allgemein zugegeben werden, dass eine klare Entscheidung hinsichtlich des
Gebrauches der Bezeichnung dringend notwendig ist; sie herbeizuführen,
dürfte die Discussion der übrigen, von so hervorragenden Fachgenossen
vorgelegten Referate vor Allem berufen sein.

2^d Rapporteur: Dr. C. VON MONAKOW.

Professeur de Neurologie à l'Université (Zürich).

(Avec Demonstration.)

Aphasie und Apraxie.

Meine Betrachtungsweise der Aphasie, Apraxie und Asymbolie haben Sie aus dem gedruckten Auszug meines Rapportes bereits kennen gelernt. Es wird nun heute meine Aufgabe sein, die in jenem Auszug niedergelegten, von den bisherigen abweichenden Ansichten auf breiterer klinisch-anatomischer Basis zu begründen.

Bevor ich auf das von mir kritisch näher gesichtete, eigene und fremde klinische Material näher eintrete, sei es mir gestattet ganz kurz einen Ausdruck, den ich in jenem Referat öfters angewendet habe und dem ich für das Verständniss der pathologisch-physiologischen Mechanik der Aphasie eine grosse Bedeutung beilege — den Ausdruck *Diaschisis* — hier kurz zu beleuchten.

Unter Diaschisis verstehe ich eine durch örtliche anatomische Läsion bewirkte, im Prinzip temporäre Spaltung einer nervösen Funktion, wobei die weitverzweigten Einzelbestandteile letzterer teilweise ausfallen, teilweise in falsche dynamische Beziehungen zu einander kommen.

Diese Spaltung denke ich mir dadurch hervorgebracht, dass ein örtlich primär lädirter Erregungsbogen A die in ihm gestörte Erregbarkeit und reproduktive Tätigkeit auf einen mit ihm funktionell (nicht anatomisch) in engster Beziehung stehenden Erregungsbogen B in elektiver Weise überträgt, so dass auch dieser seine Funktion grösstenteils einstellt. M. a. W., es handelt sich um eine shockartige temporäre Lahmlegung der Erregbarkeit in einem dem primär lädirten Neuronenverband super- oder subponierten, anatomisch selbst nicht lädierten Verband, oder noch elementarer ausgedrückt um eine Lahmlegung eines Neurons in Folge einer Continuitätsunterbrechung eines mit diesem alliierten Neurones anderer Dignität. Als Beispiel wähle ich die nach schwerer Apoplexie hier und da auftretende schlaffe hemiplegische Lähmung mit Aufhebung des Patellarreflexes in dem dem Herd controlateralen Bein. Hier handelt es sich um ein shockartiges Versagen der Tätigkeit eines spinalen Reflexbogens in Folge einer Leitungsunterbrechung im Grosshirn, eine Störung, die sich *passiv* durch Vermittelung der corticospinalen Bahn auf das Rückenmarksgrau ausbreitet. Die fast bei jeder schwereren Apoplexie sich entwickelnde transitorische Hemianopsie, dann die conjugierte Deviation, Schluckstörung etc. rechne ich ebenfalls hierher. Mit diesen verwandte, nur viel compliziertere Spaltungsvorgänge spielen aber auch bei der Aphasie und Asymbolie eine hervorragende Rolle.

Die Diaschisislehre stellt eine hypothetische Betrachtungsweise dar, um die zahlreichen Mannigfaltigkeiten im klinischen Bilde der Aphasie, die sich oft bei in ganz gleicher oder ähnlicher Weise localisierten Herden einstellen, zu erklären.

Die bisherige Betrachtungsweise des Zustandekommens der typischen Hauptgruppen der Aphasie war die, dass man die Einzelsymptome dieser *direkt* aus der *Continuitätsunterbrechung* von Fasern, resp. aus der Zerstörung von ganz bestimmten Rindenzentren ableitete, und sie somit als *direkte, unvermeidliche und dauernde* Folgen des Ausfalls von bestimmten anatomischen Verbindungen betrachtete.

Sie werden nun vielleicht fragen, ist es notwendig, dass wir diese uns so geläufig gewordene, namentlich von WERNICKE ausgebaute Betrachtungsweise preisgeben?

Hierauf muss ich, nachdem ich das bisgerige klinisch-anatomische Material einer sorgfältigen Revision unterzogen habe, mit einem entschiedenen Ja antworten.

Doch lassen wir nun die Tatsachen reden.

Ich würde Ihre Zeit zu sehr in Anspruch nehmen, wollte ich das ganze klinische Material und sämmtliche Formen von Aphasie einer kritischen Durchsicht unterziehen. Ich beschränke mich heute darauf, die Unhaltbarkeit unserer bisherigen *rein* anatomischen Anschauungsweise an der am besten gekannten Hauptform dieser Symptomengruppe, an der sog. *motorischen* Aphasie zu entwickeln.

Die klassische Lehre, wie sie von BROCA, KUSSMAUL, ROSS, NOTHNAGEL, BASTIAN, WERNICKE u. A. aufgestellt wurde und wie sie heute noch von der WERNICKE'schen Schule, von DEJERINE und anderen energisch festgehalten wird, setze ich ebenso wie die Angriffe auf diese Lehre, namentlich seitens von P. MARIE und dessen Anhängern, als bekannt voraus.

Das klinisch-anatomische Material, auf das sich die alte Lehre stützt, ist bei näherer Betrachtung ein relativ bescheidenes und anatomisch ungenügend studiertes. Ich habe in meiner Literaturzusammenstellung nicht mehr als ca. 200 auch nur halbwegs brauchbare Fälle von *motorischer* Aphasie mit näherem Sectionsbefund gefunden, und von diesen musste ich, weil sie weder einer strengeren anatomischen noch klinischen Kritik stand halten, mehr als die Hälfte ausser Berücksichtigung lassen. Zu einer näheren Discussion eignen sich wie gesagt kaum 100 Fälle, unter denen sich wiederum sehr verschiedenartige Formen befinden.

Das von mir berücksichtigte Material umfasst sowohl Fälle von motorischer Aphasie mit Sectionsbefund als Fälle von Herden verschiedener Grösse und Natur in der Sprachregion mit anderen sprachlichen Störungen oder auch ohne solche. Das ganze vorliegende Material ist einer klaren Interpretation mit Bezug auf den näheren Zusammenhang zwischen der örtlichen Grosshirnläsion und den klinischen Erscheinungen schwer zugänglich. Von einem ganz einheitlichen, z. B. von nur faseranatomischen Gesichtspunkte aus lässt es sich nicht befriedigend betrachten; um die

Krankheitsbilder aus dem Herd zu erklären, müssen überdies noch das zeitliche Moment, die Natur der Krankheit, die individuellen Verhältnisse (Anlage, Kräftezustand der Pat.) in ausgedehnter Weise mit berücksichtigt werden.

In jenem Material finden sich auch mit Bezug auf die nähere Ausbreitung des Herdes innerhalb der vorderen Aphasieregion fast eben so viele Mannigfaltigkeiten, wie in Bezug auf die Natur des herderzeugenden pathologischen Prozesses, auf das Alter des Patienten, auf die Entwickelung, den Verlauf und die Dauer der Störung u. s. w.

Wenn ich das ganze von mir näher studierte Material, das zum Teil in Gestalt der vor Ihnen ausgebreiteten über 50 schematisch reproduzierten Zeichnungen repräsentiert ist, kurz zu ordnen versuche, so müssen wir zunächst 2 Hauptgruppen unterscheiden: a) *positive* Fälle (herrschende Lehre) und b) *negative* Fälle. Letztere setzen sich zusammen aus: 1) motorische Aphasie bei extra-Brocascher Localisation und 2) Läsion der Brocapartie ohne motorische Aphasie. Die extra-Brocasche Localisation will ich nicht näher berücksichtigen, sondern nur bemerken, dass auch bei Sitz des Herdes *ausserhalb* der Region von Broca, bei progressiven Herden *stabile* motorische Aphasie vorkommen *kann*.

Behandeln wir zunächst die positiven Fälle. Zu diesen rechne ich auch Fälle mit späterer Restitution. Ich zähle hierher alle Fälle von completer motorischer und reiner Aphasie, bei welcher die Section wenigstens ein *Mit*betroffensein der Brocachen Region ergeben hat. In meiner Zusammenstellung ist die Mehrzahl der Fälle in diesem Sinne positiv.

Wir können die positiven Fälle klinisch in 5. Untergruppen trennen, die sich bei dem vorliegenden sehr ungleichwertigen und lückenhaften Material nur locker von einander unterscheiden. Einzelne Fälle können ebenso gut in die eine wie in die andere Gruppe untergebracht werden. Meine Einteilung ist mehr eine Orientierung. Doch nun zur Sache.

G r u p p e I. Fälle von mehr oder weniger reiner motorischer Aphasie mit Agraphie, sowie auch von partiell gemischter Aphasie, in denen die Störung ca. 1. Jahr oder noch länger und jedenfalls bis zum Tode stabil geblieben ist. Darunter sind einige Fälle mit 15 und 20 jähriger Dauer. *Gruppe der chronischen Fälle ohne Besserung.*

G r u p p e II. Chronische Fälle von vorwiegend motorischer Aphasie mit Agraphie, in denen im Verlauf der Jahre Besserung eintrat (Nachsprechen möglich, Spontansprechen erschwert, Wortreihen möglich). *Chronische „transcorticale" Form mit Besserung.*

G r u p p e III. Chronische und acute Fälle von completter motorischer Aphasie (darunter auch „subcorticale" Form), in welchen es, sei es in kurzen Sprüngen, sei es allmälig, zu einer nahezu völligen *Restitution* der Sprache gekommen ist.

G r u p p e IV. Acute und subacute Fälle, in denen complette motorische Aphasie bis zum Tode (bis 10 Wochen) für sich bestand. Zahlreiche Gruppe.

G r u p p e V. Acute und chronische Fälle von *reiner* („subcorticaler") motorischer Aphasie (ohne Agraphie,) die als solche entstanden sind oder aus der completten Form sich herausbildeten.

Studieren wir nun die anatomischen Befunde, auch unter Berücksichtigung

der Natur der Krankheit und der Dauer des Prozesses, namentlich aber mit
Bezug auf die *nähere* Oertlichkeit der Läsion, so kommen wir zu sehr
merkwürdigen Resultaten, die Sie zum Teil selber aus den vor Ihnen
ausgebreiteten Tafeln ableiten können und die den Ruf MARIE's nach einer
Revision der Aphasiefrage berechtigt erscheinen lassen.

G r u p p e I zählt ca. 8 Fälle. Sie sehen, dass hier der Herd, der meist
in einer Erweichung besteht, weit über die BROCA'sche Region hinausgeht.
Es handelt sich hier vorwiegend um senile Individuen.

G r u p p e II. Zwei Fälle, die dadurch auffallen, dass bei enormer
Grösse des Herdes Nachsprechen, ja sogar spontanes fliessendes Schimpfen
noch möglich war (1 Fall).

G r u p p e III stellt die interessanteste Gruppe dar. Sie sehen hier
im Bereich der vorderen Sylvischen Region sehr verschieden localisierte,
aber die BROCA'sche Windung meist in sich schliessende Herde. Die Träger
dieser Herde erholten sich sämmtlich nahezu vollständig; die einen ganz
schnell, fast plötzlich, die anderen langsam; die meisten aber ohne Sprachun-
terricht; in der Regel blieb jedoch ein leicht dysartrisches Moment zurück.
Diese Fälle, besonders diejenigen von Blutung und embolischer Erweichung,
beweisen, dass die motorische Aphasie bei Läsion der BROCA'schen Windung *keine Dauererscheinung sein muss.* Darunter befinden sich sehr
remarkable Beobachtungen, wie z. B. diejenigen von NOTHNAGEL, DUBOIS,
OPPENHEIM, mein Fall Lr. u. s. w. Selbstverständlich sind hier nicht alle
Fälle der Litteratur wiedergegeben.

G r u p p e IV. Das ist die Gruppe der relativ scharf auf die BROCA'sche
Stelle localisierten Herde, die Gruppe der Fälle, auf welchen die herrschende
Lehre von der Localisation der BROCA'schen Aphasie grosstenteils aufgebaut
ist. Zur Gruppe IV zählen *ziemlich* viele Fälle; sie wäre für die Localisation
sehr brauchbar, wenn es sich hier nicht um lauter *acute* Fälle, resp.
Falle mit sog. *Initial*erscheinungen handeln würde. Betrachten Sie die
Serie der Zeichnungen[1] so wird Ihnen auffallen, dass in manchen die
Localisation des Herdes eine fast schematische Zerstörung der BROCA-
'schen Region darstellt. Wenn ich aber hinzufüge, dass die Mehrzahl der
Träger dieser Herde schon nach wenigen Wochen gestorben ist und wenn
Sie berücksichtigen, dass Patienten mit ähnlich localisierten Herden sich
sprachlich sehr *gut erholen* können (Gruppe III), so werden Sie mit Bezug
auf die Beweiskraft dieser Fälle stutzig werden.

G r u p p e V. Die Zahl der hierher gehörenden d. h. reinen Fälle in
der Litteratur ist eine besonders kleine (5—6). Sie sind dadurch charakterisiert dass der schriftliche Ausdruck erhalten, resp. dass die *innere*
Sprache intact war. Wenn Sie die Ausdehnung des Herdes in diesen
Fällen betrachten, so fällt Ihnen auf: a) dass die Läsion hier nahezu
ebenso umfangreich ist, wie bei der Mehrzahl der Fälle von stabiler
completter (corticaler) motorischer Aphasie und b) dass sie kaum anders

---

[1] Die Zeichnungen sind wiedergegeben in C. v. MONAKOW, „Ueber den gegenwärtigen
Stand der Frage nach der Localisation in Grosshirn", III Teil. Ergebnisse der Physiologie-
Ascher und Spire. 1907.

localisiert ist wie bei den Fällen von BROCA'scher Aphasie mit Restitution. Der Unterschied ist nur der, dass in der Mehrzahl dieser Fälle (BERNHEIM, KOSTENITSCH, LADAME-V. MONAKOW) diese reine Form bis zum Tode stabil geblieben ist. Wir sehen hieraus, dass unter Umständen Zerstörung der BROCA'schen Stelle und darüber hinaus die *innere* Sprache von Anfang an *intact* lassen kann, dass aber auf der anderen Seite hier die spontane mündliche Sprache bisweilen *dauernd* aufgehoben bleibt. Also ein von den übrigen Fälen von demarkirtem Defekt in F_3 völlig verschiedenes klinisches Bild. Ich bemerke, dass in keinem dieser Fälle etwa *nur* die Markfaserung lädiert war, sondern dass es sich hier stets um Defekt *sowohl der Rinde von F_3 als des Markkörpers* (von letzterem vor Allem der fronto-parietalen Assoziationsfasern) handelte. Instructiv ist hier namentlich der VON LADAME und mir studierte Fall. Endlich ist (im Gegensatz zu P. MARIE) zu bemerken, dass die innere Capsel und die Centralganglien bei dieser Form von Aphasie nicht lädiert zu sein brauchen.

Genug, die Gruppe V lehrt uns, dass Zerstörung der BROCA'schen Rinde + Markpyramiden und Centr. ovale der Reg. Rolandica sich darauf beschränken kann eine reine motorische Aphasie zu erzeugen. Es geschieht dies dann, wenn der Herd örtlich scharf begrenzt ist. Die Sprachstörung *muss* aber, wie die Gruppe III zeigt, auch hier nicht stabil bleiben.

Wir kommen nun zu der zweiten Hauptgruppe, zu den sog. *negativen* Fällen. Diese Gruppe giebt am meisten zu denken. Sie sehen, dass ganz gewaltige Zerstörungen in der vorderen sylvischen Region (F_3 links) möglich sind — auch bei Rechtshändern, — ohne dass die geringsten Störungen im Sinne der motorischen Aphasie zu Tage treten. Allerdings darf man annehmen, dass bei der Mehrzahl der reproduzierten Fälle vielleicht doch eine *initiale* Störung der Sprache vorhanden war; es sind aber auch Fälle vorhanden (BERGMAN, COLLIER, FOULIS, BRAMWELL, SIMPSON, CHRISTISON u. A.), wo eine solche bestimmt ausgeschlossen werden kann. Gerade hier ist die Natur des pathol. Prozesses zu berücksichtigen. Diese Fälle lassen sich vom Gesichtspunkte der sog. Centrenlehre nur äusserst schwer erklären, sie lassen sich besser im Sinne eines Nichtvorhandenseins von scharf localisierten „Sprachcentren" interpretieren. Sicher geben die negativen Fälle den Anhängern der Localisation der Sprache viel zu denken. Man kann sich mit ihnen nur abfinden, wenn man dem Momente der Compensation einen überaus weiten Spielraum gewährt, einen Spielraum, der an die Negierung einer scharfen Localisation von spezifischen Sprachcentren grenzt.

Doch, was lehrt die von mir vorgenommene Zusammenstellung des bisherigen Materials von Fällen der motorischen Aphasie für die Organisation der Sprache und für die Localisation der motorische Aphasie im Princip? Wenn ich meine Resultate hier kurz zusammenfasse so ergiebt sich:

1. Dass wir in der Litteratur keinen einzigen unanfechtbaren Fall besitzen, in welchem eine genau auf die BROCA'sche Stelle beschränkte Läsion eine *dauernde* motorische Aphasie mit Agraphie (im Sinne von residuären Erscheinungen) erzeugt hätte. Wohl aber sind mehr als ein Dutzend

Fälle von Läsion der vorderen Regio Sylvia links vorhanden, in denen der Pat. kurz vor dem Tode nicht mehr motorisch-aphasisch war.

Bis zu diesem Punkte gehe ich mit MARIE einig: Zerstörung der BROCA'schen Region bedingt auch bei Rechtshändern *nicht notwendig dauernde* motorische Aphasie, und vor Allem nicht eine solche mit Agraphie. Dass die motorische Aphasie bei Zerstörung der vorderen Sylvischen Region (BROCA's Windung) nicht eine Dauerstörung sein *muss*, das ist schon von verschiedenen anderen Autoren (BASTIAN, NOTHNAGEL, WERNICKE DEJERINE u. A.) hervorgehoben worden, die Rückkehr der Sprache wurde von ihnen aber auf vicariirendes Eintreten correspondirender Windungen der *rechten* rechter Hemisphäre, resp. auf Compensation zurückgeführt, eine Betrachtungsweise, die ich aus verschiedenen Gründen nicht voll accceptieren kann.

2. Eine andere Frage ist aber die, ob die BROCA'sche Stelle, resp. die linke vordere Sylvische Region bei *Rechts*händern zerstört werden kann, ohne dass *je*, auch nicht initial, motorische Aphasie (wenigstens in reiner Form) aufzutreten braucht, m. a. W. ob dieser Partie gar keine spezifische Bedeutung in Bezug auf die Erzeugung einer motorischen Aphasie zukommt? In dieser Beziehung stehe ich nun mit Vorbehalt auf Seite der Mehrzahl der heutigen Neuropathologen und nehme auf Grund des vorliegenden Materials an, dass nur in einer verschwindenden Minderzahl der Fälle ein Rechtser, wenn er einen Herd in F_3 links erwirbt, nicht einmal vorübergehend d. h. initial von motorischer Aphasie befallen wird.

Das Symptom der motorischen Aphasie (der completten oder der reinen) ist aber in solchen Fällen eine *im Prinzip temporäre* Erscheinung, es handelt sich um ein sog. *Initialsymptom* im Sinne von GOLTZ und LUCIANI; es wird — wenn nicht besondere pathologische Umstände hinzutreten oder persistieren — allmählich überwunden, ebenso wie z. B. die experimentell erzeugte Seelenblindheit bei Tieren.

Je nach näheren klinischen und individuellen Momenten tritt die Restitution in verschieden langer Zeit, event. erst nach Tagen, Wochen, Monaten, Jahren ein. Sie kann sich aber in *spontaner* Weise, *unvermittelt* und *ohne besondere Neuerlernung* der Sprache einstellen, selbst denn, wenn der Herd die ganze vordere Regio Sylvia einnimmt. M. a w. die motorische Aphasie kann sich ähnlich zurückbilden wie sie gekommen ist.

Genug, die motorische Aphasie (complette Form) bildet bei der *Läsion der Regio Broca im Prinzip nur eine mehr oder weniger gesetzmässige Initialerscheinung*, ganz ähnlich wie z. B. die schlaffe Hemiplegie.

3. Es drängt sich nun die Frage auf: Unter welchen näheren örtlichen und anderweitigen pathologisch-anatomischen Bedingungen wird dann die corticale motorische Aphasie eine dauernde und wann muss sie es sein?

Diese Frage lässt sich nach dem bisherigen klinisch-anatomischen Material äusserst schwer beantworten. Sicher gehören zum Dauerndwerden der motorischen Aphasie *mehrere* Bedingungen.

Unter keinen Umständen reicht m. E. der *Herd an sich*, d. h. das Faser- und Nervenzellenunterbrechungsmoment *an sich* aus — mag die Läsion die ganze linke Regio Sylvia und darüber hinaus in sich schliessen — um eine Jahre lang bestehende motorische Aphasie mit Agraphie zu produzieren. Die Momente, welche bei grösseren corticalen Defekten eine solche stabile complette motorische Aphasie sichern, sind vasculäre Störungen Compression, meningo-encephalitische Prozesse, toxische und endlich noch individuelle Momente (geringe Restitutionskraft von Hause aus, allgemeine Erschöpfung), Seneszenz, Hirnatrophie und dgl. Sehr instruktiv sind in dieser Beziehung die Gruppen 1, II, und IV.

Aber selbst wenn die soeben angeführten Nebenumstände in ausgedehnter Weise einwirken, ist eine wesentliche Besserung der Aphasie (bis zur Möglichkeit nachzusprechen oder zu schreiben) nicht ausgeschlossen.

Auf der anderen Seite ist darauf hinzuweisen, dass protrahirte Aphasie mit Agraphie auch bei Herden in der extra-BROCA'schen Region (Corp. Striat. Nachbar windungen von F_3) sich einstellen kann. Immerhin ist das Grosshirngebiet, dessen Oertlichkeit für die motorische Aphasie als stabilere Erscheinung in Betracht fällt, nicht über das Gebiet der beiden vorderen Aeste der Arteria Foss. Sylvii hinaus zu verlegen.

4. Wenn nun aber auf der einen Seite Defekt der BROCA'schen Region eine nur initiale motorische Aphasie bedingt, auf der anderen Seite aber dauernde motorische Aphasie nur unter Hinzutreten einer Reihe von Nebenumständen verursacht wird, — wie ist dann die „corticale" (complette) motorische Aphasie pathologisch-mechanisch zu erklären?

Nun, m. E. kann sie eben *rein anatomisch*, d. h. *nur durch Faserausfall oder nur durch Zerstörung von Neuronencomplexen* nicht erklärt werden. Es handelt sich hier um einen Symptomencomplex, der nur *partiell* direkt durch das Faserunterbrechungsmoment hervorgebracht wird. Das anatomisch-örtliche Moment bildet aber wiederum doch eine *unerlässliche*, wenn auch *nicht ausreichende* Bedingung für das Zustandekommen der motorisch aphasischen Störung.

5. Auf der anderen Seite muss eingeräumt werden, dass Zerstörung der vorderen Sylvischen Region einen bis zu einem gewissen Grade dauernden Sprachdefekt doch gewöhnlich herbeiführt, nur ist dieser nicht immer leicht nachzuweisen, er ist ein teilweise latenter.

Und wie ist denn dieser Sprachdefekt beschaffen? Unter keinen Umständen schliesst er einen erheblichen Grad von Desorganisation der *inneren* Sprache in sich, obwohl eine leichte Minderung der Ausdrucksfähigkeit wohl ausnahmslos zurückbleiben dürfte.

6. Was dauernd zurückbleibt, das ist Schwierigkeit in der äusseren Wortbildung, im Redefluss, dann mehr mechanische Störungen, wie z. B. spastische Sprache, raschere Ermüdung, Schwierigkeit lange nacheinander zu sprechen, Hesitation in der Rede, Perseveration etc. Es handelt sich hier vorwiegend um cortical-dysarthrische Störungen besonderer Natur.

7. Wir kommen nun zur physiologisch wichtigsten Seite, zur Localisation der *Sprache* oder der motorischen Sprachzentren. Meine Ansicht über dieses Kapitel ist aus dem Vorhergehenden schon deutlich zu ersehen und lautet kurz und bündig:

Ueber die Localisation der motorischen „Lautbilder" wissen wir so gut wie nichts. Nur ein kleiner Bruchtheil des Sprechaktes, der physiologisch noch näher zu definieren wäre und der jedenfalls ganz roher, elementarer

Natur ist, lässt sich anatomisch–architektonisch einigermassen „lokalisieren". Diesen Bruchteil erblicke ich a) in simultan zu erregenden, sehr variablen Synergien der Sprachmuskeln und b) in den die Succession der Synergien unmittelbar auslösenden, physiologisch ebenfalls noch unklaren Synapsien, resp. Zusammenfassungen. Jene sind in die weit ausgestreuten Foci für die Sprachmuskelsynergien und diese grösstenteils in die perifocalen Areale (wo?) und darüber hinaus in beide Hemisphären unterzubringen, aber keineswegs in jene Areale allein. Jedenfalls haben letztere mit den anatomischen Correlaten für die motorischen Wortbilder d.h. mit den *mnestischen* Apparaten der Sprache (complizierte Residuen früherer Eindrücke, resp. Ableitungen aus solchen) nur wenig zu tun, sicher sind sie mit diesen letzteren nicht identisch. Die unmittelbar in Wirksamkeit tretenden Triebräder für die zu realisierenden Worte und vollends die mnestischen Apparate sind m. E. im *ganzen* Cortex, wenn auch in sehr ungleicher Weise und nach verschiedenen Prinzipien organisiert, repräsentiert.

8. Wenn aber die motorischen Laut*bilder* (psychologisch ausgedrückt) nicht in der BROCA'schen Region, überhaupt nicht inselförmig, vertreten sind, wie kommt es denn, dass bei Läsionen der vorderen Sylvischen Region links, motorische Aphasie, wenigstens als Initialsymptom, fast regelmässig produziert wird? Nun, da nehme ich eben an, dass dies — für einen grossen Teil der aphasischen Einzelsymptome — durch eine complizierte physiologisch-pathologische *Spaltung*, die unter Benutzung der durch den Herd unterbrochenen Leitungsbahnen sich *passiv* fortbewegt, resp. die an den Ursprungs- und Endigungsstätten der unterbrochenen Neurone ihre ersten Angriffspunkte hat, entsteht. Und diese in die Ferne — cerebrospinal, commissural, associativ — sich ausbreitende, über die anatomischen Angriffspunkte hinausgehende und nach *physiologischen* Prinzipien weiter fortschreitende, viele Stufen der Erregbarkeit in sich schliessende Spaltung der Sprache in ihre verschiedenen Componenten bezeichne ich als *Diaschisis*. M. a. W., die motorische Aphasie, vor Allem auch mit Bezug auf eine eventuelle Störung der inneren Sprache, wird m. E., bei einseitiger Läsion bis auf die residuären, mehr mechanischen Sprachschwierigkeiten, grösstenteils hervorgebracht durch das Moment der *Diaschisis*.

9. Und was ist das Schlussresultat unserer Ergebnisse? Wie verschiebt sich die Fragestellung gegen früher? Grob-klinisch resp. grob-diagnostisch bleibt selbstverständlich das Meiste beim Alten. Läsion der linken F_3 Region, resp. Circulationsunterbrechung im Bereiche der vorderen Aeste der Art. Foss. Sylvii wird nach wie vor das bekannte, je nach Umständen wechselnde klinische Bild der motorischen Aphasie, mit und ohne Störung des inneren Wortes, bewirken. Das Neue besteht darin, dass das Bild der motorischen Aphasie klinisch-physiologisch in mindestens zwei Erscheinungsgruppen, die zu Beginn *verschmolzen* sind, zerfällt: a) die notwendigen, ihrer Natur nach gröberen, später ausgeschliffenen *Residuär*erscheinungen und b) die höher wertige Symptome liefernden *Initial*erscheinungen, die eine ganze Stufenleiter darstellen und die weniger durch Zerstörung von

anat. Elementen als durch die *Diaschisis* (d. h. dynamisch) hervorgebracht werden. Die Initialerscheinungen können je nach pathologischen Umständen verschwinden oder auch chronisch werden.

Genug, die höher wertigen Hauptsymptome der motorischen Aphasie sind ähnlich wie die experimentelle Seelenblindheit, Seelentaubheit und Apraxie als sog. *Initialerscheinungen* aufzufassen. Ihr Persistieren oder Verschwinden hängt weniger von der Oertlichkeit des Herdes als von der Natur des pathologischen Prozesses und von anderen, individuellen Momenten ab. Die Rückkehr der Sprache beruht jedenfalls weniger *auf Neueinübung als auf Ueberwindung der Diaschisis.*

10. Ein weiterer neuer Gesichtspunkt ist der, dass die Spezialformen der motorischen Aphasie (corticale, subcorticale, transcorticale Form) klinisch weniger bestimmt werden durch Zahl, Oertlichkeit und Natur des anatomisch laedirten Fasern und Zellengruppen, als durch die feinere Natur und *allgemeine* Ausdehnung des pathologischen Prozesses, den Stand der Krankheit, dann durch die Schutz- und Wehrkraft, resp. durch die Leistungsfähigkeit der *ausserhalb des Herdes liegenden Rindenabschnitte und subcorticalen Centren;* in dem Sinne, dass je allgemeiner die Störung ist, um so eher die *innere* Sprache in ihren verschiedenen Componenten mitgeschädigt wird.

11. Trotz dieser Einschränkung des rein örtlichen Momentes bei der Erklärung der Aphasie, werden wir bei der weiteren Erforschung dieser Störung den *anatomischen* Verhältnissen eher eine *erhöhte* als eine reduzierte Aufmerksamkeit schenken müssen, und besonders in dem Sinne, dass wir die Zahl und die nähere Oertlichkeit der in jedem Falle zugrundegegangenen Fasermassen und Rindenabschnitte aufs genaueste und unter besonderer Berücksichtigung auch der *secundären Degenerationen* bestimmen. Denn aus dem Verlaufe gerade dieser letzteren dürfen wir hoffen, die feineren anatomischen Angriffspunkte für die Diaschisis in ihrer Mannigfaltigkeit feststellen zu können. Allerdings werden die Stellen, wo die Diaschisis in Wirklichkeit und als physiologisches Prinzip angreift, uns wohl noch sehr lange — wenigstens histologisch — unbekannt bleiben.

12. Bevor wir indessen jene schwierigsten Probleme und vor Allem die „Localisation der Sprache" anatomisch-physiologisch in Angriff nehmen können, müssen wir eine rationelle Trennung dessen, was einer Localisation zugänglich ist und was nicht, vornehmen. Wir werden unsere Aufmerksamkeit und Arbeit der Erforschung der Localisation der *Aphasie*, welche Localisation schon heute im Prinzip Tatsache ist, zuwenden und die unendlich compliziertere und noch problematische Localisation der *Sprache,* die mit der Localisation der Aphasie nicht verwechselt werden darf, späteren wissenschaftlichen Generationen überlassen.

3ième Rapporteur: Prof. H. LIEPMANN (Berlin).

Apraxie (Résumé).

Die Tätigkeit mehrerer Muskeln ist schon in angeborenen und präformierten Mechanismen zusammengefasst. Schon spinal, cerebellar, dann kortikal. Neue und höhere universale Verknüpfungen bildet die *Erfahrung* des Lebens aus: *erlernte* Verknüpfungen der angeborenen und präformierten Synergien zu Handlungen, d. i. Bewegungen nach *Zwecken*. Die Vernichtung der angeborenen und präformierten Mechanismen in irgend einem Abschnitt ist *Lähmung*, ein ungeordnetes Funktionieren derselben infolge von Fortfall centripetaler Regulierungen *Ataxie*. Die Zerstörung der *erlernten* Verknüpfungen bedingt *Apraxie* (die aphasischen Störungen sind — soweit expressiv — Apraxie der Sprachmuskeln). Diese Verknüpfungen finden für einfache und sehr geübte Bewegungen ihr nervöses Substrat schon in den Rindenfeldern der verschiedenen Gliedmassen in Gestalt der Remanenzen — ein Ausdruck KOHNSTAMM's — gleich kinetische Erinnerungen (bewusste und rein materielle). Im linkshirnigen Armzentrum finden sich z. B. ausser den Strukturen für präformierte Synergien die Remanenzen für die Bewegung des Handgebens, Winkens, Drohens u. s. w. Verwickeltere Bewegungen und vor allem die von Fall zu Fall variierenden Bewegungen nach Massgabe der optisch-taktil oder auch akustisch aufgefassten Situation, setzen eine Verknüpfung der kinetischen Gliedremanenzen mit den Remanenzen der übrigen Rindenfelder (optisches, taktiles u. s. w. beider Hämisphären) voraus. Pathologisch finden sich nun folgende Stufen: 1. Ein Gliedapparat ist nicht gelähmt — denn unter günstigen Umständen funktioniert er — aber ist *willkürlich* schwer ansprechbar: WERNICKE's transkortikale Lähmung, BRUNS' Seelenlähmung, herabgesetzte Bewegungsintention. Anatomisch wohl lokale Shockwirkung auf das Rindenzentrum des Gliedes (am besten als *Willenslähmung* zu bezeichnen). 2. Der Gliedapparat funktioniert, aber bestimmte erlernte Bewegungskombinationen (Pusten, Pfeifen, Winken u. s. w.) können nicht mehr ausgeführt werden: Verlust kinetischer Remanenzen, früher von mir „Verlust der gliedkinetischen Komponente" genannt. Anatomisch durch oberflächliche Herde in den Gliedzentren (vielleicht den Fuss der 1. und 2. Stirnwindung einschliessend) oder atrophisierende oder elektive Prozesse in diesen bedingt, welche die groben Synergien verschonen. Tiefergehende Läsionen der Gliedzentren machen Lähmung, welche diese gliedkinetische Apraxie verdeckt. Diese Form hatte MEYNERT mit seiner kurzen Andeutung einer motorischen Asymbolie im Auge. Die Störung ist auf bestimmte Glieder lokalisiert, zeigt sich in groben Bewegungen eines „Ungeübten", Fortfall der feineren erlernten Bewegungen. 3. Die gliedkinetischen Remanenzen sind erhalten, aber von den übrigen Rindenfeldern abgesperrt oder wenigstens in ungenügendem Einvernehmen: die von mir als motorische Apraxie par excellence geschilderte Form; am besten *ideo-kinetische* Apraxie genannt, weil den ideatorischen Prozess und kinetische Remanenzen auseinanderreissend. Anatomisch durch Unterbrechung vieler Leitungsbahnen, welche das Gliedzentrum mit den übrigen Rindenfeldern verbinden, bedingt. Prädilektionsstelle für die Apraxie der Glieder: tiefes Mark des Scheitellappens. Die Störung ist auf bestimmte Glieder lokalisiert, zeigt sich in Bewegungsverstümmelung, Bewegungsverwechslung, Bewegungsversagen, und zwar schon bei *einfachsten* Bewegungen und beim *Nachmachen*, 4. Die gliedkinetischen Remanenzen sind erhalten, auch im Einvernehmen mit dem in anderen Rindenfeldern zustande kommenden Entwurf der Bewegung, aber dieser „ideatorische" Entwurf ist fehlerhaft: ideatorische Apraxie (Pick's ideomotorische Formen). Anatomisch besonders durch Herde im konvexen Hinterhauptslappen und durch diffuse, das gesamte psychische Leben schädigende Prozesse bedingt (senile Atrophie, Intoxikation). Die Verfehlungen erinnern an Zerstreutheitentgleisungen, betreffen alle Glieder gleichmässig, beginnen erst bei komplizierten Akten, das Nachmachen ist besser als das Spontanmachen. Es finden Auslassungen von Teilakten, Verstellung der Teilakte u. s. w. statt. Zwischen Fehlreaktion und richtiger ist ein assoziatives Band zu erkennen. Der Begriff des Ideatorischen greift über das Gebiet der Bewegungen weit hinaus. Ideatorisch sind alle Verfehlungen, welche nicht durch Dissonanz des Psychischen in seinen Sinneskomponenten (Taktiles, Optisches, Kinästhetisches etc.), sondern durch fehlerhafte Aneinanderreihung unversehrter (quoad Sinneskomponenten) Komplexe zustande kamen. So gibt es auch eine ideatorische *Agnosie*. Wir haben so 1. Willenslähmung, 2. gliedkinetische Apraxie, 3. ideo-kinetische Apraxie (= meiner motorischen Apraxie), 4. ideatorische Apraxie. Nun kann eine ido-kinetische Apraxie sekundär ideatorische Apraxie bedingen. Das gilt ganz besonders für diejenigen, welche linkshirnigen Herden entspringen. Denn die Remanenzen des linkshirnigen Handzentrums und deren Verbindungen spielen eine besondere Rolle, ebenso, wenn auch nicht im gleichen Grade, wie die akustischen Remanenzen des linken Schläfenlappens. Sie sind für sehr geübte Handlungen die Hauptstütze auch des ideatorischen Prozesses. Ja, es ergibt sich, dass sie für die Innervation des rechtshirnigen Handzentrums eine zwar nicht ganz unerlässliche, aber nicht ohne Schaden entbehrliche Durchgangsstelle sind. Dadurch erleidet der Satz von der Lokalisation der gliedkinetischen und ideokinetischen Apraxie auf *ein* Glied eine Beschränkung für solche Apraxien, wenn sie die *rechte obere* Extremität betreffen: dann ist in geringem Masse auch die linke Hand mit betroffen — wenigstens für die Mehrzahl der Menschen. Die Unterbrechung des Balkens, sowie intrahemisphärialer Balkenfasern bewirkt auch Apraxie der linken Hand. So ist die Eupraxie abhängig von der Intaktheit eines grossen Apparates im Gehirn, an dem sich viele Rindenfelder, besonders der linken Hemisphäre, und der Balken beteiligen. Die besondere Wichtigkeit, die in dem Gesamtapparat dem Zentrum der rechten Hand und seinen Verbindungen zukommt, bewirkt, dass es quoad Apraxie besonders verwundbare Stellen im Gehirn gibt: für die rechte Körperhälfte der linke Scheitellappen, für die linke der Balkenkörper und seine Einstrahlungen in die Rinde.

4.ième Rapporteur: Dr. F. HARTMANN.

Prof de Psychiatrie à l'Université, Graz.

Aphasie, Asymbolie und Apraxie.

Wollen wir das heute vorhandene, nach allen Richtungen keineswegs abgeschlossen vorliegende Tatsachenmaterial über Asymbolie und Apraxie einer Sichtung und Betrachtung zu dem Ende unterziehen, um der weiteren Forschung auf diesem Gebiete sichere Grundlagen und eine produktive Richtung zu geben, so scheint mir die gedrängte Beantwortung von *Fragestellungen*, welche sich aus dem dermaligen Stande unseres Wissens ergeben, die beste Form, um mit Ihnen zu einer Übereinstimmung hinsichtlich der Erledigung des ehrenden Auftrages zu kommen, welcher an mich ergangen ist.

Die Beiderseitigkeit der sensorischen und motorischen Projektionsbahnen und von deren Rindenfeldern, die Beiderseitigkeit der subcorticopetalen und fugalen Leitungsbahnen, die im Groben überhaupt symmetrische Architektonik von Rinde und Mark in beiden Hemisphaeren hat im Hinblick auf gewisse pathologische Erfahrungen, schon vielfach *die Frage nach dem Zusammenwirken der Hemisphären* nahegelegt.

Diese Zusammenarbeit der Hirnhemisphären bei den einzelnen Leistungen zu erneuern und dem morphologischen Substraten dieser Tätigkeit nachzugehen erscheint mir als ein überragender Gesichtspunkt.

Dieser ist bestimmt, unsere Anschauungen über zerebrales Geschehen und die darauf basierende Deutung klinischer Befunde am Krankenbette in entscheidender Weise zu beeinflussen.

Hiernach wird in erster Linie die Frage nahegelegt:

Inwieweit weisen bei der Asymbolie und Apraxie die vorhandenen Tatsachen auf eine Zusammenarbeit der Hemisphären bei den einzelnen Leistungen hin. Welche Bedeutung fällt hiebei insbesondere dem corpus callosum in physiologischer und pathologischer Hinsicht zu?

Inwieweit gelangen wir aus solchen Gesichtspunkten zu einer klareren Formulierung der Aufgaben für die weitere Erforschung der Asymbolie und Apraxie?

Die zunächste physiologische Fassung der Frage soll wohl mehr ein Zielpunkt denn ein Ausgangspunkt sein, denn es stehen uns ja nach dieser Richtung fast ausschliesslich pathologische Erfahrungen zu Gebote.

Die feststehenden pathologisch-anatomischen Tatsachen besagen, dass asymbolische und apraktische Symptome ohne direkte Schädigung der sensorischen und motorischen Projektionsbahnen entstehen können.

Für ihr Zustandekommen sind also ausserhalb der inneren Kapsel, im Marklager, nahe oder in der Rinde der Hemisphären befindliche herdförmige Schädigungen massgebend.

Die vollkommensten und dauerndsten Ausfallerscheinungen treten auf, wenn die kortikalen Einstrahlungsbezirke und deren sensorische und motorische Projektionsbahnen durch Herde von den übrigen Hirnteilen isoliert werden.

Die asymbolischen Störungen können nach Sinnessystemen getrennt entstehen. Die apraktischen treten von letzteren unabhängig, d. h. ohne gleichzeitige Schädigung von Leistungen der Sinnessysteme auf.

Die optische Asymbolie — welche von der Seelenblindheit wohl prinzipiell nicht getrennt, höchstens als eine Art dieser höheren optischen Funktionsstörung betrachtet werden kann — tritt auf Grund beiderseitiger Hirnerkrankung auf.

Dieselbe entsteht zumeist bei Erkrankung in den beiden Occipitallappen, in einem Occipital- und andersseitigen Paritallappen oder statt dessen dem zugehörigen Balkenanteile.

Bei rein einseitiger Erkrankung der occipitalen Region ist optische Asymbolie in vollem Umfang höchstens ganz vorübergehend beobachtet

Einzelne zugehörige Elementarsymptome oder Symptomengruppen, diffizilere Leistungen, speziell die Leistungsgrösse, erscheinen hierbei aber doch meist geschädigt.

Diese Schädigungen sind höchst ungenügend studiert und gekannt.

In äusserst lehrreicher Weise wurden diese Befunde am Menschen durch Versuche IMANURA's aus dem Institute von EXNER ergänzt. Sie wurden zwar nach mancher Richtung bestritten, haben aber doch wenigstens die interessante Tatsache erbracht, dass die klinischen Folgen einseitiger Occipitallappenaffektion durch Mitläsion des kompakten Balkenareales ebenso dauerhaft blieben, wie dies nach beiderseitiger Hemisphärenverletzung der Fall war.

Die Balkenläsion ersetzt demnach auch hier die andersseitige Hemisphärenläsion.

Es gehört zu dem durch vielfache und gute Beobachtungen gesichertem Besitze die Kenntnis, dass die Erscheinungen der Seelenblindheit und optischen Asymbolie der Störung einer durch beide Hemisphären besorgten Hirnleistung entsprechen.

Die klinische Tatsache der oft beträchtlichen Verschiedenheiten der Ausfallerscheinungen in den einzelnen Krankheitsfällen hat auch zu Controversen in Hinsicht der Abtrennung verschiedener Formen von Seelenblindheit, der optischen Asymbolie, einer prinzipiellen Scheidung perzeptiver und assoziativer Formen, neuerlich von Erinnerungs- und Merkzentren verschiedener Ordnung (CAJAL) geführt.

Sie erscheinen noch viel zu wenig in Hinsicht ihres Zusammenhanges mit den morphologischen Verhältnissen studiert, als dass sich hier heute wirklich gesetzmässige Verhältnisse ableiten liessen

Hiebei darf nicht übersehen werden, dass die bisherige substantielle Theorie des cerebralen Geschehens etwa speziell auch der Merk-und Erinnerugsvorgänge allmählich wol einer dynamisch-chemischen weichen

wird (Loeb). Damit würde auch den Theorien von getrennt übereinander-
geschichteten Centren der Boden entzogen.

In ganz ähnlicher Weise nur bei weitem noch weniger gekannt, präsen-
tiert sich der Komplex der Seelentaubheit. Auch hier weisen die Befunde
auf eine Doppelseitigkeit der veranlassenden Ursachen.

Als Correlat auf haptischem Gebiete darf wohl Wernicke's Tastlähmung
als haptische Asymbolie gelten.

Sie entsteht allem Anscheine nach nicht durch innerhalb der Centralwindungen liegende Schäden, sondern durch Herde in dem angrenzenden
Teile paritaler (?) Hirnbezirke.

Nähere anatomische Tatsachen fehlen hier in Hinsicht des Verhaltens
der Balkenfaserung.

Das Fehlen von Erfahrungen auf dem Gebiete des Geruchs-und
Geschmackssinnes fällt bei der geringen Dignität dieser Sinnessysteme
beim Menschen nicht auf.

Hingegen muss es als eine bedeutende Lücke empfunden werden, wenn
auf dem Gebiete des Schweresinnes (dem neben einem spezifischen Sinnesorgane auch alle durch die richtende Kraft der Vertikalen entstehenden
Zug-und Druckreize des unbewegten und bewegten Körpers als Sens
d'attitudes segmentales (Bonnier) als Sinnesreize zugehören, dem fast die
ganze Körpermuskulatur als sein kortikofugaler Endapparat zur Seite
steht, wenn auf dem Gebiete des Schwersinnes nur ganz spärliche Notizen
vorhanden sind.

In der Lehre von den apraktischen Erscheinungen betreten wir ein
Gebiet, dessen Evolution wir eben das Glück haben zu erleben.

Eine Reihe pathologischer Befunde gestattete hier schon nach kurzem
die eminente Bedeutung der Balkenkommissur zu erweisen.

Hierdurch insbesondere wird auch rückwirkend ein entscheidender Einfluss
auf unsere Auffassung von den asymbolischen und insbesondere auch den
aphatischen Komplexen ausgeübt werden.

Liepmann hat zuerst in intuitiver Weise die gleichseitige Apraxie bei
linkshirnigen Erkrankungen auf die Mitschädigung des Balkens bei der
Rinde nahegelegenen Herden bezogen. Er hat damit auch für die Praxie
der Extremitäten eine Präponderanz der linken Hemisphäre postuliert.

Sollte diese Annahme richtig sein, dann mussten vor allem allein den
Balken betreffende Erkrankungsfälle hier entscheidende Befunde ergeben.

Ich selbst und bald hierauf Van Vleuten und Maas-Liepmann konnten
tatsächlich den Beweis liefern, dass Unterbrechung des Balkens (der vorderen zwei Drittel) linksseitige Apraxie erzeugt. Ich konnte diese allgemeine
Feststellung noch dadurch ergänzen, dass auch die praktische Leistung
der linken Hemisphäre insoferne geschädigt wird, als dieselbe einer ver-
stärkten Kontrole durch die Leistungen der Sinnessysteme bedarf. So
entsteht, wie ich experimentell erweisen konnte, bei künstlicher Ausschaltung
des optischen Systemes auch in den rechten Extremitäten Apraxie bezw
Dyspraxie. Es konnte die interessante Tatsache festgestellt werden, dass
jede Hemisphäre für sich noch befähigt blieb, einmal in Gang gebrachte
Bewegungsfolgen zweckgemäss fortzusetzen, aus Muskelsinnsreizen heraus

Bewegungen zu imitieren, was auf optisch vorgemachte Bewegungen nur mehr die linke Hemisphäre zu leisten im Stande war. Bilaterale Tätigkeit war inclusive der statischen nicht mehr möglich.

Absperrung der linken Extremitätenregion (und des linken Stirnhirnes) vom gesammten übrigen Gehirne konnte LIEPMANN für das Auftreten schwerer rechtsseitiger Apraxie verantwortlich machen.

Dementsprechend postulierte LIEPMANN für Herde, welche das linkshirnige Armcentrum oder dessen Markfaserung (Projektion und Balkenfasern) betreffen als Folgeerscheinungen, neben rechtsseitiger Lähmung, linksseitige Dyspraxie.

In jüngsten eigenen Untersuchungen habe ich mehrfach feststellen können, dass Herde in den Rinde des linkshernigen Armcentrums mit konsekutiver rechtsseitiger Bewegungsschädigung keine dyspraktischen Erscheinungen hervorgerufen haben. Hieraus gienge unzweifelhafte hervor, dass die Schädigung des Sensomotoriums der rechten Extremitäten in den Centralwindungen nicht allein Vorbedingung für die Apraxie der linken Extremitäten ist, dass die damit verbundene Balkenfaserläsion hiefür ebenfalls nicht allein in Betracht kommt.

In vorangegangenen Untersuchungen habe ich gestützt auf ein anatomisch *noch nicht ausreichendes* Material der Anschauung Raum gegeben, dass näher noch nicht umgrenzbare Anteile des Stirnhirnes in die Mechanik der motorischen Grosshirntätigkeit eingeschaltet sind. Das linke Stirnhirn verhielte sich dann etwa ähnlich zu den Centralwindungen, wie die BROCA'sche Windung zu den Rindenstätten der motorischen Hirnnerven. Ich habe in diesen Beziehungen jedoch nicht von einem „*Praxiecentrum*" gesprochen. Ich darf die Analogie der graphischen Funktion praecentraler Hirnregion hier ergänzend einfügen.

Die Anregungen zu Bewegungsabläufen von Seite der verschiedenen Sinnesgebiete bedürften sonach zur Uebertragung ihrer Impulse auf lokalen Felder der Centralwindungen der Mitwirkung des Stirnhirnes.

Eine derartige Auffassung steht weder im Wiederspruche mit unseren morphologischen Kenntnissen von den Beziehungen der Sinnessysteme zu den Centralwindungen einerseits, dieser zu dem Stirnhirn andererseits.

Dem Gesetze (STEINER's) von der Wanderung der Funktion nach dem Vorderende entsprechend, würden die beregten Stirnhirnanteile einem Grossteile der bei niederen Wirbeltieren schon durch die motorischen Centralzonen besorgten Leistungen vorzustehen haben.

Die vorhandenen Tierexperimente und die vergleichend anatomische Betrachtung des Raubtier- und Ungulatengehirnes lassen eine analoge Deutung ohneweiteres zu.

Die Erkenntnis von der ausserordentlichen Bedeutung des Balkens für die Gehirnleistungen ist bestimmt, auch der Aphasieforschung für die nächste Zeit eine bedeutsame Richtung zu geben.

Schon die bisherigen Ergebnisse liessen allenthalben sowohl auf dem Gebiete der motorischen und sensorischen Sprachleistungen als auch auf dem Gebiete von Schreib-und Leseleistung die Bedeutung des Balkens und der Zusammenarbeit der Hemisphären hervortreten. Man vermochte jedoch nicht zu anderen als Schlüssen per exclusionem zu gelangen.

Es darf hier der verdienstlichen Arbeiten von MONAKOW, BYRON, BRUMWELL, BASTIAN, DEJERINE etc., nicht zuletzt WERNICKE's Erwähnung getan werden, welch letzterer gelegentlich der Erörterung der Alexie mit Seherblick der Anschauung Ausdruck leiht, dass hier sich vielleicht „die Aussicht auf eine Pathologie der Balkenfaserung" eröffnet.

Die anatomische Bearbeitung steht trotzdem hinter diesen Gesichtspunkten noch weit zurück.

Auch für eine derartige Betrachtung müssen Fälle von Balkenzerstörung naturgemäss von grösster Bedeutung sein.

Eine derartige Betrachtung ist bisher nicht angestellt worden.

Zwei eigene Beobachtungen, von denen eine einen erst im zehnten Lebensjahre erworbenen *Balkendefekt* betrifft, kann ich im Vergleiche mit VAN VLEUTENS Fall hier heranziehen und das Ergebnis beider kurz dahin präzisieren, dass das *Sprachverständnis erhalten war, des gleichen das Nachsprechen* keine nennenswerten Störungen aufwies.

Die *Sprechfähigkeit*, das *optische und taktile Bezeichnen liessen Wortamnesie, verbale Paraphasie* und *Echolalie* in ausgeprägtesten Masse erkennen: *das akutische Bezeichnen* schien weit *besser erhalten*.

Das hohe Interesse an diesen ausserordentlich wichtigen Befunden verbietet wol vor deren Bearbeitung weitere Schlussfolgerungen.

Interessant ist auch insbesondere, dass die durch die vordere Kommissur noch zusammenhängenden Schläfelappen das Erhaltensein des Sprachverständnisses ohne Balken garantieren, dass Nachsprechen und akustisches Bezeichnen nicht weiter beschädigt waren.

Es bedarf nach dem Gesagten wol nicht weiterer Worte, um die eminente Wichtigkeit, die dem Zusammenwirken der Hemisphären und der Funktion des Balkens bei der Beurteilung aphatischer, asymbolischer und apraktischer Störungen zukommt, noch hervorzuheben.

Mir scheint diese Erkenntnis und ihre weitere Verwertung von fundamentaler und richtunggebender Bedeutung.

In klinischer Hinsicht ergibt sich die Frage: Inwieweit genügende Anhaltspunkte gegeben sind, die in Rede stehenden Symptomenkomplexe klinisch auf lokalisierbare herdförmige Zerstörung von bestimmten centralen Regionen zu beziehen.

Wir sind längst darüber hinaus im Sinne einer dogmatischen Lokalisationslehre physiologisch ganze Funktionen und Funktionskomplexe als Effekte der Tätigkeit einer scharf abgrenzbaren Hirnregion anzusehen. Lange genug war man in dem Fehler befangen gewesen, die nach mehr minder umgrenzten herdförmigen Erkrankungen des Gehirnes auftretenden klinischen Symptomenkomplexe als die pathophysiologischen Ausfallserscheinungen anzusprechen, welche den unmittelbar lokal zerstörten Nervenelementen zugehören.

Gewichtige Forscher haben nach verschiedenen Richtungen auch die Bedeutung der Fernwirkungen, der Schädigung entfernt liegender Nervenstationen hingewiesen. ANTON weist stets auf die Symptone hin, welche

durch Schädigung der Verknüpfung der zerstörten Regionen entstehen. Aehnlichen Gedanken entspringt MONAKOW's Diaschisishypothese.
WERNICKE's Sejunktionslehre kommt dem Bedürfnisse einer Erklärung
höherer nervöser Schädigungen am klinischen Krankenbette entgegen.

Wir verstehen, wie ich gelegentlich ausgeführt habe, heute unter Centren
fast nur mehr Oertlichkeiten im Nervensystem, welche durch die Art
ihrer Verknüpfung mit anderen Hirngebieten dem entstehenden Funk-
tionsausfalle ein mehr minder charakteristisches Gepräge geben.

Die Tatsache, dass diese Beziehungen sehr reichhaltige sind, dass durch
schismatische Restitution (MONAKOW) passagerer Symptome die funktionelle
Schädigung weitgehend auf etwaige residuäre Symptome eingeengt wird,
bildet in letzer Linie eigentlich seit langem die Kriterien der Differentialdiagnose centraler und periferer rein projektiver Störungen.

*Die physiologische und die anatomische Lokalisation decken sich nicht;
für eine klinische Lokalisation wird die genauere Kenntnis der den
pathophysiologischen Erscheinungen zugrunde liegende Architektonik nur
eine Verfeinerung, nicht eine zunehmende Unsicherheit bedeuten.*

In diesem Sinne erscheinen sowol die asymbolischen als auch die apraktischen klinischen Symptomenkomplexe als klinisch lokalisierbare Folgeerscheinungen herdförmiger Hirnerkrankung. Sie sind lokalisierbar zum Teil
nach Sinnesgebieten; einerseits dank einer Reihe residuärer Ausfallserscheinungen, dank der zunehmenden Kenntnis von der Entstehung temporärer
diaschitischer Schädigungen und nicht zuletzt infolge von häufig nachweis-
barer dauernder oder temporärer Mitschädigung benachbarter strenger umschriebener Leistungen.

Ja ich darf hinzufügen, dass das Festhalten des Lokalisationsprinzipes
gerade an diesen Grenzen unserer anatomischen Erkenntnis den Fortschritt
in der physiologischen Deutung der Leitungsbahnen ermöglicht, als deren
glänzendes Beispiel der Beginn einer genaueren kenntnis der Leistungen
der Balkenbahnen betrachtet werden darf.

Wir gelangen schliesslich zu einer *dritten Fragestellung.*

Wie überall dort, wo die klinische Pathologie nicht an der Oberfläche
der Erscheinungen haften bleibt, sondern Ordnung und Zusammenhang
durch die Erforschung der wirkenden Kräfte und die Kenntnis der
morphologischen Substrate zu schaffen bestrebt ist, macht sich auch bei
dem über das Klinische hinweg, sich den Grundlagen der symbolischen
und praktischen Leistungen zuwendenden Studium, *das Bedürfnis nach
einer die objektive Seite der nervösen Erscheinungen mehr zum Ausdrucke
bringenden Betrachtungsweise und Darstellung* geltend.

MONAKOW hat gerade diesem Gedanken besonderen Ausdruck geliehen,
LOEB, und auf anderen nervösen Gebieten der geniale PAWLOW sind in
analoger Weise bemüht.

*Haben etwa bisherige Versuche auf den hier besprochenen Gebieten
nach dieser oder ähnlicher Richtung brauchbare Resultate ergeben?*

Ich selbst habe es versucht in vergleichend biologischer Betrachtung der
Orientierung im Reiche der wirbellosen Tiere den Begriff eines elementaren
biologischen Orientierungsvorganges abzuleiten. An der Hand dieses

gelang es, den Erscheinungen der Orientierung bei den Wirbeltieren nachzugehen und in gleicher Betrachtung die Störungen der Orientierung beim Menschen zu analysieren,

Es liess sich feststellen, dass bei den Wirbellosen äussere Reize der verschiedensten Art, Lage, Bewegung und Bewegungsrichtung der Tiere in bestimmter, ceteris paribus immer gleicher Weise regeln, die Tiere orientieren; dort, wo mit der Differenzierung spezifischer Sinnesapparate, diese selbst lokomobil werden, wird in erster Linie das Sinnesorgan in Lage, Bewegung und Bewegungsrichtung orientiert, der Gesammtorganismus erst sekundär. Die Einstellung des Sinnesorganes selbst wirkt als ein neuer intranervös entstehender Reiz (Einstellungs-, Orientierungsreiz) orientierend auf den Gesammtorganismus. Diesen elementaren Vorgängen entspricht auch der ganze Organisationsplan des menschlichen Gehirnes.

Der subortikale Mechanismus des Neugebornen bietet das lebhafte Spiel der elementaren Orientierugsvorgänge an den Sinnesapparaten, erst asymbolisch und wie HEILBRONNER ausführte, apraktisch.

Die centralen Fortsetzungen der sensorischen Leitungen dienen der Weiterleitung der spezifischen Sinnesreize zu der ihnen im engeren Sinne zugehörigen Rindenstation. Von dem Ablauf der elementaren Orientierungsvorgänge gelangen gleichzeitig und ceteris paribus gleichartige Erregungen auf uns zum grossen Teile schon bekannten Bahnen nach der Hirnrinde.

Sie bilden ein vergleichbares, ersetzbares Material von intracentral entstandenen Reizen, welche ihre Entstehung den verschiedenen Raumwerten elementarer Sinnesreize und den dadurch bedingten Einstellungsvorgängen der Sinnesapparate danken.

Bei der Analyse der klinischen Erscheinungen der verschiedene Formen der Asymbolie ersieht man ohneweiteres, dass neben den relativ unwesentlichen Schädigungen rein sensorischer Natur vorwiegend die mangelhafte Zuordnung von Raumwerten die Grundlage der vorhandenen Störungen darstellt. Z. B. im optischen Gebiete das Formensehen, das stereoskopische Sehen, die Lokalisation optischer Reize nach der Tiefe zu, wie PICK nachgewiesen hat und dementsprechend mangelhafte, verlangsamte, discontinuierliche Fixation und Einstellungstätigkeit der Sinnesorgane.

Die einlangenden Sinnesreize werden räumlich nicht mehr oder abnormal orientiert durch Störungen im Mechanismus der Orientierungsvorgänge. In anderen Fällen wieder tritt die Tatsache mehr in den Vordergrund, dass die durch das Material orientierter Sinnesreize und von deren Komplexen aus früherer Zeit hervorgegangenen Uebungs- und Anpassungserscheinungen nicht mehr auslösbar sind oder nicht zur Wirkung kommen können. Es wurde in diesem Sinne auch klinisch eine Reihe von trennbaren Störungen unterschieden, wie perzeptive, assoziative Form der Seelenblindheit, Mangel der optischen Fantasie, des optischen Gedächtnisses etc.

Es ist aus solchen Störungen abzuleiten, dass so optisch räumlich desorientierte Lebewesen trotz Erhaltenbleiben der spezifischen Sinnesbahn schwere Störungen der durch dasselbe zu orientierenden Lokomotion aufweisen werden.

Beim Menschen wird dementsprechend auch die ganze vom optischen Systeme orientierte Lokomotion geschädigt sein oder ausfallen. Von solchen Kranken wird auch tatsächlich berichtet, dass die zum Gebrauche der Gegenstände nötige Lokomotion der Extremitäten geschädigt, verlangsamt, ausgefallen, vertrakt ist. Sie sind nicht in die Ferne orientiert, die Richtungen beim Gehen werden verwechselt, das Aufsuchen bestimmter Oertlichkeiten wird unmöglich etc. Die an die Tätigkeit des Sinnesorganes und seine Einstellungsarbeit sich im Normalen knüpfende Orientierung der Sinnesorgane, des Gesamtkörpers oder seiner Teile nach Lage, Bewegung und Bewegungsrichtung erfolgt eben nicht oder abgeändert, weil der Mechanismus der Zuordnung der elementaren Orientierungsvorgänge zu den Sinnesreizen, die von früher her aufgesammelten Uebungs- und Anpassungserscheinungen nicht mehr auslösbar sind oder nicht zur Wirkung kommen.

Wir erkennen hierin ohneweiters (optische) Teilbestände der ideatorischen Apraxie, mit deren Elementen uns insbesondere PICK's Arbeiten vertraut gemacht haben.

Ganz ähnliche Überlegungen lassen mich die haptische, akustische und statische Asymbolie als Orientierungsstörungen im bezüglichen Sinnesraume die Störung von deren motorischen Endkomponenten als Teilbestände der ideatorischen Apraxie erkennen. Das von allen Sinnessystemen in dieser Betrachtung stammende Material von Raumwerten steht in innigster Beziehung zum Vollzuge und Ablaufe der praktischen Bewegungen.

Die Absperrung eines Sensomotoriums von dem übrigen Gehirn erzeugt wie EXNER und PANET am Tiere nachweisen konnten, Lähmung ohne Schädigung der cortikofagalen Bahn, ein analoger Fall beim Menschen, welcher dies einwandfrei nachgeahnt hätte, besteht nicht. LIEPMANN's Erwägungen lassen das intakte linke Stirnhirn unberücksichtigt, dem in diesem Sinne noch eine Reihe von bewegungsregulierenden Raumwertbestandteilen zugemessen werden könnte.

Zerstörung des linken Stirnhirnes und seines Balkenanteiles in weitergehendem Masse hat wie ich beobachten könnte schwere Akinesen im Gefolge.

Die angeblich trotz Intaktheit der Orientierungsleistungen auftretende sog. rein motorische Apraxie hier dieser Betrachtung lückenlos anzuschliessen wird und kann Gegenstand weiterer Untersuchung sein. Das vorhandene Tatsachenmaterial reicht hierzu noch keineswegs aus.

Die bisherigen gewiss noch in den ersten Ansätzen befindlichen Versuche asymbolische und apraktische Erscheinungen in vergleichend biologischer Betrachtung als Störungen einfacher und komplicierter Orientierungsvorgänge zu analysieren, sind ernstlich noch nicht bestritten worden. MONAKOW hat sich zu ähnlichen Auffassungen bekannt und gestützt auf seine Organisation der Sensibilität und Motilität im Grosshirn hat er die räumliche Orientierung und eine damit aufs engste verknüpfte motorische Beantwortung (dem Reize angepasste Antwortbewegung) als diejenigen höheren Verrichtungen im Grosshirne bezeichnet, welche durch die Einstellungsvorgänge der Sinnesapparate zur Verarbeitung gelangen und eben noch einer Lokalisation zugänglich sind. So wenig ausgebaut dieser ihnen in allgemeiner Fassung gestern auch von BECHTEREW so bedeutsam vertretene Gesichtpunkt noch ist, ich glaubte immerhin zeigen zu können, dass die *Anfänge einer derartig vergleichend biologischen Betrachtungsweise* vorhanden sind, dass eine solche gerechtfertigt erscheint und dass das Studium der asymbolischen und apraktischen Elementarerscheinungen als Störungen elementarer und komplicierter Orientierungsvorgänge brauchbare und erweiterungsfähige Resultate ergeben wird.

DISCUSSION.

Prof. Dr. K. HEILBRONNER (Utrecht).

Aus den Ausführungen von Monakow's ergiebt sich allerdings, dass die motorische Aphasie ebenso wie die sensorische Aphasie besser restituierbar und nicht so enge lokalisiert ist, wie zunächst angenommen wurde. H. kann aber daraus noch keinen Anlass nehmen, unsere bisherigen gerade auf Grund der Aphasielehre gewonnenen Anschauungen über die Lokalisation aufzugeben. Der Diaschisis kann H. nur dann eine von den sonst berücksichtigten Momenten (Rüstigkeit des Gehirns, Bedeutung der contralateralen Hemisphäre) unabhängige Bedeutung beimessen, wenn sie eben auch wieder von Fall zu Fall differente, demnach lokalisatorisch verschiedene Elemente betrifft.

Dr. VON MONAKOW (Zürich)

hat eine ablehnende Haltung von Seite der Wernicke'schen Schule, deren Lehren er soeben als unhaltbar bezeichnet hatte, erwartet. Heilbronner gegenüber betont von Monakow, dass der anatomische Moment bei der Diachisis-theorie nicht zu kürz komme, sondern nur in richtige Schranken gesetzt werde. Die Diaschisis habe ihre ersten Angriffspunkte in der Hirnrinde dort, wo die im Herd zerstörten Fasern münden; die betreffenden Stellen können mittels des Studiums der Secundären Degeneration ermittelt werden. Der Hauptfehler in der Betrachtungsweise der Wernicke'schen Schüler ist der, dass sie sich den Unterschied zwischen einer Lokalisation der Aphasie und einer Lokalisation der Sprache nicht genügend klarlegen. Das heute neu revidierte klinisch-anatomische Material weist auf eine gewisse Lokalisation der motorischen Aphasie in der vorderen Sylv. Region hin; die Lokalisation der Aphasie ist somit unbestritten; von einer Lokalisation der Sprache resp. der motorischen Lautbilder wissen wir dagegen nichts. Einer Lokalisation der Sprache hat eine genaue physiologische Definition dessen, was sich durch Anatomen lokalisieren lässt, voraus zu gehen. Eine solche Definition steht aber noch aus. Von Monakow erblickt im Gegensatz zu Liepmann keine Schwierigkeit darin, eine stabil bleibende motorische Aphasie im Sinne einer protrahirten Zentralstörung (Diaschisiswirkung) zu erklären, ja eine solche Erklärung drängt sich mit Rücksicht auf die zahlreichen negativen Fälle direkt auf.

Dr. LIEPMANN (Berlin).

In dem von Herrn Pick angezogenen Punkte dissentiere ich nicht von ihm, im Gegenteil habe ich das Wort Asymbolie, als gerade für die aphasischen Störungen passend, für die Störungen im Erkennen und Gebrauch von Objekten verpönt. Nur kreuzt

sich mit der Einteilung nach Symbolen und Nicht-Symbolen eine
andere, die in Praxie und Gnosie, und ich habe nun urgiert,
dass der Verlust von G e s t e n nach Läsionen der linken Hemisphäre nicht auf Rechnung dessen kommt, dass sie s y m b o l i s c h e
Akte sind, sondern dass sie Akte aus dem Gedächtnis sind, die
überhaupt vorwiegend von der linken Hemisphäre geleistet
werden.

Bezüglich der Aphasieen wurde auch von den Lokalisatoren
nicht behauptet, dass sie i m m e r viele Jahre dauern m ü s s t e n.
Wenn sich erst nach einigen Jahren oder selbst vielen Monaten
Restitution einfindet, so kann das nicht mehr auf elektiven
Shock (Diaschise) zurückgeführt werden. Dann war das funktions-
tragende Substrat zerstört oder schwer geschädigt. Es sind neue
Teile für die geschädigten eingetreten, oder neue Anschlüsse bei
Bahnzerstörung. Es gibt mehr Ambidextre, als man denkt, und
deren rechte Hemisphäre kan stellvertretend eintreten.

Die Ausdehnung des motorischen Sprachcentrums mag von
Broca zu klein angesetzt sein. Diese Umstände, zusammen mit
sehr verschiedenen anatomischen Wirkungen, zunächst ähnlich
erscheinender Herde, unseren Lücken in der Kenntnis der Bahnen,
verschiedener Rüstigkeit der Gehirne etc. erklären, dass die grossen
Gesetzmässigkeiten sich in vielen Fällen nicht ohne Weiteres
ablesen lassen.

*Nach gewissen Reduktionen und Berücksichtigung jener Neben-
faktoren treten sie aber doch hervor.* Zu diesen Gesetzmässigkeiten
für etwa 85–90 % der Menschen rechne ich, dass grössere Zerstörungen der dritten Stirnwindung — vielleicht samt ihrer
nächsten Umgebung — *jedenfalls ohne Läsion der Wernicke'schen
Gegend* und *ohne Läsion der Linsenkerngegend* Wortstummheit
mit Schreib- und Lesestörung machen, sehr oft dauernd, jedenfalls auf Jahre. Kleinere restituieren sich unter günstigen Bedingungen früher. Bei einem nicht aphasischen Manne zeigte mir die
Sektion eine Zerstörung von $^2/_3$ der Broca'schen Gegend. Nähere
Nachforschung ergab, dass der Mann vor 10 Jahren ein halbes Jahr
lang motorisch aphasisch war.

Der Fehler ist nicht die schematische Aufstellung von Gesetzmässigkeiten, *sondern eine ohne Berücksichtigung der nach allen
Richtungen verwickelten Verhältnisse geschehende Uebertragung
des ideellen Schemas auf das reale Gehirn.*

Rapport VIII. **Symptômes locaux dans l'Épilepsie genuine.**

Rapporteur: Gch. Rath O. BINSWANGER,

Prof. de Psychiatrie Jena.

Über Herderscheinungen bei genuiner Epilepsie.

1) Da der Begriff der genuinen Epilepsie — auch vom rein klinischen Standpunkte aus — ein unbestimmter und vielfach schwankender ist, so bedarf es einer kurzen Kennzeichnung derjenigen Epilepsiefälle, welche diesem Begriffe bei den folgenden Betrachtungen eingeordnet werden sollen.

Die genuine Epilepsie gehört zu den konstitutionellen Psychoneurosen; sie wird durch die verschiedenartigsten Ursachen hervorgerufen. Sie ist charakterisiert durch öfters wiederkehrende allgemeine Krampfanfälle mit Bewusstlosigkeit oder durch Teilerscheinungen dieser Anfälle, sowie durch besonders geartete psychische Krankheitsbilder, welche an Stelle der Krampfanfälle oder in ihrer Begleitung auftreten können.

2) Die „*organische*", durch nachweisbare materielle Erkrankungen des Gehirns (diffuse, lobäre und miliare Sclerose resp. Gliose; Encephalitis, Porencephalie, Erweichungen, Cysten u. a. m.) bedingte Epilepsie, die *toxische* (Alkohol, Blei), die *traumatische*, die *Syphilis-Epilepsie*, die *senile* Epilepsie, sowie endlich die *Reflexepilepsie* liegen ausserhalb des Rahmens der genuinen Epilepsie.

3) Diese Trennung ist festzuhalten trotz der neuesten anatomischen Befunde ALZHEIMER's, durch welche auch für eine grosse Zahl von Fällen der genuinen Epilepsie eine bestimmte pathologisch-histologische Veränderung der Hirnrinde (Nervenzellen, Gliazellen und -fasern) nachgewiesen wird. Denn diese Untersuchungen erstrecken sich ausschliesslich auf alte, verblödete, also im gewissen Sinne abgelaufene Krankheitsfälle; sie geben keinen Aufschluss über die materiellen Grundlagen der sogenannten epileptischen Veränderung, d. h. jener bislang unaufgeklärten, nur dynamisch fassbaren Verschiebung der cerebralen Erregbarkeitszustände, welche in mehr oder minder häufig wiederkehrenden Anfällen — mit und ohne fortschreitendem Verfalle der geistigen Kräfte — zu Tage treten.

Man ist nur zu der Annahme berechtigt, dass diese epileptische Veränderung durch anatomische Prozesse greifbarer Art hervorgerufen werden *kann*, dass sie aber in anderen Fällen durch vorübergehende, *ausgleichbare* (chemisch-nutritive) Schädigungen der zentralen Nervensubstanz bedingt sein muss, dass bei jahrelangem Bestehen des Leidens, vor Allem bei häufiger Wiederholung der Anfälle, die von ALZHEIMER, CHASLIN, BLEULER u. A. nachgewiesenen bleibenden anatomischen Veränderungen sehr häufig *Folgezustände* der chronisch-epileptischen Veränderung sein werden, hat nichts Auffälliges.

4) Wie die Erfahrung lehrt, kann es im Einzelfalle — sowohl klinisch-ätiologisch als auch pathologisch-anatomisch — ausserordentlich schwer sein, die genuine von der organischen Epilepsie scharf zu trennen. Vor Allem bieten die Fälle grosse Schwierigkeiten, bei welchen encephalitische Herde im embryonalen Stadium oder in den ersten Monaten der extrauterinen Hirnentwickelung bestanden hatten und zur völligen Ausbreitung in dem Sinne gelangt sind, dass späterhin im reiferen Alter weder makroskopisch noch mikroskopisch miliare Nekrosen oder gliöse Wucherungen entdeckt werden können. Und dennoch kann hier ein mehr oder weniger starker Ausfall funktionstragender Rindensubstanz stattgefunden haben, der nur durch mühevolle vergleichende Studien — nach Analogie der Untersuchungen der Idiotengehirne — der Anzahl der Ganglienzellen in den einzelnen Rindenschichten klargestellt werden kann. Durch solche Prozesse mögen funktionelle Störungen verursacht werden, die im Krankheitsbilde der epileptischen Anfälle späterhin als Herderscheinungen — Erregungs- und vor allen Dingen Erschöpfungssymptome — hervortreten.

5) Aber auch abgesehen von diesen immerhin selteneren anatomischen Grenzfällen zwischen genuiner und organischer Epilepsie, welche im Hinblicke auf den von C. Winkler zuerst beschriebenen Symptomenkomplex des Status epilepticus unilateralis (Stat. hemiepilepticus idiopathicus L. Müller) einer besonderen Erwähnung bedurften, wird der klinische Beobachter genugsam in die Lage versetzt, diagnostischen Irrtümern zu unterliegen.

6) *Denn darüber kann kein Zweifel bestehen, dass auch im Krankheitsbilde der genuinen Epilepsie Herderscheinungen auftreten können,* die, wenn nur ein einzelner Krampfparoxysmus zur Beurteilung desselben vorliegt, zu Verwechslungen mit den Herdsymptomen der organisch bedingten, insbesondere der partiellen, der Jackson'schen Epilepsie führen müssen.

7) Die Herderscheinungen der genuinen Epilepsie finden wir *a.* als Aurasymptome, *b.* als Teilerscheinungen der convulsivischen Phase der Anfälle. Sie sind als umschriebene Erregungs- resp. Hemmungsentladungen oder als postparoxystische Erschöpfungsphänomene aufzufassen.

8) Unter den *Aurasymptomen* kommen, soweit sie Herdsymptomen darstellen können, nur die unilateralen (Gowers) metorischen und sensiblen resp. sensoriellen Erscheinungen in Betracht. Sie finden sich nur selten *a*) bei den vollentwickelten *typischen* Anfällen (initiale plötzliche u. völlige Bewusstlosigkeit, allgemeiner *Tonus* u. nachfolgender allgemeiner unterbrochener (clonischer) Krampf, häufiger *b*) bei den vollentwickelten *atypischen* Anfällen (langsame, fortschreitende, allgemeine Hemmungsentladung der Hirnrinde bis zur völligen Bewusstlosigkeit; der tonische Krampf vollzieht sich ebenfalls langsam und bruchstückweise und beginnt schon vor der völligen Ausschaltung des Bewusstseins; der unterbrochene Krampf schiebt sich vielfach in die tonische Phase ein. In anderen Fällen wird das convulsivische Stadium durch unterbrochene Krämpfe eröffnet u. folgt allgemeiner oder partieller Tonus nach), aus häufigsten *c*) bei den *rudimentären* Anfällen (mit nur einer, bald tonischen, bald unterbrochenen Phase im convulsivischen Stadium neben völliger Bewusstlosigkeit) und *d*) den *abortiven* Anfällen (die motorisch-convulsivische Componente ist nur angedeutet) bei momentaner Ausschaltung des

Bewusstseins, oder aber der Anfall besteht bei unvollkomner Bewusstseinstörung nur aus kurzdauernden motorischen Erregungs- und Hemmungsentladungen. Übrigens sind die abortiven Anfälle vielfach nur als protrahirte
Aurasymptome ohne nachfolgenden Insult aufzufassen.

9. Die *motorische Aura* der genuinen Epilepsie zeigt folgende Formen:
a. umschriebener, auf einen Gliedabschnitt, resp. eine Muskelgruppe beschränkten *clonischer* Krampf; *b.* auf einen Gliedabschnitt oder eine Extremität oder bestimmte Körperregionen (Zungen-Kiefermuskulatur, Nacken-
Rumpfregion, associierter Augenmuskelkrampf) beschränkter *tonischer* Krampf:
c. vereinzelte locomotorische Bewegungen (Drehbewegungen des Rumpfes,
Vor- und Rückwärtsbeugung des Oberkörpers, arythmischen Schlag- Stoss- und
Strampelbewegungen einer Extremität; *d.* coördinierte automatische Bewegungen (Wisch- u. Reibbewegungen; *Aura cursativa). Einen weitergehenden
localdiagnostischen Wert besitzen nur die sub a. genannten Erscheinungen, da
sie auf initiale corticale Erregungsentladungen in bestimmten Abschnitten der
motorischen Rindenregion schliessen lassen.* Sie stellen *motorische Signala* in
dem von Séguin und Winkler erörterten Sinne dar. Hier liegen Verwechslungen mit den Fällen der Jackson'schen Epilepsie organischen Ursprungs am
nächsten. Entscheidend für die Diagnose ist hier nur die genaue Kenntniss der
Vorgeschichte des Krankheitsfalles und eine längere klinische Beobachtung.
Nur wenn wir auch bei genauester Untersuchung *in den anfallsfreien Zeiten*
jegliches Herdsymptom (motorische Schwäche, Coordinationstörungen, Herabsetzung der tactilen. Empfindlichkeit, Störungen der Lage und Bewegungs-
empfinding u. s. w.) vermissen, darf eine organische Laesion ausgeschlossen
werden Ferner ist massgebend, das bei der genuinen Epilepsie diese motorische Aura nur wenige Augenblicke besteht und sofort von der Bewusstlosigkeit
abgelöst wird, während beiden organischen bedingten Fällen der Jackson'
schen Epilepsie die Bewusstseinstörung sich langsam vollzieht und erst eintritt,
wen der clonische Krampf auf weitere Muskelgebiete sich ausgedehnt hat.
Endlich gewinnen die Erschöpfungssymptome gerade in solchen Fällen ausge-
prägter motorischer Aura eine erhöhte Bedeutung. Stellen sie sich im
Gefolge der Anfälle immer gleichmässig in dem von Krampf zuerst betroffenen
Muskelgebiete als ausgesprochene Paresen ein, so ist mit ziemlicher Sicher-
heit auf eine organische Epilepsie zu schliessen. Hierher gehört auch die
Beobachtung von Winkler, dass die Fälle mit circumscripter motorischer
Entladungslaesion meistens späterhin dem Status epilepticus unilateralis
verfallen. *Am entscheidensten ist das fortgesetzte Studium der Anfälle selbst.*
Während bei den *organisch bedingten Fällen* diese motorische Aura mit ihren
Begleit- u. Folgeerscheinungen (Paraesthesien in den befallenen Gliedern,
postparoxysmelle Erschöpfung) sich *in gleichartiger, fast gesetzmässiger* Weise
bei den einzelnen Attacken (eine Ausnahme kommt nur bei Anfallsserien im
Übergang zum Status epilepticus hemilateralis vor) wiederholt, so bietet die
motorische Aura bei der genuine Epilepsie *nichts* Regelmässiges, Gesetzmässiges
dar; manche Anfälle verlaufen mit, andere ohne diese Aura; ausserdem
bieten die einzelnen Anfälle in ihrem weiteren Verlaufe ein ganz verschieden-
artiges Krampfbild dar.

Ganz ohne localdiagnostischen Wert sind jedoch die Erscheinungen sub *b.*

nicht, denn wie mich vereinzelte klinische Erfahrungen gelehrt haben, deuten sie mit ziemlicher Sicherheit auf infracorticale Herderkrankungen (Cysten, Abscess etc.) hin. Bei der genuinen Epilepsie findet man sie nur selten und unregelmässig.

10). Die *Herderscheinungen während der Paroxysmen* selbst (monospasmen, hemilaterale u. gekreuzte Convulsionen) besitzen bei der genuinen Epilepsie mehr ein theoretisches Interesse. Sie beweisen, dass auch bei diesen „dynamisch" verursachten Anfällen die Erregungsentladungen in umschriebenen motorischen Rindengebieten oder in infracorticalen Reflexmechanismen eine grössere Intensität und längere Dauer besitzen können, als in anderen motorischen Abschnitten. *Für die Ursprungsgebiete des Krämpfanfalles beweisen sie nichts.* Ueberdies sind sie viel zu wechselvoll und unregelmässig, um aus ihnen localdiagnostische Schlüsse zuziehen. Treten Monospasmen oder halbseitige Convulsionen — auch bei totalem Bewusstseinsverlust — regelmässig und gleichartig auf, so werden sie auch von ganz bestimmten Erschöpfungssymptonen gefolgt sein. Dann ist auch die Annahme einer „idiopathischen" (genuinen) hemilateralen Epilepsie (L. MÜLLER) trotz negativer macroscopischer und miscrocopischer Untersuchungsergebnisse höchst unwahrscheinlich.

11). Die grösste Schwierigkeit hinsichtlich der Deutung der Herderscheinungen bieten die Fälle der genuinen Epilepsie dar, in welchen sich im Verlaufe der Krankheit auf Grund von später aufgetretenen Herderkrankungen (vor allem traumatischen und syphilitischen Ursprungs) bestimmte und regelmässig wiederkehrende Herderscheinungen, sei es als Aurasymptome, sei es im Krampfbilde des entwickelten Anfalles hinzugesellen.

12). Die Genuine Epilepsie bietet selbst dann, wen sie Herdsymptone aufweist, keinen Gegenstand der operativen Behandlung Auch die sub 11) erwähnten Fälle sind ungünstig, da wohl unter Umständen einzelne Symptome durch Entfernung eines Herdes (z.B. einer traumatischen Cyste) beseitigt werden, das epileptische Grundleiden aber nicht geheilt wird.

DISCUSSION.

Dr. L. J. J. MUSKENS (Amsterdam)

freut sich dass Prof. BINSWANGER der Legende der Unheilbarkeit der Epilepsie eins für all ein Ende macht, und er unterschreibt die Meinung des Prof. B., dass längere Beobachtung nötig sei. Ein einziger Anfall bedeute nichts. Dass die convulsiven Krämpfe in einer Extremität kortikal seien, ist nicht bewiesen worden. Seine eigenen Prüfungen auf das Rückenmark von Hunden und absinthinjectionen deuten auf eine ganz andere Lokalisation. Dr. M. macht noch die Bemerkung dass einer der besten Epileptologen des vorigen Jahrhunderts, Herpin, das Gesetz fand, dass bei echter Epilepsie die Dauer der kleinen und der grossen Abladungen genau dieselbe ist.

Prof. Dr. HEILBRONNER (Utrecht)

fragt, warum der Vortragende Fälle mit postparoxysmalen Lähmungen aus der genuinen Epilepsie ausscheiden will; er begrüsst persönlich dieses Zugeständnis insofern, als damit wieder ein Schritt weiter auf dem Wege zur vollständigen Aufgabe des Begriffes der genuinen Epilepsie gethan ist, der sich durch immer neue derartige Abspaltungen zuletzt auflösen muss.

Geh. Rath O. BINSWANGER (Rapporteur).

Gerade weil ich den Begriff der idiopathischen Epilepsie feststellte, muss ich bemüht sein ihn klinisch-symptomatologisch und ätiologisch-klinisch genau zu umgrenzen und alles auszuschalten was der organischen Epilepsie angehört. Und dann muss ich den Standpunkt — auf Grund meiner Erfahrungen — verteidigen, das Fälle mit constanten postparoxistischen Erschöpfungssymptomen (vergl. auch die Fälle von Redlich) dem Rahmen der genuinen Epilepsie nicht einzupassen sind. Auf die anatomischen Schwierigkeiten habe ich in meinem Referaten hingewiesen.

URSCHAEDELFORM UND EPILEPSIE.

AUSZUG aus der Rede des Dr. med. ALFRED WALDENBURG *gehalten
in der Donnerstagsitzung der 1en Section am 5. Sept. 1907.*

Die Hemmungsentladung der Grosshirnrinde, welche BINS-
WANGER für die idiopathische Epilepsie als reiz auslösendes Moment
anführte, wird, behaupte ich, durch den Widerstand des
Schaedels bedingt, eines ganz bestimmten Schaedels,
der in den durch seinen Bau in ihrer Entfaltung gehemmten Zellen
der Grosshirnrinde durch sich selbst den Reiz auslöst, der im Frontoparietalhirn den Anfall hervorruft und dauernd die Reactionen im
Hirn der Epileptischen beherrscht. Der Schaedel weist nämlich für
die Epilepsie wie sich mir aus meinen langjährigen *cephalometrischen*
und hereditär anamnestischen Forschungen als ein sehr wichtiger Befund ergab, eine ganz bestimmte, streng characterisierte Form
auf, die sich von einem inferioren Typus herleitet, welcher heute
unter der psychisch normwertigen Bevölkerung nicht mehr
anzutreffen und auch in der Gesamtmasse im Aussterben begriffen
ist. Atavistisch allein ist er in epilepsiereichen Distric-
ten gewisser mittel- und nordeuropäischer Bevölkerungskontin-
gente, beispielsweise im östlichen Westfalen noch häufiger be-
merkbar, als man ahnt. Aber auch da tritt diese Schaedelform nach
meinen *anthropogenealogischen* Untersuchungsergebnissen immer
ausschliesslich in solchen Familienverbänden — ich greife die
Familie hier im weitesten Sinne! — auf, welche die Epilepsieveranlagung durch Generationen aufweisen, wobei der
Alcohol im Circulus vitiosus der Vererbungsschädlichkeiten ein
nicht zu unterschätzendes potenzierendes, nicht ex origine aber
schaffendes Moment spielt. Das *bedingende* Moment spielt allein
die *Schaedelform,* und zwar bildet diese eine reine Form der
CHAMAEDOLICHAEPHALIE mit eingeengtem, flach horizontal
gerichtem Schaedeldache, niedriger, fliehender fastfehlen-
der Stirn einer Bildung, die im Verein mit der vom Lambda
durch eine Dellung getrennten, wie ein zapfenförmiger Kegel nach
hinten ausspringenden scharf umrandeten inferioren Hinterhaupts-
auswalzung dem Schaedel selbst wie seinen Traegern ein direct
neanderthalogenes Aussehen verleiht, das bei der einen Gruppe
meiner ihrer Herkunft nach gleich zu erwähnenden Schaedel noch

durch wulstartig entfaltete Supraorbitalbögen und die fast völlige
Nahtverstreichung gesteigert wird, bei beiden mit mächtigen
PROGNATISMUS alveolaris et mandibularis einhergeht,
so das den *Toriglabellares* die Torioccipitales in pithe-
koiderweise entsprechen. So ist bei einem Schaedel dieser
Art die Sutura sagittalis nicht allein verstrichen, sondern obenein
durch einen breitbettigen Sulcus substituiert. Alle übrigen Suturen
mit Ausnahme der Asterialgegend sind verstrichen. Dafür ist die
Linea semicircularis temporalis des Scheitelbeins in hervorragendem
Maasse sichtbar, sie ist keine Linie mehr, sondern zu einer scharfen
Kante verhärtet, die zugleich einen dachförmigen Giebel zwischen
dem medialen und dem temporalen Teil der Parietale darstellt, so
dass das Planum temporale in breiter mächtiger Wand abfällt;
Einer geschweiften Klammer gleicht diese Kante im Verein mit
der frontalen Fortsetzung nur der noch eben sichtbaren Coronalis
eine Einfahrt in die Schweifung gewährend und eine „Klammer"
ist sie auch in ihrer Wirkung, indem sie die gesamte obere Hirnregion namentlich der beiden Scheitelbeine einschnürt. — auf der
rechten Schaedelhalfte noch stärker als auf der linken! — auf das
von ihr umzangte Centralorgan: Die unmittelbare Folge dieser
Einklammerung in der oberen Parietalwandung ist nun aber
zunächst die, dass das Verbreitungsmaximum nicht wie normal
in die Parietal-, sondern tief unten in die Temporalregion fällt, dass
mit einem Wort die grösste Temporalbreite grösser ist,
so paradox es klingt als die „grösste Breite" die bei
normalen Gegenwartsschaedeln eine bi-parietale ist.

Auch bei einem meiner Schaedel der zeitlich viel jüngeren
zweiten Gruppe ist die *temporale* Breite wenn auch nicht grösser,
so doch auch nicht um den Bruchteil eines Millimeters kleiner
als die parietale Breite, also ihr gleich. Da dieser Schaedel nun
im Gegensatz zu dem der Frühzeit ganz ausser gewöhnlich entwickelte starkzackige Suturen trotz der noch stärkeren PLATY-
DOLICHOCEPHALIE aufzeigt, so ist gerade das Gemeinsame der beiden
Schaedelgruppen die parietale obere Einzwängung und Raum-
beengung von den Suturen in ihrer Einwirkung auf das Gehirn
unabhängig. Die machtvolle Einengung in der Breiten-
und Höhenregion jedes dieser Schaedel löst in
gleicher Weise durch mechanische Reizung in dem
somit von zwei Hauptdimensionen aus eingezwäng-
tem Gehirne functionell[1] jenen Reizparoxysmus aus,
der sich im epileptischen Anfalle[2] kundgiebt. Der

---

[1] Vgl. die beigegebenen von mir ausgeführten photographischen Aufnahmen von Einzelschaedeln aus *meinem Schaedelfund zu Herford im Jahre 1904.*

[2] Einer gleichen Umkehrung der Breitenverhältnisswerte bin ich spaeter
nur noch bei den von SCHWALBE berechneten Scaphocephalen wieder
begegnet, die auf den ersten Blick pathologisch sind und in mehr als einer
Beziehung Anknüpfungspuncte an meine Schaedel zu bieten scheinen.

epileptische Anfall ist eine Erscheinungsform des durch die typische Schaedelform anatomisch bedingten und durch sie allein erst ausgelösten Reizparoxysmus! Daraus ergiebt sich auch für diejenigen Epilepsieformen, von denen man bisher solange man eben keine Ursache wusste, bequem äusserte, sie seien „rein functionell" bedingt oder beruhten allenfalls auf vorübergehenden toxischen Beeinflussungen der Grosshirnrinde, im tieferen Grunde vielmehr organo plastisch hereditäre Bedingtkeit! Dass sich der Anfall funcktionell äussert, ist selbstverständlich, aber das, was diese functionelle Ausdruckserregung hervorruft, ist etwas anererbt Organisches, und Morphologisches das sich in der von mir gefundenen Schaedelform ausspricht. 7 meter unter dem Fundamente einer vor achthundert Jahren erbauten Westfalenkirche zu Herford entdeckte ich im September 1904 uralte Schaedel und verglich sie mit den lebenden Köpfen der unmittelbar zuvor von mir in der grossen Anstaltskolonie Bethel bei Bielefeld cephalometrisch aufgenommenen Epileptischen und diese wieder mit den Köpfen der nichtepileptisch veranlagten lebenden Bevölkerung. Bei diesem Vergleiche drängte sich mir in geradezu überraschender Weise die Aehnlichkeit um nicht zu sagen Uebereinstimmung zwischen der Kopfbildung der lebenden Epileptiker und der Schaedelformation jener uralten Engernschaedel im Gegensatz dieser beiden zu der vollwertigen jetzigen Bevölkerungsmehrheit dieser Gegend auf. Eine, wie man wähnte, längst ausgestorbene Schaedelform einer niederen Species des Menschengeschlechtes auf dem Boden Europas hat durch die Energie der Vererbung noch ihre Ausläufer bis unter und hinein in die menschliche Gesellschaft der Gegenwart entsandt und in Gestalt der Epilepsieveranlagten — ich sage ausdrücklich „Veranlagten", weil auch solche Familienmitglieder, bei denen durch günstige Einflüsse die latente Anlage nicht zum Ausbruche kommt, dennoch ebenfalls die nämliche Schaedelform aufweisen wie ihre offensichtlich krankenden Anverwandten — atavistisch conserviert! In unmittelbarster Nachbarschaft des Fundortes dieser Urschaedel ein Bethel räumlich so nah und zeitlich so geschieden! — ein Riesenheim für Epileptische, die beinahe eine kleine Stadt für sich ausmachen. Diese scheinbar zufällige Nachbarschaft spricht eine beredte Sprache, die noch erhöht wird durch die Uebereinstimmung der Schaedel, die jeden Zufall zu nichte macht. Dass unter den Tausenden von Epileptikern, die jene Anstalt aufnimmt auch viele aus andern Landesteilen und entfernteren Provinzen sich mitbefinden, beweist, dass jene atavistische Schaedelform allüberall, wo sie noch erscheint, mit der gleichen

Epilepsieveranlagung vergesellschaftet ist, liefert also nur um so deutlicher das Bild gemeinsamer Uebereinstimmung des *epileptischen Schaedeltypus*, ändert mithin nichts an der Tatsache, dass das Bedürfnis zur Errichtung einer solchen Epileptikerkolonie, der insassenreichsten Europas, eben gerade dort am machtvollsten sich geltend machte, wo die Atavismen solcher Chamaedolichocephalen noch in einem relativ höheren Prozensatze, als man es anderwärts heute gewohnt ist, auftauchen. Sind in stammesähnlichen Gruppen anderer Districte die Unterschiede im Mengenverhältnisse dieser Rudimental-schaedel, deren Formbildung eine Hemmungsbildung, die für diese schwere Cerebralvulnerabilität[1] das praedispositive Moment abgiebt, nur graduelle, so wird der Unterschied erst contrastierend, sobald man mit mir eine Blutseinheit und Stammesgruppe zum Vergleiche heranzieht, in welcher *epileptische* Neuro-Psychosen trotz vielfachen Auftretens rein functioneller, aber durch ununterbrochen wirkende Einflüsse der Aussenwelt hervorgerufener Seelenalterationen so gut wie ganz fehlen, so dass die bei jener Menschheitsgruppe auftretenden Psychosen nicht organisch*hereditär*, sondern functionell*temporär* bedingt sind. Die Epilepsie, jene organisch-atavistische Hemmungserscheinung findet sich eben deshalb bei ihnen nicht, es findet sich aber bei ihnen auch nicht jene Schaedelform. Eine solche Blutseinheit bilden zum Beispiel die Juden. Unter den Juden finde ich statistisch in allen Ländern einen verschwindend geringen Prozentsatz an Epileptischen und Hand in Hand damit anthropologisch ein völliges Fehlen jener Schädelform einer ausgelebten Urspecies des Menschengeschlech-

---

[1] Diese Cerebralvulnerabilität pflegt mit Symptomen der schon von VIRCHOW hervorgehobenen allgemeinen Vulnerabilität einherzugehen, die sich schon augenfällig in dem völligen Mangel an schützenden Haut und Augenpigment ausspricht, dami in unmittelbarster Wechselwirkung steht, die völlige Widerstandslosigkeit gegen Sonnenlicht und Wärmereiz, gegen klimatische Einwirkungen (*völlige Unfähigkeit sich sonder Kreuzung mit Eingebornen* oder Widerstandsfesteren auch nur wenige Generationen in südlichen noch einmal tropischen Gegenden *blutsrein zu erhalten, ohne zu degenerieren* (mit und ohne Inzucht) oder sich zu verlieren. Aber auch im eigenen Lande zeigt sich die Vulnerabilität in der *völligen Immunitätslosigkeit* gegen bakterielle (Neigung zur Tuberculose und Influenza) und chemische Einwirkungen (daher der blinde Hang zum Alkoholismus). Der phtisische Habitus steht oft mit dem Schädelbau in unmittelbarster Wechselwirkung, in dem stenotischen-Brustkorb ein stenotischer Schädel entspricht, so dass der Schädel selbst hierfür ein Warnungssignal abgeben kann. Doch scheint es im Plane der Natur zu liegen, Individuen und Familien mit solchem Schädel und allgemeiner Vulneralität ihrem Verhängnis um so ernster entgegenzuführen, da sie ja nicht zur Gesundung der zukünftigen Menschheit beizutragen vermögen.

[2] Die wenigen Fälle, die bei ihnen vorkommen, sind Hystero-Epilepsie! Dagegen kommen in Kreuzungen durch die ungeheure Rückschlagswirkung echte Fälle von Epilepsie vor siehe meine grosse Epileptiker tabelle I. In *reinrassigen* Familien ist auch nicht ein einziger Fall in mehreren sausend Messungen mir vorgekommen. Fälle von Scheinepilepsie kommen vor. Auch *Eclampsie*. Dass aber die Eclampsie ganz und gar nichts mit der Epilepsie zu schaffen hat weder im anthropologischen noch im psychiatrischen Sinne, daruber sind heut die Acten geschlossen.

tes. Diese letztere muss sich demnach in den kalten kulturfernen Zonen des mittleren und nördlichen Europa noch länger und härtnäckiger erhalten haben als im Süden und Südosten, dem Ausstrahlungscentrum der heutigen hypsicephalen orthofrontalen Kulturrassen. Die Höhenrichtung des Hirnschädels geht bei ihnen mit der höheren, intellectuellen, sensuellen und geistige Neuwerte zeitigenden Entfaltung ihres Grosshirns einer, das nicht mehr durch den Schaedel in seinen wichtigsten Dimensionen eingeengt, sondern namentlich nach Höhenrichtung und *Breite* uneingeschränkt sich ausdehnen und differenzieren kann, eine andere Gruppe stärker nach Höhe und *Länge*, dann erreicht das Höhenmaximum der hintere obere Teil des Schaedels, die Capacität bleibt bei beiden Hochschaedeln die gleiche, die Ausbildung der sensorischen aber wird eine verschiedene: Die Hypsi*dolicho*cephalia obliqua acuta bedingt nach meinen Untersuchungen eine stärkere Entwicklung der psychisch-acustischen, die Hypsi-eury cephalie der optisch-plastisch-*imaginativen* Gestaltungskraft, wie ich dies *zuerst* 1903 auf dem Wormser Anthropologencongress und in meiner Studie [1] „Mein Schaedelfund zu Herford im Jahre 1904 und seine anthropologische Bedeutung" skizziert habe. Bei Massenbastardierungen der vor Jahrtausenden in Nordeuropa eingewanderten asiatogenen *hypsi*cephalen *Cultur*rassen mit jener *chamae*dolichocephalen neanderthalogenen Urrasse kam es naturgemäss zu starken Rückschlägen in Gehirnund Schaedelbildung, die selbst heute, wie das, nicht einmal so spärliche Vorkommen jener Atavismenschädel beweist, in Europa noch nicht ganz überwunden sind. Dorten aber, wo derartige Bastardierung niemals von statten ging, dort kann man auch solche Urköpfe nicht mehr erblicken und da eben diese ja die Epilepsieveranlagung einschliessen, so geht das Fehlen der genuinen Epilepsie in einer Bevölkerung Hand in Hand mit dem Fehlen jener inferioren Schaedelform die ich im Gegensatze zu der Hypsidolichocephalia ACUTA OBLIQUA ORTHOFRONTALIS SUPREMA CUM APICE PARIETO-OCCIPITALI" „bezeichnen will als „*Chamae*dolichocephalia *basalis* RETOFRONTALIS cum trunco occipit. circumcripto". Zu dieser atavistischen Epilepsieschädelform gehört auch die „*Scaphocephalie*", [2] aber nur da, wo keine Compensation in der Richtung der parietalen Durchmesser des Schaedels gegen die temporalen nach unter oder gegen die frontalen nach vor hin erfolgt. Die epileptische *Chamae*-dolichocephalie habe ich vor einigen

---

[1] Das Nähere steht in meiner Studie: „*Mein Schädelfund zu Herford im Jahre 1904 und seine anthropologische Bedeutung*," Manuskriptdruck. Berlin 1906. Selbstverslag.

[2] Scaphocephaloid und nicht neanderthaloid ist z. B. die intelligente *Epileptische*, aus VOORSCHOTEN Siehe meine *grosse cephalometrische Sondertabelle II* der weillichen Epileptischen Hollands.

Monaten auch in Holland bei einigen Insassen der unter Herrn
Dr. BURKENS Leitung stehenden epileptischen Anstalten in Heem-
stede und Haarlem wiedergefunden, woselbst ich gleichfalls eine
Reihe von Kopfmessungen vorgenommen, die meine früheren
Ergebnise auf's Neue erhärteten: die organisch-atavistische
Bedingkeit der Epilepsie durch die Schaedelform!
Eine cephaloplastisch-morphologische Genese einer
*pseudo*functionellen Psychoneurose!

Im Anschlusse an vorliegende Darlegungen meiner Ergebnisse
über „Urschaedelform und Epilepsie" gebe ich im Anhang
noch 24 von mir persönlich ausgeführte photographische Original-
aufnahmen von 5 einzelnen meiner Herforder Schaedel, die die
characteristischen Merkmale ganz besonders hervortreten lassen,
und zum augendeutlichen Vergleiche unmittelbar daneben con-
frontiere ich den Toten die Lebenden den *Neanderthalischen*-
Schaedeln Westfalens congruente Kopfformen von heutigen
Epileptiker-atavisten die ich in dem benachbarten Holland im
Original aufgenommen und gemessen; von den zahlreichen Aufnahmen die ich gemacht, gebe ich hier nur die Profil- und en
face Bilder von je *3 männlichen* (*Tafel IV Fig. 8*) und je *3 weiblichen* (*Tafel II Fig. 2a*) und (*Tafel III Fig. 2b*) lebenden
Epileptischen aus Holland, das in gewissen Landesstrichen,
nicht minder als Westfalen und andere Gebiete von Niederdeutsch-
land, Jütland, Scandinavien einerseits der Rheinprovinz und Belgien
anderseits naturgemaess auch noch mannigfache Einschläge jener
NEANDERTHALOGENEN Urbevölkerung in seine sonst so
hoch und höchst entwickelte Gegenwartsbevölkerung birgt. Belgien
ist noch stärker als Holland mit diesen Residuen infiltriert; in
grossen Teilen Belgiens bin ich auch ausserhalb der Anstalten
solchen Rückschlagsgebilden auf die Schaedel der Höhlen-
bewohner von SPY UND NAMUR begegnet, in wallonischen Gebieten
nicht minder als in flämischen. Von den Westfalen Schaedeln, die
ich hier abbilde, gehören sechs der tiefsten Schicht unter
dem Fundamente der über ihren Skeletten errichteten und direct
in die Knochen hineingeramten Kirche an. Da diese selbst über
800 Jahre alt ist, etwa auf die Zeit der erbitterten Sachsenkriege
zurückgeht, so sind die Schaedel gelinde gerechnet ein kleines
Jahrtausend alt, würden also, wenn sie so jung wären, wie die
christliche Kirche glauben liesse, doch spätestens der Epocke
Karls des Grossen angehören, der in dem germanischen Heidentum
zugleich ihrem Rassentum den Todesstoss versetzte. Vielleicht
würde gerade deshalb die christliche Kirche direct über den Gebeinen
der heidnischen Vorfahren errichtet, die entweder in dieser Zeit

---

[1] Es kann sich damals schon um eine uralte längst vergessene heid-
nisch-*neolitische* Begräbnisstätte gehandelt haben, die nun erst von
neuem „geweiht" werden musste zum besseren „Seelenheil" von den besorgten Christen, was also eher für als gegen das hohe Alter spricht.

gestorben oder schon lange dort bestattet waren, was im Wesentlichen für meine Schaedelbetrachtung nicht viel Unterschied macht,
da sie eine einheitliche Bevölkerungsschicht bis zu dem Erscheinen
der westlichen Kulturbringer damals gerade noch bildeten. Erst dann
setzt die Kreuzung ein. Ganz anders der dritte von mir in Tafel II
abgebildete Schaedel, dieser stammt **n i c h t** aus der Moorschicht
**u n t e r dem Fundamente, s o n d e r n a u s d e r o b e r s t e n
S e i t e n s c h i c h t n e b e n dem Kirchenpfeiler,** also aus einem
christlichen Friedhof, in dem Beisetzungen noch bis vor 120 Jahren
stattfanden Mit einem Wort ein *„moderner"* Schaedel und doch wie
ungleich! Seiner Gestalt nach könnte er so alt, ja noch um ein
Jahrstausend älter sein als die beiden Moorschaedel und doch
weicht er bei alle Gemeinsamkeit der Dolichocephalie in allem
einzelnen sehr wesentlich von ihnen ab. Nicht nur begreiflicher-
weise in der Farbe: er ist gelbbraun, jene schwärzlichgrau da sie
so lange im Moor und Tonsand lagen, sondern auch in der Wandungs-
dicke: er ist dünner als die beiden alten Engernschaedel. Während
ferner bei dem unter dem Fundamente gefundenen Urschaedel VI
sämtliche Suturen mit Ausnahme der lateralen Partie der Lambdanaht fast völlig, die Sagittalnaht völlig verstrichen sind, bietet
im Gegenteil der jüngstzeitliche Schaedel ein selten reines und
schönes Bild reichhaltiger starkzackiger Nähterhaltung.

Die **e i n z i g e N a h t,** die Miene macht zur Verwachsung, ist die
**r e c h t s s e i t i g e Sutura coronalis, w ä h r e n d i m G e g e n t e i l
die l i n k s s e i t i g e ü p p i g s t e Z a c k u n g z e i g t.** Nicht so
grosszackig, aber auch vollständig erhalten ist die Sagittalnaht,
die nicht ganz in der Medianebene liegt, sondern nach links
hinüber geraten ist, so dass das rechte Parietale grösser ist als
das linke und dadurch die rechte Coronalnaht länger und weniger
gewunden als die rechte, aus welchen Gründen sich compensato-
risch deren starke Zackung erklärt. Est ist dies derselbe Vorgang
wie im Gehirn selbst: Wo weniger äusserer Raum, da schafft
sich das Hirn durch stärkere Windung oft nach innen eine Ersatz-
fläche: ungewöhnlich stark erhalten (siehe die von mir photogra-
phirte Lambdaregion Tafel III Figur —) ist die Lambdanaht und
nur ebenfalls links starkzackiger als rechts. Das Interessanteste
aber ist die erhaltene, sehr seltene Schaltnaht, die mit den beiderseitigen medialsten Lambdanahtästen ein S c h a l t k n o c h e n t r i-
g o n u m e i n s c h l i e s s t, d a s f ü r d i e r u d i m e n t ä r a t a v i s-
tische Natur dieses Schaedels ganz besonders deut-
lich spricht.

Das **P l a n u m n u c h a l e d e s Hinterhaupts liegt ganz
h o r i z o n t a l i n d e r S c h a e d e l b a s i s** (aehnlich der nicht gleich
Schwalbes Scaphocephalen) s o d a s s d i e H i n t e r h a u p t s-
a u s l a d u n g d e n t i e f s t e n **untersten** A b s c h n i t t d e s
H i n t e r s c h a e d e l s, sichtbar sowohl in der Profilansicht
Tafel II Figur 2 als in der Norma occipitalis, die ich aber bei der

photogr. Aufn. nicht eingestellt habe, weil sonst die höher gelegene Eindellung eben dieses Ausladers nicht sichtbar geworden wäre; die Dellung wird durch das scharf fixierte Schaltdreieck dafür auf Tafel III Figur 2 um so drastischer wahrnehmbar.

Bei den beiden Urschaedeln der Tonsandschicht ist der Hinterhauptszapfen infolge des nicht in der Basis liegenden Inion auch von diesem abgeladen und scharf umschrieben ausgewälzt, auf meinen Photographieen sehr deutlich zu sehen Tafel I Fig. 1 *l*. Profil des Urschaedel I Fig. 3 Taf. II Chamaehyperdolichocephalie Tafel I Fig. 1 *a* Rechtes Profil des Urschaedel VI, Man sieht hier den grossen Unterschied der beiden Schaedelhälften. Die zur Kante verhärtete schweifzackige Linie micircularis ist rechts bedeutsend schärfer als links. Bei dem jungen Oberflächenschaedel fehlt sie ganz (vgl. Tafel IV. Fig. 7*a*), Die Furche an Stelle der beim Urschaedel VI verwachsenen Sagettalnaht ist auf Tafel I Fig. 1*c* in dem Bilde der Norma occipitalis bei meiner Aufnahme sehr deutliche ausgeprägt.

Das Schläfenbein ist bei dem jungzeitlichen Schaedel weiter nach vorn gerichtet als bei dem Schaedel VI, wie man dies deutlich erkennt bei Vergleichung der drei Profilansichten!

In der Profilansicht dieses „modernen" Schaedels bemerkt man bei gründlicherem Hinsehen auch noch dass der sagittale obere Rand des Parietalbeins viel kürzer ist als die Länge des Stirnbeins, an derart atavistischer anthropoider Befund, dass darin sogar die um tausend Jahre älteren Moorschaedel ein „menschlicheres" Verhältniss zeigen. Der Scheitelbeinindex ist bei diesem jüngsten Atavisten nur 84,685 da die mediane Lange des Parietalbeins nur 94, die des Stirnbeins aber 111 mm beträgt ist also bedeutend kleiner als 100. Da Schwalbe nun gerade derjenige Forscher ist, der den Scheitelbeinindex als ein Unterscheidungsmerkmal der Species primigenius und recens, für welchen letzteren er keinen Index unter 89 gelten lässt, einen Tieferen nicht gefunden, so sollte gerade deshalb mein Schaedel ihm um so mehr beweisen, das was er nicht sehen will, dass nämlich der homo „primigenius" noch heute in unserer Mitte lebt allerdings „larvirt", trägt er den Schaedel eines Irren und äussert sich als Epileptiker. Ein Blick auf meine Tafel II bis IV wird ihn vielleicht überzeugen. Man braucht also keineswegs erst die „Zwischenstufen" zu suchen, und hat auch nicht einmal nötig nach Australien oder dem Congo zu gehen, um sie zu erzeugen. Der Atavismus bringt nach meinem Befunde auf dem Boden Europas selbst noch heute immerwährend lebende Beispiele hervor. Künstlicher Bastardierungsversuche bedarf es auch nicht erst, da die regressive Vererbung noch heute natürliche Halbanthropoiden zeitigt, die ihrer Umgebung und selbst als Kranke oder Gehemmte erscheinen wie das von mir auf Tafel II abgebildete epileptische Weib aus Zeeland das man nur

mit den Urschaedeln zu confrontieren braucht oder wie der aus
Ysselmonde stammende Epileptiker, den ich in Dr. BURKENS' Anstalt
gemessen und photographisch aufgenommen. Ich habe sein Profil
auf Tafel IV unmittelbar neben das entsprechende Profil meines
Herforder Atavistenschaedels gesetzt. Legt man die Tangente an,
so läuft sie im Sagittalschnitt von der Calotte des Toten direct
auf das geradlinige apexlose Parietaldach des lebenden Epilep-
tikers! Man sieht, wie sich die beiden Atavistenprofile des Lebenden wie des Toten bis auf die feinsten Contouren decken. In der
enface Ansicht dagegen gleicht der lebende Epileptiker mehr dem
auf Tafel III Figur 1d abgebildeten Herforder Urschaedel VI. Bei
diesem Epileptiker treten nämlich die starken Augenbrauenbögen
hervor, welch' neanderthaloides Merkmal zwar dem jüngsten Schaedel en face (7b) abgeht, doch ist dies nach Schwalbe selbst ja
auch bei dem uralten KLAATSCH'schen Galley-Hill Schaedel der Fall, obwohl dieser um 50000 Jahre älter datiert wird als der
Neanderthaler, mit dem er ebenfalls die starke DOLICHOCEPHALIE
und PLATYCEPHALIE teilt: Das Stirnbein, zwar länger als das
Scheitelbein, ist dem Rumpf- und Kopfbeherrschenden Centrum
des Hinterstirnhirns und der psychischen Extremitätensphairen
des Vorderscheitelhirns dafür so flach horizontal aufgedrückt, dass
die Stirn selbst fast zu fehlen scheint und trotz des langen
Stirnbeins nicht zu sehen ist. Eine so flach aufliegende Plattcalotte
muss das darunter liegende Frontoparietalhirn hochgradig bedrängt
und als Reaction zur Auslösung des epileptischen Reizungs-
zustandes geführt haben: zu jener „Hemmungsentladung der Grosshirnrinde". Der starke Prognatismus und die nicht auf Konto der Stirn,
sondern des Beissapparates zu setzende Leptoprosopie, richtiger
Pseudoleptoprosopie oder MACROPROSOPIE tun das Ihrige, um die atavistische inferiore Natur dieses in die menschliche Gesellschaft der
Gegenwart hinein geratenen Schaedels und seiner Traeger zu besiegeln!
Der starke Hinterhauptszapfenstumpf ist bei sämtlichen Herforder
Tiefgrundschaedeln der gleiche, sogar auch bei dem geradgestirnten
weiblichem Urschaedel IV! — am stärksten bei Urschaedel VI
und dem excessiv männlichen Cranium I, dem der lebende Kopf
des von mir gleich den übrigen Epileptikern gemessenen bärtigen
Mannweibs aus Haarlem (Tafel V) conform ist mit Neanderthal-
tori und Stirnflucht. Die wilden Stirnwülste, die bis zum lateralen
Ende reichenden ARCUS GLABELLARES, sind bei ihr wie bei den
NEANDERTHALOÏDEN Herforder Urschaedeln, und ebenso kehren sie
bei sämtlichen lebenden Epileptischen in meinen grossen Tabellen
wieder: CRANIA MORTUA und EPILEPTICI VIVENTES
sind beinahe congruent!

In meiner Epileptikerserie sind die Männer dem alten Schema gemaess
DOLICHO-, die Weiber MESOCEPHAL. *Somit bestätigt sich wieder auf's Neue*

mein Gesetz von der grösseren Breitenerhöhung des weiblichen Schaedels im Gegensatz zum männlichen. Sind in ein und derselben Stammesgruppe die Männer mesocephal, so sind die Frauen brachycephal; wo aber die Frauen mesocephal, dort sind die Männer dolichocephal. *Je neanderthaloider, um so männlicher, je hypsicephaloider um so weiblicher!* Die Indexerhöhung des weiblichen Schädels beruht also nicht auf etwas Negativem, wie bei dem männlichen Urschädel VI, sondern auf etwas Positivem, auf einer Zunahme der absoluten Breite. Fliehender Stirn von Männern gleichen Blutes entspricht Geradstirn bei deren Weibern. Aber die kleine Geradstirn ist keine Scaphocephalstirn.

Ein Index, den ich zur Messung der Stirnproportionen eingeführt habe, der

$$\text{Frontofrontalindex} \quad \frac{\text{kleinste Stirnbreite} \times 100}{\text{grösste Stirnbreite}} \quad \text{erweist sich als ganz besonders}$$

constant in meiner Schädelgattung und beweist deren Einheitlichkeit. Der Frontofrontalindex ist ein Index, der ohne jede Rücksicht auf Brachycephalie und Dolichocephalie ausschliesslich den „Homo" anzeigt, daher die äusserst geringe Schwankungsbreite seines Wertes. Er hat ein viel kleineres Verbreitungsgebiet als der LBI oder gar als der Scheitelbeinindex. Dagegen hat der Index fronto-parietalis parvus ein viel grösseres Schwankungsgebiet, ein äusserst viel kleineres der gr. StbrBI. Doch ist dieser bei Epileptischen niemals grösser als der Frontalindex.

Die Maasse sind für 4 Schädel gleichen Ortes aber ungleicher Zeit, um nur diese wenigen aus der mehr als 50 betragenden Gesamtzahl von mir geretteter Herforder Schädel herauszugreifen, die ich in meinen Tafeln abgebildet:

	HERFORD in Westfalen.			
	Urschädel		Früh-Mittelalter	NEUZEIT (ca. 200 J. alt)
	männlich	weiblich	männlich	männlich
	Nr. VI (Taf. I) (Fig. 1 u. Taf. III Fig. 1 d.	Nr. IV Taf. III Fig. 4.	Einbaum Taf. I Fig. 6 a Taf. III Fig. 6 b	Christl. Friedhof Seitliche Oberschicht neben dem Kirchenpfeiler, Fig. 7 Tafel III u. IV.
Kleinste Stirnbreite (Stirnenge)	102	93	101	92
Grösste „ „ (Stirnweite	125	114,5	125	114
Frontofrontalindex (WALDENBURG)	81,00	81,223	80,806	80,702
Frontotemporalind. (WALDENBURG)	73,513	67,958	—	69,697

Der vollständige Vortrag, sowie auch die grossen Tabellen der holländischen Epileptiker, mit ausführlicher Darstellung erscheinen gleichzeitig mit diesem kurzen Auszuge im **Selbstverlag** *des*

Dr. med. ALFRED WALDENBURG,
Berlin C.2,
Schicklerstr. 7.

Fig. 1a.

URSCHAEDELFORM ——
— und EPILEPSIE.

(Eigentum des Verf.)

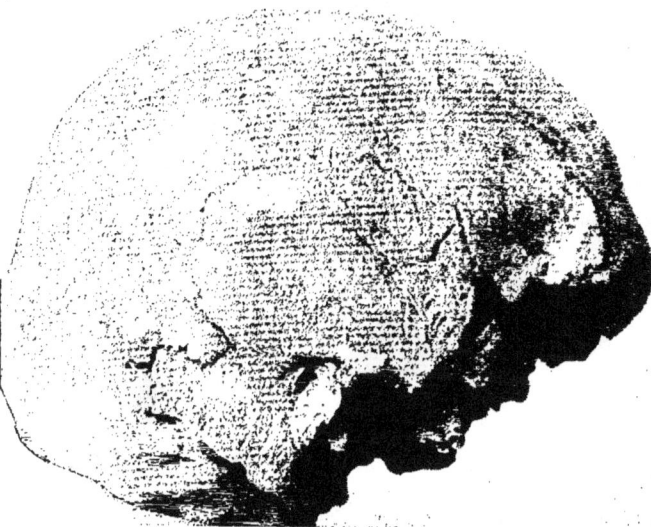

Fig. 5 ($a \times b$).

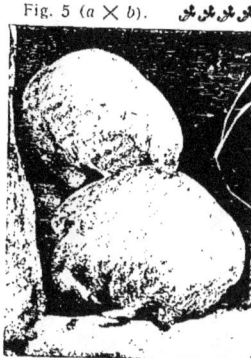

Fig. 1c.

Fig. 6a (vgl. 6b Tafel III).

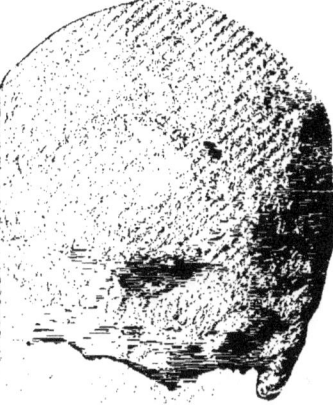

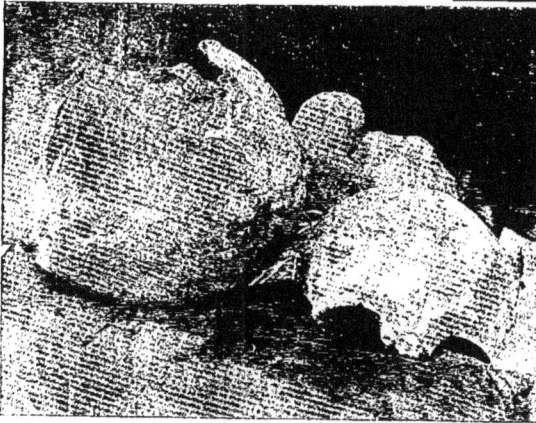

Fig. 1b.

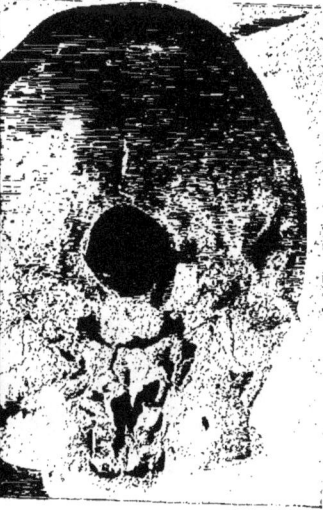

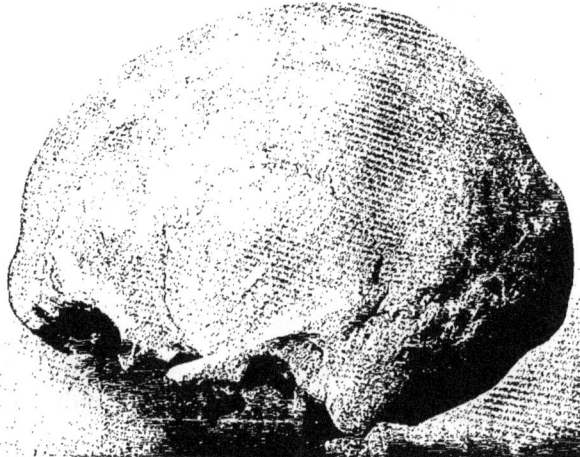

Dr. med. ALFRED WALDENBURG — BERLIN 1907.

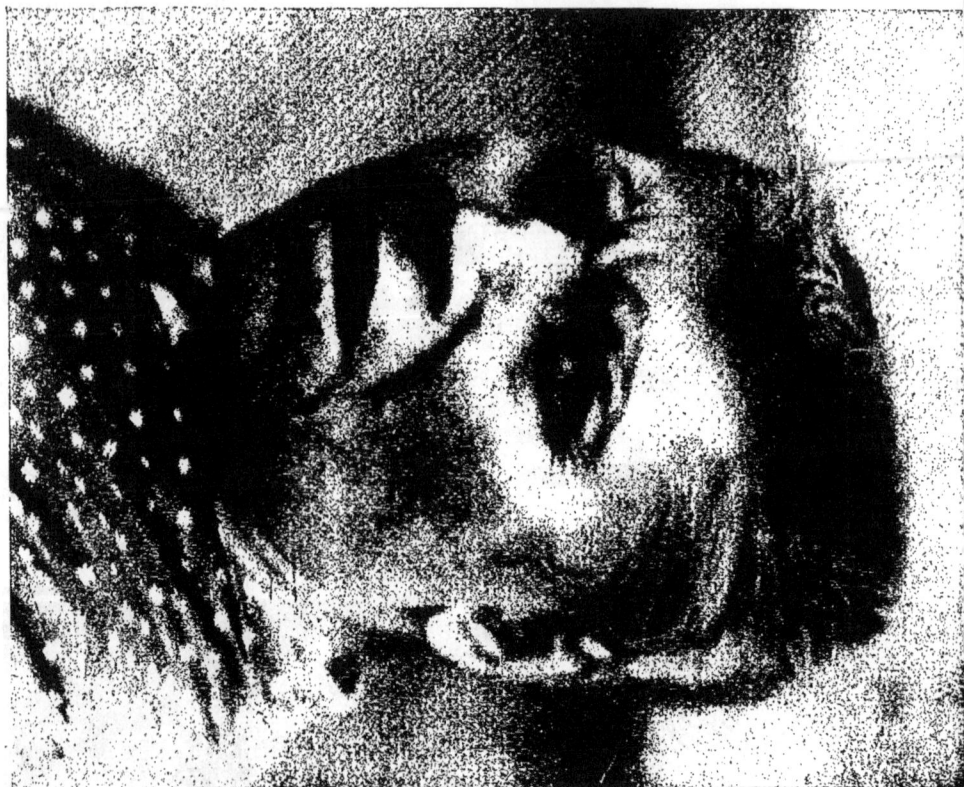

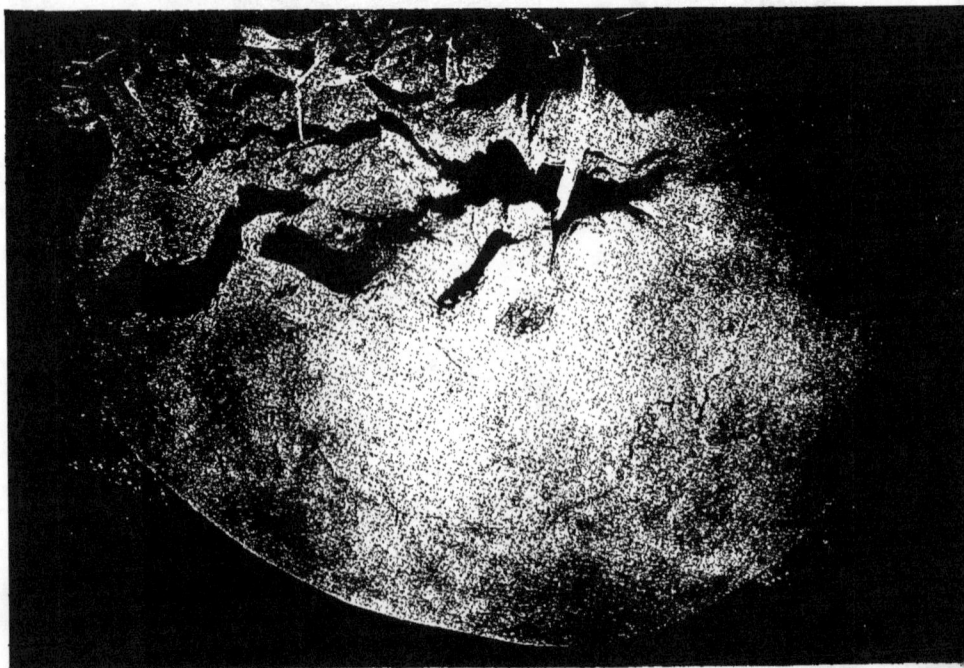

af. III. U. u. E. (*Eigentum des Verf.*)

Fig. 4.

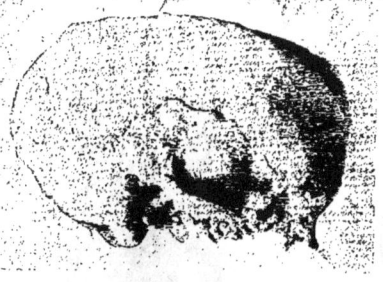

Fig. 6b (vgl. Tafel I 6a).

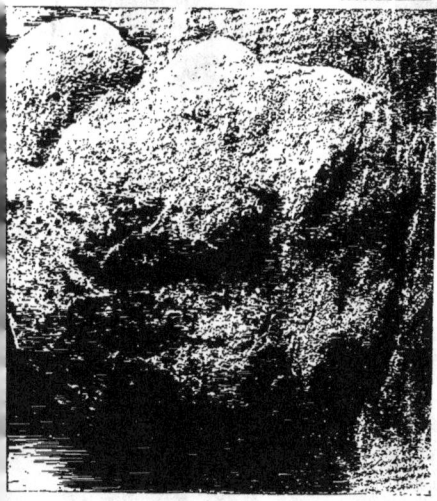

Fig. 2b (vgl. Taf. II).

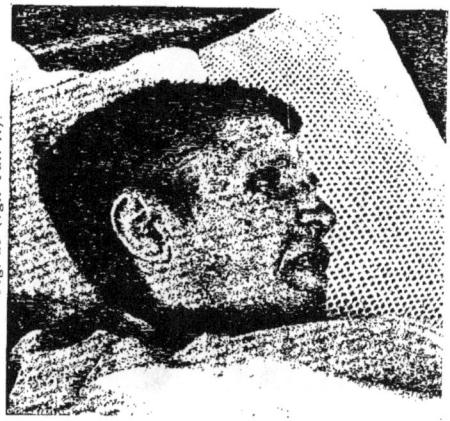

Fig. 1d (ad Tafel I).

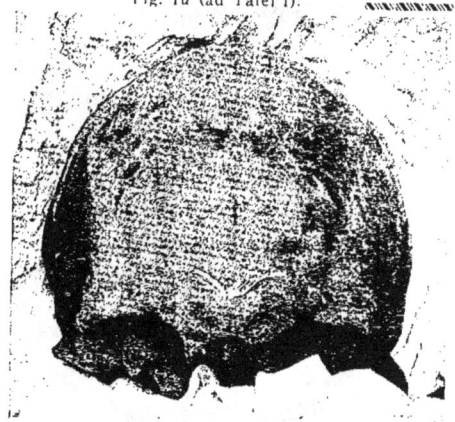

Fig. 7e (ad Tafel IV).

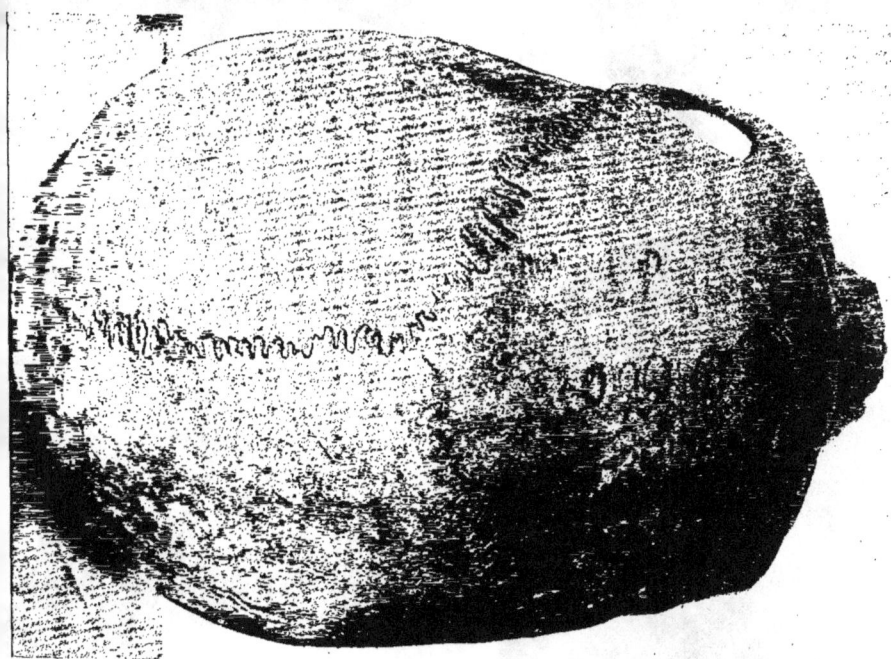

Taf. IV.   Dr. med. ALFRED WALDENBURG — BERLIN 1907.

URSCHAEDELFORM und EPILEPS

(Eigentum des Verf.)

Fig. 7a.

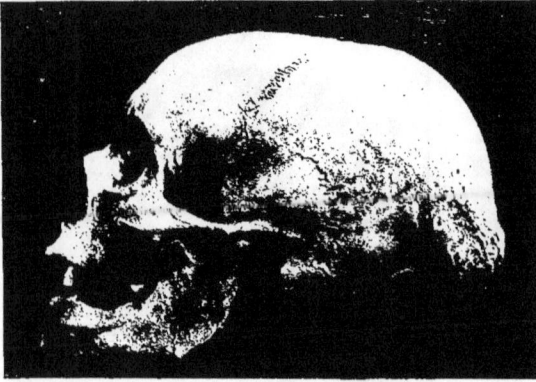

Fig. 8a.

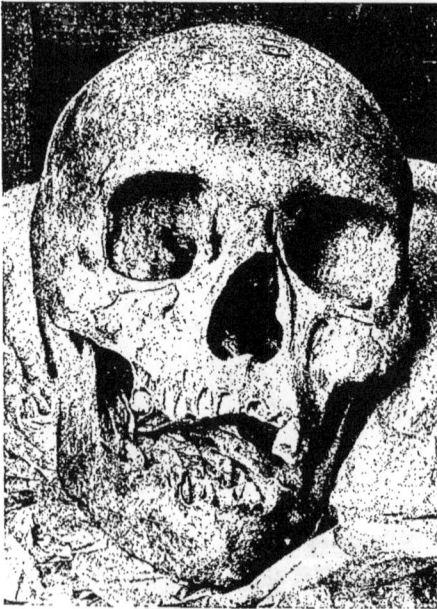

Fig. 7b.

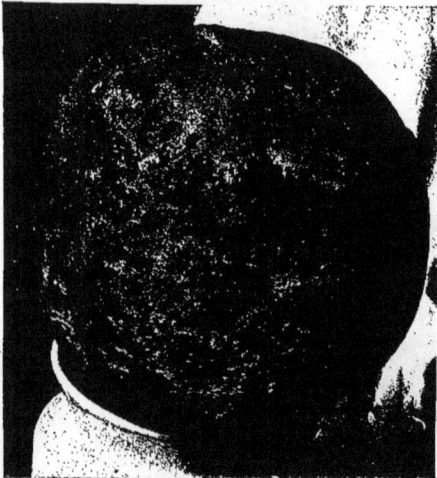

Fig. 8b.

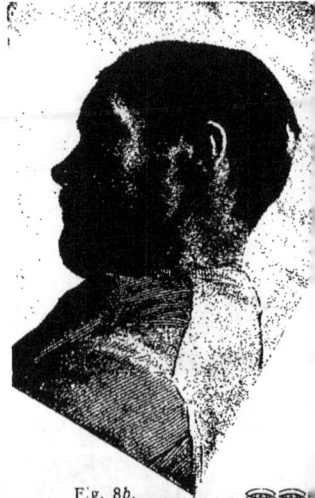

Fig 7d.

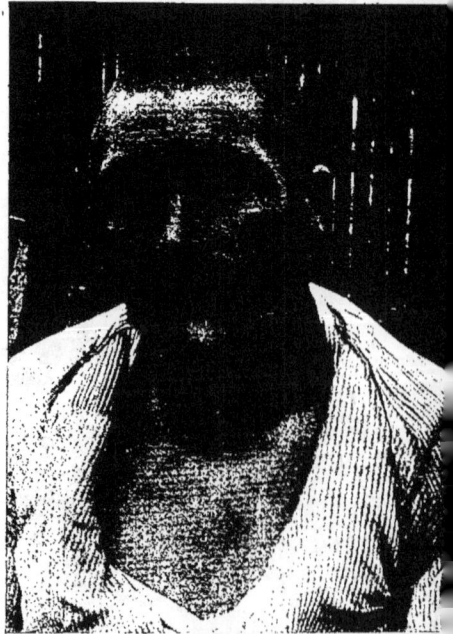

Fig. 7c.

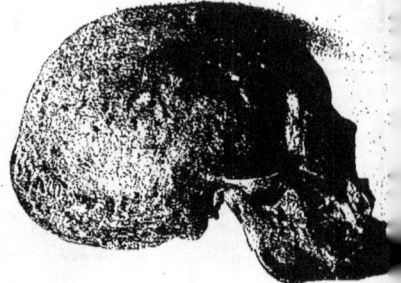

(Eigentum des Verf.)

Fig. 9.

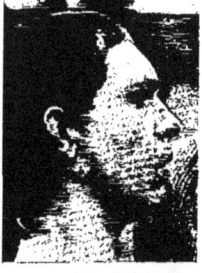

Fig. 10b.

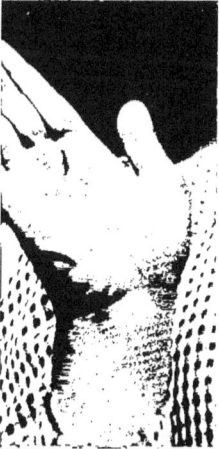

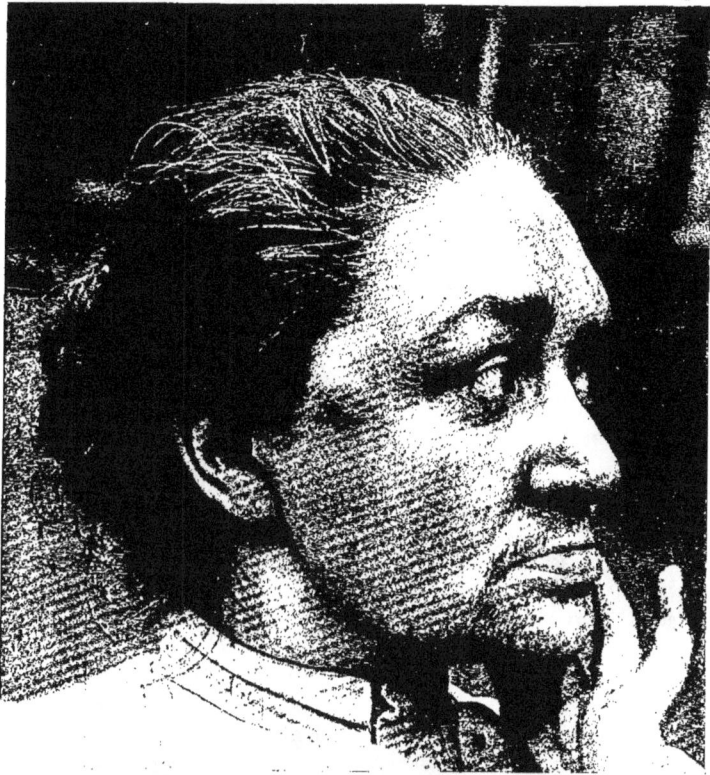

Fig. 10a.

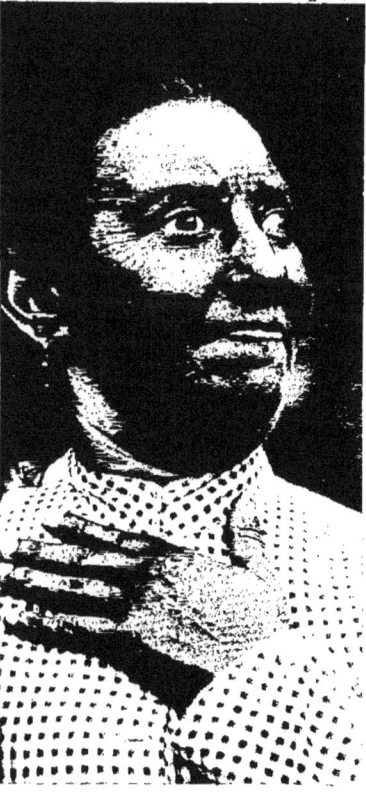

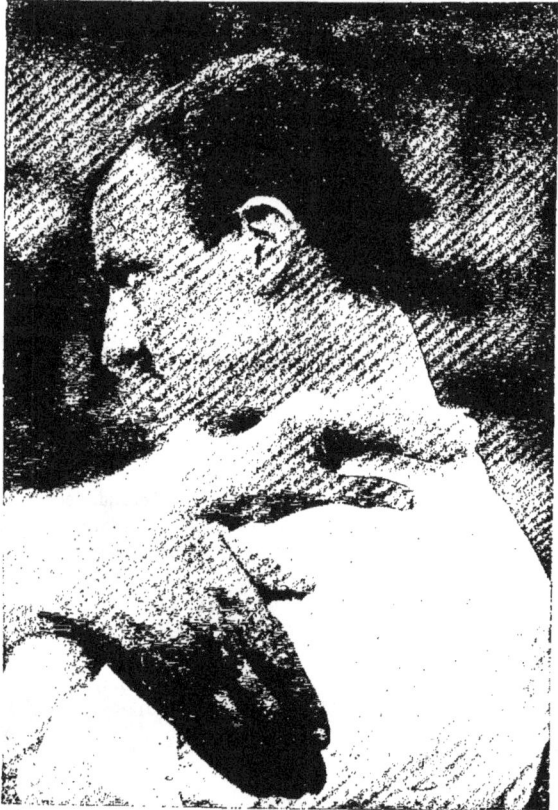

Fig. 12

ERKLÄRUNG DER TAFELN

zu Dr. med. ALFRED WALDENBURG's Vortrag:

Urschaedelform und Epilepsie.

Figur 1   URSCHAEDEL No. VI meines Herforder Schaedelfundes (MÄNNLICH)

Man sieht die zur Kante
verhärtete schweifzackige
wie eine **Klammer** wirkende
Linea semicircularis rechts
(a) bedeutend starker als
links (b)

  a)   *Rechtes Profil.* . . . .
  b)   *Linkes Profil* . . . .   Tafel I
  c)   *Norma occipitalis* . . . .
  e)   Basis cranii VI mit **Tori** occipital germ.
  d)   *FRONTALANSICHT* . . . .   Tafel III

Figur 3   HYPERPLATYDOLICHOCEPHALER **MÄNNLICHER** PROTO-GERMANI-
SCHER URSCHAEDEL No. I (meines Herforder Schaedelfundes)
im Profil. 7 Meter unter dem Fundamente der
Kirche gefunden!

Figur 4   Weiblicher Urschaedel No. IV mit *GERADER STIRN*,
aber ebenfalls STARKEM OCCIPITALKEGEL.
Chamaedolichocephal, in gleicher Tiefe gelagert.   Tafel III

Figur 5 a u. b 2 HERFORDER GRUNDSCHAEDEL aus mittleren Schichten, No. XXXI und XXXII meines „Herforder Schaedelfundes"
(sehr stark verkleinert) . . . .   Tafel I

Figur 6a   Mein **HERFORDER EINBAUMSCHAEDEL** (aus dem frühen Mittel-
alter) mit stärkerer Entwicklung. Gesprengt. Von
i n n e n gesehen! Die Furchen der Grosshirnrinde und die
Windungen sind ziemlich erkennbar: Im Hintergrunde **das
durch ein Jahrtausend im Moor conservierte** (in
meinem Besitz befindliche), in grösserer Schärfe besonders in   Tafel I

Figur 6b   abgebildete **GEHIRN** allein! Die Gehirnmasse war bei der Her-
ausnahme weich, schwärzlichgrau, mumificiert bei meiner
Aufnahme, heute jedoch petrificiert hellgrau. . . . .   Tafel III

Figur 7   Der z e i t l i c h „m o d e r n e", m o r p h o l o g i s c h ä l t e s t e
männliche **Atavistenschaedel** der **oberen Seiten-
s c h i c h t.** (des christlichen Friedhofs).

  a)   *Linkes Profil*
  c)   *Rechtes Profil*   (Das rechte ist stark verkleinert) . . . .
  b)   Geneigt en face . . . .   Tafel IV
  d)   L a m b d a r e g i o n mit **Schaltdreieck** . . . .
  e)   Schaedel von **oben** gesehen mit der auf beiden Seiten
    u n g l e i c h entfalteten **Coronal**- und der stärkeren **Sagittalnaht!**   Tafel III

Figur 2   Das 57 jährige **chamistometope EPILEPTISCHE WEIB AUS
ZEELAND**, *ultramegasem* und c h a m a e m e s o c e p h a l
(*vgl. Sondertab. 11 ♀ Ep. 1.*)

  a)   Halb schräg von vorn (stehend) . . . .   Tafel II
  b)   Vollprofil (im Bett liegend) . . . .   Tafel III

jur 8 Der 37 jährige **ultradolichocephale EPILEPTISCHE MANN** aus
IJSSELMONDE (Zuid-Holland). . . .•. . . . .
a) *im Profil* (in völliger Uebereinstimmung mit 7a, daher ein
gemeinsames Zeichen der Zusammengehörigkeit) . . . . .
b) *en face* (stark im Cliché verkleinert gegen meine Orig. Aufn.)
(*vgl. ♂ Epil. 2 der Sondertabelle I*).

jur 9 20 jähriger Epileptiker aus ROTTERDAM mit n e a n d e r-
t h a l o ï d e m Profil. (♂ *Epil 3 der grossen Sondertabelle I*)

ur 10 41 jähriges epileptisches Weib aus 'sGRAVENHAGE . . . . .
a) BRUSTBILD, Kopf mit linker HAND (Dorsal).
b) Rechte HAND (**Palma** mit **pithekoider Grundfurchenkreuzung!**)
(*vgl. Sondertabelle II ♀ Epil. 4*).

ur 11 **38 jähriges epileptischen Weib** mit M A S C U L I N E M SCHAEDEL
und **starkem Kinnbart** und n e a n d e r t h a l o i d e n T o r i-
a r t i g e n A r c u s g l a b e l l a r e s aus HAARLEM . . . .
(*vgl. Sondertabelle II ♀ Epil. 7*).

ur 12 **EPILEPTISCHER SOHN EINER EPILEPTISCHEN GATTENMÖRDERIN**
aus R o T T E R D A M. Profil nebst Oberkörper und seinen beiden
megalocheiren Händen! (Contouren undeutlich, weil sich
Pat bewegt) 35 Jahre alt. *Die Palma mit der Furchenkreuzung*
hat er verdeckt. (♂ *Epil 5 der grossen Sondertabelle*) . . . .

Tafel IV

Tafel V

Lebende holländische Epileptiker
(siehe grosse Sonder-Tabelle I u. II).
Gemessen. photographiert u. z. Teil anamnestisch aufgen. von
Dr. med. ALFRED WALDENBURG, (*Berlin*, Mai bis Juli 1907.

Man vergleiche besonders alle durch je ein gemeinsames Zeichen z.B. [symbols]
bundenen Figuren unter einander und mit den getrennten!

(Vgl. dazu die neuen Indexwerte meiner cephalometrischen Epileptiker-Tabellen nebst anamnestischen
ebnissen und Schaedeldiagnostischen Rückschlüssen im Sondertext!)

Aus meinen grossen Tabellen greife ich hier lediglich für die 6 in den beiliegenden Tafeln abge-
leten Epileptischen einige wenige der vielen Indexwerte jedes Einzelnen heraus, die besonders
Epileptiker in Frage kommen. Wie sich der günstige F h L J, bei Ep. Fig. 10 erklärt im
zensatz zu den übrigen und ü b e r d i e B e d e u t u n g d i e s e s v o n m i r e i n g e-
hrten I n d e x wie des **Frontofrontalindex** und des F l S l l und F h F l l, d a r ü b e r w i e
er die S p i e g e l u n g des **Parietalhirns** in der **Hand**, d e n A u s d r u c k d e r
n d e n s p h ä r e i n d e n F u r c h u n g e n d e r H a n d, s i e h e d e n T e x t m e i n e r S o n-
r b r o s c h ü r e u n d d e r g r o s s e n T a b e l l e n im unterzeichneten **Selbstverlag** des Autors.

Einzelne opfindices von uden Epileptikern.	♂ Ep. 2 aus YSSELMONDE. Fig. 8a en b.	♂ Epil 5 aus ROTTERDAM. Fig. 12.	♂ Epil 3 ROTTERDAM. Fig. 9.	♀ Ep. 1 aus ZEELAND. Fig. 2a u. b.	♀ Ep. 4 aus 'sGRAVENHAGE. Fig. 10a u. b.	♀ Ep. 7 aus HAARLEM. Fig. 10.
J	**70**	**75,98**	**76,50**	79.17	79,661	80,75
ιJ (WALDENBURG).	**25,6**	31,53	37.11	l8	31,073	30,48
J (WALDENBURG).	33.14	43,33	42,53	40,08	37,184	41,42
ᵖarJ (TÖRÖK und HWALBE).	72,08 MEGASEM	74,69 MEGASEM	78,02 HYPERMEGASEM	**83,26** Ultramegasem	77,305 HYPERMEGASEM	75,83 STARK MEGASEM
ᵖarJ(WALDENBURG)	85,714	87,572	**95,659**	82,759	91,489	90,729
rmJ(WALDENBURG)	84,091	81,560	85,294	**85**	84,497	83,577
ιR	lichtblond	blond	holzbraun	aschblond	ineinander greifende gelbblonde u. braune Strähne.	strohblond
. . . .	gletscherblau	blau	blaugrau	lichtgrau	grünbraun	tiefblau
ᵗT	sehr weiss	rötlich weiss	weiss	weiss	mélirt	rosaweiss

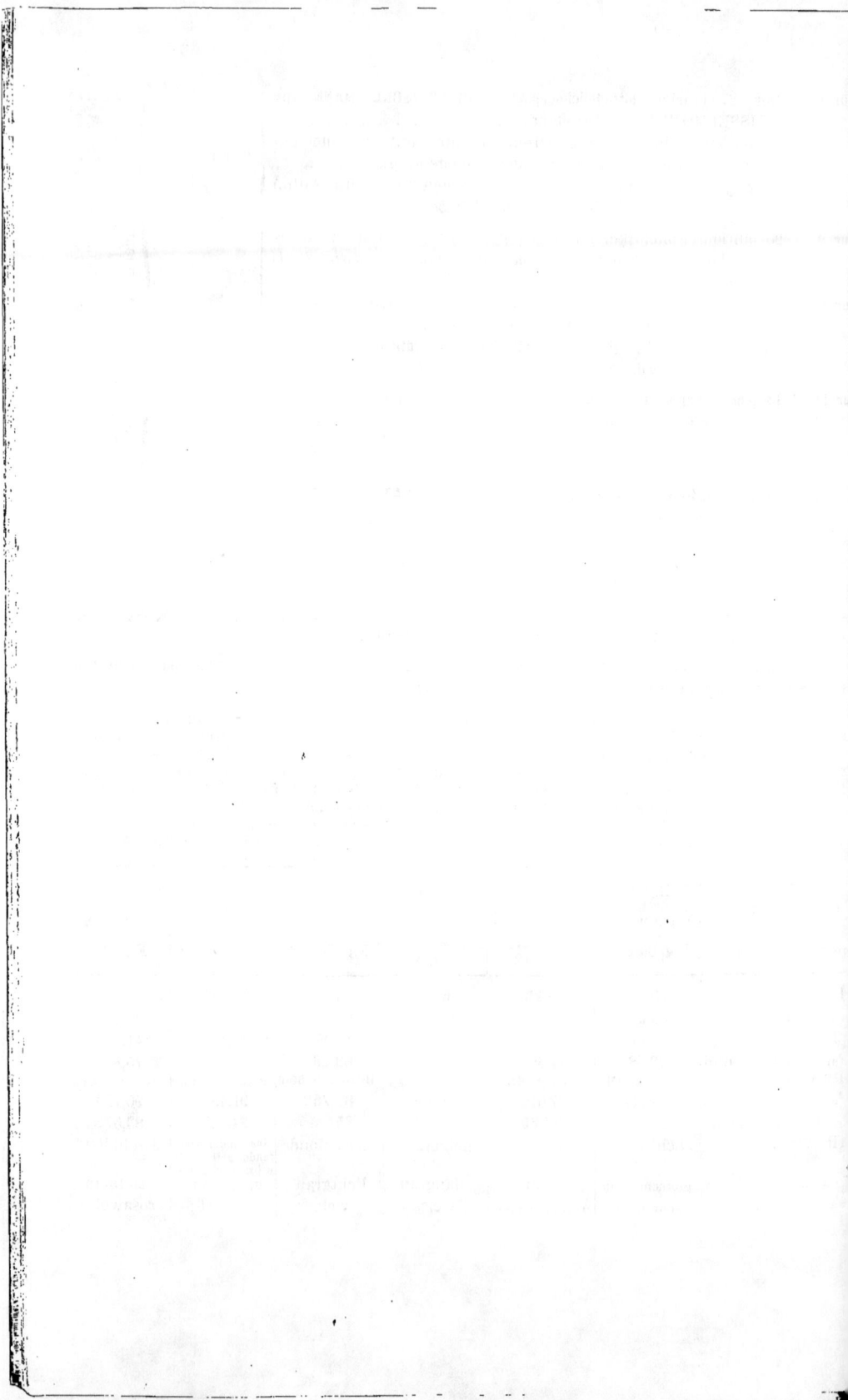

Considérations sur les troubles de la sensibilité douloureuse chez le comitial.

PAR LE Dr. D. MAES (Wervicq Belgique).

MM.! La communication que j'ai l'honneur de vous faire, concerne les troubles de la sensibilité douloureuse dans l'épilepsie idiopathique. Ces modifications du sens algésique ont été décrites pour la première fois par MUSKENS. Cette étude qu'il avait ébauchée, je l'ai reprise et approfondie. J'ai eu la bonne fortune de disposer d'un matériel aussi varié que nombreux. J'ai commencé mes recherches à l'hôpital spécial pour épileptiques, établi dans cette ville, grâce à la bienveillance de son médecin-spécialiste, le docteur MUSKENS; mais ici les comitiaux sont sous l'influence d'un régime spécial et d'un traitement thérapeutique. Aussi j'ai poursuivi mon étude à la Salpétrière à Paris dans le service du professeur RAYMOND et avec collaboration du docteur CLAUDE à la Salpétrière j'ai trouvé des épileptiques chez lesquels la maladie évoluait librement; c'était donc un matériel de choix.

Supposons maintenant un comitial typique avec grandes attaques. A un moment donné on peut voir se produire une zône insensible aux *joues* d'abord, puis envahissant avec une rapidité variable le *nez*, le *front*, les *lèvres* et respectant les zônes périoculaires qui dévienent même hypersensibles et qui d'après MUSKENS conserveraient toujours leur sensibilité; j'ai pu toutefois constater que cela n'est pas toujours exact. Puis c'est le *cou* qui s'entreprend, mais une petite bande maintient encore sa sensibilité; c'est une petite bande longeant le bord inférieur de la mandibule remontant jusqu'à l'articulation temporo-maxillaire et se dirigeant vers l'articulation temporo-maxillaire du coté opposé en décrivant un trajet combe à concavité inférieure. De là l'analgésie envahit la *poitrine* et le *dos*; se montrant d'abord à la partie inférieure du thorax, puis à la partie supérieure et entre les deux persiste une bande qui correspond à la ligne mésiale et se poursuit à la face antérieure des bras et avant-bras. Au *dos* nous trouvons une disposition identique. Ces bandes cependant à leur tour dévienent insensibles. L'analgésie en même temps s'installe aux *membres supérieurs*, d'abord à la face interne, puis à la face externe et finalement à la bandelette dont j'ai parlé tantôt. A l'éminence du thénar se trouve une zône restant très longtemps sensible et devenant même hypersensible. Ensuite l'analgésie s'étend au *ventre* et continue à s'étendre au *dos*. Elle descend graduellement en respectant longtemps une bande assez large comprenant l'ombilic. Puis vient le tour des *membres inférieurs*; c'est encore à la face interne que l'insensibilité débute, puis graduellement envahit les membres inférieurs dans leur presque totalité. Les *organes génitaux* n'échappent pas non plus à l'envahissement de l'analgésie. Chez l'homme elle débute par la portion bulbaire du pénis et la portion basale du scrotum. Autour de l'anus j'ai trouvé une bandelette dont la sensibilité persiste très longtemps.

Voilà décrite aussi brièvement que possible la manière dont la surface du corps de l'épileptique perd sa sensibilité. Cette analgésie peut s'étendre très lentement, demandant 2, 3, 4 jours et même davantage. D'autres fois au contraire elle s'étend très rapidement et si quelques comitiaux en très petit nombre ont semblé échapper à la perte de leur sensibilité, peut-être bien faut-il l'attribuer à la rapidité de la perte de leur sens algésique.

Mais cette insensibilité ne persiste pas. Une crise éclate et alors nous pouvons assister à un retour complet de la sensibilité. Ce retour s'opère de bas en haut, c'est-à-dire que les zônes qui en dernier lieu ont perdu leur sensibilité deviennent les premiers sensibles. Il est rapide, presque instantané, ou bien il est lent, demandant 2—3 jours et davantage. D'autres fois on voit se produire une diminution des zônes insensibles, mais elle s'arrête, l'analgésie augmente de nouveau sans que le comitial ait retrouvé sa sensibilité. Et il faut parfois attendre 2—3 crises avant d'obtenir un retour complet de la sensibilité. Ces résultats dans les grandes lignes concordent donc avec ceux obtenus par MUSKENS. Comme lui j'admets que chez le comitial à grandes attaques apparaissent des troubles de la sensibilité douloureuse ayant un rapport étroit avec les crises.

Chez le comitial offrant de grandes attaques et des crises de petit mal, j'ai pu observer, qu'un état d'insensibilité persistait toujours, mais acquérant une étendue plus grande à l'approche des grandes crises.

Chez les comitiaux présentant uniquement des crises de petit mal et d'équivalents psychiques, je n'ai pas observé de troubles du sens de la douleur. Peut-être ici encore sont-ils trop fugaces.

Voilà donc les faits cliniques tels que je les ai observés ; je veux rester sur le terrain purement clinique, et au cours de mes recherches j'ai pu constater des faits que j'estime être assez intéressants. J'ai exposé tantôt la disparition de l'insensibilité après la crise. Il n'y a pas que l'attaque qui soit capable de ramener la sensibilité douloureuse normale. Au cours de mes recherches sur le sens algésique j'avais pu constater assez souvent le fait suivant : l'épileptique présentait une analgésie si étendue que l'attaque me paraissait imminente et le lendemain sans qu'une crise se fût produite, le comitial offrait une sensibilité beaucoup meilleure, parfois même totale. Il fallait rechercher la cause de la disparition des zônes insensibles et alors au lieu d'une attaque l'épileptique m'annonçait qu'il avait eu une selle copieuse spontanée ou non ; ou bien, s'il agissait d'une femme, qu'une menstruation abondante avait commencé. Ces faits plusieurs fois répétés notamment à la suite d'une élimination abondante de matières fécales m'ont amené à étudier l'influence que peut avoir sur l'épileptique l'excitation des deux principaux émonctoires : l'appareil digestif et urinaire. Me basant sur l'état de la sensibilité du malade je pouvais me rendre un compte très exact de l'imminence ou non d'une attaque. J'ai repris pour mes recherches les comitiaux qui avaient servi à mes recherches sur les troubles du sens algésique et que je connaissais par conséquent bien, ayant étudié leur sensibilité pendant plus de trois mois.

Je ne citerai pas toutes les observations. Je me bornerai à en exposer quelques unes et je ferai connaître ensuite les conclusions que je crois pouvoir tirer de l'ensemble de mes recherches.

Première observation. Femme âgée de 28 ans. Première crise à 6 ans. Se plaint de céphalalgie, battements du coeur, parfois oedème des pieds et des paupières. Urine normale ; appareils respiratoire et cuculatoire normaux. Elle présentait pendant la première période de recherches une apparition et une disparition lente des troubles de la sensibilité. Nous la soumettons à un traitement diurétique. Elle élimine en moyenne par jour avant le traitement de 1000 à 1500 Cᶜ d'urine. La fréquence des crises est de 3 par semaine en moyenne.

16 juin : Insensibilité très prononcée. Crise probable.	1900	Cᶜ
17 „ : Sensibilité presque totale.	1200	„
18 „ : „ fort reduite. Crise.	2000	„
19 „ : „ revient lentement.	1900	„
20 „ : „ „ „	1900	„
21 „ : „ presque parfaite.	4000	„
23 „ : „ à peu près totale.	3400	„
24 „ : Insensibilité revient.	3300	„
25 „ : „ étendue. Crise.	2200	„
26 „ : Sensibilité parfaite.	4000	„

Du 26 au 30 la quantité d'urine varie de 3800 Cᶜ à 4000 Cᶜ et la sensibilité se maintient parfaite. On peut donc constater qu'un rapport existe entre la crise, l'état de la sensibilité et la quantité d'urine émise par la malade. Après la crise qui a éclaté le 18 la quantité d'urine se maintient à un taux peu élevé comparativement à celui qu'elle va atteindre ; aussi la sensibilité revient, mais lentement, et il faut attendre presqu'au 21 c'est-à-dire au jour où la quantité d'urine monte à 4 litres pour voir la sensibilité revenir plus rapidement. Puis la quantité d'urine baisse légèrement et le 24 avec une quantité d'urine de 3300 Cᶜ et une baisse plus prononcée pendant l'après-midi, nous trouvons un état d'insensibilité très prononcée. Le 25 nouvel accès avec une chute considérable de la quantité d'urine. Celle-ci remonte rapidement à un taux élevé et la sensibilité contrairement à ce que nous trouvons après l'accès du 18 revient rapidement. Ce taux se maintient pendant plusieurs jours avec un état de sensibilité parfaite.

Donc en résumé : diminution de la diurèse, diminution correspondante de la sensibilité, crise. Après la crise augmentation brusque de la diurèse, retour rapide de la sensibilité. En outre la malade n'a eu que 2 crises, donc diminution aussi du nombre de crises.

Il nous paraît donc incontestable que l'élimination par les reins d'une grande quantité d'urine, débarrassant l'organisme d'une quantité plus abondante de poisons, a pu diminuer les crises. D'ailleurs, nous trouvons dans diverses communications la confirmation de ce fait. Voisin et Périn ont démontré, qu'avant les crises l'urine est hypotoxique, après l'accès l'hypertoxique. Mairet et Box de même que Tramonti et autres arrivent à des conclusions analogues.

Deuxième observation. Femme de 37 ans. Première crise à 14 ans. Constipation chronique. Appareils cuculatoire et respiratoire normaux. Pas d'albumine. Parfois aussi oedème des membres inférieurs et des paupières.

Cette malade est soumise au même traitement diurétique que la précédente du 16 an 23 juillet. Le nombre des crises est de 1 par semaine en moyenne. La quantité d'urine émise avant le traitement varie de 1000 à 1500 C^c pendant 24 heures.

16 juillet :	Insensibilité très prononcée.	1300	C^c
17 " :	" plus prononcée encore. Crise.	1300	"
18 " :	Retour peu prononcé de la sensibilité. . .	1800	"
19 " :	Insensibilité plus étendue.	1200	"
20 " :	" moins étendue	1400	"
21 " :	" très prononcée	1400	"
22 " :	" plus prononcée. Crise. . . .	1300	"
23 " :	" moins prononcée.	1600	"

Le 24 la médication diurétique est remplacée par un purgatif qui produit des selles copieuses et multiples et le 25 nous trouvons une sensibilité complète qui se maintient jusqu'au 7 août, c'est-à-dire jusqu'au jour où nous arrêtons la purgation qui se fait tous les 3 jours.

Ici donc contrairement à ce qu'a donné chez la malade précédente le traitement diurétique, je n'ai pu obtenir une diurèse abondante, aussi voyons-nous le nombre de crises augmenter, la malade rester pendant toute la durée du traitement diurétique dans un état d'insensibilité plus ou moins prononcée. Tandis qu'à partir du jour où elle purge régulièrement le nombre des crises diminue et la sensibilité revient rapidement et se maintient.

Nous pourrions aussi citer un grand nombre de cas dans lesquels la purgation a pu maintenir pendant longtemps le comitial dans un état de sensibilité parfaite et par conséquent reculer les crises.

L'action du purgatif est toutefois moins manifeste dans les cas de petit mal.

L'action du purgatif nous paraît bien évidente. Il régularise le fonctionnement de l'intestin, empêche le séjour prolongé des matières fécales dans le tube digestif et ainsi les fermentations anormales ne peuvent pas se produire.

Et pour faire mieux ressortir l'influence du fonctionnement du tractus digestif je citerai encore une autre observation. Il s'agit d'une malade dont l'état psychique n'est plus propice aux recherches de la sensibilité.

Troisième observation. Mademoiselle X., 38 ans, convulsions. Première crise à 14 ans. Appétit bon, selles régulières; mais je constate une dilatation prononcée de l'estomac. En présence de cette dernière particularité j'essaie le lavage journalier de l'estomac à l'aide de la sonde stomacale et d'eau simplement bouillié.

Les 16 et 17 novembre grande attaque.

Les lavages commencent le 18 et sont continués journellement jusqu'au 2 décembre.

Les premiers lavages ramenaient un liquide plus ou moins fétide pendant les 3 premiers jours. Puis l'eau était à peine trouble. Le 1er décembre je trouve de nouveau une eau fétide et le 2 une crise éclate. Pendant les 19 jours qu'ont duré les lavages la malade n'a eu que deux crises. D'ailleurs de nombreux auteurs et parmi eux : BOUVERET, DEVIC, HERTER, MASSALINGO etc. ont prouvé que dans l'estomac des malades atteints de dyspepsie et de catarrhe gastrique il se forme des substances toxiques de nature convulsionnante. Sous doute il ne suffit pas qu'il ait au sein de l'organisme une substance toxique épileptogène; il faut aussi que l'individu ait une aptitude convulsionnante soit acquise, soit héréditaire.

Aujourd'hui la théorie de l'intoxication semble gagner du terrain; je crois avoir trouvé dans mes recherches un argument de plus en faveur de cette théorie. Sans doute la substance toxique peut avoir une origine très variable; mais j'estime après mes recherches qui ont porté sur un nombre de comitiaux très considérable que le tube digestif en est le siège dans un assez bon nombre de cas.

J'admets donc comme conclusions générales :

1º. Que chez l'épileptique présentant de grandes crises il apparaît des zônes insensibles qui augmentent à mesure que la crise approche. L'attaque peut faire disparaître cette insensibilité.

2º. La recherche des troubles de la sensibilité est importante puisqu'elle permet de prédire la crise et en plus de la conjurer dans un grand nombre de cas, puisque le sens algésique peut redevenir normal en débarrassant l'organisme de substances toxiques.

3º. Il faut tenir grand compte de l'élément toxique dans le traitement des comitiaux, puisque je crois pouvoir tirer des faits que je vous ai exposés et de beaucoup d'autres un argument en faveur de l'invention d'un poison, *dont la source peut être très variable,* dans l'éclosion des crises épileptiques.

Deux cas de tumeurs du lobe occipital

H. CLAUDE, *Professeur agrégé*,

et FÉLIX ROSE,

Chef de clinique des Mal. Nerveuses à la Faculté de Médecine de Paris.

Les tumeurs du lobe occipital, sans être absolument d'une rareté exceptionnelle, ne comptent pas cependant parmi celles qui, même dans un service aussi riche en malades et dans lequel les tumeurs fournissent environ la moitié des autopsies annuelles comme l'est la Clinique du Professeur RAYMOND, à la Salpétrière, rentrent dans la pratique courante de l'hôpital. Il est vrai que ces sortes de malades doivent rechercher en premier lieu les conseils de l'oculiste. Il n'en est pas moins vrai que pour celui-ci, comme pour le neurologiste la constatation d'une hemianopsie latérale homonyme pose une question importante de diagnostic, dont dépend un pronostic de gravité bien différente, puisque d'un côté il pourra s'agir d'une lésion définitive, ayant une tendance plus ou moins grande à l'amélioration (ramollissement), de l'autre d'une lésion fatalement progressive, à moins d'une intervention, maintes fois impossible.

Nous avons eu l'occasion d'observer dans le service du Prof. RAYMOND deux cas de tumeur du lobe occipital. Pour le premier nous n'avons pas assisté à la phase initiale hémiopique pure, et quand nous avons vu la malade pour la première fois le diagnostic de tumeur avait été rendu facile par l'association d'autres symptômes moteurs, sensitifs et ophtalmoscopiques. Il n'en a pas été de même de notre deuxième malade, que nous avons vu presque dès le début (il n'avait fait que passer dans un service des maladies des yeux où on lui avait fait un traitement spécifique). Là le diagnostic ne fut pas aisé, mais nous avons pu le faire en nous basant sur les raisons que nous exposerons plus loin.

OBSERVATION I.[1])

Madame DESCH...., vigneronne, âgée de 32 ans, entre à la Salpétrière dans le service du Professeur RAYMOND, le 3 janvier 1907 pour des troubles de la vue, une paralysie du côté gauche et des maux de tête violents.

---

[1]) Cette observation a été publiée dans la *Revue Neurologique* du 28 février 1907 C. R. de la Société Neurologique du 7 février 1907.

Son passé pathologique est chargé : rougeole à 7 ans, hémoptysies pulmonaires, durant en général une huitaine de jours et revenant à intervalles variables de l'âge de 14 ans jusqu'à maintenant. Il y a 6 ans, elle est restée aphone pendant quelque temps à la suite d'une de ces hémoptysies. Vers la même époque, début d'une toux coqueluchoïde, qui dure encore. Mariée deux fois ; son premier mari est mort de tuberculose pulmonaire. Pas d'antécédents syphilitiques.

En novembre 1905 broncho-pneumonie gauche, qui dura une mois et à la suite de laquelle elle garda une aphonie, jusqu'au mois de juin de l'année suivante où se fit le retour progressif de la voix.

Début de la maladie actuelle fin décembre 1905 ou commencement janvier 1906 par de l'hémianopsie, elle remarqua qu'elle ne voyait en lisant que la moitié droite des mots et qu'il lui fallait tourner la tête vers la gauche pour les apercevoir en leur entier. Ce signe est allé lentement en progressant jusqu'à effacement total du champ visuel gauche.

Au mois de mai suivant seulement elle fut prise de céphalées violentes ; elle n'eut de vomissements qu'à l'occasion des quintes de toux spasmodique ; mais nausées fréquentes.

A la fin de juin sensation de froid et d'engourdissement de la jambe gauche qui en septembre-octobre est paralysée. D'octobre en décembre engourdissement puis paralysie totale de la main et du bras gauches.

Jusqu'à son entrée à l'hôpital, elle n'était pas paralysée du côté de la face, mais elle y ressentait une grande gêne.

Depuis deux mois, elle voit également moins clair dans la partie droite de son champ visuel. Enfin depuis la fin de décembre elle ressent de violentes douleurs dans la nuque et les épaules et elle a eu des vertiges avec perte de connaissance, épileptiques.

Le 11 janvier on constate l'existence :

1) D'une hémiplégie gauche conforme au type MANN-WERNICKE, avec exagération des réflexes et signe de BABINSKI, la face n'étant que parésiée ;

2) d'une hémianesthésie gauche plus prononcée aux extrémités qu'à la racine des membres, plus accentuée également sur les parties latérales du tronc que sur la ligne médiane. Stéréoagnosie gauche absolue, anesthésie articulaire et vibratoire ;

3) d'une hémianopsie latérale homonyme gauche, d'une stase papillaire bilatérale peu accusée, d'une faiblesse des réflexes lumineux ;

4) d'une insuffisance de l'abduction des cordes vocales dans la respiration, surtout de la corde vocale gauche ;

5) du côté des organes thoraciques l'existence d'une respiration rude aux sommets et une submatité de l'espace ganglionnaire antérieur de *Guéneau de Mussy*.

Rien d'intéressant à noter par ailleurs. La stase papillaire s'améliora légèrement sous l'influence du traitement mercuriel sans que la malade vît mieux pour cela. Quant aux autres symptômes, ils restèrent absolument stationnaires, quand 2 jours après une ponction lombaire dirigée contre la céphalée, toujours atroce, et des crises convulsives généralisées, la malade tomba dans le coma et mourut quelques heures après, le 26 mars 1907.

Au moment où nous présentions cette malade à la Société de Neurologie de Paris, nous avions admis chez elle l'existence d'un néoplasme, ayant pris son origine probablement dans la substance blanche du lobe occipital où il sectionna les radiations optiques droites, puis ayant gagné la couche optique et le bras postérieur de la capsue interne où il atteignit successivement les fibres se rendant à la jambe, au bras et à la face.

L'autopsie, exécutée 24 heures après la mort a pleinement justifié cette localisation :

Les méninges ne présentaient pas d'altération, si ce n'est une adhérence de la dure-mère, aux lèvres de la scissure interhémisphère un peu accentuée en égard à l'âge de la malade. Les circonvolutions cérébrales étaient aplaties, mais non injectées. L'hémisphère droit, plus volumineux que le gauche, présentait une saillie marquée principalement dans sa partie inférieure. Après durcissement, au formal on pratiqua les coupes. Déjà en détachant les pédoncules cérébraux on vit apparaître une tumeur qui occupait la partie postérieure de ceux-ci.

Sur une coupe passant par la partie moyenne de l'*insula* on voyait une masse néoplasique de couleur jaune claire (la coloration étant homogène, sans hémorrhagies) de consistance assez molle, poussant des prolongements dans la substance blanche de l'hémisphère. La tumeur ne présente pas de limites nettes du côté de la substance nerveuse et en particulier n'est pas encapsulée, mais en bas et en arrière elle respecte la méninge.

Sur cette coupe on voit que les radiations optiques de GABRIOLET sont coupées et que toute la partie postérieure du halamus est rongée par le tissu du néoformation. Par contre, à ce niveau la capsule interne est parfaitement intacte. La corue occipitale du ventricule est complètement envahie.

Il n'est plus de même dans une coupe passant par la partie toute inférieure de l'Insula et intéressant déjà la partie toute supérieure du pédoncule cérébral. Là plus de trace de la couche optique et l'on voit des bourgeons néoplatiques envahir le bras postérieur de la capsule interne.

Le lobe temporal est complètement respecté. Plus bas on peut constater que le néoplasme a envahit le pédoncule cérébral et que là les fibres motrices et sensitives ont été sectionnées. Il ne reste presque plus d'endroit normal dans la calotte pédonculaire.

Par contre une coupe passant par l'extrémité antérieure de la protubérance montre que les noyaux et les fibres des IIIes paires sont absolument intacts et on ne trouve plus trace du néoplasme que dans la partie toute interne de tubercule quadrijumeau postérieur.

Les bandelettes optiques sont normales ainsi que le corps genouillé externe.

La nature de la tumeur n'a pu être établie avec certitude; microscopiquement elle avait l'aspect du g l i o m e et sa non-limitation Histologiquement nous n'avons pu mettre en évidence par le Carmin en masse des fibrilles névrogliques en grande quantité. D'un autre côté de nombreuses formes de dégénérescence cellulaire et de petites hémorragies nous fait pencher vers du sarcome.

Le bulbe est normal, sauf une légère dégénérescence de la pyramide droite que l'on peut poursuivre jusque dans la moëlle dorsale inférieure du côté gauche.

Parmi les autres viscères, seuls les poumons présentaient des altérations tuberculeuses en voie de cicatrisation, les ganglions trachéo-bronchiques n'étaient pas particulièrement tuméfiés.

Comme nous l'avons dit déjà, l'autopsie a donc pleinement confirmé la localisation que nous avions attribuée à la tumeur; celle-ci, comme il est coutume de l'observer, était seulement plus étendue qu'on ne l'avait cru. Cependant il eut été peut-être possible de diagnostiquer l'atteinte du pédoncule, par la constatation de la faiblesse du réflexe pupillaire à la lumière; nous ne croyons pas qu'on doive attribuer ce fait à l'amblyopie, qui n'était pas très accentuée, pas plus qu'à la compression, par le liquide céphalo-rachidien à haute tension, des bandelettes optiques, qui macroscopiquement ne présentaient pas de déformation. La cause de ce fait doit plutôt être recherchée dans la destruction des voies se rendant de la bandelette optique au tubercule quadrijumeau antérieur, centre du réflexe en question.

OBSERVATION II.

M. CHER..., 40 ans, brigadier sergent de ville, vint consulter une première fois dans le service de M. le Professeur RAYMOND, à la Salpétrière le 9 janvier 1907, pour des troubles de la vue et une céphalée violente.

Il n'avait jamais été malade jusqu'à il y a quelques semaines. Cependant de tout temps il avait souffert de céphalées violentes soit dans le service, soit à l'occasion d'événements pénibles, comme à la mort brusque de sa mère ou après s'être fait opérer de deux hernies, il y a trois ans.

Le 14 novembre 1906 étant à la campagne il avait été étonné de voir sombre la figure des personnes passant à quelques mètres de lui. Cela n'avait d'ailleurs pas duré. Mais il y a 4 semaines étant de service de nuit sur le Parvis Notre Dame, il est surpris de constater qu'on n'avait allumé qu'un seul sur les trois becs que contient chaque réverbère. Mais en tournant la tête vers la droite, il s'aperçoit qu'il s'est trompé et que c'est seulement dans le regard dirigé droit devant lui, que le phénomène se produit.

Il y a 15 jours une céphalée violente, surtout frontale a fait son apparition. Il a parfois envie de vomir, mais seulement après avoir ingéré de l'iodure de potassium, qui lui a été ordonné à l'Hôtel Dieu, en même temps qu'on lui fit une série de huit injections intra-veineuses de cyanure de mercure.

Ce traitement n'avait été suivi d'aucun effet.

A ce moment (9 janvier 1907) l'examen ophtalmologique pratiqué par le Dr. Dupuy-Dutemps révéla l'existence d'une hémianopsie latérale homonyme gauche en secteur. L'acuité centrale était parfaitement conservée. Il n'existait pas de lésions du fond de l'oeil. Les réflexes pupillaires sont normaux. Le réflexe hémiopique ne fut pas recherché.

L'examen du reste de l'organisme ne révéla aucun signe pathologique, tant au point de vue du système nerveux qu'au point de vue des autres viscères, seul le pouls était un peu fréquent (100 pulsations à la minute), mais non hypertendu. L'examen des urines ne montra la présence ni de sucre, ni d'albumine. Mais les maux de tête le torturaient sans s'accompagner d'ailleurs ni d'éblouissements ni de vertiges. Son état l'inquiétait beaucoup au point qu'il pleurait en en parlant.

On pratiqua le 2 février une ponction lombaire après centrifugation du liquide céphalo-rachidien, on constata l'existence d'une lympho-cytose très abondante. Le 8 du même mois le malade entra dans le service.

Le *24 février* un nouvel examen ophtalmologique fut pratiqué: Papilles toujours normales ou tout au moins ne présentant encore aucune modification nette. Les pupilles sont inégales, la gauche étant plus large et présentent toutes\les deux le signe d'Argyll-Robertson. L'hémianopsie est complète. L'acuité visuelle est de $^2/_3$, le malade peut lire les caractères moyens. A ce moment la céphalée était devenue continuelle et diffuse, d'une violence telle qu'elle arrachait des cris au malade, et seule la morphine arrivait à le calmer. La ponction lombaire avait soulagé le malade pendant quelques heures.

Par ailleurs, toujours aucune symptôme morbide.

Vers le commencement de mars la céphalée est devenue encore plus intense, un traitement mercuriel par le bi-iodure d'Hydrargyre avait cependant paru l'améliorer un moment. Puis sont survenues quelques bouffées délirantes avec un état de confusion mentale d'abord de peu de durée; mais bientôt cet état mental dura plusieurs jours à la suite, coïncidant en général avec un paroxysme douloureux. Vers le même moment est apparue une paralysie de la jambe gauche, paralysie flasque sans exagération des réflexes sans clonus ni extension de l'orteil et non accompagnée de troubles sensitifs. Le malade laisse aller l'urine sous lui.

A partir du 15 mars le malade est resté dans un état de torpeur, de sommolence, dont il n'était possible de le tirer qu'en insistant et pour quelques minutes seulement. La monoplégie resta telle quelle jusque dans les derniers jours de la vie où l'hémiplégie gauche se compléta du côté du bras et où apparut une hémianesthésie gauche, qui, malgré l'état de torpeur du malade, a pu être nettement établie par l'absence de réactions défensives du côté gauche, alors qu'elles se produisaient du côté droit.

Le malade mourut dans le coma, le 15 avril 1907 des suites d'une infection pulmonaire. L'autopsie fut refusée, par les membres de la famille, malgré toute notre insistance.

En résumé, un homme, de 40 ans, est pris assez brusquement d'hémianopsie bilatérale gauche, quinze jours après apparaît une céphalée, qui alla en croissant d'une façon continuelle, mais ne s'accompagna ni de vomissements, ni de vertiges. La ponction lombaire révèle une lymphocytose abondante.

Un mois plus tard l'hémianopsie, qui était d'abord en secteur, se complète et on constate de l'inégalité pupillaire et le signe d'ARGYLL-ROBERTSON des deux côtés. Aucune autre signe morbide n'est constaté jusqu'en mars, où apparaissent des troubles mentaux (délire et confusion mentale), puis une monoplégie crurale flasque, purement motrice; enfin le bras du même côté est pris un mois après, en même temps que des troubles sensitifs apparaissent du même côté.

Malgré que, dans ce cas, nous n'ayons pu obtenir l'autopsie du malade, il ne serait y avoir de doute sur la nature de l'affection, dont il fut atteint.

Le début par l'hémianopsie, à laquelle se sont joints successivement des phénomènes hémiplégiques sensitivo-moteurs ne saurait s'expliquer que par une tumeur. Comme la réaction hémiopique de WERNICKE ne fut pas recherchée, on pourrait nous objecter, que la tumeur ne siégeait pas dans l'hémisphère, mais dans la bandelette optique. Mais d'abord il est douteux que la recherche de cette réaction nous eut donné un résultat chez un malade présentant un signe d'ARGYLL-ROBERTSON prononcé.

De plus d'autres signes plaident en faveur d'une localisation cérébrale, c'est tout d'abord l'absence de stase papillaire, symptôme qui a coutume d'être précoce dans les tumeurs de la base, c'est ensuite la forme de l'hémianopsie en secteur, la partie inférieure gauche du champ visuel, étant conservée, fait qui est, d'après les trouvaux bien connus de HENSCHEN, en faveur d'une atteinte des radiations optiques.

C'est en particulier cette dernière constatation jointe aux phénomènes d'obnubilation visuelle passagère qui ont ouvert la scène, et à la céphalée violente que présentait le malade, qui nous fit faire le diagnostic, dès le début, de cette tumeur qui était probablement de nature syphilitique; c'est ainsi, pensons nous, qu'il faut interprêter la lymphocytose rachidienne très marquée et le signe d'ARGYLL ROBERTSON, si fréquents au cours de la syphilis, et contre ce signe ne saurait prévaloir l'absence d'action du traitement mercuriel intensif que le malade a subi; de pareils faits, même en présence de g o m m e s du cerveau, ne sont pas rares.

Nous voudrions revenir encore une fois, à propos de ce malade, sur la difficulté qu'il y avait à poser le diagnostic. Deux autres diagnostics venaient en discussion. Celui d'une hémianopsie transitoire comme on en voit chez les hypertendus. (VAQUEZ), qu'il était facile d'écarter et celui d'une thrombose en particulier par artérite syphilitique. L'apparente brusquerie du début était un élément qui semblait plaider en faveur de ce diagnostic. Mais cette brusquerie n'était qu'apparente, puisque une obnubilation passagère de la vue l'avait précédé. D'ailleurs ce symptôme aurait pu être regardé comme une espèce de claudication intermittente du lobe occipital avant la thrombose définitive. Mais ce qui nous fit rejeter l'idée d'une thrombose c'est la forme de l'hémianopsie du secteur, que, ce que nous savons de l'irrigation artérielle du lobe occipital, ne pouvait nous expliquer. Pour en revenir au premier cas, l'hémianopsie que nous n'avons pas vue débuter, a existé à l'état pur pendant plus de 4 mois; la malade que nous avons interrogée à ce point de vue plusieurs fois nous a toujours affirmé que jusqu'au mois de mai, elle n'avait ni mal de tête ni aucune autre espèce de malaise, alors que les troubles visuels avaient débuté en décembre. Dans ce cas, comme dans le deuxième, il n'existait pas d'hallucinations visuelles; (le Prof. Oppenheim a, on le sait, insisté sur celle-ci au cours des tumeurs du lobe occipital). Le fait n'a rien d'étonnant, ces hallucinations doivent être considérées comme une excitation de l'écorce de la scissure calcarine, par une tumeur siégeant à son niveau même, alors que dans nos deux cas la tumeur siégeait et devait siéger dans la substance blanche du lobe.

Pour nous résumer, nos cas apportent avec eux, une fois de plus, la confirmation de ce fait classique, que dans les tumeurs du lobe occipital, l'hémianopsie latérale homonyme peut exister à l'état de symptôme isolé, absolument seule et cela pendant des mois. Le diagnostic devra se faire alors par la forme de l'hémianopsie, qui est rarement totale d'emblée, le début pouvant être assez rapide pour pouvoir faire croire à une lésion thrombosique, qu'il ne faudra admettre qu'avec réserve, même quand on trouve quelque argument en sa faveur, tel que, par exemple, des signes d'une infection syphilitique ancienne.

Ophtalmo-réaction en psychiatrie
par Dr. A. MARIE (Villejuif).

M. Marie (de Villejuif) a pratiqué la recherche de la réaction de Calmette par l'emploi de tuberculine instillée dans la conjonction des aliénés soupçonnés de tuberculose.

100 malades ont été ainsi examinés.

50 pris parmi des paralytiques avancés non soupçonnés de tuberculose probable et 15 parmi des déments organiques autres.

15 parmi des aliénés alcooliques, mélancoliques, ou débiles divers ayant présenté ou présentant des signes d'affection apparemment tuberculeuse (Ostéite, abcès froids, cavernes, coxalgies etc.) $^{13}/_{15}$ de ces derniers ont donné une réaction positive nette. $^{11}/_{65}$ des premiers ont présenté la réaction locale, (1 seul sénile et 10 P. G.) Ajoutons 1 P. G. qui, sans réactions locale, eut une éruption d'exanthème généralisé et fut trouvé à l'autopsie porteur d'un tubercule caseux ancien à l'un des sommets. Enfin sur 20 D. Précoces 11 réactions positives (on sait que q.q. auteurs soutiennent l'étiologie toxituberculeuse de certains D. P.

Quelques reinstillations ont été faites à des cas négatifs une première fois.

Deux P. G. ont ainsi réagi à une seconde instillation, 1 syphilitique cérébral, 1 dément organique, un sénile et 1 dément précose.

En revanche aucun de ceux qui avaient primitivement donné la réaction positive n'est resté sans réaction au deuxième essai.

La convisnation nécropsique a été obtenue depuis pour 1 alcoolique, pour 3 P. G. et un sénile.

Tous les 5 ont été trouvé porteurs de lésions pulmonaires, en cours, ou anciennes (tub. crètaces).

Les P. G. tuberculeux autopsié estaient en outre sûrement syphilitiques ainsi que plusieurs de ceux à reaction positive encore vivants ; ceci afin de répondre à l'hypothèse de P. G. tuberculeuse possible dans ces cas, Il s'agissait plûtot de P. G. galopantes à infections combinées ; ces cas n'en sont pas moins intéressants vue l'ancienne opposition qui l'on avait cru pouvoir établir entre tuberculose et P. G.

Vu la difficulté et l'intérêt d'une sélection des aliénés tuberculeux la réaction de Calmette a une importance évidente en psychiatrie.

Reste à étudier au même point de vue les idiots par hérédo-tuberculose et les déments vésaniques à internement prolongé au point de vue de l'action tuberculisante du confinement asilaire.

Abspaltung des Farbensinnes durch Herderkrankung des Gehirns

VON

Dr. M. LEWANDOWSKY (Berlin).

M. H.! Ich möchte Ihnen heute in Kürze den Symptomenkomplex einer cerebralen Erkrankung schildern, der auf dem Gebiete der Störungen des Farbensinnes liegt und der, wie ich glaube, neu ist.

Ich muss daher in wenigen Worten diejenige Störungen des Farbensinnes erwähnen, welche bisher überhaupt bei cerebralen Erkrankungen beschrieben sind. Das ist zuerst die eigentliche Farbenblindheit, sei es die totale oder die partielle, letztere in der Form der Rotgrünblindheit. Diese Formen sollen sich in nichts von dem gewöhnlichen Bilde der Farbenblindheit unterscheiden, d. h. die Kranken sind eben nicht mehr im stande, von ihnen gesehene Farben auseinander zu halten und zu unterscheiden.

Die zweite dieser bisher beschriebenen Störungen ist die sogen. amnestische Farbenblindheit von WILBRAND. Hier handelt es sich jedoch gar nicht eigentlich um eine Störung innerhalb der optischen Sphäre, sondern, wie der Entdecker dieser Störung selbst hervorhebt und wie bisher alle diejenigen, die die wenigen bekannten Fälle dieser Art beschrieben haben, bestätigen, eigentlich um eine Sprachstörung. Es handelt sich um eine sensorische Aphasie, beschränkt auf die Farbennamen. Diese Kranken sind ausser stande, ihnen gezeigte Farben zu benennen und andererseits ihnen benannte Farben zu identifizieren und herauszusuchen. Nach den recht kurzen Protokollen, die über diese sogen. amnestische Farbenblindheit vorliegen, ist es mir nicht sicher, ob diese Störung wirklich rein vorkommt; es scheint mir vielmehr gerade, als wenn in einem oder dem andern der beschriebenen Fälle Elemente enthalten sind, welche auf die nun von mir zu beschreibende Störung hinweisen.

In *meinem Falle* also handelte es sich um einen 50 jährigen Mann, einen Buchhalter, der am 2. April des Jahres ganz plötzlich erkrankte. Während er an seinem Schreibtisch sass, merkte er plötzlich, dass er nicht mehr lesen und schreiben konnte; er verliess schnell das Geschäft, auf der Strasse fiel ihm auf, dass die Schilder an den Häusern alle gleich aussahen, dass er die Inschriften nicht mehr lesen konnte. Erst nach längerer Zeit vermochte er das Haus, in dem er wohnte, zu finden. Er merkte auch, dass er sich mit den Leuten nicht mehr verständigen konnte. Da in der Tat eine Verständigung mit ihm ganz unmöglich war, wurde er am nächsten Tage dem Krankenhause Friedrichshain in Berlin überwiesen.

Hier bot er zunächst das Bild einer typischen WERNICKE'schen sensorischen Aphasie; er verstand nicht, was man zu ihm sagte und er sprach ein unverständliches paraphasisches Kauderwelsch. Der Fall schien nichts Besonderes zu bieten. Diese Besonderheiten zeigten sich erst, nachdem nach etwa 3—4 Wochen die sensorische Aphasie abgeklungen, fast verschwunden war, soweit, dass man sich mit dem Kranken jetzt sehr gut verständigen kann. Ich kann daher auch hier diese Sprachstörung, die nur als ein Fernsymptom des eigentlichen Herdes zu betrachten ist, ganz ausser Acht lassen.

Auf dem Gebiete der sprachlichen Störungen im weitesten Sinne blieb am längsten bestehen eine subcorticale Alexie. Der Kranke konnte also nicht lesen, aber er konnte fliessend schreiben, konnte aber das, was er selber geschrieben hatte, nicht entziffern. Die relative Dauerhaftigkeit dieses Symptoms ist für uns insofern von Wert, als sie uns darauf hinweist, dass der Herd, der ja bei unserem Kranken offenbar vorliegt, ziemlich weit nach hinten, etwa in den vorderen Gebieten des linken *Occipitallappens* etwa nach der Angularwindung zu gelegen ist. Es bestanden auch reine motorische Störungen.

An diese Alexie nun schliessen sich an die anderen Symptome auf dem Gebiete des Gesichtssinnes.

Zunächst hatte der Kranke eine *Hemianopsie nach rechts*, die sich später zu einer Hemiamplyopie milderte.

In der Erkennung von Formen und Gegenständen hinderte diese Hemianopsie den Kranken aber nicht. Es bestand *keine Seelenblindheit*. Er war immer im stande alle ihm gezeigten Bilder und Abbildungen aufzufassen, und er war weiter auch in der Lage, wenn auch etwas unbeholfen, zu zeichnen. Eine Flasche, ein Glas, ja selbst ein Haus und ein Gesicht zeichnete er ganz erkennbar, und sogar mit dem Versuch einer Perspektive. Jedenfalls liegt von dieser Seite nichts vor, was irgendwie die gleich zu erwähnenden Farbensinnstörungen berühren könnte.

Was nun also den *Farbensinn* betrifft, so war der erste Versuch, den wir machten, der, dass wir dem Kranken aufgaben, ihm *gezeigte Wollproben zu benennen* oder ihm benannte zu zeigen. Er versagte völlig und erklärte entweder, er wäre dazu nicht im stande oder wenn er dazu gedrängt wurde, gab er irgendeine falsche Farbe, ohne dass sich irgend eine Regel in seinen Fehlern erkennen liess.

Weiter war der Kranke *nicht im stande, die Farbe von ihm bekannten Gegenständen*, z. B. die Farbe eines Blattes, einer Citrone u. s. w. *anzugeben*. Er gab ganz beliebige Farbennamen z. T. ganz merkwürdiger Art, wie z. B. blaurötlich u. dgl. [1] Und nun liess es sich durch einen

---

[1] Die Deutung dieses Symptoms, dass der Kranke nicht imstande war, die Farbe von Gegenständen sprachlich anzugeben, wird in der ausführlicheren Mitteilung behandelt werden.

sehr einfachen Versuch zeigen, dass es sich hier *nicht mehr um sprachliche Störungen handelt;* denn wenn man nun dem Kranken eine Auswahl
von Farben, z. B in Gestalt von Wollproben, vorlegte und ihm nun
aufgab, die Farbe des Blutes, des Grases, der Citrone zu bezeichnen
und herauszusuchen, so versagte er in ganz genau der gleichen Weise.
Er nahm also, wenn überhaupt, ganz falsche Farben und auch wieder
ganz regellos.

In Parenthese sei bemerkt, dass in jeder Beziehung bei unserm
Kranken *schwarz und weiss* als Farben rangierten, dass er aber über
dunkel und hell vollkommen orientiert war. Er konnte nicht angeben,
welche Farbe der Schnee oder die Kohle hatte, antwortete aber auf
die Frage, ob die Nacht dunkel oder hell sei, „dunkel; wenn der
Mond scheint, hell", und auch bei dem Heraussuchen von Farben
eines bestimmten Gegenstandes nahm er immer Rücksicht auf die
Helligkeit, aber eben niemals auf die Farbe selbst. Das dürfte für die
Psychologie der Farbenempfindung und ihre Trennung von der Hellig-
keitsempfindung bemerkenswert sein.

Selbstverständlich haben wir uns bei allen Proben überzeugt, dass
der Kranke auch verstand, was die ihm genannten Gegenstände, deren
Farbe er bezeichnen sollte, bedeuteten. Er antwortete z.B. auf die
Frage, ob er wisse, was Blut sei: „Natürlich, das was überall im
Körper fliesst". Was Blätter seien: „Das was auf den Bäumen wächst".
Es ist überhaupt hervorzuheben, dass seine Intelligenz, das Wort im
gewöhnlichen Sinne genommen, eine ganz ungewöhnlich gute war. Wir
haben die Versuche, um den sprachlichen Ausdruck auch seitens
des Untersuchers gänzlich auszuschliessen, dann auch dahin ausgedehnt,
dass wir dem Kranken Abbildungen gaben von Gegenständen, farblose
Abbildungen, z. B. von einer Citrone oder einer Cigarre oder einem
Blatt, die er ohne weiteres erkannte. Ja, wir haben den Kranken
sogar selbst ein Blatt zeichnen lassen und ihm nun aufgegeben, die
dazu passende Farbe herauszusuchen und auch hier versagte er vollständig, sodass also von einer ursächlichen Bedeutung irgend einer
Sprachstörung für den Symptomencomplex gar keine Rede sein kann.

Ja, wir sind soweit gegangen, dass wir dem Kranken falsch colorierte
Abbildungen gezeigt haben und auch hier war er sehr unsicher; indessen
war das doch die Grenze, er traf hier doch häufig das Richtige, wenn
er den falsch colorierten neben dem richtig colorierten Gegenstand sah,
z. B. einen grünen Ochsen neben einem braunen. Wenn er aber die
Abbildungen nur einzeln sah, war er unsicher und erklärte auch manchmal ganz richtig colorierte Dinge, wie z. B. eine grüne Wiese für falsch.
Jetzt ist er übrigens über dieses Stadium hinaus.

Nun, aus alledem werden Sie geneigt sein anzunehmen, dass bei dem
Kranken eine völlige Farbenblindheit bestand, bezw. ein völliger Verlust

---

Es erscheint möglich, dass wenigstens bei einer Anzahl von Menschen zu dem „Wissen"
der Farbe eines Gegenstandes das Auftauchen der betreffenden Farbenvorstellung notwendig ist.

der Farbenempfindung, wenn es sich nicht gar um einen zufälligen Fall angeborener totaler Farbenblindheit handelt. Die Aeusserungen des Kranken schienen manchmal beinahe in dem letzten Sinne zu deuten, denn manchmal sagte er: „ich habe ja mit Farben nie Bescheid gewusst, das habe ich nie gekonnt", während er andererseits doch manchmal sagte: Früher war das doch anders, und jetzt gibt er an, dass er sich sehr gut erinnere, Farben früher sehr gut haben unterscheiden zu können, dass er z.B. von seiner Frau, die ein Modewarengeschäft hatte, oft in Bezug auf Farbenzusammenstellungen um Rat gefragt worden wäre. In den erwähnten Aeusserungen zeigt sich somit nur ein ganz charakteristischer Mangel an Bewusstsein für den Defekt.

Das Merkwürdige ist nun aber das, dass es sich in unserm Falle weder um eine angeborene noch um eine erworbene Farbenblindheit, d.h. also um einen Mangel oder einen Verlust der Farbenvorstellungen handelt, sondern dass es sich nachweisen liess, dass der Kranke einen *völlig intakten Farbensinn* besass und besitzt.

Wir haben ihn *allen Prüfungen unterworfen*, die überhaupt bekannt sind; die Entscheidung gab schon die erste, die Ihnen allen bekannte Holmgren'sche Wollprobe. Das Verhalten des Kranken dabei war sehr merkwürdig. Natürlich durfte man ihm nicht sagen, dass er etwa die roten Farben heraussuchen sollte, sondern musste ihm eine Farbe geben, und ihm sagen, dass er die ihm dazu ähnlich erscheinende heraussuchen solle. Dann weigerte er sich zunächst gewöhnlich und sagte: „ich weiss nicht, was ich soll, ich kann es nicht fassen". Gedrängt aber fing er dann an und machte alles richtig. Nur sagte er immer wieder: Das ist zu dunkel, oder das ist zu hell. Man musste ihm dann begreiflich machen, dass es auf die Dunkelheit oder Helligkeit nicht ankäme, sondern dass es eben etwas anderes sei, was er zu beachten hätte. Trotzdem die Proben richtig waren, war das Ergebnis für ihn subjektiv ein unbefriedigendes; er sagte dann meist: die sind ja alle verschieden. Zu voller subjektiver Befriedigung gehörte bei ihm eben die Farbe *und* die Helligkeit. Wenn man etwa eine Anzahl von Wollproben je in zwei Hälften schnitt und ihm nun aufgab, die je zwei passenden herauszusuchen, so tat er das mit grosser Schnelligkeit und auch subjektiver Sicherheit. Hier war eben Farbe *und* Helligkeit gleich.

Auch die Stilling'schen Tafeln las er wie ein Gesunder, und endlich hatte Herr Professor Nagel die Güte, auf meine Bitte den Kranken mit mir am *Helmholtz'schen Farbenmisch-Apparat* zu untersuchen. Prof. NAGEL spricht sich mit aller Sicherheit dahin aus, dass auch noch nicht einmal eine Anomalie des Farbensinnes bei dem Kranken vorhanden war, sondern dass er die Farbengleichungen, d.h. die Mischung von Spectralfarben ausführt wie ein völlig Farbentüchtiger.

Was noch bemerkenswert ist, ist dies: dass von vornherein auch sein Gedächtnis für Farben völlig intakt war und dass er, wenn man ihm aufgab, sich aus einer grossen Anzahl von Farben, eine zu merken, er noch nach einer halben Stunde und mehr die richtige oder wenigstens eine ihr sehr ähnliche Farbe heraussuchte.

Der Farbensinn also existierte und war völlig intakt. Und wenn wir nun die Störung bezeichnen wollen, die er in der Zuordnung der Farben zu Gegenständen machte, so können wir nur sagen, dass eine *völlige Abspaltung des Farbensinnes hier statthatte von den Vorstellungen und den Begriffen der Formen und der Gegenstände.* Der Farbensinn war isoliert; er führte in diesem Gehirn ein Leben für sich und konnte mit dem Lichtsinn und dem Formensinn nicht verbunden, nicht associiert werden.

Wenn wir uns noch einen Augenblick nun die anatomischen Möglichkeiten klar machen, durch die eine solche Abspaltung des Farbensinnes zu stande kommen kann, so erscheint mir die folgende Erklärung die einzig mögliche: Es ist kein Zweifel, dass es sich bei dem Kranken um einen Herd im Bereiche des linken Occipitallappens handelt, und ich nehme an, dass dieser Herd auch das, wenn man so sagen will, Farbencentrum in der linken Hemisphäre zerstört hatte. Erhalten war das Farbenzentrum in der rechten Hemisphäre, aber die *Association des Farbensinnes, nicht nur der linken, sondern der ja allein noch sehtüchtigen rechten Netzhauthälften mit den übrigen optischen Elementen, fand bei diesem Mann nur von dem Farbenzentrum in der linken Hemisphäre oder über dasselbe statt.* Mit dessen Zerstörung ging diese Association verloren. Der Farbensinn im gewöhnlichen Sinn aber blieb intakt, denn dieser war ja noch in der rechten Hemisphäre.

Ob das nun bei allen Menschen so ist, dass die Association der Farben mit den übrigen optischen Wahrnehmungen über die *linke* Hemisphäre geht, wie ich hier annehme, toll nicht nur zweifelhaft, sondern unwahrscheinlich erscheinen. Ja, auch bei dem vorgestellten Fall ist in der letzten Zeit eine geringe Besserung eingetreten, die wohl auf das Eintreten der rechten Hemisphäre zu beziehen ist. Auch auf anderen Gebieten sind wir ja heutte geneigt, nicht unwesentliche individuelle Differenzen in der Wichtigkeit der linken Hemisphäre gegenüber der rechten zuzulassen. Aber jedenfalls zeigt sich hier doch wieder ein Symptom der Präponderanz der linken Hemisphäre, und es ist auch das zu erwähnen, dass alle bisher beschriebenen cerebralen Farbensinnstörungen nur bei Erkrankungen der linken Hemisphäre beobachtet sind.

Abgesehen aber von dieser anatomischen Begründung erschien mir das beschriebene Symptom als das einer Associationsstörung innerhalb der optischen Sphäre, die man wohl fast allgemein als festverkittet in ihren einzelnen Elementen ansieht, also vom rein psychologischen Gesichtspunkt aus der Mitteilung wert. Fälle der beschriebenen Art scheinen doch geeignet den Zwischenraum zwischen den Herderkrankungen des Gehirns und den sogen. Geisteskrankheiten, wenn man überhaupt von einem solchen Zwischenraum noch sprechen will, an ihrer Stelle zu überbrücken.

Dr. SAENGER (Hamburg)

fragt den Vortragenden, ob bei seinem Falle auch eine Farben-
hemianopsie nach rechtshin constatiert worden ist; weiter, ob
Störungen in Form einer Alexie vorhanden waren.

Dr. MAX LEWANDOWSKY (Berlin)

antwortet Herrn SAENGER, dass, ja im Anfang eine totale Hemianopsie, also auch eine Hemianopsie nach rechts bestand, und
dass sich die von ihm geschilderten Störungen ja nur auf die
völlig farbentüchtigen rechten Netzhauthälften beziehen.

The Clinical Significance of Allochiria.

ERNEST JONES, M. D.

Member of the Royal College of Physicians, London.

Assistant Physician to the London School of Clinical Medicine.

During the past two years I have had the opportunity of making a detailed investigation of some cases of Allochiria, a complete study of which will shortly be published together with a full discussion of the pathogenesis of the condition. The fact that this paper is therefore merely a preliminary communication, containing a summary of the results of the above study, is advanced as an explanation of any appearance of dogmatism in the remarks that follow. Only the clinical significance of the condition will be considered, as the subject of pathogenesis would need a lengthy exposition.

In spite of Professor JANET's remarkable essay, which has not yet received the attention it deserves, it may be said that the views held on the subject by most neurologists can be summarised as follows: „Allochiria is a defect in localisation, whereby a patient refers a cutaneous stimulus to the corresponding contralateral point; it occurs in a large number of diseases, notably Tabes and Hysteria, and is of no value in diagnosis". How inexact is this account of the condition will be seen presently.

The symptom first described by OBERSTEINER under the name of Allochiria refers to two entirely different conditions, which hitherto have not been differentiated from each other. The one, which may be called False Allochiria, is an instance of the localisation defect known as Alloaesthesia. The other, for which I have proposed the designation Dyschiria or Dyschirognosis, is an instance of psychological disaggregation and comprises three distinct varieties, of which true Allochiria is one.

In addition to these the terms Electromotor Allochiria and Reflex Allochiria have been applied by WEISS to conditions in which a unilateral stimulus evokes either a bilateral or contralateral response. There is no reason whatever why the term Allochiria should be used in this connection, and I shall not mention the conditions further. One might just as soon call the consensual reaction of the pupil to light Allochiria, particularly if the direct response is abolished, as happens in lesions of one third nerve.

I shall first give a brief description of False and True Allochiria, with their distinguishing characteristics, and then consider their clinical significance.

In Alloaesthesia there is erroneous localisation of cutaneous stimuli, which are referred by the patient to points more or less distant. These stimuli are referred usually to points on the same side of the body, but, for a reason that we cannot consider here, a certain number are referred to the corresponding point on the opposite side. The symptom of False Allochiria does not need any special designation other than the general one of Alloaesthesia, for its significance and pathogenesis are indentical with those of the latter condition. It differs clinically from True Allochiria in respect to seven precise features.

1. In Alloaesthesia only a certain number of the stimuli are referred to the contralateral side, usually less than 50% of them; in Allochiria the stimuli are invariably referred to the contralateral side.

2. In Alloaesthesia the symptom in question is merely an instance of the erroneous localisation that takes place in every direction, so that the error in transverse localisation bears an exact relation to the error in vertical localisation; in Allochiria there is no error in localisation apart from the mistake in the side.

In Alloaesthesia a touch on the inner side of the ankle might be referred to the outer side of the ankle, to any point on the foot or leg, or to the opposite ankle; in Allochiria such a touch would invariably be referred to the inner side of the opposite ankle and nowhere else.

3. In Alloaesthesia there are disturbances of common sensibility — particularly hypoaesthesia — which are important factors in bringing about the erroneous localisation; Allochiria bears no relation to any defect of cutaneous sensibility, though such defect may sometimes be present independently.

4. In Alloaesthesia there may be hypoaesthesia or paraesthesia but there are never present the peculiar attributes that we shall consider in connection with Allochiria under the name of Phrictopathic Sensation.

5. In Alloaesthesia hallucinatory sensations and polyaesthesia frequently occur; in Allochiria this is not so.

6. In Alloaesthesia there are no corresponding motor manifestations, except perhaps ataxy; in Allochiria motor manifestations are at least as prominent and characteristic as sensory ones.

7. In Alloaesthesia there are no corresponding mental symptoms, and the patient's error is due solely to the fact that, on account of the peripheral defect, the mind receives imperfect information about the stimulus; Allochiria on the other hand is essentially a mental manifestation in which there is a deficiency of the power of apprehending the feeling of „sidedness".

I shall add nothing to this brief account of the false or alloaesthesic Allochiria beyond a few remarks later on the subject of diagnosis. Dyschiria however demands a fuller description. As was first pointed out by JANET, there are three distinct varieties of this condition and these must be separately considered. There are further three manifestations of each variety, sensory, motor and mental.

For the *first* variety, called Simple Allochiria by JANET, I have proposed the designation Achiria. This term indicates that its essential feature is a defect in respect to the feeling of „sidedness" or handness", which may be called the chirognostic sense. The three manifestations of this variety are as follows. First, sensory stimuli are perfectly appreciated and correctly localised with the exception of their side. They give rise to no feeling of „sidedness" whatever. It is not accurate to say that the patient is in doubt as to the side of the stimulus; he is quite sure that he has no idea on the subject, and refuses to make any guess. The sensation experienced has certain peculiar qualities that will presently be mentioned. Secondly, if the patient is asked to carry out any movement with the limb in question he is unable to do so unless the limb is indicated in some other way than by the use of the words right or left; the reason for this is that he has lost the knowledge of the meaning of these words, either altogether or at all events when they are applied to the limb concerned. Thirdly, he is unable spontaneously to conceive the feeling of this limb and declares that he has no such part of his body.

For the *second* variety, called Complete Allochiria by JANET, I shall simply use the term Allochiria, for it resembles the condition commonly defined under this term. The three manifestations of this variety are as follows. First, sensory stimuli applied to the affected side are invariably referred to the corresponding point on the opposite side of the body. This is done with an air of absolute conviction, so that for instance a patient affected with Allochiria on only the right side feels no more certain that a touch is on the left side when it is applied on this side than he does when it really is applied on the right side. Secondly, if the patient is asked to carry out a movement on the affected side he invariably does so with the corresponding part of the opposite side, fully under the impression that he has carried out the movement correctly. This phenomenon has been given the name of Allokinesia, rather unfortunately, as I think, for so doing serves only to create an artificial separation between two aspects of what is essentially the same condition. Allochiria is neither a motor nor a sensory phenomenon, but a psychical phenonemon that has both motor and sensory manifestations. Thirdly, the chirognostic sense is altered as follows. In a bilateral case the patient can conceive of a given feeling of "sidedness" only when the opposite side is moved or stimulated. In a unilateral case he can conceive of the feeling of „sidedness" of an affected part only when he moves the corresponding part on the opposite side under the impression that he is moving the part in question; if he really moves the affected part, or if this is stimulated, he invariably gets the feeling of „sidedness" of the opposite part.

The *third* variety has been given the appropriate name of Synchiria by JANET. The three manifestations of it are as follows. First, a sensory stimulus evokes two simultaneous sensations, which are referred to the corresponding points on both sides of the body. Secondly, when the patient is asked to carry out a movement on the affected side he does so on both sides, though in so doing he gets only the feeling of „sidedness" of the affected part. Thirdly, the patient is unable spontaneously to conceive the affected feeling of „sidedness" apart from the feeling of the corresponding opposite side.

On the introspective side there are many interesting matters in connection with Dyschiria, but the above mentioned clinical features are sufficient to enable the condition to be recognized. As regards the distribution of Dyschiria it may be general and bilateral, it may be unilateral, or it may concern only certain regions of the body. In a given part it may relate to all the functions of the part or to only some. Thus, in the allochiric stage, only painful sensations may be referred to the opposite side and not other sensations.

These three varieties of Dyschiria are three grades of the same pathological process, Achiria being the most severe and Synchiria the least. Probably any one may occur without the others, though it is true that Achiria and Synchiria have not hitherto been observed except in cases that at another period presented Allochiria.

The last point that must be mentioned in this connection is the peculiar nature of the sensation that a stimulus applied to a dyschiric part evokes. There are six characteristic features about such a sensation. First, it is abnormally persistent; a momentary touch evokes a sensation that lasts half a minute or longer. Secondly, its reaction-time is delayed, being usually more than a second longer than that of a normal sensation arising under the same conditions. Thirdly, it is prevented by a simultaneous stimulus applied to any normal part of the body and is at once abolished by the subsequent application of any such stimulus; thus if two touches are simultaneously applied, one on a dyschiric part and the other on a normal part, only the touch on the latter part is felt, and again if a normal part is touched while the patient is still feeling the persisting sensation that follows a touch on a dys chiric part, he at once ceases to feel the abnormal sensation. Fourthly, it has a strong tendency to evoke an immediate motor response. Fifthly, it has a peculiar quality that the patient describes as a diffuse shuddering or tingling; this is always unpleasant, usually very disagreeable, and sometimes constitutes a horrible shudder. On account of this quality I have described it under the name of Phrictopathic Sensation. Sixthly, the feeling of personal ownership of the part stimulated is more or less gravely compromised. All these features are most marked in the achiric stage and least in the synchiric, as may be illustraded by considering the last one. In the achiric stage the patient can describe all the features of the stimulus as correctly as a normal person, but he is convinced that the point touched is not on any part of his own body and cannot understand how all the information about the stimulus reaches him. For instance he might say „You are touching the back of a thumb with a blunt pin; it isn 't my thumb and I have no idea where the thumb is". In the allochiric stage the part touched feels dead and as if belonging to the patient in only the vaguest way. In the synchiric stage two points seem to the patient to have been touched; the homolateral one feels strange, foreign and as if it were asleep, and the sensation has the other peculiar attributes mentioned above; the contralateral one feels obviously a natural part of his own body and the corresponding sensation has no abnormal attributes.

Coming now to the question as to the value of these symptoms in diagnosis, let us first consider the false or alloaesthesic Allochiria. This can distinguished with certainty from true Allochiria by means of the data given above. The only other matter I wish to refer to in this connection is the fact that Allochiria may be simulated by a peculiar irritable condition of the lowest afferent neurone system. In this hyperexcitable state, which is not very rare in Tabes and in certain affections of the peripheral nerves, the patient experiences an indefinite number of hallucinatory sensations which he refers to various precise points on the surface of either limb. The condition is easily recognised by the fact that sensations are experienced independently of objective stimulation and are increased in vividness when the element of expectant attention is added, but, if the possibility of its presence is not borne in mind, it is equally easy for the condition to be mistaken for Allochiria or at least for Alloaesthesia.

The clinical significance of this form of Alloaesthesia is that of erroneous localisation in general so that I need not discuss it here. There is no doubt that the symptom is most marked in affections in which the articular excitations are impaired, and this is probably the reason why it is so often and so well seen in Tabes.

The relation of Dyschiria to diagnosis must be discussed from two points of view, first the diagnosis of Dyschiria and secondly the significance of Dyschiria as regards diagnosis of the affection present. It is convenient to discuss separately the sensory and motor aspects of the former problem.

When it is observed that a cutaneous stimulus is referred to the opposite side it can readily be determined, as stated above, whether Allochiria or Alloaesthesia is present, by a knowledge of the distinctive features of those conditions. The observation of the transference of sensation may not be made however and in this case the condition will be overlooked. Even when a patient's localising capacity is being tested it may not occur to the observer expressly to inquire as to the side on which the sensation is felt; this is especially likely in true Allochiria when the patient localises every stimulus with exactitude and certainty. Further the Allochiria may be present only in connection with certain kinds of stimuli. The other two varieties of Dyschiria are overlooked still more easily, especially as they are less known. In the achiric variety there is no transference of sensation and even if the patient is questioned as to its side he replies simply "I don't know", so that the state of affairs will not be correctly interpreted unless the observer is aware of the existence of this variety of Dyschiria. In the synchiric variety three subvarieties occur, all with their special fallacies of observation. In the first and most advanced of these three the contralateral sensation is appreciated most distinctly, and if the patient mentions only this one the condition may be mistaken for Allochiria, a serious prognostic error. In the second subvariety the sensations on both sides are appreciated with equal distinctness; the patient usually says that he was touched on both sides but, if he thinks only one touch has been applied, he sometimes says that he doesn't know which side was touched and in this case the condition may be mistaken for Achiria. In the third subvariety the homolateral sensation is the more distinct and if the patient mentions only this one the state of affairs may be thought to be normal.

On the motor side the possible errors in observation are much more important. The motor manifestations, unless analysed carefully, are easily interpreted as clumsiness and weakness. In a unilateral case when the face, arm and leg are affected the resemblance to incomplete hemiplegia is very considerable All the signs of supranuclear facial paralysis may be present, the gait is typically hemiplegic, and in direct tests of strength, such as with the dynamometer, the conscious effort produces such disproportionately slight results that the presence of paresis may readily be concluded. Again in the synchiric variety·the movements bear a decided resemblance to the synkinesic phenomena of hemiplegia.

It is hardly necessary to remark that all these fallacies can be avoided if the various conditions with their characteristic features are borne in mind.

The significance of Dyschiria is totally different from that of Alloaesthesia. Although the majority of writers have held that Dyschiria, like Alloaesthesia, is due to a defect in the excitations that reach the mind from the periphery, the evidence is overwhelming in favour of the view that it is due rather to an incapacity on the part of the mind to appreciate the excitations, which are themselves unimpaired. The following three arguments may be advanced in support of this view.

In the first place no case of Dyschiria has ever been recorded in which the presence of Hysteria was excluded. Nineteen cases have been published of true Allochiria; in sixteen of these Hysteria was the only nervous affection present; in the remaining three there was every reason to suppose, from the other symptoms shewn, that Hysteria was present in addition to the organic nervous affection. As Hysteria is purely a mental affection, and certainly is not associated with any defect in the peripheral afferent system, we therefore have strong grounds for supposing that Dyschiria is likewise a mental phenomenon. In two cases of Hysteria Allochiria has been artificially produced during hypnosis so that here we have positive evidence of its mental origin.

In the second place the remarkable specificity of the phenomenon is most suggestive of its psychical nature. The complete failure of the patient to apprehend the appropriate feeling of „sidedness" in connection with a cutaneous stimulus contrasts sharply with his power of correctly appreciating all its other attributes, its quality, exact locality, etc. This failure on the one question of „sidedness" stands out absolutely in contrast with the retention of all the other capacities in the same connection. Never in the hypoaesthesia of organic disease do we find a patient able to differentiate two pieces of cotton-wool of different degrees of coarseness, and localising a touch exactly, except for the one fact that he feels it invariably on the opposite side of the body (Allochiria) on both (Synchiria) or on neither (Achiria). The whole picture reminds one irresistibly of the other specific and highly specialised losses that are so characteristic of Hysteria.

In the third place the phenomenon exists only so far as conscious mental processes are concerned. Though the correct feeling of "sidedness" cannot be apprehended in consciousness in the normal manner, so that the various conscious defects occur as described above nevertheless its presence in the mind is proved by its influence on habitual and automatic processes. The more conscious and volitional is the mental process concerned the greater is the dyschiric defect, while the more subconscious and automatic is the process the less is the defect.

We may therefore conclude that the phenomenon is always of psychical origin and that its presence is almost certain evidence of Hysteria. Finally, the recognition of the dyschiric process may aid greatly in the analysis of the defects present and serve as a valuable guide to the discovery of the ultimate basis of the affection, thus proving an important step in that exact psychological diagnosis that underlies all scientific treatment of Hysteria.

Physiologie pathologique et reéducation motrice des troubles viscéraux des tabétiques

par MAURICE FAURE (de La Malou).

Les muscles de la vie de nutrition subissent, dans le tabès, des perturbations fonctionnelles de même origine et de même ordre que celles dont sont frappés les muscles de la vie de relation, c'est-à-dire 1, une diminution de la tonicité (atonie, hypotonie, relâchement) 2, une diminution ou la disparition de la coordination.

Du siège de la lésion médullaire et radiculaire dépend la noture du trouble viscéral (laryngé respiratoire, vésical, intestinal).

L'atonie ou le relâchement des tuniques musculaires lisses de la vessie, de l'intestin, des muscles de REISSESSEN, et des parois bronchiques, déterminent la stase et l'infection facile de ces réservoirs physiologiques. Ces muscles n'étant pas soumis à l'action de la volonté, leur reéducation est impossible, mais le massage et la faradisation excitent leur contractilité et diminuent leur atonie.

Les muscles striés cervicaux, scapulaires, dorsaux, intercostaux, le diaphragme, — les parois de l'abdomen, — le plancher périnéal, sont, tout comme les muscles des membres, atteints d'atonie et d'incoordination. Leur atonie a pour résultat le défaut de résistance des parois thoraciques et abdominales, du diaphragme et du périnée. Par suite, lorsque le thorax se dilate dans l'effort inspiratoire, lorsque le diaphragme comprime la masse intestinale pour l'effort d'expulsion de l'urine ou des matières, les parois de la poitrine et de l'abdomen se laissent distendre, le diaphragme se laisse aspirer dans l'intérieur du thorax, et les pressions dans l'intérieur de ces cavités ne sont pas changées. Il résulta de cette insuffisance des variations de pression, une insuffisance correspondante de la respiration, de la miction, de la défécation, et la stase des mucosités bronchiques, de l'urine et des matières, amenant la nutrition insuffisante, l'infection, et la cachexie.

Leur incoordination a pour résultat le défaut de synergie dans les contractions. Lorsque le thorax se contracte pour respirer ou pour tousser, la glotte ce ferme au lieu de s'ouvrir; — lorsque la paroi abdominale se contracte pour la défécation, le diaphragme et le périnée se relâchent; — lorsque l'urine tend à sortir de la vessie, le sphincter strié et les muscles du périnée ne se contractent pas pour l'arrêter, etc. D'où, les crises laryngées, la rétention, et l'incontinence des urines et des matières, etc.

Les fonctions de la vie de nutrition sont, au point de vue moteur, soumises à l'éducation, comme les fonctions de la vie de relation (éducation gymnastique de la respiration — éducation sociale de la miction et de la défécation). Il est donc possible d'en réapprendre le mécanisme, comme on réapprend le mécanisme de la marche.

Les exercices seront adaptés au dressage des muscles du cou, du thorax, de l'abdomen et du périnée. Ils seront soumis aux lois générales de la reéducation motrice.

Les crises laryngées peuvent être ainsi vite atténuées ou supprimées; des sujets obligés de se sonder recouvrent la miction spontanée, la défécation devient plus facile et la constipation moindre. — L'incontinence est plus difficile à corriger. — Les infections de la vessie, de l'intestin et des bronches, sont ainsi prévenues ou atténuées, et le principal danger que courent les tabétiques est écarté.

Melle ROBINOVITCH (New-York) fait dans une salle adjacente la démonstration de sa méthode de ramener à la vie des lapins électrocutés, et de l'anésthésie électrique.

La méthode de ramener à la vie les animaux électrocutés, effets différents des différents courants électriques.

par Mademoiselle LOUISE G. ROBINOVITCH de New-York.

1⁰. On électrocute un animal (lapin—avec 14 volts, du courant Leduc) d'après la méthode exposée dans ma thèse de Paris, 1906, „Sommeil Électrique, Épilepsie Électrique et Électrocution''.

2⁰. Après un temps donné du passage du courant électrocuteur, de trente secondes à deux minutes, quand le tambour n'enregistre plus la pression sanguine carotidienne et le pneumographe n'enregistre plus de mouvements respiratoires, et l'animal est en état de mort apparente, on peut le ramener à la vie en faisant passer à travers son corps des excitations rythmiques avec le même courant électrocuteur.

3⁰. Les excitations rythmiques se font pendant une seconde et à intervalles de trois ou quatre secondes, — d'après la gravité du choc électrique et surtout d'après l'énergie de réaction de l'animal à ces excitations rythmiques.

4⁰. Il est comparativement facile de ramener à la vie un animal électrocuté par le courant Leduc — en faisant passer à travers son corps des excitations rythmiques d'un courant Leduc.

5⁰. Dans l'électrocution, l'effet du courant Leduc sur le coeur et sur les centres respiratoires est de beaucoup moins paralysant que n'est celui d'un courant continu ou d'un courant induit.

6⁰. Dans une série d'électrocution faite par le courant continu, le courant électrocuteur passant à travers le corps de l'animal pendant une minute, plus ou moins, il m'a été impossible de ramener à la vie les animaux en leur faisant des excitations rythmiques avec le potentiel électrocuteur. Et dans plusieurs cas, dans lesquels j'ai réussi à ramener à la vie ces animaux, ils sont morts quelques heures après l'expérience.

7⁰. Le courant continu, à dose électrocutrice, paralyse le coeur définitivement, et ne devrait pas être employé pour pratiquer des excitations rythmiques pour ramener à la vie les électrocutés.

8⁰. L'effet du courant induit, en potentiel électrocuteur, passant à travers le corps de l'animal de trente secondes à une minute, est également paralysateur du coeur. Dans une série d'électrocutions par ce courant (pour un lapin — appareil d'induction marchant sur huit volts des accumulateurs, bobine No. 2, placée à 5 cts., 5 de l'échelle) il m'a été impossible de ramener à la vie l'animal en lui faisant des excitations rythmiques avec le potentiel électrocuteur. Et dans quelques cas très rares, dans lesquels les animaux furent ainsi ramenés à la vie, ils sont morts quelques heures après l'expérience.

9⁰. Le courant induit paraît tuer l'animal par paralysie des centres respiratoires — en premiers lieux, — à en juger par les tracés de la respiration et de la pression carotidienne, que j'ai publiés dans ma thèse mentionnée ci-dessus aussi bien que dans mon article „Resuscitation of Electrocuted Animals" etc., publié dans „The Journal of Mental Pathology", Vol. VIII, No. 2, 1907, et par paralysie cardiaque consécutive.

10⁰. Pendant le passage du courant électrocuteur, les muscles respiratoires paraissent être particulièrement atteints de convulsions tétaniques, les contractions musculaires étant tellement fortes, que le tambour enregistreur fait un bruit perceptible à distance.

11⁰. Puisqu'il m'était impossible de ramener à la vie, par des excitations rythmiques du potentiel électrocuteur, les animaux électrocutés par le courant continu ou par le courant induit, j'ai essayé de les ramener à la vie par des excitations rythmiques du courant Leduc en potentiel électrocuteur. Et dans la majorité des cas, j'ai réussi à ramener à la vie par des excitations rythmiques du courant Leduc les animaux électrocutés par un courant continu ou par un courant induit.

12⁰. Dans mon article „Resuscitation of Electrocuted Animals", etc., cité ci-dessus, j'ai indiqué les effets différents des différents courants électriques sur le coeur et sur la respiration, et je soutenais que le courant Leduc était le courant de choix pour ramener à la vie les animaux électrocutés non seulement par le courant Leduc, mais aussi par un courant continu ou un courant induit.

13⁰. Mes dernières expériences sur cette question me permettent de réaffirmer que le courant Leduc est le courant de choix pour ramener à la vie les animaux électrocutés.

14⁰. Il va sans dire, que quand le coeur est définitivement paralysé et qu'il reste tel pendant un temps trop long, l'emploi même du courant de choix serait inutile. Mais dans les cas d'électrocution, dans lesquels il y reste la moindre des chances pour ramener à la vie les électrocutés, c'est le courant Leduc que l'on devrait choisir de préférence: dans des cas pareils, l'application des excitations rythmiques par un courant continu ou par un courant induit déterminerait la mort définitivement, comme cela se voit dans mes tracés respiratoires et cardiaques déjà publiés aussi bien que dans ceux que j'ai l'honneur de présenter à ce congrès.

15⁰. La valeur spéciale du courant Leduc pour ramener à la vie les animaux électrocutés a une importance pratique: dans les électrocutions accidentelles, les ouvriers sont foudroyés, en général, par un courant alternatif ou un courant continu. Pour les ramener à la vie, il faut donc se servir d'un courant Leduc.

16°. Mon excellent Collègue, M. le Professeur BATTELLI, de Genève, me fit la critique au Congrès de Genève, août 1—7 1907, disant que ma méthode serait inutile, car, dit, il dans les électrocutions accidentelles la mort est instantanée. Il est à remarquer, cependant, que l'observation des accidents d'électerocution ne confirme point la manière de voir de Mr. BATTELLI : en effet, dans le plus grand nombre des électrocutions accidentelles, les sujets respirent encore, quand le médecin arrive pour leur prêter secours. Ce fait est donc des plus favorables pour permettre au médecin de ramener à la vie l'électrocuté par des excitations rythmiques, — comme j'ai déjà indiqué ; un tel électrocuté — laissé à lui seul, mourrait sûrement dans la grande majorité des cas.

17°. APPLICATION PRATIQUE. Dans les grandes usines électriques, telles que nous en avons en Amérique (électric power houses), à Niagara — même, ou de l'autre côte de la cascade, — à Canada, — rien n'est plus facile que d'installer un courant continu de potentiel voulu, dont on pourrait se servir, au moyen d'un interrupteur Leduc, dans des cas d'électrocution accidentelle. Dans ces grandes usines, les électriciens sont constamment exposés aux accidents, puisqu'ils se trouvent comme dans une „lion's den", — d'après l'expression des guides de ces usines, — où une électrocution accidentelle est possible à n'importe quel moment.

Une installation d'un courant continu et des accessoires pour produire le courant Leduc devrait se trouver également dans chaque grande usine électrique, telle que nous en avons à New-York et dans ses alentours, ou telles que l'on en a dans d'autres grandes villes, telles que Londres, Paris, Rome, etc.

Et pour pratiquer la méthode de ramener à la vie les électrocutés par accident — hors des usines, dans les villes, l'application en est simple — là, — où le courant électrique urbain est un courant continu, comme cela est le cas dans la plus grande partie de New-York, par exemple le médecin n'aura qu'à venir avec les instruments accessoires et qu'à les installer — comme je l'indique dans mes articles déjà cités.

Dans les villes, où le courant urbain est alternatif, la question est plus compliquée, mais pas impossible, comme je l'indique dans mon article „Resuscitation of Electrocuted Animals", etc.

Voltage dont on doit se servir pour pratiquer des excitations rythmiques pour ramener à la vie l'homme électrocuté.

Jusqu'ici je ne connais pas de cas dans lesquels on aurait essayé de ramener à la vie l'homme électrocuté, par la méthode indiquée dans cet article. Il y a lieu de croire, cependant, que pour ramener à la vie l'homme électrocuté il faut se servir d'un voltage plutôt minime, juste assez pour produire de bonnes respirations amples, artificielles.

Dans une série d'électrocutions sur le chien, qui est très sensible au courant électrique, et dont le coeur est paralysé définitivement toute fois que le voltage est outre mesure pour lui, il m'a été impossible de le ramener à la vie par des excitationsryth miques avec le potentiel électrocuteur ; mais j'ai réussi, au contraire, de ramener à la vie ces animaux, en me servant d'un faible voltage, dix à quinze volts, pour pratiquer les excitations rythmiques. Chez les chiens, je commence à faire les excitations rythmiques, quand la respiration spontanée n'a pas lieu, après la rupture du courant électrocuteur, la pression sanguine étant encore enregistrée. Il est très difficile de ramener à la vie ces animaux si on retarde les excitations rythmiques jusqu'au moment où la pression sanguine n'est plus enregistrée.

Je présente ce fait pour ce qu'il vaut ; et le voltage nécessaire pour ramener à la vie l'homme électrocuté, est à étudier. Je ne peux que prévoir, que si le coeur de l'homme est aussi sensible au courant électrique que l'est celui du chien, il faudrait se servir d'un voltage assez minime pour produire les excitations rythmiques, juste assez pour déterminer de bonnes respirations artificielles.

Anésthesie electrique. Son emploi dans les laboratoires.

En 1905, j'ai souligné le fait que l'anesthésie électrique pratiquée sur mon bras (voir „Electric Sleep" etc... The Journal of Mental Pathology" Vol. VII, No. 4, 1905) fut complète. Et dans ma thèse de Paris, 1906, „Sommeil Électrique, Épilepsie Électrique et Électrocution", j'ai présenté des études comparées sur l'Anesthésie de longue durée, éthérique, chloroformique et électrique ; faisant ressortir le fait que l'anesthésie électrique était celle de choix pour plusieurs raisons :

1⁰. Dans l'anesthésie électrique, la pression sanguine, la respiration et la température restaient normales même quand cette anesthésie fut prolongée pendant huit heures et vingt minutes.

2⁰. Les animaux chloroformés ou soumis à l'éther succombaient au bout de deux heures.

3⁰. L'anesthésie électrique présente l'avantage de pouvoir être produite régionalement.

Depuis la publication de ces documents, je me sers avec succès de l'anesthésie électrique dans mes expériences de laboratoire. L'opération que je fais le plus souvent est celle de mettre à nu l'artère carotide, une opératon assez importante chez le chien, comme on le sait.

Sous l'influence de l'anesthésie électrique, nous avons également fait, avec succès, une trépanation de la boîte cranienne chez un chien et des sections abdominales (splénectomie) chez le lapin. Monsieur le Professeur TUFLIER et son Chef de Clinique Monsieur JARDRY, ont depuis la publication de ma thèse, également essayé l'anesthésie électrique pour opérer le chien (Presse Méd. 20 Avril, 1907).

Le chien est très sensible au courant électrique, et pour le mettre en état d'anesthésie électrique, il faut un voltage beaucoup moindre qu'il n'en faut pour produire le même effet chez le lapin. Pour anesthésier un chien de 15 à 18 kilogr. il faut de 5 à 6 volts, tandis qu'il faut de 6 à 12 volts pour produire le même effet chez le lapin.

Il est à noter que le „Sommeil Électrique" chez le chien n'est pas profond, dans le sens où nous entendons le terme anesthésie en chirurgie. Tout en restant tranquille pendant la plus grande partie d'une opération douloureure et de longue durée, le chien lève sa tête de temps à autre, mais il n'aboie pas.

A juger d'après la sensation que je ressentais dans mon bras, quand il était anesthésié par l'électricité, je ne crois pas que le chien ressente beaucoup de douleur pendant l'opération sous l'influence d'anesthésie électrique. Cette méthode d'anesthésie, dont je me sers depuis déjà longtemps dans mes expériences me paraît être si bien commode, que je n'hésite pas à recommander son emploi dans les laboratoires de physiologie.

Pression sanguine générale et cérébrale dans l'épilepsie électrique.

1⁰. L'épilepsie électrique dont je parle ici est celle produite par un courant continu, ayant 110 interruptions par minute et à 1/10 de période, comme cela est expliqué dans ma thèse de Paris, 1906, (Sommeil Electrique, Epilepsie électrique et Electrocution).

2⁰. On produit l'épilepsie électrique en faisant passer à travers le corps de l'animal un courant de 55 volts (pour un lapin) ou de 110 volts (pour un chien) pendant quatre secondes.

3⁰. La pression sanguine commence à augmenter au commencement de la phase clonique de l'attaque ; cette pression augmente progressivement et aboutit à son maximum, quand les convulsions cloniques sont à leur maximum d'intensité. Puis commence l'abaissement de la pression sanguine, qui descend à son niveau normal quand les convulsions cloniques cessent.

PRESSION SANGUINE CÉRÉBRALE. On expose le cerveau d'un chien par trépanation et l'on produit l'attaque épileptique par le courant Leduc, comme cela est expliqué dans ma thèse citée ci-dessus.

1⁰. Au moment du passage du courant (pendant quatre secondes) le cerveau me paraissait pâlir (un des deux collègues, qui assistaient à cette expérience ne trouvait pas cette pâleur assez définie pour se prononcer affirmativement là-dessus).

Après la rupture du circuit et pendant la phase clonique de l'attaque, la substance cérébrale devient de plus en plus rose, les vaisseaux cérébraux se dilatent sensiblement à mesure que les convulsions cloniques augmentent d'intensité et ces vaisseaux sont augmentés deux ou trois fois leur volume normal au moment que les convulsions cloniques sont au maximum de leur intensité.

COMMENT SE COMPORTE LA MASSE CEREBRALE PENDANT L'ATTAQUE D'EPILEPSIE ELECTRIQUE ?

1⁰. La masse cérébrale exposée par la trépanation commence à augmenter de volume aussitôt que commence la dilatation des vaisseaux cérébraux après la rupture du circuit. Et à mesure que les vaisseaux cérébraux se dilatent progressivement, pendant que les convulsions d'abord toniques et puis cloniques se manifestent, la masse cérébrale augmente de volume de plus en plus jusqu'à ce qu'elle fait hernie en dehors de la boite cranienne; le maximum de cette hernie correspond au maximum de l'intensité des convulsions cloniques.

2⁰. La hernie cérébrale commence à diminuer de volume avec la diminution de l'intensité des convulsions cloniques, et la masse cérébrale rentre dans la boîte cranienne à sa place normale, quand les convulsions cloniques cessent

3⁰. Dans l'épilepsie électrique, la pression sanguine générale est présentée graphiquement dans ma thèse citée ci-dessous aussi bien que dans les traces que j'ai l'honneur de vous présenter à cette séance.

4⁰. La pression sanguine cérébrale a été étudiée et publiée il y a trente ans, par mon excellent Maître, M. le Docteur V. MAGNAN (Leçons Cliniques sur les Maladies Mentales); ces expériences fûrent faites sur l'épilepsie absinthique chez le chien. Nos expériences sur l'épilepsie électrique chez le chien donnent les mêmes résultats.

Qu'il me soit permis d'exprimer ici ma reconnaissance bien sincère à M. le Professeur ROUXEAUX, de Nantes, qui a bien voulu m'aider dans ces expériences, et à M. le Docteur CHASTENET DE GÉRY, de Nantes, pour avoir trépané les animaux.

Le Prof. CARLOS F. MACDONALD de New-York ensuite à fait une conférence intéressante sur les observations receuillies par lui chez les électrocutés.

A notre regret le texte du discours ne nous est pas parvenu.

Séance Vendredi 6 septembre
le matin 9 heures.

Présidents d'honneur: { Dr. GASKELL (Cambridge).
{ Dr. RUIJI SHIMA (Japon).
Président: Prof. C. WINKLER.
Secrétaire: Dr. VAN ERP TAALMAN KIP.

Rapport IX. **Contractures secondaires de l'hémiplégie.**
Rapporteur: Dr. LUDWIG MANN (Breslau).

Sekundär-Contrakturen bei der Hemiplegie.

Unter der Bezeichnung *„hemiplegische Secundärcontraktur"* verstehen wir diejenige Form der Contraktur, die sich regelmässig oder doch in der überwiegenden Zahl der Fälle in hemiplegisch gelähmten Gliedern, einige Tage oder Wochen nach dem Eintritt der Hemiplegie entwickelt. Sehr häufig, insbesondere bei den plötzlich, apoplektisch einsetzenden Hemiplegien geht bekanntlich der secundären Contraktur ein *primäres Stadium* voraus, in welchem die gelähmten Glieder keine Contraktur, sondern im Gegenteil eine abnorme Schlaffheit oder *Atonie* zeigen.

Bezüglich des Wesens der hemiplegischen Contraktur ist wohl jetzt allgemein anerkannt, dass dieselbe nicht etwa durch eine passive Retraktion, eine fibröse Verkürzung der Muskeln oder dergl. bedingt ist, sondern dass sie einen Zustand gesteigerter Aktivität oder Innervation der Muskulatur, also eine *echte Hypertonie* darstellt. Die Beweise dafür sind zahlreich und bekannt: Ich führe hier nur an das Verschwinden der Contraktur im Schlaf und in der Narcose und bei Umschnürung mit der Esmarch'schen Binde, ganz besonders aber den Umstand, dass die h. C. durchaus nicht ein starres unverändertes Verhalten zeigt, sondern vielmehr unter den verschiedensten alltäglichen Einflüssen sich verändert, ja sogar zeitweise verschwindet, z. B. unter dem Einfluss der Temperatur, schmerzhafter Reize, passiver Bewegungen, die mit dem Gliede vorgenommen werden u. dergl. mehr. Wir können also die zuerst von DÉJERINE und STRAUSS gegebene Definition als zutreffend acceptieren, nach welcher die h. C. „eine tonische andauernde unfreiwilige Contraktion eines oder mehrerer Muskeln" darstellt.

Prüfen wir nun das Verhalten der h. C. im einzelnen dadurch, dass wir passive Bewegungen mit dem kranken Gliede in verschiedenen

Richtungen vornehmen, so können wir beobachten, dass der hypertonische Widerstand durchaus nicht, wie es nach den Angaben älterer Autoren scheinen könnte, über die Muskulatur des hemiplegischen Gliedes in toto verbreitet ist, sondern dass nur ein Teil der Muskeln hypertonisch ist während der andere — nämlich die Antagonisten der ersteren — im Gegenteil den passiven Bewegungen einen abnorm geringen Widerstand entgegensetzt, also hypotonisch oder atonisch ist.

Van Gehuchten hat nun als erster darauf hingewiesen, das die Hypertonie diejenigen Muskelgruppen befällt, welche in gewissem Grade ihre aktive Beweclichkeit wiedererlangt haben, während die dauernd gelähmten Muskelgruppen auch dauernd atonisch bleiben. Der genannte Autor hat dieses Verhalten besonders an den Fingerflexoren und extensoren demonstriert von denen die ersteren aktiv beweglich und hypertonisch, die letzteren gelähmt und schlaff zu sein pflegen.

Derselbe Autor hat auch auf die mit den oben erwähnten Verhältnissen in Zusammenhang stehenden, auch von Anderen, (Babinski etc.) hervorgehobene Tatsache hingewiesen, dass im ersten Stadium der Hemiplegie, in dem *sämmtliche* Muskeln gelähmt sind, auch eine vollkommene Schlaffheit—Atonie—besteht und dass in den seltenen Fällen, in denen keine Restitution eintritt, sondern die gesammte Muskulatur dauernd gelähmt bleibt, auch keine Contraktur sich ausbildet, sondern dauernde Schlaffheit bestehen bleibt.

Ich selbst konnte diese Aufstellungen v. Gehuchten's im Princip bestätigen u. erweitern. Ich fand, dass die Hypertonie in constanter Beziehung zu dem meinem verstorbenen Lehrer Wernicke und *mir* aufgestellten „hemiplegischen Lähmungstypus" steht, in dem Sinne, dass diejenigen Muskelgruppen, welche bei der Hemiplegie constant gelähmt bleiben (die „Prädilektionsmuskeln") nicht hypertonisch, sondern schlaff sind, während sind die Hypertonie in ihren Antagonisten lokalisiert, welche regelmässig einen gewissen Grad von aktiver Beweglichkeit wiedererlangen.

Diese hypertonischen und aktiv gut beweglichen Muskeln sind an den unteren Extremitäten im wesentlichen diejenigen, welche das Bein „strecken" oder „verlängern", also die Strecker des Oberschenkels, die Strecker des Unterschenkels und die Plantarflexoren des Fusses, ferner die Adduktoren und Innen-rotatoren, an den Oberen Extremitäten im wesentlichen die Beuger des Armes, ferner die dem Handschluss sowie der Innenrotation des Armes dienenden Muskeln.

Diese fundamentale Tatsache ist von einer grossen Anzahl von Autoren (Marinesco, Pariion u. Goldstein, Lucaro, Lewandowski, Kohnstamm u. a. m.) bestätigt worden. Sie kann demnach wohl als gesicherte Beobachtung betrachtet werden, wenn auch im einzelnen mancherlei Varianten und kleine Abweichungen von dem regelmässigen Typus vorkommen.

Direkt widersprechende gegenteilige Befunde jedoch, in welchen also Hypertonie in den gelähmten u. Atonie in den restituierten Muskeln bestanden hätte, habe ich nie beobachtet und es sind solche meines Wissens auch von anderer Seite nicht publiciert worden. Dagegen existieren allerdings Fälle, welche von dem regelmässigen Typus abweichen, aber gerade dadurch die Richtigkeit der obigen Aufstellungen bestätigen, nämlich solche, in denen der Lähmungstypus ein anderer ist wie gewöhnlich und gleichzeitig auch die Verteilung der Hypertonie eine entsprechende Abweichung zeigt. Insbesondere kann man gelegentlich eine Beugecontraktur der unteren Extremität beobachten und dabei feststellen, dass die Kraft der Beuger ausnahmsweise besser restituiert ist wie die der Strecker. Ich habe kürzlich einen derartigen Fall gesehen und auch von Lewandowski werden solche erwähnt.

Förster hat nun neuerdings die geschilderten Tatsachen in beachtenswerter Weise bereichert. Er bestätigt im wesentlichen meine Feststellungen, will sie aber dahin erweitern, dass nicht nur diejenigen Muskeln in Hypertonie geraten, welche ihre aktive Beweglichkeit wieder erlangt oder behalten haben, sondern auch solche, welche durch eine bestimmte, längere Zeit hindurch innegehaltene passive Lagerung der gelähmten Gliedmassen eine mehr oder weniger dauernde Annäherung ihrer Ansatzpunkte erfahren. So soll z. B. eine Beugecontraktur im Kniegelenk dann zustande kommen, wenn der Kranke durch untergeschobene Kissen oder dergl. dauernd mit gebeugten Beinen im Bett gelagert ist, eine Contraktur der Füsse in dorsalflektierter Stellung dann, wenn der Kranke in einem zu kurzen Bette liegt, so dass seine Fussspitze dauernd nach aufwärts gedrückt wird. Ja es soll sogar in manchen Fällen gelingen, durch kurzdauernde sich nur auf Minuten erstreckende passive Stellungsveränderung eines Gelenkes z. b. des Kniegelenkes in Beugestellung, eine Beugecontraktur hervorzurufen, wenn auch vorher Streckcontraktur bestanden hatte.

Ich muss gestehen, dass ich trotz in der letzten Zeit besonders darauf gerichteter Aufmerksamkeit eine so grosse Bedeutung wie Förster diesem Moment, auf welches übrigens andeutungsweise auch schon von einigen früheren Autoren (Lewandowski, Heilbronner) hingewiesen worden ist, nicht beilegen kann, wenn ich auch zugebe, dass es oft bis zu einem gewissen Grade mitspielen kann. Insbesondere habe ich eine wirkliche Aenderung des Contrakturzustandes durch passive Aenderung der Lagerung (übrigens auch durch entsprechende Faradisation von 10—15 Min. Dauer), nicht herbeiführen können, höchstens einen im ersten Moment der passiven Bewegung etwas vermehrten, aber sofort wieder sich lösenden Widerstand. Uebrigens geht auch aus der Schilderung von Förster selbst hervor, dass die aktive Beweglichkeit der Muskeln jedenfalls in einem höheren Masse auf das Auftreten der Contraktur bestimmend einwirkt wie die passive Lagerung, denn er selbst giebt an, dass z. B. die durch die Lagerung bedingte Beugecontraktur des Knie's in eine Streckcontraktur umgewandelt wird, sobald die Streckmuskeln ihre aktive Beweglichkeit wieder erlangt haben.

Ich sehe es also in Uebereinstimmung mit einer grossen Anzahl von Autoren als feststehend an, dass die hemiplegische Secundärcontraktur einen hypertonischen Zustand darstellt, welcher sich stets oder doch ganz überwiegend in denjenigen Muskelgruppen entwickelt, die in gewissem Masse ihre aktive Beweglichkeit wiedererlangt haben und in den dauernd gelähmten Muskelgruppen fehlt. Dass neben der aktiven Beweglichkeit auch andere später noch zu berührende Momente auf die Lokalisation der Contraktur einwirken u. dieselbe bis zu einem gewissen Grade modificieren können, insbesondere das von FÖRSTER hervorgehobene Moment der passiven Lagerung ist zuzugeben, jedoch kann ich diesem Moment nur eine untergeordnete Bedeutung zuschreiben.

Wenn ich nun den Versuch machen will, eine theoretische Erklärung der Entstehung der h. C. zu geben, so kann es unmöglich die Aufgabe meines Referates sein, die zahlreichen bisher aufgestellten Theorien der Contraktur darzustellen und zu kritisieren. Ich verweise in dieser Beziehung auf die ausgezeichneten Arbeiten von v. GEHUCHTEN und CROCQ.

Ich kann hier bei meiner Darstellung nur den gegenwärtigen Stand der Frage, nicht deren historische Entwicklung berücksichtigen und muss daher von denjenigen Tatsachen ausgehen die z. Z. als gesichert anzusehen sind, also insbesondere von der soeben festgestellten principiell wichtigen Tatsache der Parallelität zwischen Hypertonie u. aktiver Beweglichkeit.

Der erste Autor nun, der diese Tatsache seiner theoretischen Auffassung der Contraktur zu grunde gelegt hat, ist v. GEHUCHTEN gewesen. Er erklärte sich die h. C. einfach als Folge einer unvollkommenen Unterbrechung der motorischen Leitungsbahn und damit als den Ausdruck einer überwiegenden Innervation der functionell erhaltenen Muskeln über die der gelähmten Muskeln. Daher ist nach v. GEHUCHTEN die h. C. durchaus identisch mit der bei peripheren Lähmungen auftretenden, z. B. mit der Beugecontraktur bei einer abarthritischen Muskelatrophie, bei der die Strecker eines Gelenkes gelähmt, die Beuger desselben aber erhalten sind.

Diese Theorie genügt meiner Ansicht nach nicht den Tatsachen u. zwar aus folgenden Gründen:

1. Nach v. GEHUCHTEN's Theorie müsste die Contraktur dann ganz besonders ausgesprochen sein, wenn das Missverhältnis zwischen der Innervation der beiden antagonistischen Muskelgruppen das denkbar grösste ist, d. h, also, wenn ein Muskel vollständig *gelähmt* und sein Antagonist vollständig *intakt* ist. Man müsste demnach gerade bei peripheren Lähmungen die höchsten Grade von Contraktur finden denn bei diesen trifft man viel eher complete Lähmung des einen Muskels und vollkommene Intaktheit seines Antagonisten, wie bei der Hemiplegie. Tatsächlich aber findet man bei der Hemiplegie viel höhere Grade der Contraktur wie bei der peripheren Lähmung,

Auch aus der Vergleichung verschiedener Fällen von Hemiplegie untereinander ergiebt sich derselbe Einwand. Es giebt Fälle mit sehr stark ausgeprägtem Lähmungstypus und geringgradiger Contraktur u. umgekehrt.

2. Die periphere Contraktur hat einen ganz anderen Charakter wie die hemiplegische. Der Wiederstand ist bei jener starr u. unveränderlich, stets gleichbleibend. Im Gegensatz dazu ist er bei der Hemiplegie sehr

variabel von verschiedenen reflektorisch wirkenden Umständen abhängig, wie schon oben erwähnt wurde.

3. kann man im Stadium der Entwicklung der Contraktur zuweilen beobachten, dass eine gewisse Hypertonie sich schon geltend macht zu einer Zeit, wo die willkürliche Beweglichkeit nur in ganz geringem Masse oder noch garnicht begonnen hat, sich wieder einzustellen.

Aus diesen und einigen anderen Gründen kann ich v. GEHUCHTENS Theorie in dieser einfachen Form nicht als ausreichend zur Erklärung der h. C. ansehen.

Ich selbst habe im Jahre 1898 eine Erklärnng der h. C. zu geben versucht, die dann von mehreren anderen Autoren acceptiert worden ist, und die ich im wesentlichen auch jetzt noch aufrecht erhalten kann, wenn ich auch einige kleine Abweichungen in der Darstellung für notwendig halte.

Wie bereits hervorgehoben, muss meiner Ansicht nach die Eingangs geschilderte Tatsache der constanten Beziehungen der Contraktur zur Restitution der willkürlichen Beweglichkeit bei jeder Theorie der Contraktur in erster Linie berücksichtigt werden. Um diese Beziehungen verstehen zu können, muss man naturgemäss von dem normalen Mechanismus der willkürlichen Bewegung ausgehen. Wir wissen nun, dass zu jeder zweckmässigen Bewegung nicht nur eine ganze Anzahl von Muskeln in geeigneter Combination *in Tätigkeit* gesetzt sondern gleichzeitig auch andere Muskeln, die der gewollten Tätigkeit hinderlich sein würden, *ausser Tätigkeit* gesetzt werden müssen, d. h. es müssen die Antagonisten der tätigen Muskeln erschlafft oder entspannt werden. Während die einen einen Zuwachs an Spannung erfahren, müssen die anderen in entsprechendem Masse an Spannung abnehmen.

Man plflegt diesen Vorgang, der uns besonders durch die ausgezeichneten Arbeiten von E. HERING u. SHERRINGTON bekannt geworden ist, so auszudrücken, dass mit der Erregung der Agonisten eine Hemmung der Antagonisten verbunden sei; ich selbst habe mich sogar dahin ausgesprochen, dass die Erregungsfasern für bestimmte Muskeln mit den Hemmungsfasern für ihre Antagonisten zusammen verlaufen oder identisch sein müssten.

Ich möchte es jetzt vorziehen, diesen Begriff der „Hemmung" u. besonders die Annahme besonderer „Hemmungsfasern" ganz fallen zu lassen. Dazu haben mich folgende Erwägungen geführt, bei denen ich im Princip mit zwei anderen Autoren, E. HERING u. KOHNSTAMM übereinstimme: Wenn wir nämlich die betreffenden Vorgänge näher betrachten, so müssen wir sagen, dass die sogenannte Hemmung nicht einen von der Innervation principiell verschiedenen Vorgang bedeutet, dass die erstere vielmehr nur das Negativ der letzteren darstellt. Es besteht ja nicht etwa der Gegensatz, dass ein Muskel entweder innerviert d. h. gespannt, oder *gehemmt* d. h. erschlafft sein müsse, vielmehr gehen beide Vorgänge stufenweise und abwechselnd in einander über.

Man kann dieses Verhältnis der Erregung und Hemmung an einem einfachen Vergleich anschaulich machen: Wenn ich einen Muskel, z. B.

den Biceps brachii mittels des Induktionsapparates reize und allmälig die secundäre Induktionsrolle immer weiter vorschiebe, so tritt eine zunehmende Contraktion des Muskels und damit eine immer weiter gehende Beugung des Unterarmes ein. Wenn ich nun die Rolle langsam wieder rückwärts schiebe, so läst die Contraktion des Muskels nach, es tritt eine allmälige Erschlaffung oder Hemmung des Muskels ein, der Unterarm sinkt allmälig in Streckstellung herab und zwar umsomehr, je weiter ich die Rolle zurückgeschoben habe.

Die beiden Vorgänge der Innervation und der Hemmung eines Muskels habe ich also durch dieselbe Tätigkeit, nämlich durch das Verschieben der Induktionsrolle hervorgebracht, nur dass die Richtung der Verschiebung in beiden Fällen verschieden war.

So müssen wir uns auch denken, dass die im Centralnervensystem der Innervation und Hemmung zu grunde liegenden Vorgänge principiell dieselben, nur mit verschiedenen Vorzeichen sind, und in denselben Nervenbahnen verlaufen. Die Annahme besonderer Hemmungsfasern wird dadurch vollkommen entbehrlich, ja sogar a priori in höchstem Grade unwahrscheinlich, da man sich nicht recht vorstellen kann, dass die Impulse bei fortgesetzt wechselnden Bewegungen fortwährend von einer Nervenbahn auf die andere uberspringen sollten. Welche physiologischen Vorgänge diesen entgegengesetzten Zustandsänderungen in den Nervenbahnen zugrunde liegen, darüber können wir uns vorläufig keine bestimmte Vorstellung machen. Die Ansicht von HERING, dass die Nerven doppelte Wirkungsenden besitzen und die ähnliche von KOHNSTAMM, dass sie mit einem Erregungs- und einem Hemmungs-Contact an die Tonuszelle herantreten, dürften wohl annähernd das richtige treffen. Jedenfalls aber müssen wir daran festhalten, dass die beiden Vorgänge etwas *direkt zusammenhängendes*, *nicht gegenssätzliches* sind, und werden gut tun, dies durch eine entsprechende Nomenclatur zum Ausdruck zu bringen, also etwa von positiver und negativer Innervation oder vielleicht besser von *Innervation* und *Denervation* zu sprechen.

Wir würden uns also so ausdrücken, dass bei jeder zweckmässigen Bewegung neben den Innervationsvorgängen in bestimmten Muskelgruppen gleichzeitig Denervationsvorgänge in ihren Antagonisten ablaufen müssen. Was den ersteren an Spannung hinzugefügt wird, wird den letzteren in gleichem Masse abgezogen.

Diese Vorgänge müssen bei der Betrachtung der h. C. in Rechnung gezogen werden. Wir müssen nämlich annehmen, dass in den centralen motorischen Bahnen die Bewegungsvorgänge gewissermassen schon nach bestimmten *functionellen Einheiten* geordnet verlaufen resp. gewohnheitsmässig in gewissen Combinationen am leichtesten ansprechen. Dies können wir unter anderen daraus schliessen, dass bei partiellen Laesionen der centralen motorischen Bahn niemals einzelne Muskeln gelähmt sind, sondern immer ganze Complexe, z. B. der der Handöffnung, und andere, z. B. der des Handschlusses relativ gut erhalten sind.

Wenn nun ein einzelner solcher Bewegungscomplexe ausfällt, so müssen nicht nur die betreffenden Innervations-, sondern auch die dazu gehörigen Denervationsvorgänge in den Antagonisten verloren gehen. Es fällt also in den letzteren ein negativer Vorgang fort, d. h. sie bekommen einen Ueberschuss an positiver Innervation, sie verlieren die Fähigkeit in genügender Weise zu erschlaffen, sie geraten in Hypertonie, während die Agonisten ihre Innervationsfähigkeit verloren haben, also gelähmt sind. So erklärt sich der charakteristische Typus der h. C.; Lähmung bestimmter Muskelgruppen einerseits, und *Contraktur* der antagonistischen Complexe andererseits.

Der hypertonische Zustand dieser Muskeln ist nun durchaus kein starrer, stets gleichbleibender, vielmehr ist er ebenso wie der normale Muskeltonus eine sehr variable Grösse. Er ist einmal abhängig von reflektorischen Einflüssen, besonders passive Dehnungen, Schmerzreize, Faradisation, Kälte, psychische Erregungen, also alle Momente, die schon beim Normalen vermehrte Muskelspannung hervorrufen, wirken auf die hypertonischen Muskeln in gesteigertem Masse, weil diese die Fähigkeit verloren haben, sich zu „denervieren", also in geeigneter Weise an Spannung nachzulassen.

Dabei tritt die Hypertonie naturgemäss um so mehr hervor, je kräftiger der reflektorisch wirkende Reiz ist. Bei rascher brüsker passiver Dehnung macht sich ein grösserer Widerstand geltend wie bei langsamer. Kräftige schmerzhafte Faradisation ruft oft eine starre typische Contraktur hervor an hemiplegischen Gliedern, wenn auch vorher so gut wie keine Contraktur nachweisbar war.

Der Muskeltonus tritt aber nicht nur auf dem soeben erwähnten reflektorischen Wege in die Erscheinung, sondern er wird ganz besonders durch aktive Willensimpulse hervorgerufen und modificiert. Jede aktive Bewegung, durch die wir ein Glied in eine veränderte Lage bringen, ist ja weiter nichts als eine Veränderung des Muskeltonus. Wir vermehren in der einen Muskelgruppe den Tonus, in der anderen vermindern wir ihn und stellen so ein gewisses tonisches Verhältnis her, welches die Lage des Gliedes bestimmt.

Bei der Hemiplegie nun ist der relative Tonus der antagonistischen Muskelgruppen auch bei der Willkürbewegungen verändert, das muskuläre Gleichgewicht ist bei allen aktiven Bewegungen dauernd in einer bestimmten Richtung verschoben. Man hat bei Beobachtung der Bewegungen eines solchen Gliedes den Eindruck, als ob jeder Bewegungsimpuls mit übermässiger Stärke in gewisse Muskelgruppen, eben die hypertonischen, ihrer Denervation beraubten, hineinschiesst, und dass diejenige Mass von Innervation, welches diese zuviel haben, ihren Antagonisten fehlt, so dass sich also gewissermassen die Gleichgewichtslage zu gunsten gewisser Muskelgruppen ändert.

Wir sehen bei der h. C. ganz dasselbe, was LEWANDOWSKI bei Abtragung der Extremitätenzone bei Hunden beschrieben hat. Er hebt hervor, dass man nach diesen Abtragungen weder ohne weiteres von Hypertonie noch von Atonie reden könne sondern dass man nur sagen kann, dass der Spannungszustand von dem normalen abweicht, aber bald nach der positiven, bald nach der negativen Seite, weshalb er den Zustand als „*Dystonie*" bezeichnen will. Es stimmt dies ganz mit unserer Beobachtung am hemiplegischen Menschen überein, bei dem wie wir oben gesehen haben, ein Teil der Muskeln atonisch, ein anderer hypertonisch ist. LEWANDOWSKI beschreibt ferner eine sehr charakteristische Beobachtung: Wenn man einen operierten Hund, der in Ruhelage keine Contraktur zeigt, plötzlich mit dem Hinterbeinen vom Tisch herunterstösst, so macht sich sofort in den ihrer Unterstützung beraubten Gliedern eine Streckcontraktur geltend. Ganz ebenso sieht man auch häufig bei hemiplegischen Kindern eine starre Streck- und Adduktionscontraktur des Beines eintreten sobald man sie unter den Achseln emporhebt, um sie zu Gangbewegungen zu veranlassen, während in Ruhelage die Contraktur noch kaum angedeutet ist. Diese Beobachtung ist nur so zu deuten, dass die Impulse, die der Patient unwillkürlich in seine Extremitäten hineinschickt um Unterstützung zu finden, sich unzweckmässig verteilen und in bestimmte Muskelgruppen mit übermässiger Energie hineinfahren und von diesen nicht wieder aufgegeben werden können.

Hierher gehört auch die interessante Beobachtung, dass bei Fällen von ganz leichter oder fast völlig restituierter Hemiplegie, bei denen sich kaum noch eine Spur von Parese nachweisen lässt, beim Gange sich sofort die typische steife Haltung des herabhängenden Armes in Beugecontraktur und am Beine die Streckcontraktur bemerklich macht, d. h. also es tritt, wenn automatische Impulse den Extremitäten zufliessen, ohne dass sie durch eine besonders darauf gerichtete Aufmerksamkeit reguliert werden, sofort ein Uebermass der Innervation in ganz bestimmten Muskelgruppen ein.

Dieses Verhalten der h. C. stellt sich ganz anders da wie die Contraktur bei peripherer Lähmung. Bei letzterer liegt ein einfaches Ueberwiegen der erhaltenen Muskulatur vor, welches allmälig zu einer starren muskulären Retraktion führt: bei ersterer besteht neben der Unfähigkeit der gelähmten Muskeln zur Contraktion eine Unfähigkeit ihrer Antagonisten zur Denervation. Die einen haben eine *positive*, die anderen eine *negative* Eigenschaft eingebüsst, dadurch muss natürlich das Missverhältnis zwischen den beiden Muskelgruppen doppelt stark hervortreten.

Meine soeben entwickelte Anschauung, die ich schon früher ausgesprochen habe, wenn auch in einer etwas anderen Form, ist von einer Anzahl von Autoren, die ich zum Teil bereits erwähnt habe, in den Grundzügen accepticrt worden. Einige Autoren bringen zum Teil Einwände gegen meine Auffassung und wollen dieselbe nur unter mehr oder minder grosser Einschränkung gelten lassen, jedoch bleibt der Grundgedanke in seinen wesentlichsten Zügen bestehen. Es würde im Rahmen meines Referates zu weit führen, wenn ich die Ansichten der verschiedenen Autoren im einzelnen darstellen wollte. Es sei mir daher gestattet, hier nur im allgemeinen auf einige Einwände einzugehen und zu erklären, warum sich in einzelnen Fällen Abweichungen und Ausnahmen von dem aufgestellten Gesetz finden müssen.

Vor allem ist mir vorgehalten worden, dass meine Auffassung zu schematisch wäre und nicht für alle Fälle zutreffen könne. Es ist gesagt worden, dass die Bewegungen doch nicht immer in derselben typischen Form abliefen, dass nicht immer die Innervation eines Muskels mit Hemmung seines Antagonisten verbunden sei, dass vielmehr häufig auch beide gleichzeitig innerviert würden.

Es ist allerdings durchaus zuzugeben, dass diese sogenannten „Präformierten Mechanismen" keine starren und unveränderlichen Einrichtungen darstellen, vielmehr sind sie nur die häufigst gebrauchten Combinationen von Innervations- und Denervationsvorgängen. Dass je nach individueller Veranlagung, Uebung, Geschicklichkeit, Beschäftigung etc. bei einzelnen Menschen auch andere Combinationen ganz besonders gut eingeübt sein können, ist durchaus verständlich und es können sich daraus Abweichungen von dem durchschnittlichen Lähmungs- und Contrakturtypus erklären. In der Tat finden sich gelegentlich Abweichungen von dem Typus der Contraktur wie ich schon oben hervorgehoben habe. Solche werden von verschiedenen Autoren erwähnt, u. a. auch von CROCQ der sie ebenfalls durch eine „individuelle Besonderheit in der Funktionsfähigkeit der Muskeln" erklären will.

Es ist ferner mit meiner Theorie gut vereinbar, dass bei Hemiplegien, die im frühen Kindesalter entstanden sind besonders auffallende und häufige Abweichungen von dem typischen Bilde vorkommen, wie besonders LEWANDOWSKI hervorgehoben hat und auch ich beobachtet habe.

Der Umstand dass hier z. Z. des Entstehens der Hemiplegie noch keine zweckmässigen festen Bewegungssynergismen ausgebildet waren, giebt eine gute Erklärung für dieses abweichende Verhalten.

Auch die FÖRSTER'sche bereits erwähnte Beobachtung von dem Einfluss der Lagerung durch Verstärkung des sogenannten „Fixationsreflexes" mag hier mitspielen. Jeder Muskel, dessen Ansatzpunkte einander genähert sind, verkürzt sich in entsprechendem Grade. Diese Contraktion kann infolge des Wegfalles der Denervationsvorgänge bei der Hemiplegie stärker u. andauernder sein, wie unter normalen Verhältnissen und kann daher unter gewissen Umständen, besonders an der dauernd der Schwere entsprechend herabhängenden Hand in erheblichem Grade für die Form der Contraktur bestimmend werden.

Schliesslich sei noch erwähnt, dass auch noch manche anderen, *peripheren* Momente die besonders MARINESCO hervor gehoben hat, hinzutreten können, um den reinen Typus der Contraktur zu trüben, insbesondere die Muskelatrophie, vasomotorische Einflusse, schmerzhafte Gelenkaffectionen, etc. Ganz besonders möchte ich aber noch auf event. begleitende Sensibilitätsstörungen hinweisen, welche gelegentlich auf reflektorischem Wege einen ganz erheblich modificirenden Einfluss auf den Zustand der Hypertonie haben können.

So erklären sich durch vielerlei Momente gelegentliche Abweichungen von dem reinen Bilde der Contraktur. Dies ist ja bei der Complicirtheit der vorliegenden Verhältnisse garnicht anders zu erwarten.

Dadurch wird aber die Grundanschauung, welche ich soeben ent-

wickelt habe, nicht erschüttert: Meiner Ansicht nach müssen wir die
h. C. als eine der hemiplegischen Lähmung parallele, mit ihr in innigstem
Zusammenhang stehende Erscheinung auffassen. *Beide bilden direkte Folgen
der partiellen, motorischen Leitungsunterbrechung.* Eine solche Unterbrechung
schädigt bestimmte Muskelcombinationen und bringt einerseits Inner-
vations- andererseits Denervationsvorgänge in Wegfall, d. h. es verliert
ein Teil der Muskeln die Fähigkeit sich zu contrahiren, ein anderer
die Fähigkeit sich zu erschlaffen. Es entsteht dadurch ein Missverhältnis
in dem Innervationsgrade der einander entgegengesetzten Muskeln, das
muskuläre Gleichgewicht verschiebt sich dauernd zu gunsten der hypertonischen Muskelgruppen.

Mit den vorstehenden Auseinandersetzungen ist auch die Anschauung,
die wir uns von der anatomischen Lokalisation der die Contraktur
erzeugenden Läsion zu machen haben, in den Grundzügen gegeben.

Die Tatsache der constanten Beziehungen zwischen Lähmung und
Contraktur weist uns darauf hin, dass die Läsion derselben Bahnen resp.
Centren die die Lähmung verursacht, gleichzeitig auch die Ursache für
die Contraktur sein muss, d. h. also dass der anatomische Ausgangspunkt
der Contraktur in den willkürlichen Bewegungsbahnen selbst lokalisiert
sein muss.

Den früheren Theorien lag ja bekanntlich eine andere Anschauung zu
grunde. Dieselbe ging im wesentlichen von der Vorstellung aus, dass die
hemiplegische Muskulatur, nachdem sie durch einen leitungsunterbrechen-
den Krankheitsprocess dem Einfluss der willkürlichen Bewegungcentren
entzogen ist, nunmehr unter den Einfluss irgend welcher anderen Centren
geräte, welche sie in einen dauernden, die Contraktur bedingenden Contrak-
tionszustand versetzen. Diese Eigenschaft wird von einer Reihe von
Autoren den „niederen subcorticalen Centren" in *Thalamus, Vierhügel,
Pons,* von einer zweiten Gruppe dem *Kleinhirn,* von einer dritten den
Vorderhornzellen im Rückenmark zugeschrieben.

Ich kann diese Theorien und ihre namhaften Schöpfer im einzelnen
nicht anführen, ich will hier nur ganz im allgemeinen sagen, dass mir
gegen alle diese Anschauungen mit Bestimmtheit die Tatsache zu sprechen
scheint, dass die Contraktur sich ganz regelmässig in den erhaltenen
Muskeln lokalisiert. Wie sollte eine derartige Parallelität zu erklären
sein, wenn die Hypertonie von einer ganz anderen Stelle ausginge wie
die Lähmung? Wir müssten in diesem Falle viel eher das Umgekehrte
erwarten, dass nämlich gerade die gelähmten Muskeln hypertonisch
wären, indem sie des Zusammenhanges mit den willkürlichen Bewegungsbahnen beraubt, unter den Einfluss dieser besonderen tonisierenden
Centren gerieten, oder aber es müsste ein gänzlich ungeordneter, sich
über alle Muskeln erstreckender Contrakturzustand entstehen, was wie
wir gesehen haben, nicht der Fall ist.

Auch in einer anderen Fassung welche ROTHMANN vertritt, scheint
mit die Anschauung von dem Ursprung der Contraktur in subcorticalen
Centren nicht haltbar, in der Form nämlich, dass ebenso wie die Hypertonie, so auch die willkürliche Beweglichkeit der restituierten Muskeln

von subcorticalen Centren ausgehe. R. nimmt an, dass nach Unterbrechung der Pyramidenbahn durch einen apoplektischen Herd nicht eine teilweise Restitution dieser Bahn die Wiederkehr der Beweglichkeit bedinge, sondern, dass durch das Eintreten niederer Centren, welche normaler Weise für die Willkürbewegungen beim Menschen nicht benützt würden, die Fähigkeit zu gewissen Bewegungen wieder gewonnen würde. Mit dieser Theorie wird allerdings dem obigen Postulat genügt, dass die Contraktur von denselben Bahnen vermittelt werden muss, wie die Willkürbewegungen, aber es scheint mir nach unseren bisherigen Erfahrungen keineswegs genügend begründet, die Möglichkeit eines subcorticalen Anreizes zu Willkürbewegungen anzunehmen. Und es handelt sich in der Tat bei der Restitution der Beweglichkeit bei Hemiplegikern von vornherein um die Wiedererlangung wirklicher *Willkür*bewegungen, nicht etwa um automatische oder Gemeinschaftsbewegungen : denn diejenigen Muskeln, die der Hemiplegiker z. B. beim Gange wieder gebrauchen lernt, kann er auch sofort zu isolierten Willkürbewegungen in normaler Weise verwenden. Es ist diese principiell wichtige Tatsache in der letzten Zeit besonders von HEILBRONNER betont worden. Ferner ist gegen die ROTHMANN'sche Annahme des Eintretens subcorticaler Centren die oft viel zu wenig beachtete Tatsache anzuführen, dass auch bei der *spinalen* Hemiplegie, also bei Sitz der Läsion *unterhalb* der subcorticalen Hirncentren genau derselbe Lähmungs- und Contrakturzustand resultiert, wie bei der cerebralen, ferner die Tatsache, dass auch bei langsam eintretenden Hemiplegien derselbe Contrakturtypus sich entwickelt wie bei den apoplektiformen.

Ich muss nach allen diesen Erwägungen jedenfalls dabei stehen bleiben, dass die Läsion, welche die Contraktur verursacht, identisch sein muss mit derjenigen, welche der Lähmung zugrunde liegt, dass die Schädigung *derselben* Bahnen, eben der Bahnen für die Willkürbewegungen für beide Erscheinungen verantwortlich sein muss, ohne hierbei auf die Frage einzugehen, inwieweit neben der Py-bahn auch andere Bahnen für die Willkürbewegungen in Betracht kommen.

Diese Anschauung würde uns also dazu führen, eine *corticale* Lokalisation des Muskeltonus anzunehmen, eine Meinung, die in den letzten Jahren besonders von PANDY und CROQ betont worden ist. Auch VAN GEHUCHTEN betrachtet den Tonus als cortical lokalisiert, wenn er demselben auch einen Umweg über das Kleinhirn zuweist, und LEWANDOWSKI, mit dem ich überhaupt trotz mancher Abweichungen im einzelnen, in den wesentlichsten Punkten übereinstimme, sagt ausdrücklich, das „die ganze Ausführung der Contraktur in der Grosshirnrinde vor sich geht".

Meiner Ansicht nach fällt also die Frage nach der Entstehung der typischen h. C. mit der Frage nach der charakteristischen Form der hemiplegischen Lähmung zusammen.

Wir müssen also fragen : Worauf beruht es, dass bei der Hemiplegie in den allermeisten Fällen eine partielle, sich auf ganz bestimmte Muskelgruppen beschränkende Restitution der Willkürbewegungen eintritt?

Ich glaube, man wird sich das Verhältnis so denken müssen, dass gewisse Muskelcomplexe, nämlich im wesentlichen die Beuger an den oberen und die Strecker an den unteren Extremitäten normalerweise leichter erregbar, leichter ansprechend sind, wie andere Muskeln. Dadurch würden wenn überhaupt noch schwache Impulse die Läsionsstelle passieren, diese natürlich für die ersteren nutzbar gemacht werden, während sie für die letzteren zur Auslösung einer Bewegung nicht stark genug wären.

Für die grössere Erregbarkeit der oben genannten Muskeln existieren mehrfach physiologische Hinweise, unter anderen auch die FOUQUIER'schen Versuche mit Strychninvergiftung. Auch kehrt die Anschauung von der leichteren Erregbarkeit oder Anspruchsfähigkeit der bei der Hemiplegie restituierten Muskelgruppen under verschiedenen Formen mehrfach bei den Autoren wieder, so bei FÖRSTER, CROQ und anderen.

Im Zusammenhang mit dieser Anschauung scheint mir auch die Erklärung der Phänomene zu stehen, die v. STRÜMPELL bei der Hemiplegie beschrieben hat. (Tibialis-, Radialis-Phänomen etc.). Diese Phänomene bestehen bekanntlich darin, dass z. B. der Hemiplegiker beim Faustschluss stets mit der Fingerbeugung die zweckmässige synergische Mitbewegung der Handgelenksstreckung ausführt, auch wenn er sich ausdrücklich bemüht, die Finger mit gebeugtem Handgelenk zu schliessen. Die Erklärung dieses und der analogen Phänomene scheint mir darin zu liegen, dass die am häufigsten gebrauchten Bewegungscombinationen leichter ansprechen, wie die seltener gebrauchten und dass dementsprechend bei einer Verminderung der Leitungsfähigkeit der Willkürbahnen die ersteren Bewegungen noch ausführbar sind, während die seltener gebrauchten und darum einen grösseren Aufwand an Willenstätigkeit und feinerer Differenzierung erfordernder Bewegungen nicht mehr ausführbar sind. Es is etwa dieselbe Erscheinung, wie die, dass ein Aphasischer oder Agraphischer gerade noch seinen Namen auszusprechen resp. zu schreiben vermag, während er sonst die Fähigkeit zu sprachlichen und schriftlichen Aeusserungen verloren hat.

Ich betrachte also die Tatsache, dass bei der Hemiplegie nur gewisse und zwar ganz constante Muskelgruppen dauernd gelähmt, andere aber relativ intakt bleiben, als eine Folge der ungleichmässigen Anspruchsfähigkeit der verschiedenen Bewegungsformen. Diese Partialität der Lähmung führt aber ihrerseits die Contractur als Begleiterscheinung (wenigstens in den allermeisten Fällen) mit sich, eben wegen der mehrerwähnten gleichzeitigen Abschwächung der Denervationsvorgänge in den funktionsfähig gebliebenen (den gelähmten Muskelgruppen gegenüber antagonistischen) Muskelgruppen.

In höchst interessanter Weise kommt dieser Auffassung ein Fall von SPIELMEYER zu Hilfe, der kürzlich veröffentlicht worden ist. Hier wurde bei einer typischen Hemiplegie mit Contractur die Pyramidenbahn intakt gefunden. Es fand sich aber eine diffuse atrophische Veränderung der Hirnrinde, welche nur die Riesenpyramidenzellen, also die Ursprungszellen der Pyramidenbahn intakt gelassen hatte. Es lag also eine weitgehende Isolierung der motorischen Ursprungszellen aus ihren normalen corticalen Verbänden vor. Diese Isolierung musste natürlich zu einer Schwächung der der Pyramidenbahn zufliessenden Impulse führen, und diese an Wirksamkeit verringerten Impulse konnten sich nunmehr nur noch an den leicht ansprechenden Bewegungsmechanismen äussern, während die schwer erregbaren nicht in Tätigkeit versetzt werden konnten, also dauernd gelähmt blieben. So entstand die typische Hemiplegie mit der begleitenden typischen Contractur.

Damit scheint sich mir ungezwungen die höchst beachtenswerte Tatsache zu erklären, dass eine Läsion *oberhalb der Ursprungsstelle* der Pyramidenbahn dasselbe Bild erzeugt wie eine Läsion der Pyramidenbahn *an irgend einem Punkte ihres Verlaufes.*

Zusammenfassend sage ich also: Meiner Ansicht nach ist die hemiplegische Contractur, eben so wie die typische residuäre hemiplegische Lähmung eine direkte Folge einer partiellen Leitungsunterbrechung der motorischen centralen Bahn. Die durch diese Bahn ablaufenden Impulse haben gewissermassen ihre Harmonie verloren. Indem ein Teil der Muskeln in der Fähigkeit der *Spannung* ein anderer der *Entspannung* Schaden gelitten hat, entsteht eine Disharmonie, welche sich auf der einen Seite in einem *Mangel* auf der anderen in einem *Uebermass* von Tonus äussert und welche der hemiplegischen Extremität in Haltung und Bewegung das charakteristische Gepräge verleiht.

Zum Schluss noch eine kurze Bemerkung über die Therapie der h. C.: Meiner Ansicht nach unterstützen die therapeutischen Erfahrungen bei der Behandlung der Hemiplegie durchaus die entwickelte Anschauung von der Parallelität und dem inneren Zusammenhang zwischen Lähmung und Contractur. Alle Massnahmen die der Lähmung gegenüber bessernd einwirken, beeinflüssen auch die Contractur in günstigem Sinne. Insbesondere richtet sich die ganze Uebungstherapie auf die Besserung der aktiven Beweglichkeit der paretischen Muskeln. In demselben Masse wie diese erreicht wird, verringert sich auch die Contractur. Die durch Uebung gebesserte Innervation der paretischen Muskeln stellt gleichzeitig eine Uebung des Denervationsvorganges der Antagonisten dar und bewirkt dadurch eine Verminderung ihres abnormen Spannungszustandes.

Ebenso wirkt zweifellos die streng lokale Faradisation der paretischen Muskeln mit peinlicher Verschonung der hypertonischen Muskeln (eine von Wernicke besonders geübte Methode) bessernd auf die Anspruchsfähigkeit der paretischen Muskeln und vermindert gleichzeitig den Contracturzustand.

Umgekehrt sehen wir durch ungünstige Einwirkungen, insbesondere durch Ermüdung, zu starke Reize (thermischer, schmerhafter Art) den Contracturzustand sich steigern, gleichzeitig mit einer Verschlechterung der aktiven Beweglichkeit.

Also auch die Therapie zeigt, dass die hemiplegische Lähmung und die hemiplegische Contractur zwei durchaus parallele, mit einander direkt zusammenhängende Erscheinungen sind.

Dr. M. LEWANDOWSKY (Berlin)

wendet sich gegen die Identificirung der Hemmung mit Denervation. Die Hemmung führt zu einer Denervation, aber sei nicht selber die Erregung mit dem negativen Vorzeichen, sondern sie habe als Nervenerregung unbedingt ein positives Vorzeichen und gegen die Annahme von intracentralen Hemmungen sei eben so wenig etwas zu sagen, wie gegen die Annahme von peripheren reflectorischen Hemmungen, die z. B. im Lungenvagus nachgewiesen sind. Die Identificierung der Hemmung mit Denervation schöpft Unklarheiten. Es bleibt ferner ein Punkt in der Entwicklung der Kontractur, welcher bisher allen Theorien unzugänglich geblieben ist, wenn nämlich überhaupt einmal die Erregung einer Muskelgruppe mehr als normal stark wird. Von diesem Moment erst tritt der Antagonismus als Erklärung der Vertheilung der Lähmung und der Contraktur ein. Die Art der Vertheilung der Contractur giebt keine Erklärung für das Zustandekommen der Contractur überhaupt. Ein Moment, der noch zu berücksichtigen wäre, ist der Einfluss der Sensibilität auf die Entstehung der Contraktur. Wenngleich Förster die Bedeutung der passiven Lagerung für die Entstehung der Contractur, die von dem Redner schon vor Förster gewürdigt war, überschätzt hat, so zeigt doch das Fehlen hemiplegischer Contracturen bei dem Tabes, dass die Berücksichtigung der centrifugalen Leitung allein nicht für die Erklärung der Contractur genügt.

Prof. A. VAN GEHUCHTEN (Louvain).

Je remercie vivement mon collègue Mr. MANN d'avoir attiré l'attention sur la haute importance d'un fait clinique que j'ai eu la bonne fortune de mettre en relief, il y a une dizaine d'années, à savoir que la contracture post-hémiplégique n'intéresse que les seuls muscles ayant conservé un certain degré d'activité volontaire, c'est-à-dire d'innervation corticale, tandis que les muscles complètement paralysés restent d'une façon permanente atoniques et flasques.

Ce fait fondamental, dit-il, doit être pris en considération dans toute théorie de la contracture posthémiplégique.

C'est en partant de ce fait clinique que j'ai moi-même émis une théorie de cette contracture, qui me paraît très simple et qui peut se résumer de la façon suivante.

Dans l'hémiplégie la contracture ne survient que dans les muscles incomplètement paralysés. La contracture est due à la persistance de cette innervation corticale et à l'absence de to n u s musculaire dans les muscles antagonistes d'autre part.

La contracture est donc due à la prédominance d'action d'un groupe fonctionnel de muscles sur le groupe antagoniste. Pour faire comprendre ma pensée j'ai rapproché la contracture post-hémiplégique au point de vue du mécanisme de sa production à la contracture que l'on voit survenir dans les atrophies articulaires.

Mr. MANN pense que cette théorie est insuffisante pour expliquer tous les faits.

Mr. MANN semble admettre qu'il y a eu de ma part identification entre la contracture périphérique survenant à la suite de lésion du nerf ou des muscles périphériques et la contracture centrale qui survient chez l'hémiplégique. Il y a ici, je crois, un malentendu. Je n'ai jamais, je crois *identifié* les deux phénomènes, je les ai simplement rapprochés, pour mieux faire saisir ma pensée et encore n'ai-je parlé que de la contracture post-articulaire qui se rapproche le mieux à la contracture post-hémiplégique et nullement à la contracture qui devrait survenir à la suite de la lésion d'un nerf. Il m'est impossible d'insister ici sur ce point, mais si les conditions relatives dans lesquelles se trouvent les muscles protagonistes et antagonistes sont presque les mêmes dans l'hémiplégie et dans l'atrophie *articulaire*, il n'en est pas de même dans une paralysie radiale par exemple.

Mr. MANN oppose encore à ma manière de voir, que la contracture peut exister au moins jusqu'à un certain degré, avant même le retour de toute motilité volontaire. Cela ne me paraît pas contredire ma manière de voir : une innervation corticale peut exister sans qu'elle soit suffisante pour produire de la motilité volontaire, absolument comme nous pouvons dans une paralysie faciale par exemple voir revenir la motilité volontaire avant le retour de l'irritabilité électrique du nerf, de même que dans une paralysie périphérique nous pouvons voir persister la fonction trophique du nerf sans retour de la motilité volontaire. Les arguments invoqués contre ma manière de voir ne me paraissent donc pas suffisants pour me la faire abandonner.

Si nous examinons maintenant l'opinion de Mr. MANN, je crois qu'elle se rapporte considérablement à la mienne. Pour produire un mouvement donné, une flexion par exemple, il ne faut pas seulement la contracture des fléchisseurs, mais le relâchement des extenseurs. Se basant sur ce fait on a admis pendant quelque temps l'existence pour chaque muscle de fibres corticales excitantes et inhibitives. Je n'ai jamais pu me faire à l'existence de ces fibres inhibitives et je vois avec plaiser que Mr. MANN abandonne leur existence hypothétique. Cependant comme dans tout mouvement il faut un *raccourcissement* d'un groupe de muscles et une *élongation* des antagonistes, Mr. MANN parle d'innervation négative et d'innervation positive ou encore d'innervation et de dénervation. Je pense que toutes ces expressions sont superflues, qu'elles tendent à donner une apparence de complexion au problème, d'autant plus que les expressions de contraction et de relâchement musculaire suffisent.

Je ne pense pourtant pas qu'il y a pour ce relâchement des muscles antagonistes des voies nerveuses, spéciales. Notre innervation corticale n'est d'ailleurs pas une innervation anatomique

28

ou musculaire, mais bien une innervation physiologique ou de groupes fonctionnels de muscles. De par mon écorce cérébrale je ne puis faire que des *mouvements* et pas de contractions musculaires. Je suis en état de fléchir mon avant-bras sur le bras, mais je suis absolument incapable de contracter volontairement mon muscle biceps fémoral. Et encore cette innervation corticale s'est développée par l'éducation. La contraction d'un groupe musculaire et le relâchement concomitant du groupe antagoniste doivent donc être la fonction d'éléments nerveux intracorticaux.

Pour Mr. MANN la contracture posthémiplégique est due à l'innervation (contraction) des protagonistes et à la désinnervation (relâchement) des antagonistes. Pour moi elle est due à la prédominance d'action des protagonistes. Je ne vois pas la différence. Pour Mr. MANN les muscles protagonistes reçoivent un *excès* d'innervation positive, pour moi ils reçoivent seuls un certain degré d'innervation positive ou une quantité d'innervation plus grande que leurs antagonistes. Je crois que ce qui nous sépare est plus dans les mots que dans les faits et c'est ce que je suis heureux de constater.

Dr. P. KOHNSTAMM (Königstein)

will zwei Gesichtspunkte zur Theorie der Hemmung vorlegen.

1. Es besteht keine Veranlassung nur zwei Qualitäten der Innervation anzunehmen. Zur Erklärung der psychischen Phenomenen und der Pavlowschen Versuche ist es nötig, eine unendliche Mannigfaltigkeit der Innervationsformen anzunehmen, in der Erregung und Störung nur Pole bedeuten.

2. Ist als Prototyp der Hemmungserscheinungen das Phenomen der „Enge des Bewusstseins" zu betrachten. Dies ist, in's physiologische transponirt, die Einrichtung, dass, wenn eine stärkere Erregungskette das Nervensystem durchflutet, andere Erregungsketten relativ gehemmt werden. Zerstörung der Py. B. schwächt in diesem Sinne den Erregungszustand von Muskelsystemen, die sich in einem Zustand relativ stärkerer Formen befinden.

Dr. A. PICK (Prague)

will auf eine Erscheinung aufmerksam machen, die in der hier aufgestellten Theorie der Hemiplegischen Contractur noch keine Beachtung gefunden; es ist die Beobachtung, dass die Facialislähmung in der Hemiplegie, die nicht selten auch den sog. obern Facialis betrifft, in einzelnen Fällen früher oder später in Contractur übergeht.

Dr. VAN VALKENBURG (Bloemendaal).

Ich möchte mir erlauben zu den Ausführungen des Herrn Vortragenden einige kurze Bemerkungen zu machen.

Die soeben vorgebrachte Auffassung des Wesens der hemiplegischen Kontractur stützt sich in erster Linie auf den Nachweis des Gegensatzes von Kontractur und Lähmung.

Wenn nun dieser Gegensatz sich in alten residuären Fällen, nach den grundlegenden Untersuchungen des Herrn Referenten, in der Tat wirklich vorzufinden scheint, so ist man, m. E. noch nicht berechtigt, hieraus so weitgehende Schlüsse zu ziehen.

Betrachtet man von Anfang an, während der ganzen Zeit bis zum residuären Zustand genau die Verteilung der Hypertonie in den paretischen Extremitäten, so fällt es auf, dass nach der Diaschisisperiode, abgesehen auch von directen cerebralen Reizerscheinungen, ein grosser Wechsel besteht in Beziehung zur Hypertonie der sogenannten Agonisten und Antagonisten. Man findet z. B. bald die Unterarmbeugung, bald die Streckung grösseren Widerstand gegen die passive Bewegung zeigen. Der Wechsel in der willkürlichen Beweglichkeit ist zwar viel weniger stark, aber dennoch oft vorhanden.

Schon hieraus ist zu folgern, dass die Muskulatur durch den cerebralen Herd prinzipiell in viel gleichmässiger Weise geschädigt wird, als es nach der Darstellung des Herrn Referenten scheinen würde. Zweitens wurde nur geprüft wie sich die Motilität verhielt auf Willensimpulse. Und doch kann man auch im Residuarzustand öfters wahrnehmen, dass ein Kranker, der nur unter grösster Anstrengung z. B. das Knie zu beugen vermag, dasselbe ziemlich energisch beugt nach Reizung der Fusssohlen. Es ist die Natur des Reizes, welche für den motorischen Effect von grösster Bedeutung ist.

Drittens giebt es bei jeder Hemiplegie bekanntlich eine Anzahl Bewegungen, welche dauernd ausfallen infolge der gestörten Verbindung mit der Regio Rolandica. Die diesen Bewegungen dienende Muskulatur ist deshalb aber keineswegs hypotonisch, resp. braucht es nicht zu sein, weil sie in anderen Combinationen in mehr einfachen, extrarolandisch und subkortikal Lokalisierten Bewegungen ebenso vertreten ist.

Am besten fasst man nach meiner Meinung die hemiplegische Bewegungsstörung in der Weise zusammen, wenn man sie bezeichnet als die Folge des Verlustes der Kortikalen, namentlich der Rolandischen Componente für alle Bewegungsformen.

Diejenige Synergien und Bewegungscombinationen, welche ohne Mitwirkung der centroparietalen Region nicht zu Stande kommen können, fallen ganz, oder fast ganz aus. Die übrigen, welche eine extra-rolandische und subkorticale Vertretung haben (es gehören vor allen die phylogenetisch alten Bewegungsformen hieher) werden alle, mehr oder weniger beschädigt. Ich betone hierbei, dass in jeder synergischen Bewegung implicite die graduelle Erschlaffung gewisser Muskeln enthalten ist, von Antagonisten ist innerhalb einer Bewegung eigentlich kaum zu reden; nur ist

z. B. die Beugung als Bewegungsform der Streckung antagonistisch. Die in dieser Weise veränderten Innervationsbedingungen verursachen, bei Vorhandensein sensibler Reize eine ganz abnorme Spannung in der Muskulatur, wie sie dann auch als allgemeine oder wechselnde Hypertonie nachweisbar ist. Bestimmte, einander entgegenarbeitende Synergien kämpfen gewissermassen um das Uebergewicht, bis im Zentralnervensystem ein neues relatives Gleichgewicht zu stande gekommen ist. Der endgültige Sieg wird von den physiologisch wichtigsten oft phylogenetisch ältesten, Subkortical am festesten lokalisierten Bewegungsformen davongetragen. Die Hauptagonisten dieser Bewegungsformen kommen in Kontraktur, behalten i. A. aber auch natürlicherweise die grösste active Beweglichkeit. Wenn nun auch ganz zweifellos individuelle Momente, der Förstersche Fixationsreflex und der mächtige Zufall eine Rolle spielen mögen, so ist doch meiner Meinung nach der Vorgang, wie auseinandergesetzt aufzufassen und besteht principiell zwischen Lähmung und Kontraktur kein Gegensatz in der Hemiplegie.

Dr. L. MANN (Rapporteur).

Es lässt sich natürlich hier nicht auf alle Einwände im einzelnen eingehen. Ich gebe gern zu, dass die Frage, ob besondere Hemmungsfasern vorhanden sind, oder ob die Hemmung nur ein besonderer Vorgang ist, der in denselben Fasern verläuft, wie die Erregung, nicht von grundlegender Bedeutung ist. Mir scheint aber, dass durch meine jetzige Darstellung die Tatsachen besser gedeutet werden, wie durch meine frühere, und dass auch die physiologischen Erscheinungen (besonders HERING) damit übereinstimmen. Dass vielerlei Abweichungen von dem geschilderten Typus vorkommen, ist zweifellos; besonders an den ob. Extremitäten giebt es oft ein Stadium, in welchem kein strenger Gegensatz zwischen Lähmung und Contractur besteht, sondern beide Erscheinungen sich gewissermassen die Wage halten. Den Einfluss der Sensibilität halte ich dabei ebenfalls für sehr richtig. Herr VAN GEHUCHTEN hat in seinen frühern Arbeiten mit voller Bestimmtheit die hemiplegische Contractur mit der peripheren identificiert. Es scheint mir nach seinen heutigen Ausführungen, dass sich unser beiderseitiger Standpunkt immer mehr nähert.

Für sehr wichtig halte ich den Einwand des Herrn PICK. Ich habe keine derartigen Fälle gesehen; ich kann im Moment keine bestimmte Erklärung dafür geben. Vielleicht spricht der Umstand mit, dass der Facialis eigentlich gar keinen Antagonisten auf der gleichen Körperseite hat, sondern dass sein Antagonist der contralaterale Muskel ist. Jedenfalls werde ich diesen Gesichtspunkt im Auge behalten.

Paralysies spasmodiques primitives et secondaires; origine et traitement.

PAR MAURICE FAURE (de La Malou).

Le type des contractures primitives est réalisé par les paraplégies spasmodiques, d'emblée, avec peu ou point de troubles sensitifs et trophiques. L'origine de la spasmodicité est tout entière dans la lésion centrale. Il est rare que les symptômes aient tendance à la régression. Souvent, au contraire, ils ont tendance à progresser.

Malgré le caractère de permanence, et même d'incurabilité, de la cause de la spasmodicité, celle-ci peut être vaincue par le traitement mécanique dont nous avons indiqué la technique. Après plusieurs semaines ou plusieurs mois d'exercices passifs et de mobilisation méthodique, — les membres inférieurs redeviennent souples. Et comme, dans ces cas, l'impotence motrice est liée, pour une grande part, à la contracture et à la perte de l'habitude des mouvements, il est possible de réapprendre au malade la motricité volontaire, au moins partiellement, dès que les contractures sont vaincues.

Le type des contractures secondaires est réalisé dans l'hémiplégie. L'apparition de ces contractures constitue un deuxième stade dans l'évolution des accidents, et ce stade coïncide avec l'apparition de sérieux troubles trophiques. On a cru longtemps que troubles trophiques et contractures étaient liés uniquement à la lésion centrale, dont ils constituaient (tout comme les accidents primitifs de paralysie flasque) un symptôme nécessaire. On a vu ensuite que certains troubles trophiques, les artrites par exemple, étaient liés, autant aux modifications de nutrition résultant de l'immobilité, qu'à celles résultant de la lésion centrale.

Nous avons posé pour les contractures une question analogue. En fait, les contractures n'apparaissent pas chez les sujets convenablement mobilisés dès le début, non plus que les arthrites. Et, lorsqu'elles sont apparues, une mobilisation méthodique peut encore les atténuer dans de fortes proportions.

L'hémiplégique, débarrassé des contractures, peut réapprendre quelques mouvements volontaires ; — mais il faut surtout compter sur ceux qui reviennent spontanément. Et le meilleur moyen de favoriser leur retour est, assurément, d'empêcher les contractures, les arthrites, et les attitudes vicieuses.

En résumé, la mobilisation méthodique s'oppose à l'apparition des contractures, et les vainc quand elles sont constituées. Par suite, elle permet d'éviter les déformations, les ankyloses, qui constituent des complications fréquentes, et souvent irrémédiables, des hémiplégies et paraplégies. Enfin, la mobilisation, suivie de reéducation, provoque et hâte, parfois dans une très large mesure, le retour des mouvements volontaires.

A comparative clinical study of five cases of Landry's Paralysis. One case of acute infections multiple neuritis: one case of myasthenia gravis.

J. W. PUTNAM, Buffalo, Univ. U. S. A.

I have chosen this subject for presentation at this Congress because the symptoms and course of the disease present in these cases were to a great extent the same, but the interpretation of the symptoms from a pathological and etiological standpoint differed widely. In this series of cases, I report two cases of LANDRY's Paralysis with recovery, three cases of LANDRY's Paralysis with death, one case of Multiple Neuritis, and one case of Myasthenia Gravis.

Case Number 1.

I was called in November 1905 by the family physician to see a patient, a man aged thirty, with a previous history of having had an operation some years before for the removal of the coccyx. He had been in good health ever since, but had always observed that there was some slight discharge from the region of the wound. When I saw him, he was in bed with total flaccid paralysis of all the muscles of the lower extremities, the muscles of the trunk, and the muscles of the upper extremities. His respiration was labored, the accessory muscles of respiration in the neck being strongly contracted with each effort of inspiration. The effort of swallowing was accompanied by marked choking and the attempt was given up. His temperature was normal, his pulse was 84, his reflexes were absent, his sensation was perfect, Faradic irritability present and the diagnosis was made of LANDRY's Acute Ascending Paralysis.

As all treatment which has heretofore been tried in this disease has as a rule resulted in failure, I determined to give Créde's Ointment of Silver a fair trial. It was accordingly prescribed and it was rubbed into the spinal region night and morning until two ounces had been used. The only internal medication used was the fluid extract of ergot, one half teaspoonful, every three hours. The morning following my first visit, the respiration was better, swallowing was more easy and it was evident that the ascent of the disease had reached its limit. The further progress of the disease is best described by a gradual return of motion, first appearing in the distal muscles of the lower extremities and then involging the larger muscles. In two weeks, motion had returned to all the muscles of the lower extremities and had begun to return to the muscles of the hand and forearm. The third week, contraction of the biceps was noticed. After six months, the patient was walking and used his arms and hands with ease. At the time of writing, the patient has no evidence of his previous disability with the exception of some atrophy of the muscles of the hand and an inability to stand upon his tip-toes.

Case Number 2.

I was called, on the 21st of November 1905, by the family physician to see a little girl, aged four, who had been in previously good health until the afternoon, when she was been suddenly stricken with paralysis of both lower extremities. So suddenly did the paralysis come on that the child who was playing upon the floor a moment before, had, in obedience to a call from her mother, made an attempt to rise and found her legs were powerless. She was picked up, undressed and put to bed, and the family physician sent for. Before he arrived the paralysis had invaded both upper extremities. I saw her the same evening. She was conscious, suffering no pain, but had absolute paralysis of the four extremities. Reflexes were abolished and sensation normal. The temperature was normal. There was no paralysis of the bowels or bladder. Faradic contractility present.

The next day I saw the child again in the evening and noted that in addition to the paralysis of the four extremities there was a marked effort of the accessory muscles of respiration. In spite of any treatment, the child died at midnight, fifty-five hours after the onset of the disease. No autopsy allowed.

Case Number 3.

On the 16th of November 1905, I was called by the family physician to see a patient, sixteen years old, who had been in her usual state of health until the 15th of November. At that time, without pain, she lost all use of her lower extremities. The paralysis rapidly ascended the trunk and upper extremities, until she was totally paralyzed, in thirty hours from the time of onset. I found her seated in a chair, the trunk bent well forward and the head supported by a nurse. She was breathing rapidly but said she felt no discomfort. I tested her reflexes and found them absent, found sensation present, and found there was no loss of control of the bladder or bowels. Faradic contractility present. She was ordered fluid extract of ergot and Crédé's Ointment rubbed in freely along the spine. She gradually failed from the loss of power of the respiratory muscles, which was preceded by paralysis of the muscles of deglutition and she died on the 20th of November, five days after the onset. No Autopsy allowed.

Case Number 4.

On the 30th of November I was called by the family physician to see a patient, a man aged 50, who was in bed with total paralysis of all four extremities. The previous history was that the man had been in his usual good health until November 30th when he felt a weakness in his legs and rather a sharp pain in the muscles of the right calf. He walked to a barber shop with difficulty and sat in a chair to be shaved. When this operation was completed, he tried to get up from the chair but found he had lost all power in the muscles of the lower extremities. He was taken home and the family physician sent for. Paralysis advanced rapidly from the muscles of the lower extremities to the muscles of the trunk and upper extremities, so that, when I saw him forty-eight hours after the onset, he was totally paralyzed in all muscles below the neck. There was no loss of sensation, no loss of bladder or bowel control and the reflexes of the knees were absent. The reflexes in the plantar surface of the feet were present.

The man had previously had a slight cold and as a result of the paralysis of the murcles of expiration, he had not sufficient expiratory power to expel the mucous, and there was a loud rattle to be heard during respiration. I agreed with the family physician in the diagnosis of Landry's Acute Ascending Paralysis, told him of my experience in the use of the Crédé's Ointment in one case, and suggested that we use it freely. An ounce was rubbed in the back, thighs and axillor in the following twenty-four hours. The first morning after my visit it was evident that the spread of the disease up the cord had been arrested. Respiration was quiet and the difficulty in swallowing which was quite apparent the night before no longer existed. The treatment of ergot and Unguent Crédé was continued. Six weeks from the onset there was some return of power in the muscles of the feet and hands. At no time was faradic contractility lost.

In three months, he had good use of arms and legs.

Case Number 5.

In December 1906, I was called by the family physician to see a patient with the following history: a young man, aged 28, in previous good health; occupation, office work. Had started three days before I was called to go down stairs and walk to his work, and complained that his legs felt heavy and locomotion was difficult. He returned to his home and sent for the family physician, who at that time examined him and found that there was no paralysis, that the reflexes were normal and sensation was normal, and he advised him the trouble was transitory, and would probably pass away in a day or two. The next day the legs were still more affected. The man became frightened and hysterical. On the third day the arms became involved, breathing was difficult. At that time I was called to see him.

When I examined him, I found the man sitting up in a chair, body bent forward and breathing with great difficulty. There was an anxious expression. His hands and legs were absolutely without movement, sensation was normal. Electrical examination showed faradic contractility in all the muscles of the four extremities. Reflexes were normal. There was control of the bowels and bladder. I attempted to give him water but the difficulty of swallowing was so great that strangulation was alarming. Diagnosis of Landry's Paralysis was made, the symptoms of the disease being all present as high as the respiratory center. On the evening of the fourth day the man died. No autopsy allowed.

Case Number 6.

In the fall of 1904 I was summoned to see a patient at East Buffalo by the family physician. I found a stalwart young man in the stock business, aged 30, single, with previous history of Urethritis for the past six weeks. Nothing unusual about this Urethritis. The history given by the patient was that forty-eight hours before I saw him he was starting to dress and found difficulty in standing on his right foot, but he managed to dress and walked down stairs and kept about during the morning. As he felt himself getting weaker he returned to his room; found himself unable to walk up stairs, but managed to get up on his hands and knees and went to bed.

On examination I found paralysis almost complete of the two lower extremities and great weakening of the muscles of the arms. In this case I found tenderness along the sciatic nerve trunks and along the crucal nerves. There was also tenderness along the nerves of the brachial plexus. There was diminished sensation in the skin of the four extremities. Diagnosis was made of Acute Infectious Multiple Neuritis and a favorable prognosis was given. He was under treatment for a period of three months. During this time the reflexes were lost, sensation became more and more blunted and the faradic contractility was greatly impaired. He was treated on the theory of some toxic principle having caused the widespread inflammation of the nerve trunks. I used inunctions of unguent Crede freely and subcutaneous injections of the normal salt solution every eight hours for a period of two or three weeks. Each injection I used from eight to twelve ounces. Sensation was normal and reflexes all returned, and he was entirely recovered at the end of six months.

Case Number 7.

In December 1904 there came to me a Freight Conductor from Corning, with a history of a purulent venereal sore appearing about six weeks before the onset of a Paralysis which affected the muscles of deglutition. For about four weeks before the onset of the Paralysis he worked for an estimated period of 45 days in five weeks. At the end of this time the first evidence of paralysis was noticed in a change of the quality of his voice. This was followed by difficulty in swallowing: This Paralysis rapidly increased until the swallowing became fraught with danger and there was no sound from the glottis. Respiration was difficult, and was carried on almost entirely by the aid of the accessory musles of respiration. There was marked weakness of the muscles of both arms and legs but there was no paralysis of any muscle or group of muscles in the extremities. The patella reflexes were much diminished, the Babinski sign was absent. There was no anesthesia but he complained of paresthesia in the arms and legs. Disturbances of sensation were described by him as a feeling of numbness such as is observed when the feet and hands are cold. Examination of the muscles of the extremities by the faradic current showed that the faradic contractility was not lost. The onset of this case, following as it did, purulent discharge and also following severe physical labor upon a Railroad train, with excessive number of hours, and deficient sleep, causes me to hesitate between the diagnosis of Myasthenia Gravis and Acute Bulbar Paralysis.

I called two laryngologists in consultation and they reported to me that the glottis was in a cadaveric position and that the aphonia was due to organic disease and not to hysteria. Dr. WILLIAM C. KRAUSS was notified to attend the case in consultation with me. He was of the opinion that we had to deal with Acute Bulbar Paralysis, but after a period of three months the paralysis had gradually disappeared. The muscles that werd first affected recovered first. At the end of six months he had recovered sufficiently to be allowed to go home. A year later he was a robust vigorous man entirely recovered and able to perform his duties as before on the Railroad.

The diagnosis in this case, considering the severe and complete exhaustion after his railroading, and the fact that there was no actual paralysis of the muscles of the arms and legs and that there never was any tenderness along the nerve trunks, has made it probable that we did not have a case of either Landry's paralysis or of Infectious Multiple Neuritis. The physicians who saw him could never be positive that it was not a case of Acute Bulbar Paralysis, but because of the rapid recovery under the rest cure, with massage, faradic electricity and large doses of strychnia, I have considered this case as one of Myasthenia Gravis.

In this series of seven cases, the patients had many symptoms in common but they must be separated into different classes. The diagnosis of Landry's Paralysis should be made in those cases in which the onset was sudden, in which the muscular paralysis passes from lower extremities to the upper extremities, in which sensation is unimpaired, in which the nerve trunks are not tender, in which the bladder and rectum are not involved, and in which the electrical reaction is unchanged.

The diagnosis of Acute Infectious Multiple Neuritis was made in those cases in which there had been a previous disease as in the case of paralysis following Urethritis, in which the symptoms are general motor paralysis, disturbances of sensation, tenderness of the nerve trunks, atrophy, and change in the electrical reaction. I do not believe that it is always possible to make a positive differential diagnosis between cases of Landry's Paralysis and Acute Infectious Multiple Neuritis, nor, between Myasthenia Gravis and Acute Bulbar Paralysis. It is only by the reporting of carefully studied cases that we can hope some time to improve our classification.

A. KEUCHENIUS (Holland).

In addition to the most interesting cases, brought forward by Dr. PUTNAM, I am able to relate the following case, which came under my observation, though not under my treatment.

In my parlour once came a young man of 25 years old, who just had arrived from Java: his complaints were those of general nervous prostration and besides these he showed the symptoms of paralysis of the sight facial nerve with central type. His previous historia morbi was the following: About a year ago he had acquired a most severe gonorrhoical infection: after having been under treatment during five days, he got sudden a paralysis of both legs: two days after this a paralysis of both arms again; some days later he went through a very severe attack of paresis of the diaphragm, which brought him near death, so that he was kept in life by injections of camphor: about a week later he got the paralysis of the sight facial nerve, which had existed now about one year. I am sorry not to be able to tell how this case ended actually, for leaving I never saw him again.

Experimental and histological examination of the cortex of the Lemur's brain and a comparison with that of the Primates in relation to the functional and structural evolution of the convolutional pattern.

BY

DR. F. W. MOTT, LONDON.

Section I. The Brain of the Lemur.

1) Brief introduction and description of the LEMUR's brain.*)
2) Experimental investigation:
   - *a.* The areas which upon excitation yielded precise motor effects
   - *b.* The effects of ablation practised upon the motor area.
3) The complete histological survey of the cerebral cortex by the NISSL method, aided by the WEIGERT method where necessary.
   - *a.* The Neopallium, the Archipallium and Intermediate areas.
   - *b.* The various areas of Neopallium discoverable by differences of cell lamination. Intermediate areas.
   - *c.* The various areas of Archipallium discoverable by differences of cell lamination. Map of the cerebral cortex according to its histological structure.
4) Correlation of the above with the mode of life and habits of the animal.

II. The Brains of Primates.

1) The convolutional pattern of the brain in Apes and Anthropoid Apes in relation to structure and function. Map of the areas. Comparison with that of the LEMUR.
2) The setting of the eyes in relation to macular vision and the visual directive faculty. Comparison of the ape and Lemur in relation to vision as the directive faculty in the preservation of the individual and the species.

   The reciprocal simultaneity in the primates of the development of the *critical* visual directive and the tactile motor executive faculties. The evolution of the stereoscopic and stereognostic senses, the relation of the same to the development of the parietal and frontal lobes in the apes, the anthropoid apes and man.

The paper is illustrated by a large number of drawings and lantern slides.

---

*) The experimental observations were made in conjunction with Prof. HALLIBURTON and the drawings together with most of the histological details have been executed by Miss A. KELLEY.

Ueber eine eigenthümliche Form von progressiver Knochen- und Muskelnerkrankung.

von Dr. H. STERLING (Warschau).

Die krankhaften Processe des Knochensystems ausser den entzündlichen gehören zu den am wenigsten erforschten Gebieten der Pathologie. Es existiren zwar einige Formen mit scharf contourirten klinischen Physionomie, (Osteomalacie, Rhachitis, Arthritis deformans u. s. w.), doch ist die anatomo-pathologische Grundlage, welche uns die mikroskopische Untersuchung erweist, noch nicht ausreichend, um die nosologische Specifität dieser Krankheiten aufzuklären.

Mit noch grösseren Schwierigkeiten begegnen wir uns bei der Analyse der Processe, welche sich in den Gelenkgegenden abspielen — ohne eigentliche Beteiligung der Gelenke. Die bisherige Observation hat einige klinischen, anscheinend typischen Formen aufgestellt, die einen — als primäre Processe (*Osteoarthritis deformans, Rheumatismus fibrosus, die Gasne'sche Krankheit*), die anderen, als secundäre: verschiedene Arthropatien bei Centralerkrankungen des Nervensystems, wie *Tabes, Syringomyelie* und inneren Krankheiten, wie *Osteoarthropathie hypertrophiante* von MARIE.

Der Fall, über welchen ich hier berichten möchte, ist ein bemerkenswerther Beitrag zu den pathologischen Processen dieser letzteren Kategorie. Er stellt eine fast 4 jährige Observation dar und gehört zu keinem bisher bekannten klinischen Typus.

Es handelt sich um einen 17-jährigen Stubenmalergesellen, welcher von mir zum ersten Mal am 2. 1. '05 untersucht wurde, welcher früher keine Krankheiten durchgemacht hat und bei welchem ohne jede äussere Ursache, ohne Fieber und Infection allmählich die beiden unteren Extremitäten anfingen schwach zu werden; nach 3 monatlicher Dauer der Krankheit treten anfallsweise reissende Schmerzen in den beiden Kniegelenken auf, wonach auch die oberen Extremitäten schwach zu werden beginnen; erst gegen Ende des ersten Jahrgangs der Krankheit beginnen sich Auftreibungen und Verdickungen in den Gelenkgegenden zu entwickeln, dann Deformation des Brustkorbes und später der Wirbelsäule. Der Zustand des Kranken — von einer geringfügigen Remission gegen Ende des zweiten Jahres der Krankheit abgesehen, — verschlimmert sich fortwährend. Der Gang wird ganz unmöglich, es entwickeln sich immer grössere Muskelatrophien und Paresen. Die Auftreibungen in den Gelenkgegenden und die Deformation des Brustkorbes und der Wirbelsäule schreiten immer fort — alles dies ohne Erscheinungen einer organischen Affection des

Centralnervensystems und ohne Veränderungen der inneren Organe und speziell des Blutes.

Aus dem ausführlichen Status des Kranken möchte ich hier nur die wichtigsten Punkte anführen. Er kann ohne Hülfe nicht gehen; wenn man ihn beiderseits unter den Armen unterstützt, dann geht er mit grösster Schwierigkeit mit etwas nach hinten gerücktem Oberkörper, wobei er die Beine derart stellt, dass er sie stark im Kniegelenke flectirt, sodass der Gang an den s. g. „Storchengang" erinnert.

Die Paresen und Atrophien der oberen Extremitäten haben einen symmetrischen, mehr diffusen Charakter; man kann nirgends eine streng localisirte Atrophie feststellen. Diese Symmetrie fehlt in den unteren Extremitäten, da die rechte beträchtlich schwerer als die linke betroffen ist. Die Bewegungen sind in ihrer Kraft und Ausdehnung weniger in distalen als in proximalen Abschnitten herabgesetzt. Obzwar auch hier ein mehr diffuser Charakter der Paresen und Atrophien zu beobachten ist, konnte man doch während dieser $3^1/_2$ Jahre eine ungewöhnliche Verschiedenheit zwischen den antagonistischen Bewegungen der beiden Füsse feststellen: *die Dorsalflexion war nämlich immer stärker, als die Plantarflexion!*

Nirgends war eine Spur irgend welches hypertrophischen Processes in den Muskeln festzustellen. Der Muskeltonus war normal. Dagegen waren die Sehnenreflexe an den unteren Extremitäten sehr lebhaft — ohne jedoch Fuss — weder Patellarclonus, was für die Differentialdiagnose von Wichtigkeit ist.

Die Veränderungen im Gebiete des Knochensystems sind leicht aus der beigelegten Photographie ersichtlich. Sie betreffen ausschliesslich die Gelenkgegenden und sind auf den oberen und unteren Extremitäten fast symmetrisch. Obwohl auf den ersten Blick die Gelenke selbst zu betroffen sein scheinen, ist die Beweglichkeit der Extremitäten in sämmtlichen Gelenken in ihrer ganzen Ausdehnung in allen Richtungen völlig erhalten; ebenso sind keine Subluxationen festzustellen. Betroffen sind die Gegenden der sämmtlichen Gelenke, die kleinen Gelenke der Finger und der Zehen ausgenommen. Die groben — der Inspection und Palpation zugänglichen — Veränderungen bestehen in der Vergrösserung, Verdickung und Auftreibung der Gelenkenden der langen Knochen, welche beiderseits fast symmetrisch sind. Am schwersten und sonderbarsten sind die beiden Radiometacarpalgelenke und das rechte Claviculosternalgelenk betroffen.

Die Wirbelsäule erweist eine Kyphose und doppelte Scoliose im oberen Dorsal- und Dorsolumbaltheile.

Die im Laufe des dritten Jahrganges der Krankheit angefertigte Röntgenaufnahme brachte mit sich eine gewisse Ueberraschung. Zuerst sieht man, dass der untere Theil des Oberschenkels nicht verdickt, sondern der Erwartung gegenüber verdünnt ist. Die Epiphyse des Oberschenkels tritt undeutlich hervor. Oberhalb der Stelle, welche der Epiphyse entspricht, beginnen die Umrisse des Knochens sichtbar zu werden; etwas oberhalb dieser Stelle erweist der Knochen eine pathologische Knickung unter dem Winkel von circa 135°.

Noch sonderbarer war der Befund in der Gegend des Handgelenkes; gegenüber der Inspection und Palpation ist das Gelenk in seinem Umfange gar nicht vergrössert. Auf der Stelle des Gelenkes erhalten wir zwar — anstatt des normalen viereckigen Schattens der Weichteile — einen vergrösserten rundlichen kugelartigen Schatten, welcher dem Befunde der Inspection und der Palpation entspricht; doch hängt dieser Schatten gar nicht von der Verdickung des Knochens ab: er hat dieselbe Intensität, wie die Schatten, welche die Weichteile oder das Bindegewebe geben.

Ausserdem erweist das Skiagramm eine starke Verdünnung der *Substantia compacta*. Lichtung der *Substantia spongiosa* der Epiphyse und theilweise auch der Diaphyse und einen unregelmässigen Verlauf der Knochenlamellen.

Eine besonders ausgeprägte Lichtung und starke Destruction erweist die erste Reihe der Metacarpalknochen.

Die Diagnose.

Bei der differentialdiagnostischen Beurtheilung dieses seltenen Falles müssen sämmtliche Affectionen in Betracht genommen werden, welche sich in den Gelenkgegenden abspielen können. Ich erwähne die rheumatischen und arthritischen Affectionen chronischen Charakters, wie a) *der primäre chronische Gelenkrheumatismus (Rheumatoide Arthritis Garrod,* b) *der secundäre chronische Gelenkrheumatismus (Rheumatismus fibrosus Jaccoud),* c) *Osteoarthritis deformans,* dann die BRUCK'sche, die PAGET'sche Krankheit, *Akromegalie, Jaksche multiple Periostaffectionen,* deren Abgrenzung von meinem Falle an keine besonderen Schwierigkeiten anstösst. Von besonderer Wichtigkeit dagegen scheint mir die Eruirung von 4 Krankheitsformen zu sein, welche mit meinem Falle viel gemeinsames haben: es ist die *Osteomalacie,* die *Gasne'sche Krankheit,* die *Osteoarthropathie hyperthrophiante* von *Marie* und die *Rhachitis.*

Was die *Osteomalacie* anbetrifft, welche klinisch mit meinem Falle viel verwandtes und pathogenetisch dasselbe Hauptmerkmal erweist, (Decalcication) so kann dieselbe nicht angenommen werden, da sie niemals solche Auftreibungen in den Gelenkgegenden, wie in meinem Falle, erweist.

Der GASNE'sche Fall, welcher röntgenoskopisch ganz analogen Befund im Radiometacarpalgelenke darstellt (doch im viel höheren Grade), unterscheidet sich von meinem Falle besonders durch das Fehlen der Auftreibungen in den Gelenkgegenden, dann durch das initiale Oedem und Schwellung und durch deutliche Crepitation in den Gelenken, was alles bei meinem Kranken fehlte.

Gegen die MARIE'sche *Osteoarthropathie hypertrophiante* spricht das Fehlen irgend welches primären Processes *(tabes, empyem, vitium cordis, neoplasma),* das Nichtbetroffensein der Weichtheile in der Verdickung, die Knochenverbiegung, die primären Muskelatrophien und das Fehlen der s. g. „Trommelschlägelfinger", welche bei dieser Krankheit zu der Regel gehören.

Von besonderer Wichtigkeit aber scheint mir die Abgrenzung meines

Falles von der s. g. *„Rhachitis tardiva sive adolescentium"* zu sein, einer Form, welche nicht allerseits anerkannt und besonders von den englischen Autoren verteidigt wird (CLUTTON, ELMSLIE. LITTLE). Es erlaubt mir die Zeit nicht in die Aehnlichkeiten einzugehen, ich möchte bloss im Kurzen die principiellen Unterschiede berühren. Gegen die Annahme dieser Form spricht: *1)* die Form des Brustkorbes („thorax en bateau" statt des *pectus carinatum. 2)* keine Deformation der Gelenke (trotz beträchtlichen Auftreibungen) und keine Abweichungen der in den Gelenken theilnehmenden Knochen von der normalen Gelenksrichtung (*genu valgum, varum* etc.), *3)* sehr geringe Knochenverbiegung trotz enormer Decalcification. *4)* Der Röntgenbefund: Destruction der Metacarpalknochen, Unabhängigkeit des vergrössten Schattens in den Gelenkgegenden vom Knochen und Periost und seine geringe Intensität, und voralledem die Atrophie der Diaphyse, was bei der Rhachitis niemals vorkommt, *5)* Primäre den Knochenveränderungen um 1 Jahr vorausgehende Muskelparesen und Atrophien beim normalen Muskeltonus und gesteigerten Sehnenreflexen, während wir bei der Rhachitis bloss mit Muskelhypotonie und daher stammenden Pseudoparesen mit herabgesetzten Sehnreflexen zu thun haben.

Wir müssen also per exclusionem zum Schluss kommen, dass dieser Fall eine besondere Form und zwar eine Mischform darstellt. Wir können ihn weder den reinen Knochen noch den reiner Muskelerkrankungen anreihen.

Wir können nun, was die Pathogenese anbetrifft, sagen, dass im Organismus des Kranken die s.g. Praedisposition haftet, welche in einem Falle trophische Störungen der Knochen, in anderen solche der Muskeln, in anderen noch gewisse Kombinationen von diesen Störungen erzeugt.

Unser Fall gehört zu dieser letzten Kategorie — doch mit starker Prävalenz von tropischen Störungen der Knochen.

Recherches expérimentales et anatomocliniques sur la représentation spinale du sympathique cervical

PAR

Mrs. G. MARINESCO et C. PARHON (de Bucarest).

Les connexions du sympathique avec la moelle épinière sont connues depuis longtemps, mais ce sont seulement les recherches récentes qui ont commencé a préciser la place occupée dans la moelle par les cellules qui donnent l'origine des fibres efférentes en rapport avec le sympathique. Ainsi que nous allons le voir, ces recherches confirment l'opinion soutenue par PIERRET[1]) (1882), d'après laquelle c'est dans la corne latérale que se trouve l'origine dont nous parlons.

Les méthodes qui nous guident dans l'étude des localisations des centres nerveux sont surtout les trois suivantes :

1⁰. D'abord la méthode histologique et cytologique basée sur ce fait que les centres à cellules du même type ont une fonction commune. C'est ainsi que tous les noyaux à grandes cellules radiculaires innervent des muscles striés. A ce point de vue les cellules plus ou moins petites, alongées, à petits grains chromatiques de la corne latérale de la moelle cervico-dorsale sont tout à fait semblables à celles du groupe intermédio-latéral de la moelle sacrée ainsi qu'à celles du noyau dorsal du pneumo-gastrique. On est en droit de penser à une analogie fonctionnelle pour toutes les colonnes constituées par des pareilles cellules et que nous allons voir se confirmer, car les recherches faites avec les deux méthodes suivantes nous montrent que toutes ces colonnes représentent des sources d'innervation sympathique.

2⁰. La méthode expérimentale basée essentiellement sur la réaction à distance des cellules après la solution de continuité de leurs cylindraxes.

3⁰. La méthode anatomo-clinique comprenant : a. les faits dans lesquels une maladie quelconque ou une intervention opératoire a intéressé les cylindres axiles et déterminé comme dans les expériences sur les animaux une réaction à distance dans les cellules d'origine.

b. Les faits où il s'agit d'altérations primitives de la moelle de causes variées déterminant des symptômes en rapport avec le siège de ces altérations par exemple la destruction de tel ou tel noyau moteur dans la paralysie infantile déterminant une paralysie à topographie précise et en rapport immédiat avec la destruction du noyau détruit. On peut affirmer en pareil cas que ce noyau représentait dans la moelle les muscles paralysés.

Nous rappellerons ici brièvement les faits ressortissant à ces diverses catégories et concernant seulement la représentation spinale du sympathique.

Parmi les faits expérimentaux nous devons citer d'abord les expériences de HOEBEN[2]) qui, enlevant chez le lapin le ganglion cervical supérieur trouve après 70 jours dès l'opération une absence de développement des groupes médians (ou mieux centraux) situés dans le voisinage du canal épendimaire ainsi qu'une atrophie partielle des groupes antérieurs ou latéraux des cornes antérieures. Ces derniers groupes contiennent donc aussi, pour cet auteur, des neurones sympathiques. Le noyau oculo-spinal occupe pour HOEBEN le groupe médian du 5 au 7 segment cervical (chez le lapin). Ces recherches ont été faites par la méthode de GUDDEN. HUET[3]) les a reprises et confirmées par celle de NISSL.

Il nous semble pourtant difficile de comprendre de quelle manière on peut arriver à déterminer le centre oculo-spinal par l'ablation du ganglion cervical *supérieur*, car les fibres en rapport avec l'innervation dilatatrice de la pupille et avec le muscle de MÜLLER sortent de la moelle dorsale supérieure et remontent dans le tronc sympathique cervical. C'est donc à leur origine de la moelle ou au niveau de leur pénétration dans la chaîne sympathique qu'il faut établir la solution de continuité pour pouvoir déterminer leur origine réelle.

ONUF et COLLINS[4]) en réséquant les splanchniques ou des rameaux communicants, sont arrivés à placer les noyaux médullaires du grand sympathique sur la ligne transversale séparant la corne antérieure de la corne postérieure et allant du canal central à la corne latérale (tractus intermédio-latéral) (SANO).

LAIGNEL LAVASTINE[5]) a fait plusieurs expériences qu'il a publiées dans sa thèse ou communiquées au Congrès de Pau. Voici les conclusions de sa communication à Pau:

„Les neurones de la chaîne sympathique thoracique ont leurs centres trophiques dans la corne latérale de la moelle dorsale et dans un noyau latéro-externe de la base de la corne antérieure de la moelle cervicale inférieure.

Ce noyau latéro-externe de la base de la corne antérieure de la moelle cervicale est distinct du noyau postéro-externe de la corne antérieure''.

L'un de nous dans des recherches encore inédites en réséquant les ganglions sympathiques sacrés trouva la réaction à distance dans la colonne intermédiolatérale de la région correspondante (MARINESCO).

Il convient peut-être de citer ici aussi les expériences de CUREID[6]) qui en dépériostant les os des membres et en les détruisant par l'acide chlorhidrique soutient avoir trouvé des altérations dans les cellules voisines du canal épendimaire où seraient placés „les centres trophiques des os.'' Mais nous remarquerons immédiatement que nous n'avons pu retrouver ces altérations après la désarticulation des différents segments de membre chez le chien ce qui s'explique certainement par le fait que les fibres en rapport avec la nutrition des os (fibres vasomotrices) ne sortent pas directement de la moelle et que cette dernière agit par l'intermédiaire d'un noyau intercalaire qui se trouve dans un ganglion sympathique. C'est donc dans ce ganglion et non pas dans la moelle qu'il faut chercher la réaction à distance dans les expériences ayant en vue d'établir la source d'innervation sympathique d'un organe quelconque. Ce n'est que dans le cas où cet organe contient lui-même des ganglions sympathiques qu'on peut s'attendre à trouver des altérations après sa destruction ou après la lésion des troncs nerveux qui y pénètrent. C'est ainsi que nous trouvons des altérations dans le noyau dorsal du vague après la section des fibres qui pénètrent dans l'estomac. On peut établir d'une façon générale que pour trouver la réaction à distance dans les centres nerveux il faut que la solution de continuité intéresse les fibres préganglionnaires de LANGLEY.

Parmi les faits du groupe a relevés par la méthode anatomo-clinique nous trouvons à citer le cas de JACOBSOHN[7]) concernant une femme atteinte d'un cancer mammaire, ayant intéressé aussi le plexus brachial ainsi que le sympathique cervical. La malade présentait donc outre une paralysie du membre supérieur correspondant le syndrome paralytique oculopupillaire en rapport avec l'altération du sympathique cervical et consistant en rétrécissement de la pupille, la diminution de la fente palpébrale ainsi que en exophtalme du côté correspondant. Outre les cellules radiculaires en rapport avec le plexus brachial, l'auteur trouva dans son cas la réaction à distance dans un groupe cellulaire à petites cellules occupant la région postérolatérale de la corne antérieure dans la région de transition entre la moelle cervicale et la dorsale. Ce groupe représente pour JACOBSOHN le centre cilio-spinal. Ce groupe correspond exactement au „noyau latéro-externe de la base de la corne antérieure de la moelle cervicale inférieure" dont parle LAIGNEL LAVASTINE dans ses expériences chez le chien.

DE BUCK[8]) eut l'occasion d'étudier la moelle sacrée d'un homme ayant subi la résection du rectum. Les muscles lisses de cet organe ainsi que les muscles striés du périnée avaient été touchés par la lésion. Le malade succomba vingt et un jours après l'opération. L'auteur trouva des lésions dans le noyau médian et intermédiolatéral du troisième au cinquième myélotome sacré. Outre ces deux noyaux et en arrière des noyaux du membre inférieur il existe encore des groupes assez irréguliers de cellules très petites dont quelques unes sont également en chromatolyse. L'auteur établit une relation entre les groupes malades et les muscles intéressés par les altérations décrites.

Deux ans plus tard BRUCE[9]) étudia un cas d'amputation du membre inférieur. Outre certains muscles du bassin on a enlevé par le fait de l'opération, le nerf honteux en partie ou en totalité.

L'auteur trouve la réaction à distance non seulement dans les noyaux moteurs du membre postérieur mais aussi dans la corne latérale (tractus intermédio-latéral) que l'auteur cherche à mettre en rapport avec les muscles innervés par le nerf honteux.

IRIMESCO[10]) et l'un de nous ont étudié deux cas de suppuration de la région périneo-rectale avec gangrène du rectum (dans un cas) et destruction du sphincter et du releveur de l'anus. Outre les altérations d'un groupe voisin du groupe X de ONUF et correspondant à celui que l'un de nous a trouvé en réaction chez le chien après la résection du nerf honteux

(MARINESCO [11]) les auteurs ont trouvé en réaction le groupe intermédio-latéral de la moelle sacrée ainsi qu'un groupe plus central qui pourrait être une dépendance de ce dernier et qui est surtout bien représenté dans le quatrième myelotome sacré.

Les auteurs estiment que ces groupes doivent innerver les muscles lisses du rectum et — peut-être — de la vessie dont la paroi était en partie gangrenée dans le premier cas.

Le groupe plus isolé représente, pour ces auteurs, avec probabilité, le centre du sphincter interne de l'anus.

Il est assez difficile de comprendre les altérations de la colonne inter-médiolatérale et des cellules des groupes à structure similaire dans les cas étudiés dans les trois derniers travaux, car il ne semble pas que les neu-rones préganglionnaires de LANGLEY étaient intéressés dans ces cas; surtout dans celui de BRUCE et d'autre part, on ne peut s'expliquer la réaction à distance dans la moelle après l'altération des fibres issues des ganglions sympathiques sacrés.

On peut, il est vrai, penser que certaines fibres en rapport avec les muscles lisses du rectum ayent leurs cellules d'origine dans la paroi même de cet organe et que l'altération de celle-ci ait dû retentir aussi sur un certain nombre des fibres préganglionnaires. Mais cette supposition ne semble pouvoir s'appliquer au cas de BRUCE. Il nous semble qu'on doit penser dans tous ces cas à la possibilité des lésions surajoutées et cela d'autant plus qu' en réséquant le rectum chez le chien nous avons trouvé intacte la colonne intermédiolatérale, laquelle conserve également la structure normale après la section du nerf honteux (MARINESCO). Par contre nous venons de dire qu'elle réagit après l'ablation des ganglions sacrés.

La question demande des nouvelles recherches.

Il convient aussi de rappeler que le noyau dorsal représente, ainsi que l'avait soutenu FOREL et que l'un de nous [12]) l'a démontré par la méthode de NISSL, un noyau moteur ayant la valeur des noyaux sympathiques, fait confirmé par des nombreux auteurs tels que MAHAIM, VAN GEHUCHTEN [13]), KOSAKA et JAGITA [14]) et que nous avons pu localiser récemment dans la partie inférieure de ce groupe la source de l'innervation centrifuge de l'estomac. [15])

Enfin dans le dernier groupe de faits nous devons rappeler que les troubles trophiques observés dans la syringomyelie ont conduit l'un de nous [16]) ainsi que GRASSET [17]) à admettre que les centres vasomoteurs spinaux doivent se trouver dans la région intermédiaire entre la corne antérieure et la postérieure.

Il faut citer ici également le cas d'érytromelalgie suivi de gangrène des extrémités étudié par LAUNOIS et POROT [18]) et dans la moelle duquel ces auteurs ont trouvé une disparition presque complète des cellules du tractus intermédio-latéral ainsi que des petites cellules de la base de la corne postérieure de la moelle cervico-dorsale.

DE BUCK [19]) eut de même l'occasion d'étudier la moelle d'un homme ayant souffert de „syndrôme solaire" diagnostiqué pendant la vie du patient. L'auteur trouva dans la moelle un gliôme intéressant la corne latérale du

10. myelotome dorsal au 2 lombaire. C'est à cette tumeur qu'étaient dus — pour DE BUCK — les troubles présentés par son malade.

* * *

Mais l'étude des localisations spinales du sympathique n'est certainement pas terminée. Sur certains points tels par exemple que le siège du centre cilio-spinal les auteurs ne sont pas encore d'accord et leurs résultats sont assez differents. D'autres points, par exemple la terminaison intraganglionnaire des fibres sympathiques issues de la moelle, sont souvent encore plus obscurs. C'est assez dire pour montrer la nécessité de nouvelles recherches.

Nous relaterons dans ce travail le résultat de quelques recherches expérimentales et anatomo-cliniques de nature à apporter une certaine contribution à l'étude de la représentation spinale du sympathique cervical.

Nous avons extirpé chez un chien le premier ganglion thoracique (ganglion stellatum), lequel représente d'après LIM-BOON-KEENG [20]) le ganglion cervical inférieur de l'homme confondu avec le premier ganglion thoracique.

Nous avons débité, en des coupes sériées la partie inférieure de la moelle cervicale ainsi que la région supérieure de la moelle dorsale de cet animal qui succomba 16 jours après l'opération sans infection de la plaie thoracique.

Nous avons trouvé la réaction à distance très évidente dans le groupe à petites cellules qui commence à la partie postérieure du groupe postérolatéral (en rapport avec les petits muscles de la main) à la partie inférieure du VIIIe myelotome cervical ou supérieure du premier dorsal. Ce groupe qui correspond au groupe latéro-externe de LAIGNEL LAVASTINE se continue avec la corne latérale dont les cellules sont également en réaction dans les trois premiers myelotomes dorsaux.

Nous désirons ici attirer l'attention d'une façon sommaire sur certaines particularités de la disposition des cellules de la corne latérale. Les cellules n'y forment pas une masse uniforme, mais sont groupées en des colonnes superposées commençant par une extrémité plus ou moins effilée et se terminant de la même manière. De plus les colonnes sont formées elles-mêmes par des nids cellulaires superposés. Les cellules qui constituent ces nids n'ont pas toutes un volume égal, mais on trouve de grandes et de petites cellules ce qui nous indique que leurs cylindre-axes ont des longueurs et par conséquent des destinations différentes.

Tous ces détails nous sont relevés par les coupes longitudinales de la moelle.

Sur ces mêmes coupes nous pouvons distinguer dans les premiers myelotomes dorsaux (que nous avons étudiés à l'occasion de ce travail) l'existence de deux colonnes juxtaposées ainsi que témoigne non seulement le fait que ces deux colonnes sont plus ou moins distancées mais aussi la disposition des cellules avec le grand diamètre longitudinal dans l'une, transversal dans l'autre.

Nous nous contenterons d'indiquer ces faits d'une façon sommaire dans cette note, nous réservant le droit de revenir avec plus de détails et de précision ultérieurement.

Nous dirons encore ici que ces faits ont à notre avis la plus grande importance et il y a dans l'arrangement des cellules sympathiques de la moelle une assez grande analogie avec celui que présentent les cellules en rapport avec les muscles striés.

Les recherches ultérieures devront différencier nettement les différentes colonnes et groupes cellulaires et déterminer leur fonctions. On devra également étudier les troubles qui résultent de leurs altérations et tâcher d'établir une semiologie topographique pour ces colonnes sympathiques analogue à celle que nous connaissons aujourd'hui au moins dans ses grandes lignes pour les colonnes des grandes cellules radiculaires.

Chez un autre chien nous avons sectionné l'anse de VIEUSSENS unissant le ganglion cervical inférieur au premier thoracique. L'animal fut sacrifié après 16 jours. Dans ce cas les altérations occupent la même topographie que dans le cas précédent, mais elles s'arrêtent à la partie inférieure du second myelotome dorsal.

Les résultats de nos recherches expérimentales sont en parfait accord avec ceux obtenus par LAIGNEL LAVASTINE établissant que la corne latérale représente l'origine réelle des fibres du sympathique qui sortent de la moelle. De plus ils nous montrent que les fibres issues de la corne latérale des deux premiers myelotomes dorsaux (et de la partie inférieure du VIIIe cervical) vont jusqu'au ganglion cervical inférieur (homologue du cervical moyen de l'homme). L'anse de VIEUSSENS est donc constitué au moins en grande partie, par des fibres sortant directement de la moelle. Elle a donc la valeur d'une longue branche communicante.

Nos résultats ne confirment pas les conclusions de HOEBEN et HUET (concernant la localisation du centre oculo-spinal qui se trouve d'après nous dans le groupe latéro-externe et la partie supérieure de la corne latérale (qui représente la continuation de ce dernier) et non pas au voisinage du canal épendimaire.

Nous avons encore eu l'occasion d'étudier la moelle dans un cas de cancer du plexus brachial (consécutivement à un cancer mammaire comme dans le cas de JACOBSOHN) et ayant intéressé aussi le sympathique cervical dans sa partie inférieure.

La malade présentait comme celle de JACOBSOHN le syndrôme oculo-pupillaire caractéristique.

Nous avons examiné également la moelle d'une jeune fille épileptique qui avait subi — sans résultat thérapeutique d'ailleurs — la résection bilatérale du sympathique cervical. La dissection de la région montra encore des restes du ganglion cervical supérieur et inférieur.

Dans ces deux cas les altérations trouvées sont limitées au groupe à petites cellules de la région postérolatérale du huitième myelotome cervicale et du premier dorsal. Elles consistent en une tuméfaction des cellules qui sont de plus en chromatolyse et dont le noyau est excentrique. D'autres cellules sont par contre atrophiées. On trouve aussi des cellules se rapprochant du type normal et on peut se demander si elles ne sont pas en rapport avec la portion restante du ganglion.

Ces constatations nous semblent du plus vif intérêt. Avec celui de

JACOBSOHN nos deux cas sont les seuls documents montrant jusqu'ici la réaction à distance dans la moelle de l'homme après les altérations du sympathique cervical.

Nos cas, surtout le deuxième, démontrent d'une façon indiscutable l'existence des fibres efférentes, unissant directement la moelle au ganglion cervical inférieur.

Elles nous conduisent — comme nos recherches expérimentales — à placer avec JACOBSOHN le centre cilio-spinal dans la partie postéro-latérale de la moelle dans le groupe latéroexterne à petites cellules et qui représente le commencement de la corne latérale.

Mais comme les fibres sympathiques sortant de cette région ont encore d'autres fonctions, nous devrons nous contenter de cette localisation plus ou moins grossière sans pouvoir indiquer d'une façon précise les limites de ce centre qui est représenté probablement par un ou plusieurs des nids cellulaires dont nous avons parlé plus haut.

L'existence du centre oculospinal dans le groupe indiqué du premier myelotome dorsal nous semble aujourd'hui un fait indiscutable.

On sait que CLAUDE BERNARD ainsi que Mme. DEJERINE KLUMPKE [21]) ont montré que les altérations de la première racine dorsale en amont des points d'émergeance du rameau communicant déterminent des troubles oculopupillaires consistant en exophtalme, rétrécissement pupillaire et diminution de la fente palpébrale.

Certains faits cliniques constituent des véritables expériences sur l'homme. Ainsi SAND et SÉGUIN [22]) en sectionnant les racines inférieures du plexus brachial chez un malade atteint d'une paralysie totale et très douloureuse de ce plexus, ont vu apparaître le myosis qui manquait avant l'opération.

OPPENHEIM [23]) a vu apparaître après l'excitation de la première racine dorsale une dilatation maximale de la pupille. Par contre l'excitation de la deuxième racine n'était suivie d'aucun effet. Le professeur de Berlin admet encore comme possible, bien que douteux, que le VIIIe myelotome cervical et la racine qui en sort contiennent des filets pour l'innervation de la musculature lisse de l'oeil. En tout cas il rejette l'ancienne opinion qui faisait sortir ces filets par les racines 6 C—3 D.

Pourtant le centre oculo-spinal a été mis en doute par quelques auteurs. C'est ainsi que SCHIFF, KIRCHER [24]) ont admis que le centre sympathique dont la paralysie détermine les phénomènes cités plus haut, réside dans le bulbe et non pas dans la moelle.

BABINSKI et NAGEOTTE [25]) qui ont observé le syndrôme oculo-pupillaire dans un cas de lésion protubérentielle mettent en doute, eux aussi, l'existence du centre cilio-spinal.

Il nous semble bien probable qu'il existe des centres supérieurs dans la région bulbo-protubérentielle et peut-être même dans l'écorce, avec l'innervation sympathique de l'oeil, et il faut rappeler que NÖTHNAGEL, ainsi que l'un de nous [26]), ont vu le syndrôme oculo-pupillaire au cours de l'hémiplégie cérébrale, mais cela n'exclut nullement l'existence du centre cilio-spinal, comme l'existence de centres moteurs pour les muscles striés n'est nullement empechée par l'existence des centres supérieurs influençant l'innervation de ces mêmes muscles.

Quand on constate comme nous venons de le faire, dans le premier myelotome dorsal l'existence d'un centre sympathique dont les cellules réagissent après l'altération de la portion du sympathique dont les lésions déterminent les phénomènes paralytiques que nous avons cités, il nous semble que nous avons les éléments nécessaires pour indiquer la place de ce centre, bien que nous ne puissions fixer d'une manière précise ses limites.

Par contre, l'existence d'un centre bulbaire dont les fibres qui en sortent descendent dans la moelle pour en sortir par la première racine dorsale ne nous semble à priori nullement probable.

Mais, pour pouvoir parler, sur la base des faits nettement établis, nous avons étudié sur des coupes sériées la région pedunculo et bulboprotu-bérentielle, ainsi que la partie supérieure de la moelle cervicale (premier myelotome) chez l'animal avec l'ablation du premier ganglion thoracique, sans pouvoir trouver nulle part dans cette région l'existence d'un groupe cellulaire en réaction, ce qui aurait dû avoir lieu, si l'hypothèse d'un centre existant dans cette région et envoyant directement des fibres dans la première racine dorsale était conforme à la réalité.

Nous avons donc d'une part le fait positif de la réaction à distance dans un centre sympathique après les altérations des fibres en rapport avec l'innervation sympathique de l'oeil, centre contenu dans le premier myelotome dorsal, et d'autre part le fait négatif de l'absence de cette même réaction dans la région bulbo-et pédunculo-protubérentielle dans les mêmes circonstances.

C'est à ce qu'il nous semble tout ce qu'il nous faut pour pouvoir affirmer que le centre oculo-spinal se trouve réellement dans la colonne sympathique indiquée plus haut.

Bibliographie.

1) PIERET. *C. R. de l'acad. des Sciences.* 1882.

2) HOEBEN. Over een centrum oculo-spinale. 1896.

3) HUET. De nerveuse centra der pupil-dilatatie. *Psychiatr. en neurol. Bladen.* Afl. 5. 1898.

4) ONUF and COLLINS. Experimental researches on the localisation of the sympathic nerve in the spinal cord and brain and contributions to its physiology. *Journal of Nervous and mentals disease.* Sept. 1898.

5) LAIGNEL LAVASTINE. Recherches sur le plexus solaire. Paris 1903 et Note sur quelques centres sympathiques de la moelle épinière. *Comptes Rendus du Congrès de Pau.* Volume II. Paris 1905.

6) CURCIO. Ricerche sui centri trofici della Ossa. Roma 899.

7) JACOBSOHN. Ueber Veränderungen im Rückenmark nach peripherischer Lähmung, zugleich ein Beitrag zur Lokalisation des Centrum Ciliospinale und zur Pathologie der Tabes dorsalis. *Zeitschrift für klinische Medizin.* 37. Band. Heft 3 und 4.

8) DE BUCK. Localisation médullaire de l'innervation matrice du perinée et du rectum. Annales de la Société scientifique de Bruxelles. Tome XXIII. Janvier.

9) BRUCE. A contribution to the localisation of the motor nuclei in the spinal cord of man. *The Scottisch Medic. and Surgical Journal.* Vol. IX. No. 6. Dec.

10) Trimesco et C. Parhon. Recherches sur la localisation spinale des muscles du périnée et du rectum (chez l'homme). *Journal de Neurologie.* 1905.

11) Marinesco. Recherches sur les localisations motrices spinales. *Semaine medicale.* 20 juillet 1904.

12) Marinesco. Les noyaux musculostriés et musculolisses du pneumogastrique. *Société de Biologie.* Séance du 6 février 1897.

13) Van Gehuchten. Anatomie des Centres nerveux. IIe édition. 1900.

14) Kosaka et Yagita. Experimentelle Untersuchungen über den Ursprung des Nervus Vagus und die zentralen Endigungen der dem Plexus nodosus entstammenden sensiblen Vagusfasern sowie über den Verlauf ihrer sekundären Bahn. Sonderabdruck aus den *Okayana scyakkwai Zasski.* 1905.

15) Marinesco et Parhon. Recherches sur les noyaux moteurs d'origine du nerf pneumogastrique et sur les localisations dans ces noyaux. *Journal de Neurologie.* 1906.

16) Merinesco. Sur la main succulente dans la syringomyelie. Thèse de Paris. 1897.

17) Grasset. Les centres nerveux. Paris. 1905.

18) Lannois et Porot. Érythromélalgie suivie de gangrène des extrémités avec autopsie. *Journal de Neurologie,* page 428. 1903.

19) De Buck. Syndrôme solaire par néoplasie médullaire et état de la moelle lombo-sacrée cinquante-quatre ans après l'amputation de la jambe. *Journal de Neurologie* no. 7, page 121. 1904.

20) Lim Boon-Keeng cité par Hanasai. Art. Chien in *Dictionnaire de Physiologie.*

21) Mme. Dejernie Klempke. Revue de médecine. 1885.

22) Sands et Seguin. Archiv of scientific and practical medecine. 1873. No. 1. (Cités par Raymond). *Leçons cliniques.* Tome I, page 225.

23) Oppenheim. Lehrbuch für Nervenkrankheiten. 1905.

24) Cités in Oppenheim.

25) Babinski et Nageotte. Hemiasynergie, Latéropulsion et Myosis bulbaire avec hémianesthésie et hémiplégie croisées. *Revue Neurologique,* page 358. 1902.

26) C. Parhon. Donà cazori de emiplegie en epilepsie partialà si paralizia simpaticului cervical. *Bulet Soc. stimblor medicale.* Bucareste. 1904.

Reflexstudien.

Dr. Z. BYCHOWSKI (Warschau).

Wenn auch die Haut- und Sehnenreflexe uns gegenwärtig als sinn- und zwecklos erscheinen, so muss man doch zugeben, dass sie in ihrer phylogenetischen Vergangenheit höchst wahrscheinlich als Angriffs- und Abwehrbewegungen entstanden waren. Verschiedenen Modificationen unterliegend, passierten sie zahllose Reihen von Generationen und Arten bis sie schliesslich den jetzigen stereotypen und unwillkürlichen Charakter bekamen. Selbstverständlich fand gleichzeitig eine Ausschleifung entsprechender anatomischer Bahnen statt, in Folge dessen diese Bewegungen auch für die Zukunft, wenn sie eigentlich ihren Zweck eingebüsst haben, aufbewahrt wurden. Es sind also rudimentäre Functionen (Strümpel). Freilich fehlen uns hier fast jegliche Hilfsmittel, um die Entwickelungsgeschichte einer jeden dieser rudimentären Functionen zu reconstruiren, wie es bei den sogen. rudimentären Organen, dank der vergleichenden Anatomie und Embryologie der Fall ist. Aber jedenfalls ist es nicht gewagt vorauszusetzen, dass die verschiedenen Reflexe von verschiedener phylogenetischer Dignität sein müssen und dass sogar die Reflexe an einer und derselben Extremität nicht gleichzeitig entstanden sind. Vielleicht könnte das biogenetische Grundgesetz hier etwas Licht bringen. Ist nun die Ontogenie und zwar nicht nur im morphologischen Sinn eine kurze Wiederholung der Phylogenie, so wäre es möglich, dass der Neugeborene noch nicht im Besitz aller der beim Erwachsenen zu constatierenden Reflexe sich befinde und dass einige derselben, die phylogenetisch jüngeren, erst im Laufe des postembryonalen Lebens erscheinen.

Von diesen theoretischen Ueberlegungen ausgehend, habe ich das Verhalten der am besten untersuchten Reflexe beim Neugeborenen und während der ersten Lebensmonate studiert. Als Material dienten die Zöglinge der Findelanstalt am hiesigen Krankenhaus „zum Kindlein Jesu". Ueberhaupt wurde bei den zahlreichen bisherigen Untersuchungen der Reflexe bei Kindern das genaue Lebensalter derselben und besonders die ersten Wochen und Monate wenig berücksichtigt, wodurch sich auch die diesbezüglichen verschiedenen Angaben verschiedener Autoren erklären.

Manche Reflexe, wie der Achillessehnen- und Bauchdeckenreflexe, scheinen besonders wenig untersucht worden zu sein. Der Achillessehnenreflex ist ja auch beim Erwachsenen erst viel später als der Patellarreflex, Gegenstand eingehender Untersuchungen geworden. Während er früher wenig beachtet worden ist, wird er jetzt fast allgemein als einer der empfindlichsten Sehnenreflexe anerkannt, der am allerfrühesten auf verschiedene organische

Leiden (Tabes, Paralysis progressive) reagiert. Hier seien kurz unsere Resultate, den Patellarsehnen-, Achillessehnen- und Bauchdeckenreflex betreffend, mitgeteilt. Der Patellarsehnenreflex ist nun beim Neugeborenen constant auszulösen. Und zwar genügt schon ein leichtes Beklopfen mit dem Percussionshammer, um eine sehr lebhafte Reflexbewegung zu erzielen. Diese Reflexbewegung ist beim Kinde viel lebhafter als beim Erwachsenen, was im Zusammenhang mit dem Fehlen der cerebralen hemmenden Einflüsse steht. Aehnliche lebhafte Kniereflexe findet man übrigens auch bei vielen Tieren. Ganz anders war das verhalten des Achillessehnenreflexes, der in den ersten Monaten trotz verschiedener Cautelen nur sehr selten vorhanden war. Mit der 2. Hälfte des ersten Lebensjahres wird er immer häufiger bis er im 2. Jahre ganz constant wird. Aehnliches gilt auch von den Bauchdeckenreflexen (wir unterscheiden obere und untere). Zwar sind sie schon vom ersten Lebensmonat an verhältnismässig häufiger als der Achillessehnenreflex, aber entfernt nicht so constant wie der Patellarsehnenreflex (50%—60%) und dann scheinen die oberen nicht immer gleichzeitig mit den unteren zu erscheinen. Diese Tatsachen beweisen, dass der Achillessehnen- und Bauchdeckenreflex phylogenetisch später als der Patellarreflex entstanden waren. Das würde auch mit den übrigen Kenntnissen, die wir über die Bauchdeckenreflexe besitzen, stimmen.

Scheint ja fast alles dafür zu sprechen, dass dieselben im Gegensatz zu den spinalen Patellarreflexen cerebralen Ursprungs sind. Auch der sogenannte Antagonismus zwischen den Bauchdecken- und dem Patellarsehnenreflexe, den wir auf der gelähmten Seite bei der cerebralen Hemiplegie so oft beobachten, spricht ja für den cerebralen Ursprung der ersteren.

Dieser Umstand ist also genügender Grund, dass der Bauchdeckenreflex in den ersten Lebensmonaten häufig fehle, da das Grosshirn ja phylogenetisch viel jünger als das Rückenmark ist, und infolgedessen seine volle Entwickelung erst während des postembryonalen Lebens erreicht. Auch den Achillessehnenreflex hat man aus anderen Gründen ausgehend höher als den Patellarreflex — und zwar im Mittelhirn verseht, was wiederum genügender Grund für dessen späteres ontogenetisches Auftauchen wäre.

Zur Röntgendiagnostik der Hypophysistumoren

VON

Dr. ALFRED SAENGER,

*Spezialarzt für Nervenkrankheiten am Allg. Krankenhaus
Hamburg, St. Georg.*

Nach einer kurzen historischen Einleitung über das Röntgenverfahren demonstriert Herr SAENGER mit Hilfe des Projektionsapparates Diapositive von Röntgenaufnahmen bei Hypophysistumoren:

1.   Einen Fall bei einer 45 jährigen Frau, die schon ganz erblindet ist. Die Sella turcica ist total zerstört.

2.   Einen Fall von Erweiterung der Sella turcica bei Myxödem, bei welchem sich die Hypophysis vergrössert hat, was auch aus der Gesichtsfeldaufnahme (doppelseitige Tractushemianopsie) hervorging.

3.   Hochgradige Erweiterung der Sella turcica bei einem 18 jährigen gänzlich erblindeten Mann. Ohne die Röntgenaufnahme hätte mann in diesem Falle einen Kleinhirntumor diagnostiziert.

4.   Eine normale Sello turcica. Dieser befund berichtigte eine fälschlich gestelte Diagnose auf .einen Hypophysistumor.

5.   Eine hochgradige Zerstörung der Sella turcica in einem Falle von Akromegalie.

6.   Die Abbildung eines in Vivo diagnostizierten Hypophysistumors an der Hirnbasis.

Zum Schluss warnt Vortragender davor, aus zu minimalen Veränderungen an der Röntgenplatte zu weitgehende Schlussfolgerungen zu machen. Er hat dies in einem Falle erlebt, wo von competentester Seite Veränderungen an der Sella turcica und besonders der Keilbeinhöhle angenommen worden waren. Die Autopsie ergab jedoch einen negativen Befund an der Hirnbasis, der Tumor befand sich in der hinteren Schädelgrube. Immerhin kann die Röntgenaufnahme des Schädels zu einer nicht unerheblichen Erweiterung und Vertiefung unseres diagnotischen Vermögens führen. Dies ist gegenwärtig von ganz besonderer Bedeutung, da ja neuerdings einige Chirurgen, ich nenne nur SCHLOFFER und v. EISELSBERG, mit Erfolg Hypophysistumoren entfernt haben.

Ergographische Untersuchungen über den Patellarsehnenreflex

VON

BOGUSLAW KLARFELD (Lemberg).

Während eine ganze Reihe von Forschern, wie WWEDRNSKI, BECHTEREW, BERNSTEIN, BECK, u. a. sich mit der Ermüdbarkeit der peripheren Nerven wie auch der psychomotorischen Zentren befasst hatten, schien es, als hätte man die Reflexzentren vergessen.

In der Litteratur, die mir zur Verfügung stand, fand ich kaum Arbeiten, die Bezug auf diese Frage hatten. Und so erschien im Jahre 1899 im *Centralblatt für Physiologie* eine kurzgefasste Mitteilung von USZYNSKI aus Warschau, in der er über Beobachtungen berichtete, die für die Unermüdbarkeit der Reflexzentren sprechen sollten. Doch die Experimente, die er in jener Richtung angestellt hatte und die in der Mitteilung angestellt werden, berechtigten keineswegs den Verfasser zu einer derartigen Folgerung. Ein Jahr später publizierte Frl. JOTEIKO aus Brüssel ihre Experimente, die sie am Rückenmarke von Fröschen angestellt hatte und aus denen sie den Schluss zieht, die Reflexzentren des Rückenmarkes von Fröschen seien resistenter gegen die Ermüdung als die Nervenendigungen. Schliesslich im Jahre 1907 erschien in PFLÜGER's Archiv für die gesamte Physiologie ein Aufsatz von SCHEVEN aus Rostock über den Patellarsehnenreflex. Der Verfasser untersuchte den Patellarsehnenreflex bei Kaninchen in einer ganz anderen Richtung hin, beobachtete aber nebenhin, dass die Reflexstärke am Schluss des Experimentes nicht minder als zu Anfang war und zog daraus den Schluss von der Unermüdbarkeit der Reflexzentren. Diese Arbeit eben von SCHEVEN gab mir die Anregung zu Untersuchungen in der vorerwähnten Richtung hin.

Ich stellte meine Untersuchungen am Patellarsehnenreflex bei Menschen an. Um den Reflex in seiner reinen Form zu haben, nicht gehemmt durch zentrale Einflüsse, benutzte ich für meine Experimente nur hemiplegische Individuen, bei denen die Verbindung zwischen den Reflexzentren für die untersuchte Extremität und dem Gehirn zerstört war. Ich muss hierbei bemerken, dass es mir nicht an der vollständigen Ausschaltung von zentralen Einflüssen gelegen war, sondern nur insofern, dass sie mir nicht während der Experimenten störend eingriffen. Ferner bediente ich mich der ergographischen Methode, indem ich den Strang vom registrierenden Teil des Mosso'schen Ergographen über zwei Rollen zu einem Bracelet leitete, das am Beine der untersuchten

Person in der Knöchelgegend angelegt wurde. Wenn das Bein reflectorisch in die Höhe schnellte, wurden die Gewichte des Ergographen
emporgehoben. Die Anwendung der ergographischen Methode brachte
mir Nutzen in doppelter Richtung hin. Erstens wurde der Widerstand
für den Reflex vergrössert, weshalb die Hubhöhen niedriger ausfielen,
was ihre Registrierung erleichterte. Zweitens mussten die Reflexzentren, da sie einen grösseren Widerstand zu überwinden hatten, demgemäss stärkere Impulse zum Quadriceps aussenden, was ihre Arbeit
vermehrte und das Autreten der Ermüdung, falls die Zentren ermüdbar
waren, beschleunigen musste. Dass meine Ueberlegung richtig gewesen,
d. h. dass Vergrösserung des Widerstandes auch Verstärkung der von
den Reflexzentren zum Quadriceps ausgesandten Impulse nach sich ziehe,
dafür sprechen folgende Beobachtungen: Wenn ich die Belastung am
Ergographen allmählich vergrösserte, kam ich schliesslich zu einer
solchen, die zu heben der Reflex nicht mehr instande war. Wenn ich
jedoch trotzdem die Sehne beklopfte, so geschah es nach einem fünften
oder sechsten Schlag, dass der Reflex das Gewicht dennoch aufhob,
anfangs schwach, allmählch immer stärker.

Ferner sieht man an jedem meiner Ergogramme, dass die Anfangserhebungen niedriger ausfielen als die späteren. Es ist also augen-
scheinlich, dass die Reflexzentren, indem sie einem grösseren Widerstande begegneten, erst allmählich die Stärke der Impulse, die sie zum
Muskel aussandten, regulieren, also sich erst „einüben" mussten. Die
ergographische Methode gestaltet ferner die Bestimmung der absoluten
Kraft des Reflexes, was in der Neuropathologie von Interesse sein
dürfte. Zum Hervorrufen des Reflexes bediente ich mich eines gewöhnlichen Percussionshammers, wobei ich mich bemühte, gleich starke
Schläge auszuführen, obwohl dies für meine Zwecke nicht erforderlich
war. Um dies zu erreichen, setzte ich mich neben die untersuchte
Person, stützte den Vorderarm an mein eigenes Bein und führte die
Beweging nur im Handgelenke aus. Dadurch mussten natürlich die Unter-
schiedsgrenzen der Stärke der einzelnen Schläge möglichst eingeengt
werden. Ich hatte übrigens einen Apparat construiert, der mir gestattete, die Schläge automatisch auszuführen, doch von mir unabhängige
Umstände erlaubten mir nicht, mich seiner zu bedienen. Als Zeitmesser benutzte ich ein Metronom, Die Trommel des Kymographions
rotierte mit einer äusserst kleinen Geschwindigkeit.

Hier die Ergebnisse einiger meiner Experimente:

1. Weib von 25 Jahren. Rechte obere und untere Extremität
seit 2 Jahren gelähmt. Belastung beträgt etwa 4 Kg., die Reflex-
erregenden Schläge je 3″. Die Gesamtdauer des Experimentes 28 Minuten.

Die Arbeit, die vom M. Quadriceps unter dem Einflusse der Reflexzentren geleistet und als Quotient von Belastung und Hubhöhe berechnet wurde, — ich abstrahiere hierbei gänzlich von der durch Hebung
des Unterschenkels geleisteten Arbeit — die Arbeit also betrug in den
30 Anfangserhebungen 159.200 gmc., dagegen in den 30 Schlusserhebungen 147.000 gmc.

Wie wir sehen, waren die Reflexzentren nach einem Zeitraum von 28 Minuten, während dessen sie je 3″ Impulse an den Muskel ausgesandt hatten, imstande, den Muskel zur Leistung einer nur unbedeutend kleineren Arbeit als zu Anfang des Experimentes, an zu halten.

2. Dasselbe Weib. Belastung $4\frac{1}{2}$ Kg. Schläge je 3″ Gesamtdauer des Experimentes 29 Minuten.

Die in den 30 Anfangserhebungen geleistete Arbeit betrug 149.625 gmc., dagegen in den 30 Schlussbestimmungen 130.950 gmc. Unbedeutender Unterschied.

3. Dasselbe Weib. Belastung 4.7 Kg., Schläge je 3″. Gesamtdauer des Experimentes 40 Minuten. Die in den 30 Anfangserhebungen geleistete Arbeit betrug 85.070 gmc., dagegen in den 30 Schlusserhebungen 179,540 gmc. Die Arbeit zum Schluss doppelt vergrössert.

Da ich vermutete, dass die Reflexzentren während der Pause von 3″, die zwischen zwei nacheinander folgende Schläge eingeschaltet war, Zeit fanden sich zu restituiren, kürzte ich bei den nächsten Experimenten die Pauze ab.

4. Dasselbe Weib. Belastung 3 Kg. Schläge je 2″. Gesamtdauer des Experimentes 9 Minuten.

Die in den 30 Anfangserhebungen geleistete Arbeit betrug 331.500 gmc., dagegen in den 30 Schlusserhebungen 456.150 gmc. Die Arbeit zum Schluss bedeutend vergrössert.

5. Dasselbe Weib. Belastung 4 Kg. Schläge je 2″. Gesamtdauer des Experimentes 11 Minuten.

Die Arbeit in den 30 Anfangserhebungen 307.800 gmc., dagegen in den 30 Schlusserhebungen 448.400 gmc. Die Arbeid zum Schluss bedeutend grösser.

6. Dasselbe Weib. Belastung 4.7 Kg. Schläge je 2″. Gesamtdauer des Experimentes 23 Minuten.

Die in den 30 Anfangserhebungen geleistete Arbeit betrug 152.985 gmc., dagegen in den 30 Schlusserhebungen 200.220 gmc. Die Arbeit zum Schluss bedeutend vergrössert.

7. Dasselbe Weib. Belastung 3 Kg. Schläge je $1\frac{1}{2}$″. Gesamtdauer des Experiments 10 Minuten.

Die in den 30 Anfangserhebungen geleistete Arbeit betrug 196.800 gmc., dagegen in den 30 Schlusserhebungen 437.400 gmc. Die Arbeit zum Schluss aufs Doppelte vergrössert.

Auf weniger als $1\frac{1}{2}$″ konnte ich das Intervall zwischen zwei Schlägen unmöglich abkürzen, da bei häufigerem Beklopfen der Sehne ein Spasmus auftrat, der ein Registrieren der Bewegungen nicht gestattete.

In der Absicht, die Ergebnisse zu kontrolieren, stellte ich einige Experimente an anderen ebenfalls hemiplegischen Individuen an. Die Ergebnisse stimmten mit den vorher angeführten gänzlich überein. Hier zwei Experimente:

8. Weib von einundvierzig Jahren. Lähmung der rechten oberen und unteren Extremität. Aphasie. Belastung 4 Kg. Schläge je 3″. Gesamtdauer des Experimentes 30 Minuten.

Curve 6/7 '07 Belast. 4 Kg. Erh. je 3″.

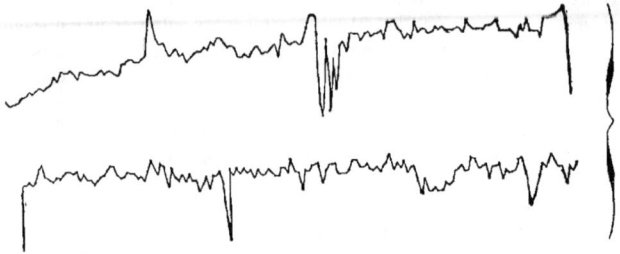

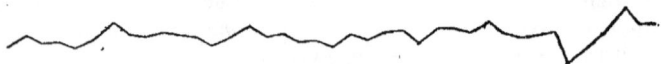

Curve 6/7 '07 reducirt auf $^1/_{10}$ Belast. 5 Kg. Erh. je 3″.

Curve 22/6 '07 Belast. 4 Kg. Erh. je 3″.

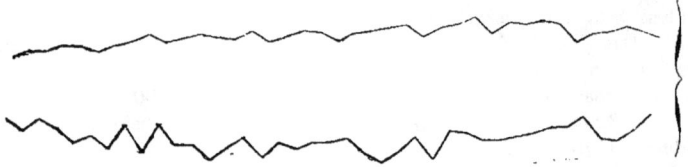

Curve 26/6 '07 Belast. 3 Kg. Erh. je $1^1/_2$″.

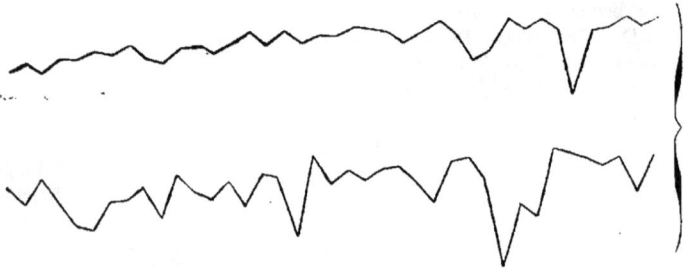

Curve 6/7 '07 Belast. 4 Kg. Erh. je 3″.

Die Arbeit in den 30 Anfangserhebungen betrug 114.000 gmc., dagegen in den 30 Schlusserkebungen 150.000 gmc. Die Arbeit ist am Schluss ziemlich bedeutend vergrössert.

9. Mann von 60 Jahren. Rechte obere und untere Extremität seit 15 Monaten gelähmt. Belastung 5 Kg. Schläge je 3″. Gesamtdauer des Experimentes 17 Minuten.

Die Arbeit in den 30 Anfangserhebungen betrug 249.000 gmc., dagegen in den 30 Schlusserhebungen 393.000 gmc. Die Arbeit war am Schluss bedeutend vergrössert.

Wie wir aus den angeführten Zahlen ersehen, war die vom M. Quadriceps am Schluss des Experiments geleistete Arbeit nur unbedeutend geringer oder sogar bedeutend grösser als am Anfang. Da aber der Muskel der gelähmten Extremität die Arbeit fast ausschliesslich unter dem Einflusse von aus Reflexzentren hervorgehenden Erregungen verrichtete, so dürfen wir behaupten dass die Reflexzentren am Schluss des Experimentes ebensolche Erregungen an den Muskel aussandten, wie am Anfang. Ich habe vorhin Beobachtungen angeführt, die dafür sprechen, dass die Stärke (Grösse) der von Reflexzentren an den Muskel ausgesandten Impulse in einem gewissen, vorderhand unbestimmten Verhältnisse zum Widerstande, daher auch zur geleisteten Arbeit, verblieben. Ich habe die Absicht mich nächstens mit Hilfe einer vollkommeneren Methode mit der Frage der Abhängigkeit der Stärke der nervösen Impulse zur Arbeit zu befassen. Vorläufig kann ich nur die Vermutung aussprechen, die noch nicht genügend bewiesen ist, dass die Stärke der reflektorischen Impulse am Schluss des Experimentes quantitativ ebenso gross oder sogar grösser als am Anfang war. Wenn ich nunmehr alles bisher gesagte zusammenfasse, gelange ich zu folgenden Schlüssen.

1) Die Zentren für den Patellarreflex besitzen die Eigenschaft sich einüben zu können d. h. die Grösse der ausgesandten Impulse der Grösse des Widerstandes anzupassen. Wahrscheinlich ist das Verhältnis quantitativ genaur. (?)

2) Die Zentren für den Patellarreflex ermüden nicht durch einen Aktivitätszustand, der bis an 40 Minuten dauert, wenn das Interval zwischen zwei Erregungen 3″ dauert, ebenso wenig durch einen Aktivitätszustand, der 30 Minuten dauert bei einem Intervall von 2″ und schliesslich nicht durch einen 10 Minuten dauernden Aktivitätszustand bei einem Interval von $1^1/_2$″.

Wahrscheinlich genügt der Zeitraum von $1^1/_2$″ zu vollständiger Restitution der Reflexzentren. Ich werde in meinen nächsten Experimenten versuchen de Frage zur Lösung zu bringen, indem ich eine Methode anwende, die mir gestattet das Intervall möglichst zu verringern.

Étude expérimentale de l'encéphalite aigüe hémorragique

PAR LE

Dr. M. CHARTIER (Paris).

Le rôle considérable que jouent les maladies infectieuses dans le développement des encéphalites aigües hémorragiques devait à priori laisser à penser que la présence de bactéries dût être fréquemment constatée dans les foyers inflammatoires. Or, si l'on fait abstraction de quelques résultats positifs, discutables pour certains, et surtout trop isolées (PFÜHL, NAUWERCK, FISHL, SEITZ, FRAENCKEL et MASSETTI, FRAENCKEL et KURSCHMANN, BOMBICCI), on remarque que l'examen bactériologique a presque toujours été négatif, tant par la recherche des microorganismes dans les coupes histologiques que par les essais de culture. Il faut nécessairement en conclure que les processus d'inflammation cérébrale non suppurés ne sont pas, dans la très grande majorité des cas, déterminés par des métastases microbiennes. Dès lors, les relations étroites qui unissent ces processus aux maladies infectieuses paraissent devoir être expliquées par l'influence nocive, sur le tissu nerveux, des produits toxiques en circulation.

L'encéphalite aigüe hémorragique serait de la sorte une lésion d'origine toxémique. La toxémie étant, en règle générale, le résultat d'une infection, le processus mérite donc le plus souvent le nom „d'encéphalite toxi-infectieuse" et, beaucoup plus rarement celui „d'encéphalite toxique".

C'est d'ailleurs l'opinion de tous les auteurs qui ont étudié cette question : il est inutile de citer leurs noms ; nous rappellerons seulement que cette théorie a réuni les suffrages d'OPPENHEIM, PRÉOBRAJENSKI, RAYMOND, et même de ceux qui ont obtenu des résultats positifs par la culture microbienne, FISCHL, SEITZ, BOMBICI, etc.

Mais avons-nous, de par l'expérimentation, des preuves directes de cette hypothèse ? C'est ce que nous nous proposons d'étudier.

Nous savons depuis longtemps déjà que la dégénérescence protoplasmique et nucléaire des cellules nerveuses est une conséquence fréquente des infections les plus diverses. Il n'est pas besoin d'insister sur l'action destructive qu'exercent sur les éléments nerveux les diverses toxines microbiennes, en dehors même des infections qui ont une affinité spéciale pour le système nerveux (tétanos-rage etc.). On a décrit successivement les lésions cellulaires produites par la toxine diphtérique, par la toxine typhique, par les poisons gastro-intestinaux, par les toxines tuberculeuses, par les produits microbiens des bronchopneumonies, par les intoxications botuliniques.

Mais ces résultats cliniques et expérimentaux ne sont pas suffisants. Ce qui nous intéresse en effet tout particulièrement, dans la question de l'encéphalite, *c'est de savoir si ces toxines microbiennes peuvent déterminer dans le tissu cérébral des lésions non seulement dégénératives, mais inflammatoires, avec altérations vasculaires, hyperplasie névroglique et diapédèse leucocytaire.*

Le fait a été autrefois démontré, pour la moelle, par les expériences de ROGER, GILBERT et LION, BOURGES, WIDAL et BEZANÇON. Elles ont prouvé que l'inoculation d'un même microbe aux animaux peut déterminer, même dans des conditions identiques, des troubles nerveux dissemblables par leur expression clinique et par leur substratum anatomique. Les lésions constatées furent, ou des myélites diffuses, ou des lésions d'apparence systématique ; et les mêmes agents pathogènes avaient pu déterminer tantôt un processus cellulaire nécrotique sans réaction inflammatoire, tantôt des altérations vasculaires avec réaction phagocytaire et hyperplasie du tissu vasculo-conjonctif.

Il fut démontré que le rôle de ces agents pathogènes peut être direct ou indirect. Ils peuvent agir sur la moelle par les métastases microbiennes qu'ils déterminent, dans ses vaisseaux et dans son parenchyme. Mais, bien plus souvent, les lésions médullaires sont sous la dépendance des toxines qu'ils secrètent. ROGER, WIDAL et BEZANÇON, SABRAZÈS et MONGOUR ont en effet constaté dans leurs expériences que, en règle générale, lorsque les accidents se développent, les microbes ont disparu de l'organisme. D'autre part en injectant directement certaines toxines, STCHERBAK, HENRIQUEZ et HALLION, CHARRIN et CLAUDE ont pu obtenir des lésions de myélites analogues aux précédentes. On a pu conclure de ces faits que les agents microbiens sont capables de susciter, dans la moelle, des lésions, de nature variée, par les produits toxiques diffusibles auxquels ils donnent naissance.

Mais, si l'expérimentation a pu déterminer chez l'animal des altérations médullaires analogues aux myélites cliniques, d'une façon générale l'encéphale est sorti indemne de ces expériences. MM. CHARRIN et CLAUDE ont seulement constaté, chez des animaux ayant reçu des inoculations de toxine strepto-staphylo-coccique, la coexistence de lésions inflammatoires de la moelle et des segments inférieurs de l'encéphale.

Quant à l'encéphalite des hémisphères, elle n'a jamais été déterminée jusqu'ici par l'introduction dans la circulation générale de l'animal, de cultures microbiennes vivantes ou filtrées. Ce fait ne prouve d'ailleurs qu'une chose : c'est que, chez les animaux, la moelle est plus prédisposée que le cerveau à subir l'influence des infections. L'importance fonctionnelle plus grande de la moelle, par rapport au cerveau, dans les espèces inférieures, paraît être la raison explicative de ce phénomène.

Pour éclairer la pathogénie de l'encéphalite, il était donc nécessaire de s'appuyer sur une *expérimentation tendant à provoquer plus directement des lésions cérébrales.*

Des recherches avaient été pratiquées dans ce but par Hayem, puis par Ziegler et Coën, le premier introduisant dans les hémisphères des substances corrosives de diverse nature, les seconds blessant le cerveau avec d'épaisses aiguilles portées au rouge.

D'autres faits expérimentaux sont venus s'ajouter à ces premiers travaux, et tous ont eu le grand mérite de préciser l'histogénèse du processus inflammatoire dans l'encéphale. D'une façon générale, ils ont montré comment l'hyperplasie et la sclérose s'organisaient aux dépens du tissu névroglique et des parois vasculaires, comment disparaissaient les éléments nerveux, et comment ils dégénéraient sans participer eux-mêmes au processus d'inflammation.

Mais si ces recherches ont été fructueuses au point de vue histogé-nique, elles sont certainement insuffisantes au point de vue pathogénique puisqu'elles ont été pratiquées au moyen de l'injection de substances corrosives ou de traumatismes de tous genres, agents de destruction en tout différents des facteurs déterminant l'encéphalite clinique. Aussi, depuis quelques années, plusieurs expérimentateurs ont-ils tenté de combler cette lacune, en cherchant à provoquer des foyers inflamma-toires au moyen de cultures microbiennes vivantes ou filtrées.

La détermination des ces encéphalites infectieuses a été réalisée, en Italie, par Salvatore Drago en 1905 [1]), et en France par Dopter et Oberthür en 1907 [2]). Ces derniers auteurs ont pu susciter, chez le chien principalement, une encéphalite expérimentale étroitement analogue, disent-ils, à l'encéphalite aiguë non suppurée de l'homme. Ils ont constaté qu'en injectant dans la substance cérébrale, après trépanation, quelques gouttes de produits divers: essence de térébenthine, alcool à 90°, éther sulfurique ou produits solubles d'un staphylocoque doré très virulent, on obtenait des résultats sensiblement identiques. Suivant la dose injectée, ou bien l'animal meurt très rapidement, en trois ou quatre jours, ou bien il survit. Dans le premier cas, la substance cérébrale est le siège d'un foyer de ramollissement hémorragique avec exsudation œdémateuse et leucocytose intense. Lorsque la survie est plus longue, il existe une certaine néoformation vasculaire, et les lésions occupent toute l'épaisseur des parois des vaisseaux sous forme de sclérose; on constate dans le parenchyme l'apparition d'éléments de multiplication cellulaire: les cellules épithélioïdes. Ces faits, disent les auteurs, paraissent prouver que le cerveau ou la substance nerveuse en général réagit à l'inflammation pure et simple comme les autres organes.

Cette importante étude expérimentale a montré de la sorte: 1°. que des produits de sécrétion microbienne peuvent déterminer par leur pouvoir phlogogène une réaction inflammatoire du tissu cérébral. 2°. Que le même agent chimique peut provoquer, suivant sa dose et la résistance de l'animal, une encéphalite aiguë hémorragique ou une encéphalite

---

[1]) Salvatore Drago. Encéphalite expérimentale. *Anali di Nevrogli.* Vol. XXIII. Fasc. 1 et 2. 1905.

[2]) Dopter et Oberthür. Encéphalite aiguë expérimentale. *Soc. de Biologie.* 11 Mai 1907. C. R. p. 848.

subaigüe hyperplasique. Ces deux vérités cliniques et histologiques ne seraient donc que les deux formes d'un seul et même processus, à des degrés variables d'intensité.

Ainsi se trouve confirmée la théorie pathogénique de l'encéphalite non suppurée d'origine toxique, que permettaient de concevoir les relations du processus avec les infections, et ces analogies avec les lésions inflammatoires de la moelle.

Toutefois, il faut remarquer que dans la détermination de ces encéphalites expérimentales, les auteurs ne se sont jamais placés jusqu'ici dans les conditions mêmes de la production des processus cliniques. L'apport de l'agent toxique dans le tissu cérébral fut toujours fait par introduction directe, après trépanation. Or, on peut reprocher à cette méthode :

1º. De déterminer des lésions traumatiques du cerveau s'ajoutant aux altérations toxiques.

2º. D'apporter sur un endroit trop restreint des toxines concentrées, alors que dans les conditions biologiques, elles sont à l'état de solutions plus étendues.

3º. De produire par suite des lésions plus intenses et plus circonscrites que dans la réalité.

4º. De rendre difficilement compte des altérations vasculaires et des processus réactionnels périvasculaires puisque l'introduction de l'agent pathogène n'a pas utilisé la voie d'apport physiologique.

Telles sont les raisons pour lesquelles nous avons cherché à produire des encéphalites expérimentales en nous rapprochant davantage des conditions biologiques, c'est-à-dire en prenant la voie artérielle comme voie d'apport. Mais nous savions d'autre part qu'en introduisant dans la grande circulation des bouillons de culture ou des produits filtrés, on n'avait pu déterminer jusqu'ici que des lésions médullaires, et jamais encore de lésions cérébrales. C'est pourquoi nous avons eu l'idée d'emprunter une autre méthode : celle de l'introduction de l'agent pathogène dans l'artère carotide primitive. Nous n'avons pas voulu provoquer un lien d'appel de cet agent par aucun procédé direct; nous pensions que l'adjonction aux substances toxiques de poudres inertes, destinées à produire des thromboses capillaires, ne pouvaient que fausser les résultats. Nous nous sommes bornés à faire, après l'injection, une ligature de la carotide utilisée, de façon à ralentir le cours du sang, non pas pour créer une certaine anémie, car chez le chien et le lapin la circulation cérébrale est trop largement assurée, mais pour laisser en contact le plus longtemps possible l'agent pathogène avec le tissu cérébral du côté correspondant. Nous avons injecté chez des animaux soit des bouillons de culture en activité, soit des bouillons de culture stérilisés. Nous avons choisi, pour chaque animal des microbes, étant d'une part suffisamment pathogènes et n'étant pas d'autre part mortels pour cet animal. Ce fut pour le chien, le streptocoque; et pour le lapin, le colibacille.

Chez chacun des animaux injectés, soit avec des bouillons en activité, soit avec des cultures ayant perdu leur virulence par la chaleur et ensuite grossièrement filtrées, nous avons déterminé des lésions identiques. D'une façon générale, les altérations provoquées furent les suivantes :

A l'examen màcroscopique : petits points hémorragiques disséminées dans l'hémisphère du côté correspondant à la carotide injectée. A l'examen microscopique : vascularites, thromboses vasculaires et surtout veineuses ; diopédèse leucocytaire à leur niveau dans la paroi vasculaire de la gaîne ; autour du vaisseau thrombosé : amas de cellules rondes, poly- et mono-nucléés, ayant leur origine dans la diapédèse des éléments sanguins ou dans la prolifération des éléments fixes ; altérations névrogliques et cellulaires.

I. — C h i e n N⁰. 1 à poil long, 24 kilog. 600, injecté le 11 mars.

Injection préalable de 20 centigrammes de morphine. Découverte de la carotide primitive du côté. Injection de 30 centimètres cubes de culture de streptocoque (bouillon ensemencé depuis trois jours). Ligature de la carotide.

L'animal, pendant un quart d'heure, le temps de l'opération, a dormi sous l'influence de la morphine. Il se réveille aussitôt après, reste engourdi de tous les membres. Mais une heure après, il court, mange, et n'éprouve aucun symptôme nerveux.

Dans les jours qui suivent, il ne présente aucune manifestation morbide, symptomatique d'une lésion nerveuse. Il reste seulement un peu triste, il mange un peu moins, il maigrit. Pas d'albumine dans les urines.

Il est sacrifié le 12e jour, le 23 Mars — poids 22 kilog. 600.

A l'autopsie : Pas de thrombose des sinus, pas de méningite, légère congestion des vaisseaux pie-mériens à droite. Rien à la surface des deux hémisphères. A la coupe de l'hémisphère droit, on remarque un aspect sablé, une dilatation excessive de tous les petits vaisseaux intra-cérébraux. En nombreux endroits, on distingue de petites hémorragies interstitielles, en piqûres de puces, et autour d'elles, un état de ramollissement du tissu cérébral, de la grosseur d'un grain de millet.

Dans la frontale ascendante et au voisinage du pôle occipital, il existe deux ramollissements hémorragiques plus étendus, de la grosseur d'un pois rond.

Rien à signaler dans les segments inférieurs de l'encéphale.

Nous étudierons l'histologie pathologique de ces lésions avec celles du cas no. 2, auxquelles elles sont en tout semblables.

Pas de lésions viscérales à l'examen macroscopique.

II. C h i e n N⁰. 2 à poil court, poids 29 kilogr., injecté le 13 mars.

Même injection de morphine et même découverte de la carotide.

Injection lente de 30 centimètres cubes de cultures non virulentes (Bouillon de 5 jours, chauffé à 58 degrés, pendant 40 minutes ; filtré au papier filtre),

Ligature de la carotide.

Mêmes phénomènes consécutifs à l'injection.

Pas d'autre manifestation morbide que la tristesse, l'inapétence, l'amaigrissement, 28 kilog 500 au moment de la mort.

Sacrifié le 17e jour.

A l'autopsie : Pas de thrombose des sinus. Pas de méningite. Très légère congestion des vaisseaux de la pie-mère localisée à l'hémisphère droit dans la région des circonvolutions motrices. Pas d'hémorragies à la surface des hémisphères.

A la coupe de l'hémisphère droit, on constate, comme précédemment, une excessive dilatation des vaisseaux intracérébraux. De même, disséminées sur toute la surface des coupes, de petites hémorragies de la gaîne et interstitielles, entourées d'une minime zone de substance cérébrale ramollie.

Dans la région des circonvolutions motrices, nous avons trouvé quatre petits foyers hémorragiques, plus gros, dont un surtout, d'un diamètre de cinq millimètres environ.

Rien dans les segments inférieurs de l'encéphale.

Pas de lésions viscérales.

L'Examen microscopique a donné les mêmes résultats dans les deux autopsies.

Nous n'avons reconnu la présence de bactéries à l'examen ni du cas N⁰. 1, ni à celui du cas N⁰. 2.

Les vaisseaux thrombosés présentant un calibre assez notable sont surtout des veines. Ces vaisseaux sont dilatés et leur lumière est remplie de globules rouges et de globules blancs en grande quantité, surtout accumulés par places, le long de la paroi interne. Cette paroi est épaissie, adhérente au thrombus en certains points. La paroi moyenne est épaissie, infiltrée de cellules polymorphes. En certains endroits, elle est dissociée et même détruite.

La gaîne est très élargie autour des vaisseaux de calibre et des capillaires, qui se trouvent ainsi séparés du tissu adjacent par une bande claire assez large.

Les hémorragies sont dues dans la grande majorité des cas à la rupture de vaisseaux de quelque calibre et surtout des veines, elles ne sont pas sous la dépendance des capillaires. Ce sont tantôt seulement des hémorragies des gaînes, surtout dans les points où il n'y a point de ramollissement périphérique ; tantôt des hémorragies interstitielles plus ou moins diffuses, surtout dans les zones ramollies.

Tout autour des vaisseaux et capillaires, et surtout autour des veinules, il existe dans la gaîne et dans le tissu cérébral un diapédèse leucocytaire, surtout des mononucléaires.

La névroglie, dans les foyers ramollis, est infiltrée ; son stroma est élargi. Tout autour du vaisseau thrombosé et même à certaine distance, il existe une hyperplasie nucléaire paraissant provenir de la prolifération névroglique.

Dans ces points, les gaînes de myéline sont profondément altérées.

Les cellules nerveuses sont en grande partie détruites dans le foyer ramolli. Mais, à distance de celui-ci, on constate qu'elles ont perdu leurs prolongements, et qu'elles sont chargées de granulations. Tout autour de chaque cellule ganglionnaire, on remarque la présence d'une à trois cellules rondes qui lui sont accolées, sans la pénétrer toutefois.

En aucun point nous n'avons rencontré les cellules épithélioïdes ; il est juste de dire que nos cas étaient de date trop récente pour que nous puissions espérer les trouver.

III. — L a p i n b l a n c, poids 2 kilog. 800.

Injection le 13 avril, dans la carotide gauche, de 3 centimètres cubes de bouillon de colibacile (bouillon de trois jours).

Pas de phénomènes morbides ni après l'injection ni dans les jours qui suivent, sauf un certain affaissement général et de l'amaigrissement.

Sacrifié le 24 avril. Poids 2 kilog. 520.

Autopsie : Pas de lésions sinusiennes ni méningées. A la coupe de l'hémisphère gauche, très légère dilatation vasculaire, et quelques vaisseaux thrombosés dans la substance grise. Deux petits foyers de ramollissement hémorragique, de la grosseur d'un fort grain de mil, à la partie supérieure de circonvolutions motrices, dans un point correspondant au lobule paracentral, à quelque distance de la surface.

Pas d'autres lésions, ni dans l'hémisphère droit, ni dans les segments inférieurs de l'encéphale.

Pas de lésions viscérales.

Examen histologique. — Dans tout l'hémisphère correspondant à la carotide injectée, il existe de petites thromboses vasculaires, avec amas de leucocytes le long de la paroi interne du vaisseau, et avec infiltration de la tunique moyenne. Les gaînes sont épaissies et infiltrées de leucocytes ; elles présentent de nombreuses hémorragies.

Dans les deux petits foyers de ramollissement, on constate comme chez les chiens précédemment examinés, les lésions vasculaires plus intenses, avec destruction de la paroi en certains points, hémorragies interstitielles, dilatation œdémateuse des gaînes, infiltration de la névroglie, hyperplasie nucléaire de la névroglie et diapédèse leucocytaire autour du vaisseau, destruction des éléments nerveux.

En aucun point, ni dans le vaisseau, ni au dehors, nous n'avons constaté la présence d'aucun bacille.

Ainsi par l'injection de cultures stérilisées ou de cultures vivantes, nous avons obtenu le même résultat : thromboses vasculaires disséminées dans tout l'hémisphère du côté injecté, foyers de ramollissement hémorragique. Quelle que fût la virulence de la culture, le processus fut analogue. Comme d'ailleurs nous n'avons pas rencontré de microbes dans les cas N°. 1 et N°. 3, il est à penser que les cultures injectées ont agi dans ces cas comme dans le cas N⁰. 2, c'est-à-dire par les produits toxiques qu'elles contenaient. Il ne nous semble pas douteux que dans ces expériences, les lésions ont été déterminées par les toxines micro-biennes et non par des thromboses mécaniques. La prédominance des lésions trombosiques sur les veines, l'hyperplasie des tuniques vasculaires, et la prolifération nucléaire du tissu névroglique nous paraissent prouver suffisamment qu'il s'agit là de ramollissements imflammatoires et non de ramollissements ischémiques. Somme toute, et par leur origine, et par leur anatomie pathologique, ces encéphalites expérimentales sont analogues aux lésions observées en clinique.

De toute cette étude peuvent se dégager les conclusions suivantes :

1⁰. *Des agents microbiens virulents, cultivant en un point quelconque de l'organisme, sont capables de déterminer dans l'encéphale des altérations identiques et de nature variée, et en particulier des lésions inflammatoires.*

2⁰. *Le rôle de ces agents peut être indirect et en particulier, dans la production de l'encéphalite hémorragique, ils agissent par les toxines qu'ils secrètent.*

*L'encéphalite aigüe hémorragique est donc bien comme on pouvait le prévoir un processus d'origine toxémique; elle mérite le nom d'*ENCÉPHALITE TOXI-INFECTIEUSE.

I. Phylogenetische Verlagerungen der motorischen Oblongatakerne, ihre Ursache und ihre Bedeutung für den Verlauf der intramedullären Wurzelfasern.

von C. U. ARIËNS KAPPERS
Privat-Docent an der Universität Amsterdam.

Während die Lage der viscero-sensiblen und somato-sensiblen Endgebiete in der Oblongata in regionalem Sinne ziemlich konstant ist von den niederen Vertebraten bis zu den höchsten, ist diejenige, welche die motorischen Kerne bei den Säugern einnehmen, sehr verschieden von der ursprünglichen Lage bei den niederen Vertebraten. Die Ortsveränderung, welche sie im Laufe der Phylogenese erfahren, ist interessant für die Erklärung des oft eigentümlichen Verlaufes der intramedullären Wurzeln bei den höheren Tieren und dem Menschen.

Das klassische Beispiel einer Verschiebung verdanken wir KOCH und BRANDIS, welche die Aufmerksamkeit auf die Aufsteigung des Hypoglossuskernes lenkten.

Bekanntlich entwickelt sich der Hypoglossus aus ein oder mehr motorischen, spino-occipitalen Nerven der Fische. Später tritt er in den Dienst der Zungenmuskulatur, die, noch gering bei den Amphibien, sich erst bei den Reptilien kräftig entwickelt. Bei den Teleostiern entstehen die ihm entsprechenden Nerven aus dem oralsten Teile der ventralen Hörner (Fig. 1). Bei den Reptilien fängt der grösste Abschnitt an, sich dorsal zu verlagern. Unter den Vögeln findet man nach BRANDIS bei den Hühnern noch eine mehr ventrale Lage als bei den übrigen Vögeln, wo, wie bei der Ente (KOCH), ein beträchtlicher Teil schon ganz dorsal, und nur ein kleinerer Teil etwas ventral davon liegt. Bei den Säugern ist der ganze Kern fast direkt unterhalb des Rautenbodens gelagert (Fig. 2). Eine ebensolche, noch etwas grössere Wanderung von ventral nach dorsal macht der Abducenskern durch.

Bei den Teleostiern (Fig. 3) und vielen Selachiern (f. Ausnahmen s. u.) liegt er in dem ventralsten Drittel der Oblongata basaler als der den Hypoglossuskern repräsentierende Kern, was in Übereinstimmung ist mit seiner somatischen Natur, da er die Fortsetzung der ventralen Säule des Vorderhornes bildet und Derivate von parietalen Muskeln innerviert.

Bei den Reptilien ist er schon mehr dorsalwärts gerückt, und zwar bei den Hydrosauriern und Cheloniern [1] mehr als bei den übrigen Sauropsiden. Bei den Vögeln liegt der Kern wie bei den Säugern (Fig. 4) völlig dorsal, direkt lateral vom hinteren Längsbündel. Nur ein kleiner Teil des Kernes hat dort und auch bei den Mammaliern bisweilen eine mehr ventrale Lage (VAN GEHUCHTEN, LUGARO, PACETTI). Auch bezüglich des Okulomotoriuskernes besitzen wir Andeutungen, dass die centrale Lage nahe dem Aquädukt, wenigstens teilweise, allmählich entstanden ist. Bei Petromyzon kann man zwei Okulomotoriuskerne unterscheiden, wovon der eine völlig basal, nahe der Wurzel-austritt (Fig. 5), der andere nahe dem Aquädukt

---

[1] Siehe f. weitere Details Folia Neuro-biologica Heft 2 und 4, Bnd. 1.

liegt. Bei allen anderen Fischen liegt der ganze Kern bereits nahe dem Aquädukt. Daraus geht hervor, dass der Okulomotoriuskern, der als somato-motorischer Kern der frontalste Rest der ventralen Vorderhornsäule ist und Derivate von parietalen Muskeln innerviert, schon früh in der Phylogenese dorsalwärts gerückt ist.

Bei den höheren Tieren wurde diese dorsale Verlagerung auch ontogenetisch beobachtet (vgl. GASKELL, CHARPENTER).

Das umgekehrte kommt auch vor, indem ursprünglich mehr medio-dorsal gelegene viscero-motorische Kerne bei den höheren Tieren ganz oder teilweise eine mehr basilaterale Stellung einnehmen.

Der motorische VII-Kern, der bei den meisten Fischen (Fig. 3) im dorsalsten Hälfte des Bulbus liegt, verschiebt sich im Laufe der Phylogenese nach der Basis hin. Im Gegensatz aber zu den schon bald stattfindenden obenerwähnten dorsalwärts gehenden Verschiebungen, fängt diese ventrale Verlagerung erst viel später an. Auch bei den Reptilien und theilweise bei den Vögeln[1]) liegt der motorische Facialiskern noch ziemlich dorsal, erst bei den Säugern (Fig. 4) ist die Lage eine ganz ventrale geworden.

Die motorischen Facialisfasern laufen von den Fischen an mit den sensiblen (Pars intermedia) zusammen, und da diese letzteren ihre dorsale Lage überall beibehalten, bildet sich das bei diesen Tieren kaum angedeutete, ventral umbiegende Facialisknie viel mächtiger aus. Die motorischen Wurzelfasern des Facialis nehmen den bekannten aufsteigenden Verlauf von ventrolateral nach dorsomedial[2]).

Weil nun der Abducenskern ursprünglich mehr basal lag und gewissermassen überbrückt wurde von der austretenden Facialiswurzel (vgl. Fig. 3), bleibt dieses Verhalten bestehen: der Abducenskern liegt im Knie der motorischen Facialiswurzel.

Wir finden in dieser Region alzo zwei Prozesse: 1. das Aufsteigen des ursprünglich basalen somato-motorischen Auducenskernes, 2. das Herabsinken des ursprünglich dorso-medialen viscero-motorischen Facialiskernes.

Diese basale Verlagerung von ursprünglich dorsal situierten visceromotorischen Nervenkernen finden wir auch bei dem Vaguskomplex.

Bei den Fischen, Teleostiern, Ganoiden, Selachiern liegt der kleinzellige Teil des motorischen Vaguskernes bis an den sensiblen Kern heran. Der grosse motorische Kern mit multipolaren Zellen liegt ebenfalls im dorsalsten Viertel der Oblongata (Fig. 1). Bei den Reptilien und Vögeln liegt der letztere Kern etwas mehr basal, jedoch noch viel dorsaler als bei den Säugern (vgl. BRANDIS), wo der Nucleus ambiguus stark basalwärts verschoben ist (Fig. 2.). Die austretenden Fasern desselben haben, gerade wie diejenigen des motorischen Facialis, ihren phylogenetisch älteren Verlauf beibehalten und bilden auch eine knieförmige Biegung, ziehen erst nach oben

[1]) Der Theil des motorischen VII-Kernes welcher sich zuerst verlagert ist derjenige der den Constrictor colli innerviert: die starckst somatisierten Muskeln des Facialis-complexes (S. Fol. N.-B. Bnd. 1).

[2]) Das horizontal nach hinten verlaufende Kniestück der VII-wurzel muss erklärt werden durch die Caudale Lage des Sensibelen VII-Kernes welcher zuerst den gröszsten Einflusz auf den motorichen Kern gehabt hat.

medial bis nahe dem feineren dorsalen motorischen Kern und dann nach aussen [1]).

Man findet somit während der Phylogenese in der Oblongata einen Prozess, welcher darin besteht, dass verschiedene ursprünglich basal gelagerte Kerne der ventralen motorischen Säule sich nach oben und medialwärts verlagern, während einige ursprünglich dorso-mediale Kerne des viscero-motorischen Systems sich nach unten und etwas lateralwärts verschieben. Für die ersten zeigt bisweilen (Abducens) ein ventral gebliebener Kernrest, für die letzten der Verlauf der Wurzelfasern auch später noch die ältere Lage und den Weg der Verlagerung an.

Fig. 1.

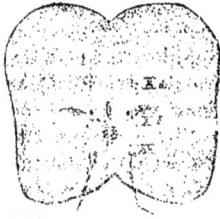

Frontalschnitt durch die Oblongata von Lophius piscatorius, hintere Vagus-Hypoglossusregion (kombiniert).

Fig. 2.

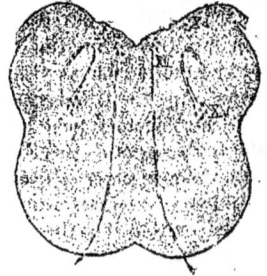

Frontalschitt durch die Oblongata des Menschen, hintere Vagus–Hypoglossus region (kombiniert).

Fig. 3.

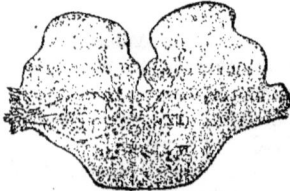

Frontalschnitt durch die Oblongata von Gadus morrhua. Abducens-, Facialis-region.

Fig. 4.

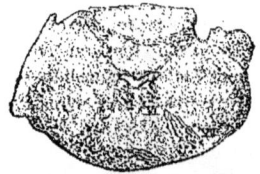

Frontalschnitt durch die Oblongata von Pteropus edulis. Abducens-, Facialis region (kombiniert).

Fig. 5.

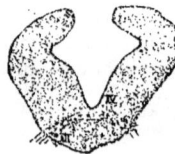

Frontalschnitt durch die Mittelhirnbasis von Petromyzon. Oculomotorius-Kerne.

[1]) Ontogenetisch liegen diesbezüglich einige Beobachtungen von His vor (vgl. Ziehen).

Die Frage ist nun: Welche sind die Ursachen dieser so auffallenden „Quadrille des Noyaux"?

Vielleicht sind es die Verbindungen, welche die Kerne im Laufe der Phylogenese eingehen.

Für die Absteigung des ursprünglich medio-dorsalen motorischen VII[1]) und Vaguskernes dürfte die Ausbildung der Pyramide die grözte Rolle spielen. Hierfür spricht auch, dass die völlig ventrale Verlagerung erst stattfindet bei denjenigen Tieren, welche eine kortiko-bulbäre Bahn besitzen, und dass die ventrale Verlagerung zuerst und im stärktsen Masse den motorischen Facialiskern trifft, was auch in Übereinstimmung ist mit dem Faktum, dass die kortikobulbäre Bahn für den motorischen VII Kern sich schon früh bildet (Fledermaus).

Was den Nucleus ambiguus anbelangt, so wäre der angegebene Grund der phylogenetischen Verlagerung auch in Übereinstemmung mit der noch neulich von KOHNSTAMM und WOLFSTEIN, VAN GEHUCHTEN gegenüber verteidigten Lehre, dass dieser Kern die Kehlkopf- und Schlundmuskulatur versorgt, welche sicher unter stärkeren kortikalen Einfluss steht (Produktion von Lauten, sprechen) als der in dorso-medialer Lage beharrende Kern für viscerale Functionen. (Vergl. die Experimentelle Arbeit von KOSAKA und YAGITA welche diese Anffassung der Hauptsache nach bestätigt: Mittheil. der Mediz. Gesellsch. zu Okayama, August 1907).

Das Aufsteigen der Augenmuskelkerne erklärt sich leicht nach demselben Prinzip. Wir wissen, dass die Zufuhr von „direkten" kortikalen Impulsen zu den Okulomotoriuskernen, eine Okulomotoriuspyramide sogar bei den höheren Säugern noch sehr problematisch ist (VAN GEHUCHTEN). Dagegen werden die Augenmuskelkerne in erster Stelle reflektorisch beeinflusst. Bei den niederen, wahrscheinlich auch bei den höheren Vertebraten kommt der Haupteinfluss von dem Tectum opticum und namentlich nach der Darstellung von ETTORE LEVI dürfen wir wohl nicht mehr daran zweifeln, dass das medio-dorsal gelegene prädorsale Bündel und seine Homologa bei niederen Vertebraten den Weg dafür bildet.

Dass das Bedürfnis zum Anschluss an dem prädorsalen Bündel, sowie an dem koordinatorischen System des dorsalen Längsbündels wirklich der Grund dieser Verlagerung ist, dafür spricht, dass die dorso-mediale Verlagerung der verschiedenen Augenmuskelkerne so früh in der Phylogenese stattfindet. Der Oculomotorius ist bei weitem der wichtigste Nerv für die Augenbewegungen, sowie auch für den Empfang der reflektorischen

---

[1]) Der Kern sucht Anschluss an der Region wovon er die meisten Impulse empfängt: das tegmentum ventrale bulbi, welches bei den niederen Tieren hauptsächlich von den tekto-bulbären Bahnen influenciert wird. Bei den meisten Fischen sind seine Zellen mittels sehr langer Dendriten mit diesem Gebiet verbunden, aber bei einigen Teleostiern (Lophius) und Vögeln hat offenbar schon diese Bahn eine genügende „anziehende" Kraft, um einen Teil des Kernes ventral zu verlagern. Derselbe Faktor ist nun bei den Säugern durch die Pyramidenbahnen viel erheblicher, wie auch daraus hervorgeht dass bei Anencephalen oder solche Microcephalen wo es nicht zu Entwickelung von Pyramiden-Bahnen kommt der VII-Kern in seiner Verlagerung erheblich zurück bleibt. (Vergl. KAPPERS und VOGT: Neurol. Centralblatt, 1908).

und koordinatorischen Impulse. Hiermit ist in Übereinstimmung, dass der Oculomotorius (und Trochlearis) eher mediodorsalwärts rückt als der Abducens.

Innerhalb der Fische ist der Abducenskern aber am meisten dorsal bei den Selachiern und sogar bei den Notidaniden, mit Ausnahme von wenigen Zellen, völlig neben, ja innerhalb der äusseren Seite des hinteren Längsbündels gelagert. Nun sind die Selachier durch die mächtige Entwicklung ihrer Koordinationssysteme ausgezeichnet, was in Verbindung steht mit ihrem starken Schwimmvermögen und raschen Bewegungen (EDINGER), die eine ausgezeichnete Koordination aller Kerne, auch der Augenmuskelkerne beansprucht. Die dem Fasciculus longitudinalis posterior so eng angeschlossene Lage des Kernes bei Hexanchus z. B. bestätigt diese Ansicht (ebenso unter den Reptilien bei den Schwimmern, wo auch das Kleinhirn grösser ist als bei den terrestrischen Reptilien).

Schwieriger gestaltet sich die Erklärung der Verlagerung des Hypoglossuskernes, namentlich wenn man diesen Kern in seinen Funktionen und Verbindungen mit dem Nucleus ambiguus vergleicht. Auf den ersten Blick lässt sich nicht einsehen, weshalb der letzte sich wohl ventral verlagern sollte, während der ursprünglich etwas ventraler Hypoglossuskern sogar dorsalwärts aufsteigt.

Anatomisch jedoch wissen wir sicher, dass der Hypoglossuskern Fasern der kortiko-bulbären Bahn empfängt und physiologisch als Schluck- (und beim Menschen als Sprech-)kern kommt ihm auch dieselbe kortikale Kontrolle gerade so gut zu wie dem Nucleus ambiguus. Die Zunge hat aber bei höheren Vertebraten noch eine andere Bedeutung. Sie ist der Träger der weitaus wichtigsten Geschmacksorgane und wird als solcher teilweise von dem sensiblen, d. h. meist dorsalen VII. und IX. Kern innerviert. Nun scheint es mir wahrscheinlich, dass die dorsale Verlagerung des Hypoglossuskernes beeinflusst ist durch die Assoziation der sensiblen Geschmacksreize mit ihren motorischen Equivalenten.

Eine Verbindung zwischen den sensiblen dorsalsten VII., IX. und X. Kernen und der grauen Substanz nahe des Hypoglossus wurde von MARBURG, KOHNSTAMM und WOLFSTEIN (Fibrae transsolitariae) gefunden und auch von KOCH wahrscheinlich geachtet. Auch spricht hierfür, dass die dorsale Verlagerung des Hypoglossus erst anfängt bei den Tieren, die eine gut ausgebildete Zunge haben und davon zum Prüfen und Fangen der Nahrung Gebrauch machen (s. f. weitere Details: Fol. Neuro-biol. Heft 2, Bnd. 1).

Bei den Fischen besteht keine muskulöse Zunge. Die frontalsten spino-occipitalen-motorischen Nerven innervieren ein Gebiet, welches dort nicht oder wenigstens nicht allgemein mit Geschmacksknospen bekleidet ist. Jedenfalls besteht dort nicht die starke explorative Bewegungsfähigkeit dieser Teile, wie sie die Zunge vieler höheren Vertebraten hat.

Die dorsale Verlagerung des Hypoglossuskernes hat sich vollzogen, bevor die Hypoglossuspyramide sich bildete. Hiermit ist auch der eigentümliche Verlauf der Hypoglossuspyramide bei den Säugern in Übereinstimmung. Diese spaltet sich doch bereits am hinteren Brückenrande von der

Gesamtpyramide ab und verläuft dann allmählich schräg nach oben zu ihrem Endpunkte.

Hätte die Pyramide sich in Verbindung gesetzt mit dem Hypoglossuskern bevor derselbe eine bedeutende dorsale Verlagerung erfahren hätte, so wäre dies höchstwahrscheinlich sichtbar gewesen in dem Verlauf der Pyramide. Sie wäre dann vermutlich ventral gelaufen bis zum Niveau des Hypoglossus und erst dann nach oben aufgestiegen.

So lässt sich für die eigentümliche „Quadrille des Noyaux" eine ungezwungene Erklärung geben, die mit allen bekannten Tatsachen in Einklang ist und dadurch sogar bestätigt wird.

An dieser Verlagerung nehmen keinen Teil diejenige Kerne oder Teile von Kernen, die von Anfang an eine Lage hatten, welche für sie in Verbindung mit den sie ursprünglich und später beherrschenden Bahnen die meist geeignete war, das sind die hauptsächlich reflektorisch oder indirekt reflektorisch wirksamen Kerne der visceralen Thätigkeit die ihre Lage nahe der sensiblen Centren der betreffenden Organe beibehalten (dorsaler Vaguskern).

Hierzu dürfte auch der obere salivatorische Kern KOHNSTAMM's gehören, der mehr in der Nähe des Geschmackskernes bleibt [1]).

Bis jetzt ist nicht die Rede gewesen von den motorischen Trigeminuskernen. Weil ihre Verhältnisse etwas anders sind, will ich sie besonders behandeln.

Der Quintus hat bei allen Tieren mindestens zwei motorische Kerne, einen in der Oblongata, einen im Mittelhirn.

Bei Petromyzon liegt der Oblongatakern direkt unter dem Ventrikelependym, bei den Ganoiden nur wenig davon entfernt. Bei den Selachiern und Teleostiern ist er zwar etwas mehr nach unten gerückt, aber liegt doch noch immer in der oberen Hälfte, meistens in dem oberen Drittel der Oblongata.

Im Gegensatz zum VII., IX. und X. Kern hat der V. Kern diese Lage beibehalten, obschon er später auch mit der Pyramide in Verbindung tritt.

Es ist bekannt, dass der Oblongatakern in hohem Masse reflektorisch beeinflusst wird von Fasern, die aus dem Tectum absteigen und sich ganz oder sich mittels Kollateralen um den Kern aufsplittern (PROBST: Säuger). Diese reflektorische Trigeminusbahn ist phylogenetisch eine sehr alte. Sie wurde von BRANDIS bei den Vögeln gesehen.

Die Lage des mesencephalischen Quintuskernes ist entwicklungsgeschichtlich eine primäre, da dieser Kern zweifelsohne dem Augennervenmetamer des Kopfes angehört (vgl. auch GASKELL). Bekanntlich gehört ein Teil des sensibeln Trigeminus (Ramus ophtalmicus profundus) diesem Metamer zu (VAN WYHE, HOFFMANN, GIGLIO-TOS) als dorsale Wurzel. Die dorsalen

---

[1]) Weshalb ein Teil des Abducenskernes in seiner ventralen Lage beharrt, lässt sich nicht sicher sagen. Es gibt bei den Teleostiern ein Bündelchen, welches sich von der latero basalen eingekreuzten, tecto-bulbären Bahn abspaltet und sich in direkter Nähe des Abducenskernes umkehrt. Eine laterale ungekreuzte, tecto-bulbäre Bahn ist bekanntlich auch bei den Säugern anwesend. Teilweise endet es in derselben Region als bei den Fischen. Es könnte sein, dass die Persistenz dieser Bahn Einfluss gehabt hat auf dem Verharren eines Teiles des Abducenskernes in seiner ursprünglichen Lage. Dass die Wurzelfasern dieses Kernes, anstatt den direkten Austritt beizubehalten, sich erst nach oben zum übrigen Teil des Kernes begeben, wäre vielleicht durch den mechanischen Einfluss der Verschiebung des letzteren zu erklären.

Wurzeln (lateralen im Sinne GASKELL's) aber sind ursprünglich gemischt sensibel und motorisch. Dieser Zustand scheint bei den höheren Tieren bewahrt geblieben für die Hirnnerven V, VII, IX, X, die bekanntlich gemischt auftreten. Gerade so gut nun wie dem sensibeln Oblongata Trigeminus ein motorischer Teil zukommt, kann man auch erwarten, dass der Ramus ophtalmicus profundus einen solchen besitzt, und dieser dürfte eben die Wurzel sein, welche im Mittelhirnkern ihren Ursprung nimmt.

Literatur.

KOCH, Untersuchungen über den Ursprung und die Verbindungen des N. hypoglossus in der Medulla oblongata. Archiv f. mikroskop. Anatomie XXXI. 1888. — BRANDIS, Untersuchungen über das Gehirn der Vögel. II. Teil: Ursprung der Nerven der Medulla oblongata. I. Hypoglossus. Archiv f. mikroskop, Anatomie. XLI. 1892 u. Untersuchungen über das Gehirn der Vögel. II. Teil: Ursprung der Nerven der Medulla oblongata. III. Acusticusgruppe. Ebenda. XLIII. 1894 u. Untersuchungen über das Gehirn der Vögel. IV. Der Ursprung der Augenmuskelnerven und des N. trigeminus. XLIV. 1895. — KOHNSTAMM und WOLFSTEIN, Versuch einer physiologischen Anatomie der Vagusursprünge und des Kopfsympathicus. Journal f. Psychol. u. Neurol. VII. 1907. — LEVI (Ettore), Contributo anatomo-comparativo alla conoscenza dei tratti–bullari. Rivista di Patologia nervosa ementale. XII. 1907. Fasc. 3. — VAN WYHE, Ueber die Mesodermsegmente und die Entwicklung der Nerven des Selachierkopfes. Verhandelingen der Kon. Academie v. Wetenschappen. Deel 22. Amsterdam 1882. — HOFFMANN, Weitere Untersuchungen zur Entwicklungsgeschichte der Reptilien. Morphol. Jahrbuch. XI. 1895. — GIGLIO-TOS, Sull origine embryonale del nervo trigemino dell' uomo. Anatom. Anzeiger XXI. 1902. — HERRICK (JUDSON), The central gustatory paths in the Brains of Bony Fishes. Journal of Comparative Neurology. XV. 1905. — JOHNSTON, The brain of Petromyzon. Journal of Comparative Neurology. XII. 1902 u. The nervous system of vertebrates. Philadelphia 1906, P. Blakiston Sohn & Comp. — WIEDERSHIEM, Grundriss der vergleichenden Anatomie der Wirbeltiere. 6. Aufl. Jena 1906, Gustav Fischer. — SCHILLING, Das Gehirn von Petromyzon fluviatilis. Abhandlungen der Senckenberg'schen naturforschenden Geselschaft in Frankfurt a.M. XXX. 1907 EDINGER, Vorlesungen über den Bau der nervösen Centralorgane des Menschen und der Tiere I, 7 Aufl. II, 6 Aufl. Leipzig 1904, Vogel. — VAN GEHUCHTEN, Anatomie du système nerveux de l'homme. III. Louvain 1900, Uyspruyst. — ARIËNS KAPPERS, The structure of the teleostean and selachian brain. Journal of Comparative Neurology. XVI. 1906 u. Untersuchungen über das Gehirn der Ganoiden Amia calva und Lepidosteus osseus. Abhandlungen der Senckenberg'schen naturforschenden Gesellschaft in Frankfurt a.M. XXX. 1907. — GASKELL, On the Structure, Distribution and Function of the nerves, which innervate the visceral and vascular systems. Journal of Physiology. VII. 1886. — CARPENTER, The development of the oculomotor nerve, the ciliary ganglion and the abducene nerve in the chick. Bulletin of the Museum of Comrarative zoölogy at Harvard College XLVIII. 1906. — His, Die Entwicklung des menschlichen Gehirns während der ersten Monate. Liepzig 1904. ZIEHEN, Histogenese von Hirn und Rückenmark. Handbuch der vergleichenden und experimentellen Entwicklungsgeschichte der Tiere. Jena 1903. — PACETTI, Sopra il nucleo di Origine del Nervus abducens. Ricerche fatte nel Laboratorio di Anatomia normale della R. Universitá di Roma etc. V. 1896. — LUGARO, Ueber den Ursprung einiger Hirnnerven (V, VI, VII, VIII). Untersuchungen zur Naturlehre des Menschen und der Tiere. XV.

Siehe für weitere Details: C. U. ARIËNS KAPPERS: Weitere Mitteilungen bezüglich der phylogenetischen Verlagerung der motorischen Hirnnerven-Kerne. Der Bau des autonomen Systemes. Folia Neurobiologica Heft 2 Bnd. 1; DERSELBE: Weitere Mitteilungen über Neurobiotaxis. Folia Neurobiologica, Heft 4, Bnd. 1; DERSELBE und H. VOGT: Die Phylogenetische Verlagerung der Facialis-Kernes im Lichte der menschlichen Teratologie, Neurolog. Centralblatt, 1908.

Ueber die periodische Lähmung.

Von Dr. M. BORNSTEIN (Warschau).

Von der s. g. „periodischen Lähmung", der eigentümlichen und räthselhaften Krankheit, die sich in anfallsweise und periodisch auftretender Lähmung sämmtlicher Extremitäten, des Rumpfes und des Kopfes kundgibt, wissen wir leider bis jetzt noch sehr wenig. Es schien mir deshalb angezeigt die Gelegenheit zu benutzen, um in dieser Versammlung einen Fall von periodischer Lähmung zu besprechen, der im Wesentlichen die typischen, von WESTPHAL, GOLDFLAM u. A. beschriebenen Züge aufweist, der aber dennoch in mancher Hinsicht (besonders in Bezug auf die Pathogenese) eine sehr interessante Thatsache bietet, die meines Erachtens, weitere Forschung in dieser Richtung vorausgesetzt, in das zur Zeit in dieser Frage herrschende Dunkel etwas Licht werfen könnte.

Es handelt sich um einen 14-jährigen Knaben, CHAIM GALLMEISTER, der mir im Mai d. J. zugeführt wurde und den ich mit der Diagnose „periodische Lähmung" auf der Nervenabteilung des Herrn Dr. FLATAU zur speciellen Untersuchung interniert habe. Der Vater des Knaben erzählt über die Krankheit des Sohnes folgendes:

Seit 6 Jahren, d. h. seit dem 8. Lebensjahre des Kranken, stellen sich jede paar Wochen (manchmal öfter) eigenthümliche Anfälle ein, wo der Knabe die Macht in allen Gliedern gänzlich verliert. Diese Anfälle fangen immer in der Nacht an und dauern einen $1/_2$, einen ganzen oder auch manchmal $1^1/_2$ Tage, wonach der Kranke allmählich wieder zu sich kommt, wieder besser gehen kann, die Hände hebt u.s. w. Während den Anfällen ist er beim vollen Bewusstsein, klagt über keinerlei Schmerzen, er soll nur blass sein und mehr als sonst Urin absondern. Der Anfall kommt manchmal ganz unerwartet, es kommt aber öfters vor, dass der Kranke schon den Abend zuvor, oder auch den ganzen Tag vorher Kopfschmerzen und Schwindel oder eine geringe Schwäche in den Beinen verspürt.

Was die Vorgeschichte des Kranken anbetrifft, so erzählt der Vater folgendes:

Er lernte erst mit 5 Jahren gehen und sprechen; die Sprache war zunächst sehr undeutlich und stotternd; seine geistige Entwickelung liess auch sehr viel zu wünschen übrig und er ist auch, laut Aussage des Vaters, geistig zurückgeblieben, kam nicht in der Schule mit,

31

spielte am liebsten mit kleinen Kindern, war zu Hause unerträglich und quälte alle Welt. Beim weiteren Nachfragen erfuhren wir, dass er mit 2½ Jahren *typische epileptische Anfälle* hatte, die sich sehr oft, manchmal 4—5 Mal täglich wiederholten, wobei er bewusstlos wurde und sich einnässte. Diese Anfälle dauerten 1½ Jahre und mit 4 Jahren hörten sie völlig auf. Nach vierjähriger Frist, während welcher er eine Rachitis durchgemacht haben sollte, traten die jetzigen Anfälle auf. Seine jüngere 6jährige Schwester leidet jetzt ebenfalls an typischen epileptischen Anfällen, die jede paar Monate auftreten und mit Bewusstseinverlust und nachfolgender völliger Amnesie einhergehen. Sonst ist anamnestisch nichts Wesentliches zu eruiren. Die Untersuchung des Nervensystems im normalen Zustande ergab ein völlig negatives Resultat. Es sei nur bemerkt, dass die Reflexe, sowohl die Sehnen- als auch die Hautreflexe, sehr lebhaft waren. Sonst, was Gehirnnerven, Sprache, Motilität und Sensibilität am Rumpfe und an den Extremitäten anbetrifft, waren die Verhältnisse völlig normal.

Wir haben bei unserm Kranken eine ganze Reihe seiner Anfälle beobachtet und ihr allgemeines Characteristicum entspricht fast vollständig dem von anderen Autoren entworfenen Bilde: plötzlich in der Nacht einsetzende schlaffe Lähmung oder Parese aller vier Extremitäten, des Rumpfes und des Kopfes mit Cadaverreaction in verschiedenen Muskeln. Das Bewusstsein, die Gehirnnerven, die Sensibilität waren immer absolut intact. Die Kopfbewegungen stellten sich immer am frühesten ein, die völlige Herstellung des Gehens kam immer zuletzt. Die Reflexe zeigten ein sehr eigenthümliches Verhalten und zwar besonders die Sehnenreflexe an den unteren Extremitäten: die *PR waren immer sehr lebhaft, manchmal selbst mit clonischen Zuckungen des ganzen Beines, die AR waren entweder minimal oder gänzlich erloschen.* Die Hautreflexe waren gewöhnlich vorhanden: bald normal, bald schwächer als in der Norm. Es sei ausdrücklich hervorgehoben, dass kein einziges Mal der BABINSKI'sche Zehenreflex hervorzurufen war. Die Tricepsreflexe waren fast immer gesteigert, die Periostalreflexe fast immer entweder abgeschwächt oder erloschen; nur 2 Mal (auf 10) waren sie ebenso lebhaft, wie die Tricepsreflexe. Es wurden fast immer vasomotorische Erscheinungen wahrgenommen: die Hände und Füsse waren bläulich und kalt, das Gesicht manchmal blass, andersmal wieder ziegelroth, ausgesprochene Dermographie, gesteigerte Schweissabsonderung u. s. w.

Die Harnuntersuchung ergab im Anfalle spec. Gewicht *1014* (in anfallsfreier Zeit 1022); der Urin reagierte neutral; Eiweiss *0,02⁰/₀₀* (in anfallsfreier Zeit war kein Eiweiss vorzufinden); kein Zucker; Spuren von Urobilin und Indikan. *Im Sediment:* einzelne flache Epithelialzellen, einzelne Leukocyten und Spuren von Schleim.

Aus der obigen Darstellung des Falles ist wohl für jedermann klar genug, dass es sich hier, ungeachtet des atypischen Verhaltens der Patellarreflexe, doch um eine periodische Lähmung handelt.

Wenn wir die bis jetzt seit dem ersten Falle C. WESTPHAL's (1885) beschriebenen Fälle von periodischer Lähmung überblicken und speciell nach den ätiologischen Momenten fahnden, so ist in den Fällen COUSOT's und GOLDFLAM's homologische Erblichkeit und (speciell in den Fällen GOLDFLAM's) Familiarität des Leidens festzustellen.

Es gibt aber in der Literatur noch einen Fall von SCHACHNOWICZ (1882 — Russische Medizinische Zeitschrift „Wratsch"), wo er schon erwähnt, dass der Vater des Kranken an demselben Leiden laborierte, der zweite Bruder aber Epileptiker war. Der Kranke — Namens ROZANSKI — war zufällig in diesem Jahre auf unserer Abteilung untersucht und es ergab sich darnach, dass seit 4—5 Jahren die Anfälle, an denen er seit dem 17ten Lebensjahre gelitten hat, gänzlich verschwunden sind. Er klagt aber jetzt seit $1^1/_2$ Jahren über typische epileptische Anfälle.

Und was meinen jetzigen Fall betrifft, habe ich schon von vornherein bemerkt, dass hier die Anamnese in Bezug auf den Kranken selbst und auf seine nächste Familie *Epilepsie* aufweist. Hier ist von einer familiären Erkrankung im Sinne GOLDFLAM's u. A. keine Rede; der Patient ist der einzige in der ganzen Familie, der daran leidet. Was ätiologisch in Betracht gezogen werden muss, ist eben der Umstand, dass Patient in der frühen Kindheit typische epileptische Anfälle hatte, die nach $1^1/_2$jähriger Dauer schwanden und den jetzigen Platz machten, und dass seine jüngere Schwester an typischer Epilepsie leidet. Diese zwei Fälle — derjenige von SZACHNOWICZ und der meinige — wo Epilepsie so offenbar mit im Spiele ist, können keinem Zufall zugeschrieben werden und zwingen unseres Erachtens einen intimeren Zusammenhang zwischen Epilepsie und periodischer Lähmung herbei führen zu suchen.

Bevor wir aber zur Begründung und näheren Besprechung dieses Zusammenhanges übergehen, müssen wir zunächst die Frage der Lokalisation zu erledigen suchen und zwar ob das uns hier interessierende Leiden einen peripheren Sitz hat (Nerven, Muskeln), oder ob es ein centrales Leiden ist. Wie bekannt, spricht GOLDFLAM, einer der verdienstvollsten Forscher auf diesem Gebiete, auf die Ergebnisse der mikroskopischen Untersuchung der Muskeln gestützt, die Vermuthung aus, dass man die paroxysmale familiäre Lähmung vor allem der Kategorie der Myopathieen anreihen muss und die Anfälle selbst sucht er hypothetisch derart zu erklären, dass ein sich in gewissen Zwischenräumen, besonders im Ruhezustande bildendes, bis jetzt noch nicht charakterisiertes Gift, auf die specifisch veränderten Muskeln lähmend wirkt. Es sei die Frage dahingestellt, ob die gefundenen Muskelveränderungen (Hypertrophie der Muskelfasern, Rarefication der primitiven Fibrillen und Vacuolenbildung) wirklich specifisch sind; es bleibt aber weiter allenfalls die Frage offen, ob diese Veränderungen primär oder secundär auftreten. Unser Fall spricht unseres Erachtens entschieden gegen ein primäres Muskelleiden.

Wenn wir das gesammte klinische Bild des Anfalles näher analysieren, können wir nichts Wesentliches auffinden, was für einen peripheren Sitz des Leidens sprechen würde, eher spricht alles für den centralen Ursprung. Der Typus der Lähmung, die electiv verschiedene Muskelgruppen trifft (z. B. von einer Seite mehr die Flexoren, von der anderen wieder mehr die Extensoren, die Unmöglichkeit der Opposition des Daumens zum 5ten Finger bei erhaltener Opposition zu den anderen Fingern u. s. w.)

kann bei einem peripheren Sitz des Leidens kaum gedacht werden; weiterhin kann man sich bei Aufrechterhaltung der Annahme eines primären Muskelleidens kaum vorstellen, wie man sich alle die eigenthümlichen Erscheinungen, die das Verhalten der Reflexe in unserm Falle betreffen, zu erklären suchen könnte. Die Labilität der Sehnenreflexe an den Beinen, die Unabhängigkeit der Reflexe von der Parese und der elektrischen Erregbarkeit (bei vollständiger Lähmung des Quadriceps und Cadaverreaction in diesem Muskel waren die Patellarreflexe gesteigert und andererseits bei fast vollständiger Lähmung der Wadenmuskeln waren die Achillessehnenreflexe sehr schwach oder gar erloschen), endlich selbst die plötzlich einsetzende *Cadaverreaction* (wir wissen ja, dass sogar bei sehr fortgeschrittenen Myopathieen vereinzelte freigebliebene Muskelfasern doch auf den Strom reagieren) — alle diese eigenthümlichen Erscheinungen können nur in der Annahme eines centralen Leidens ihre Erklärung finden, wenn wir die grosse Labilität des Centralnervensystems in Betracht ziehen.

Wenn wir also den Sitz der periodischen Lähmung laut obigen Auseinandersetzungen im Centralnervensystem annehmen dürfen, so ist es wohl klar, dass die nähere Lokalisationstendenz *nur das Rückenmark* beanspruchen kann. Ein Gehirnleiden hier zu eliminieren ist wohl um die Zeit schade, wenn man die absolute Intactheit des Bewusstseins und aller Gehirnnerven in's Auge fasst.

Und im Rückenmark selbst kann nur — unserer Meinung nach — die graue Substanz der Vorderhörner in Betracht gezogen werden. Die völlig schlaffe Lähmung, die elektrischen Erregbarkeitsveränderungen an den Muskeln, die absolut intacte Sensibilität, das Fehlen des BABINSKI'schen Sohlenreflexes — spricht für die Annahme und widerspricht jeder anderen Lokalisation im Rückenmarke.

Die periodische Lähmung ist demnach eine anfallsweise auftretende Erkrankung der grauen Substanz der Vorderhörner im Rückenmarke.

Und jetzt können wir — unserer Meinung nach — etwa einen Analogieschluss fassen, was Epilepsie und periodische Lähmung anbetrifft. Was das *klinische Bild* anbetrifft, so stellen sich sowohl bei der Epilepsie, wie bei der periodischen Lähmung Anfälle ein.

In einem typischen epileptischen Anfalle haben wir zwar mit Reizerscheinungen zu thun, wogegen hier, in der periodischen Lähmung Lähmungserscheinungen ohne Hypertonie auftreten — das ist aber begreiflich, wenn wir bedenken, dass es sich im ersten Falle um die graue Substanz der Hirnrinde, in dem zweiten dagegen um die graue Substanz des Rückenmarkes handelt. Hier und da ist es aber die graue Substanz, die leidet, und das ist das wesentliche. Allein sollen auch Fälle von genuiner Epilepsie vorkommen, in welchen statt Krampfanfälle Paresen als Aequivalente auftreten. Andererseits könnte man in den gesteigerten Patellarreflexen in unserem Fall ein gewisses Analogon zu dem Reizzustand der Hirnrinde erblicken; dieses Symptom können wir uns nicht anders als durch Annahme einer gleichzeitigen Reizung gewisser Gruppen von Zellen in den Vorderhörnern der Lumbalgegend erklären, denn es gibt keinen triftigen Grund die Pyramidenbahn daran zu beschuldigen. Als vorläufiges Résumé stelle ich die folgende Hypothese hin:

Die Epilepsie und die periodische Lähmung sind höchstwahrscheinlich verwandte Krankheiten. Es gibt ein Toxin, welches eine besondere Affinität zur grauen Substanz des Nervensystems besitzt und direkt oder indirekt eine schädliche Wirkung ausübt. Die graue Substanz muss selbstverständlich auf irgend eine Weise dazu prädisponiert sein.

La myasthenia gravis pseudoparalytica comme expression de l'insuffisance de la sécrétion interne.

PAR LE DR. J. W. M. INDEMANS, Maastricht.

Me basant sur la myasthénie secondaire qu'on trouve dans la plupart des cas d'intoxication, d'infection générale et d'autointoxication, j'ai émis l'idée dans une publication parue en 1905 dans le *Nederlandsch Tijdschrift voor Geneeskunde* II, no. 8, qu'on aurait aussi à faire à une autointoxication dans la myasthénie primaire, ou myasthenia gravis pseudoparalytica.

Les expériments de BROWN-SÉQUARD, d'ABELOUS et LANGLOIS et plus tard de BIEDL e. a., qui pouvaient provoquer une myasthénie universelle par l'extirpation des glandes surrénales, plaident en faveur de cette hypothèse. Surtout la constatation d'ALBANÈSE, que la mort survenait d'autant plus rapidement, quand l'animal avait employé ses muscles, me renforçait dans mon opinion. Les injections intravéneuses de l'extrait des glandes surrénales pouvaient prolonger la vie.

L'expérience clinique s'associe également à ces idées et le nombre des cas d'autointoxication diabétique, Basedowienne et surtout surrénale (M. ADDISONII) et lymphatique (thymus), accompagnés de myasthénie grave n'est pas petit du tout.

Surtout si ces auto-intoxications se développent sur un terrain neurasthénique, la chance qu'une myasthénie grave en résulte est assez grande. Dans le dernier temps j'ai pu trouver quelques données qui augmentent encore la probabilité de ces idées. Ainsi j'ai trouvé chez la sœur d'une de mes malades, étant atteinte d'une myasthénie grave très prononcée, le crétinisme. Récemment MM. DELILLE et VINCENT ont traité avec succès un cas de mysthénie avec la poudre d'hypophysis et des ovaires. Aussi les troubles lymphatiques constatés chez des personnes myasthéniques entre autres par M. SITSEN peuvent être mis en rapport avec une autointoxication de l'individu.

Probablement on a à faire à une insuffisance des glandes surrénales, de la glande thyrioidéenne, de la glande pituitaire, des ovaires ou des testes, ou bien à une pénurie de cellules chromaffines, qui ont été trouvées récemment par M. BUCURA, non seulement dans la substance médullaire des surrénales mais aussi dans les ovaires des femmes et qui sont probablement les porteurs de certaines qualités toniques, signalées primitivement dans l'extrait des glandes surrénales. A la suite de cette insuffisance de la secrétion interne les produits toxiques, formés chez chaque individu, surtout en activité, qui causent probablement la sensation de la fatigue, ne sont plus neutralisés suffisamment et causent une asthénie du système moteur, surtout chez un individu neurasthénique.

La myasthenia gravis serait donc une maladie provoquée par l'insuffisance de la sécrétion interne et devrait être placée au rang du myxoedème, du crétinisme, de l'acromégalie, du M. ADDISONII, du M. BASEDOWI dans son état avancé, chez lesquelles on la trouve très souvent comme nous avons déjà mentionné plus haut. Cette myasthénie ne doit pas cependant être considerée dans ces cas comme un symptome, mais plûtot comme une complication. Ou pour mieux dire la myasthénie, aussi bien que le myxoedème etc. est un syndrome survenu dans une affection du système des glandes vasculaires, qui toutes sont en rapport l'une avec l'autre, de sorte qu'une altération dans l'une trouve sa répercussion dans une autre.

Cette théorie a déjà été défendue par PINELES, SAJOUS et LORAND et j'ai l'intention de démontrer plus amplement, dans un prochain travail, l'existence de ce que SAJOUS a nommé le „système adrénalique", comprenant les glandes surrénales, la thyrioidéenne, la pituitaire, les ovaires et les testes, qui ont toutes un pouvoir analogue dans leur sécretion interne: celui de stimuler l'activité vitale et l'oxydation, un pouvoir qui est peut-être lié aux cellules chromaffines. L'insuffisance de ce système en général et des glandes surrénales en particulier serait donc la cause primaire de la myasthénia gravis.

Je voudrais donc considerer la myasthénie grave pseudoparalytique comme une espèce d'antagonisme de la tétanie. Comme la tétanie trouve son expression expérimentale dans la tétanie strumiprive, causée par l'extirpation des glandes parathyrioidéennes, la myasthénie grave a son expression expérimentale dans la myasthénie générale, causée par l'enlèvement des glandes surrénales. Or cet antagonisme entre les glandes surrénales et le système thyrio-parathyrioidéen ne doit pas étonner, puisqu'il a été signalé maintes fois aussi bien au point de vue du système sympathique qu'en leur rapport à la formation du sang. Tandisque les extraits surrénaux sont des vaso-constricteurs, les extraits thyrioparathyriodéens sont des vasodilatateurs. Les extraits surrénaux provoquent l'hypoglobulie, ceux des glandes du système thyrioidéen provoquent l'hyperglobulie.

Mais quand on parle du système thyrio-parathyrioidéen il ne faut pas perdre de vue que seulement l'enlèvement des glandes parathyrioidéennes cause la tétanie, tandis que la glande thyrioidéenne strictiori sensu a en elle-même une puissance tonique, plutôt opposée à la fonction des glandes parathyrioidéennes, ce qui explique pourquoi on a souvent trouvé une paralysie en extirpant la thyriodéenne et les parathyrioidéennes en même temps et pourquoi les affections de la glande thyrioidéenne, comme le myxoedème et les cas avancés de M. BASEDOWI, où la thyrioidéenne est épuisée, se compliquent souvent d'une myasthénie. Dans ces cas la compensation des glandes surrénales ne se fait pas suffisamment.

Nous devons donc considerer que l'antagonisme qui existe entre le système thyrio-parathyrioidéen et les glandes surrénales se rapporte plutôt aux glandes parathyrioidéennes et surrénales, tandis que la glande thyrioidéenne exerce une influence plutôt analogue à l'extrait surrénal, comme on a déjà constaté à différentes reprises e. a. dans leur rapport vis-à-vis du diabète sucré et de la glycosurie.

Il résulte de ce raisonnement que la thérapie de la myasthénie doit se trouver dans la voie de l'organothérapie et qu'il faudra s'adresser à l'extrait surrénal, à la poudre thyrioidéenne, à l'oophorine, et à la poudre de la pituitaire pour combattre cette affection si souvent mortelle.

Ueber organische Hemiplegieen ohne Babinski.

Dr. Z. BYCHOWSKI (Warschau).

———

Trotzdem dass die diagnostische Bedeutung des Babinski'schen Phänomens allgemein anerkannt ist, stösst man doch von Zeit zu Zeit auf Fälle, resp. auf Krankengeschichten, wo bei ausgesprochener cerebraler Hemiplegie Babinski's Phänomen ausblieb, was auch manche Autoren bewogen hat, die differenziell diagnostische Bedeutung dieses Phänomens in Frage zu stellen. Ein genaues Studium eigener diesbezüglicher Fälle und von Anderen veröffentlichter Krankengeschichten überzeugte mich, dass diese Ausnahmsfälle einige charakteristische Merkmale haben und gewissermassen eine besondere Gruppe bilden. Die Gültigkeit des Babinski'schen Phänomens wird also dadurch nicht erschüttert, nur werden dessen Grenzen etwas schärfer beschränkt. In den Fällen von cerebraler Hemiplegie ohne Babinski handelt es sich nämlich fast immer entweder um reine Rindenläsionen, oder um nahe der Hirnrinde sich befindende Affektionen. Besonders häufig wurde das Babinski'sche Phänomen bei intracraniellen Tumoren, die u. A. eine Halbseitenlähmung verursachten, vermisst. In diesen Fällen zeigte die vorgenommene Trepanation oder postmortale Untersuchung, dass der Tumor entweder aus den Gehirnhäuten ausging und die psychomotorische Zone unmittelbar comprimirte, oder dass er in der Rindensubstanz seinen Sitz hatte. Auch in einigen Fällen von traumatischer oder spontaner Gehirnblutung resp. Gehirnerweichung ohne Babinski zeigte die Autopsie, dass es sich um eine Rindenblutung resp. Erweichung handelte. Dagegen werden Halbseitenlähmungen infolge basaler oder Mittelhirntumoren constant vom Babinski'schen Phänomen begleitet, da hier die innere Kapsel oder der Gehirnschenkel unmittelbar in Mitleidenschaft gezogen ist. Es ist ferner interessant, dass bei manchem Fall, wo vor der Operation kein Babinski auszulösen war, derselbe sich nach dem operativen Eingriff einstellte, was sich dadurch erklärt, dass während der Operation (Ausschälung der Geschwulst, Tamponiren der Wunde u. s. w.) eben eine Schädigung der tieferliegenden weissen Substanzen und auch der motorischen Bahnen stattfand. Andererseits sieht man bei capsulären Haemorrhagieen schon nach einigen Stunden das Bab. Phänomen auftreten. Es scheint nun der Schluss gerechtfertigt, dass das Bab. Ph. ein feines Reagenz nur für eine Läsion der pyramidalen Bahnen ist und Fehlen desselben bei einer Halbseitenlähmung nicht, wie gewöhnlich angenommen wird, gegen eine organische und für eine sogen. functionelle Grundlage spricht, sondern auf eine oberflächliche Rindenläsion und ein Intaktbleiben der pyramidalen Bahnen hinweist. Aehnlich verhält sich in dieser Beziehung auch der Bauchdecken-reflex. In der Regel ist ja derselbe bei der Hemiplegie auf der gelähmten Seite erloschen, was ja hauptsächlich zur Aufstellung der Lehre vom Antagonismus zwischen den Haut- und Sehnenreflexen beitrug. Und auch hier scheint in den Ausnahmefällen mit erhaltenem Bauchdeckenreflex auf der gelähmten Seite, nur eine Rindenläsion vorgelegen zu sein. Die praktische Bedeutung dieser Auseinandersetzungen ist ja evident. Befinden wir uns vor einer Hemiplegie, wo andere Erscheinungen auf ein organisches Leiden hinweisen, so ist das Fehlen des BAB. Ph. resp. die Anwesenheit des Bauchdeckenreflexes für die Prognose von grossem Belang, besonders wenn wir eine Trepanation für indicirt finden.

Les maladies mentales de Robert Schumann.

(Génie et démence.)

PAR

Mlle. le Dr. PASCAL.

> Nous autres musiciens nous avons beau vivre souvent sur les sommets ensoleillés, les infortunes de l'existence nous atteignent, quand elles se dévoilent à nous dans toute leur horreur.
>
> *R. Schumann.*

Quelques littérateurs se sont révoltés contre les médecins et les psychologues qui étudient la mentalité des grands hommes et osent mettre une étiquette sur leurs souffrances physiques et morales.

L'histoire de la vie d'un homme de génie est une page de l'histoire de la pensée humaine, elle ne doit être indifférente à personne. La psychophysiologie et la pathologie d'un artiste ou d'un écrivain sont des questions importantes dans l'analyse qu'on fait de leurs oeuvres. „Ils ne . les écrivent pas avec leur pure pensée, disait Sainte Beuve, mais avec leur sang et leurs muscles.''

L'homme de génie n'est ni un monstre, ni un miracle éblouissant, comme on le croyait dans l'antiquité, mais une fatalité organique. „Il se développe comme la vie, écrit M. Séailles, en même temps qu'elle, par l'effort des générations successives dont les acquisitions transmises par l'hérédité modifient et perfectionnent l'organisme.''

L'esprit d'un homme de génie est soumis aux mêmes lois que le terrain biologique sur lequel il repose; il doit donc être étudié et discuté comme tous les phénomènes de la vie.

Ramené sur le domaine de la science, un grand homme n'est ni rabaissé, ni humilié. L'analyse scientifique la plus sévère et la plus minutieuse n'enlève rien à sa grandeur et n'obscurcit pas le rayonnement de sa gloire. Etudier scientifiquement un homme de génie, c'est briser les murailles dans lesquelles on enferme les mystères de la nature, c'est jeter quelques lueurs sur les lois et les destinées de la vie de l'homme.

Il y a dans l'analyse mentale de Robert Schumann, ce puissant génie de l'art musical, des faits d'observation qui appartiennent à la psychophysiologie, à la pathologie, à la philosophie, autant qu'à la critique d'art.

Cet homme prodigieux était un malade. De l'âge de 23 ans à celui de 46 auquel il mourut, il ne passa pas beaucoup de jours sans souffrir. Son mal était toujours à ses côtés comme un ennemi. Toute sa vie n'a été qu'une lutte à mort sans relâche et sans trêve entre les deux forces, celle du génie qui se défend, s'affirme, s'épanouit, et celle de la maladie qui envahit, ronge et détruit petit à petit son âme et son corps.

Tantôt c'est la maladie qui vainc le génie, tantôt c'est le génie qui terrasse la maladie. Sa faculté créatrice se montre avec des irrégularités et des apparences de caprice qui ne peuvent étonner que si l'on ignore les irrégularités de ses accès de souffrance.

La flamme de son inspiration brille entre deux éclipses.

Pour comprendre et juger l'oeuvre de SCHUMANN, il faut connaître non seulement son caractère, son éducation et les évènements de sa vie, mais encore dévoiler les replis délicats de sa sensibilité frémissante et étudier avec soin la moindre manifestation pathologique, car tout son esprit et toute son âme ont laissé leur empreinte dans ce qu'il a créé et dans ce qu'il a pensé.

SCHUMANN éternisa ses souffrances par son oeuvre étrange et sublime. Ses cris de détresse ont répandu sur les sentiers du monde la semence de la douleur et créèrent des sources infinies d'émotion.

Son oeuvre a eu la même source que ses larmes, elle a jailli avec abondance des profondeurs de sa douleur. Elle est faite avec la substance de son âme, avec les palpitations de son angoisse, avec les appels déchirants de ses crises morales.

En exprimant sa douleur en pensées musicales, SCHUMANN cherche à se séparer de son infortune, à se dépouiller de toutes ses tourmentes. En somme toute la puissance de son génie se résume à transformer ses souffrances en oeuvre d'art.

„Il avait compris, dit CAMILLE MAUCLAIRE, que la douleur est le fond de l'art, il avait pris goût à la dépeindre, il la retrouvait jusque dans l'amour de la nature et elle était assise à son foyer. Elle devait le tuer et... le rendre immortel."

Quelle est cette douloureuse maladie qui a contribué à l'éclosion de ces sublimes et immortels chef-d'oeuvres? Bien que sa maladie soulève cette question si souvent discutée des rapports du génie avec l'aliénation mentale, elle n'a été étudiée scientifiquement que par peu d'auteurs. RICHARDS, MÖBIUS, GRÜHLL, DUPRÉ et NATHAN ont émis chacun des opinions différentes. Le diagnostic de MÖBIUS si singulier et concordant si peu avec les données actuelles de la Psychiatrie et de la Psychologie m'a donné l'idée de reprendre l'étude des troubles mentaux de SCHUMANN. La reconstitution de son observation clinique d'après les documents allemands m'a permis de distinguer deux affections mentales.

Depuis l'âge de 23 ans à 41 ans il a souffert d'une *Psychonévrose constitutionnelle* se manifestant par *dix crises paroxystiques* et laissant intactes la conscience et les facultés intellectuelles.

La dernière affection est survenue à 41 ans. Sa marche fut progressive et fatale. Elle amena la ruine de l'intelligence et la déchéance physique complète.

Il serait intéressant de discuter le diagnostic de çes deux maladies mentales. Ecoutons tout d'abord le DR. RICHARDS.

„Les quatre sortes de lésions anatomo-pathologiques, que j'ai exposées dans mon rapport sont intimement liées aux états psychiques apparus chez SCHUMANN depuis plusieurs années. Leur ensemble constitue une grave maladie de toute la personnalité qui plonge les racines habituellement dans la jeunesse, qui se développe peu à peu, croît avec l'individu et après une lente préparation s'écroule dans la démence complète. Cette évolution de la maladie se retrouve nettement chez SCHUMANN et la *difficulté de la parole* remarquée depuis longtemps apparaît comme le premier trouble dû à cet état du cerveau.

„La dernière maladie mortelle, ajoute RICHARDS, n'était pas une maladie mentale primaire, elle consistait en une déchéance lente mais continuellement progressive de l'organisme et du système nerveux, déchéance, dont l'aliénation mentale ne fut qu'un symptome accessoire. Cette maladie avait comme toujours sa cause dans une usure et une destruction de la substance centrale occasionnées par le surmenage."

Le DR. RICHARDS établit ainsi le diagnostic de *Paralysie générale à forme mélancolique*. Les arguments qu'il apporte en faveur de ce diagnostic sont peu nombreux et manquent de précision. Ce fait est d'ailleurs explicable. La conception française de la paralysie générale ne pénétra en Allemagne qu'en 1861—1863 (le travail de RICHARDS a été fait en 1856) grâce aux travaux de HOFFMANN de Siegbourg.

„La mélancolie, continue RICHARDS, conserve au malade un degré plus marqué de la conscience. Elle déforme moins la personnalité que ne l'aurait fait l'exaltation habituelle de cette maladie. Cette exaltation au milieu de l'écroulement des forces physiques et morales enlève non seulement toute conscience de maladie, mais encore détermine une disposition d'humeur gaie qui contraste étrangement avec la réalité, le malade devient la caricature de sa personnalité d'autrefois. Cette mélancolie rendit possible une amélioration aussi considérable qu'eut SCHUMANN en 1855. Pendant cette rémission ont persisté quelques-uns des symptomes essentiels. Leur degré, bien que très faible, ne pouvait pas tromper un spécialiste sur la valeur qu'il fallait attribuer à cette amélioration. Habituellement dans cette maladie, il arrive souvent que malgré la rapide destruction de toutes les forces de l'organisme, le côté végétatif n'est que très peu endommagé. Au contraire, ici, la marche fut inverse, en ce sens, que la capacité intellectuelle alla en déclinant, se maintint jusqu'à la mort à un niveau assez élevé par rapport aux cas graves de cette maladie. Par contre, la nutrition générale sous l'influence de la dépression mélancholique ne put être conservée qu'un certain temps et encore avec beaucoup de peine et à l'aide des moyens artificiels."

MÖBIUS dans le travail signalé plus haut émet une conception différente de celle de RICHARDS. Pour cet auteur, l'éminent musicien était atteint de démence précoce.

„L'angoisse, dit-il, la mauvaise humeur, la conduite bizarre, la tendance au mutisme, la méfiance, les hallucinations auditives, les troubles de la parole, la diminution progressive de l'intelligence etc. caractérisent la démence précoce." Plus loin, cet auteur ajoute: „On a décrit la démence précoce dans ses formes graves observées dans les asiles d'aliénés, mais il appartient à cette affection beaucoup d'autres variétés, pour lesquelles les jeunes gens ne sont pas internés. A côté de ces formes graves, il y a des cas légers; ceux-ci constituent la majorité.

Entre les formes légéres et les formes graves, il y a des transitions, SCHUMANN appartient à une variété intermédiaire.

Il nous paraît indiscutable que SCHUMANN a souffert de démence précoce, mais en est-il mort? La paralysie générale ne s'est-elle pas ajoutée à la précédente?

Pour MÖBIUS, la présence des hallucinations auditives exclut le diagnostic de paralysie générale et conforme celui de démence précoce. Cette idée est tout à fait erronnée. Les hallucinations ont été maintes fois signalées par les auteurs dans la paralysie générale. MM. SÉRIEUX et MIGNOT ont décrit même une variété sensorielle de cette affection. Les hallucinations auditives de SCHUMANN n'excluent donc pas le diagnostic de méningo-encéphalite diffus. Les troubles de la parole appartiennent aussi selon MÖBIUS à la démence précoce.

„Il manque les particularités de la *dysarthrie*, dit-il. Celle-ci est décrite comme une difficulté de la parole. SCHUMANN lui-même a écrit: „*faiblesse de l'organe de langage.*" Ça ne correspond pas à l'achoppement des syllabes des paralytiques, mais il semble s'agir d'un barrage de la volonté. Nous devons considérer ce trouble du langage comme un symptome de négativisme. Contre la volonté se dresse une volonté opposée qui souvent conduit au mutisme et qui accidentellement peut amener un langage pénible et saccadé. Si l'insuffisance des détails ne permet pas de diagnostiquer une dysarthrie paralytique, encore moins permet elle d'affirmer un état de négativisme démentiel.

Nous avons vu que ce trouble était tout d'abord très léger (d'après WASIELEWSKI et SPITTA) et qu'il est devenu plus accentué et gênant à partir du 2 juin 1852, lorsque SCHUMANN eut une attaque convulsive. D'après ses biographes ce trouble de la prononciation eut une marche progressive et aboutit à la dernière période de la maladie à „la parole inintelligible", signalée par BRAHMS et RICHARDS. Cette évolution me paraît plus en rapport avec des lésions organiques progressives qu'avec un état psychomoteur négativiste.

Les troubles graphologiques sont longuement discutés par le neurologiste de Leipzig. „La conservation de l'écriture, dit-il, est contre la paralysie générale. Son écriture des dernières années était devenue notablement plus claire et manifeste une certaine raideur. Il peut en conclure que les modifications graphologiques non seulement sont opposées au diagnostic de paralysie générale mais parlent en faveur d'une démence précoce."

Ceciest l'opinion de cet auteur à la page 50. Au contraire, à la page 51 nous trouvons signalée „*une écriture illisible et indéchiffrable*" et à la page 53, l'écriture redevient „*claire, lisible, présentant une certaine légèreté.*" Il faut avouer que cette description des troubles graphologiques manque de précision. D'après le biographe JANSEN au début de sa seconde affection, SCHUMANN écrivait d'une façon illisible. Dans ses lettres on constatait de nombreuses omissions de lettres et des fautes d'orthographe. Lorsqu'il eut en printemps de l'année 1858, une courte rémission, son écriture est redevenue normale. Dans la dernière période de son affection, les troubles graphologiques apparaissent de nouveau et sont même très accentués. D'après RICHARDS, ses lettres ne sont plus qu'un chaos indéchiffrable.

Parmi les autres signes en faveur de la démence précoce MÖBIUS cite *les bizarreries de la conduite de Schumann et son mutisme.*

L'éminent musicien marchait sur la pointe des pieds et son expression mimique changeait à mesure que la maladie faisait des progrès.

A partir de l'année 1833, dit MÖBIUS, on remarque que les lèvres ont pris la position du sifflement.

Ce trouble s'accuse dans les portraits suivants et frappe même ceux qui ne sont pas prévenus."

Le neurologiste de Leipzig accorde également beaucoup d'importance au fait suivant. „SCHUMANN vint un soir dans la famille de son ami VOIGT sans être invité. Il projeta les lèvres comme pour siffler, habitude qu'il avait lorsqu'il se sentait bien; il enleva son chapeau, ouvrit le piano, plaqua quelques accords, ferma l'instrument et s'en alla comme il était venu sans prononcer un mot." MÖBIUS attribue tous ces faits à la démence précoce. Je crois, qu'ils sont de minime importance et qu'ils ne suffisent pas à caractériser cette affection.

Le mutisme de Schumann me parait plus intéressant, il mérite d'être étudié plus longuement. SCHUMANN aimait le silence. Absorbé par ses réflexions, il demeurait sourd à tout bruit.

ANNIE PATTERSON le décrit assis dans un coin le coude appuyé, restant des heures entières plongé dans la griserie de ses rèves. Il n'en sortait que pour rejeter en arrière ses longs cheveux qui encombraient le front. BRENDEL nous donne un exemple de son silence obstiné. SCHUMANN avait découvert un restaurant où l'on buvait d'excellent vin. Un jour il y alla, accompagné de BRENDEL, son ami. Pendant tout le temps qu'ils restèrent ensemble, SCHUMANN ne fit qu'une courte remarque sur le beau temps et la paix heureuse qui régnait dans la nature.

HILLER qui passa avec lui un hiver à Leipzig (1839—1840) raconte que le distingué musicien se confinait dans sa chambre et qu'il était inabordable. Son ami ZUCCAMAGLIO lui ayant annoncé sa visite, il repondit: „Je serai charmé de vous voir, mais je vous préviens, qu'il n'y a pas grand chose à tirer de moi, je ne parle presque pas; le soir un peu plus, surtout au piano." SCHUMANN appréciait les gens qui ne causaient pas beaucoup. HILLER lui dit un jour: „DAVID parle vraiment trop peu". A quoi SCHUMANN répondit en souriant: „C'est très agréable." Mais tous ses biographes sont d'accord pour dire que SCHUMANN n'était pas constamment plongé dans le mutisme. Lorsqu'on échangeait autour de lui d'intéressantes idées, il délaissait ses méditations. „Je peux même affirmer, dit JANSEN, qu'il revenait du monde le plus éloigné, nous en avions la preuve par la splendeur et l'éclat de ses yeux." MÖBIUS considère ces états fréquents de mutisme comme un symptome grave de démence précoce qui va en s'accentuant avec les progrès de la maladie.

Le mutisme des déments précoces présente des caractères propres : c'est un état d'inhibition psychique, où l'exercice de la pensée est entravé. Il coexiste presque toujours avec d'autres symptomes plus graves ; il est lui-même le prélude de la stupeur catalonique. Dans ces périodes de mutisme, le dément précoce est un désorienté qui ne pense pas ; il est inconscient de son état et même lorsqu'il redevient lucide, il est incapable de fournir des explications sur ses singularités.

SCHUMANN était conscient de son état d'inhibition et en souffrait. „J'accepte souvent, disait-il, les signes les plus profonds d'affection avec réserve et froideur et constamment j'indispose et rebute les personnes qui pour moi sont animées de meilleures intentions. Souvent je me suis reproché cette attitude car je ressens fortement les plus petites attentions et les plus subtiles mouvements du coeur."

SCHUMANN ne parlait pas pour mieux réfléchir. Au milieu de ses amis, près de sa femme et de ses enfants, dans la foule, il ne cessait de suivre le rythme de ses pensées musicales et de se laisser complètement absorber par elles. Lorsqu'il avait trouvé une forme à ses idées, il quittait brusquement le monde qui l'entourait et partait chez lui pour les exprimer dans le langage des sons, *le seul qu'il aimait*. Ne disait-il pas : „J'en suis venu à presque oublier l'allemand et les lettres de l'alphabet. Si seulement je pouvais dire tout en musique, j'étonnerais le monde par mes pensées."

Le mutisme de SCHUMANN ne présente aucun caractère pathologique. C'est le mutisme de tous les grands esprits pour qui la seule et la vraie dignité du langage est dans la pensée. STENDAL disait : „J'aime infiniment mieux entendre parler un autre que de parler moi-même, volontiers je tombe dans le silence du bonheur."

En somme, les troubles psychiques observés chez SCHUMANN ne permettent pas de diagnostiquer une démence précoce.

A priori, sans connaître aucun fait pathologique de la vie de ce grand homme, il est scientifiquement impossible d'admettre l'existence du génie et de la démence. „L'essence du génie", disait SCHOPENHAUER, „est un excès anormal d'intelligence", par contre, la démence est la perte irréparable de la même faculté. Les deux états psychiques s'excluent l'un l'autre.

Les cas légers de démence précoce auxquels fait allusion MÖBIUS ont été étudiés sous le nom de formes frustes. Dans mes derniers travaux sur la démence précoce [1]), j'ai particulièrement insisté sur ces états d'involution atténuée.

La perte du pouvoir d'adoptation et la prédominance du déficit psychique dans la sphère affective sont les symptômes les plus constants de ces variétés frustes.

Le dément précoce porte toute sa vie la cicatrice de son atteinte, il devient incapable d'évoluer et de se perfectionner. L'esprit, constructeur

---

[1]) Mlle. PASCAL. Pseudo-neurasthénie prodiomique de la démence précoce (*Presse médicale.* Janvier 1907).

infatigable, cesse de créer et si ces malades ont encore la volonté de vivre, ils perdent celle de s'accroître. Ce stigmate démentiel n'existe pas chez SCHUMANN. D'après MÖBIUS „chaque poussée nouvelle apportait une contribution fâcheuse à l'évolution de la maladie". Cette opinion n'est pas d'accord avec les évènements de la vie de SCHUMANN. Lorsqu'on a suivi l'évolution artistique de l'éminent musicien, on constate qu'après chaque accès (jusqu'en 1851) il jaillit de son génie un flot nouveau d'inspiration. Loin de l'appauvrir, la maladie paraît féconder son esprit et régénérer ses facultés intellectuelles. SCHUMANN atteint son apogée en 1850 après avoir souffert de nombreuses crises graves.

Nous savons que le génie musical n'est pas seulement un don céleste, la grâce du ciel ne suffit plus à créer un bon artiste. La musique est une science dont les lois obligent le compositeur à faire oeuvre d'une architecture parfaite, où les idées, les sentiments, les passions s'associent et se coordonnent avec une rigoureuse logique. On n'écrit plus sous la dictée des dieux, on compose.

Un dément précoce si légèrement qu'il soit atteint est incapable de créer des oeuvres de l'envergure de MANFRED et de FAUST. Il ne peut non plus écrire les Lieder de SCHUMANN. C'est dans ces petits, mais purs chefs d'oeuvre que se réflète toute la psychologie affective de cet homme prodigieux. „Il a pensé dans son âme, disent SCHNEIDER et MARESCHAL, l'expression de tous les sentiments et il a traduit l'amour sous toutes ses formes, l'affection, l'amitié, la tendresse, la douleur, les rêves encore troubles qui flottent dans l'âme des jeunes filles, l'enivrement des amoureux devant les splendeurs d'une nuit de printemps, leur extase en face du ciel bleuté criblé d'étoiles d'or, les tristesses, les joies, les mélancolies, bref tout ce qui fait tressaillir l'être humain jusque dans ses fibres les plus intimes.

Cette richesse de sensibilité, source d'émotions et de sentiments, est totalement absente chez les déments précoces. Au contraire, ce qui caractérise leur état mental même au début de la maladie, c'est l'indifférence émotionnelle évoluant progressivement vers l'anesthésie morale complète et la paralysie totale de la sphère affective.

La disparition des sentiments de famille, signe précoce de cette affection, n'a jamais été signalée chez SCHUMANN.

Cet éminent artiste fut un mari, un père et un ami incomparable. Son coeur était aussi grand et beau que son génie.

Toutes les facultés mentales de SCHUMANN sont remarquables par leur supériorité. Aucune ne présente le moindre déficit. Ce n'est qu'en 1850—1851 que l'on constate chez lui une diminution de ses facultés créatrices. Non seulement qu'il n'évolue plus, mais il ne peut même rester au niveau de sa propre réputation.

L'involution eut une marche progressive et le génie de SCHUMANN sombre dans la démence profonde.

---

[1] Mlle. PASCAL. Les Rémissions dans la démence précoce. (*Revue de Psychiatrie.* Mars-avril 1907).

On peut conclure que la *Psychose constitutionnelle de Schumann* n'est pas la démence précoce.

Grühle d'Heidelberg dans la lettre adressée à Möbius admet que l'éminent homme a présenté jusqu'en 1850 tous les symptômes d'une variété atténuée de folie maniaque dépressive. Cette affection bénigne a été étudiée par Hacker et Willmans sous le nom de „cyclothimie". Elle est caractérisée par des alternatives d'excitation et de dépression sans intervalles lucides et n'empêche pas en général les malades de se livrer à leurs occupations habituelles. Les accès d'hypomanie surviennent sans cause manifeste, c'est-à-dire sans aucun des facteurs étiologiques puissants que l'on rencontre *constamment* dans la neurasthénie avec laquelle on confond souvent la cyclothimie. Les symptômes ne sont pas tenaces, ils n'ont pas la valeur d'un stigmate, ils se rapprochent ainsi par leur évolution des troubles caractéristiques de la folie à double forme. Dans les phases d'hypomanie, les malades se montrent d'une activité débordante (dynamie fonctionnelle) et d'une confiance exagérée dans leurs moyens. D'après Grühle, Schumann écrivait ses magnifiques chefs d'oeuvre dans la période d'excitation maniaque.

MM. Dupré et Nathan se rallient à cette opinion et considèrent que la psychose périodique a exercé une influence heureuse sur la fécondité et l'orientation du génie musical de Schumann.

„La vie de Schumann", disent-ils, „a été traversée par *six crises* de dépression mélancolique entre lesquelles se retrouvent des périodes de suractivité productive avec expansion de l'humeur qui correspondent à des crises d'excitation." La reconstitution de l'observation clinique de Schumann m'a permis de constater *dix accès dépressifs graves*. Dans l'interparoxyme, je n'ai trouvé aucune phase d'excitation hypomaniaque. Les troubles psychiques qui persistent sont: le doute, la crainte, la méfiance, le scrupule sous forme de pensée obsédente. Robert Schumann fut toute sa vie un grand émotif. L'inquiétude et l'anxiété sont les traits les plus séillants de sa mentalité. Chaque avènement devient matière à décharge pour son angoisse.

A l'âge de 23 ans, sous l'influence d'un choc moral, son émotivité jusque là diffuse se concentre en quelques idées fixes et tenaces. Cet effroyable choc détermina comme une sorte d'explosion qui donna la volée à une foule de phobies et d'obsessions. Ces crises étaient accompagnées d'un état d'angoisse associée à la sensation de mort et de folie imminente. Il assistait impérissant, quoique lucide et conscient, à l'automatisme déréglé de son émotivité.

En 1833, il eut des idées de suicide, mais dans toutes les autres crises on constate chez lui la peur de la mort, peur douloureuse et obsédante persistant même dans l'interparoxysme. Le Dr. Helbig qui soigna l'accès d'angoisse de 1845 nous apprend que Schumann avait des vertiges, des spasmes, de nombreux troubles subjectifs, engourdissements, fourmillements dans les membres, sensation de prurit sur tout le corps etc. Tous ces accès se reproduisent avec les mêmes caractères, chacun d'eux étant la répétition presque fidèle des précédents. Ils surviennent,

32

non sans cause, mais sous l'influence des traumatismes psychiques et du surmenage.

Les excès de travail, la grande tension d'esprit qu'exigeaient ses compositions mettaient son organisme en opportunité morbide et faisaient éclater ces décharges émotives qui le menaient aux frontières de la raison.

Le Paradis et la Péri, Manfred, Faust, les Symphonies furent en partie les causes de ses plus graves crises d'angoisse.

Ces troubles émotifs par leur précocité, leur ténacité, leur fixité, leur rechute sous l'influence de choses psychiques et leur atténuation par le repos me paraissent appartenir bien plus à la *Psychastème constitutionnelle*, à la *Névrose d'angoisse* qu'à la folie maniaqne dépressive bénigne. SCHUMANN ne fut jamais un excité euphorique et optimiste, au contraire il resta toute sa vie un ami fidèle du calme et du silence. La gaieté chez lui est rare ; elle ne se montre pas avec la régularité morbide de celle qu'on trouve dans l'hypomanie. Elle ne coexiste, ne se mêle, ne s'enchevêtre pas aux symptômes dépressifs. Parfois, lorsque son système nerveux ébranlé par le travail excessif atteint le paroxysme de la surexcitation, il rit et pleure en même temps, comme un enfant. A propos de „l'Humoresque” SCHUMANN écrivait à sa fiancée : „toute la semaine, j'étais assis au piano et j'ai composé, ri et pleuré tout à la fois. Vous trouverez l'empreinte de tout cela dans l'Humoresque.” Mais ne voit-on pas certaines personnes émotives présenter simultanément ces états psychiques en dehors de toute affection mentale ?

Les hallucinations qui accompagnent les crises d'angoisse de SCHUMANN appartiennent tout aussi bien à la Psychasténie qu'à la folie maniaque dépressive. Nous les voyons apparaître en 1859 pendant qu'il composait „*Leichenfantasie.*” Dans la Psychasténie, ces troubles sensoriels ont des caractères particuliers : ils sont la *matérialisation de l'idée obsédente*. SCHUMANN est obsédé par l'idée de la mort, il voit des cercueils, des visages désespérés, des têtes de mort et entend une voix qui lui dit des choses tristes. Dans la lettre adressée à sa fiancée on suit la transformation de l'idée émotive en sensation extériorisée. Une autre fois, il écrit lui-même à CLARA : „en composant j'entendais comme *un écho de paroles* que vous m'avez dites un jour : „Vous m'apparaissez semblable à un enfant”. Ce ne sont pas là de véritables hallucinations mais de pseudo-hallucinations ou hallucinations symboliques, représentatives (PÉTRES et RÉGIS) caractéristiques de l'obsession. A mesure que la maladie progresse, ces hallucinations se multiplient et prennent un caractère obsédant Quelques auteurs ont cité ces pseudo-hallucinations dans la Psychasténie. Elles portent sur tous les sens mais les hallucinations auditives sont extrêmement rares. On peut rapprocher le cas de SCHUMANN de ceux cités par LÉPINE, SANTIS, LARROUSSINI et JANET.

Il est possible que le développement du sens de l'ouïe de l'éminent musicien avait créé cette prédisposition. Pour toutes ces raisons, il me semble que ROBERT SCHUMANN a souffert jusqu'en 1850 de Psychasténie constitutionnelle.

La dernière affection mentale me paraît être une variété sensorielle de la paralysie générale.

Nous avons vu que le début réel fut marqué par deux ictus épileptiformes et par l'affaiblissement du jugement. Le *délire hallucinatoire aigu* qui détermina la tentative de suicide ouvrit la scène de cette redoutable maladie. La confusion, l'agitation, la désorientation, les hallucinations, sont au premier plan. Le délire mystique (il voit le ciel et les anges) et mélancolique (idées d'auto-accusation, il se croit coupable) est extrêmement actif. Schumann trompa la surveillance et s'enfuit en robe de chambre et sans souliers, gagna les rues par une pluie battante et alla se précipiter dans le Rhin.

Cette tentative de suicide est un acte délirant qui reflète le caractère démentiel de sa mentalité. L'apparition de la maladie à 40 ans, en pleine maturité, la dysarthrie, la dilatation pupillaire, les idées de grandeur, l'évolution rapide de la maladie amenant la ruine complète de toutes les facultés et la déchéance physique sont en faveur de la paralysie générale.

Certes, il est très délicat de préciser le diagnostic, les données qui sont indispensables pour sa solution font défaut.

En pathologie mentale pour faire oeuvre vraiment scientifique, il faut employer l'observation directe. La méthode historique même lorsqu'elle est basée sur des documents dignes de foi reste toujours incomplète.

* * *

S'il est impossible de préciser le diagnostic des affections mentales de Robert Schumann, son histoire pathologique n'en reste pas moins intéressante.

Elle nous apprend que pendant les horribles accès de souffrance, l'homme restait seul et que le génie s'évanouissait. La maladie réduisait à l'inaction toutes ses facultés créatrices. Schumann a créé ses immortels chefs-d'oeuvre dans les moments de parfaite intégrité du cerveau. Son génie pour se mettre à l'oeuvre attendait que la crise eut disparu.

L'éréthisme cortical qui accompagnait les productions géniales de Schumann ne peut être comparé à l'excitation incohérente et pauvre de pensées de la manie ou de l'hypomanie.

„S'ils étaient de même nature", dit à juste raison M. Cullevre [1]), „il ne saurait pas y avoir entre l'éréthisme génial et l'éréthisme pathologique qu'une simple différence de degré, et l'on verrait, chose absolument singulière ou le génie aboutir à la folie, ou la folie aboutir au génie. Si l'on veut bien consulter l'histoire, on verra que si quelques personnages remarquables sont devenus effectivement aliénés, le fou devenu subitement homme de génie est encore à naître."

Les facultés créatrices de Schumann et sa maladie mentale consti-

---

[1]) Cullevre. Les frontières de la raison.

tutionnelle sont des phénomènes concomitants mais indépendants l'un de l'autre. *Son génie se montre non à cause de la malformation psychique mais en dépit d'elle.* Chez cet éminent homme comme chez LE TASSE, NEWTON, PASCAL, VOLTA, LINNÉ, COMTE, NIETZSCHE etc. l'apparition de la démence fut le signal de la disparition du génie. Son intelligence fut dépouillée à sa cime et la sève de l'inspiration n'y monta plus.

Ainsi le génie musical de SCHUMANN apparaît comme la résultante du fonctionnement parfait de son cerveau et l'intuition géniale comme la plus belle et la plus saine manifestation de son esprit.

La Genèse du Genie.

Par Mademoiselle LOUISE G. ROBINOVITCH, de New-York.

Dans une étude de 74 biographies des grands hommes, il n'y en a que 10 de premiers-nés. Ces 74 biographies sont groupées en trois divisions. La première comprend 42 biographies des poètes, écrivains, historiens, politiciens, etc.... dont 6 seulement sont de premiers-nès, (GIBBON, MILTON, ARAGO, HEINE, ADDISON, JOHN ADAMS).

Dans la seconde division, comprenant 17 artistes peintres, un seulement (LÉONARDO DA VINCI) est un premier-né.

Dans la troisième division, parmi 15 musiciens, deux seulement (BRAHMS et ANTOINE RUBINSTEIN) sont de premiers-nés.

Les grands hommes sont rarement des produits des jeunes parents. La mère d'un grand homme est, dans la majorité des cas, entre 25 et 35 ans, et le perre entre 30 et 45 ans, que d'un âge moins avancé.

Quand les grands hommes sont de premiers-nés, leurs parents sont, dans la majorité des cas, d'un âge mûr (le père de LÉONARDO DA VINCI avait 25 ans quand le grand artiste est né; on ne sait pas quel âge avait sa mère; LÉONARDO DA VINCI était un enfant naturel).

Dans mon étude de la Genèse du génie (The Genesis of Genius, *The Journal of Mental Pathology*, Vol. VII, No. 5) j'ai souligné le fait que les parents des grands hommes sont d'un âge mûr au moment de la conception de leurs enfants, qui deviennent célèbres; c'est-à-dire, le potentiel cellulaire des parents est à son maximum, tant au point de vue physique que mental, comme on peut le juger des faits présentés dans mon étude: parmi 74 grands hommes, 64 étaient autres que premiers-nés, contre 10 de premiers-nés.

Quand les parents sont des alcooliques, la formule de geneologie est renversée: les parents étant des gens doués, leurs premiers-nés seuls ont des chances d'être grands hommes. Ainsi, le père de BEETHOVEN était un alcoolique; le grand BEETHOVEN était le second enfant, et ses frères cadets étaient des imbéciles moraux dans le sens large du mot, et ses frères et soeurs nés plus tard encore — sont mort en bas âge (Auguste est mort à deux ans; Anne à 4 jours, Marie Margaretha à un an).

De faits pareils sont complètement d'accord avec les faits observés dans la clinique psychiatrique; plus les parent s'alcoolisent, plus ils dégénèrent et plus leurs descendants sont des dégénérés.

Un grand nombre de grands hommes considéré dans mon étude sont de derniers ou avant dernier-nés: Coleridge (dernier de 13 enfants); James Fenimore Cooper (11-e de 12); Bayard Taylor (4-e et dernier); Edgar Allan Poe (2-d de 3); Washington Irving (dernier de 11); Balzac (dernier de 3);

Georges Eliot (dernière de 4); Byron (dernier de 3); Swift (dernier-posthume de 2); Tolstoi (dernier de 4 fils); Alfieri (5-e); Cavour (dernier de 2 fils); George Washington (5-e de son père et 1-r de sa mère); Henry Clay (dernier de 7); Daniel Webster (dernier de 7); Benjamin Franklin (dernier de 17, et dernier-né du dernier-né pendant aes générations); George Dewey (3-e fils); Cato the Younger; Napoléon (8-e et dernier?).

Artistes Peintres. Michel Angelo (2-d fils); son père avait 31 ans et sa mère 19 ans, quand Michel Angelo est né); Titien (dernier de 4); Rembrandt (dernier de 6); Rubens (dernier de 7); Van der Velde, Adrian, (dernier); Van de Velde (De Jonge) avait un frère aîné, dont le fils cadet était un artiste peintre distingué; Wilkie, Sir David, (3-e fils de la 3-e femme de son père); Prud'hon ou Prud'home, Pierre, (13-e enfant d'un masson); Reynolds, Joshua, (7-e); Gainsborough, Thomas, (dernier); Holbein the Younger (dernier de son père); Van Dyke, Antoine, (né d'un second lit); Lanseer, Sir Edwin, (5-e de 7).

Musiciens. Weber, Carl Maria (9-e de son père et 1-e de sa mère); Meijerbeer (dernier de 3 frères); Wagner, Richard (dernier de 7); Bach, Jonn Sebastianah (avait un frère aîné); Mozart (dernier de 7); son père était le dernier de 4); Schubert, Franz Peter (13-e de 14; Schumann (dernier de 5); Gounot (son père était „assez âgé" quand le musicien est né; Chopin, (son père avait 39 ans quand le musicien est né); Haendel (dernier), son père avait 63 ans quand le musicien est né; sa mère était la seconde femme de son père, et était jeune „in the prime of life"); Ysaye (a un frère aîné).

Le Prof. Wertheim Salomonson fait une communication sur quelques cas de maladie de Berri-Berri avec démonstration des malades, dans le hôpital (Binnen Gasthuis).

Le Dr. van Andel (la Haye):

Erlauben Sie mir, in Anschluss an den lehrreichen Vortrag des Herrn Professors Wertheim Salomonson folgendes zu erörteren.

Erst kürzlich bin ich aus Niederländisch-Indien wieder heimgekehrt. Fast elf Jahr habe ich dort im Staatsdienste unter sehr verschiedenen Umständen gearbeitet und beinahe fortwährend habe ich mit der Diagnose Beri-beri zu thun gehabt.

Ich muss sagen: dort in Indiën können wir jetzt nicht länger der Auffassung huldigen, dass gegenwärtig noch unter dem Namen Beri-beri in officiellen Rapporten und Privatabhandlungen dieses klinische Bild als eine einheitliche Krankheit aufzufassen ist.... so wie die Franzosen sagen „une entité morbide".

Meiner Ueberzeugung nach sind die Factoren, die unsere klare Einsicht ob Beri-beri eine Krankheit contagiös-infectiöser oder allgemein toxischer Natur sei noch immer umnebelt halten, zu suchen in Aeusserungen von sehr verschieden moralischen Begriffen der sehr verschiedenen Arbeiterschichten sowie der so sehr verschiedenen sozialen Verhältnisse, die alle noch sehr wenig bekannt, bezw. medisch-social-hygienisch studiert worden sind. Dass es eine Krankheit Beri-beri giebt und dass sie wohl hauptsächlich durch den verdorbenen lange Zeit vorher geschälten Reis veranlasst wird, ist meine feste Ueberzeugung...... gleichzeitig dabei jedoch — für einen nur Klinisch beobachtenden und symptomatisch diagnosticierenden Mediciner sehr schwer zu unterscheiden, ja ad oculos kaum zu differenziren — kommen gelegentlich klinische Bilder vor, die ohne eine tiefere Einsicht in das Fühlen, Denken, Leben und Treiben dieser schlichten Leute (eingeborene Arbeiter, Soldaten oder Chinesische Kulis e. t. q.) kaum zu verstehen sind, daher.... Krankheit veranlassende Momente, die bisher noch sehr wenig gewürdigt, aber trotzdem nicht zu unterschätzen sind.

SECTION II.
Psychologie et Psychophysique.

Président d'honneur: Prof. JODL (Vienne).
Président: Prof. G. HEYMANS.
Secrétaire: Prof. E. WIERSMA.

Le Président souhaite la bienvenue aux membres présents dans la seconde section. Il exprime le voeu que la section de psychologie travaillera d'accord avec les autres sections du congrès actuel, et que l'étude de toutes les manifestations de la vie psychique tant normale que morbide ne tarderont pas à apporter des fruits pour le bien-être de l'humanité entière.

Le bureau provisoire est nommé bureau de la section.

Rapport I. **État actuel de la Théorie Lange-James sur les émotions.**
1er Rapporteur: PAUL SOLLIER,
Professeur de Psychologie à l'Université Nouvelle de Bruxelles
(Boulogne sur Seine).

État actuel de la théorie de Lange-James sur les émotions.

Il m'est peut-etre plus difficile qu'à un autre de présenter un rapport sur cette question au sujet de laquelle je me suis prononcé dans un ouvrage récent. Si j'ai accepté cette tâche, malgré le peu de temps que j'avais devant moi, ce n'est pas pour rééditer ce que j'ai déjà dit, mais pour m'efforcer de reprendre d'une façon plus claire, et à ce point de vue plus spécial et plus étroit, la question de la nature ou pour mieux dire du mécanisme des émotions.

Je ne reviendrai pas sur l'exposé même succinct de la théorie de JAMES-LANGE, noms auxquels on pourrait accoler celui de SERGI. Emise en 1884 par JAMES, en 1885 par LANGE qui ignorait le travail de JAMES, cette théorie a comme point commun de considérer l'émotion non comme la cause des modifications physiques qui la caractérisent, et qu'on désigne sous le nom d'expression des émotions, mais au contraire comme constituée par la conscience de ces variations périphériques. D'où le nom de théorie périphérique qui lui a été donné.

Mais il y a diverses façons de concevoir le mécanisme de ces variations périphériques, qui, suivant qu'elles se produisent ou non, suivant qu'elles sont perçues ou non, amènent ou n'amènent pas l'émotion. Remarquons tout de suite que les auteurs de cette théorie ne paraissent pas s'être doutés qu'il y avait peut-être lieu de distinguer ce qui se passait quand l'absence de perception des variations périphériques provenait de ce que le cerveau ne fonctionnait pas, ou de ce que c'étaient les nerfs afférents de la périphérie qui ne pouvaient transmettre les impressions au centre. Ils ne se sont pas demandé si les réactions émotionnelles se produisaient encore quand le cerveau ne fonctionnait pas, ou du moins l'écorce cérébrale, ni comment elles pouvaient se produire à la périphérie si l'état des nerfs afférents était tel qu'ils ne pouvaient plus transmettre au centre les sensations provenant de ces variations, étant donné que la plupart de nos nerfs de la vie de relation et de la vie organique sont des nerfs mixtes.

Ils ne se sont pas demandé enfin par quel mécanisme telle excitation produisait dans tel cas une simple sensation, ou une simple réponse motrice, et dans tel autre le complexus psycho-physique connu sous le nom d'émotion.

Il s'en faut d'ailleurs que les auteurs aient une conception semblable du mécanisme de l'émotion. Reprenons à cet égard leurs théories.

Si dans l'ordre chronologique celle de Lange ne vient qu'en second, il est préférable de l'examiner la première, parce qu'elle est la plus simple, la plus fruste, en même temps que la plus catégorique.

Elle comporte deux thèses:

1). L'émotion psychique n'existe pas, et n'est que la conscience des variations organiques;

2). Les variations organiques réflexes qui sont les facteurs de l'émotion ne sont elles-mêmes que des réflexes de l'appareil circulatoire, des vaso-moteurs.

C'est pourquoi cette théorie mérite plus particulièrement le nom de théorie vaso-motrice.

SERGI a combattu cette théorie vaso-motrice comme trop exclusive, et s'est efforcé de montrer que ce ne sont pas seulement les centres vaso-moteurs, mais tous les centres bulbaires qui conditionnent l'émotion. On peut donner à cette théorie le nom de théorie bulbaire.

Enfin vient la théorie de JAMES, beaucoup plus vague, mais beaucoup plus brillamment et littérairement exposée, où l'on rencontre des contradictions, et qui, de l'aveu même de son auteur, ne s'applique pas à toutes les catégories d'émotions, à celles par exemple qu'il appelle les émotions délicates. Malgré les efforts faits par JAMES pour faire rentrer ces dernières dans sa théorie, il semble bien qu'il n'y soit pas parvenu, et dès lors, il parait tout de suite assez difficile de faire fond sur une théorie qui ne peut expliquer qu'une partie des phénomènes en cause. Le degré de délicatesse ou de grossièreté, quelles que soient les variations brillantes auxquelles cela donne lieu dans l'étude des émotions, ne saurait établir une démarcation précise entre deux catégories de phénomènes de même ordre, et surtout une distinction telle que le mécanisme des uns ne soit pas celui des autres.

La formule de JAMES est beaucoup plus large que celle de LANGE. Pour JAMES en effet ce ne sont pas seulement les muscles vaso-moteurs, mais tous les muscles lisses et même striés qui entrent en jeu et produisent des impressions diverses dont la conscience constitue notre état d'émotion. Les actes et les phénomènes essentiels qui sont les facteurs réels de l'émotion, ce sont donc les perturbations vaso-motrices, viscérales et aussi, pour une assez grande part, motrices.

Cette théorie paradoxale, comme on l'a dit, a soulevé depuis 23 ans de très nombreuses objections, et n'a pas trouvé par contre beaucoup de défenseurs, en dehors de M. REVAULT D'ALLONNES qui, tout récemment, a tenté de lui redonner un semblant de justification.

Je rappellerai rapidement les principales objections qui ont été faites tant à LANGE qu'à JAMES.

LANGE laisse de côté nombre d'émotions complexes, comme le mépris, la haine, le désappointement, etc., ainsi que les passions. Sa théorie est donc insuffisante.

Il prétend que les phénomènes vaso-moteurs sont primitifs et que les réactions des muscles de la vie volontaire sont incapables d'expliquer les changements dans l'innervation vaso-motrice. Or BINET et COURTIER ont montré qu'un des principaux facteurs capables de modifier la circulation est le mouvement respiratoire. Or la respiration est gouvernée par les muscles du thorax, qui eux-mêmes sont tous sous l'influence des émotions. De ce que les changements dans la circulation amènent des modifications dans les fonctions des muscles et des organes en général, il n'en ressort pas que les troubles vaso-moteurs soient primitifs et antérieurs à ceux des muscles de la vie de relation.

LANGE n'explique pas plus que la théorie ordinaire pourquoi un pistolet chargé braqué sur vous vous fait pâlir, tandis qu'il ne vous produit aucun effet quand il ne l'est pas. Le fait que certaines substances introduites dans l'organisme provoquent des états émotionnels ne prouve rien, car ces substances agissent avant tout sur le cerveau. Pourquoi alors rattacher l'émotion plutôt aux manifestations périphériques qu'à l'action cérébrale, laquelle alors déterminerait les réactions périphériques? J'ajoute que ce qui est ainsi déterminé n'est pas une émotion quelconque, mais un état émotionnel simplement.

Même dans les états émotionnels morbides où l'émotion du malade peut être attribuée à l'état d'arrêt ou d'excitation physiologique des fonctions, n'est-ce pas à cette inhibition ou à cette excitation du cerveau que sont dues les réactions périphériques?

Les critiques contre la théorie de JAMES se sont montrées particulièrement nombreuses en 1893, 1894 et 1895, c'est à dire dix ans après son appariton. Elles ont été formulées principalement par GURNEY, (*Mind.*, IX, p. 421) par WORCESTER (*Monist.*, janv. 1893); IRONS (*Mind.*, janv. 1894) et *Mind.*, janv. 1895; *Psychical Rev.* mai 1895); BALDWIN (*Psych. Rev.* nov. 1894); J. DEWEY (*Psych. Rev.* nov. 1894 et janv. 1895), LEHMANN et WUNDT. JAMES s'est efforcé du reste de les réfuter.

On a dit: la même émotion peut avoir des expressions différentes et inversement; ce n'est donc pas la conscience de ces expressions qui peut constituer l'émotion. A quoi l'on répond que dans les expressions différentes de la même émotion, il peut y avoir assez de ressemblances pour que l'émotion reste la même et que dans les expressions analogues d'émotions différentes il peut y avoir assez de différences pour que les émotions soient de nature différente. Mais il reste à le prouver. Et puis quelle est la nature de l'expression ?

On a dit : toutes les émotions, quand elles ont une certaine intensité, tendent à avoir la même expression. On répond qu'il en est de même de l'émotion qui tend à devenir la même. Mais cela est faux.

On a objecté que les mouvements et les effets organiques d'un stimulus sont bien différents suivant l'interprétation qu'on leur donne, la valeur qu'on leur attribue. JAMES répond qu'il faut regarder comme stimulus la situation totale en face de laquelle on se trouve, c'est à dire les raisonnements et les idées qui se réveillent à ce moment. Mais ces raisonnements et ces idées associées qui surgissent ne sont-elles pas déjà des effets émotionnels de la sensation ou de l'image émotionnelles ? ne font-elles pas partie par conséquent de l'émotion elle-même ? Car pourquoi telle sensation nous donne-t-elle une émotion dans tel cas et pas dans tel autre ? N'est-ce pas justement à cause de ces raisonnements et de ces idées sucitées par association, et mettant ainsi en activité simultanée un nombre considérable de centres cérébraux, d'où diffusion de l'excitation et par là même émotion, comme nous le verrons. N'est-ce pas parceque ces représentations intéressent particulièrement es centres vaso-moteurs et viscéraux, dont le rôle est si considérable dans la formation de notre personnalité, que l'émotion se produit et se propage à tout l'organisme et particulièrement provoque des réactions vaso-motrices et viscérales?

Une autre objection est que tous les actes exécutés ne sont pas la cause de l'émotion produite. Mais JAMES dit prudemment qu'on n'est pas effrayé parce qu'on fuit ou qu'on tremble, mais que l'ordre des phénomènes est le suivant : On voit un objet, on tremble, on est effrayé.

Mais on est en droit de répondre à son tour : On voit un objet effrayant, c'est à dire, d'après la théorie de JAMES, qui nous fait trembler. Pourquoi est-il effrayant ? Pourquoi nous fait-il trembler ? Un objet n'est pas effrayant en lui-même, il l'est par rapport à nous ; c'est donc la représentation de son effet sur nous qui est effrayante ? Quelles sont alors les conditions nécessaires pour qu'il détermine sur nous les effets dont l'ensemble constitue ce qu'on nomme l'émotion ? La théorie de LANGE-JAMES laisse ce point capital de côté. Or toute la question est là, car il est évident que si la même perception produit une émotion chez un individu et n'en produit pas chez un autre c'est aux représentations évoquées chez l'un et pas chez l'autre que cela est dû ; et nous voyons aussi que chez le même individu une perception donne ou ne donne pas d'émotion suivant que des représentations d'un certain ordre se produisent ou ne se produisent pas. Or quelles sont ces représentations ? M. RIBOT a bien montré qu'il fallait que notre personnalité fût intéressée par la perception ou l'idée. Et je me suis efforcé moi-même de montrer les rapports étroits qui relient ensemble l'émotion d'une part, la cénesthésie, et la personnalité d'autre part. (*Mécanisme des Emotions.* 1906).

STRATTON (*Psych. Rev.* mars 1895), M'LENNAN (*Psych Rev.* sept. 1895) n'adoptent pas davantage cette théorie. STRATTON fait justement observer que si nous portons notre attention sur les sensations que nous éprouvons pendant que nous sommes émus, les troubles qui causent ces sensations continuent et que cependant l'émotion disparait.

M'Lennan pense que l'émotion provient de la lutte entre plusieurs réactions contradictoires provoquées par des excitations intéressant notre existence ou notre bien-être.

Je ne le pense pas. Je pense plutôt qu'elle est due à la diffusion de la décharge excitante en divers sens de telle sorte qu'elle ne s'applique pas au point voulu et avec l'intensité voulue.

Si ces objections ont leur valeur, elles ne constituent ce pendant pas des réfutations plus probantes que les affirmations théoriques de Lange-James. On a donc cherché à élucider la question d'une façon plus scientifique, et pour cela on s'est adressé à l'étude de certains cas pathologiques, à l'expérimentation sur des sujets en état d'hypnose, et enfin à l'expérimentation sur les animaux.

La question peut se poser ainsi :

Est-ce le trouble conscient provoqué par certaines perceptions ou représentations, et amenant les réactions diffuses périphériques qu'on appelle expression des émotions, qui constitue l'émotion ?

Est-ce, au contraire, comme le prétendent Lange et James, la conscience de ces réactions périphériques qui la constitue ?

En d'autres termes, si les réactions périphériques n'existaient pas l'émotion psychique pourrait-elle se produire ?

Pour le prouver James demandait une expérience cruciale consistant à voir ce qui se passerait chez un sujet dépourvu de toute sensibilité. Malheureusement cette expérience, qui seule pourrait trancher la question, est impossible par l'excellente raison, à laquelle James n'avait pas songé, qu'un sujet chez qui toute sensibilité serait abolie, serait mort.

Il faut donc se contenter de démonstrations moins décisives mais plus réalisables.

Données de la Pathologie. — Elles sont fournies par deux sortes de sujets : A. les uns ont une affection organique entraînant la perte de la sensibilité, — B. les autres sont anesthésiques par trouble fonctionnel.

A. On a l'occasion de voir des individus atteints de traumatismes de la moelle, au dessous du bulbe, ou de lésions tuberculeuses ou cancéreuses surtout de cette même région, qui détruisent complètement la moelle et les filets du sympathique. Dans ces conditions toutes les régions du corps sousjacentes à la lésion, c'est à dire la plus grande partie de l'organisme — sauf la tête, le cou, les poumons et le coeur — sont anesthésiés. Or, si la théorie périphérique est vraie, il devrait y avoir sinon disparition, du moins diminution de l'émotion, puisque la plus grande partie des réactions périphériques, dont la conscience constitue soi-disant l'émotion, sont disparues, et en particulier les réactions viscérales qui sont si importantes, comme je me suis efforcé de le montrer et comme récemment M. d'Allonnes y a insisté en édifiant même une théorie viscérale de l'émotion. A moins qu'on admette que l'étendue de ces réactions ne signifie rien au point de vue de l'intensité de l'émotion, ce qui est peu vraisemblable et illogique. Or, dans ces cas, l'émotion persiste avec toute son intensité.

B. Nous avons d'autre part des malades anesthésiés spontanément, dont on a publié un certain nombre d'observations, mais, malheureusement pour la plupart, pas à ce point de vue du mécanisme de l'émotion.

Ils paraissent au premier abord confirmer la théorie périphérique, car ils s'accompagnent de la perte plus ou moins complète de l'émotivité. J'ai montré également que chez les hystériques à manifestations viscérales et vaso-motrices cette inémotivité se remarquait particulièrement. Cela aurait une portée démonstrative si la perte de sensibilité était d'origine périphérique. En effet, l'excitation au niveau du cerveau réagirait sur la périphérie; mais celle-ci étant dénuée de sensibilité ne renverrait pas les impressions au cerveau et il y aurait absence d'émotion. Or il n'en est pas ainsi: l'anesthésie n'est pas d'origine périphérique, elle est d'origine cérébrale. Ce n'est donc pas parceque les impressions des réactions périphériques n'arrivent plus au cerveau que l'émotion ne se produit pas. Ce sont les réactions périphériques elles-mêmes qui ne se produisent pas. On ne saurait donc faire servir ces cas dans un sens ni dans l'autre. Pour qu'ils fussent valables il faudrait que l'excitation émotionnelle produisit des réactions périphériques et que celles-ci ne fussent pas transmises, ce qui constitue deux conditions contradictoires.

Données psycho-physiologiques. — J'ai essayé de résoudre le problème par des expériences hypnotiques. En endormant des hystériques suggestibles et en les anesthésiant soit dans la périphérie, soit dans les viscères, soit partout à la fois, et en provoquant ensuite des excitations émotionnelles, je constatai que l'anesthésie périphérique ne détermine pas grande modification des émotions, mais qu'au contraire la sensibilité viscérale est le facteur le plus important dans les réactions émotionnelles.

Je vis que l'anesthésie périphérique complète abolit entièrement la motricité; les membres deviennent froids et quelquefois même bleus. Il y a donc des troubles vaso-moteurs intenses. Si la théorie vaso-motrice de LANGE était vraie il devrait y avoir perte d'émotivité. Or il n'en est rien.

Quand l'anesthésie viscérale s'y ajoute, les sujets semblent ne plus vivre et il n'y a plus d'émotion. L'anesthésie viscérale abolit presque aussi complètement l'émotion que l'anesthésie totale.

JAMES avait tiré argument de ces expériences en faveur de sa théorie. Mais en réalité il n'en est rien, au contraire, car ce n'est pas parce que la conscience des réactions ne se produit plus qu'il n'y a plus d'émotion; c'est parce que ces réactions elles-mêmes ne se produisent plus. Ces expériences ne peuvent donc pas servir pour la démonstration de la théorie périphérique, si même elles ne la réfutent pas. Leur but était seulement de mettre en évidence le rapport relatif des différentes formes de la sensibilité, périphérique ou viscérale, avec l'émotion, et de démontrer l'importance prépondérante des réactions viscérales.

C'est à la même conclusion qu'est arrivé récemment M. D'ALLONNES qui propose à son tour une théorie viscérale de l'émotion en se basant sur un seul cas d'anesthésie spontanée générale fort peu démonstratif. Car outre que l'anesthésie est manifestement d'origine centrale, son sujet, tout en prétendant qu'il n'éprouve plus aucune émotion, passe son temps à se lamenter sur son état. Ce cas est trop complexe d'ailleurs et appartient à une certaine catégorie de malades encore peu connus, atteints presque exclusivement de troubles de la cénesthésie, dont l'importance, pour grande qu'elle soit, n'est pas encore assez établie.

Données Physiologiques — FRANÇOIS FRANCK a combattu la théorie vaso-
motrice DE LANGE, et aussi celle de JAMES. Il se demande pourquoi on cherche
de parti pris en dehors du cerveau la raison de ses variations d'activité circulatoire, quand cet organe est pourvu de tous les moyens d'en produire en
lui-même et pour son propre compte. „Il ne vient à l'idée de personne, dit-il,
d'attribuer la turgescence d'une glande ou d'un muscle en activité au résultat
passif d'une vaso-contriction s'opérant dans une autre partie de l'organisme?
Pourquoi imaginer qu'il en est ainsi pour le cerveau? Il peut comme une
glande subir une congestion physiologique, réglée par des organes nerveux,
ayant les mêmes attributions, et proportionnée dans sa valeur, dans son
étendue, dans son siège, aux besoins fonctionnels du moment." Il admet
donc que le cerveau peut se congestionner activement lui-même et partiellement dans la région appelée à fonctionner. Il montre qu'en augmentant la
pression aortique d'une façon semblable à celle que produit une excitation
psychique, on ne détermine pas d'état émotionnel.

Les expériences de DASTRE et MORAT, de CAVAZZANI, de JONNESCO et
FLORESCO, sur le sympathique montrent en outre qu'il y a des vaso-dilatateurs
corticaux.

Enfin FRANÇOIS FRANCK a montré qu'une excitation émotive se comporte
exactement comme une excitation sensitive générale, et celle-ci comme une
excitation directe de la zone excitable du cerveau: sous chacune de ces trois
influences les vaisseaux se dilatent dans les muscles et dans la peau, ils se
resserrent dans les viscères abdominaux et dans le poumon; la pression
s'élève dans les artères et le coeur augmente de fréquence. C'est là une série
très habituelle, mais parfois les réactions subissent une inversion plus ou
moins complète en ce sens que les vaisseaux cutanés se resserrent tout aussi
activement que les vaisseaux des viscères profonds. Dans le second cas la
pression artérielle subit nécessairement une beaucoup plus grande élévation.
Qu'advient-il, dans ces deux séries, de la circulation cérébrale? L'examen
direct des changements de volume du cerveau, tout aussi bien que l'étude du
courant sanguin intra-cranien, établit la parfaite indépendance de la circulation
cérébrale par rapport à la circulation générale; on peut dire que toute excitation émotive, cérébrale directe ou sensitive générale, produit la congestion
active du cerveau quel que soit au même moment l'état de la circulation
aortique.

Or cette congestion du cerveau „précède toujours l'élévation de la pression
artérielle; elle ne peut donc lui être subordonnée et doit être comprise comme
une réaction circulatoire locale, au même titre que la vaso-dilatation cutanée
et musculaire".

FERRIER, HORSLEY, FR. FRANCK, ont obtenu par des excitations cérébrales
localisées des expressions émotives chez les animaux, ce qui constitue une
preuve décisive de l'indépendance du cerveau vis-à-vis des variations émotives
de la circulation générale.

Mais de ce que les expressions émotives sont produites par excitation corticale, cela ne prouve pas qu'il y a émotion. C'est ce que tendent à prouver
les expériences de BECHTEREW. Chez des animaux décérébrés on voit en effet
se produire les phénomènes périphériques des émotions sans que l'émotion

se produise. Sous l'influence d'excitations correspondantes propres à chaque espèce animale — batraciens, oiseaux, mammifères — après l'ablation des hémisphères cérébraux, les mêmes réactions se produisent, toujours les mêmes, et il est remarquable que des excitations différentes produisent des mouvements différents, mais toujours les mêmes. Il y a donc transmission immédiate, sans participation des centres conscients de sensations générales (douleur, etc.) aux voies de conduction motrice qui innervent les muscles des mouvements d'expression. BECHTEREW en conclut que ces mouvements d'expression involontaires sont la suite d'une organisation innée.

On ne peut en tirer qu'une conclusion, c'est que les mouvements d'expression ne sont pas une preuve de l'émotion-sentiment, mais traduisent simplement l'émotion-choc ou physique.

D'autre part, HUGUENIN et MAGNUS ont montré que dans certaines hémiplégies où il y a paralysie des mouvements volontaires de la face, la mimique automatique de ces mêmes muscles est conservée, s'il y a intégrité de la couche optique. Par contre, si l'écorce est intacte, STROMAYER et CH. BELL ont montré que la lésion de la couche optique supprime cette mimique automatique. Et BECHTEREW et MISLAWSKY ont établi que la couche optique et le globus pallidus formaient le centre supérieur des réactions émotives.

Qu'est-ce que tout cela prouve ? Que dans le cerveau, au dessous de l'écorce existe un centre automatique des mouvements de la mimique émotionnelle. Son excitation directe amène des réactions sans qu'il y ait cependant d'émotion. Mais si la théorie périphérique est vraie cela ne devrait pas avoir lieu. Si en effet les voies afférentes de la périphérie sont conservées elles devraient apporter des sensations dont la conscience constituerait l'émotion. Le fait que ces réactions ne produisent pas d'émotion prouve tout simplement que l'émotion n'est pas leur conséquence, mais celle de l'état de l'écorce qui peut, dans les cas normaux, les produire.

Je ne parle, bien entendu, pas des cas d'animaux décérébrés, mais des cas où il y a des excitations directes et où il n'y a pas d'émotion ressentie quoique le cerveau soit intact.

SHERRINGTON a fourni des expériences qui vont à l'encontre de la théorie périphérique dans son travail sur la valeur des facteurs vasculaire et viscéral dans la génèse des émotions.

Il fait des vivisections de la moelle cervicale, puis des nerfs vagues, et malgré cela l'émotion persiste. Il est vrai que la tête n'est pas anesthésiée. Il semblerait que ces expériences fussent démonstratives contre la théorie périphérique. Mais M. D'ALLONNES croit le contraire, sous prétexte que SHERRINGTON ignorait les expériences précédentes de BECHTEREW montrant l'existence d'un centre automatique supérieur de la mimique coordonnée et involontaire. Il faudrait en conclure que les émotions observées chez les animaux vivisectionnés par SHERRINGTON n'étaient pas réelles, mais correspondaient à cette mimique involontaire. Or les observations de SHERRINGTON prouvent qu'il s'agissait bien de véritables émotions, car, au lieu de présenter toujours les mêmes réactions en présence des excitations appropriées, comme dans les expériences de BECHTEREW, les animaux, dans certaines circonstances spéciales, montrèrent des émotions qui ne pouvaient rien avoir d'automatique.

PAGANO a aussi fait des expériences qui tendent à montrer l'existence d'un centre sous-cortical des émotions.

Mais qu'il y ait un centre intercalé entre l'écorce et la périphérie, grâce auquel toutes les réactions périphériques émotionnelles se produisent, cela ne prouve pas que l'émotion vient de là.

Pour démontrer la théorie périphérique, il faudrait que l'écorce étant intacte, et tous les conducteurs nerveux la reliant à la périphérie l'étant également, des excitations fussent portées directement sur ce centre sous-cortical, et déterminassent alors des réactions périphériques, à la suite desquelles une émotion serait ressentie.

Malheureusement nous venons de voir que toutes les expériences précédentes ne remplissent pas ces conditions.

Conclusions. La très grande majorité des psychologues, et des physiologistes ont donc formulé des objections à la théorie périphérique des émotions, et ces objections équivalent à un rejet de cette théorie, qui semble aujourd'hui, si l'on en juge par la place qui lui est faite dans les traités de psychologie, considérée surtout au point de vue historique.

Les cas pathologiques comme les expériences de vivisection montrent que chaque fois que l'écorce cérébrale est intacte l'émotion est conservée malgré la suppression des réactions périphériques, et qu'au contraire, si l'écorce cérébrale est supprimée ou en état d'inhibition, il n'y a pas d'émotion, bien que dans le premier cas il puisse y avoir des mouvements d'expression émotionnelle, et que dans le second ces réactions périphériques ne puissent pas se produire.

Les objections formulées, les cas pathologiques observés, les expériences faites, aboutissent au contraire à maintenir l'ancien cycle émotionnel formé par les trois termes suivants: Excitation, émotion, expression.

Quand on considère celui proposé par JAMES-LANGE: Perception expression, émotion, on se demande immédiatement, comme le fait JAMES lui-même: L'excitation émotionnelle qui suit l'idée la suit-elle immédiatement ou seulement d'une manière secondaire, et comme une conséquence de la vague diffusive des impulsions produites?

Mais tout de suite une question préalable se pose: Pourquoi telle idée, image ou sensation, détermine-t-elle de l'émotion dans un cas et pas dans un autre? pourquoi réagit-elle dans certains cas sur les centres vaso-moteurs suivant LANGE, sur les centres bulbaires suivant SERGI, sur les viscères et les muscles vaso-moteurs et même striés, suivant JAMES? Quelle différence y a-t-il donc entre une idée, une perception qui déterminent une réaction ordinaire et celles qui déterminent une émotion? En quoi le cycle émotionnel diffère-t-il de celui de l'action réflexe ou volontaire?

Nous n'avons qu'à les comparer pour nous en apercevoir aussitôt.

Dans le cycle réflexe nous avons: Excitation, réaction périphérique avec ou sans perception consciente du réflexe au niveau du cerveau.

Dans le cycle de l'action volontaire nous avons: Excitation, perception consciente, réaction périphérique déterminée et coordonnée.

Dans le cycle émotionnel nous avons aussi: Excitation, perception consciente, réaction périphérique. Mais cette réaction périphérique est diffuse et atteint surtout les centres vaso-moteurs et viscéraux, beaucoup plus que les moteurs.

Cherchons alors quels caractères présente la perception consciente pour déterminer ces réactions diffuses, viscérales et vasculaires. Nous constatons alors plusieurs choses: d'abord que les perceptions qui s'accompagnent d'émotion sont ordinairement intenses et, que si elles ne sont pas intenses et perturbatrices, elles comportent des images en rapport avec notre personnalité la plus intime, ou bien encore suscitent en nous des images associées contradictoires et multiples.

Et alors nous ne nous étonnons plus de voir que les centres cérébraux dont le jeu concourt le plus à la formation de notre personnalité — à savoir les centres vaso-moteurs et viscéraux, qu'ils soient corticaux ou sous-corticaux, peu importe d'ailleurs — sont mis en état d'excitation par ces éléments multiples, d'où les réactions également multiples, quelquefois contradictoires, et par là même profondément troublantes, incohérentes, particulièrement celles d'ordre vaso-moteur et viscéral.

Nous en concluons donc tout naturellement que c'est dans l'évocation de certaines représentations liées à l'activité des centres vaso-moteurs et viscéraux que nous devons de voir telle excitation, idée, image, sensation, provoquer dans un cas une réponse motrice volontaire, et dans d'autres cas une réaction diffuse, involontaire, qu'on nomme alors émotion.

L'émotion comporte donc un terme de plus que la réaction volontaire: Excitation, perception consciente, représentations associées d'ordre personnel (cénesthésique, viscéral, vaso-moteur), réactions périphériques.

Cela c'est l'émotion psychique, l'émotion complète. Mais il y a l'émotion choc, simplement physique, dans laquelle les représentations associées peuvent être supprimées; c'est alors la diffusion violente de l'excitation qui provoque les réactions diffuses.

Et alors se posent différentes questions.

Est-ce la conscience du trouble cérébral provoquant les réactions diffuses périphériques qui constitue l'émotion? Peut-il y avoir émotion sans réactions périphériques? Ces réactions périphériques contribuent-elles à l'émotion?

Nous avons vu par les cas pathologiques et les sections expérimentales que les émotions sont conservées même quand les réactions périphériques ne peuvent plus se produire par suite de la rupture des voies de communication efférentes. Or, dans ces cas, l'émotion parait tout aussi intense. Les réactions périphériques ne sont donc pas indispensables pour que l'émotion se produise, et semblent même ne pas influer d'une façon démontrée sur l'intensité de l'émotion, ce qui est encore une nouvelle preuve de son siège essentiellement cérébral. L'émotion psychique n'est pas plus la cause que la conséquence des réactions périphériques. Les représentations mentales et les modifications organiques se produisent *simultanément et au même titre*. C'est le sentiment de la diffusion de la décharge d'énergie cérébrale en même temps que de l'état d'activité intense du cerveau, qui constitue réellement l'émotion. C'est donc un phénomène de cénesthésie cérébrale, et non pas de sensibilité périphérique

DISCUSSION.

Dr. KOHNSTAMM (Sanatorium Königstein i. Taunus).

Zunächst bedürfen wir einer Klärung des Verhältnisses zwischen Gefühl und Empfindung. Nehmen wir „bitter" als Typus gemischter Sensationen, so ist diejenige Componente „Empfindung", die sich auf Objectivirung und Lokalisation bezieht, während „Gefühl" diejenige Componente ist, die zu Ausdruckstätigkeit drängt. Derart zusammengesetzt oder aufgebaut sind alle „Organgefühle" (Organempfindungen). Als Ausdruckstätigkeit wird vom primären Gefühl diejenige Organtätigkeit (Zwecktätigkeit) herangezogen, die primär auftretend jenes primäre Gefühl als secundäres nach sich zieht. Dies geschieht nach der „Resonanztheorie der Association".

Die niederen Gefühle bilden eine Klaviatur, die vom Betrieb der höheren Geistigkeit nach associativer Resonanz herangezogen wird.

Für die niederen Gefühle haben wir ein anatomisches Kriterium. Die sensiblen Vaguskerne (auch des Geschmacks und die Vestibulariskerne) entbehren 1) der Schleifenverbindung mit Sehhügel und Grosshirn; sind 2) durch eine ausserordentlich viel geringere, Faserzahl versorgt, als z. B. der sensible Trigeminus für das Gesicht enthält. Dem entspricht die minderwertige oder fehlende Lokalisation der visceralen Gefühle. Je besser die Lokalisation, um so besser die Objectivirung in dem Empfindungscharakter; je schlechter, um so grösser die Allgemeinwirkung und die expressive Reaktion. Empfindung und Gefühl erscheinen nicht als Gegensätze, sondern als Pole eines Kontinuums. (vergl. K., Kunst als Ausdruckstätigkeit, München, E. REINHARDT 1907).

Prof. ASCHAFFENBURG (Cologne)

bemerkt, dass es ihm verfrüht erscheint, wenn Herr KOHNSTAMM versucht, unser anatomisches Wissen zur Erklärung so komplizierter psychischer Erscheinungen, wie des Affektes, zu benutzen. Wenn keine Faserleitungen vom sensiblen Vaguskern zur Hirnrinde bestehen, so beweist das noch nicht, dass die Grosshirnrinde nicht doch in direkter Beziehung zu dem Kern stehen kann. Möglicherweise fällt hier dem Rindengrau eine wichtige Rolle zu, eine Ansicht Nissl's, die allerdings von Herrn KOHNSTAMM nicht geteilt wird.

2^d Rapporteur: Prof. F. DE SARLO.

Directeur du Laboratoire de Psychologie (Florence).

Rapport sur l'état actuel de la théorie Lange-James concernant les émotions.

Tout le monde se rappelle les discussions faites depuis plus de vingt ans sur la nature des émotions.

Il importe seulement de se souvenir qu'un vrai débat a commencé depuis l'instant qu'on a voulu réduire l'émotion à un complexe de sensations correspondantes à certaines modifications de l'organisme en conditions données, de quelque manière qu'on se les représentât, en quelque lieu que ce soit qu'on plaçât les mêmes modifications.

L'étude de l'affectivité a toujours offert des difficultés et a été toujours accomplie à des points de vue bien différents. D'abord, par exemple, la tendance fut diffuse à réduire l'affectivité à quelque chose de différent d'elle, en la considérant comme une forme imparfaite, de connaissance ou de pensée. Et collatéralement, je dirais, la tendance fut diffuse à considérer la vie affective non seulement comme une des manifestations d'ordre inférieur de l'activité psychique, mais comme quelque chose d'anormal, comme un agent perturbateur, de quoi il n'est pas difficile, de se rendre raison toutes les fois que l'on pense: 1º à la primauté qui fut attribuée par beaucoup de monde à la fonction de la connaissance ou à la pensée, respectivement aux autres fonctions et pouvoirs psychiques, 2º à la nature même du fait émotif qui ne se présente jamais comme une simple modification d'ordre psychique, mais toujours comme résultant par la coopération de l'esprit et du corps, comme une modification de tout l'individu (organisme et âme) 3º aux ordres variés de perturbation qui suivent le fait émotif, que ce soit des perturbations dans le cours des idées, ou des perturbations dans les diverses fonctions organiques (circulation, digestion etc.). Le fait est, que, même par beaucoup de métaphysiciens les émotions ont été présentées et regardées comme *maladies de l'âme*.

Il n'y eut que peu de philosophes et peu de psychologues — et ceux-ci on les rencontre en des temps relativement récents — qui d'un côté s'efforcèrent de mettre en évidence la primauté du sentiment dans l'évolution psychique et qui de l'autre conçurent les affections, les sentiments, etc. comme de purs états de l'âme, en soi complets, lesquels seulement *per accidens* auraient un reflet dans l'attitude de l'organisme (expression émotive).

Il a semblé opportun d'indiquer ces points pour qu'il résulte évidemment l'affinité qui sans doute existe entre la théorie somatique des émotions et celle que pour brièveté nous dirons interprétation pathologique, et pour qu'il apparaisse clairement où réellement aujourd'hui est le problème psychologique relatif à l'affectivité en général. Il ne s'agit pas vraiment de discuter si, et jusqu'à quel point à chaque état émotif s'unit une modification ou altération de l'état général de l'organisme, mais si, et jusqu'à quel point l'émotivité représente une forme d'activité physiopsychique originaire indérivable, si et jusqu'à quel point l'émotivité soit résoluble en un complexe de sensations. Il n'y a pas de doute que cette réduction peut être conçue et représentée en plusieurs manières, il n'y a pas de doute que la théorie somatique non seulement a pris plusieurs formes dans les vingt dernières années, mais elle a subi une vraie et propre évolution — et nous allons voir maintenant en quel sens — mais il reste entendu que le problème fondamental, du moins au point de vue de la psychologie, c'est de voir jusqu' où l'affectivité réponde à une attitude primitive et indérivable de la consciense.

En indiquant à l'évolution qu'a subie la théorie, nous dirons que par quelques-uns l'émotivité a été sans autre chose résolue dans l'ensemble des sensations organiques provenantes par toute la périphérie du corps sans attribuer de prééminence à quelques-unes respectivement à d'autres et sans faire de distinctions entre les expressions physionomiques, et tout autre genre de manifestation organique, tandis que par d'autres l'essence de l'émotivité fut placée en une modification plus ou moins profonde, plus ou moins étendue de l'état de la circulation périphérique et centrale. Enfin il y eut quelqu'un qui, s'étant rendu compte de l'impossibilité d'identifier l'assemblage des sensations organiques périphériques avec les déterminations émotives et d'établir une correspondance exacte entre les variations de la sensibilité périphérique et celles de l'affectivité, fut attiré à considérer la même affectivité comme une forme de sensibilité d'origine centrale. L'émotivité fut par conséquent présentée comme identique à la coénesthèse cérébrale. On voit que si toutes ces variations de la théorie somatique ont une petite importance du point de vue étroitement psychologique, puisque dans les divers cas l'émotivité est dérivée des impressions des sens et la différence est seulement dans la place d'insurgence de celles-ci (dans la théorie centrale, le cerveau même se présente comme un parmi les autres organes du corps, car de ses parties proviennent les excitations aptes à déterminer l'état affectif, le cerveau même donc, en ce cas ne se comporte pas diversement de tout autre organe périphérique) elles méritent cependant de toujours fixer l'attention comme preuve de la nécessité peu à peu avertie de placer en quelque chose de différent des sensations organiques ordinaires, la base des états émotifs et comme preuve de l'insuffisance d'une vue quelconque unilatérale vue la complexité du fait. Selon que l'esprit s'arrête sur l'un ou sur l'autre aspect, sur l'une ou l'autre manifestation, il croit avoir trouvé la cause véritable. Et n'est-ce pas un signe que les faits organiques de n'importe quel ordre s'ils coopèrent à la détermination des émotions, n'en expriment d'une manière complète, n'en épuisent la nature ?

Pour que la discussion sur la nature des émotions non seulement procède rationnellement, mais ait du sens, il faut s'entendre sur quelques points. Et avant tout, des faits psychiques, distincts des faits physiques, sont-ils admis? Puis, de ces faits psychiques existe-t-il plusieurs espèces, ou bien celles qui ordinairement sont sous le nom de classes de faits psychiques, ne sont-elles que des combinaisons diverses d'un seul ordre d'éléments, c'est-à-dire des sensations? Sur la base de quels jugements est-il possible de déterminer la valeur de la distinction?

Nous certainement ici ne pouvons et ne devons pas discuter profondément de telles questions, mais il est aussi clair que la lumière du jour, qu'on ne peut pas faire un pas dans la solution du problème dont nous nous occupons, sans avoir assumé à cet égard une position déterminée.

Ce qui surtout importe, c'est de sortir de l'état d'incertitude qui caractérise l'esprit de beaucoup de psycho-physiologues modernes. D'un côté on tend à nier toute valeur et toute base réelle à la distinction entre un fait physico-physiologique et un fait psychique quand on observe que dans le monde il n'y a qu'une espèce d'éléments — les sensations — et de l'autre on cherche de se débarrasser de ce qui est psychique, en le résolvant en éléments et faits physiques. Et l'on note qu'on fait tous les efforts pour résoudre les faits psychiques complexes en des faits psychiques simples, lesquels, il est clair ne cessent d'être psychiques parce qu'ils sont mis en relation avec des faits ou des excitations d'ordre physique. Les faits psychiques élémentaires restent toujours hétérogènes aux états physico-physiologiques qui les provoquent et la différence est toute en ceci, que pour les faits élémentaires, il est possible d'indiquer une excitation physique qui ne se confond pas avec le correspectif physiologique nerveux admis comme concomitant d'un fait psychique quelconque.

Quelle que soit la base de la distinction des faits physiques de ceux psychiques, il est incontestable que nous ne pouvons nous empêcher de distinguer les faits qui peuvent être constatés, vérifiés, et répétés par quiconque, de ceux qui présentent le caractère de l'individualité, de l'incomunicabilité les derniers, précisément en vertu de tels caractères, sont conçus comme des facteurs perturbateurs de la connaissance exacte et positive. Or étant admise la péculiarité de l'expérience psychique il s'agit de voir sur qoi on base la distinction des faits psychiques en différentes classes, ainsi qu'elle est communément admise. Certainement celui qui se propose d'étudier du point de vue naturaliste ou physiologique un ensemble de faits psychiques en recherchant les éléments qui se re-evèlent seulement à la perception sensée extérieure, ne peut pas voir disparaître le fait psychique véritable, en restant avec les seules manifestations physiologiques, avec le nu-fait physique, comme d'autre part celui qui se propose d'étudier et de considérer comme réel, dans le fait psychique seulement ce qu'il y a de présentable et de référable à une excitation physique plus ou moins localisable et individualisable dans une place de l'organisme, ne peut ne pas être induit à réduire toutes les formes d'activité psychique à un *pulviscule* de sensations ou d'impressions.

Mais une telle méthode est-elle justifiée et justifiable sans aucune limitation, et surtout un tel procédé est-il le seul qui mérite la qualification de scientifique? En d'autres mots, quand il s'agit d'étudier un fait qui appartient à une expérience s u i g e n e r i s telle que l'expérience intérieure, est il permis de préscinder de ce que celle-ci nous dit sur sa nature? voilà la question comme elle se présente à nous dans les termes les plus clairs et les plus simples.

* * *

Tout le monde a éprouvé des joies et des douleurs, tout le monde a espéré ou craint, tout le monde a eu des sympathies et des antipathies, et tout le monde, par conséquent, a pu observer qu'en ces cas-là, il s'est révélé à la conscience des *états* particuliers ou des *modifications* facilement reconnaissables et déterminables par une clarté suffisante. Des états d'âme pareils présentent toujours à première vue la note de la simplicité, de sorte que celui qui s'arrête à ce qui d'abord apparaît est induit à les considérer toutes données également irréductibles. L'analyse, quoique produite par la réflexion, découvre au contraire une multiplicité, soit dans les conditions qui les déterminent, soit dans les éléments qui les constituent, et enfin dans les effets qui en suivent.

Il importe plutôt d'observer que les efforts des psychologues furent toujours adressés à mettre en lumière la complexité de ces unités apparemment simples qui sont les états émotifs. Lorsque toutefois les nouveaux psycho-physiologues reprochent aux vieux psychologues de considérer les états émotifs comme des *entités*, ils affirment une chose qui n'est pas parfaitement exacte.

Complexes et ensuite dans un certain sens *résultats* les émotions furent considérées, depuis qu'elles devinrent un sujet de recherche psychologique.

La différence entre la vieille et la nouvelle manière de les considérer et de les interpréter, consiste d'un côté dans la nature des éléments auxquels l'analyse a abouti dans les deux cas, et de l'autre dans la façon de se représenter et de concevoir la dérivation du résultat des facteurs composants. Il ne s'agit pas de voir si la peur, la colère, la joie, la tristesse, etc., soient des entités psychiques, mais de voir: 1º ce qui est vraiment présent à la conscience chaque fois que le sujet dit de se trouver dans un état émotif déterminé, 2º quels sont précisément les éléments ou les facteurs concurrents ou impliqués dans toute émotion: 3º (ce qui surtout importe) comment et où arrive la fusion des facteurs ou éléments. Le point essentiel, et disons-le aussi, délicat pour une interprétation psychologique des émotions est justement celui-ci: Les différents éléments d'une émotion de quelle façon déterminent ils cette unité psychique spéciale que nous disons l'émotion a ou l'émotion b? Dire que chaque émotion résulte de l'assemblage des sensations suscitées par les réactions somatiques à certaines perceptions sans préciser la manière dont se produisent les mêmes réactions somatiques, la fonction qu'elles accomplissent et sans indiquer par quelle voie la multiplicité des sensations organiques concoure à la formation de cette totalité bien déterminée que nous disons émotion a ou émotion b, c'est presque rien dire. Quand l'on pense que la plus grande partie des perceptions extérieures sont accompagnées par des réactions organiques qui finissent par susciter toujours des correspondantes sensations, on ne peut pas voir la nécessité d'aller sur les traces de la base réelle de l'unification particulière dont résulte l'état émotif vrai et propre.

Or, si nous essayons à nous rendre un compte exact de ce que c'est qu'une émotion et de la fonction qu'elle accomplit dans la vie psychique, nous nous apercevons tout de suite que, précisément parce qu'elle représente la manière de réagir, l'attitude de l'organisme vis-à-vis de certains objets et de certaines situations — afin qu'il se conserve intègre et se développe — elle devient intelligible seulement à la condition qu'elle soit présentée comme „forme d'activité" s'expliquant dans une direction déterminée c'est à dire comme forme d'activité plus ou moins complexe, mais faite organiquement une par la persistence ou par la présence d'un but défini. Certaines perceptions, c'est vrai, provoquent de correspondantes réactions somatiques et par cela même suscitent des émotions, mais avant tout les réactions ne sont pas accidentelles ni irrégulières (ex-lege) et par conséquent impliquent déjà une attitude bien définie assumée par l'individu, homme — et qu'ést-ce que c'est que cette attitude si non l'âme, pour ainsi dire, de tout état émotif — et puis ces réactions organiques ne restent-elles pas informes, presqu'une multiplicité sans signification, mais elles sont mises à profit par l'individu pour compléter l'affirmation de soi même déjà initiée par elles, et pour atteindre ensemble le but qui est celui d'obtenir ce qui est bien et écarter ce qui est mal pour l'individu et pour l'espèce.

Une telle conception de l'émotion qui d'ailleurs est suggérée par l'examen des faits, donne le moyen d'entendre pourquoi à la conscience l'émotion se révèle toujours comme quelque chose de plus, et en tout cas de différent des éléments particuliers et des facteurs sensibles, représentatifs, intellectuels qui concourent à la former et pourquoi chaque émotion se présente comme un organisme psycho-physiologique et non comme un simple agrégé d'états élémentaires.

Il a été dit et répété que, dans chaque émotion, ne sont réellement expérimentées que des sensations organiques, et que celles-ci ôtées, le seul fait intellectif reste, privé de toute nuance émotive. Qui est-ce qui ne voit pas qu'un tel procédé est profondément erroné? Avant tout l'observation ne vient pas d'être faite au moment où l'émotion se produit, mais après, à esprit calme, ou plutôt se trouvant en proie à d'autres préoccupations, en tout cas, quand ce qui constitue la vie de l'émotion a déjà disparu, et il ne reste que le souvenir des faits concomitants et consécutifs, lesquels justement, étant d'un ordre cognitif sont plus facilement retenus et rappelés; puis il est clair qu'en partout de l'idée de devoir expérimenter l'émotion d'une manière identique à celle dans laquelle on expérimente les éléments représentatifs, quand on tourne l'attention à l'état émotif, on ne réussira à atteindre que ce qu'il y a de représentable, et d'intuitif et on préscindera de tout le reste, qui, d'un point de vue différent a la plus haute valeur. Le fait est que, tandis que nous éprouvons une certaine émotion, nous avons la conscience de nous trouver dans un état très particulier, irréductible à n'importe quel autre, état particulier qui est présenté comme le résultat de la „fusion" des éléments divers sensitifs, sans réfléchir que la fusion même est intelligible seulement en admettant un „moyen" et une „place" où elle arrive. L'émotion de quelque genre qu'elle soit, se réduisant à l'attitude spéciale de l'individu vis-à-vis de certains objets ou situations ne peut être expérimentée que d'une façon conforme à sa nature, c'est-à-dire, elle ne peut être expérimentée que comme „action". Ajoutez, qu'un examen soigné, démontre que les phéno-mènes organiques qui accompagnent les émotions, au lieu de se confondre avec elles produisent des sensations bien distinctes: la paralysie motrice dans la frayeur p. ex. est une sensation secondaire, non pas l'émotion de l'épouvante; et le spasme logé dans la poitrine et dans les précordes, le tremblement général, ce sont de véritables sensations secondaires, non pas l'angoisse même comme sentiment. Et notez bien, cette distinction n'est rien de subtil, puisqu'elle est faite aussi par l'homme du peuple.

Le point de vue atomistique-associationistique dominant pour quelque temps en Psychologie a contribué à entretenir la croyance que des éléments indifférents par eux-mêmes, des sensations, peuvent, selon les cas et les besoins, sortir des combinaisons et des résultats ayant de la valeur et de la signification extrêmement différents entr'eux, mais il est facile de comprendre comme une telle manière de se représenter les choses, ne correspond pas à la réalité, car les sensations comprises comme éléments indifférents existent seulement dans l'esprit de quelques psychologues.

Le sentiment et la présentation sont deux déterminations fondamentales de la vie psychique, deux fonctions, deux formes du rapport du sujet à l'objet et non pas deux combinaisons différentes d'éléments identiques, ou bien deux manières de se manifester d'une même chose. Ce qui est élément de connaissance, ce qui est une perception des sens qui provient de l'extérieur ou de l'intérieur de l'organisme, conserve toujours sa nature *présentative*, et de quelque manière qu'elle s'arrange, elle ne produira jamais ce qui est son anthitèse, c'est-à-dire, le sentiment, l'émotion. Celle-ci en effet n'a pas contenu qui soit distinct et comme placé vis-à-vis au sujet, mais elle est partie du sujet. Moyennant l'émotivité, comme moyennant toute forme d'activité, véritable le „moi" est appris — dans une certaine forme.

Il s'agit d'une différence apprise immédiatement par la conscience, et qui ne peut être réduite à une expression plus simple. Il y a des cas, il est vrai, où les éléments sensitifs, selon qu'ils entrent dans le système que nous appelons monde extérieur ou dans celui que nous appelons monde de la conscience, il semble qu'ils assument une valeur différente, mais ceci arrive parce qu'il y a les „centres" déjà constitués, le „nucleus" du moi, et celui du non-moi. Or, ce qui ne doit pas être perdu de vue — et ce qui est si souvent négligé — c'est que les susdits „centres" se forment et acquièrent une réalité psychologique seulement sur la base de ces deux déterminations fondamentales de l'activité psychique qui sont la présentation et le sentiment.

On a voulu présenter le „moi" comme résultant de l'assemblage des

sensations provenantes des appareils et des systèmes organiques et le
sentiment de la force comme résultant lui aussi des sensations périphériques (sensations musculaires, articulaires, etc.); mais il est facile d'observer
que de telles sensations ne deviennent pas véhicule de l'égoïté et représentatives du „moi" pour ce qu'elles ont de contenu objectif (présentatif),
mais pour l'étroit lien où elles se trouvent avec des émotions ou états
spéciaux, affectifs à tout ce qui a de l'importance pour la vie de sujet.
En d'autres mots ce ne sont pas les sensations organiques qui par elles-
mêmes déterminent ou rendent possible la connaissance du „moi", mais c'est
au contraire ce qui s'unit toujours aux mêmes sensations organiques c'est à
dire le facteur émotif. Loin donc de produire l'état affectif les sensations
coénesthésiques reçoivent de la valeur et de la couleur spéciale de l'état
émotif qui est quelque chose d'indépendant. Un rapport de pure association
ou de concomitance est pris pour un rapport d'identité.

Une telle confusion on peut dire que pénètre toute la nouvelle conception de la nature des émotions. Il est, toutefois, utile à observer ici
que lorsqu'on dit qu' entre les sensations coénesthésiques et conscience
du „moi", entre les sensations correspondantes, aux réactions somatiques
et états émotifs, il y a seulement un rapport d'association, on ne veut
pas dire que les deux termes associés se trouvent presqu' *accidentellement*
connexes. Nous avons eu soin chaque fois que nous avons indiqué la
réaction émotive de parler de réaction de tout l'individu, c'est-à-dire de
réaction de l'âme et du corps ensemble. Vraiment, l'individu en réagis-
sant en des manières déterminées n'a pas en vue de s'affirmer comme
esprit simplement mais comme système des fonctions appartenantes à
l'esprit et au corps en même temps. C'est ici, au contraire, l'importance
de la vue qui ne considère les expressions émotives comme quelque chose
d'ajouté, comme un facteur qui seulement pour des motifs accidentels se
trouve une avec les modifications psychiques, dans lesquelles vraiment
et essentiellement consisteraient les états affectifs, mais comme quelque
chose de *consubstantiel*. Laissant de côté la question s'il peut y avoir
des sentiments et des émotions d'ordre purement et exclusivement spirituel,
il est hors de doute que les états affectif comme nous les expérimentons
impliquent un rapport à l'organisme, et que par conséquant la réaction
psychique et la réaction organique forment un tout indivisible. Lorsqu'on
parle donc d'association entre l'état affectif et l'expression émotive, on
veut dire que la réaction psychique se contenue dans celle somatique ou
que les deux sont des actions fonctionnelles répondantes à un même but,
ou, si l'on veut aussi, des stades d'un même procès. Ce qui détermine ce
procès-là, ce qui le dirige vers un but donné, c'est une modification de
la conscience et par conséquant le *prius* logiquement et même chrono-
logiquement c'est dans l'esprit (et d'avoir oublié ceci c'est l'erreur de la
conception des nouveaux psycho-physiologues); mais de cela ce serait une
faute non moins grave de déduire que l'état affectif, comme simple réaction
psychique, soit un état complet, resserré en lui-même.

Peut-être, en aucun fait psychique, le lien intime et l'action réciproque
s'expliquant entre l'âme et le corps sont si évidents comme dans l'état

émotif. La réaction psychique autant que celle somatique prises chacune pour soi ne suffit pas à nous donner le véritable état d'âme que nous appelons émotion, lequel au contraire sort de leur coopération.

Une fois admis un tel lien organique entre la réaction psychique et celle somatique, il est facile de comprendre comment il puisse arriver que des attitudes déterminées du corps finissent par susciter l'état émotif correspondant, et d'autre part comment il arrive qu'il n'y ait pas d'émotion clairement expérimentée, qui n'ait une résonnance physiologique. En dernière analyse, le fait émotif ne devient vraiment concret et réel qu'en s'unissant à une attitude déterminée du corps, et les deux parties sont si intimement connexes entre elles, qu'elles se rappellent et se produisent réciproquement.

Donc, l'erreur des psycho-physiologues partisans de la théorie somatique des émotions c'est d'avoir attribué la valeur de cause exclusivement à la réaction somatique, erreur qui apparaît dans toute son évidence lorsqu'on réfléchit que par les recherches expérimentales accomplies dans plusieurs directions, il résulte l'absence d'une correspondance exacte, parfaite entre la *qualité émotive* et la syndrôme des phénomènes somatiques. Déjà beaucoup de ceux-ci peuvent être produits indépendamment des émotions : l'accélération de la circulation p. ex. peut être un effet de la suite rapide des impressions de l'ouïe, ou d'une course rapide sans que pour cela aucune émotion ne se réveille dans la conscience.

La profonde lassitude qui suit un chemin prolongé peut présenter le même tableau somatique de la tristesse ou à peu près, sans que pour cela se produise le sentiment de la tristesse. D'autre part lorsqu'on compare la multiplicité qualitative à peu près infinie des émotions avec les possibilités très limitées de variation des conditions physiologiques — les diverses combinaisons comprises qu'on peut penser entre elles — la disproportion saute aux yeux et par cela même l'absurdité de la conception qui voudrait mettre un lien causal entre les expressions physiologiques et l'état émotif. Je rappellerai que Féré, même en admettant que souvent le relâchement des muscles et la diminution de volume des membres appartiennent aux émotions pénibles et les phénomènes contraires aux émotions agréables, et aussi en concédant que souvent dans les émotions violentes surtout prolongées (colère, peur, joie extrême) les muscles au lieu de présenter une simple modification de tension, se contractent convulsivement, observe que les émotions ne se manifestent pas d'une façon identique dans tous les individus. Les émotions, dit-il, selon leur intensité en rapport moins avec la qualité et la quantité de l'excitation qu'avec la constitution du sujet, peuvent déterminer des effets opposés : quelquefois la peur nous met les ailes aux talons, dit MONTAIGNE, et autre fois nous fixe les pieds au sol. Toutes les recherches achevées sur la circulation cérébrale pendant l'activité psychique et particulièrement pendant l'état émotif à commencer par celles de MOSSO, de DE SARLO et BERNARDINI, de BINET et COURTIER, à arriver à celles bien récentes de MONTANELLI, pour n'en citer que quelques-unes, ont concordement démontré qu'il n'est pas possible d'établir un lien causal entre la réaction vasculaire et une émotion déterminée[1]). D'après les recherches faites par moi il résulterait que *toutes* les émotions donnent augmentation du volume cérébral augmentation des simples pulsations et forme anacrotique d'elles; il résulterait donc que toute émotion de quelque nature qu'elle soit, du moins sous certains égards, est accompagnée par une réaction vasculaire identique. La réaction vasculaire périphérique montrerait une telle inconstance, qu'elle ne pourrait en aucune manière constituer la base d'une théorie scientifique. Et ce ne sera pas trop de hardiesse d'observer ici, que si les changements vasculaires, qui sont parmi les expressions émotives les plus considérables et constantes, ne peuvent pas être mises à profit pour l'interprétation somatique des émotions, comment peut-on espérer d'y trouver un appui dans les autres altérations organiques qui sont plus variables et moins significatives? aussi, pour citer quelqu exemple, ne vérifia-t-il que pendant les émotions indistinctement on provoque dans l'écorce cérébrale des altérations étendues de la thermogénèse ayant un caractérè oscillatoire, dépendant de l'alternation des procédés biochimiques de désintégration et d'intégration?

D'autre part par les recherches faites moyennant l'usage des substances nervines qui d'un côté exercent une puissante action sur la circulation cérébrale, de l'autre produisent des effets notables sur les éléments nerveux et même des modifications d'ordre psychique (ivresse), on a pu voir jusqu'à quel point les deux séries de faits, effectivement se correspondent. Maintenant qu'est-ce qu'on a trouvé? Que les modifications apportées par les nervins sur la circulation cérébrale ne susistent pas ces états émotifs particuliers qui, selon la théorie somatique des émotions, y devraient correspondre[2]).

La conclusion à laquelle on arrive donc, c'est que les modifications circulatoires comme toutes les modifications organiques qui accompagnent les états émotifs, ont seulement la fonction de rendre plus vive, plus consistante, plus colorée et même si l'on veut plus chaude la réaction psychique particulière dans laquelle vraiment consiste l'état affectif. W. JAMES avait affirmé que les principales émotions, comme la peur, la colère, la tristesse, l'indignation, toutes les fois qu'on les suppose détachées de toute forme de sensibilité organique, se réduisent à des jugements dépourvus totalement de signification et de ton affectif; la peur au jugement: „ce qu'il y a de mieux à faire c'est de fuir"; la colère au jugement: „LOUIS ou ALBERT mérite une bonne leçon": la douleur morale au jugement: „une telle circonstance ou l'autre est déplorable". Or, il est facile de s'apercevoir que de tels jugements s'ils signifient quelque chose c'est pour le ton affectif différent qui impliquent. L'idée d'un danger à éviter par la fuite ne comprend-il pas un sentiment de crainte? L'idée d'une *leçon bien méritée* n'est-ce pas comme une extrinsécation d'un sentiment de dédain, de haine, d'aversion? Et ce qui est déplorable

---

[1]) Pour un résumé de l'état actuel de la question dans les Ricerche di Biicologia de DE SARLO l'art (Vol. I firenze 1905). L'antagonismo emotivo di Montanelli pag. 145—156.

[2]) DE SARLO et BERNARDINI — Ricerche sulla circolazione cerebrale durante l'attivita psichica e sotto l'azione dei veleni intellettuali — Reggio Emilia 1892.

n'est-il pas en dernière analyse un autre mot pour exprimer ce qui est moralement douloureux ?

Ou les jugements sont formulés d'une manière analogue à celle indiquée ci-dessus, d'une manière qui offre l'occasion à une réaction somatique plutôt qu'à une autre et alors les jugements impliquent nécessairement un état émotif suffisamment caractéristique, ou bien les jugements sont purement théorétiques et alors en outre ils ne peuvent pas être le point de départ d'une réaction somatique déterminée risquent de ne pas être du tout l'expression de la pensée du sujet en ce moment là et en cette situation même.

Et qu'il me soit permis de dire deux mots du lien qui existe entre le sentiment et l'attitude théorétique de la conscience. En se tenant aux schèmes des psycho-physiologues, l'activité psychique s'expliquerait fondamentalement au moyen du procédé perceptif sensitif : le fait émotif ne serait que quelque chose d'ajouté à la même perception ou à une transformation d'elle-même : or, il est facile de comprendre que l'activité perceptive, comme du reste l'activité cognitive en général, présuppose et implique un élément affectif.

Chaque perception représente le résultat d'une sélection ou choix parmi les excitations multiples des sens, sélection au choix qui spécialement dans les premiers degrés de l'évolution psychique est déterminée, réglée par des motifs d'ordre affectif. D'ailleurs il n'est pas possible l'explication d'une forme quelconque d'activité connaissante sans que l'intérêt correspondant soit suscité, qui seulement peut la diriger dans un sens donné. Or, de quelle manière l'intérêt se manifeste-t-il, de quelle manière devient-il quelque chose d'actuel pour la conscience si non au moyen de l'émotivité ? Encore : que les premières formes de la connaissance aient été déterminées par des motifs d'ordre pratique c'est désormais admis par tout le monde : mais de tels motifs à quoi se réduisent-ils si non à des besoins, à des exigences averties ? Et ces besoins, conservent-ils encore réalité et consistance si on les sépare de quelque facteur émotif ? Le point qui reste toujours à éclaircir et la difficulté que l'on trouve à chaque instant est celle de rendre raison de l'individualité et du caractère déterminé de la réaction somatique, lorsqu'une réaction affective d'ordre psychique n'est pas déjà présupposée.

On peut donc dire qu'il n'y a pas de stade des procès de la connaissance où il n'entre pas un élément d'ordre affectif. Il y a des cas où la réaction affective est une partie substantielle puisqu'elle fournit le prédicat des jugements relatifs (jugements de valeur) et notons bien, en tels cas, la réduction ou la transformation en jugements théorétiques n'est pas possible, pourvu que l'on ne veuille pas altérer le sens du discours. Il y a des cas dans lesquels la réaction affective se montre efficace en imprimant une direction déterminée à l'activité connaissante et il y a des cas où le procès affectif et celui purement intellectuel s'entrelacent et se fondent de sorte qu'il ne réussit ni faciles ni toujours possible séparer l'un de l'autre et assigner à chacun le rôle qui lui appartient dans l'évolution de l'esprit. Si les nouveaux psycho-physiologues-voici notre conclusion-eussent rappelé à leur mémoire la fonction que l'émotivité remplit dans la vie, auraient certainement vu la nécessité de considérer le sentiment comme quelque chose d'indérivable de la présentation.

Une théorie des émotions qui non seulement ne tient pas compte en général de tous ces états affectifs, de ces sentiments et de ces passions qui d'une manière indésirable et évidente sont déterminés par des constellations d'images, ou des systèmes d'idées — et dans lesquels par conséquent la coopération du facteur de la sensibilité organique si même, n'est pas à exclure tout à fait, est à limiter beaucoup, vu la disproportion existante entre l'état émotif et les conditions organiques — mais qui ne tient pas compte des transformations que l'émotivité — tout en restant au fond la même — subit dans les différents degrés de l'évolution psychique, une théorie enfin qui prescinde de la considération, de la spécification et de l'individualisation des états affectifs à travers l'étendue de la vie psychique, spécification et individualisation qui ne peuvent pas être mises en connexion avec des variations de sensibilité organique, une théorie qui ignore tous ces mouvements de l'âme qui n'ont et ne peuvent pas avoir un correspectif coénesthésique (le correspectif coénesthésique, notez bien, est autre chose que le correspectif physiologique ayant son siége dans les centres nerveux) une théorie qui ne peut pas expliquer les attitudes émotives plus élevées et plus nobles de l'âme humaine (la bienveillance, l'oubli de soi dans les autres — qui est chose bien différente de ressentir par sympathie organique, les chagrins des autres — l'adoration, l'émotion esthétique dans ses degrés plus purs) une telle théorie ne répond pas aux exigences de la raison, ne peut satisfaire et en conséquence ne peut pas avoir désormais qu'intérêt purement historique.

Organismus, die physische Eigenart des angewendeten Mittels selbst ist von keiner Bedeutung.

Wenn aber nicht die externen Momente allein für das Auftreten von abnormen Gefühlen, für die Bildung von regelmässig sich abwickelnden Gedankenreihen, für die Störungen in der Funktion und die Abweichungen im Bau der Organe von Wichtigkeit sind, sondern die Vergangenheit des Individuums, seiner Eltern, seiner Vorfahren, das Mass der Reaktion mit bestimmen, *dann muss es für den Arzt sicher von nicht geringerem Gewicht sein, diesen inneren Zustand zu ergründen, Qualität und Grad der Disposition zu erforschen, als die externen Momente zu analysieren, welche das intermolekuläre und damit das psychisch-somatische Gleichgewicht stören.*

Keine Ernährungslehre also, die den Nährwert der Lebensmittel *nur* nach ihrem Kaloriengehalt bestimmt; keine Bakteriologie also, welche die biologischen Eigenschaften der Bakterien *nur* mit Rücksicht auf bestimmte Ernährungsmedien incl. das Versuchstier untersucht; keine Pharmakologie, die aus dem Verhältnis von Heilmitteln und Giften gegenüber anderen Stoffen und gegenüber anderen Tieren hinsichtlich ihres Einflusses auf den menschlichen Organismus rasche Folgerungen zieht! *Auch die spezifische Vergangenheit dieser menschlichen Organismen will gekannt sein. Und — dies gilt auf jedem Gebiete der Heilkunde.* Wie selbstverständlich dies Alles auch scheinen mag, so dachte und denkt, handelte und handelt man doch häufig ganz anders. Es gab und gibt nun einmal auch in der medizinischen Wissenschaft „herrschende Ansichten" und vielfach wurde und wird vergessen, welche grosse Gefahr für den ruhigen Fortschritt der Wissenschaft in der Auskristallisierung dieser Ansichten zu Dogmen liegt. Es ist gut eine Ueberzeugung zu haben, noch besser ist es, sich immer die Möglichkeit ihrer Aenderung vor Augen zu halten. Dies wird uns hüten, das Opfer unserer eigenen Disposition zu werden, indem wir dann nicht die Meinungen anderer oder von uns selbst voreilig als unwandelbare Wahrheiten, oder was ebenso schlimm, als nicht der ernsteren Beachtung wert betrachten.

Welche schöne Fortschritte man nun auch mit Hilfe aller Mittel der so sehr ausgebildeten physikalisch-chemischen Diagnostik in der Kenntnis des histologischen und funktionellen Geschehens im Allgemeinen machte, so setzt uns dies noch lange nicht in den Stand, in einem konkreten Fall auszumachen, wie eine Gleichgewichtsstörung zu Stande kam, wodurch sie unterhalten wird und durch welches spezifisches Eingreifen sie beseitigt werden kann. Auf Schritt und Tritt besteht Gefahr, unrichtige Schlussfolgerungen zu machen. Hatte die erkenntnis-theoretische Einsicht in das organische Geschehen, wie ich soeben in Kürze darzulegen versuchte, uns dies noch nicht deutlich gemacht, dann wäre die Geschichte der Heilkunde da, um zu zeigen, wie diese pathogenetischen und darauf gebauten therapeutischen Grundanschauungen, die hauptsächlich das somatische Geschehen betrachteten, einem fortwährenden Wechsel unterworfen waren und nicht zu einer stabileren medizinischen Denkrichtung führten.

Wenn nun aber keine Wechselwirkung zwischen Teilen des organischen Ganzen stattfinden kann, ohne dass das Empfindungs-Vorstellungsleben geändert wird, so müssen die psychischen Erscheinungen im weitesten Sinne ihrerseits für die Bildung eines Urteils über das physikalische Geschehen im Individuum gebraucht werden können und bieten also die geistigen Aeusserungen des Patienten wichtige Daten zur Analyse seines Zustandes dar. Nicht dass alles physikalische Geschehen im Organismus zum bewussten Empfinden und also zu der Möglichkeit der Verdolmetschung dieser Empfindungen führt; mancher neue Eindruck, manche innere Spannungsauswechselung wird unbemerkt vorübergehen. Doch müssen die dabei aufgetretenen Veränderungen das spätere geistige und körperliche Geschehen *mit*bestimmen, und ist es also gut, auch von unbewusster Empfindung zu sprechen, wenn auch das Adjektiv mit dem Substantiv im Widerspruch steht. Besonders ist dies gerade von Wichtigkeit, weil dieselbe Ursache bei dem einen eine unbemerkte Empfindung verursacht, welche Spannungen erregt, die durch ihre rasche Ausgleichung unbemerkt bleiben, bei dem andern zu einer sehr deutlich wahrnehmbaren psychischen Reaktion Anlass giebt. Die Art, die Intensität der Empfindungen, der Inhalt der auftretenden Vorstellungen geben also einen sehr genauen Massstab von der eingetretenen Reaktion, von dem Verhältnis von Reiz zu Effekt, d. h. von der Disposition, an.

Deshalb sagte ich nun aus diesem Grunde oben bereits, dass das Hochhalten des Begriffes der Disposition besonders auf psychischem Gebiet von so grosser Wichtigkeit ist. *Durch Aenderung im Vorstellungsleben, durch das Niederlegen solcher neuen Eindrücke darin, dass demgemäss Gleichgewichtsstörungen rascher ohne Hilfe von Aussen ausgeglichen werden können, kann diese Disposition für die Einwirkung irgend welcher Einflüsse eine andere werden.* Je genauer es uns gelingt das geistige Leben Anderer zu analysieren, d. h. je besser wir Andere begreifen lernen, desto spezifischer, desto zweckdienlicher wird die Hilfe sein können.

Krankheiten des Geistes, Krankheiten des Körpers müssen nach einer vorhergegangenen genauen Analyse der Vorstellungen, des Gedankenlebens, durch Aufnahme neuer „passender" Gesichtspunkte verhütet und rückgängig gemacht werden können.

Dass dies so ist, dafür war kein naturwissenschaftlicher Beweis nötig, die Erfahrung jedes neuen Tages legt dafür sprechendes Zeugnis ab. Nötig war allein zu zeigen, dass zur Erklärung dieser Tatsache keine Begriffe ausserhalb des Zusammenhanges mit der übrigen Erkenntnis gebildet zu werden brauchten, womit dann den mystischen Auffassungen, die nur die Unruhe in der Menschheit vermehren, jeder Grund entzogen wird und der von EPIKUR an die Wissenschaft gestellten Forderung Genüge geleistet wird:

Der Wunder höchstes ist,
Dass uns die wahren, echten Wunder so
Alltäglich werden können, werden sollen.
Ohn' dieses allgemeine Wunder hätte
Ein Denkender wohl schwerlich Wunder je

Genannt, was Kindern bloss so heissen müsste,
Die gaffend nur das Ungewöhnlichste,
Das Neuste nur verfolgen,
wie LESSING seinen Nathan der Weise so treffend sagen lässt.

Die Tätigkeit des Arztes soll also darin bestehen, dem Subjekt vollkommen deutlich zu machen, wie eine fehlerhafte Anlage und Erziehung ebensogut eine Ursache für Krankheiten abgeben kann, als die bisher fast ausschliesslich beschuldigten äusseren Faktoren, *und* dass eine mit vollem Verständnis geführte Selbsterziehung diese Anlage korrigieren kann, wodurch die Krankheitserscheinungen abnehmen oder aufhören mussen, ihrer Wiederkehr vorgebeugt werden kann. Ihm soll gezeigt werden — und die fortwährende gleichzeitige Selbstbetrachtung ist hierbei natürlich unerlässlich — dass eine nie versiegende Quelle geistiger und körperlicher Störungen in seiner erhöhten Empfindlichkeit liegt. Die einzelnen Krankheitserscheinungen müssen ihm in ihrer Bedeutung dargelegt, ihre nur sekundäre Natur demonstriert werden, wodurch die ihm erst völlig fremden Gefühle und sonstige Erscheinungen aufhören, neue Spannungen hervorzurufen.

Immer deutlicher wird es dann dem Kranken werden, dass ihm auf „auf die Dauer" nicht mit der Beseitigung dieser Symptome allein genützt werden kann, sogar dass diese in vielen Fällen besser unbehandelt, d. h. unverhüllt bleiben, indem aus dem abnehmenden Aufgehen in diese Symptome, d. h. aus ihrer zunehmenden Objektivierung, hinsichtlich der wachsenden Erstarkung des inneren Gleichgewichts ein Massstab gebildet werden kann.

Fortwährend muss dabei das Streben des Arztes darauf gerichtet bleiben, dem Patienten unbewusste Beeinflussungen so ferne als möglich zu halten, und wenn diese dennoch entstanden und vom Arzte wahrgenommen wurden, was fast immer der Fall sein wird, sie dem Patienten aufzudecken und auch für ihn auf ihren wahren Grund, d. h. auf seine erhöhte Empfindlichkeit (auf psychischem Gebiete auch Suggestibilität genannt) zurückzuführen. V o n e i n e r a b s i c h t l i c h e n B e n u t z u n g s o l c h e r E i n f l ü s s e d a r f a l s o k e i n e s f a l l s d i e R e d e s e i n. *Denn nur eine Erziehung, welche dem zu erziehenden Subjekt adäquate, leicht erfassbare Begriffe zur Vermehrung seines Wissens und zur Vertiefung seiner Einsicht anzuführen weiss und dadurch eine Uebung seines logischen Denkens gestattet — nicht eine solche, welche Aenderungen im Subjekt hervorruft, deren Zustandekommen und deren Entstehungsart diesem unbekannt bleiben — kann für das Individuum und, was noch wichtiger ist, auch für die folgenden Generationen, dauerhafte und weiterwirkende Dispositionsänderungen hervorbringen.*

Diese erzieherische, belehrende Therapie, die neben medizinischem Wissen und Erfahren auch die mitunter sogenannte innere Erfahrung zu ihrem Rechte kommen lässt, verschafft also dem kranken Menschen selbst die Mittel, sich aktiv an der Heilung zu beteiligen, diese in selbständiger Weise bis zum Ende durchzusetzen und dann die Prophylaxis weiter zu führen. So erreicht der Arzt sein schönstes Ziel, d. h.

er macht sich entbehrlich. Und dass in dieser Hinsicht Grosses erreicht werden kann, auch in den scheinbar verzweifeltsten Fällen, zeigt sich dem psychologisch denkenden und arbeitenden Arzt immer deutlicherer und stets sich mehr aufdrängender Weise. Als darum eine 15-jährige allgemeine Praxis mir auf induktivem und deduktivem Wege mehr und mehr zu einer Ueberzeugung, in obigen Zeilen wiedergegeben, geführt hatte, als ich dann zu meiner grössten Befriedigung bemerkte, dass für die jetzt noch sogenannten funktionellen Erkrankungen des Gehirns und anderer Organe Andere, wovon ich hier nur O. ROSENBACH, BINSWANGER und sehr besonders P. DUBOIS aus Bern nennen will, einen übereinstimmenden Weg einschlugen, widmete ich mich völlig dieser Art der Behandlung, und kann nur sagen, dass damit die Aussicht auf eine Hebung des therapeutischen Könnens auf jedem Gebiete der Medizin sich für mich fortwährend besserte.

Dass krankhafte Gefühle und Vorstellungen bei der fortschreitenden Dispositionsänderung für immer verschwinden, dass dies auch bei Funktionsstörungen „ohne anatomische Basis", wie man sagt, der Fall ist, dies wird im Zeitalter des pathologisch-anatomischen Denkens in der Medizin, wie ungünstig auch im allgemeinen die Vorhersage bei den funktionellen Krankheiten noch immer lautet, noch am wenigsten auffallen. Mit diesem Denken weniger vereinbar wird es schon, wenn man auch Stoffwechsel-Anomalien bei der Stabilisierung des innern Gleichgewichts sich bessern und heilen sieht. Aber in keinem Fall lässt sich mit dem stark durchgeführten lokalistischen Prinzip die Heilung auch organischer Krankheiten vereinigen. Und doch kann ich ausser weniger sprechenden Fällen von einem hartnäckigen, seit 19 Jahren bestehenden Fall von Lichen ruber planus mit über den ganzen Körper verbreiteten typischen Efflorescenzen von heftigstem Juckreiz begleitet, ferner von einer seit drei Jahren bestehenden Metrorrhagie mit starker Hypertrophie der Uterus-mucosa berichten, die unter der von mir geleiteten psychischen Behandlung völlig und definitiv heilten, wiewohl im ersten Falle jahrelange hautärztliche Behandlung, im letzten Falle nach einer vergeblichen Abrasio die Amputation des Uterus von kompetentester Seite vorgeschlagen worden war.

Ich glaube also, an erster Stelle auf Grund meiner Erfahrung am Krankenbett, sowie von den, von meinem Gesichtspunkt aus betrachteten, Erfahrungen Anderer, und an zweiter Stelle auf Grund obiger, in kurzem Umriss gegebenen, wissenschaftlichen Deduktionen, *das psychologische Denken jedem* meiner Kollegen dringend ans Herz legen zu dürfen.

Kurze Inhaltsübersicht des Vortrages

Ueber negative Sinnestäuschungen.

Gehalten von Dr. Károly Lechner, Universitätsprofessor in Kolozsvár
(Ungarn).

———

1) Die physiologische Sinneswahrnehmung ist ein Complex von Reflexvorgängen.

2) Veränderungen im Gefüge der associirten Reflexcomplexe, teils durch
Zuwachs, teils durch Ausfall von Reflexcomponenten, führen zur Entstehung
von Sinnestäuschungen.

3) Illusionen und Hallucinationen sind solche Sinnestäuschungen, die
durch einen Zuwachs von Reflexvorgängen hervorgerufen werden. Der
Zuwachs kann durch exogene Reize (Illusionen) oder durch endogene Reize
(Hallucinationen) ausgelöst werden.

4) Sinnestäuschungen mit Ausfallserscheinungen dürften als negative
Illusionen und negative Hallucinationen betrachtet werden. Den Ausfall
bewirken ebenfalls exogene oder endogene Reize, jedoch nur solche mit
hemmenden Reflexwirkungen.

5) Es gibt verschiedene Formen von negativen Sinnestäuschungen, je
nach Qualität und Quantität der wegfallenden Reflexcomponenten.

———

Séance Mardi 3 septembre
L'après-midi 1.30.

Président d'honneur: Dr. P. SOLLIER.
Président: Prof. G. HEYMANS.
Secrétaire: Prof. E. WIERSMA.

II Rapport. **La Psychologie de la Puberté.**

Rapporteur: Dr. A. MARRO.
Directeur du Manicome Royal (Turin).

Psychologie de la puberté

(*Résumé*).

PREMIÈRE PARTIE.

PSYCHOLOGIE NORMALE DE LA PUBERTÉ.

Pendant le premier âge toute l'activité vitale de l'individu est absorbée par son accroissement et son développement; et les tendances à la conservation sont presque entièrement prévalentes en lui. Mais lorsque l'organisme est arrivé à un notable degré de développement, alors se déploie l'activité reproductrice qui était d'abord latente.

La naissance et le développement de cette faculté qui embrasse plusieurs années, entrainent de remarquables modifications physiques et biologiques qui agissent sur les sentiments, les pensées et les actions des jeunes gens des deux sexes.

Les impressions qui, des organes génitaux développés, arrivent au système nerveux central, et les influences trophiques de ces mêmes organes, provoquent dans l'organisme mental des jeunes gens deux conditions spéciales:

1⁰ un surcroît de sensations qui augmentent l'excitabilité de l'individu et le rendent sensible aux attraits de la sensualité et par conséquent enclin à l'émotion amoureuse;

2⁰ une plus forte énergie de réaction qui va s'exercer sur les centres excito-moteurs, aussi bien que sur les centres réprésentatifs, multipliant les associations qui les relient et donnant ainsi à l'individu les armes pour assurer la fonction de la réproduction.

Les deux conditions particulières du développement pubère se manifestent chez les jeunes gens des deux sexes par des effets particuliers chez l'un et chez l'autre. Elles reproduisent dans leur développement ontogénique l'évolution phylogénique des dispositions pubérales dans les divers stades de l'humanité; et s'harmonisent dans le but final de pourvoir à la satisfaction de l'instinct sexuel et d'assurer la conservation de l'espèce.

Des circonstances et des influences de toute sorte qui favorisent ou combattent le développement pubère régulier découlent les manifestations particulières de la vie psychique chez les divers individus dans l'époque pubérale, manifestations dont la répercussion s'étendra ensuite sur les phases successives de la vie des individus.

Les effets de la première condition qui se manifeste dans l'organisme mental des pubères ne présentent pas de notables différences chez les individus des deux sexes. Chez tous les deux l'hyperexcitabilité se manifeste sinon avec une intensité égale, du moins avec des effets analogues.

Une agitation singulière, un trouble dont ils ne connaissent pas la cause vient apprendre aux pubères que quelque chose de nouveau se passe dans leur intérieur. On éprouve des désirs indéfinis, des aspirations dont on ne distingue pas clairement le but; on sent se manifester des besoins dont on n'avait aucune idée auparavant. La tendance au chant vient spontanée et presque irrésistible.

Bien des impressions qui avant cette époque n'intéressaient que les facultés perceptives et idéatives des jeunes gens, vont maintenant être suivies d'effets vaso-moteurs viscéraux avec des troubles intenses dans la vie émotive et affective.

On devient très sensible aux louanges, on aime la parure; les offenses à l'amour propre sont beaucoup plus vivement ressenties. La jalousie fait sentir ses aiguillons en manière particulière chez les jeunes filles.

La vue et le souvenir des individus de l'autre sexe et de tout ce qui s'y rattache provoquent des sentiments ignorés auparavant. Un mot, un geste suffisent maintes fois pour éveiller et porter au plus haut dégré la curiosité auparavant assoupie. En même temps survient un relâchement dans les affections anciennes, relâchement qui trouble l'individu et, mal compris, fait souvent naître des inclinations à la vie claustrale, car on sent que les affections de la famille, où on est né, ne suffisent plus, et qu'on a besoin d'autres affections dont on ne sait pas se rendre bien compte, mais que l'on comprend ne pas pouvoir trouver dans ce milieu.

L'inconscience de la cause du trouble qu'on sent et de la tendance naturelle vers l'autre sexe porte souvent les jeunes gens, et en particulier les jeunes filles, à tourner l'exubérance du sentiment qui les envahit vers l'exagération des pratiques religieuses et les fait s'adonner aux prières et aux actes de dévotion envers la Divinité.

La fantaisie s'éveille et à l'amour pour les fables et les contes de fées succèdent des songes fantasques ou le jeune homme prend son rôle non plus comme spectateur, mais comme acteur, sinon comme héros; tandis que la jeune fille se voit devenir l'objet des désirs et des poursuites du prince charmant.

La tendance à la jouissance prévaut d'abord sur les sentiments connexes à l'émotion amoureuse. Et si l'individu en vient à savourer les plaisirs sensuels, il s'y abandonne sans honte et maintes fois sans retenue.

La tendance sexuelle se fait sentir d'abord obscurément et sans que les désirs se fixent sur un objet déterminé, ce qui va arriver dans l'évolution ultérieure de la puberté.

Le premier effet de la femme aimée sur l'imagination du jeune homme est quelque chose de divin; il a pour sa maîtresse une vraie adoration; les objets qui lui appartient restent sacrés et constituent pour lui de vrais fétiches, tandis qu'auprès d'elle il est embarrassé. et presque timide. A mesure qu'il la connaît mieux et sous les impulsions de la passion, l'idole s'abaisse peu à peu vers lui, tandis qu'il prend des allures plus hardies avec elle et commence à mettre en oeuvre son activité pour lui offrir des dons plus positifs et plus appréciés que le premier encens.

La jeune fille se trouve mieux à son aise avec les garçons aux premiers temps de l'évolution pubère et ses premières aspirations sont pour être distinguée et préférée. Ensuite viendra le désir d'être aimée et chérie.

Dans la deuxième condition se manifestent les différences essentielles qui caractérisent la puberté dans l'un et dans l'autre sexe.

Toutes les facultés virtuelles, toutes les activités latentes accumulées dans l'organisme psychique par la vie et les progrès des ancêtres sont éveillées et mises en action par le développement qui s'achèvera à mesure que l'individu progressera vers l'âge mur.

Chez le jeune homme la crise pubérale tend mieux à l'extériorisation et intéresse plus ostensiblement la vie de relation.

Les effets vaso-moteurs se font sentir plus fortement sur le cerveau et avec des manifestations dynamogéniques plus évidentes.

Les excitations qui arrivent à l'écorce cérébrale se transforment plus promptement et plus vivement en incitations motrices, tandis que dans la conscience de l'individu les nouvelles impressions se résolvent en un sen-timent plus élevé de sa force et de sa puissance, en une estimation plus basse des forces et des obstacles qui peuvent s'opposer à lui. C'est ainsi que la sérénité de l'âme, l'incurie de l'avenir font place à une turbulence qui le rend récalcitrant et lui fait trouver insupportable toute entrave mise à sa liberté. Le courage, la hardiesse dans les désirs, dans les pensées et ensuite dans les actions, voilà la condition essentielle que la puberté tend à développer chez le jeune homme.

Le sentiment de la personnalité se fait sentir clairement et avec force et on aime à l'affermir même en opposition avec l'ancienne obéissance aux autorités familières ou tutélaires. Les blâmes sont mal supportés. L'esprit de rébellion prend naissance. C'est le temps où se manifestent les irrégula-rités de la conduite qui, comme je l'ai démontré, ont lieu aux premiers temps de l'époque pubère aussi bien dans les classes aisées, que dans les classes pauvres. On remarquera même que ces irrégularités se manifestent plus tôt parmi les jeunes gens des classes aisées, à cause des conditions meilleures de nourriture et d'habitation, et par suite de toutes les autres commodités de la vie qui favorisent la précocité de la crise pubère (voir ma „Puberté" Paris 1902). Les occupations anciennes deviennent alors ennuyeuses.

On aspire à une vie nouvelle en harmonie avec les nouveaux penchants. Le mirage de la vie militaire séduit bien souvent par la vanité de l'uniforme, la nouveauté des occupations et la destination à la combattivité qui s'accorde très bien avec les tendances que l'émotion sexuelle provoque directement.

On commence à sentir un penchant pour le vin. On aime à se donner des airs, et on apprend à fumer en surmontant le dégoût qu'inspire d'abord le tabac.

La communauté des tendances unit l'individu à ses compagnons et les liens de l'amitié se serrent avec ceux d'entre eux dont les sentiments s'harmonisent avec les siens. On aime encore le tapage, on préfère les exercices violents, et l'on cherche à s'y distinguer.

La réunion des jeunes gens donne à la compagnie des tendances bruyantes qui maintes fois mènent aux désordres. C'est naturel, parce que les états emotionnels et affectifs de chaque individu tendent à l'extériorisation, et viennent encore par suggestion s'imposer à l'imitation des jeunes gens presents; tandis que les processus intellectifs qui les règlent et tantôt les inhibent, restent cachés dans l'individu; ce qui fait que les premiers seuls s'additionnent et se multiplient dans la communauté. Celle-ci en vient ainsi à refléter beaucoup mieux les états passionnés de ceux qui la composent, que non le complexus de leur mentalité. C'est l'opposé de ce qu'on observe dans les lois.

Bien des fois naissent des querelles qui brisent les liens de l'amitié, et celle-ci ne se renouera plus aussi facilement qu'auparavant.

L'hyperesthésie psychique, et le sentiment élevé de la personnalité rendent le jeune homme très sensible à tout ce qui flatte son amour propre; il subit très facilement la suggestion de l'exemple et des paroles qui frappent son admiration et le poussent à l'action.

Quoiqu'il soit vraiment égoïste, la conscience de sa force nouvelle et la flatterie de l'amour propre rendent le jeune homme enclin à la générosité, et le manque de réflexion qui s'y joint le rend même prodigue.

Les aspirations vers une vie nouvelle, son amour pour la considération lui font faire mille projets; en attendant il fuit les difficultés de la vie réelle et passe facilement de la trop grande confiance au découragement non justifié; de cette source dérivent aussi bien les préoccupations hypocondriaques assez fréquentes à cet âge, que le mysticisme dans lequel le jeune homme va se plonger.

On peut presque dire que ce qui caractérise à cette époque l'état psychique du jeune homme c'est l'imprévu. L'individu reçoit de la sphère inconsciente des impulsions que la réflexion et le jugement n'ont pas encore acquis la capacité de dominer et de régler; delà de nombreuses actions inconsidérées qui contrastent avec les habitudes et le caractère antérieur du jeune homme, et dont il serait imprudent de déduire sa nature et sa destinée future.

Le travail mental plus élevé, le développement des associations représentatives, des activités mentales de l'homme social civilisé n'arrivent que tard dans l'évolution pubère.

D'abord il y a un abîme entre les aspirations du jeune homme et la réalité, entre ses forces telles qu'il se les imagine, et telles qu'elles le sont réellement, entre ce qu'il se propose de faire, et ce qu'il arrive à accomplir bien des désillusions attendent ses espérances. Mais pas à pas, sous l'aiguillon des désirs, sous le stimulant de l'amour propre, avec les leçons que l'expérience lui apprend de jour en jour, il développe de plus en plus ses aptitudes et s'approche toujours plus du but auquel il tend.

En progressant la différence des types s'énonce clairement, et s'accentue; on apprend graduellement à coordonner toujours mieux les impulsions de l'instinct avec les dispositions du patrimoine complexe de l'organisme mental accru par le travail des ancêtres. Les facultés associatives acquièrent le développement dont elles avaient la puissance virtuelle, alors on acquiert le sentiment de la propre dignité et surgissent, selon les dispositions particulières, l'émulation féconde, l'esprit d'initiative dans les travaux, dans les inventions, la tendance au dévouement, à la mutualité, sentiments qui remplacent peu à peu l'ancien esprit de combattivité qui accompagnait jadis l'émotion amoureuse.

Chez la jeune fille le travail de l'évolution pubère présente de notables différences. Bien qu'elle soit aussi sensible que le jeune homme aux impressions qui partent de ses organes génitaux, les effets de leur excitation s'exercent beaucoup moins sur le cerveau et beaucoup plus intensivement sur les systèmes sympatique et ganglionaire, ce qui a pour conséquence dans le physique la perte menstruelle, et dans le moral rend moins intense la vie intellectuelle, plus vive la vie affective et plus fréquentes les manifestations passionnées. Dans le champ des projections motrices les effets sont plutôt inhibitoires, que dynamogéniques, la clonicité prévaut sur la tonicité. Tandis que le jeune homme révèle ses tendances à l'action dans le but de montrer ce qu'il fait, la jeune fille, par l'étalage de ses qualités, cherche à faire voir ce qu'elle est. Les différences sont pleinement en accord avec les phénomènes de l'échange matériel.

Le surcroît d'activité qui correspond chez le jeune homme à l'arrivée de la puberté est marqué par l'accroissement de l'activité de l'échange matériel; au contraire, chez la jeune fille, on remarque un ralentissement dans l'échange matériel, exprimant ainsi dans le métabolisme organique ce que d'autre part révèlent les manifestations psychiques.

Dans la sensibilité tactile on note aussi une diminution, ainsi que dans la promptitude de réaction aux impressions sensitives, ce qui explique le moindre développement des associations mentales. L'élément émotif prévaut sur l'excito moteur, et sur l'intellectif.

On note au contraire une plus fine sensibilité olfactive. En général il y a une plus grande irritabilité et une plus fréquente mutabilité des états d'âme: une moins complète élaboration des déterminations de la volonté, un plus facile épuisement et un besoin continué d'excitations nouvelles: une activité moindre dans la vie de relation.

La différence entre la nature des jeunes filles comparée avec celle des jeunes hommes ne manque pas de se révéler dans leurs défauts; et comme je l'ai relevé dans ma „Puberté", la comparaison des punitions subies par les élèves des deux sexes dans les écoles de réforme de Ruisselède et de

Beernem en Belgique fait voir, que chez les garçons abondent les punitions pour les fautes actives, altercations et voies de fait, vol ou essais de vol etc. tandis que les filles au contraire surpassent les garçons dans celles que nous pouvons appeler passives ou négatives; paresse, négligence ou manque de propreté. Les filles excellent dans une seule catégorie de fautes actives; dans les péchés de langue.

Ces conditions particulières de la jeune fille, se manifestent naturellement dans la lutte pour l'amour, dans laquelle elle déploie bien des dispositions différentes de celles du jeune homme. On dit et on admet en général que la femme est presque passive dans la lutte pour l'amour. Mais cette passivité est seulement apparente. C'est la passivité de l'aimant qui dans son apparente immobilité attire le fer qui l'approche. La puberté transforme la femme en une puissance qui excite l'attention du mâle et le pousse à mettre en oeuvre l'excédent de force que lui a donnée le développement de la puberté, pour vaincre les obstacles qui l'éloignent d'elle. Comme je l'ai démontré dans „Le rôle social de la puberté" l'évolution pubère, en même temps qu'elle développe les attraits physiques de la femme, fait naître dans la jeune fille deux conditions psychiques, ou tendances, apparemment contraires, et qui par leur union permettent à la femme d'exercer sur chaque homme et sur la société tout entière la plus grande influence.

La première condition, la plus organique dans le sexe et la première à naître chez la jeune fille, c'est l'amabilité, qui, exagérée, s'appelle coquetterie

Par cette condition la jeune femme tend à se rendre aux yeux des hommes plus aimable que ses compagnes. Tandis que le jeune homme est enclin à éloigner ses rivaux par la force, la jeune femme cherche à éclipser ses rivales par sa beauté, par ses ornements, et elle met un art raffiné à appeler sur elle l'attention de l'entourage.

Ce qu'on appelle la vanité est un besoin pour la jeune fille, comme c'est un besoin pour elle de se voir chérie et préférée entre toutes ses compagnes; et loin de la compagnie des hommes, ce sera auprès d'une autre compagne qu'elle cherchera à faire prévaloir ses attraits, comme cela arrive bien souvent dans les collèges de jeunes filles.

Tout ce qui peut servir à la jeune fille pour satisfaire cette disposition, vrai complément de la féminité, est mis en jeu, parce que sans l'amabilité elle perd tous ses appâts, et ne trouve dans les conditions inférieures que le mépris.

C'est pourquoi, depuis les conditions les plus humbles, jusqu'aux plus élévées, dans l'état de barbarie, ou dans l'état de civilisation plus ou moins avancée, la jeune fille ne recule devant aucun moyen, et se soumet à n'importe quelle souffrance physique pour accroître ses attraits. Dans le but d'exciter l'administration elle se scarifie, elle se soumet au tatouage, et aux tortures du corset; elle se serre les pieds, se perce les oreilles, le nez et les lèvres pour y attacher des ornements. Et elle vient en aide aux qualités physiques et aux ornements en étalant des dispositions morales et émotives qui peuvent la rendre plus intéressante.

Sa facile émotivité, sa prompte rougeur, ses larmes, ses cris, le rapide passage de la joie à la douleur, tout lui fournit des armes puissantes; et la tendance à la compassion, la tendance à révéler des états d'âme qui soient en correspondance de sympathie avec l'entourage, sont bien des qualités efficaces pour appeler sur sa personne la sympathie, l'admiration ou les désirs d'autrui.

Dans la timidité aussi bien que dans les caprices se révèlent tantôt l'inexpérience ou l'incertitude de deviner ce qu'il lui conviendrait mieux de représenter pour ne pas rester au dessus de ses compagnes en face des autres; tantôt même un art raffiné pour appeler sur elle-même l'attention d'autrui.

La moindre complexité des reflets mentaux fait que le sentiment de la personnalité est moins profondément senti par la jeune fille. Elle est ainsi plus encline à la suggestion; sa sympathie est plus forte, son altruisme plus désintéressé, son amour va plus profondément au dévouement. Son annéantissement pour l'accomplissement d'un but est plus fréquent et plus complet. Dans les tentatives de suicide à deux il arrive presque toujours que la fille succombe et que le garçon survit.

Le besoin de la jeune fille de se trouver en harmonie avec le monde ambiant est, pour cette même raison, plus impérieux que chez le garçon qui aime bien des fois le combattre et le braver. Même dans son maintien, dans ses allures, dans ses mouvements, dans ses travaux comme dans ses amusements, jamais elle n'oublie de se représenter l'effet que produiront sur ceux qui la regardent ce qu'elle fait et la façon dont elle se présente. Ainsi aime-t-elle tout ce qui peut l'avantager; la danse dans laquelle elle montre la grâce et la souplesse de ses mouvements, le chant, la musique, en un mot tout ce qui relève ses charmes et la fait chérir.

La deuxième condition ou disposition psychique naissant à l'époque pubère, est la modestie ou retenue, qui est représentée par la pudeur dans l'ordre moral, et par la virginité dans l'ordre physique, et qui consiste essentiellement dans une résistance opposée aux premières attaques de l'homme.

Quoique en apparence contraire à la première qualité, elle n'en est que le complément, et elle en multiplie la force, parce que le prix de la conquête de la femme s'accroît en proportion des obstacles qui s'y opposent.

Par cette qualité, la jeune fille acquiert la conscience de sa valeur et la disposition à ne concéder ses faveurs qu'à l'homme qui les méritera par une cour assidue. Dans cette qualité se manifeste le sentiment de sa mission maternelle qui ne permet pas à la femme de donner naissance à des enfants avant d'avoir préparé les moyens de les faire vivre, et d'avoir mis à l'épreuve les amants pour faire la sélection de celui qui peut le mieux servir au but naturel de l'amour. Et cette condition constitue une aiguillon très puissant pour le jeune homme qui s'efforce de mettre en oeuvre toute son activité, toute sa puissance pour prévaloir sur ses rivaux et gagner les préférences de sa bien-aimée. On peut donc dire, que si l'amabilité de la femme sert à favoriser la propagation de l'espèce, sa modestie sert à l'assurer.

Le déshonneur frappant la jeune fille qui s'abandonne à l'amant avant le mariage n'est pas autre chose que le mépris qu'elle a mérité en perdant la conscience de sa valeur jusqu'à se donner à son amant avant d'en avoir reçu le plus grand témoignage d'estime et d'affection, c'est à dire le pacte conjugal.

L'expression de ce deuxième sentiment chez la femme est sa froideur, par laquelle elle semble fuir l'union sexuelle, quoique en réalité cette froideur n'en soit que l'aiguillon.

„Galatea me fugit, lasciva puella."

Le développement le plus avancé de cette disposition de la femme, et des conditions qui la favorisent, marque le plus grand progrès dans l'évolution de l'humanité, l'obstacle le plus efficace contre la dégénération, et son manque constitue le signe le plus évident de l'état dégénératif qui fait retourner la femme aux conditions ataviques inférieures.

La modestie n'arrive que plus tard dans l'évolution pubère. Dans les conditions inférieures elle est rude et se limite presque à la fuite ou au repoussement des caresses; chez la jeune fille, elle s'annonce par la rougeur, la sauvagerie ou par l'humeur revêche; avec le progrès elle prend les formes aussi séduisantes qu'imposantes de la retenue dans le maintien, dans les paroles, dans les actions; et se combinant sagement avec l'amabilité elle en accroît et en multiplies les charmes.

Les deux penchants que l'évolution pubère développe chez la jeune fille, avec les conditions biologiques qui la distinguent, nous expliquent toutes les particularités de sa mentalité, de sa vie affective et de sa conduite, en comparaison avec celles des garçons.

Tout ce qui exige un effort continu est moins développé chez la jeune fille; ainsi l'attention est moins durable, la faculté de la synthèse moins complète; le jugement moins développé.

Au contraire sa curiosité est plus vive, et son coup d'oeil analytique est plus prompt. Les états d'âme dépendant des émotions sont plus fréquents et dans les déterminations volontaires l'élaboration du raisonnement est plus facilement troublée par les impulsions du sentiment.

L'amour du jeu, qui se manifeste chez bien des garçons, a très peu de prise sur la jeune fille qui attend de ses attraits ce que la fortune ne lui a pas accordé.

La religiosité, la confiance dans la Divinité, les ferventes invocations sont plus naturellement développées chez la jeune fille, à cause du manque de confiance dans ses forces, et du besoin qu'elle sent de se trouver sous une puissance protectrice. Et les cérémonies religieuses, les apparats et tout ce qui concerne le culte extérieur satisfaisent mieux son avidité de sensations nouvelles, d'excitations répétées. Le théâtre, les spectacles de toute sorte, le bal etc. ont le même effet. La jeune fille est plus docile, elle est beaucoup plus sensible aux effets de la peur et de l'épouvante. La superstition aussi bien que la suggestion a sur la jeune fille un pouvoir bien plus grand, et la compassion trouve bien plus facilement le chemin de son âme. C'est la base du sentiment de la maternité qui mûrit avec le progrès. L'amour de l'ordre; l'amour de la conservatoin; l'amour et les soins de la maison; les soins à donner aux enfants sont autant de particularités dans lesquelles le progrès de la puberté fait toujours mieux distinguer la fille du garçon, qui, lui, est plus porté vers les occupations du dehors.

La jeune fille arrivant à la période du perfectionnement commence à mieux comprendre sa destinée; les tributs d'admiration qu'elle reçoit, les désirs qu'elle sait éveiller par sa fraîche jeunesse et par la beauté de ses formes flattent agréablement son amour propre; elle acquiert peu à peu une plus haute conception de sa personnalité, et apprend à s'estimer de plus en plus, sa conduite tend à se faire toujours plus regulière. Sentant que désormais il ne lui reste plus qu'à arriver au mariage, pour occuper dans la société la place reservée aux autres femmes, et accomplir la mission à laquelle elle est appelée, elle coordonne tous ses désirs vers ce but, et s'y prépare en mettant en évidence ses attraits de séduction.

DEUXIÈME PARTIE.

PSYCHOLOGIE MORBIDE DE LA PUBERTÉ.

Le vice-dégénératif, tantôt latente dans les premiers ans de la vie, provoque dans le développement pubère des jeunes gens nombre de troubles.

Il y a des conditions dans lesquelles le développement pubère est arrêté dans toutes ses manifestations, dans celles qui concernent directement l'instinct sexuel, comme dans les manifestations du développement mental concomitant. Si la sensualité vient à être éveillée, elle peut rester seule sans l'approche des sexes.

Dans d'autre cas, l'arrêt est incomplet; l'évolution, même précoce, de l'activité génitale n'apporte pas dans l'organisme les modifications psychiques qui l'accompagnent dans les conditions normales; il y a un arrêt mental, plus particulièrement moral, par lequel l'individu revient aux conditions inférieures de l'humanité.

Sous le même vice-dégénératif se produisent d'autres perturbations, surgissent de vraies maladies qui prouvent la faiblesse de l'organisme mis à l'épreuve par des causes qui en gênent le fonctionnement, et le troublent; ou prouvent son inconsistance qui ne lui permet pas de supporter la crise qui vient le travailler; ou fait qu'elle aboutisse à des issues morbides permanentes.

Les manifestations du vice-dégénératif ont lieu généralement de bonne heure et la crise pubérale ne fait que les mettre en majeure évidence.

Tantôt les individus restent paresseux, obtus, taciturnes, recherchant peu la société, indifférents aux sentiments affectueux. Quelquefois, si on les excite, leur réaction est demesurée, il sortent de leur torpeur pour se livrer à une violence effrénée, tout-à-fait disproportionée avec la provocation reçue.

D'autres fois ce sont des êtres inquiets, turbulents, sans fermeté physique ni morale, toujours en mouvement, sans but fixe, incapables d'attention et de réflexion, dominés par des impulsions instantanées auxquelles ils ne savent résister, incapables de perseverer dans n'importe quelle occupation, dominées par des caprices qui se succèdent sans règle ni limites, précoces dans la méchanceté, gourmands, vaniteux, inconstants, soupçonneux, envieux.

Ils aiment aujourd'hui ce qu'ils haïront demain, sans motif plausible pour expliquer la sympathie de la veille ou l'aversion du lendemain; toujours enclins à se lamenter; tourmentés par un sentiment de malaise qui gâte leurs plaisirs et exagère démesurément les petits malheurs qu'ils peuvent avoir.

Les impulsions instinctives trouvent en eux peu de frein et de résistance; si les conditions particulières de la vie, ou des circonstances spéciales favorables ne les aident pas ils deviennent des candidats permanents à la prison ou à l'asile d'aliénés.

Les infractions à la discipline familiale ouvrent la voie aux attentats contre les lois sociales. On peut dire que c'est à cette époque que commence la criminalité de l'homme, revêtant tout d'abord la forme d'attentats contre la propriété pour passer ensuite à ceux contre les personnes.

L'amour des divagations, des boissons alcooliques, des jeux de hasard, le dégoût des occupations régulières s'imposent beaucoup plus que dans les conditions normales; on en vient à haïr le travail régulier et on change de temps en temps d'occupations, espérant toujours vainement que les nouvelles seront moins ennuyeuses, moins fatiguantes que les anciennes, ce qui explique le grand nombre de professions diverses tentées par les criminels fait sur lequel j'ai appelé l'attention dans mes „Caratteri dei delinquenti."

L'effacement des dernières conquêtes de l'organisme mental par effet du vice-dégénératif, l'excitation qui va se réfléchir toute puissante sur les centres de projection motrice, provoquent une réaction plus prompte et plus violente contre le monde extérieur. Des impulsions soudaines, presque automatiques, se manifestent sous l'aiguillon des passions plus effrénées. C'est le temps où s'annonce la criminalité violente. Toutes les conditions qui prédisposent l'homme à cette criminalité, l'hyperesthésie psychique, l'impulsivité, la jalousie, et même la haine féroce contre les rivaux, s'unissent aux empreintes des images représentatives des combats sanglants des premiers âges de l'humanité, qui ne sont pas encore effacées de son cerveau, pour pousser le jeune homme aux crimes les plus violents et même aux meurtres. C'est ainsi que s'explique l'étroite liaison entre la criminalité violente et la puberté, liaison sur laquelle j'ai ailleurs appelé l'attention (Voir ma „Puberté"). Toutes les manifestations de la folie morale éclatent à cetteé poque.

Comme chez le garçon, l'oisiveté marque chez la jeune fille une des premières manifestations de la dégénération à l'époque de la puberté, et le manque de pudeur, aussi bien que la perversion des sentiments affectifs, la mettent encore mieux en évidence. L'acheminement à la prostitution est presque inévitable. Le sentiment maternel est sujet à avorter plus ou moins complètement; les dispositions dégénératives du mâle viennent supplanter le caractère féminin.

Les états morbides en dehors des formes d'arrêt, et en dehors de l'epilepsie et de l'hystérie, dont la puberté bien des fois provoque le premier développement, nous présentent plusieurs manifestations.

Tantôt les troubles en relation directe avec l'hyperesthésie de l'âge n'arrivent même pas à intéresser la sexualité. Ils se manifestent par des altérations du ton sentimental avec forme tantôt expansive tantôt dépressive. Ils se distinguent par leur superficialité et leur prompte guérison. Ce sont généralement des troubles dûs à des chocs moraux qui viennent frapper les jeunes pubères au premier temps de la crise, lorsque les impressions des organes génitaux commencent à porter leur excitation sur le système nerveux central. On peut les regarder essentiellement comme des effets des altérations du système vaso-moteur. Le délire n'acquiert jamais l'intensité et l'extension qu'il présente chez les adultes. Tantôt le suicide annonce et achève la maladie.

Un deuxième ordre d'altérations mentales embrasse les troubles qui surviennent en étroite liaison avec des altérations du métabolisme organique en dépendance directe avec le vice-dégénératif originaire, ou acquis à la suite de graves maladies de l'enfance ou de la première jeunesse. Ce sont les vrais phychoses de la puberté. Elles se manifestent au milieu de l'évolution pubère. Plusieurs fois la cause occasionnelle qui les provoque reste cachée; on doit reconnaître dans la maladie comme une espèce de faillite de l'organisme dans son développement par suite du vice-dégénératif qui le gâte. Tantôt ce sont les abus de la sensualité qui y donnent l'impulsion. Les altérations des fonctions végétatives précèdent; puis suivent les altérations mentales avec des troubles qui intéressent plus ou moins les divers ordres de reflets cérébraux.

Les troubles du système vasomoteur donnent lieu aux manifestations dépressives et expansives, qui habituellement s'alternent et prennent quelques fois même une allure périodique.

Les altérations des centres de projection motrice donnent lieu à l'agitation, à la combattivité, aux poses héroïcogrotesques, à la tétanie, au catatonisme. Aux altérations des centres représentatifs sont dues les diverses formes de délire, tantôt hypocondriaque, tantôt paranoïque, qui n'atteint jamais le degré et la stabilité d'un vrai délire de grandeur, ni les altérations des affections.

La prévalence de l'un ou de l'autre ordre de phénomènes morbides donne à la maladie sa physionomie particulière.

Toutes les particularités de la vie de l'époque pubère se présentent exagérées dans les cadres de ces psychoses.

En général on note la tendance à l'oisivité et à l'obscénité dans les propos, aussi bien que dans les actes. La propension à la combattivité, la fatuité des paroles et des écrits, et l'adversion envers les parents sont aussi des caractères presque généraux de la maladie.

L'issue de la maladie est presque toujours fatale pour l'intelligence. Les symptômes de la démence arrivent bientôt, et, même lorsque les malades guérissent, une faiblesse persistante de l'activité mentale dans l'une ou dans l'autre de ses manifestations trahit le trouble passé.

Les altérations organiques révélées par l'examen nécroscopique, lorsque les malades succombent, les traces de méningite qui ne manquent presque jamais, expliquent la gravité du pronostic qui attend la maladie dès son apparition.

Il reste à considérer les issues pathologique d'une évolution pubérale imparfaitement accomplie.

Tantôt les effets pathologiques se révèlent dans la tendance à la sensualité laquelle peut disparaître en qui regarde l'approche des sexes ou prendre des formes pathologiques diverses telles que l'homosexualité, le masochisme le sadisme, et bien d'autres anomalies de la satisfaction de la sensualité.

Dans d'autres cas les effets de l'évolution anormale se manifestent dans le développement imparfait des reflets représentatifs; dans la folie du doute, qui révèle l'imperfection du travail des déterminations volontaires; dans le mattoïdisme où manque le critérium dans le choix des buts à se proposer et des moyens pour les atteindre etc.

Bien des défauts du caractère, bien des exagérations dans les sentiments politiques, religieux et sociaux ne sont que l'expression d'un trouble qui a empêché l'évolution pubère de suivre son cours régulier et de provoquer le développement harmonique des diverses facultés morales des jeunes gens.

DISCUSSION.

Dr. PAUL SOLLIER (Boulogne sur Seine).

On peut observer chez les adultes dans certaines conditions des phénomènes analogues à ceux de la puberté. C'est dans le cas où la fonction sexuelle se trouve suspendue par une intoxication comme celle de la morphine et des composés de l'opium en général, et cela pendant de longues années. Tout sentiment amoureux disparaît également et les représentations d'ordre sexuel ne se montrent plus. Or, quand on sèvre ces sujets de leurs intoxications on voit reparaître et les représentations d'ordre sexuel et l'émotion amoureuse du seul fait du retour de la fonction sexuelle. Les représentations se montrent sous forme de rêves érotiques ou d'images diverses qui précèdent et permettent d'annoncer à coup sûr et à brève échéance le retour de la fonction spermatique ou menstruelle. Je viens d'observer une femme de 47 ans, dont la suppression des règles remontait à 21 ans, par suite de morphinomanie. Le retour de ses règles, intéressant déjà au point de vue physiologique, s'accompagna de sentiments érotiques se manifestant par des attitudes et un état mental, qu'on n'est pas habitué à rencontrer chez une femme de cet âge, mais plutôt chez une jeune fille à peine echappée de pension. Ces faits montrent d'une part l'influence des fonctions organiques sur l'éveil et la nature des représentations; et d'autre part corroborent cette loi que j'ai donnée des émotions, consistant en ce que nous ne pouvons nous représenter que les images des émotions que nous sommes actuellement capables d'éprouver.

Statistisch-sexuelle Traumdifferenzen. (Kurze Mitteilung).

Dr. C. J. WIJNAENDTS FRANCKEN (La Haye).

Seit den ältesten Zeiten hat das Traumleben der Menschen Interesse erregt. Doch sind erst in den letzten Jahrzehnten eine Menge wissenschaftlicher Schriften über dieses Thema erschienen. Leider aber sind sehr viele dieser Publikationen rein spekulativ-theoretisch in ihren Betrachtungen und oft wenig positive Thatsachen enthaltend. Das Träumen ist seinem Inhalte nach ein psychisches Gebilde von sehr individuellem Gepräge; und will man somit zu irgend welchen *allgemeinen* Schlüssen gelangen, so ist der einzig mögliche Weg der *statistische*, wobei eine grosse Menge Individuen über ihre Traumerscheinungen befragt werden, da natürlich nur sie selbst darüber Kundschaft zu geben vermögen.

Schon früher wurde eine derartige Enquête unternommen von HEERWAGEN, DE SANCTIS und einigen Amerikanern. Ihre wertvollen Untersuchungen aber bezogen sich auf nur *wenige* vereinzelte Fragen. Deshalb stellte ich im vorigen Jahre eine grössere statistische Untersuchung an mit Hülfe eines Fragebogens von 45 Fragen, welcher mehr als 300 Personen meines Bekanntenkreises zugeschickt wurde. Diese Personen beiderlei Geschlechts waren alle Erwachsene und gehörten den gebildeten Kreisen an: die Männer waren grösstenteils Universitätsprofessoren oder Doktoren verschiedener Facultäten. Die ausführliche Mitteilung der Ergebnisse dieser Enquête mir für später an anderer Stelle vorbehaltend, möchte ich an dieser Stelle nur einen Punkt hervorheben, nämlich die merkwürdigen sexuellen Differenzen welche in mancher Beziehung hervortraten, in teilweiser Uebereinstimmung mit früheren Resultaten anderer Beobachter.

1. *Traumfrequenz.* In dieser Beziehung war das Resultat folgendes:

	Männer.		Frauen.	
Jede Nacht träumend	19 %	} 54 %	39 %	} 75 %
Oft „	35 „		36 „	
Selten „	39 „	} 46 „	23 „	} 25 „
Niemals „	7 „		2 „	

Dahingestellt lassend, inwiefern die letztgenannte Antwort der Wirklichkeit entspricht, zeigt es sich dass die numerischen Differenzen sehr bedeutend waren. DE SANCTIS war zu demselben Schluss gelangt; nur sind die von ihm angegebenen Differenzen noch grösser als die meinigen.

Deutlicher noch treten die Differenzen hervor, wenn man die *immer* oder *häufig* Träumenden zusammengerechnet in folgender Weise neben einander stellt:

	Männer.	Frauen.
Nach HEERWAGEN	48 %	73 %
„ DE SANCTIS	40 „	78 „
„ MIR	54 „	75 „

Wiewohl diese Zahlen, wie zu erwarten war, nicht vollständig miteinander übereinstimmen, so sind sie doch nur wenig von einander verschieden, und jedenfalls vollkommen ausreichend um den Unterschied treffend und einstimmig darzulegen. *Während bei den Männern die Zahl der immer oder häufig Träumenden derjenigen der selten oder niemals Träumenden nahezu gleichkam, war sie bei den Frauen dreimal grösser.*

Aber nicht nur die Quantität, auch die Qualität der Träume zeigte bei beiden Geschlechtern bedeutende Differenzen:

2. *Sinneswahrnehmung.*

	Männer.	Frauen.
Farbenempfindung im Traume	48 %	74 %
Gehörsempfindung	30 „	58 „
Geschmacksempfindung	6 „	15 „
Geruchsempfindung	1 „	13 „

Wiewohl die drei letzten Reihen keine absolute Genauigkeit beanspruchen, so ist es doch für alle genannte Wahrnehmungsformen vollkommen deutlich, dass sie im Traume bei der Frau bedeutend häufiger sind als beim Manne.

3. *Emotionalität.*

		Männer.		Frauen.	
Immer oder meistens emotioneller Traum		40 %	} 57 %	54 %	} 81 %
Oft oder bisweilen „	„	17 „		27 „	
Niemals „	„	43 „		19 „	

Dieser Charakterzug des Traumes war also bei den Frauen sehr viel häufiger vertreten als bei den Männern; denn während von den letzten beinahe die Hälfte niemals emotionell zu träumen behauptete, war diese Zahl bei den Frauen nur $1/5$ der Gesamtzahl.

4. *Lebendigkeit.* Mit der vorigen Eigenschaft zusammenhängend, ist auch diese beim Traume der Frauen viel mehr vorkommend als bei demjenigen der Männer. Während bei den letztgenannten Farblosigkeit des Traumes sehr oft gefunden wurde, zeigte diese sich bei den Frauen nur äusserst selten:

	Männer.	Frauen.
Lebendiger Traum	54 %	70 %
Verschieden (abwechselnd)	14 „	26 „
Farbloser Traum	32 „	4 „

DE SANCTIS gibt die Differenz selbst noch grösser an, nämlich:

	Männer.	Frauen.
Lebendig Träumende	37 %	66 %

5. Mit diesem Unterschied lässt sich auch leicht erklären, dass Frauen häufiger *erwachen durch den Inhalt* ihrer Träume: 83 % von ihnen antworteten, dass dieses sich wohl ereignete, während bei den Männern diese Zahl nur 65 % betrug.

Eine zweite Erscheinung, welche mit der genannten Lebendigkeit zusammen-hängt, ist die grössere oder geringere *Klarheit* womit die Träume beim Erwachen vor Augen stehen und erinnerlich sind.

	Männer.	Frauen.
Gar keine oder nur schwache, unklare Erinnerung .	46 %	21 %
Verschieden	34 „	45 „
Deutliche Erinnerung des Inhalts	20 „	34 „

Die Erinnerung des Geträumten war also bei den Frauen bedeutend stärker.

6. Bei einem solchen Unterschied ist es wohl selbstverständlich, dass bei dem weiblichen Geschlecht die Träume nach dem Erwachen im allge-meinen weniger schnell *vergessen* werden als bei den Männern. Von letzt-genannten erklärten **69 %**, dass dieses bei ihnen der Fall sei, während diese Zahl bei Frauen nur **33 %** betrug. Ein anderer Umstand, welcher zu dieser bedeutenden Zahlendifferenz beiträgt, liegt sicher auch in dem grösseren Interesse, welche die Frauen für das Traumleben bekunden.

Auch wenn die Frauen am Morgen beim Erwachen ihren Traum gänzlich vergessen hatten, erwachte die verloren gegangene Erinnerung öfters *im Laufe des Tages*. Bei nicht weniger als **83 %** von ihnen liess sich diese Erscheinung, wiewohl selten, feststellen, während bei den Männern diese Zahl nur **50 %** betrug.

Und drittens versteht es sich, dass bei dem grösseren weiblichen Traum-gedächtniss eine *Fortsetzung* früherer Träume in späteren sich mehr ereignen wird. Tatsächlich wurde bei Frauen diese Erscheinung in **64 %** der Fälle vorgefunden, bei Männern nur in **46 %**.

7. *Traum und Wirklichkeit.* Die höhere Lebendigkeit des Traumes sowie die grössere nachbleibende Erinnerung davon beim Weibe, machen es weiter verständlich dass bei den Frauen eine nicht immer ganz scharfe Unter-scheidung von Traum und Wirklichkeit, d. h. von geträumten und wirklich vorgefallenen Dingen, mehr vorgefunden wurde als bei den Männern.

	Männer.	Frauen.
Scharfe Unterscheidung immer möglich	64 %	52 %
Bisweilen Zweifel oder Unsicherheit	36 „	48 „

8. Eine andere Traumerscheinung, welche sich viel häufiger beim Weibe vorfand, war die *Wunscherfüllung im Traume*, d. h. die teilweise Ueberein-stimmung von dessen Inhalt mit im Wachleben gehegten Wünschen, wiewohl auch bei ihr dieses nicht so oft der Fall war wie FREUD's Traum-deutungstheorie es erwarten liesse. Von den Frauen nämlich gab **43 %** an, dass eine derartige Wunscherfüllung bisweilen bei ihnen vorkam; von den Männern dagegen nur **23 %**.

Diese Differenz wird wohl teilweise in der grösseren weiblichen Phantasie ihre Erklärung finden. Diese ist es auch, welche mit in Betracht kommt bei der Erklärung der Tatsache, dass bei den Frauen dem Traumleben in irgend welcher Beziehung viel mehr *Wert und Bedeutung* beigelegt und zugeschrieben wurde als bei den Männern; denn es zeigte sich, dass von den

Männern nur 7⁰/₀ zu denjenigen gehörten, welche dem Traum nicht immer jede telepathische oder vorhersagende Bedeutung absprachen, während diese Zahl bei Frauen 24⁰/₀ betrug, d. h. mehr als dreimal so viel.

Nach all den angeführten Beispielen kommen wir zum Schluss, dass sich im Traumleben eine ganze Menge *quantitativer sexueller Differenzen* vorfinden, welche aber logisch miteinander verknüpft sind und sich wahrscheinlich in harmonischem Zusammenhang zu einigen wenigen Grundunterschieden zurückführen lassen.

Dr. L. S. A. M. RÖMER.

Médicin militaire de la Marine Royale Neerlandaise.

Über das Verhältniss zwischen Mondalter und Sexualität.

In einer der interessantesten Studien über Sexualität, nämlich: *Die Sexual-Periodicität beim Manne*, von F. H. PERRY—COSTE, welche in HAVELOCK ELLIS, *Geschlechtstrieb und Schamgefühl*, aufgenommen ist, hat der Autor nachgewiesen, dass ohne Zweifel in den Äusserungen des Geschlechtstriebes des Mannes eine deutliche Periodicität bestehe.

Und wie wichtig es auch ist, dass ein jährlicher und wöchentlicher Rythmus angenommen werden muss, — auch bei meinen Untersuchungen fand ich dieselben, wenn auch nicht absolut so doch genügend übereinstimmend; — viel höheren Werth haben m. E. von psychologischem Standpunkte aus, seine Untersuchungen über einen lunarmonatlichen Rythmus.

PERRY—COSTE hat acht Jahre lang genau, und drei andere Jahre unvollständig seine nächtlichen Samenergüsse notiert.

Die Notierungen hat er dann umgerechnet nach Lunarmonaten, (d. h. in Monate von 30 Tage, anfangend mit Neumond) und durch eine Kurve die Resultate dieser Calculationen dargestellt.

Ich habe in Tafel I diese Kurve als unterbrochene Linie aufgenommen.

PERRY—COSTE giebt die folgende Beschreibung dieser Kurve (S. 408):

„1⁰. Die Samenergüsse erfolgen am häufigsten am zweiten Lunartag.

2⁰. Die Tage, an denen die nächsthäufigen Ergüsse erfolgen sind der 22, 13, 7, 20. und 26; der 11 und 16, sodass wir also, wenn wir nur die ersten sechs in Betracht ziehen, finden dass die Ergüsse meist am 2, 7, 13, 20, 22, und 26 Lunartage vorkommen, die durch viertägige Zwischenpausen getrennt sind.

Aber tatsächlich ist es die Periode, die zwischen dem 20 und 22 Tage liegt, die sich durch die häufigsten Ergüsse auszeichnet.

3⁰. Der 1, 5, 15, 18, und 21, sind die Tage der Mindestzahl der Ergüsse.

4⁰. Die Kurve ist charakterisiert durch ein beständiges Steigen und Fallen: jedem merklichen Maximum folgt ein merkliches Minimum, d. h. ein Samenerguss löst die Spannung aus dem sexuellen System dadurch, dass er die angesammelte Secretion erschöpft, was unbedingt einige Tage der Ruhe und Untätigkeit nach sich ziehen muss. Es liegt in der Natur der Sache, dass diese Kurven gar nicht anders als unregelmässig sein können, wenn die Samenergüsse vorwiegend an bestimmten Tagen erfolgten, und so liefert uns gerade diese Unregelmässigkeit der Kurve den Beweis, dass es eine regelrechte männliche Periodicität gibt, dergestalt, dass an bestimmten Tagen des Monats eine grössere Wahrscheinlichkeit für spontane Ergüsse vorliegt, als an andoren Tagen".

Soweit PERRY—COSTE.

Mein Material stammt nicht von Pollutionen, sondern ist zusammengestellt aus den gewissenhaften Aufzeichnungen eines Mannes über seine geschlecht-liche Betätigung seit vier Jahren. Er ist nicht verheiratet und hat nur dann seinem Geschlechtstriebe nachgegeben, wenn er starkes Bedürfniss dazu hatte. Auch in diesem Falle meinte ich, dass wohl eine Periodicität nachzuweisen sein müsste. Ich habe die Aufzeichnungen in derselbe Weise als PERRY-COSTE umgerechnet nach Lunarmonaten und fand als Resultat die fortlaufende Linie auf Tafel I.

Wenn wir diese Linie betrachten, so sehen wir, dass dieselbe dasselbe Karakteristikum aufweist, als oben sub 4⁰. gegeben ist: dass einem merk-lichen Maximum sofort ein merkliches Minimum folgt.

Ein Unterschied besteht aber darin, dass nicht am zweiten Tage, sondern am 19en Tage die frequentesten Betätigungen stattfanden.

Darauf folgen dann als Tage, an denen die meisten Betätigungen geschahen: der 27, der 10, der 14, der 25, und wir finden also diese Serie: 10, 14, 19, 25 27, also auch eine Periode mit ungefähr viertägigen Zwischenpausen.

Die Tage der Mindestzahl finden sich als der 28, der 9, der 11, der 24, der 13, und der 26, also: 9, 11, 13, 24, 26, 28, PERRY—COSTE fand: 1, 5, 15, 18 21, und so ist hier eine ähnliche Reihenfolge zu erwähnen.

Bei mir: 2, 2, 11, 2, 2, 11, als Zwischenpause; bei PERRY—COSTE: 4, 10, 3, 3, 9.

PERRY—COSTE schreibt dann weiter, S. 409:

5⁰. So befriedigend diese Unregelmässigkeit der Kurve an sich auch sein mag, so schliesst sie doch einen entsprechenden Nachteil in sich, denn sie verhindert uns, die Merkmale des monatlichen Rythmus als Ganzes leicht zu erfassen. Ich glaubte, dass dieser Punkt des Rythmus vielleicht deutlicher hervorgehoben werde, wenn ich die Daten in zweitägem Durchschnitt berechnete und das Resultat war ein äusserst befriedigendes. Hier erkennen wir sofort die wunderbare und beinahe geometrische Symmetrie des mo-natlichen Rythmus. Wäre das dritte Maximum um eine Einheit höher, und das erste Minimum um eine Einheit niedriger, und wären die Verbindings-linien zwischen dem zweiten Minimum und dem dritten Maximum gerade anstatt leicht gebrochen, dann würde die Kurve in ihren Hauptzügen geome-trisch symmetrisch sein; diese Symmetrie scheint mir ein überzeugender Be-weis für die in die Augen fallende Genauigkeit der Kurve zu sein. Wir sehen, dass der Monat in fünf Perioden zerlegt ist, dass die Maxima in den folgenden Paaren von Tagen erfolgen: 19—20; 13—14; 25—26; 1—2; 7—8 und, dass die Minima am Anfang, Ende und genau in der Mitte der Monats auf-treten".

Ich habe auf Tabel II diese Kurve als unterbrochene Linie gegeben und auch aus meinem Material eine zweitägige Periode umfassende Kurve construirt.

Es wird Jedem einleuchten, dass wenn überhaupt von einer symmetrischen Linie die Sprache sein kann, sie in meinem Falle viel deutlicher hervortritt.

Es scheint alsob die zweite Hälfte des Monats das vollkommen ungekehrte Bild der ersten Hälfte darstellt.

Obwohl dieses Resultat schon sehr interessant war, befriedigte es mich jedoch nicht.

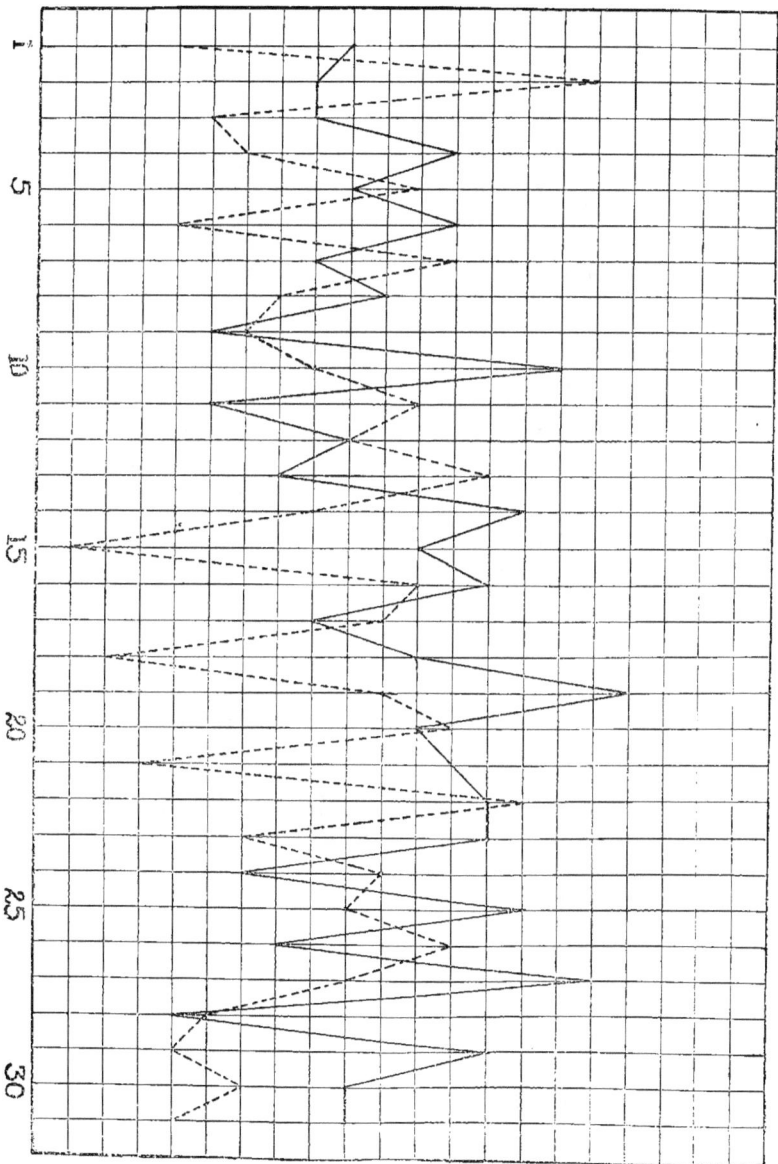

TAFEL I.

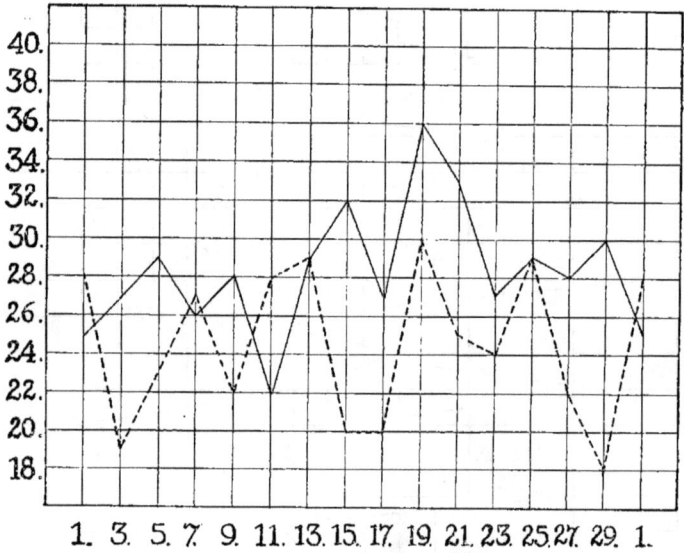

TAFEL II.

Wenn wir nun bedenken, dass der Mond in einer Periode von 30 Tagen von Neumond wieder zu Neumond geworden ist, und annähernd in der Mitte dieser Periode als Vollmond am Himmel strahlt, und man auch annähernd richtig inmitten dieser halben Periode ein Stadium des Mondalters als Erstes- und Letstes-Viertel sich construiren kann, so war es wohl natürlich, dass ich einmal versuchte, welche Resultaten eine solche Combination hervorbringen könnte. Ich dachte mir dabei, dass wenn überhaupt der Mond Einfluss haben könnte, dieses am stärksten sein müsste, wenn er voll oder wenn er neu wäre.

Die Resultate waren geradezu überraschend.

Auf Tafel III habe ich die Calculationen eingetragen an dem Tage, den ich als Anfang der neuen Perioden angenommen habe, d.h. auf den 1en, also Neumond; den 9en: Erstes-Viertel; den 16en: Vollmond; den 23en: Letstes-Viertel; und den 1en wieder als Neumond.

Noch deutlicher aber kommen die Perioden heraus auf Tafel IV, wo ich nicht den bestimmten Tag, sondern die Perioden genommen habe, worin der Mond aufgefasst werden konnte als in ungefähr gleichem Zustande; die Periode von dem 5en bis zum 12en fasste ich auf als die des Ersten-Viertels; die von dem 12en bis zum 20en, als die des Vollmonds; die von dem 20en bis zum 27en, als die des Letzten-Viertels; die aber von dem 27en bis zum 5en, als die des Neumonds.

Ich habe auf Tafel IV diese Perioden angegeben durch Vierecken, welche abwechselnd schwarz (Neumond-Periode), gestrichelt (Vollmond-Periode), weiss (Erstes- und Letztes Viertel) gemacht worden sind. Die dicke gezogene Linie giebt das Alter des Mondes an: der niedrigste Punkt ist der Tag des Neumonds, der Gipfel der des Vollmonds.

Wir finden:

1⁰. dass beide Kurven unter sich in relativen Zahlen volkommen übereinstimmen.

2⁰. dass es in jeden Monat zwei Maxima und zwei Minima giebt.

3⁰. dass bei beiden Kurven das eine Maximum auftritt in der Zeit der Vollmond-Periode und das andere in der Zeit der Neumond-Periode.

4⁰. dass bei beiden Kurven das eine Minimum sich zeigt in der Zeit der Erstes-Viertel-Periode, und das andere in der Zeit der Letztes-Viertel-Periode.

5⁰. dass das tiefste Minimum bei beiden Kurven in der Zeit der Erstes-Viertel-Periode fällt.

6⁰. dass das höchste Maximum in meiner Kurve (d. h. der sexuellen Betätigungen) in die Zeit der Vollmond-Periode; in die andere Kurve (d. h. bei Pollutionen) in die Zeit der Neumond-Periode fällt.

Es will mir scheinen, alsob man tatsächlich eine physische Erklärung geben kan.

Wenn der Mond activ Einfluss üben kann auf das Leben auf Erden, so können wir erwarten, dass der am grössten sein muss, in der Zeit, wo er voll am Himmel steht. Wird aber irgend ein organisiertes Object auf irgend welche Weise gereizt, so tritt notwendig eine Reaktion ein, welche dargestellt wird durch das erste Minimum. Aber wenn dann der Reiz absolut aufhört, wie hier in der Neumond-Periode, so kann man analog wie beim Öffnen eines electrischen Inductionsstrom es erwarten, dass dadurch ein

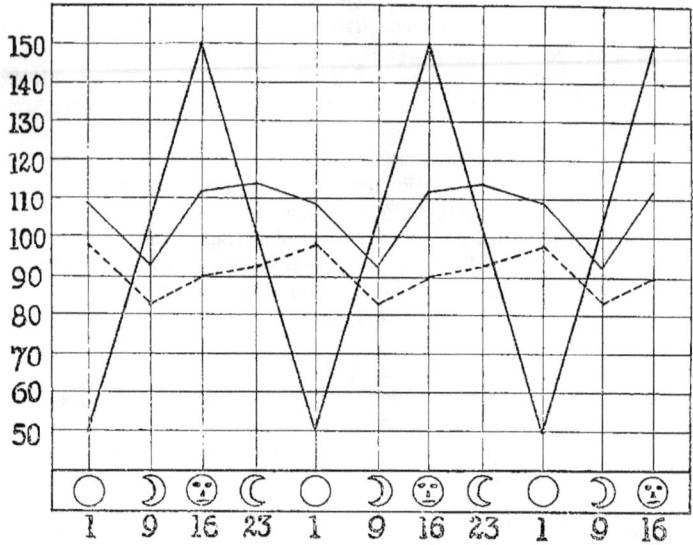

TAFEL III.

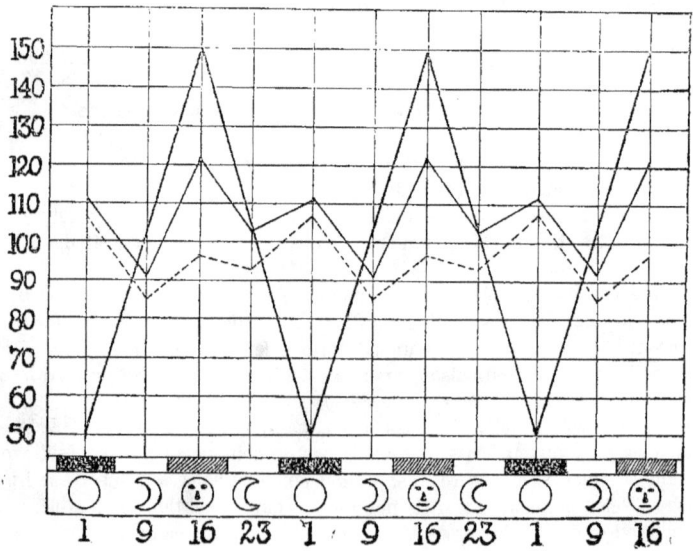

TAFEL IV.

neuer Reiz erweckt wird, welcher das zweite Maximum erzeugt. Die Reaction, die darauf folgt, muss natürlicherweise auch ausgesprochener sein, als die erste worüber ich oben schrieb, und wird hier dargestellt durch das tiefste Minimum. Auch kann man sich denken, das dadurch, dass die Kurve von Perry—Coste Pollutionen darstellt, also nicht activ gewollte Betätigung, dagegen die meinige gerade wohl die bewusst gewollte Betätigung, der Unterschied erklärt werden muss zwischen der Stelle des höchsten Maximums.

Die Übereinstimmung der beiden Kurven ist so verblüffend, die Erklärung eigentlich schon voraus zu geben, und rein physisch, dass es m. E. von höchster Wichtigkeit sein wird, mehr Material zu sammeln, um diese Resultate nachzuprüfen.

Wie kann man sich aber nun diesen Einfluss des Mondes denken?

Der Mond bleibt an und für sich derselbe, auch das Sonnenlicht, das ihn bescheint, ist dasselbe; das einzige, das sich beständig in einer Mondperiode ändert, ist der Winkel, worunter das Sonnenlicht uns als Mondlicht reflectirt wird, d. h.: Man würde geneigt sein davon zu sprechen dass eine Art Polarisation des Sonnenlichtes stattfinden köntte, wodurch der Unterschied in der Beeinflüssung der Lebenserscheinungen erweckt würde.

Dieses zu untersuchen ist mir nicht möglich gewesen, und bleibt also Anderen überlassen.

Es scheint mir, dass für das Studium der Pubertät diese Tatsache, welche nicht zu läugnen ist, dass offenbar ein Verhältniss besteht zwischen Mondalter und Sexualität, von höchster Wichtigkeit sein muss.

Dr. ZEEHANDELAAR (Amsterdam).

Es sei mir vergönnt eine Bemerkung zu machen und wohl diese, dass die Conclusion des Herrn von RÖMER „dass offenbar ein Verhältnis besteht zwischen Mondalter und Sexualität" mir nicht erlaubt vorkommt. Diese Conclusion beruht ebenso wie die Hypothese der Beeinflüssung der Lebenserscheinungen durch „eine Art Polarisation des Sonnenlichtes" auf die Aufzeichnungen einer einzelnen Person. Für solche weitgehenden Conclusionen und Hypothesen wäre mehr Material wohl nötig.

Président d'honneur: SOMMER (Giessen).
Président: G. HEYMANS.
Secrétaire: WIERSMA.

III Rapport. **Différence entre la Perception et l'Image.**

1ᵉʳ Rapporteur: Prof. F. JODL

Prof. de Philosophie à l'Université (Vienne).

Wahrnehmung und Vorstellung.

Von der Leitung der Sektion für Psychologie bin ich aufgefordert worden, über das Verhältniss von Wahrnehmung und Vorstellung zu sprechen. Ich bin diesem Wunsche mit vieler Freude nachgekommen; denn ich halte gerade dieses Thema, so unscheinbar es auf den ersten Blick aussehen mag, für sehr ergiebig und für sehr wichtig — weil es abgesehen von dem rein psychologischen Interesse auf das Grenzgebiet führt, auf welchem sich Psychologie und Erkenntnisstheorie berühren und weil die Psychologie dieser vielumstrittenen Disciplin wichtige Dienste leisten kann. Ich betrachte es daher als eine besondere Auszeichnung vor einer so illustren Versammlung gerade über diese Frage sprechen zu dürfen.

Vielleicht ist gerade vor einer internationalen Versammlung ein Wort über die Terminologie am Platze.

Unser deutsches Wort Wahrnehmung hat einen weiteren und einen engeren Sinn. Im weiteren Sinne bedeutet es alles dasjenige, was einem individuellen Bewusstsein präsent oder gegeben ist; alles dasjenige, was ein Mensch erlebt, so dass er davon weiss.

Bewusst-Sein und Wahrgenommen-Werden ist in diesem Sinne das Nämliche. Es ist klar, dass Wahrnehmung so verstanden keinen Gegensatz gegen Vorstellung bildet, sondern nur einen Gattungsbegriff im Verhältniss zum Artbegriff darstellt. Und ich glaube sagen zu dürfen, dass auch in den übrigen auf dieser Versammlung offiziell zugelassenen Sprachen ein ähnliches Verhältniss stattfindet; dass

auch perception (franz. und englisch) in diesem erweiterten Wortsinn
gebraucht wird, oder wenigstens gebraucht werden kann.

Es ist klar, dass der Begriff der Wahrnehmung in dieser allgemein-
sten Bedeutung = Bewusstseinsinhalt oder bewusstes Erlebniss überhaupt, *nicht* Gegenstand meiner Erörterung sein kann. In diesem Begriffe
der Wahrnehmung ist das, was Vorstellung genannt wird, sehr oft mit
enthalten. Denn sehr vieles von dem, was wir in unserem Bewusstsein
vorfinden (= wahrnehmen) ist durch frühere Erlebnisse verwandter
Art, die aus dem Gedächtnisse hinzutreten, mit bestimmt. Wer also
über den Unterschied von Wahrnehmung und Vorstellung handeln will,
muss jedenfalls den Versuch machen, diese sekundären Bestandteile,
d. h. das Erinnerte, aus der Wahrnehmung auszuscheiden.

Wir müssen uns vielmehr an die engere Bedeutung des Wortes
halten, und es ist das diejenige, an welche der allgemeine Sprachgebrauch
denkt, wenn er Wahrnehmen und Vorstellen in Gegensatz bringt; wenn
er das, was wir wirklich wahrnehmen, von dem, was wir bloss vorstellen,
unterscheidet.

Es ist ebenso klar, dass wir ausschliessen müssen den Sprachgebrauch
derjenigen Psychologen, welche dem Worte „Vorstellung'' eine so weite
Bedeutung geben, dass es auch die Wahrnehmung in dem hier bezeich-
neten engeren Sinne mitumfasst; welche also von Gesichtsvorstellungen,
Gehörsvorstellungen, Tastvorstellungen sprechen, wo nach der hier zu
Grunde gelegten Terminologie von Gesichts- und Gehörswahrnehmungen
gesprochen werden müsste. Und ich will gleich bemerken, dass dieser
Sprachgebrauch viel zu der Unsicherheit beigetragen hat, welche in
Bezug auf das Verhältniss zwischen Wahrnehmung und Vorstellung
herrscht.

Dem naiven und normalen Bewusstsein macht diese Unterscheidung
keine Schwierigkeit: sie ist für ein solches Bewusstsein gleichbedeu-
tend mit dem Unterschied zwischen Wirklichem und Gedachtem, Ein-
gebildetem, Erinnertem; und die Fähigkeit, zwischen Wahrnehmungen und
Vorstellungen zu unterscheiden, pflegt man gewöhnlich als ein Kriterium
geistiger Gesundheit anzusehen. Auf der anderen Seite aber zeigen zahllose
Erfahrungen aller Art, dass diese Grenze nicht in allen Fällen eindeutig
bestimmt ist; dass beständig Vertauschungen vorkommen, Vorstellungen
für Wahrnehmungen, Wahrnehmungen für Vorstellungen gehalten werden.

Und hier liegt also das Problem, welches ich zu besprechen habe: Das
Verhältniss zwischen Wahrnehmung und Vorstellung ist dann begriffen,
wenn aus allgemeinen Bewusstseinsgesetzmässigkeiten sowohl die Unterscheidung als die Verwechslung der beiden psychischen Vorgänge und
ihrer Inhalte verständlich gemacht werden kann.

Man könnte versuchen, dabei rein deskriptiv zu Werke zu gehen.

Gewisse Unterschiede scheinen zu auffällig um übersehen werden zu
können. Das Wahrgenommene, d. h.: sinfällig Gegebene, ist in den Regel
dem Vorgestellten an Klarheit, Bestimmtheit, Deutlichkeit, und unter
gewöhnlichen Umständen auch an Konstanz, an Reichtum der Teile, der
Beziehungen überlegen.

Noch Hume hat seine berühmte Unterscheidung von „impressions" und „ideas" — der Unterscheidung von Wahrnehmung und Vorstellung durchaus verwandt — auf diese Momente gegründet. Heute werden wohl wenige Psychologen daran zweifeln, dass diese Kriterien zwar nicht falsch, aber unzureichend sind.

In einer grossen Anzahl von Fällen und für viele Menschen zutreffend, lassen sie für andere doch im Stich. Wir wissen, dass es fast unzählbare Abstufungen in der Klarheit und Deutlichkeit gibt, mit welcher Vorstellungen, d. h.: Erinnerungs- und Phantasiebilder, einem Bewusstsein gegenwärtig sein können; dass die menschliche Begabung in dieser Hinsicht sehr reich spezifiziert ist; dass grosse Lebendigkeit und Klarheit der Vorstellungen auf *einem* Gebiet, z. B. des Gesichts oder Gehörs, mit Schwäche und Verworrenheit auf anderen Gebieten Hand in Hand gehen kann.

Wir wissen, dass es vorgestellte Inhalte von solcher Kraft und Bestimmtheit gibt, dass sie mit Wahrnehmungsinhalten erfolgreich konkurrieren (die Erscheinungen der *Halluzination*) und mehr enthalten, als in irgend eine Wahrnehmung je gegeben werden kann. (*Künstlerphantasie*).

Wir wissen endlich auch, dass in vielen Fällen die Wahrnehmung die ihr zugeschriebene Bestimmtheit und Deutlichkeit nur durch die Mitwirkung von Vorstellungen empfängt, welche in die wahrgenommenen Inhalte mit einfliessen und dass diese Mitwirkung von Vorstellungen unsere Wahrnehmungen gar oft nicht nur verdeutlicht und klärt, sie überhaupt erst zu etwas Bestimmtem macht, sondern die Empfindung, (d. h.: das auf dem Wege sensorischer Bahnen erregte Gebilde) häufig auch umbildet, verzerrt, — wir haben eben nur mit feinem Worte anzudeutende Reich der *Illusionen*, der sogenannten Sinnestäuschung, des Hineinphantasierens unserer Erinnerungen und Gedanken in die Empfindung; und wir wissen endlich auch aus dem Symptomenkomplex der *Hysterie*, dass Wahrnehmungen, welche auf Grund normaler Reizvorgänge entstehen müssten, durch rein centrale Reaktion, durch Vorstellungen, ganz oder teilweise ausgeschaltet oder verdeckt werden können.

Gerade die Beobachtung dieses Verhältnisses zwischen Wahrnehmung und Vorstellung, diese beständige Interpretation der Wahrnehmung durch die Vorstellung, ist es gewesen, welche den Anlass gegeben hat, um in der vorhin schon berührten Weise, die Vorstellung überhaupt an die Stelle der Wahrnehmung zu setzen.

Aus diesen Gründen kann man sagen: Wenn das Bewusstsein nur auf diese immanenten Unterschiede angewiesen wäre, so würde die Unterscheidung zwischen Wahrgenommenem und Vorgestelltem zwar nicht ganz unmöglich sein, aber in vielen Fällen arg ins Schwanken kommen.

Diesen Sachverhalt hat, wie ich glaube, Niemand schärfer und klarer bezeichnet als Hippolyte Taine, wenn er in seinem ausgezeichneten Buche „De l'intelligence" Wahrnehmung und Vorstellung unter den Gattungsbegriff der „Halluzination" zusammenfasst und die Wahrnehmung durch das Prädikat der „wahren Halluzination" auszeichnet.

Zu demselben Ergebniss wird man geführt, wenn man den Versuch macht, an Stelle der rein deskriptiven Betrachtung eine *genetische* treten zu lassen.

Man könnte sagen: Wahrnehmung ist dasjenige, was durch Vermittlung von Sinnesorganen vermöge der Einwirkung von Reizen im Bewusstsein entsteht und die Beschaffenheit dieser Reize in irgend einer spezifischen Form, in irgend einer Symbolik, nachbildet. Vorstellung ist dasjenige, was ohne Sinnesorgane und ohne auf solche ausgeübte Reize im Bewusstsein entsteht und Reize nicht direkt sondern indirekt, nämlich durch Gedächtniss und Erinnerung nachbildet.

Allein auch so ergeben sich auf dem Boden des individuellen Bewusstseins keine Kriterien. Denn ob Reize da sind, kann das Individuum immer nur danach entscheiden ob eine Bewusstseinsänderung entsteht. Wenn nun ungewiss ist, ob wir es mit einer Wahrnehmung oder Vorstellung zu tun haben, so kann die Berufung auf den Reiz nichts nützen: wir können den Reizvorgang und unseren Bewusstseinsvorgang nicht direkt confrontieren.

Auch die Berufung auf die Tätigkeit unserer Sinnesorgane und unser unmittelbares Wissen um diese ist nicht entscheidend. Der psychophysische Mechanismus verlegt mit zwingender Notwendigkeit jede Vorstellung in das Sinnesgebiet der Wahrnehmungen, von welchen sie eine Kopie ist und es ist in vielen Fällen sehr schwer zu entscheiden, ob das Organ wirklich durch *Reize* in Anspruch genommen ist, oder nur durch eine von den nervösen Zentren her erfolgte *Projektion*.

Deren Tätigkeit aber ist bei der Wahrnehmung sowenig wie bei der Vorstellung auszuschalten. Wenn die sensible Leitung im Zentrum unterbrochen, oder die zu einem peripher gelegene Organ gehörige Kortikal-Partie erkrankt oder zerstört ist, so findet keine Wahrnehmung statt, trotz völlig normaler Reizvorgänge. Und umgekehrt: auch wo alle peripherischen Reize fehlen, können durch blosse Erregung der Zentren Bewusstseinserscheinungen auftreten, welche Wahrnehmungen oft täuschend ähnlich sehen. Und durch Vorkommnisse solcher Art wird auch die Grenzlinie unsicher, welche in vielen Fällen durch das Zusammenwirken mehrerer Teile des Sinnesapparates zwischen Wahrnehmung und Vorstellung gezogen wird — indem, sagen wir, das Gesicht die Gehörseindrücke mit seinen Mitteln bestätigt, weil es den Tonerreger sichtbar macht; indem der Tastsinn helfend beispringt, und unter Umständen auch Geschmack und Geruch mitwirken. Hochwichtig wie diese Konkordanz der Sinne ist, um den Wahrnehmungscharakter eines Erlebnisses entweder sicherzustellen, wenn sie da ist, oder fraglich zu machen wenn sie fehlt, wird sie doch unter Umständen in ihrer Bedeutung herabgemindert durch die Tatsache, dass auch halluzinatorische Zustände auf verschiedenen Sinnesgebieten zusammen wirken können; dass manchmal ein Wettstreit zwischen peripher Erregtem und zentral Erregtem stattfindet; und dass auch zentrale Erregungen unter Umständen dem ablenkenden Einfluss des Willens Widerstand leisten und mit derselben Gewalt unabänderlich gegebener Tatsachen

auftreten, wie die Wahrnehmung. Endlich möchte ich der Vollständigkeit halber wenigstens daran erinnern, dass es ja auch Wahrnehmungen
(im engeren Sinne) von Erlebnissen gibt, die nicht auf sinnliche Reizung
zurückgehen und doch keine Vorstellung, d.h.: nichts Erinnertes sind.
Schon David Hume hat in seiner berühmten Unterscheidung von impressions und ideas darauf hingewiesen und den Terminus impression
auf Alles angewendet, was unmittelbar erlebt, d.h.: nicht erinnert wird.
Dies kann natürlich ein Gefühl, eine Leidenschaft (Zorn, Mitleid, Liebe)
sein; auch ein Wille, ein Entschluss, ein Vorsatz wird von HUME
ausdrücklich und sehr richtig als eine impression bezeichnet, und es
ist ohne weiteres klar, dass solche Wahrnehmungen (= unmittelbare,
nicht erinnerte Erlebnisse) aus Vorstellungen, Erinnerungen, Gedanken
hervorgehen können, welche, wie ich hier nicht weiter auszuführen
brauche, eine ausserordentlich reiche Quelle von Gefühls- und Willens-
vorgängen sind.

Für das gewöhnliche Bewusstsein ist es geradezu ein Kriterium für
die geistige Gesundheit, ob ein Mensch die Unterscheidung zwischen
seinen Wahrnehmungen und seinen Vorstellungen zu machen versteht.
Vor Halluzinationen ist Niemand geschützt; wir alle erleben sie im
Traume; von vielen Künstlern wissen wir, dass sie die Schöpfungen
ihrer Phantasie mit halluzinatorischer d.h.: vollkommener sinnlicher
Deutlichkeit erleben; und dass es einem der nüchternsten und trocken-
sten Aufklärer, dass es Nikolai passieren musste, in Folge eines unter-
bliebenen Aderlasses an visionären Erscheinungen grösster Deutlichkeit
zu leiden, ist bekannt. Aber der Mensch, der seine Traumerlebnisse
mit Wacherlebnissen verwechseln und in Eins verschmelzen würde, der
Künstler, der die selbst geschaffenen Gestalten für Wirklichkeit nähme,
der Visionär, der an seine Gesichte glaubt, der Mensch, welcher die Welt
seiner Wahrnehmungen allenthalben mit subjektiven Vorstellungsgebilden
durchsetzen würde, — sie alle werden nicht nur vom gemeinen Bewusstsein, sondern auch von der Wissenschaft aus dem Bereiche des Normalen
ausgeschlossen u. s. z. s. vor eine andere Sektion dieser illustren Versammlung gewiesen.

Wenn nun Leben wie Wissenschaft mit der grössten Bestimmtheit
den Unterschied zwischen Wahrnehmung und Vorstellung machen und
auf die Fähigkeit, dieses Unterschiedes bewusst zu werden eine praktisch
und theoretisch so wichtige Bestimmung, wie die des psychisch Normalen und psychisch Abnormen gründen, so muss in meiner bisherige
Analyse die kein durchschlagendes Kriterium aufzuzeigen im stande
war, ein entscheidender Faktor übersehen worden sein. NIETZSCHE hat,
einmal das wahre Wort gesagt: „Schlimm, schlimm! Was man am sorg-
fältigsten, am mühevollsten zu beweisen hat, ist das Selbstverständliche.''
Und dieses Selbstverständliche möchte ich nun aufzeigen.

In Folge der rein analytischen Methode, welcher ein grosser Teil der
modernen Psychologen huldigt, hat man die Kontinuität im psychischen
Leben übersehen; und in Folge der überwiegenden Betonung der

Individual-Psychologie vielfach ausser Acht gelassen, dass das Individuum aus dem Individuum gar nicht erklärt werden kann, weil die ganze Entwicklung des Individuums nur aus der Gesellschaft und durch die Gesellschaft verstanden werden kann.

Und wenn man in der Regel die Bedeutung des sozialpsychischen Faktors erst bei der Sprache beginnen lässt, so möchte ich Ihre Aufmerksamkeit darauf richten, dass schon jene elementare und dabei so fundamentale Unterscheidung von Wahrnehmung und Vorstellung nur aus dem sozialen Faktor völlig verstanden werden kann.

Denken wir uns das Individuum isoliert — wenn bei einem solchen überhaupt von geistiger Entwicklung die Rede sein könnte — so würde bei einem solchen Wesen die Unterscheidung zwischen seinen Wahrnehmungen und Vorstellungen immer schwankend sein. Gedanken, Einbildungen, würden ihm zu Wirklichkeiten und die Wirklichkeit wäre mit Vorstellungen durchwachsen. Die beiden Gebiete würden ineinanderfliessen. Man kann das im strengen Sinne nicht experimentell zeigen, weil man keinen Menschen in sozial-luftleeren Raum versetzen kann. Aber bekannte Tatsachen, die sich diesem Experiment wenigstens asymptotisch nähern, sprechen deutlich genug. Der einsame Träumer, der weltfremde Mensch zeigen wenigstens Neigung zu solcher Vertauschung; Gespenster sieht man in der Einsamkeit; und im Traume — der Jeden, auch den grössten Skeptiker, davon überzeugt, dass seine Vorstellungen Wahrnehmungen seien — ist der Mensch wirklich mit sich allein, und wenigstens auf einige flüchtige Momente in jenen Zustand völliger Isoliertheit versetzt.

Ganz anders bei dem innerhalb einer Gemeinschaft lebenden Menschen. An dem was seiner Umgebung mit zugänglich ist, besitzt er ein nie versagendes Kriterium für den Wahrnehmungscharakter seiner Erlebnisse. Und diese Bestätigung ergibt sich in zahllosen Fällen des alltäglichen Verkehrs ebenso ungesucht als sie in zweifelhaften Fällen eifrig eingeholt wird. Ihr Ausbleiben aber erschüttert in der Regel den Glauben an die Wahrnehmung und verwandelt die Wahrnehmung in eine Vorstellung, d. h.: in ein bloss subjektives, lediglich innerhalb des Individuums sich abspielendes Erlebniss. Ueber Wahrnehmungen ist es sehr leicht sich zu verständigen: ungeachtet gewisser individueller Differenzen überwiegt das Identische. Ueber Vorstellungen, Erinnerungsbilder, ist es sehr schwer sich zu verständigen: man kann sie gar nicht unmittelbar in einem Andern entstehen lassen, sondern muss sie auf Umwegen, durch Worte, Beschreibungen gewissermassen hervorlocken: in dem was dann kommt, überwiegen die individuellen Unterschiede.

Daher die unermessliche Bedeutung der (im weitesten Sinne des Wortes) anschaulich zu machenden Tatsache, des ad oculos Demonstrierens, des Anschauungsunterrichts überhaupt; daher erweitert sich der Unterschied zwischen dem Wahrgenommenen und dem Vorgestellten zu dem Unterschied zwischen Wirklichem und Gedachtem, oder zwischen extramentalem und mentalem Sein. Denn was unter bestimmten Bedingungen in individuell getrennten Organisationen übereinstimmend zum Vorschein kommt, das muss auf etwas zurückgehen, was jenseits der Individuen und ihres rein psychischen Zusammenhanges liegt. Und hier wurzelt in Tatsachen der intersubjektiven oder sozialen Psychologie der erkenntniss-theoretische Grundbegriff der objektiven oder äusseren Welt — dasjenige, dessen Veränderungen eine unbestimmte Vielheit von Individuen auf eine übereinstimmende Weise erfahren. Der Gegensatz des Mentalen und des Extramentalen reicht freilich in das Gebiet der Wahrnehmung selbst hinein, wie der der deutschen Ausdrucksweise geläufige Doppelbegriff der äusseren und der inneren Wahrnehmung zeigt. Nur das was man äussere Wahrnehmung nennt, fällt mit dem Extramentalen zusammen: d. h.: es ist Wahrnehmung von etwas ausserhalb des individuellen Bewusstseins Vorhandenen. Die innere Wahrnehmung (eines Affekts z. B.) teilt die Eigenschaften der Vorstellung insoferne, als sie nicht unmittelbar von Anderen wahrgenommen, nicht auf überein-stimmende Weise in einem Andern erzeugt werden kann; aber sie unterscheidet sich von der Vorstellung dadurch, dass sie kein erinnertes sondern ein unmittelbares Erleben ist. Dieser Unterschied, z. B. zwischen einem Affekt an den wir uns *erinnern* (d.h. den wir vorstellen) und einem solchen den wir unmittelbar *erleben*, ist für das individuelle Bewusstsein vollkommen deutlich — ausser sofern er bisweilen durch die Tatsache verwischt wird, dass erinnerte Gefühle sehr leicht in wirkliche Gefühle übergehen.

Hier versagt also das soziale Kriterium und es bleibt nichts übrig als das unmittelbare individuelle Bewusstsein des Unterschieds im einzelnen Falle. Auch dies ist erkenntnisstheoretisch von Wichtigkeit, denn es verstärkt die Scheidung zwischen dem inneren Erlebniss und der äusseren Tatsache, dem psychisch-neurologischen Prozess und Geschehen in der Umwelt, das als Reiz wirkt.

Diese Scheidung ist durch das Individuum für sich allein nicht mit Sicherheit zu bewirken. Der Gegensatz von Aussenwelt und Innenwelt, von Wirklichem und Gedachtem, ist ebenso wie der Gegensatz von wahr und falsch, von gut und böse, nur in einer Gemeinschaft möglich. Erkenntniss ist ebenso wie Sittlichkeit im tiefsten Grunde ein soziales Phänomen.

DISCUSSION.

Prof. Dr. SOMMER (Giessen)

sieht das Wesentliche der Auffassung JODLS in der *sozialen* Wendung, die er dem Unterschiede von Wahrnehmung und Vorstellung giebt.

Prof. Dr. HEYMANS (Groningen)

kann das soziale Moment nur als sekundär anerkennen, da es die Wahrnehmung fremder Individuen voraussetzt, und weist auf die Bedeutung des Fehlens einer bewussten Ursache für die Wahrnehmungsinhalte hin.

Dr. F. JODL.

Beiden Herren, welche in der Discussion das Wort ergriffen haben, bin ich für vielfältige Anregungen sehr verpflichtet. Zur Sache möchte ich bemerken, dass es mir hauptsächlich darauf angekommen ist, den Begriff der Aussenwelt, von der Reize ausgehen, aus meinen Erörterungen zu eliminieren, weil dieser Begrif — ob mit, ob ohne Recht mag hier unentschieden bleiben — so viele Gegner in den Reihen der heutigen Philosophen hat. Mit Recht hat Hr. HEIJMANS gesagt, dass auch die Vielheit der Individuen auf diesen Begriff hinführe, aber dennoch steht für jeden, der nicht streng solissistisch denkt, die Tatsache der Existenz anderer Individuen fest. Die Hilfsmittel immanenter Unterscheidung, auf welche hingewiesen wurde, in Abrede zu stellen, lag mir natürlich ganz fern; ich erkenne sie alle an und halte sie für sehr wichtig. Aber ich wollte zeigen, dass sie in manchen Fällen auch alle versagen können, und dass dann das sociale Kriterium ausschlaggebend wird. Im übrigen möchte ich betonen, dass die Natur alle ihre — sit venia verbe — Zwecke auf vielfache Weise sichert und dass ein Zweck von so fundamentaler Bedeutung, wie die im Erkenntnis theoretischen ätiologischen Sinne gleichwichtige Unterscheidung von Wahrnehmung und Vorstellung von der Natur durch einen ganzen Komplex von Mitteln gesichert wird, und dass in der Art und Weise ihres Zusammenwirkens, abgesehen von der Verschiedenheit der Veranlassungen, auch grosse Differenzen der Individualitäten bestehen.

2^d Rapporteur: Dr. Ch. A. MERCIER.
M. B., F. R., C. P., Professor of Psychiatry (Londres).

Percept and Idea (Image).

Lu par le Dr. CONOLLY NORMAN (Dublin).

By perception is to be understood the mental appreciation of a material object through the organs of sense. Perception always implies presentation to a sense organ, and the combination of the presented mental state with represented states so as to produce the conviction of the presence, then and there, in the neighbourhood of the perceiver, of a material object. Idea or image may be provisionally defined as a percept deprived of its presented element. The deprivation of the presentation implies and involves the deprivation of certain other elements, but the main difference between Percept and Image is the presence in the former of presentations to sense which are absent in the latter.

If I see and identify or classify a material object, I have a Percept of that object, and seeing and identifying or classifying of the object as such or such, or of such or such kind, is a process of Perception. If I now close my eyes and represent to myself the object as I perceived it, this representation is an Image or Idea of the object. The differences between Percept and Image are great and numerous, but psychologists are not agreed as to what these differences are. If we postulate existence external to the mind, the difficulties are not great, and there would probably not be much disagreement, but if we pay regard to the subjective aspect alone, and restrict our consideration to the content of the mind, paying no regard to the correspondence between this content and existences external to the mind, then the difficulty of identifying the distinctive between Percept and Image becomes considerable.

The process of Perception is a precipitation or crystallisation, as it were, of memories upon a presentation to sense. The sense impression calls up by association memories of previous like experiences, and, round every one of these previous like experiences clings a cluster of associated experiences which are now transferred to, and imposed upon, this new experience; so that the sense impression is but the care or nuclens of the percept, and may be but a very small part of it quantitatively, though without the nuclens of sense impression no percept could exist.

Supposing the sense impression to be visual, then what reache the mind through the sense organ is a patch of colour having various degrees of brightness or vividness in its various parts. To this patch of colour the mind instantly adds a mass of other qualities which it has found in previous experiences to be associated with similar patches of colour. In the first place, the patch of colour, is externalised, and is regarded as belonging to an object in the word outside the perceiving person. Next, it is invested with outline, form, weight, resistance, position, distance, size, &c. These qualities are arrived at by a process which was originally ratiocinative, and consisted in a comparison of the existing experience with previous experiences in which the existence of these qualities had been verified by locomotion, touch, pressure, &c., but the process is now abbreviated and consolidated into an instantaneous mental act that we call perception.

So few all psychologists would probably agree, but it is manifest upon a little consideration that the frequency with which qualities have been associated in experience with appearances varies very much with different qualities, and those only are said to be perceived to belong to a certain appearance which have been associated invariably and with great frequence. Those which have been seldom found so associated, may or may not be added to the constitution of the percept, and those which have been found sometimes present and sometimes absent from that appearance will be added, if at all, with doubt and hesitation. This, if I have a sense impression which leads me instantly to invest the object that produces this sense impression with the qualities of, say, a cushion; I perceive that it is square, that it is plump, that it is in a chair before me, that it is three yards away, and that it is a foot and a half across. All these inferences are drawn instantaneously, and without the recognition that they are inferences, so rapid, so complete and so void of hesitation in the act. But may I say that I *perceive* that it is a soft cushion? or must I call the attribution of this quality an inference? That depends entirely on the rapidity and the certainty with which this inference is drawn; and these depend again upon the number and uniformity of my previous experiences of cushions. If its edges are thick and its solid angles right angles; if it has depressions on its surface that I know by previous experience are, and therefore instantly perceive to be, due to strings stitched through from surface to surface, then I infer that it is a hard cushion; and whether this inference is or is not a percept depends on the rapidely and certainty with which I arrive at it, and this again on the number and uniformity of my previous experiences with cushions. But suppose it is a fat cushion with rounded surfaces and sharp angles, can I say that I *perceive* it is stuffed with feathers? This depends. If I am a cushion maker, or have otherwise had very many experiences of cushions of this appearance and have invariably found them stuffed with feathers, then I may properly be said to perceive this quality in the cushion; but if my experiences of cushions have been few, and I have known nothing about the materials used for stuffing them, I do not perceive, I may be unable even to infer, that the cushion is stuffed with feathers. If, thus non-perceiving, I handle the cushion, and through its thin integrement feel what seem to me to be feathers, I may make the formal inference, which now has no title to be called a percept. Perception, therefore, is the instantaneous investment of the object producing a sense impression with the qualities which have been found in experience invariably associated with similar objects. The number and kind of qualities thus vested in the object will vary with the previous experience of the perceiver. A watchmaker may perceive at a glance that a certain watch is of Swiss manufacture; a person ignorant of watches may be unable even to infer this quality; while a person who knows a little about watches may be able to arrive at the conclusion by a process of formal inference, and the conclusion may be right or wrong. Thus Perception graduates into Inference.

The Idea or Image of an object is primarily a memory of the percept of the object. As with a percept, the nuclens of the image is a sense-impression; but it is a remembered sense impression or representation, not an actual sense-impression or presentation. The memory of the sense impression need not be, and very rarely is, that of an individual sense impression. It may be, and in the vast majority of cases it is, the generalised memory of many experiences in which similar sense impressions have occured. What we remember, in picturing an Image, is not the sense-impression, but the percept; that is to say, the object invested with certain qualities. Even if the image is of a single individual object, this object has usually, supposing the image to be visual, been experienced at different distances, from different points of view, in different circumstances; and what is remembered as the image, is not the object as it appeared on one such occasion, but a generalised memory of the object compounded in various proportions of the various experiences in which it has been witnessed.

The first, most salient and most distinctive difference between a percept and an image is, of course, the presence in the percept and the absence from the image of an actual presentation to sense. In both, the qualities are grouped about a nuclens, but this nuclens is, in the percept, a presentation, in the image a representation. It must be borne in mind that, while, in the image, the whole of the qualities with which the image is invested are memories; in the percept also the vast majority of the qualities are memories, The nuclens of presentation is a very small part of the percept, but it is not only an inseparable part, it constitutes in itself an adequate differentia from the Image.

Though this differentia is adequate in itself, it is not the only differentia between the percept and the image. The percept is strictly conditional on the validity and adjustment of the sense organ. If the eye is obscured by cataract or if the lids are closed, the percept cannot exist. The Image is not so conditioned. Its appearance is dependent on no condition of the sense organ. The percept is externalised as real; as pertaining to an object then and there within the purview of the senses and having a definite and patial relation to the body of the perceiver. The Image, though externalised in a sense, that is to say though the qualities are clustered round a nuclens that exist in the objective division of mind, and though regarded as the Image of an actual or potential object, is not necessarily regarded as pertaining to or representing an object then and there within the purview of the senses. So much is clear and incontestable, and, as long as we regard percept and image as relating is existences outside the mind, there is little ground for controversy.

It is when the two are regarded as mental existences solely, and without reference to objects external to the mind, that differences of opinion arise. Thus regarded, it seems that the superior vividness of the presentation in the percept must always be the most conspicuous difference between percept and image. It is true that in morbid states of mind the Image may attain a vividness equal to that of a Percept, and that there the distinction fails, but then also the consciousness of a distinction also fails, and the Image is mistaken for a Percept : — there is hallucination. I do not think that this viliates at all the distinction : in the contrary, it seems to me corroborative. In such cases, Image becomes indistinguishable from Percept — becomes for practical purposes a Percept, though an erroneous one. Erroneous, not because of error in the ratiocinative or imagining or perceiving process, but because of error in the sensory process.

It has lately been contended by Professor GOTCH that the true differentia from an introspective point of view between Percept and Image lies in the fact that in the history of the Image there are mental antecedents as well as mental accompainments and consequents ; while in the history of the Percept there are mental accompainments and consequents only, but no antecedents anterior to the presentation. While this seems a valid distinction, it can only be, I think, a minor distinction, and it seems to me of very small importance compared with (a) the superior vividness of nuclens of the percept; (b) the dependence of the percept on known sensation ; (c) the unconquerable objectifying of the percept, and the attribution of it to a real external existence then and there present. This attribution seems to me an inseparable part of Perception, and it is quite germane to the introspective issue, for the attribution is a purely mental process, and may be ascertained introspectively without any necessary postulation of external existence.

In certain cases, but in certain cases only, image may be distinguished from percept by the attribution to the former of qualities which cannot be attributed to percept because their existence would be inconsistent with, and instantly contradicted by sense impression. I can form the image of a man with an arm growing out of the top of his head, or the middle of his neck, but I cannot have a percept of such an object ; and if I were to try to invest my percept of a man with such a quality, the sense impression would at once contradict and nullify the attribution. The test is not, however, of very wide applicability ; for an object, whether perceived or imagined, may be invested with qualities which it may or may not possess, and the testimony of sense may be inapplicable, as when we invest with a specific colour some element which is known in compounds only ; or the testimony of sense may be uncertain as in the case of the Canals in Mars.

Association gegensätzlicher Begriffe.

Prof. DE BOER (Amsterdam).

Von den Herren Prof. Thumb und Marbe in ihrer Schrift „Experimentelle Untersuchungen über die psychologischen Grundlagen der sprachlichen Analogiebildung" Leipzig 1901, auf Seite 34 und 54 ist in Bezug auf die Richtung der Association ein Unterschied statuiert worden zwischen den Zahlwörtern und den gegensätzlichen Begriffen, wie Vater-Mutter u. s. w. Referent sucht diesen Unterschied näher zu bestimmen und zwar mit Rücksicht auf die gegensätzlichen Begriffe, Aus eigenen Versuchen bringt er Material bei zur Stütze seiner These: Die Association gegensätzlicher Begriffspaare ist keine absolut gegenseitige, sondern verläuft am häufigsten und auch wohl am leichtesten in der von der Sprache bevorzugten Folge ihrer Glieder. Einige Beispiele aus eigener Untersuchung werden dafür angeführt. Bei 10 Versuchspersonen ergaben 17 Begriffspaare, wie Vater-Mutter u. s. w., 66 Associationen in der von der Sprache bevorzugten und 48 in der umgekehrten Richtung. Damit sind aber auch die von Thumb und Marbe mitgeteilten Tatsachen in schönster Uebereinstimmung, wie aus Folgendem erhellt. Sie erhielten nämlich von ihren 8 Versuchspersonen auf das

Reizwort.			Reizwort.		
Vater	5 mal	Mutter,	Mutter	3 mal	Vater
Sohn	2 ,,	Tochter,	Tochter	1 ,,	Sohn
Bruder	6 ,,	Schwester,	Schwester	4 ,,	Bruder
Vetter	5 ,,	Base,	Base	3 ,,	Vetter
dieser	6 ,,	jener,	jener	4 ,,	dieser
hier	6 ,,	dort,	dort	5 ,,	hier
dann	6 ,,	wann,	wann	5 ,,	dann
essen	6 ,,	trinken,	trinken	1 ,,	essen
fahren	5 ,,	reiten,	reiten	3 ,,	fahren
lesen	5 ,,	schreiben,	schreiben	4 ,,	lesen
Zus. 52 Ass.			Zus. 33 Ass.		

Also fast genau dasselbe Verhältnis, wie oben.

Referent stellt dies Ergebniss zusammen mit der mehrfach schon beobachteten Tatsache, dass Associationen nach vorwärts leichter und häufiger stattfinden als solche rückwärts. Es handelt sich in vielen Fällen wohl um mehr oder weniger reine Wortassociationen, wobei die Bedeutung ganz oder fast ganz zurücktritt.[1]

---

[1] Ein Artikel über gegenseitige Wortassociation, auf ein grösseres Material sich stützend, erscheint in Ebbinghaus' Zeitschrift.

CLEMENT CHARPENTIER
Avocat à la cour d'appel (Paris).

Un cas de simulation de folie.
Essai de Psychologie criminelle.

Cette communication sera envoyée aux membres séparément.

Séance Jeudi 5 septembre
le matin 9 heures.

Président d'honneur: P. JANET (Paris).
Président: G. HEYMANS.
Secrétaire: E. WIERSMA.

IV Rapport. **La Fonction secondaire.**

Rapporteur: Dr. O. GROSS.
Privat-docent de Psychiatrie (Graz).

Die cerebrale Sekundärfunktion.
Autoreferat.

Die Aufstellung des Begriffes „S e k u n d ä r f u n k t i o n" ist die Formulierung der Wahrnehmung, dass hinter allen Tatsachen der „K o n s t e l l a t i o n"
ein g e s e t z m ä s s i g e s und gesetzmässig v a r i a b l e s Prinzip
besteht. Der Ausdruck „Sekundärfunktion" ist auf die m a t e r i e l l e n
Elemente bezogen, die wir als Träger der einzelnen psychischen I n h a l t e
zu denken haben — genauer gesagt, deren „P r i m ä r f u n k t i o n" das
Aktuellwerden eines psychischen Inhaltes bedeutet. „Sekundärfunktion"
soll den wirkenden Zustand d e r s e l b e n Elemente bezeichnen, die sich
der Primärfunktion j e d e s m a l u n m i t t e l b a r n a c h f o l g e n d a n-
s c h l i e s s e n und ihren k o n s t e l l i e r e n d e n Einfluss bedeuten, d. h.
das Uebermitteln nervöser Energie in den gebahnten Associationen, das
Uebertragen einer erleichterten associativen Ansprechbarkeit auf alle diejenigen psychischen Inhalte, die associativ zusammengehören mit jenen
anderen, die eben gerade in Sekundärfunktion stehen. Mit andern Worten
die Sekundärfunktion ist jene Tätigkeit eines psychophysischen Elements,
durch die es sich jedesmal zum jeweiligen Leitmotiv des associativen
Geschehens macht.

Im Gegensatz zum einfachen Konstellationsbegriff, ist durch die Formulierung der „Sekundärfunktion" die Möglichkeit gegeben, das T y p i s c h e
und t y p i s c h V a r i a b l e im p h y s i o l o g i s c h e n Wirken der funktionellen Elemente herauszuheben. Die „Sekundärfunktion" ist v a r i e r b a r,
der Intensitätsgrad der Funktion bedeutet eine Skala in ihrer Kraft- und
Wirkungsdauer. So wird der Begriff zur F r a g e s t e l l u n g b r a u c h b a r;
wir fragen einerseits nach der Sekundärfunktion bestimmter I n h a l t s-

kategorien, andererseits nach den Variationen der Sekundärfunktion
bei den verschiedenen Krankheitsformen und individuellen
Charakteren.

Die einzelnen psychischen Inhalte stehen um so intensiver und um
so länger in Sekundärfunktion, je mehr Affektwert sie vertreten,
je schärfer sie dem biologischen Gleichgewicht entgegenstehen — und
andererseits, die Sekundärfunktion eines psychischen Inhaltes wird um so
geringer, je mehr ihn der psychische Organismus sich assimiliert
hat, d. h. also zunächst einmal mit dem Uebergang zum lustbetonten
Inhalt und weiterhin zum psychischen Automatismus.

Die Sekundärfunktion der verschiedenen Inhalte ist also graduell
genau dem Affektwert proportional — soweit der Affektwert nicht so
sehr den introspektiv empfundenen Grad der Gefühlserregung repräsentiert,
als noch vielmehr die biologische Bedeutung eines gesetzten
Reizes und der entsprechenden Reaktion.

Der Sekundärfunktion eines Inhaltes entspricht die
Konzentration des psychischen Organismus auf diesen
Inhalt und die entsprechende Hemmung seiner gesamten
sonstigen Betätigung. Die abgestuften Quantitäten der Sekundärfunktion verschiedener Inhalte vertreten den Einfluss des affektiven Momentes auf den gesamten Ablauf des associativen Geschehens.

Des Weiteren: wie nun das affektive Moment in seiner Gesamtheit das
individuell Variable $\varkappa \alpha \tau \ \dot{\epsilon} \xi o \chi \dot{\eta} \nu$ bedeutet — so prägt sich diese individuelle Variabilität im Quantitätsverhältnis der Sekundärfunktion
zum biologischen Wert der affektiven Reize.

Den Individualverschiedenheiten der affektiven Regulation entspricht
ein individuell verschiedenes Verhalten der Sekundärfunktion —
genauer gesagt, der individuelle Typus der affektiven Regulation ist
wesentlich durch relative Intensität und Dauer der Sekundärfunktion bestimmt.

So zeigt sich hinter einer reichen Formenfülle die einheitlich
graduelle Skala der individuell variablen Sekundärfunktion. Die
quantitative Variabilität der Sekundärfunktion führt
so als eine continuierliche Reihe von einem pathologischen Extrem und durch die ganze reich nuancierte
Fülle normaler Individualität hindurch zum andern
pathologischen Extrem. Die Analyse funktioneller Typen, die
über dieser langgeschlossenen Reihe in zahllosen Variationen entstehn —
das ist die klinische Psychologie der Sekundärfunktion.

Wir gehen nun wieder zum biologischen Moment und seinen dynamischen Modalitäten zurück. — Der Intensität und Dauer der Sekundärfunktion entspricht die Vertiefung und Zeitausdehnung der psychischen
Konzentration: so lange ein bestimmter Inhalt in Sekundärfunktion
steht, so lange beherrscht er das psychische Geschehen durch eine relativ
erhöhte associative Ansprechbarkeit des zugehörigen
associativen Gebietes. Die Steigerung der Sekundärfunktion
bedeutet ein gesteigertes Verharren beim „Thema", die Minde-

rung der Sekundärfunktion bedeutet die Erleichterung des Wechsels. Die „Kontraktivkraft" der Psyche, die Notwendigkeit oder Fähigkeit des Zusammenhaltens der Associationen nach Mass der Sekundärfunktion bestimmt die relative Tiefe und Breite des Bewusstseins (Tiefe und Breite in umgekehrter Proportion!), d. h. nach der einen Seite die Zahl der Associationen zum einzelnen Thema und nach der andern die Zahl der Themata, die das Bewusstsein in der Zeiteinheit verarbeiten kann.

Der Ausdruck der grösseren Intensität und Dauer der Sekundärfunction ist also die Tiefe, der Ausdruck der geringeren die Breite des Bewusstseins. Breite und Tiefe des Bewusstseins sind umgekehrt proportional; sie sind als Gegensätze im Mehr und Minder der Sekundärfunktion begründet, so dass die Vertiefung des Bewusstseins auch seine relative Verengerung, die Verbreiterung auch die relative Verflachung mit sich bringt. Und so verliert sich die kontinuierliche Reihe der individuell verschiedenen Bewusstseinsweite nach ihren Enden zu in zwei entgegengesetzte pathologische Extreme, die Psychopathien mit verengtem und mit verflachtem Bewusstsein.

Die Klinik und Analyse der beiden entgegengesetzten, auf quantitativen Extremen der Bewusstseinsweite, d. h. im Grunde der Sekundärfunktion beruhenden Typen der Psychopathie erscheint mir heute als das Wesentlichste in meiner Arbeit: „Die cerebrale Sekundärfunktion", auf die ich hier statt näheren Eingehens verweisen muss. Ich möchte nur ein paar markante Momente kurz hervorheben: die Psychopathie mit verflachtem Bewusstsein entspricht als klinische Einheit dem Typus der Sanguinischen Minderwertigkeit nach Deventer — der Hypomanischen Minderwertigkeit nach Jung; die Symptomatologie geht ohne weiteres aus diesem Jung'schen Terminus hervor. Die Psychopathie mit verengtem Bewusstsein ist in der „Sekundärfunktion" als ein geschlossener klinischer Typus abgegrenzt; ihr dominierendes Symptom ist die vertiefte und verlängerte Affektbetonung. Sie steht damit in einer engen Beziehung zur überwertigen Idee — die Bildung von diesem Symptom geschieht durch die Kombination mit ideogenen Prozessen im Sinne Freud's. Ich möchte zu meiner damaligen Abgrenzung noch differenzialdiagnostisch Folgendes nachtragen: Die Psychopathie mit verengtem Bewusstsein unterscheidet sich von der Neurasthenie vor allem durch das Fehlen der Ermüdbarkeit bei geistiger Konzentration.

Die sonstige Erwähnung von einzelnen Symptomen muss durch den Hinweis auf meine Arbeit ersetzt und nur das wichtigste gemeinsame Kriterium an dieser Stelle besprochen werden. Wir haben gesagt, dass sich das affektive Regulationsmoment als Nuancierung der Sekundärfunktion auf das associative Geschehen überträgt. Und umgekehrt: verschiedenes Mass der habituellen Sekundärfunktion, d. h. verschiedene Bewusstseinsweite bedeutet verschiedene Typen der affektiven Regulation — Abnormitäten der Bewusstseinsweite bedeuten Abnormitäten der affek-

tiven Regulation. Tatsächlich sind gerade diese das wesentlich
Charakteristische der Psychopathien — beim verflachten Bewusstsein als „Nivellierung" und pathologischer Leichtsinn,
beim verengten als affektive Ueberbetonung, als ein Defekt
im korrigierendem Vergleichen, als störende oder gefährliche
Herrschaft von hypertrophischen Einzelwerten, — in beiden Formen als
unzweckmässige Regulierung der affektiven Energieverteilung, der Mass-
verhältnisse der Werte. Das ist der typisch-psychopathische Defekt in der
Hierarchie der Instinkte[1]), die affektive Kritiklosigkeit.

Ich möchte zuletzt versuchen, noch ein Problem entwickelungs-
geschichtlicher Psychologie zur Verfügung zu stellen: Ich glaube,
die gewaltige Variabilität in den individuellen Maassen der Sekundärfunktion und Bewusstseinsweite, in den Persönlichkeitsverschieden-
heiten der affektiven Regulation — das ist das Schwingen einer
grossen gestaltenden Veränderung, einer Entwickelung des funktionellen
Typus im Sinne der Vertiefung des Bewusstseins. Ich habe in
meiner Arbeit darauf hingewiesen, dass der normale Ausschlag der
Bewusstseinsweite zwei antipodische und an entgegengesetzte Bedingungen zweckmässig angepasste Typen
erzeugt. Verbreitertes Bewusstsein ist der Beherrschung vielfacher,
bunt gemischter, verbindungslos und rasch einander treibender, an sich
aber einfacher Reize gewachsen — den Lebensbedingungen primi-
tiver Kulturen. Vertieftes Bewusstsein prädestiniert den Durch-
schnittsmenschen zur spezialistischen Differenzierung, den
höher Begabten zur Vertiefung ins Geistige — in beiden
Fällen für die Forderungen der progredienten kulturellen Steigerung.
Die kulturelle Entwickelung selbst führt selectiv zur raschen Transfor-
mierung des dominierenden psychischen Typus, zur Decadence und
Evolution — zu immer grösserer Fülle der Decadence, je kraftvoller
und ergiebiger der Druck der Entwickelungsnot sich steigert. Nur wenn
ein Typus die Konstanz verliert, wenn sich die arterhaltende
Stereotypie der hereditären Uebertragung in überquellender Entartung auflöst, nur dann erscheint das Neue zunächst als ein vereinzelter Zufall
inmitten der wuchernden und zerfallenden Variationen — als Degeneration nach oben, inmitten progressiver und atavistischer Verfall-
gebilde.

Ich glaube, der seelische Organismus selber steht jetzt im Stadium
dieser produktiven Decadence. Der Typus bester Adaption von
ehemals entartet heute als eine überlebte Funktionalität zum Zerrbild als
Psychopathie mit verflachtem Bewusstsein. Und neben dem zerfallenden Rest von allzu einfacher und allzu bereiter alter Kraft häuft sich
in unvergleichlicher Fülle verzerrter Formen und morbider Farben die
Psychopathie mit verengtem Bewusstsein — das eigentliche Element
moderner Decadence — moderner Vertiefung.

---

[1]) Ein Ausdruck NIETZSCHE's, auf dessen Psychologie der Degenerierten nicht dringend
genug verwiesen werden kann.

Aus dieser Masse hebt die Selektion vereinzelte Möglichkeiten heraus, in denen eine bessere Oekonomie der psychischen Funktionen die n e u e r w o r b e n e V e r t i e f u n g des Bewusstseins und ein s t a b i l e r e s G l e i c h g e w i c h t zugleich ermöglicht. Das sind die seltenen Fälle, die als v e r t i e f t e s Bewusstsein doch wiederum in das Gebiet des N o r m a l e n gehören — verschwindend selten neben der Uebertreibung, der Psychopathie.

———————

Prof. G. HEYMANS (Groningen)

macht darauf aufmerksam, dass, neben der Sekundärfunktion, für
die Einteilung der Charaktere auch die Aktivität und die Emotionalität Berücksichtigung verdienen.

Dr. GUNNING,
Privatdozent der Pädagogik (Amsterdam)

möchte sich als interessierter Laie erlauben einige Fragen zu stellen.

1. Beruht die Behauptung des Herrn Redners, dass die Wirkung
der Sekundärfunktion geringer wird, je mehr der Bewusstseinsinhalt zum Gebiete des psychischen Automatismus übergeht, auf
experimentellen Untersuchungen? Denn von vornherein würde das
Gegenteil ihm wahrscheinlich vorkommen.

2. Ist es richtig zu behaupten, dass der Typus mit verflachtem
Bewusstsein einfachen Verhältnissen angepasst ist und wahrscheinlich im Absterben begriffen ist? Erheischt nicht grade die
moderne Kultur den Amerikanismus, das rasche Reagieren auf
jeden Reiz, die Geistesgegenwart, wenn auch ohne Geistestiefe?
Wird nicht grade durch diese moderne Kultur die Oberflächlichkeit
befördert?

3. Beim Kinde fanden wir beide Typen, mit vertieftem und mit
verflachtem Bewusstsein, sehr deutlich zurück. Wie müssen sich
Erziehung und Unterricht ihnen gegenüber verhalten? Müssen
sie die natürliche Anlage zu verstärken suchen oder ihr entgegenwirken?

Dr. OTTO GROSS (Graz).

Abweichend vom kleingedruckten Referat verlege ich den Schwerpunkt auf die Beziehungen der Sekundärfunktion zu aktuellen
Ideen und zwar speziell auf den theoretisch konstruierbaren Zusammenhang der Sekundärfunktionslehre mit der Ideoginätslehre
FREUND's. Ich halte die FREUND'sche „Verdrängung" für einen
reflektorischen Sejunktionsvorgang, der jedesmal von neuem durch
das Anschwellen der psychophysiologischen Energie geschaffen
wird (so etwa wie in den WEDELSKI'schen Experimenten an der
Nervenfaser oder in der „Erschöpfungsanlage" STADELMANN's!) —
ein Vorgang, der jedesmal im Augenblick der höchsten „Besetzung"
den affektiv überlasteten Komplex von der Primärfunktion ausschliesst und jedesmal nachher sich wieder löst — die Sekundärfunktion also freigibt. Ein solcher Komplex muss also „konstillierend" wirken können (im Sinne JUNG's) — nicht aber in
Primärfunktion, d. h. in's Bewusstsein treten können. Um solche
Komplexe, d. h. also dem Individuum selber *wirklich* unbekannte
Komplexe herauszufinden — dazu bedarf es gänzlich *anderer*

Methoden als aller nur auf die gewöhnliche Selbsterkenntnis des
Individuums begründeten, d. h. also gänzlich anderer als alle sonst
dem Psychiater und Psychologen vertrauten Untersuchungs- und
Fragemethoden. Da also ohne spezielle Technik nach FREUND'schen
Prozessen gesucht wird — so wie es von Prof. ASCHAFFENBURG für
möglich erklärt worden ist — kann man dort nicht von einem
Nachprüfen sprechen. Die Fragestellung von Prof. HEYMANS ist
für mich eine dankenswerte Klarstellung von umfassenden Problemen, die sich als Zukunftsaufgabe an das Motiv der Sekundärfunktion noch anschliessen sollen. Als derzeit schon klarer
umgrenzbar erscheint mir nur die Interferenz der Sekundärfunk-
tionsvariationen mit ideogenen Spaltungen der Persönlichkeit.
(Vergl. dasselbe Motiv für manisch-depressive Mischzustände nach
KRAEPELIN in meiner Arbeit: Die Ideogenitätslehre FREUND's und
ihre Beziehungen zum manisch-depressiven Irresein KRAEPELIN's.
1907.)

J. VAN GINNEKEN, (Maestricht).

Dans mes recherches de linguistique psychologique j'avais à
trouver le fondement psychologique des innombrables assimilations
progressives que nous rencontrons dans toute sorte de langues
indo-européennes et non-indo-européennes. Je vous citerai un petit
exemple typique, c'est à dire le phénomène de l'harmonie des
voyelles, phénomène tout spécialement typique pour les langues
ouralo-altaïques. Dans les langues Maya de l'Amérique Centrale
le fait est moins compliqué: il y a un suffixe *l*, qui en s'agglu-
tinant aux thèmes verbaux forme des infinitifs. Or, que voyons-
nous? Le suffixe prend toujours la voyelle du thème verbal

    ainsi: nac-al: se soulever.
           uen-el: dormir.
           cim-il: mourir.
           oc-ol: entrer.
           lub-ul: tomber.

Pour de plus amples détails voir mes „Principes de linguistique psychologique", [1] où j'ai traité cette question tout au long.

Eh bien, j'ai cru trouver l'explication cherchée dans la continuation des mouvements que M.M. BINET et FÉRÉ ont observée
dans la catalepsie partielle et que M. P. JANET a dégagée comme
une loi universelle de l'automatisme psychologique et puis dans la
„fonction secondaire" de M. le Rapporteur.

J'ai combiné ces deux théories en posant comme thèse une
sorte de loi d'inertie mentale: Une disposition cérébrale ne saurait
changer elle-même sa position; si elle est en repos il faut qu'elle

---

[1] JAC. VAN GINNEKEN, Principes de linguistique psychologique. Essai de synthèse. — Bibliothèque de philosophie expérimentale IV 1907. Paris (Rivière)—Leipzig (HARRASSOWITZ) pp.
250-252, 304-312, 330-331, 373-375, 405-409, 447-458, 475-476, 507-513, 517-535.

reste en repos jusqu'à ce qu'une intervention étrangère la mette
en branle ; si elle est en mouvement il faut qu'elle continue jusqu'à
ce qu'elle ait cédé son énergie à d'autres dispositions qui l'entourent (comparez le frottement en physique).

Comme j'ai le bonheur de rencontrer ici réunis dans la même
section, M. Janet comme président et M. Gross comme rapporteur,
je voudrais profiter de l'occasion pour demander ce que les deux
auteurs pensent de la légère modification que j'ai apportée à leurs
théories en les combinant en une seule.

Que la cause psychique des assimilations progressives est réellement la fonction secondaire, c'est ce que nous voyons dans la
langue des aliénés.

Comme M. le Rapporteur a démontré c'est surtout chez les
aliénés, que la fonction secondaire prend un développement
anormal. Eh bien, dans „die Sprache der Geisteskranken" de
Liebmann- Edel on peut voir que ces continuations interminables
des mouvements articulatoires une fois commencés sont aussi la
note caractéristique de leur langue.

D'autre part M. Gross a divisé les caractères normaux
d'après la prépondérance ou la faiblesse de la fonction secondaire.
Or, M. v. d. Gabelentz a observé que les langues des peuples
d'une mentalité assez ressemblante aux caractères à fonction
secondaire trés développée ont une tendance remarquable à ces
assimilations progressives, tandis que les peuples au caractère
opposé préfèrent les assimilations régressives.

Quelques problèmes de la Pédologie actuelle.

Par M. C. SCHUYTEN, Anvers.

CHRISMAN, l'auteur du mot „Pédologie" et de la première synthèse de la science de l'Enfant, [1] entendait par celle-ci un ensemble de données aussi positives que possible comportant essentiellement les mesures anthropométriques et de l'acuité des organes des sens. Il parle aussi d'enfants normaux et anormaux sans donner les caractères auxquels on peut les reconnaître, de disciplinés, d'indisciplinés, de délinquants, d'élèves supérieurement doués etc… sans être à même d'en donner les signes spécifiques. Cependant Chr. ne *pouvait* pas être bien précis attendu qu'aujourd'hui encore, après douze ans, il demeure difficile de grouper scientifiquement les enfants de façon à pouvoir en tirer un parti pratique quelconque. Pourtant nous avons fait de la marche depuis ce temps-là, aujourd'hui quelques lueurs se font jour, .es ténèbres du début lentement tendent à se dissiper.

Avant tout il s'agit de bien préciser l'ensemble des phénomènes dont il s'agit de s'occuper, ce qui précisément n'est pas chose très aisée, quand on voit qu'à ce point de vue un certain désordre commence à regner. On a fondé des congrès internationaux d'Hygiène scolaire dont le 2me vient d'avoir lieu à Londres (du 5 au 10 Août); au programme figurent toutes espèces de sujets concernant l'enfant et l'école, au point qu'on se demande qu'est ce donc que l'Hygiène scolaire? A Berlin eût lieu, en Octobre 1906, un Congrès allemand, appelé à devenir international aussi, ayant pour objet l'étude de l'enfance et de l'école. Aux Congrès d'Hygiène scolaire, les questions psychologiques et pédagogiques sont considérées jusqu'ici comme secondaires, au Congrès allemand les problèmes d'Hygiène ont été en minorité. Et que dire des Congrès, internationaux et autres, de Psychologie pure où une large part est donnée à l'âme de l'enfant avec ses phénomènes si complexes? Partout des Congrès surgissent où l'enfant et son étude sont l'objectif plus ou moins avoué ou caché ou complètement principal en fait. Et les hygiénistes, les psychiâtres, les psychologues, les pédagogues, les anthropologistes, les biologistes, assistent au phénomène étrange d'une nouvelle activité scientifique qui a l'enfant pour objectif et qui semble vouloir englober toutes les spécialités de la matière vivante. De là une confusion naturelle, inévitable dans le domaine de l'étude de l'enfance et qui marque bien la complexité de cette science; elle explique en outre certaines rivalités entre les promoteurs du mouvement, entre ceux-ci et les zélés qui poussent avec ardeur à son développement. Il semble que la Pédologie, née d'hier, a une importance tellement phénoménale qu'elle met tous les cerveaux en feu et que tout le monde veut y contribuer, avec ce résultat évident ot unique dans l'histoire des sciences, qu'elle pousse à la non compréhension exacte du genre de problèmes à résoudre.

Faut-il se réjouir de cette situation ou faut-il la déplorer?

Personnellement je n'en suis pas fâché uniquement parce qu'elle devient ainsi plus nette, quelque paradoxale que puisse paraître cette assertion. En effet elle permet d'emblée d'entrevoir un groupement de la matière et une localisation fondamentale des specialités qui doivent intervenir. D'où nous déduisons que la Pédologie est complexe, qu'elle est formée de plusieurs sciences et qu'il faudra pour la dominer une culture très générale.

C'est justement sur cette idée que je me suis basé pour opérer dans la table des matières — partie bibliographique — du Ve Paedologisch Jaarboek une classification de la matière traitée qui n'aura sans doute pas échappé au lecteur attentif. J'y indiqae le groupement suivant:

Anthropométrie — Physiologie — Psychologie — Psychologie animale — Psycho-physiologie — Pédagogie normale — Pédagogie anormale — Hygiéne.

Voyez-vous qu'envisagée de cette façon la matière devient simple à traiter; il se produit notamment une division de travail permettant de contribuer efficacement à l'étude des phénomènes nombreux dont l'enfant est le siège.

Coopèrent donc au développement de la Pédologie tous ceux qui prennent pour but de leurs recherches l'enfant et les milieux dans lesquels il vit. Le vrai pédologue groupera tous les faits acquis, sera à même de les juger et capable de les mettre en rapport avec les résultats de sa propre spécialité.

Et la préparation à cette tâche nouvelle et séduisante? — Dans un avenir qui n'est pas loin sans doute je vois la première Université inaugurant sa „Faculté de Pédologie" où le psychiâtre, le psychologue, l'hygiéniste, l'éducateur, l'anthropologue se rencontrent, chacun avec son laboratoire et son arsenal scientifique, dans un même but scientifique nettement avoué: la connaissance *complète* du complexe redoutable que nous appelons notre descendance et qui sera pétrie, par nous, pour qu'elle devienne la race de demain. *)

Si nous voyens clair maintenant dans l'objet et le but de la Pédologie, il devient facile de se rendre compte des différents problèmes qui ont été et sont encore agités dans les différentes spécialités. Pour les passer en revue nous allons choisir ceux qui offrent le plus d'intérêt; en même temps nous aurons sans doute l'occasion d'indiquer certains côtés faibles dans les résultats obtenus et les recherches nécessaires pour arriver à des conclusions satisfaisantes.

Commençons par l'Anthropométrie. Dans les laboratoires et les écoles primaires dont les chefs ont des idées progressistes, la balance et la toise avec ses

---

*) Cette idée de la création d'une Faculté de Pédologie est née pour la première fois au sein de l'Algemeen Paedologisch Gezelschap, à Anvers. Voir à ce sujet B. A. P. G. I, 17, et le programme rédigé par SANO, page 19.

adjuvants inévitables sont très en honneur. C'est très légitime. Depuis QUÉTELET [2] on s'est efforcé en différents endroits de dresser des tables pour le poids du corps et la taille des enfants aux âges successifs. On essaie de déterminer des moyennes qui permettraient de voir si un élève est resté en développement oui ou non en dessous des chiffres requis par son âge.

En différentes villes américaines, anglaises et européennes on a dressé de ces tables. Et il en résulte la constatation peu encourageante qu'elles ne correspondent guère dans la mesure que la science a le droit et le devoir d'exiger. Immédiatement le problème se pose: à quoi cela est-il dû? La réponse n'est pas facile à donner, probablement parce que différents facteurs de variabilité peuvent intervenir. Je cite avant tout la race. Il est évident que les différents pays, voire les différentes villes d'un même pays, auront des enfants qui se caractérisent par des poids et des tailles spécifiques décelables au moins dans les fractions du gramme ou du centimètre. Malheureusement ce n'est pas toujours là que les écarts se découvrent: parfois, fréquemment même, il se révèle des différences de deca-, hecto-, voire kilogrammes et de centi- ou de deci-mètres entiers. Alors il s'agit de chercher plus loin encore. Un premier point à noter est que le degré d'aisance sociale d'une population déterminée est d'une prépondérance remarquable; n'a-t-on pas démontré à différentes reprises déjà, avec une concordance très nette dans les résultats, que les enfants de parents aisés sont plus lourds et plus grands de taille que ceux dont les parents sont dans un état de gêne permanent [3]? Récemment encore le livre bleu publié par la ville de Glascow relatant les mensurations faites sur 73000 élèves des écoles publiques, est saisissant d'éloquence sous ce rapport. On a démontré la même chose au point de vue du développement intellectuel: en tête de liste on trouve les plus intelligents [4]. Pour dresser donc des tables comparables il s'agit de tenir compte de ces deux facteurs importants. Et comme généralement les parents les plus aisés ont aussi leur progéniture physiquement la plus développée [5] on pourra le plus souvent se contenter de grouper les élèves en riches et pauvres. Ce sera un premier pas vers la concordance des tableaux de chiffres rédigés aux différents endroits.

Un second point à noter est le degré de fatigue intellectuelle. En Russie et en Hongrie on a trouvé que les élèves, aux époques des examens, subissant un recul dans l'accroissement du poids et de la taille.

Un troisième point qui mérite une attention toute particulière est l'étude de l'instrument qu'on va employer et de la méthode pratique à suivre pour les pesées et les mensurations. Si la balance donne des indications exactes au centième de Kilo on peut se déclarer satisfait sans se soucier du reste. Mais la toise est souvent très difficile à manier, d'abord parce que la règle ou le bloc descendant sur le sommet de la tête ne glisse pas toujours avec une horizontalité suffisante, ensuite parce que le sujet mesuré prend le long de la planche une station qui lui est propre et n'est pas toujours celle qui est requise; cette station peut même devenir constamment variable pour un même individu. Donnez vous la peine de prendre une centaine de fois consécutives la taille d'un même individu, et vous verrez. Pour obvier à ce dernier inconvénient il serait peut-être préférable de prendre la taille des sujets étendus horizontalement; d'après quelques essais préliminaires que j'ai pu faire je crois qu'il y a dans cette nouvelle voie quelqu'espoir de réussir mieux. Les autres mesures du corps, envergure, les différentes circonférences, longueurs, diamètres, sont tout aussi difficiles à prendre; elles aussi demandent de grandes précautions.

Mais devons nous désespérer d'obtenir un jour des tables de moyennes fixes, pour les différents pays et les zônes climatériques de notre globe? Aucunement. Il suffirait d'un accord international entre les divers professionnels du monde entier pour adopter une méthode générale universelle capable de faire les mensurations constamment dans les mêmes conditions, avec des instruments controlés et étudiés au préalable par une commission compétente. Le salut est là si nous voulons utiliser un jour des chiffres exacts qui nous permettent de juger du degré de croissance des enfants à éduquer. Sans cela les efforts les plus louables resteront isolés et, malheureusement, stériles la plupart du temps.

Les efforts faits, en France [6]), pour trouver une relation constante entre certaines dimensions de la tête et le degré d'intelligence, n'ont pas encore abouti à des résultats bien satisfaisants. Tout ce qui semble prouvé jusqu'ici est le fait que les enfants les mieux doués présentent aussi dans certaines parties de la tête les plus grandes dimensions. Mais il me semble qu'on fera dans cette voie beaucoup de travail inutile aussi longtemps qu'on n'aura pas fixé au préalable quels sont les caractères distinctifs de l'intelligence. Or nous ne possédons encore rien de très positif à cet égard. Cette base fondamentale de la méthode à suivre manque encore toujours. Ici également on semble suivre une fausse route La question se pose si les enfants mesurés jusqu'à ce jour, divisés en groupes intellectuels, étaient bien le siége des propriétés spirituelles qu'on leur attribuait? On s'est basé généralement sur leur application en classe ou sur des expériences préliminaires faites en vue de fixer leur degré de mémoire, ou d'attention, ou de force de combinaison qui serait pourtant, d'après certaine école allemande, le pronostic le plus sûr. Mais est-ce suffisant? On n'en sait rien.

En Amérique et en France on a pris la circonférence de la tête — mesure relativement aisée à prendre — d'un certain nombre d'enfants en haut et en bas de l'échelle intellectuelle. De cette façon on a évité la mesure exacte du degré de l'intelligence puisqu'on comparait des normaux à des anormaux nettement caractérisés. Le résultat a été que ces derniers ont constamment la circonférence crânienne la plus petite. On voit que quand les différences spécifiques certaines sont très grandes les résultats sont nets et concordants. On peut en conclure que la circonférence de la tête est une mesure du degré de développement intellectuel. Seulement si, petit à petit, on diminue les dites différences et que l'on examine des sujets se rapprochant du milieu de l'échelle, on observe que les conclusions permises deviennent de plus en plus incertaines. Faut-il en déduire qu'alors la méthode perd sa valeur initiale? Non. Cela indique simplement qu'elle manque de précision quand les différences intellectuelles sont relativement peu accusées. En effet pour celles-ci il peut être question d'un très petit nombre de millimètres, voire de fractions de m.m., et alors les erreurs inévitables de nos procédés habituels rendent la détermination impraticable. Comment faire dans ce cas pour réduire à néant l'obstacle des cheveux — chez les filles surtout — et la compressibilité de la peau, facteurs qui justement rendent illusoires la détermination des petites nuances anthropométriques? Dans ma pensée, je vois la solution très approchée dans un ruban métallique flexible à l'intérieur duquel seraient fixées un nombre suffisant de tiges rigides et fines à pointe émoussée, toutes exactement de même longueur; l'extrémité du ruban serait libre; sur la face externe se trouverait l'échelle soigneusement marquée en cm. et mm. Le métal aurait un coëfficient de dilatation peu élevé et on ferait usage d'un étalon invariable en ébonite.

L'idée a peut-être quelque valeur. Je la donne aux mécaniciens ingénieux et habiles.

Passons à l'Hygiéne et examinons la question de l'éclairage et de la ventilation.

Elle est résolue en ce sens que tout le monde sait que l'air d'une classe doit être aussi pur que celui de l'extérieur et que la quantité de lumière requise est celle fournie par le plein jour. C'est un idéal qu'on ne réalisera jamais aussi longtemps qu'on continuera à parquer nos enfants avec plus ou moins de bonheur entre quatre murs. Dès lors il s'agit de fixer exactement les limites de ventilation et d'éclairage au delà desquelles les locaux examinés deviennent impropres, voire nuisibles. Ceci encore est connu. Les recherches faites dans ce sens, en différents pays, sont réellement remarquables et méritent les applaudissements universels. Pour la détermination de la suffisance de l'éclairage *aux différentes places occupées par les élèves d'une classe* je recommande chaudement l'élégante méthode de KATZ, c'est à dire l'emploi des lunettes à verres fumés qui ne laissent passer qu' $1/25$e de la lumière totale disponible, et qui ont été si heureusement mises en pratique ici même à Amsterdam, il y a très peu d'années [7]. Au sujet des analyses d'air faites jusqu' ici et la détermination de l'acide carbonique et de l'oxyde de carbone aux différentes heures de classe, elles ont été faites, certainement, avec beaucoup de conscience et d'exactitude. Seulement, nous avons acquis, depuis lors, les appareils nouveaux de DE HALDANE (CO_2) [8] avec lequel on a fait de brillants essais de contrôle à Londres et à Amsterdam. et de LEVY-PÉCOUL (CO) qui semble avoir un bel avenir car il permet de lire $1/100000$ d'CO dans l'air [9]. Toutefois pour cet appareil nous devons encore attendre un peu; les essais ont été faits à Paris seul, pour autant que je sache, par les seuls auteurs, ce qui est insuffisant. Je me suis chargé de le vérifier moi-même et j'en parlerai en temps et lieu. Mais ce qui paraît déja acquis c'est que l'oxyde de carbone, en hiver, est *toujours* présent dans les classes, attendu que les moindres fuites du gaz d'éclairage, même imperceptible à l'odorat, le répandent dans l'atmosphère et que peu d'installations au gaz sont établies d'une manière tellement parfaite que ces fuites sont impossibles à se produire. En outre j'appelle derechef l'attention sur le chauffage au charbon, qui, sans parler de l'anhydride sulfureux qu'il peut produire, est également capable de donner des quantités plus qu'appréciables d'oxyde de carbone. Ce système de chauffage est condamné sauf au cas où l'on prend les précautions les plus minutieuses (tirage soigné, suppression des poêles en fonte, charbons peu sulfureux de première qualité). Enfin qu'on prenne bien garde au gaz d'eau condamné lui aussi, depuis longtemps, pour sa grande nocivité et que les pouvoirs publics devraient supprimer de leurs services aussi rapidement que faire se peut.

Au point de vue physiologique pur je n'ai rien de bien spécial à signaler. C'est surtout la nutrition qui doit nous préoccuper car le nombre d'enfants qui, dans nos écoles, sont insuffisamment nourris, est invraisemblable. Cela ne tient pas exclusivement à la pauvreté des populations qui, dans les grandes villes sont même trop secourues, mais essentiellement à l'ignorance des parents qui, en général, n'ont pas la moindre notion de la valeur nutritive et digestive des aliments. Il s'agirait d'en tenir plus largement compte dans les programmes d'enseignement pourque les principes nécessaires en pénètrent plus en avant dans les masses.

En Pédagogie normale je place en tête de liste la question de la coëducation qui, aux Etats-Unis, est érigée en système; on l'y pratique en général à tous les degrés. Dans les autres pays, ceux d'Europe en particulier, on l'observe sans régularité surtout dans la campagne où elle est provoquée par des raisons d'économie; les pays du nord semblent la gouter le plus. Il s'agit de savoir si elle est scientifiquement justifiée; faut-il la considérer comme bonne, recommandable, désirée pour des raisons pédagogiques?

Elle a ses partisans enthousiastes, ses détracteurs acharnés. Laissons-là les raisons passionnelles, voire éthiques, qu'on invoque des deux côtés et examinons tranquillement la question avec des arguments aussi objectifs que l'état actuel de la science le permet.

Ceux qui prônent la coëducation disent : elle rapproche de la nature et de la famille; les sexes gagnent en respect mutuel, en appréciation exacte des qualités et mérites réciproques; la présence de jeunes filles impose aux garçons du calme et de la réserve, des manières civiliseés; les jeunes filles y gagnent en même temps en courage et franchise; aux pays scandinaves et aux Etats-Unis, où la coëducation s'est développée depuis longtemps déjà, les moeurs sont plus pures et d'essence morale supérieure à celles des autres pays; au moins jusqu'à l'âge de douze ans on n'observe jamais, ou très rarement, des rapprochements morbides aux écoles bien tenues où les deux sexes sont journellement et partout mélangés.

Arguments pour arguments; à ceux-ci on oppose : les enfants, ayant tous leur famille à eux, il est prématuré de leur apprendre à s'en passer en les rapprochant d'une situation artificielle qui ne la remplacera jamais; l'humanité, quoi qu'on dise, n'est pas une famille unique mais un ensemble de familles particulières, indépendantes au point de vue éducatif spécial, groupées dans un but commun, variable suivant les endroits du globe considérés; ce système pédagogique qui donne d'excellents résultats, au moins en apparence, dans un pays déterminé, ne doit pas nécessairement les donner partout, dans tous les climats; et puis est-ce bien sûr que dans les pays mêmes où la coëducation est en honneur, il n'y ait personne qui croit devoir protester? Par exemple, en Amérique même, englobant coëducation et intellectualisme de la femme dans un même élan de protestation, on a proclamé récemment: „le régime adopté pour l'éducation des femmes a eu pour résultat immédiat de détourner et d'affaiblir les forces et la santé féminines, aux dépens du foyer et de la postérité; n'était l'afflux constant d'émigrants chargés de famille, l'Amérique du Nord serait inférieure à la France elle-même pour ce qui est de la repopulation; tout collège américain qui compterait sur les enfants de ses anciennes élèves pour son recrutement aurait vite fait de disparaître; disparition de la famille, extinction de la race, voilà où semble mener le développement, sans doute exagéré, de l'éducation actuelle des femmes[10]".

Quant aux rapprochements morbides ils existent plus nombreux qu'on n'affecte de voir, ils existeront toujours même dans les écoles les mieux tenues, car ils ne doivent pas s'y produire nécessairement, ils peuvent avoir lieu en dehors d'elles prises comme point de départ. On peut douter aussi de l'influence moralisatrice générale des filles sur les garçons en même temps que des qualités viriles qu'elles acquerraient au contact de ces derniers, alors surtout que la virilité n'étant pas spécifique aux femmes, n'est pas nécessaire, voire nuisible, à celles-ci.

Par ces seuls raisonnements on arrive déjà à prendre une position qui n'est pas favorable à la coéducation. Il y a plus cependant.

Tout le monde sera d'accord avec moi pour admettre qu'il existe entre les deux sexes des différences anatomiques, physiologiques et psychologiques profondes. La question de la supériorité de l'un sur l'autre ne doit pas être traitée ici; elle n'aurait aucune utilité directe pour la compréhension claire et nette de notre thème.

Or, la Pédologie arrive avec certitude à cette conclusion que le traitement éducatif en bloc d'une classe déterminée est fautif, parce qu'il ne s'adapte que de façon très malaisée aux *individualités*, avec leurs propriétés différentielles, dont elle se compose; la science indique déjà que les élèves doivent être divisés en petits groupes ayant leur caractère spécifique propre; de cette manière seule on peut arriver à donner aux *individus* un maximum de bénéfice éducatif. La science cherche aussi à trouver des bases positives et certaines pour effectuer judicieusement cette classification devenue déjà, de par les résultats expérimentaux protocollés, de première nécessité. Eh bien, la classification par sexes n'est-elle pas la première de toutes, étant la plus aisée et la mieux caractérisée? Pourquoi laisserait-on échapper cette belle indication qui ne trompe jamais, que tout le monde peut utiliser sans peine, qui répond si bien, en premier lieu, à l'un des désiderata les plus urgents de la nouvelle Pédagogie?

Ce point de vue est selon moi, suffisant à lui seul, pour rejeter définitivement l'idée de l'utilité ou des avantages prépondérents de la coéducation. Je crois qu'en l'abandonnant nous ferons œuvre de réelle utilité, et que nous ne pratiquerons pas le progrès à rebours.

Nous appliquerons évidemment le même principe en pédagogie anormale; même qu'au point de vue de la moralité, il est ici souvent plus nécessaire encore de séparer sévèrement les sexes. Un problème qu'on agite souvent encore est la question de savoir s'il faut mettre les anormaux avec les normaux sur les mêmes bancs de l'école, ou mieux dans des classes spéciales, séparées des autres; les deux espèces d'enfants ne viendraient en contact qu'à la cour seulement, au jeu, ou pour des exercices spéciaux (gymnastique, chant, jardinage etc.) J'ai déjà exprimé mon opinion à ce sujet sans pouvoir donner des preuves expérimentiales; depuis lors cependant elle n'a guère changé: je pense encore toujours que si les anormaux gagnent au contact des normaux, ceux-ci y perdent. Je considère un anormal, à n'importe quel degré, vivant au milieu des normaux, comme un centre d'infection de ces derniers qu'il faut isoler avec le plus grand soin, éliminer de la circulation. Il est inconcevable qu'on s'est enthousiasmé en ces derniers temps pour le système suranné de l'assistance familiale des aliénés de GHEEL, qu'on imite déjà en différents pays; en Belgique même on a cru devoir ajouter LIÉRNEUX. Le plus phénoménal c'est qu'on n'a aucune preuve objective de sa validité au point de vue que je me place. Il est vrai que je pense aussi qu'il peut être excellent pour les aliénés eux-mêmes; mais les normaux? Ils ne comptent donc pas? Qu'on aille donc étudier un peu la mentalité de la population normale de GHEEL; qu'on étudie surtout les écoles primaires — ce qu'on m'a réfusé — et nous parlerons en connaissance de cause. En attendant les partisans du principe du mélange ont beau jeu encore; il leur suffit d'affirmer sans plus, et d'alligner des arguments favorables en profusion puisés dans l'arsenal de l'art oratoire. Mais les adversaires, en attendant aussi, ont exactement le même droit; et ils en usent ailleurs avec la plus grande modération cherchant *à prouver* objectivement non s'ils ont raison, mais *de quel côté se trouve l'opinion exacte*. L'avenir le dira. Dans le doute on s'abstient: pas de contacts d'élèves normaux et anormaux dans une même école, pas d'assistance familiale des aliénés. [11])

Quelques réflexions maintenant sur l'influence directe de l'école sur l'enfant.

L'éducation de nos jeunes filles, de nos jeunes gens, se fait dans les écoles. L'action de celles-ci paraît être on ne peut plus défavorable même si les administrations compétentes font les plus grands sacrifices pour sauvegarder l'hygiène des batiments scolaires. Quoiqu'on fasse, en effet, l'écolier sera toujours enfermé la plupart du temps et voué à l'immobilité des heures entières; il se sentira constamment surveillé, rappelé à l'ordre; il devra toujours obéir même s'il ne comprend pas pourquoi; il commettra sans cesse des délits sans le savoir et sera puni donc constamment sous le coup d'une idée grandissante d'injustice. Déjà beaucoup d'instituteurs et institutrices, connaissant et pratiquant à fond leur métier, ont conscience de ces phénomènes et font leur possible pour les éviter ou les corriger, sans que cela puisse les éliminer jamais d'une façon complète. Et que voyons nous? Que beaucoup d'hygiénistes, beaucoup de membres éclairés du personnel enseignant, plaignent sincèrement nos écoliers et nos écolières et rèvent pour eux des systèmes éducatifs qui paraissent encore toujours irréalisables.

On peut me demander s'il existe des faits bien palpables qui démontrent sans conteste l'influence nuisible des écoles. Dans les cercles bien informés on sait bien qu'oui. Toutefois je veux en dire l'un et l'autre ici-même, car on ne répètera jamais trop le nécessaire pour fixer de façon durable l'attention sur une vérité naissante.

Constatons quelques faits subjectifs d'abord : le nombre d'enfants qui vont en classe avec plaisir est extrêmement réduit; un jour de congé inattendu provoque une joie exubérante, l'époque des vacances est attendue avec impatience, saluée avec allégresse ; l'enfant n'aime pas de faire des devoirs à la maison ; si un professeur est impuissant ou maladroit tous les élèves, du plus petit au plus grand, se vengent de leur réclusion par des actes d'insubordination variés conduisant à la révolte ouverte et l'intervention sans cesse répétée du directeur; les élèves aussitôt que la discipline se relache même d'une quantité infinitésimale, inventent des farces de toute nature en rapport avec le degré de sévérité dont ils sont l'objet; la fin des classes est toujours marquée par beaucoup de bruit, et la joie contenue est sur tous les visages: en rue garçons et filles sont débordants au sortir de l'école et se conduisent souvent en vrais sauvages.

Les débuts de l'écolage sont marqués par des faits tout aussi typiques: l'enfant pendant la première année perd lentement son exubérance et sa joie, il devient plus tranquille, plus pâle; les jeunes filles deviennent souvent anémiques ou présentent des troubles organiques mystérieux; un enfant réputé très intelligent au début devient presque toujours médiocre dans la suite: le nombre de bons élèves diminue à travers les classes successives. Je crois que ce sont déjà quelques points auxquels il n'y a que très peu à redire, parce que tout le monde les connait et qu'ils tombent sous la rubrique des observations journalières. Chose curieuse, ils n'excitent aucune curiosité, sans doute parce que le monde scolaire s'intéresse si peu aux recherches et qu'il ne saurait comprendre encore l'utilité très grande de l'annotation judicieuse des faits et gestes journaliers de la vie des enfants. Ils ont leur importance cependant, car ils sont capables d'ouvrir des horizons inattendus spécialement à l'expérimentateur.

Mais je conviens très volontiers que ces observations un peu platoniques, si vous voulez, ne sont pas suffisantes pour condamner l'école ou pour contribuer à sa condamnation. Moi-même je ne leur donnerais qu'une importance relative n'était l'existence de certains travaux qui, mis en connection avec les observations sus-dites, non seulement donnent à celles-ci un poids énorme, mais s'en trouvent eux-mêmes singulièrement consolidés.

Ainsi l'on se rappellera les mesures de la taille et du poids prises sur des enfants fréquentant les écoles et ne les fréquentant pas. (12) Quel fut le résultat ? Les premiers présentaient à l'entrée de l'école un recul brusque de la croissance régulière, phénomène non observé chez les derniers; puis, mettant en regard les courbes d'accroissement en poids et en taille des deux espèces d'enfants, on put constater que les écoliers occupaient généralement les ordonnées les plus basses. Il n'y a pas de doute que l'enfant, aussitôt privé de sa liberté par l'école, subit de ce chef une dépression physiologique dont les conséquences, bien qu'inconnues encore, ne peuvent pas être soupçonnées négligeables. Au contraire, la dépression psychique doit la suivre fatalement ce qui a été prouvé aussi avec un grand degré d'exactitude probable. Il me suffit de vous rappeler la mesure des petits bonshommes

dessinés librement par 4000 écolières et écoliers anversois de $2^1/_2$ à 13
ans et dont les courbes de la hauteur et de la largeur totales, pour l'âge
compris entre 6 et $6^1/_2$ ans, brusquement présentent une flexion forte vers
le bas. Quel est ce point spécial de la courbe? Tout simplement celui qui
marque la période d'entrée à la „grande école"; les elèves la fréquentaient
depuis trois mois. (13) On peut être aussi incrédule et aussi sceptique qu'on
veut, ces faits expérimentaux de deux ordres différents donnent à réfléchir
malgré tout. Ils marquent certainement quelque chose d'anormal, une espèce
de dépression de tout l'organisme qui est causée par l'école. Alors celle-ci
doit présenter un defaut grâve, sans conteste, et il est de notre devoir de
l'éliminer. Pour moi, le remède à imaginer, le remède pratiquement réali-
sable, n'est pas très facile à trouver, mais tout semble indiquer qu' une
diminution notable du séjour en classe, une plus large distribution des
occasions de se mouvoir et de jouer à l'air libre, feraient disparaître au
moins partiellement les effets physiques et psychiques déplorables que je
viens de rappeler à vos souvenirs. Si j'ajoute à tout cela que $75^0/_0$ des
élèves primaires ne sont pas capables de suivre régulièrement leurs classes,
que l'esprit d'observation et d'analyse lentement disparait à mesure que
l'écolier grandit — ceci d'après une série d'expériences faites à Amsterdam et
à Zutphen il y a quelques années — j' aurai accentué encore la supposition
très légitime, pour ne pas dire la certitude, que l'école publique, si elle
rend des services incontestables, doit être modifiée de telle façon qu'elle
ne soit nuisible sous aucun rapport et qu'elle ne produise plus que du bien.

Nous abordons la question de la mesure de la fatigue intellectuelle. Deux
problèmes fondamentaux doivent être discutés ici: 1º cette mesure est-elle
possible et peut-on avoir confiance dans ses résultats; 2º quelle valeur
physiologique doit-on lui attribuer.

Il n'y a pas de doutes qu'il soit possible de fixer l'état de fatigue intellectuelle ou physique d'un individu déterminé par n'importe quelle méthode:
avec le dynamomêtre elliptique, l'ergographe, l'esthésiomêtre, un test psychologique quelconque. Mais il faut pouvoir s'en servir. D'où proviennent
certains résultats contradictoires, les discussions souvent passionnées autour
d'un appareil, un mode opératoire? Uniquement parce que les points de vue
méthodiques diffèrent, souvent parce que l'habilité scientifique est absente.
Regardez l'esthésiomêtre, appareil d'une simplicité réelle, mais d'un maniement plus difficile, plus compliqué qu'on ne pense généralement. Y a-t-il en
psycho-physiologie instrument plus discuté? Et pourtant il rend des services
précieux quand on le connait très bien, quand on est patient, quand on est
désireux de mettre le temps voulu aux investigations projetées. Il ne s'agit
pas de dire „je m'en vais déterminer dans telles conditions, le degré esthésio-
métrique de 10 ou 20 élèves" pour en tirer, après une semaine ou deux
de travail, des conclusions bruyantes. Cela ne se fait avec aucun appareil
dans aucune science. Toujours on doit faire un grand nombre de recherches
préliminaires dans le but de choisir et de connaître les sujets à examiner,
de se faire la main, d'étudier avec minutie tous les facteurs qui peuvent
faire dévier la rectitude des résultats, de fixer une bonne fois si on est soi-

même en état de travailler. Dans ces conditions je ne doute point ae la validité ni du dynamomètre, ni de l'ergographe, ni de l'esthésiomètre, ni des tests psychiques qu'on peut inventer à l'infini.

Autre chose est, cependant, de savoir quelle valeur on doit attribuer aux chiffres. Cette question est loin d'etre résolue. On est obligé encore de procéder par voie de comparaison; on peut dire seulement qu'une énergie déterminée a *augmenté* ou *baissé* sans plus; il est impossible, dans l'état actuel de la science, d'ajouter de *combien* elle a varié, uniquement parce que la normalité même d'un individu parait ne pas être une constante et qu'il faudrait au moins fixer, au préalable, les limites de cette variabilité, ce qui n'est pas encore connu. Ensuite il faudrait encore pouvoir déterminer les limites physiologiques extrêmes ou normales de l'épuisement total : or celui-ci ne sera pas réalisé de si tôt, attendu que cette opération n'est pas sans être accompagnée de dangers grâves, comme j'ai pù le constater moi-même. Dès lors, aussi longtemps que nous ignorons les limites minima et maxima de l'énergie vitale, dans une direction nettement circonscrite, aussi longtemps il demeurera prématuré de parler de *normales* véritables. C'est une faute d'attacher à cette notion une valeur absolue, car, à cause de sa variabilité justement, elle ne pourra être contrôlée par personne en dehors les circonstances de hasard éminemment favorables. Tout ce que nous pouvons prétendre pour le moment est, comme je viens de le dire, qu'on peut consciencieusement marquer des hausses et des baisses graduées et en tirer les conclusions prudentes que la situation comporte. C'est absolument tout et c'est bien dans ce sens que j'ai donné dans les lignes qui précèdent un avis favorable sur les méthodes reconnues aptes à mosurer les processus physiques et psychiques [14]).

J'entâme mon dernier problème: l'analyse infantile ([15]). Le premier essai dans cette direction, en 1904, a passé inaperçu, du moins, pour autant que je sache, personne n'en a parlé jusqu'ici. Puisque tout le monde admet très volontiers que, pour bien conduire les enfants, il faut bien les connaître, et que le meilleur, l'unique moyen d'atteindre ce but est d'en faire l'analyse individuelle, j'en conclus que l'essai susdit n'a pas été heureux. J'ai bien pu constater que certains théoriciens y sont très portés, mais sa valeur pratique immédiate doit être, en tout cas, très médiocre. Et je soupçonne bien à quoi cela est dù: l'analyse décrite est trop longue, trop minutieuse, demande trop de temps, de l'avis même d'un homme d'école impartial. J'ai beau être étonné et me demander si le temps prétendûment perdu ne serait pas largement compensé par le bénéfice indéniable qui en résulterait, je dois admettre quand même que les gens non prévenus reculent effrayés. Mais ce dont je suis convaincu c'est que l'idée directrice est la bonne et restera. En effet, quel est le but de l'éducatien générale des enfants? Tout simplement ceci: développer, assainir, équilibrer toutes les fonctions. Or, celles-ci sont, dans la grande majorité des cas *symétriques*, et assurer cette symétrie dans les premiers âges doit être la préoccupation constante des éducateurs. L'analyse infantile, en conséquence, aura pour but principal la détermination suivie des *asymétries*, dont la connaissance qualitative et quantitative devient indispensable à tout système pédagogique sérieux. Mais qu'on ne s'imagine pas qu'on fera jamais ces déterminations rapide- ment ou qu'un „à peu près" puisse jamais suffire. Il faudra toujours y mettre la conscience et le temps voulus. Dès lors il devient nécessaire de songer à un *choix de mensurations* dont les résultats suffiraient pour la bonne compréhension du chemin éducatif à suivre. Pour le moment je ne veux influencer personne et me dispense de donner mes idées à ce sujet; je voudrais qu'on y songe bien, au préalable, et que les propositions nous arrivent de divers côtés à la fois.

Une grosse question, bien capable de nous troubler, se greffe immédiate- ment sur ce chapitre de l'analyse. *Le génie est toujours une expression de l'asymétrie* sous n'importe quelle forme. Qu'adviendra-t-il donc si on biffe constamment, par des exercices appropriés, chaque asymétrie naissante? Tuera-t-on ainsi dans l'œuf nos gloires futures, les hommes qui marquent le progrès de l'humanité?

Je crois qu'oui si on procède sans discernement ni prudence; je crois que non si l'instituteur à l'oeil et le tact voulus.

Expliquons nous. Si l'asymétrie est considérée dogmatiquement comme un mal qu'il faut extirper à tout âge il est entendu qu'on va à l'encontre du développement normal qui fatalement doit aboutir à l'asymétrie; et plus une tendance sera forte plus l'asymétrie s'accentuera. L'arrête-l'on, du même coup on risque de porter atteinte à ses conséquences qui peuvent être des plus précieuses. On voit que l'attitude à prendre n'est pas toujours facile pour les différents cas particuliers. Mais il suffira, je pense, de tenir bonne note de tous les éléments fournis par l'analyse pour travailler avec une grande sureté de mains. Le chemin à suivre me semble assez nettement indiqué: l' enfant, à sa naissance, étant presque totalement symétrique, on maintien- dra cet état, sans forcer le développement naturel en quoi que ce soit, aussi longtemps que possible; on surveillera attentivement l'apparition des asymétries successives auxquelles on commencera par donner quelque libre cours dans le but de juger de leur force, donc de leur nécessité eventuelle, puis on les renforcera avec prudence dans la mesure qu'on juge utile.

C'est là mon opinion personnelle. Je ne la donne pas comme irréfutable ou exacte. Je la livre à la publicité pour attirer l'attention soutenue des inté- ressés; elle deviendra peut-être un jour non seulement le fondement de l'analyse infantile mais la base même de la future Pédagogie.

Je suis arrivé à la fin de mon thème. Jai exposé, pas tout à fait au hasard, quelques problèmes de la Pédologie qui m'etaient apparus comme dignes de remarque. Peut-étre bien qu'ils contribueront à faire ressortir davantage encore l'importance extraordinaire de cette jeune Science qui, née d'hier, groupe déjà, de par le monde entier, un nombre considérable de chercheurs fervents. Elle vivra, se développera pour le plus grand bien de la race future.

INDICATIONS BIBLIOGRAPHIQUES.

1). O. CHRISMAN. *Paidologie, Entwurf z. e. Wissenschaft des Kindes.* Inaug. Diss. Jena, 1896.
2). QUETELET. *Physique sociale.* Bruxelles, 1869. *Anthropométrie.* Bruxelles, 1870.
3). BURGERSTEIN-NETOLITZKY. *Handbuch der Schulhygiene.* Jena. 1902.
4). Ibid. En outre MAC DONALD. *Experimental Study of Children.* Washington 1899.
5). SCHUYTEN. Paedol. Jrb. III—IV, 1903.
6). Voir surtout les differents vol. de l'Année psych. de Binet.
7). SCHOUTE. Paedol. Jrb. 1903, 1905.
8). Chemisch Weekblad, I, 1904, 177, 189.
9). LEVY-PÉCOUL, C. R. 1905, I, (Séance du 9 Janvier).
10). L'école Nationale, VI, 1906, 142. (Referat Felter).
11). SCHUYTEN. *Quelle est l'influence psychique des aliénés d'une colonie sur les individus et les enfants normaux qui les entourent?* Congrès int. de l'assistance des aliénés. Anvers 1902.
12). SCHMID-MONNARD. Ztschr f. Schulges. pfl. 1897, 677.
13). SCHUYTEN, Paedol. Jrb. V, I.
14). SCHUYTEN. Paedol. Jrb. VI, 1.
    MEUMANN. Die experim. Pädag, I, 1905, 85.
15). SCHUYTEN, Paedol. Jrb. II, 1901, 113; III—IV, 1903, 210.

DISCUSSION.

Dr. PINKHOF (Amsterdam)

kann dem Redner nicht beipflichten wenn er sagt dass die Kinder nicht gerne in die Schule gehen. Seine eigenen wie andere Kinder gehen freudiger als wir unsererzeits. Freilich sind sie froh wenn sie Mittags heimkehren, grade wie wir vom Congress, obgleich wir freudig hingehen. Jedoch zu Hause soll man das tagsüber angestrengte Kind nicht mit pedantischer Manierlichkeit plagen. Es wird zu Hause mehr gegen das Kind gesündigt als in der Schule.

Der Körper und Längeverlust ist der Preis für die Bildung. Ohne Bildung während Jahrtausenden wären wir vielleicht lange und schwere Wilden.

Auch der Vorredner wäre vielleicht länger ohne sein ausgedehntes Wissen, jedoch das wäre zu bedauern.

Dr. WIJNAENDTS FRANCKEN (la Haye).

Gegen Herrn Schuyten's Anschauungen möchte ich mir nur ein Paar Bemerkungen erlauben. Erstens dass seine Vorstellung als wäre der Sitz der seelischen Erscheinungen auf das *Gehirn beschränkt* gar nicht als unbedingt richtig und sicher festgestellt zu betrachten ist, weil die Anschauung dass *auch andere* Körpertheile und Organsysteme sich am Aufbau der psychischen Phaenomenen betheiligen nicht weniger berechtigt ist. Zweitens dass da, wo man mit *correlativen* Erscheinungen zu thun hat, aus dieser Thatsache der Correlation nur auf einen *Zusammenhang*, niemals aber auf eine gegenseitige *Erklärung* zu schliessen sei.

Dr. J. H. GUNNING (Amsterdam)

möchte ganz kurz auf eine ergiebige und zuverlässige Quelle für Anamnese-Material hinweisen, die er aus seiner Erfahrung als Schulinspektor kennen gelernt hat, nämlich die Dorfschulmeister, die lange an demselben Orte gewohnt haben, was er an einigen Beispielen erläutert. Diese Rasse ist aber im Absterben begriffen und man muss sich eilen, wenn man diese Quelle noch ausbeuten will.

Dr. LIPMANN (Berlin)

kann die Ausführungen des Herrn Vortragenden nicht bestätigen bezüglich der experimentellen Resultaten, und macht einige Bemerkungen.

Problèmes de la Pédologie.

1. Réponse à Mr. Pinkhof :

Il est assez curieux d'entendre dire que les enfants aiment à visiter l'école, alors qu'il est si facile d'avoir l'impression — et plus — du contraire. Mais pour le savoir il ne faut pas *questionner* les élèves ; il faut tâcher de *voir*, et alors le doute n'est pas possible. Il y a évidemment des exceptions, par ex. les enfants de Mr. Pinkhof, mais elles ne peuvent que confirmer la règle. N'y-a-til pas des situations anormales nombreuses auxquelles l'organisme s'adapte, lui deviennent temporairement une nécessité ?

2. Réponse à Mr. Charpentier :

Soyons prudents quand nous apprécions des données scientifiques. Leur valeur est incontestable chaque fois qu'elles ont été bien observées. Si, ensuite, elles ne se caractérisent pas immédiatement par une valeur pratique certaine, ayons la patience d'attendre ; un fait positif *certain* n'est -ce pas une augmentation réelle de notre capital intellectuel ? Rappelons nous l'histoire des sciences en général et ne précipitons rien.

3. Réponse à Mr. Lipmann :

L'honorable orateur a le droit de mettre en doute certaines de mes allégations au sujet de la coëducation ; il verra toutefois mes opinions à ce sujet ailleurs, sous peu, et sera mieux à même alors de porter un sain jugement.

Pour ce qui concerne mes recherches esthésiométriques je regrette que Mr. Lipmann n'ait pas pu les confirmer. Je ne puis que le renvoyer à mes publications antérieures avec prière de bien vouloir se pénétrer, 1° du fonctionnement méthodique de l'appareil que j'ai utilisé, 2° de l'esprit psychologique des sujets examinés. En outre on ne doit pas s'alarmer dès les premiers insuccès, inévitables quand on commence n'importe quelle recherche scientifiques.

Eine neue Theorie zur Erklärung psychologischer Probleme
von B. van Albada,

von L. S. A. M. von RÖMER,
Sanitäts-Offizier der königl. niederl. Marine.

In einigen Lieferungen der neuen Zeitschrift: „Dreimonatlicher Bericht des Psychophysischen Laboratoriums zu Amsterdam, über alle Untersuchungen nach den Beziehungen zwischen Lebens-Erscheinungen und Aetherenergie" hat der Stabarzt der königl. niederl. Marine v. ALBADA eine Serie von Aufsätzen publiziert, welche er: „Betrachtungen über den Mechanismus der Zellteilung" genannt hat.

Wir leben in einer Zeit, worin immer deutlicher wird, dass eine Schwingungsannahme zur Erklärung verschiedener Probleme meistens nicht allein berechtigt, sondern auch tatsächlich oft zutreffend ist.

Es war ein genialer Gedanke des Herrn VAN ALBADA zu versuchen auch auf die Zellteilung eine Schwingungstheorie anzuwenden, und es scheint mir seine Wichtigkeit zu haben, die Konsequenzen, welche der Autor daraus zieht, auch mit Hinsicht auf psychische Erscheinungen näher zu betrachten.

Dafür aber ist es notwendig, kurz seine Ausführungen über die Zellteilung vorzuführen.

Grob anatomisch besteht ein Kern aus zwei Elementen: dem Zellplasma und dem Kern. Aus der Tatsache nun, dass, wenn es irgend wie möglich ist — und ganz bestimmt in sehr jugendlichem Zustande — beide Elemente die Neigung haben, Kugelform anzunehmen, folgt, dass im Plasma sowohl, als auch im Kerne eine Grenzschicht angenommen werden muss, die beide Teile von der Umgebung als besondere Individuen unterscheidet.

Wir wissen, aus den Erscheinungen von Diffusion, Druck, etc., dass die Moleküle, die den Stoff aufbauen, Bewegungen ausführen, und auch, dass die Atome innerhalb des Moleküls sich bewegen, welche Bewegungen aber auf das Innere des Moleküls beschränkt bleiben. Die Bewegungsgrenzen der Moleküle jedoch, sofern sie sich in einem Gas frei bewegen können, sind in gewissem Sinne unbeschränkt. Wenn nun aber eine Menge Moleküle ein Protoplasmakorn aufbauen, so sind offenbar die Bewegungen begrenzt und man kann sie als Schwingungen mit einer Amplitudo, die durch die Grenzen des Protoplasmakorns bestimmt wird, ansehen.

Mehrere Protoplasmakörnchen, welche nun durch eine gemeinschaftliche Grenzschicht zu einer Zelle, oder zu einem Kern vereinigt sind, werden sich innerhalb dieser Grenzschicht frei bewegen können.

„Auf Grund dieser überall herrschenden Bewegungen müssen wir auch auf das Bestehen von Bewegungen in dem Zellplasma schliessen, und zwar wahrscheinlich periodischer, da der Quell aller Bewegung periodisch einwirkt".

Auf rein mechanischem Wege beweist der Autor, dass wir notwendigerweise Gleichgewichtsflächen, in einer Zelle annehmen müssen, d.h. Flächen, in welchen der Druck in gleichem Maasse wahrgenommen wird, da eine Zelle in physischer Beschaffenheit zwischen einem Wassertropfen und einem festen Körper steht, und die Resultante von allen Molekularkräften, welche in der Grenzschicht wirken, und welche man bekannterweise in drei Hauptrichtungen zerlegen kann, muss ein in der Richtung des Strahls auf den Middelpunkt ausgeübter Druck sein. Wäre also eine Zelle ein homogener Stoff, so würden die Gleichgewichtsflächen parallel der Oberfläche laufen.

Die Unterschiede in Dichtigkeit, welche auf diese Weise zwischen den Gleichgewichtsoberflächen entstehen, lassen auf das Vorhandensein einer dazu in richtigem Verhältniss stehenden Fortpflanzungsgeschwindigkeit für Schwingungen schliessen, und in diesem Falle müssen wir erwarten, dass sich die Schwingungen in Flächen fortpflanzen werden, die mit der Grenzschicht parallel laufen; mit anderen Worten: in der Zelle besteht eine praeferente Schwingungsrichtung, die abhängig von der Grenzschichtspannung ist".

Wenn wir uns nun eine regelmässige Zelle denken, dann müssen wir, wenn wir die Schwingungen auf einer ebenen Fläche, projektieren, regelmässige Schwingungsfiguren erhalten; d. h. wir werden finden, dass in der Richtung der Achse sich alle Teilchen in derselben Phase befinden, und so müssen auch die Knotenpunkte strahlenweise geordnet liegen. Dadurch dass wir nun mit den Strahlen Zirkelbogen um den Mittelpunkt beschreiben, werden wir auch die Knotenflächen des ganzen Systems finden.

Wenn wir eine Saite schwingen lassen, dann erwecken wir Spannungen welche senkrecht auf der Schwingungsrichtung stehen, und wenn die Saite reissen wird, geschieht das in einer senkrecht auf den erweckten Spannungen stehenden Fläche, und diese Stelle wird durch die Knotenpunkte gegeben, da zu beiden Seiten eines Knotens die Teilchen entgegengesetzte Geschwindigkeit haben und also aus einander gehen. Auch in der gedachten Zelle wird nun etwas ähnliches entstehen, und werden die Spaltungsrichtungen senkrecht auf der Wand stehen. Die Anzahl Teile, worin sie auseinanderfällt, die Anzahl Segmente, wird also eine Funktion der Anzahl Knotenflächen sein.

„Nun kommt es mir vor", schreibt van Albada, „als drängen uns unter anderem auch die Diagramme von Blumen die Ueberzeugung auf, dass derartige Einflüsse bei der Zellteilung im Spiel seien".

Nicht nur bei Pflanzen, sondern auch bei Tieren findet man in vielen Organen eine solche Anordnung, und van Albada nennt: die Gehirne, besonders die Kleinhirne, die Leberacini, die Nieren, die Hoden, überhaupt alle Drüsengänge. Und als Beispiele derartiger polysegmentärer Spaltungen erwähnt er die Teilung des Malariaparasiten, nl. die der Quartana, die der Monocystis, eines Gregarines, und auf botanischem Gebiete des Scenedesmus. Streng beweist van Albada in seinen Studien, wie durch Zunahme von Druck in der Zelle, die Kernteilung eingeleitet wird: der Kern wird zur Auflösung gebracht. Als sehr sprechendes Beispiel bringt er die Untersuchungen von Prof. Loeb über Teilung, der durch die bestimmte Magnesium Auflösung direct oder indirect den Zelldruck erhöht hat.

Wenn nun der Kern aufgelöst ist, und die Chromosomen im Protoplasma aufgenommen sind, so müssen diese Teilchen sich notwendig in den Knoten-flächen ordnen, genau so, wie man auch weiss, dass die Pulverteilchen, welche man auf eine schwingende Scheibe streut, die Stellen aufsuchen, wo die Bewegung am schwächsten ist. Sind nun aber die Chromosomen einmal in die Knotenflächen gekommen, so werden sie sich notwendig nach dem Pole begeben, da dort, kleinerer Wellenlänge und kleinerer Amplitudo wegen, ein Zustand herrscht, welcher der Ruhe am nächsten kommt. Nicht nur die Chromosomen werden aber diesen Weg gehen, sondern auch alle anderen Elemente, die hinsichtlich der Knotenflächen, welche doch wirklich theoretische Flächen sind, merkbare Abmessungen haben. „Hieraus resultirt dann eine Verdichtung der Materie um die Pole und dementsprechend eine nahezu gleichwertige Verdünnung am Aequator".

So wird dann die Zellteilung vollendet.

So einfach wie es hier beschrieben worden ist, geschieht es natürlich nicht, denn die Verhältnisse sind meistens viel complicierter. Aber van Albada hat auch in den compliciertesten Fällen bewiesen, wie das Verstehen und Er-kennen solcher Erscheinungen tatsächlich viel einfacher wird, wenn man von seiner Schwingungstheorie ausgeht, z. B. die bekannte Rotation der Eier von Ascaris nigrovenosa vor der Teilung.

Es würde aber zu weit führen, wenn ich hier diese verschiedenen Tatsachen ausführlicher behandeln wollte, ich verweise also nach dem oben citirten „Dreimonatlichen Bericht".

Allein möchte ich noch das Folgende aus seinen Arbeiten erwähnen.

Das Bestehen lichtgebender Bacterien etc. beweist, dass in der Natur Orga-nismen vorkommen, deren specifische Schwingungsform mit der des Lichtes einer bestimmten Wellenlänge übereinstimmt; Organismen, die im Welt-Aether Schwingungen erwecken, welche uns die Empfindung von Licht geben. Nun ist es bekannt, dass 1o unser Auge nur innerhalb bestimmten Grenzen Licht wahrnehmen kann; d. h. dass es auf gewissen Wellenlängen eingerichtet ist; 2o. wissen wir, dass Glas für einige Lichtarten undurchdringlich ist, und dass auch in dieser Hinsicht Licht von bestimmter Wellenlängen unter gewissen Umständen verschwindet. Aus dem ein und anderen folgt, dass wir aus dem Nichtvorhandensein von Lichteindrücken nicht das Recht haben auf das Nichtvorhandensein von Licht zu schliessen, d. h. auf das Nichtbestehen analoger Schwingungszustände in Organismen, die uns als nicht lichtgebend bekannt sind. Im Gegenteil es spricht alles für die Annahme, dass die Schwingungszustände — sei es auch in veränderter Form — überall vorhanden sind, auch dann, wenn sie keine Lichterscheinung im engeren Sinne erwecken. Dass auch die Schwingungsform veränderungsfähig ist, innerhalb gewisser Grenzen variiren kann, das beweist das Verhalten des Pyocyaneus, Prodigiosus und vieler anderer farbiger Mikroben, deren Farbe unter dem Einfluss der Zusammenstellung des Nährbodens steht.

Auch beruht wahrscheinlich auf der Variabilität der Schwingungsformen die diabolische Wirkung des Lichtes, das in der Lichttherapie angewandt wird und hier heilsam, anderswo gerade entgegengesetzt wirkt, es sei durch das Erwecken von Interferenz Erscheinungen, das aufheben bestimmter Bewe-gungen, es sei durch das Stärkerwerden harmonischer Bewegungsformen.

Die Fragen, ob die Schwingungen, die wir hier betrachten, intramolekulare Schwingungen, von der Ordnung der durch Licht erweckten und unterhaltenen Lichtschwingungen, auch im Stande sein würden, molekulare oder molare Schwingungen ins Leben zu rufen; ob zwischen der Aetherenergie und der für das Erwecken der hier angenommenen Bewegung erforderlichen Energie kein irriges Verhältnis besteht, sind von VAN ALBADA ausführlich erörtet worden. Wir wissen, dass das Licht imstande ist, das Molekül zu zergliedern, die Elemente, die es zusammenstellen, zu trennen. Wir wissen auch, dass Luftschwingungen, Schwingungen eines Stoffes von geringer Dichtigkeit, imstande sind, stark gespannte Saiten in Bewegung zu setzen, wenn nur das Tempo der Luftbewegung mit der Schwingungszahl der gespannten Saite übereinstimmt. VAN ALBADA betrachtet es also nicht als gewagt, dem Licht, die nötige Energie dazu zuzuerkennen, wenn die Umstände das Entstehen harmonischer Bewegungsformen zulassen.

Als Resultat seiner Untersuchungen und Theorien stellt er als These:

Jede Zelle hat ihre eigne Schwingungszahl, abhängig von Struktur, Spannung und Massa.

und natürlich folgt hieraus die andere These:

Jedes Conglomerat von Zellen hat seine eigne Schwingungszahl, abhängig von seiner gesammten Struktur, Spannung und Massa.

Ist diese These einmal acceptirt, so wird einleuchten, dass dadurch sehr viele Erscheinungen, welche bis dahin nicht, oder nur sehr schwer zu verstehen waren, plötzlich in einem ganz anderen Licht erscheinen und uns geläufiger werden, ich meine, z. B. die Probleme der Sympathie und Antipathie, auch die Erscheinungen der Telepathie und Psychometrie.

Aber nog viel mehr: es ist eine unläugbare Tatsache, dass schon lange auch weniger mystisch scheinende Phänomenen bekannt sind, welche zu solch einer Theorie führen könnten: ich meine nämlich die nationale Musik.

Wenn überhaupt eine Aeusserung des menschlichen Geistes etwas mit Schwingungszahl, also auch mit Rhythmik zu schaffen hat, so muss es doch wohl die Musik sein.

Es giebt keinen Menschen auf der ganzen Welt, der wenigstens Musik verstehen kann, d. h. nicht technisch, sondern Gefühl hat für Harmonie der Töne, wenn auch noch so rudimentär, der nicht öfters getroffen sein wird durch den eigentümlichen nationalen Charakter der verschiedenen Musikarten (s. v. v.); man denke sich nur die grundverschiedenen Arten, wie z. B. slavische, spanische, ungarische, deutsche, französische, nordische Musik, ja, wie man selbst unter slavischer Musik sehr deutlich Unterschiede hören kann, wie z.B. zwischen polnischer und russischer Musik. Nehmen wir dazu noch die uns nur als Disharmonie geltende chinesische und auch türkische Musik, so leuchtet es doch ohne weiteres jedem ein, dass offenbar verschiedene Conglomerate von Menschen, d. h. die Völker, auch eine eigene Schwingungszahl als am besten mit ihnen übereinstimmend erkennen.

Noch weiter kann man in dieser Beziehung gehen: man denke nur daran, wie doch jeder Komponist, also ein wirklich tief empfindender Mensch, der in Tönen seine Stimmungen und Gefühle äussern kann, der also seine Seelerytmik in grob materielle Schwingungen, wie Töne denn doch immer sind, zu übersetzen befähigt ist, seine ganz deutliche Karakteristika hat, wodurch man, wenigstens trifft dieses bei jenen Komponisten zu, die wirklich Individualität besitzen, ohne Zögern ihn aus andern erkennt.

Wenn auch nicht so deutliche, giebt es doch auch eine nationale Art der Malerei. Ich erinnere mich noch deutlich, wie ich als ich vor Jahren einmal in der Grossen Berliner Kunstausstellung war, am meisten durch zwei Gemälde getroffen wurde, und als ich nachher einen Katalog kaufte, sah ich, dass diese beiden von Holländern gemalt waren.

Man verstehe mich wohl, ich behaupte natürlich nicht, dass es immer leicht ist, einen bestimmten Maler herauszufinden — jeder weiss, welch ein Studium dafür notwendig ist — aber das Karakteristische der nationalen Malerei kann leichter, sei es auch sehr wenig bestimmt, erfasst werden. Ich will nur hindeuten auf den Typus der holländischen Malerei gegenüber der italienischen, welch ein riesiger Unterschied im Sehen und Wiedergeben! Dort Licht und Schatten und Plastik, hier eigentlich nur Farbenpracht. Und nun stelle man daneben BÖCKLIN: spricht aus ihm nicht vollkommen der hohe und serene Karakter des Schweizers?

Auch in diesen schon viel feineren Schwingungen findet man Unterschiede, welche einer bestimmten Gattung von Menschen mehr angehören als Andern.

Man stelle sich neben diesen europäischen Kunstarten nur einmal eine asiatische, z. B. die Japanische, und man findet dieses viel stärker wieder.

Auch in den Sprachen kommt etwas ähnliches heraus: kann man sich denken, dass die nördlichen Völker eine so sprudelnde und schnelle Sprache hatten als die südlichen?

Und doch sind dies alles Schwingungen, und es scheint mir, dass VAN ALBADA'S Theorie auch hier Aufklärung bringen wird.

Der Karakter dieser verschiedenen Aeusserungen der Menschen muss gesucht werden in Schwingungsunterschieden, z. B. der Phase und des Timbres.

Durch äusseren Umstände, sowohl wie innere, d. h. des Körpers, muss es natürlich möglich sein in der bei einem Individuum oder auch bei einer Sammlung von Menschen bestehenden Schwingungszahl oder Schwingungsform Aenderungen zu bringen.

Wird vielleicht nicht auf diese Weise erklärt werden können, die eigenthümlichen Reizerscheinungen, welche im Frühjahr am stärksten bei Individuen die im labilen Gleichgewicht des Nervensystems sind, d. h. also bei Individuen deren Schwingungszahl oder Schwingungsform leicht zu beeinflüssen ist, uns allen bekannt sind? Der Sonneneinfluss, d. h. die Lichtaetherschwingungen, und Energieausstrahlungen, wird im Lenz grösser und intensiver, und muss also in anderen Schwingungssystemen wie z. B. Menschen, in irgend welcher Weise Reactionen erwecken. Ein ähnliches Phänomen sieht man im Herbste.

Auch die Massensuggestion kann man so ohne viel Mühe erklären. Wenn man sich eine Volksmenge von gleichgestimmten Menschen denkt, z. B. eine Volksversammlung, welche einen Redner anhört, so weiss doch jeder, wie ein einzelnes Wort oft plötzlich eine Explosion der Leidenschaften heraufbeschwören kann.

Die Vorstellung, alsob dieses ein Art Resonnanz sein könnte, liegt auf der Hand; für eine Association ist in dem gedachten Falle die Zeit zu kurz.

Wenn wir nun auch die verschiedenen Arten der Therapie wie Licht-, Röntgen- oder Radiumtherapie in Betracht ziehen, finden wir dann dort auch nicht eine Schwingungstherapie? Und würden die doch auch in dieser Therapie nachzuweisenden schlechten Erfolge, welche oft vollkommen unverständlich sein können, nicht darauf zurückzuführen sein, dass das Verhältnis zwischen der eignen Schwingungszahl des Patienten und derjenigen des heilenden Agens ein nicht harmonischer war?

Es ist noch nicht gelungen, eine bestimmte Schwingungszahl für ein Individuum zu finden, aber es sind doch wohl verschiedene Tatsachen bekannt, welche wahrscheinlicherweise dafür gebraucht werden können, die Lösung dieses Problems zu erforschen. Ich nenne nur die Wellenbewegung des Flimmerepithels, dann die Schwingungen der Spermatozoenschwänze.

Meine Absicht war, nicht eine erschöpfende Darstellung dieser neuen Theorie des Herrn van Albada zu geben, sondern nur die Wissenschaft mit dem genialen Gedankenkreise des holländischen Gelehrten bekannt zu machen, und neue Wege zum Studium der Lebensprobleme zu zeigen.

Ich will noch darauf hinweisen, wie auch die Tatsache, die ich an anderer Stelle dem Kongresse unterbreitet habe: das Verhältniss zwischen Mondalter und Sexualität vollkommen mit dieser Albada'schen Theorie in Uebereinstimmung ist; denn wie ich dort sagte, kann man sich diesen Einfluss nur erklären durch die erhöhte resp. erniedrigte Aetherenergie.

DISCUSSION.

Dr. OTTO LIPMANN (Berlin)

macht die Bemerkung dass die von Herrn Redner Angeführten Beispiele ihm nur wenig beweisend vorkommen und dass das anatomische Substrat (z. B. der Associationen) noch zu wenig bekannt ist um die complicirten Verhältnisse aus einer Schwingungstheorie zu erklären.

Dr. VON RÖMER.

Gegen Herrn LIPMANN möchte ich anführen, dass ich nicht diese Beispiele, die er erwähnte, vollständig gebracht habe, darum dass meine Absicht nur gewesen ist die Versammlung auf die Theorie von ALBADA hinzuweisen. Es ist wahr, dass man nicht die Associationsfasern anatomisch kenne, aber unläugbar ist es, dass wir als Individuen beeinflusst werden durch Schwingungen verschiederner Arten und die Theorie versucht nur diese Thatsache verständlicher zu machen. Für genauere und erschöpfende Darstellung der Theorie verweise ich aber nochmals zu den „Dreimonatliche Berichten" worin dieselbe Theorie vom Gründer der Theorie persönlich behandelt worden ist.

Prof. Dr. HEYMANS

macht darauf aufmerksam, dass die Thatsache des psychophysischen Parallelismus eine mehrfache (materialistische, spinozistische, psychisch-monistische) Deutung zulässt.

Prof. Dr. J. DE BOER.

Wenn man von mechanistischen Erklärungsmethoden oder physischen u. s. w. spricht zur Erklärung von psychologischen Erscheinungen, so möchte ich auf die philosophische Wahrheit hindeuten, dass man mit solchen Erklärungsmethoden nur das Mechanismus, das Physische, erklärt, und weiter nichts.

Président: Prof. G. HEYMANS.
Secrétaire: Prof. E. WIERSMA.

Rapport V. **L'histoire antérieure des Psychopathes.**

M. NEISSER étant empêché de lire son rapport, M. le Prof. SOMMER a eu l'amabilité de faire une conférence sur le thème du rapport.

Prof. Dr. R. SOMMER (Giessen) hatte an Stelle des verhinderten Herrn Direktors Dr. NEISSER auf Wunsch des Vorsitzenden der Section 2 Tage vor der Sitzung die Liebenswürdigkeit stellvertretend das Referat über die *Vorgeschichte der Psychopathen* über zu nehmen und gestaltete dieses auf Grund der in dem Buche über *Familienforschung* und *Vererbungslehre* gegebenen Darstellung. Unter Hervorhebung der für die Anamnese wichtigen Momente (Heredität, Zustand der Eltern bei Zeugung, Schwangerschaft, Geburtsakt, erste Jugendentwickelung, Schule, Pubertät, u. s. w.) fordert SOMMER eine klinische Vertiefung des schon Gegebenen durch 1. besseren Status praesens unter Anwendung von psychologischen, psychophysischen und verfeinerten neurologischen Methoden.

2. genauere Beachtung der morphologischen Momente unter Anwendung von exacten Messmethoden und pathogenetische Auffassung der morphologischen Abnormitäten.

3. bessere Beobachtung in der Schule und von Seiten des Hausarztes, ferner Anwendung von geeigneten Untersuchungsboegen in der Hilfsschule und Verbindung dieser mit den Behörden betreffend Entmündigung und Militärtauglichkeit.

4. Sorgfältige Familienforschung unter Beachtung des psychischen Zustandes von Angehörigen der Kranken, Untersuchung mehrerer Mitglieder der gleichen Familie mit psychophysischen Methoden, vergleichendes Studium des Familiencharakters.

Zum Schluss geht SOMMER auf das Thema der Degeneration und Regeneration ein.

DISCUSSION.

Prof. Dr. JODL (Wien).

Unter der Fülle interessanter und wertvoller Anregungen, welche der Herr Vortragende gegeben hat, scheint mir der Hinweis besondere Beachtung zu verdienen, dass die Psychopathologie bei der Ermittlung der Vorgeschichte krankhafter Individuen sich der Beobachtungen zweckmässig bedienen könne, welche in der Schule, und namentlich in den sog. Hilfsschulen, deren Vermehrung und Entwicklung er befürwortete, gemacht werden. Herr Sommer sprach von der Aufstellung eines Fragebogens durch ein fachmänniges Komitee, welches eine einheitliche Behandlung ermöglichen solle. Ich möchte aus dem gleichen Gesichtspunkte hinweisen auf die Bestrebungen der sog. Kinderschutzbewegung, welche wiederholt auf Kongressen, (z. B. Nürnberg, Wien) hervorgetreten sind und die, abgesehen von dem was sie an sozialer Fürsorge anstrebt, theoretisch ganz verwandte Ziele verfolgt. Es wäre sehr bedauerisch, wenn die Sammlung die Beurtheilung des zu Gebote stehenden Materials unter verschiedenen Gesichtspunkten erfolgte und ich möchte an den Herrn Sommer die Anfrage richten, ob er es nicht für möglich und zweckmässig hielte eine Coöperation mit diesen Organisationen ins Auge zu fassen.

DECROLY (Bruxelles).

A l'Institut de sociologie de Bruxelles on a poursuivi il y a trois ans des recherches sur la question, de savoir, si la ville a une influence dégénérative sur la race. L'enquête a porté sur 765 enfants de la classe ouvrière appartenant par moitié environ à une école primaire normale et à une école pour arriérés. Cette enquête a cherché à établir le lieu d'origine des ascendants jusqu'à la quatrième génération. Après avoir fait remplir des questionnaires par les instituteurs de manière à bien établir le genre d'enfants sur lequel on opérait (questionnaire se rapportant à l'état physique intellectuel et moral des enfants), on a recherché dans les dossiers de l'état civil où avaient vécus les ascendants.

On avait d'abord limité la recherche aux ascendants paternels : le résultat fût que la dégénérescence urbaine n'était pas prouvée. Seulement on voulut étendre les recherches plus loin et on rechercha les mêmes éléments pour les ascendants des quatre grands-parents. Malheureusement les obstacles rencontrés furent énormes et pour le moment on n'est pas encore parvenu à réunir tous les documents.

Cela montre qu'il vaut mieux probablement de suivre la voie indiquée par M. SOMMER.

A l'Institut de sociologie il existe également une 'section pour l'étude de l'enfant normal et anormal en rapport avec la sociologie. Cette section a constitué une société qui est composée de pédagogues, médecins, psychologues, sociologues et juristes.

Elle s'efforce dans le cadre restrainte où elle travaille de réaliser le désidératum que M. JODL vient de mettre en évidence.

Dr. med. ALFRED WALDENBURG (Berlin).

Was Herr SOMMER als Postulat erst aufzustellen waehnt: Nicht *väterlicher* Stammbaum allein, nein, vollständige Ahnentafel, — das ist von mir bereits längst, ehe SOMMER daran dachte, aus eigener Initiative in die Tat umgesetzt und geleistet worden. *Meine hereditär-anthropo-genealogischen Aufnahmen ganzer Familien- und Stammescomplexe gehen bereits auf das Jahr 1899* zurück und werden seitdem tagtäglich von mir erneuert und *Hand in Hand mit cephalometrischen Messungen*, die obenein noch niemals vor mir in diesem Zusammenhange ausgeführt worden sind, als diagnostisches Familiensignalement in der Vererbung und Varieerung der Schädelformen in physiologisch günstiger, sowohl als in pathognostischer Hinsicht vorgenommen. Ich habe jedesmal, sobald ich an einem Menschen, gleichviel ob gehirninvalid, ob geistesgesund oder gar überwertig eine Kopfmessung vornahm, mich nicht mit dem Individualbefunde seines eignen Schaedels begnügt, mochte er mir für sich allein auch schon des Interessanten noch so viel enträtseln, nein, ich habe ihn allemal lediglich als ein Ausflussgebilde seines Blutes betrachtet, als Glied in einer unbegrenzten Vererbungskette, ja in einem Kettengewirr nach oben, unten, allen Seiten di- und convergierender Samenlinien, als eine Zelle im Organ seines *näheren* und im Organismus seines *weiteren* und *weitesten*, ihm selber nicht mehr bekannten *Familienkreises*. Erst aus dem *Vergleiche des Einzelschaedels mit den Köpfen seiner sämtlichen mir irgendwie und wo erreichbaren Familienmitglieder habe ich das Individuum als das, was es ist, erkannt*, und sogar dann, wenn mir der eine Kopf an sich schon etwas ganz Besonderes bot, erst recht nachgespürt, mit welchen andern Individuen seines Verwandtenkreises er eben diese Besonderheiten teilt, jene für sich allein hat, und von welchen er graduell abweicht oder völlig verschieden erscheint. Hätte ich nun unter „Familie" bloss den allerengsten Kreis verstanden, der sich kennt und sieht, oder etwa gar nur Eltern und Geschwister und bestenfalls einige Geschwisterkinder, die zufällig zur Stelle sind, so wäre dies eine noch ziemlich leichte, aber unfruchtbare Mühe gewesen.

Ich habe, wo es irgend in meinen Kräften stand, selbst unter den schwierigsten Verwicklungen die Familien in ihren getrenntesten Ausläufern ermittelt, habe sämtliche S e i t e n linien m ü t t e r - l i c h e r s e i t s nicht minder als v ä t e r l i c h e r s e i t s in Ascendenz wie Descendenz z.B. Geschwisterkinder fernster Grade, samt wiederum deren Eltern und Kindern m e d i c i n i s c h - a n a m n e s - t i s c h w i e s t a m m e s b i o l o g i s c h aufgespürt und aufgezeichnet, aber damit nicht genug, habe ich, um die Familien aus *eigenster* Anschauung greifbar zu fixieren, *jedes einzelne genealogisch wie räumlich* — selbst wenn es wiederholte mehrstündige Reisen erheischte! — *noch so getrennte Familienmitglied des von mir aufgenommenen Haupt- und Seitenstambaums in eigener Person aufgesucht und jedes Einzelnen Kopf gemessen!* Oft *d i a g n o s t i s i r t e i c h* dann weiter *d u r c h d i e M e s s u n g s e l b s t,* noch viel fernere Verwandte, die von der Verwandtschaft mit denen, von welchen ich ausging auch nicht die leiseste Ahnung besassen, sie erst von mir aus meiner Schaedelmessung erfuhren und bei der nun erfolgenden weiteren Nachforschung auch regelmässig bestätigt fanden. Gewöhnlich beruhte die anfängliche Unkenntniss von der eignen Verwandschaft auf der ebenso souverainen als gedankenlosen Ignorierung der Verwandtschaftsringe m ü t t e r l i c h erseits. I c h aber habe gerade umgekehrt *aus den Zusammenhängen von Seiten der Mütter die Ahnentafeln aufgebaut: Gerade in den w e i b l i c h e n L i n i e n treffe ich die reinsten Keimträger der gemeinsamen Erbmasse des Ahnenblutes*: in ihnen schürzten sich die Knoten des vielmaschigen Verwandtschaftsnetzes. Wer wie ich dies gesamte verschlungene Maschenwerk *räumlich* wie *zeitlich* noch so geschiedener Blutsgruppen, Geschlechtercomplexe und Familienzusammenhänge mit dem C E P H A L O M E T E R in der Hand aufgelöst hat, der ist wahrhaftig einer so feudalen Beschränktheit überhoben im „S t a m m - b a u m" nur die einfache directe kleine *Väter*linie zu erblicken und den Stammbaumcomplex der Mutter und Grossmütter samt all ihren Seitenketten zu übersehen oder zu missachten, für den ist die gesamte COLLATERAL- und AHNENTAFEL lebendig, hat er doch ihre l e b e n d e n Schaedel mit seinem Cephalometer umtastet und ihre Hirnwerte dauernd festgelegt. Ging auch die Messung natürlich nur bei den lebenden Generationen vor sich, so liefern drei, ja, *wie es mir schon gelang vier Generationen* (Urgrossvater, Grossvater, dann sämtliche erreichbare Enkel und Urenkelkinder!) doch schon eine v o l l s t ä n d i g e V e r e r b u n g s p r o b e, zumahl obenein aus den zahlreichen *Collateral*familiengliedern, von denen ich sehr viele gemessen, sehr leicht Rückschlüsse auf die S c h ä d e l - form und die H i r n v e r f a s s u n g d e r g e m e i n s a m e n Urahnen gezogen werden können: Damit aber gerade habe ich ja eben jenes „*morphologische Moment*", das Herr Prof. SOMMER in der gesamten psychiatrischen Litteratur, wie er noch eben in seinem Referat behauptet hat, nicht zu finden vermag, in den Vordergrund all meiner

Untersuchungen gerückt. Was Herr Sommer heute erst und nur mit Worten wünscht, das habe ich also ohne Worte, längst ehe ich Sommer und seinen späten Wunsch kannte, durch die Tat in's Leben gerufen. *Für mich bedeuten diese Kopfmessungen an Leben-den geradezu das Alpha und Omega meiner psychologischen wie psychiatrischen Individuen- wie Familienerkenntnis, für mich sind sie der Schlüssel zu aller weiteren Familien-, Racen- und Erblich-keitsforschung,* ohne den die Türen zur Ergründung so tiefer Probleme niemals auch nur leise sich aufthuen könnten. Ohne diese *tätliche* Prüfung des morphologischen Moments, wie ich sie vollzogen, blieben alle etwas verspäteten Wünsche des Herrn Referenten lediglich ein Spiel mit Worten. Ob und wieweit Herr Sommer durch diese meine eigensten Untersuchungen zur Abfas-sung seines erst in *diesem* Jahre erschienenen Buches „Familien-forschung und Vererbungslehre" sich angeregt gefühlt hat, das will ich hier offen lassen. Ich weiss nicht, ob er meine im Jahre 1902 bereits erschienene Dissertation kennt, die das Resultat meines aus eigener Initiative unternom-menen einjährigen Studienaufenthaltes auf den Halligen und den nordfriesischen Inseln 1900—1901 darstellt, um den *Effekt der Inzucht und Kreuzung auf die Art der Schädelformen und der psychopathischen Belastung* zu studieren und sie dann mit einer andersartigen in Städten wohnenden, aber ebenfalls abgeschlossenen Inzuchtbevölkerung, den Juden, in Ver-gleich zu setzen. Einen gedrängten Extract dieser vergleichenden anthropo-biologischen Studien hatte ich in dieser meiner Doctor-dissertation betitelt: „Das *iso*cephale blonde Rassenelement unter *Hallig-Friesen* und jüdischen *Taubstummen.* Mit einer *medizinisch-genealogischen Vererbungstafel* zur Veranschaulichung der Wirkung der *psychopathischen Affinität.* Berlin *1902.* Verlag von S. Calvary & Co." niederlegt. Wäre ihm meine Arbeit bekannt, so würde er in seiner fünf Jahre später erschienenen „Familien-forschung und Vererbungslehre" geradso wie hier in seinem Refe-rate meine Tatsachen nicht haben umgehen können. Herr Prof. Sommer ruft mir soeben zu, dass er sie kennt, um so auffallender dass er sie in seiner sonst so reichlichen Litteraturangabe nicht nennt, dafür aber als neue Tatsachen anführt, was ich darin längst entdeckt und erwiesen hatte. Ich sehe mich daher hier genötigt einige wesentliche Punkte meiner Arbeit herauszugreifen. Ich fand eine bei Juden nur aberrativ speziell in Taubstummen-familien vorkommende Schädelform, die ich wegen der *Gleich-*werdung ihrer Hauptdurchmesser Isocephalie genannt habe, dominieren bei den einstmals friesischen Inselbewohnern im Schleswig-Holstein'schen Wattenmeere, deren Rassenkraft durch Alcoholismus, und deren starke In- und Engzucht durch noch stärkere Bastar-dierung paralysiert ist; auch damit schlug die Schaedelform aus dem ursprünglichen Extrem der Dolichocephalie in das entgegenge-

setzte der ISOCEPHALIE um ISOCEPHALE treten zu *30* %, DOLICHO-
CEPHALE zu *O* % unter der von mir gemessenen gesamten Hallig-
bevölkerung auf, die man bis zu dem Augenblick, wo ich dort meine
anthropologischen Untersuchungen anstellte, stets und als „selbstverständlich" für die „reinsten" DOLICHOCEPHALEN gehalten und
ausgeschrieen hat. Heute haben sie keinen einzigen „Dolichoce-
phalos" in ihrer ganzen Bevölkerung, aber die Schaedelform, die
jetzo unter ihnen dominiert, ist nicht minder cephalopatisch als
die contraire. Tritt doch die ISOCEPHALIE in dieser Menschengruppe
nicht bloss in *abgecirkelten* Familien und Geschlechtern, vielmehr in der *Totalität* ihrer Gesamtmasse auf
und ist daher diese Schädelform der lebendige unmittelbare Ausdruck ihrer allgemeinen psychopathischen
Belastung, die ich im nordfriesischen *Inselgebiete*
bei deren *sämtlichen* Familienverbänden ausnahmslos festgestellt habe. Demgegenüber weist die *jüdische*
Blutseinheit in der Gesamtheit Familiengruppen diese Belastung
nicht auf und dementsprechend stösst man *innerhalb* ihres Rassen-
organismus auch niemals auf Isocephalie. Lediglich in den zur
centralen Taubstummheit praedisponierten, sich selbst eliminierenden
Familien tritt sie im *Causalzusammenhang mit der Ertaubungsanlage*
wie mit dem Verluste des *Rassenpigments* und der *Rassenresistenz*
auch bei ihnen auf, während in der Mehrheit der psychisch und
cerebral *un*belasteten Geschlechtskreise die *Isocephalie* auch nicht
in einem einzigen Prozentsatze auftaucht.

„Die *Isocephalie*", so lautete mein zweiter Hauptsatz — ich will ihn
hier Herrn SOMMER wörtlich vorlesen — „ist nach meinem Befunde
unter jüdischen Taubstummen häufiger als unter ihren
vollsinnigen Anverwandten, unter diesen häufiger als unter
unbelasteten *Juden*, aber bei weitem *seltener* als
unter Halligfriesen und noch seltner als unter den
Kindern zu Nieblum auf Föhr". Dies war schon anno 1902 das
statistische Ergebnis — siehe meine Messungstabellen auf Seite 15, 16,
23, 24, der genannten Arbeit! — meiner damals noch örtlich be-
grenzten cephalometrischen Familienaufnamen einer ganzen Bevölkerung. Seitdem habe ich für viel weitere Kreise meine damaligen
Befunde erhärtet!

Nun ist das ganz auffallende Phänomen, dass diejenigen, welche
von dem festen, durch Inzucht potenzierten BLUTS-
KERN divergiren dies *Rassenaberrativ* in einer *verminderten Cere-
bralresistenz* ausdrücken, welche wieder zu einer *Herabsetzung der
Vitalresistenz* führt, die sie zur Selbstausscheidung binnen wenigen Generationen bringt, die dagegen, welche den Rassencharakter
und die Rassenform bewahren in immer grösserer Erstarkung der
ursprünglichen Vitalenergie des Blutes zunehmen und
schon in der Schädelform das SIGNALEMENT dem, der zu lesen
versteht, verraten und verbürgen: *Die überraschende Verquickung*

der Isocephalie mit der Pigmententartung [1]) *auf der einen,*
der Hypsimeso-eury-cephalie mit der Pigmentfülle
auf der andern Seite, die ich ebenfalls schon in der erwähnten
Dissertation entdeckt habe, steht damit im Einklang und
die rassenbiologischen mit den familiär psycho-, physio- und pathologischen Erblichkeitserscheinungen in ununterbrochner Wechselwirkung. Ich gelangte auf diese Weise zur Aufstellung *meines*
Gesetzes von der „psychopathischen Affinität", die
nicht nur in Inzuchtkreisen, sondern *selbst bei Bastardierungen*
noch so *heterogener Elemente* immer und allemal unbewusst und
latent den *Contact der Gleichartigbelasteten wie Gleichartigver-*
anlagten (im günstigen wie ungünstigen Sinne) hervorruft. Also
auch jene „gleichartige Belastung" der eheschlies-
senden Teile, welche Herr SOMMER ebenso wie mein
„morphologisches Moment" als Postulat bei der Familienforschung
erst aufzustellen wähnt, ist längst von mir erkannt. Was ist
jene gleichartige Belastung anderes als eine schwächere, minder
streng präzisierte Umschreibung meines Gesetzes von der *„psycho-*
pathischen Affinität": Aus heterogenen Kreisen
bringt die psychopathische Affinität stets das
Homogene an einander, aus homogenen hinwie-
derum stets das Heterogene! Dies ist ein weiterer
Satz, den die Ahnentafel- und Stammbaumforschung für die
„psychopathische Affinität" mir aufgedrängt hat!
Da aber leider auch der geehrte Herr Vorsitzende und die Zeit
drängt, so muss ich es mir versagen im Einzelnen auf die Fülle
von Erscheinungen hinzuweisen, die sich mir in meine Erblich-
keits-, Familien- und Rassen-studien enthüllt haben. Wollte ich
auch nur einen Teil meiner Herrn SOMMER in der Tat unbekannten,
noch ungedruckten *Stamm- und Ahnenrollen* sowie meiner MESSUNGS-
REGISTER an den Wänden dieses Auditoriums aufzuhängen versuchen,
wie ich dies im Jahre 1903 in der Berliner anthropologischen Gesellschaft, sowie auf dem Deutschen Anthro-
pologencongresse zu *Worms* getan, so würden die Wände
dieses Zimmers zu klein sein, auch nur eine einzige solche medizinische Collateral- und Ahnenrolle vollständig aufzunehmen.
Hier an dieser Stelle will ich nur noch einmal hindeuten auf
das, was ich gestern bereits in meinem Epilepsievortrage geschildert
und in meinen dort beigegebenen Tafeln und Tabellen veranschaulicht

---

[1]) Die *Blondheit* der *Taubstummen* in sonst brünetter Rasse, in der die
unbelasteten sämtlich brünette MESO-DOLICH'-*eury*-CEPHALE, die Taubstummen
allein blonde *Iscophalen* sind, die Vulnerabilität der blonden Rassen gegenüber allen
biologischen Einflüssen, ihre geringe Immuität, ihre violente Assimilationstendenz, haben
ein und denselben Ursprung.
Meine Entdeckungen am Menschen sind ja neuerdings sogar durch gleiche Befunde
bei tauben albinotischen Mäusen, Katzen, Kaninchen und Hunden von
andern Forschern, die sich aber zur Namensnennung densowenig bemüssigt fanden wie SOMMER,
ohne dass sie es mussten und wollten, glänzend bestätigt worden.
Was ich also am Menschen fand, wird zum allgemein gültigen Gesetz für das gesamte Tierreich.

habe, wo ich die der *Isocephalie* diamentral entgegengesetzte, aber im Extrem sich berührende Schädelform der „*Chamaedolichocephalie*" dargestellt und in ihrer psychopathischen Wirkung skizziert habe. Wie diese nämlich mit der Veranlagung zur Epilepsie im geheimen Zusammenhange steht, so die Isocephalie mit der centralen Ertaubungsanlage: Beide Schädelformen sind der Ausdruck der psychopathischen Belastung, nur in der speziellen Art der Belastung weichen sie nicht allein von einander ab, sondern *schliessen sogar einander aus, da die in der Entfaltung gehemmten centralen Grosshirnpartieen in beiden nicht die nämlichen sind und daher den correspondierenden Hirncentren der entgegenstehenden Schädelformation dort die Entwicklungsmöglichkeit einräumen, hier versagen:* So wird sich bei der *Chamaedolichocephalie* niemals die Anlage zur Ertaubung bei der Isocephalie niemals die zur Epilepsie finden. Was ich hier für die *pathologischen* Schädelformen aufgezeigt, habe ich auch für die *vollwertigen* Schädelbildungen, die ich gestern in meinem Vortrage über „Urschaedelform und Epilepsie" mit angeführt habe, seit Jahren bereits in ihrer speziellen Veranlagungsstärke erwiesen!

Prof. Sommer bemerkt, dass Herr Waldenburg ohne Grund gegen ihn polemisiert und dabei einen Auszug aus seinen (W.'s) Arbeiten vorgebracht habe.

Biographisch-Psychologische Untersuchung.

Prof. HEIJMANS, (Groningen).

Der Vortragende berichtet über eine von ihm angestellte biographisch-psychologische Untersuchung. Es wurden 110 Biographien historischer Personen aus psychologischen Gesichtspunkten exzerpiert, und die Exzerpte vorläufig nach drei wichtigen Eigenschaften (Aktivität, Emotionalität, Sekundärfunktion) geordnet. Die sich hierbei ergebenden Typen haben grosse Ähnlichkeit mit bekannten Typen aus der vorliegenden Temperamentenlehre und Charakterologie; die statistische Behandlung derselben bringt mehrere deutlich ausgesprochene Korrelationen an den Tag, deren allgemeine Bedeutung auch dadurch erhärtet wird, dass bei Typen mit entgegengesetzten Grundmerkmalen vielfach auch entgegengesetzte Korrelationen sich feststellen lassen. Diese Verhältnisse werden von dem Vortragenden hauptsächlich an zwei Typen erläutert, von denen der eine (nichtaktiv-emotional-primärfunktionierende, ,,nervöse'') sich durch Dyskolismus, starke erotische Neigung, Eitelkeit, Flottheit in Geldangelegenheiten, Unzuverlässigkeit, Geist und Phantasie, schlechter Urteil u. a. auszeichnet, während bei dem anderen (aktiv nichtemotional-sekundärfunktionierenden, ,,phlegmatischen'') die entgegengesetzten Eigenschaften nicht weniger deutlich hervortreten. Die ganze Arbeit ist seitdem erschienen in der Zeitschrift für Angewandte Psychologie, Bd. I, Heft. 4/5.

Étude de la force nerveuse.

Extériorisée et observations faites sur cette force au moyen d'un appareil
enregistreur spécial : Le sthénomètre,

par le Dr. P. JOIRE,

président de la Société Universelle d'Études Psychiques.

————

Parmi les phénomènes psychiques, un de ceux qu'il est le plus difficile
de faire admettre par ceux qui ne connaissent pas bien ces sciences
ou qui ne sont pas familiarisés avec ces phénomènes, c'est l'extériorisation
de la force. Cela tient d'abord à ce que c'est un phénomène rare, c'est-
à-dire que, même pour ceux qui se livrent aux études psychiques, il
est assez difficile de se mettre dans de bonnes conditions pour l'observer ;
en second lieu, c'est un de ceux qui semblent le plus heurter les idées
communes que nous avons sur la force et la matière.

En lui-même, ce phénomène consiste en ceci : un sujet, placé dans
un état particulier, que nous appelons état médianique, est capable
d'exercer sa force sur certains objets à distance, c'est-à-dire de mettre
en mouvement ces objets sans contact.

Pour convaincre certaines personnes qui ont beaucoup de peine à
admettre l'existence d'une force extériorisée, ou la possibilité de mettre
en mouvement un objet sans aucun contact avec lui, il est très désirable
que nous puissions les rendre témoins du phénomène. Malheureusement,
les médiums comme Eusapia Paladino, Sambor, Politi, qui peuvent
mettre en mouvement de gros objets sans les toucher, sont excessivement rares. Il est vrai que beaucoup de personnes n'exigeraient pas
de voir des phénomènes aussi considérables et que nous entendons
souvent dire : Montrez-nous seulement le mettre en mouvement d'un petit
objet, une feuille de papier, un crayon, et nous serons convaincus.

En effet, il est juste d'admettre que, si l'on peut démontrer que le
système nerveux possède une force capable de s'extérioriser, c'est-à-dire
de mettre en mouvement le moindre objet, sans contact, on pourra
toujours admettre que, chez certains sujets et dans des circonstances
particulières, cette force se trouvera multipliée à un degré tel qu'elle
pourra s'appliquer et montrer ses effets sur des objets lourds, comme
elle le fait dans certaines conditions normales sur des objets légers.
L'électricité qui met en mouvement les feuilles de l'électroscope n'est-
elle pas la même force qui fait tourner les machines ?

Le problème consistait donc à trouver un instrument capable de démontrer l'existence d'une force émanant du système nerveux et s'exerçant

à distance. Il était évident qu'il fallait éliminer tous les appareils enregistreurs des forces électriques : électromètres, boussoles, magnétomètres, électroscopes ; tous ces appareils devant nécessairement faire intervenir une force qui ne pouvait qu'apporter un élément d'erreur dans nos observations.

C'est ce qui nous à amenés à la construction du sthénomètre.

Pour se servir de l'appareil, on place la main étendue, en la faisant reposer, pour la maintenir immobile, sur un coussinet indépendant de l'appareil. Les doigts doivent se trouver près de la surface latérale du globe, mais sans le toucher, et perpendiculairement à la pointe de l'aiguille.

On constate, au bout de quelques minutes, dans la majorité des cas un mouvement d'attraction de l'aiguille très accusé. Ce mouvement est suffisant pour déplacer l'aiguille de 15, 20 et parfois jusqu'à 45 et 50 degrés.

C'est donc un mouvement bien visible et facile à constater. L'amplitude du mouvement varie, ainsi que nous le verrons tout à l'heure, suivant la main présentée, suivant les personnes, et peut même, avec certains sujets, se transformer en mouvement de répulsion.

Quoi qu'il en soit, examinons le mouvement le plus habituellement constaté, l'attraction, et voyons à quoi il peut être dû.

Lorsqu'on opère à l'air libre, il est certain que, en avançant la main un peu vivement, ou en la retirant, on détermine une poussée ou un appel d'air. On peut certainement arriver à éviter ce mouvement ; mais, comme nous l'avons dit plus haut, cela demande de grandes précautions et il faut même, dans tous les cas, supprimer cette cause d'erreur qui pourrait soulever des objections. C'est ce que nous avons fait en recouvrant tout l'appareil d'un globe qui ferme hermétiquement et le met à l'abri de tout mouvement atmosphérique.

Une seconde objection, s'adressant aussi au dispositif de l'expérience, venait de cette hypothèse que, en approchant de l'appareil, le poids du corps de l'expérimentateur pouvait communiquer au plancher un ébranlement ou une inclinaison capables de modifier l'équilibre de l'appareil et de mettre l'aiguille en mouvement.

Nous pouvions d'abord répondre à cette objection, que le mode de suspension de l'aiguille, sur un pivot, avec un seul point de contact, la rend indépendante de l'inclinaison de la table ou de l'appareil et la maintient horizontale, quelle que soit sa direction. Mais la question pouvait aussi être résolue par une expérience. Nous avons voulu recourir à cette démonstration. L'appareil fut suspendu par des cordes aux deux murailles opposées de l'appartement. De cette façon, il se trouvait indépendant du plancher sur lequel reposait l'expérimentateur. Dans ces conditions, les expériences donnèrent des résultats absolument identiques.

On ne pouvait donc pas accuser la construction de l'appareil ni le dispositif de l'expérience de donner naissance au mouvement de l'aiguille.

Il restait donc constaté que, avec l'appareil, tel que nous l'avons décrit, si on approche la main et si on la présente vis-à-vis la pointe de l'aiguille, perpendiculairement à celle-ci, on observe, au bout de quelques instants, que l'aiguille se met en mouvement. Puisque l'aiguille bouge, il est évident qu'une force s'exerce sur elle ; quelle est cette force, telle est la question à résoudre. Nous connaissons quatre forces, ou, si vous le voulez, quatre genres de vibrations, qui peuvent ainsi se propager à distance, à travers l'atmosphère et certains corps, et donner ainsi à un objet inerte un ébranlement qui lui imprime un mouvement. Ces forces sont : le son, la chaleur, la lumière et l'électricité. Nous allons les examiner successivement, et voir si leur action peut être invoquée pour expliquer le mouvement qui se produit dans notre appareil.

Le son d'abord est facile à éliminer et il n'est pas besoin d'expériences démonstratives pour prouver qu'il n'entre pas en jeu dans nos observations ; il suffit d'opérer en silence.

La chaleur demande à être étudiée : le corps humain produit un calorique assez considérable, et chacune de ses parties, la main en particulier, dégage une chaleur rayonnante appréciable au moyen d'instruments sensibles.

L'expérience pour éliminer l'action de la chaleur fut faite de la manière suivante : une épaisse couche de ouate fut placée entre la main et l'appareil. Au bout de quelques instants, le mouvement de l'aiguille se produisit malgré cette interposition.

La chaleur rayonnante de la main ne pouvait évidemment traverser aussi rapidement une couche de ouate aussi épaisse. Néanmoins, une contre-épreuve fut instituée ; un fer rouge fut approché de l'appareil avec la même interposition de ouate et l'aiguille ne fit aucun mouvement. Puisque la chaleur rayonnante du fer rouge n'agissait pas à travers l'écran, il était bien évident que ce n'était pas, à plus forte raison, la chaleur de la main bien faible en comparaison, qui pouvait agir dans les mêmes conditions.

L'objection tirée de la chaleur possible émise par le corps ou par la main étant celle qui se trouve le plus souvent soulevée, nous avons procédé à une autre expérience qui la réfute d'une manière absolue. L'air intérieur de la cloche de verre fut porté à une température de 45° centigrades. Cette température était constatée par un thermomètre placé sous la cloche.

La main approchée de l'appareil, dans les conditions ordinaires de l'expérience, détermina un déplacement normal de l'aiguille. Le thermomètre intérieur marquait toujours 45°.

Il était évidemment impossible que le corps humain, dont la température peut varier de 37 à 38°, ait pu agir sur une atmosphère de 45°.

Cette épreuve était plus concluante que celle qui aurait consisté à chercher à constater au moyen d'un thermomètre très sensible l'élévation de température produite par l'approche de la main, car on aurait toujours pu objecter que l'aiguille était encore plus sensible que le thermomètre au mouvement de la température.

L'expérience telle que nous l'avons pratiquée va au delà de tout ce qui pourrait être objecté en se basant sur le fait de l'action de la chaleur.

On pourrait encore objecter que la lumière, soit réfléchie par la surface de la main, soit agissant d'une façon quelconque, était la force qui mettait l'aiguille en mouvement. L'expérience fut faite le soir, dans une chambre obscure. Tout d'abord l'appareil fut placé dans de bonnes conditions, comme dans les autres expériences. L'expérimentateur assis dans l'immobilité et la main sur le support ; le degré où se trouvait arrêté l'aiguille fut noté avec précision ; puis toutes les lumières furent éteintes.

Au bout des quelques minutes nécessaires, les lumières furent allumées de nouveau, et l'on put constater que l'aiguille avait avancé de 28°. Le mouvement s'était donc produit dans l'obscurité absolue et il était impossible de l'attribuer à l'intervention de la lumière.

Il restait enfin à examiner la quatrième force, l'électricité, et à nous rendre compte si c'était elle qui, dans les conditions de l'expérience, mettait en mouvement l'aiguille de l'appareil. On sait que tout corps vivant produit de l'électricité, et par conséquent peut influencer un électromètre ou un magnétomètre suffisamment sensible. L'influence de l'électricité dégagée par un corps vivant se manifeste tout particulièrement dans tout appareil dans lequel peut se produire un courant d'induction. C'est pourquoi nous avons mis tant de soin, dans la construction du sthénomètre, à éviter tous les corps capables de produire ou de conduire l'électricité.

Dans la construction de cet instrument, toute plaque, tout fil et tout circuit métallique ont été évités ; ainsi que pour la nature de l'aiguille, tout métal et surtout le métal capable de subir une aimantation. Néanmoins, comme un courant électrique peut toujours exercer son influence sur un corps quelconque, il était nécessaire de recourir à l'expérimentation pour déterminer si l'électricité était la force mise en jeu dans les observations faites avec notre instrument.

Un cadre de toile métallique, relié à la terre par une chaîne de métal, fut placé entre la main et l'appareil. Dans ces conditions, on constata que l'aiguille se mettait en mouvement exactement de la même façon que lorsque la main était présentée sans interposition.

Afin d'avoir une démonstration que la toile métallique ainsi disposée arrêtait tout courant électrique, nous avons procédé à une contre-épreuve. Une pointe de métal, reliée à une source puissante d'électricité, attire ou repousse, suivant le pôle employé, un corps léger dont on l'approche. Nous pouvons ajouter, du reste, que le mouvement ainsi obtenu au moyen de l'électricité est un mouvement brusque et désordonné qui ne ressemble en rien au mouvement de l'aiguille du sthénomètre sous l'influence de la main. Dans la contre-épreuve en question, après avoir constaté ce genre de mouvement au moyen d'une tige reliée à une puissante machine électrique, nous avons pu voir que toute influence électrique était absolument annihilée par l'interposition de notre toile métallique, en communication avec le sol.

La conclusion que nous pouvons tirer de ces expériences est que, dans l'action que nous constatons sur le sthénomètre, une force autre que le son, la chaleur, la lumière ou l'électricité entre en jeu.

Mais qu'il soit bien entendu que nous ne prétendons pas que les forces susdites ne puissent, dans certaines conditions, produire une action analogue; nous disons que, dans les conditions où nous nous sommes placés, elles ne s'exercent pas, et que, dans les expériences telles que nous les indiquons, une force autre que les forces susdites entre en jeu.

Voici maintenant les différentes constatations que nous avons pu faire, au sujet de cette force, avec le sthénomètre.

Quand on approche une main de l'appareil, les doigts étendus présentés en regard de la pointe de l'aiguille et perpendiculairement à sa direction, on constate, au bout de peu d'instants, un mouvement de l'aiguille ordinairement dans le sens de l'attraction vers la main présentée.

Ce mouvement se fait lentement, progressivement et d'une manière très caractéristique, ne ressemblant pas à l'ébranlement de l'aiguille produit par une secousse communiquée à l'appareil.

Le mouvement ainsi communiqué à l'aiguille a une amplitude suffisante pour ne pas laisser la possibilité d'une illusion; ce n'est pas un déplacement de quelques degrés; mais on l'observe souvent d'une étendue de 20, 30 et 40 degrés.

Si l'on compare le déplacement obtenu avec chaque main successivement, on constate que le déplacement obtenu avec la main droite est normalement plus considérable qui celui obtenu avec la main gauche.

L'amplitude du déplacement de l'aiguille varie suivant les personnes, et surtout avec l'état de santé des individus.

Nous avons constaté chez quelques sujets, mais dans des circonstances rares, un déplacement de l'aiguille en sens inverse, c'est-à-dire dans le sens de la répulsion.

Dans quelques cas très rares, nous avons choisi le phénomène curieux de quelques personnes pouvant exercer une action attractive ou répulsive à volonté.

Après ces constatations faites sur des sujets en état de santé, il était intéressant de rechercher comment se comportait cette force chez des personnes malades, ce qui nous permettait de tirer des conclusions pratiques de nos expériences.

Ces observations furent prises au moyen du sthénomètre.

Les résultats constatés furent les suivantes:

Chez les sujets dont le système nerveux est déprimé par une maladie générale ou infectieuse, la force extériorisée, constatée au moyen du sthénomètre, subit une diminution générale, proportionnelle à la dépression nerveuse du sujet.

Chez les hystériques, le sthénomètre nous donne la démonstration du trouble de l'équilibre nerveux dans cette maladie, et du bien fondé de la théorie que nous avons émise à ce sujet. C'est ainsi que, quand un sujet hystérique présente une diminution de la sensibilité d'un membre, et une augmentation de la sensibilité correspondante de l'autre, on observe également un déplacement de la force extériorisée, proportionnelle au trouble de la sensibilité, qui peut aller jusqu'à être nulle d'un côté et très exagérée de l'autre.

Dans les autres manifestations de l'hystérie, le déplacement de l'équilibre de la force nerveuse est proportionnel au trouble existant.

De sorte que l'on peut suivre très exactement la marche de la maladie et ses tendances vers la guérison au moyen des constatations que l'on fait avec le sthénomètre. Cette indication est très importante pour la marche du traitement.

Dans la neurasthénie, on constate quelquefois une disparition absolue de la force extériorisée, d'un côté comme de l'autre. Ce sont les cas les plus graves, mais au fur et à mesure de la guérison, on constate le retour de la force nerveuse, qui reprend peu à peu son équilibre normal.

Dans d'autres cas, on constate seulement la disparition de la force extériorisée du côté droit, avec parfois exagération de cette force du côté gauche.

Ces constatations nous donnent des indications pour le traitement, et l'on voit l'équilibre se rétablir à mesure que l'on fait des progrès vers la guérison.

Les applications pratiques de l'observation de la force nerveuse extériorisée sont donc multiples dans le traitement des maladies du système nerveux.

Les conclusions de ces expériences et observations seront les suivantes:

Il est prouvé au moyen du sthénomètre qu'il existe une force spéciale, qui se transmet à distance, émanant de l'organisme vivant, et paraissant spécialement sous la dépendance du système nerveux.

Cette force se trouve modifiée et troublée dans les diverses maladies du système nerveux, et la constatation de ces troubles au moyen du sthénomètre offre un grand intérêt pratique dans le traitement de ces maladies.

Ce point acquis, cette force reste complètement à étudier dans ses propriétés.

Tout d'abord cette question venait se poser à l'esprit: Cette force peut-elle être emmagasinée par certains corps comme cela est constaté pour la chaleur, la lumière, l'électricité?

J'avais d'abord constaté d'une manière fortuite le fait suivant: Si l'on place certains objets sur la tablette du sthénomètre, en regard de l'aiguille, on peut laisser ainsi ces objets pendant des heures entières sans que l'on puisse constater la moindre déviation. Mais, si on a tenu ces mêmes objets pendant un certain temps dans la main et si on les replace, de la même manière sur l'appareil, on ne tarde pas à voir l'aiguille se mettre en mouvement.

Cette constatation ouvrait la voie à toute une étude nouvelle.

Cette force émanant du système nerveux, dont notre appareil nous avait permis de constater scientifiquement l'existence, pourrait donc, comme les autres forces analogues, être localisée et emmagasinée dans différents corps. Cette découverte allait nous permettre d'étudier les qualités de cette force en les soumettant à toute une série de nouvelles expériences. De plus, s'il avait pu rester encore quelques doutes sur l'influence que pouvait produire sur notre appareil, soit la chaleur, soit l'électricité du corps humain, ces doutes se trouvaient forcément complètement dissipés, puisque nous allions pouvoir isoler cette force du système nerveux qui paraît en être le générateur et tenir désormais le corps des expérimentateurs à distance de l'appareil enregistreur, de façon que ni sa température, ni l'électricité qu'il peut dégager ne puissent exercer sur lui la moindre influence.

La première catégorie d'expériences a eu pour objet de déterminer un certain nombre de matières capables d'emmagasiner la force nerveuse. Le dispositif de l'expérience était le suivant : le corps à étudier était d'abord placé en regard de l'aiguille du sthénomètre, dans la position où l'on place la main pour faire le diagnostic de l'équilibre de la force nerveuse. Après un quart d'heure de cette épreuve, l'on constatait que l'aiguille n'avait fait aucun mouvement, que par conséquent le corps en lui-même ne dégageait aucune force capable d'influencer l'appareil.

Puis le même objet était placé dans la main droite d'un expérimentateur et tenu ainsi pendant un quart d'heure.

Enfin ce même objet était replacé exactement dans la même position que primitivement sur le sthénomètre, les expérimentateurs s'éloignaient à une certaine distance de l'appareil et au bout d'un quart d'heure, on revenait noter l'écart nul ou plus ou moins grand accusé par l'aiguille.

Quelles conclusions pouvons-nous tirer de ces expériences?

1° Elles démontrent de nouveau l'existence d'une force qui semble émaner du système nerveux et qui est capable d'agir à distance.

2° Elles démontrent que cette force peut être emmagasinée par certains corps.

3° Les corps emmagasinent cette force en raison de l'intensité de la force qui la produit; c'est-à-dire que les personnes qui, par l'approche directe de la main, fournissent une force moins grande, en donnent également moins au corps conducteur; la main gauche en fournit une moins grande que la droite, et cela dans les mêmes proportions que ce que l'on observe par l'application directe de la main à l'appareil.

Ein neues Instrument zur Untersuchung der Richtfähigkeit der Artilleristen.

VON

L. S. A. M. VON RÖMER.

Sanitäts-Offizier der königl. niederl. Marine.

In meiner Stellung als Sanitäts-Offizier Ihrer Majestät Artillerie-Instructions-Schiff „Bellona" habe ich geglaubt, dass es seine hohe Wichtigkeit haben könnte, sowohl von rein artilleristischem Standpunkt aus, aber auch in psychologischer Hinsicht, wenn es eine exacte Methode gäbe, wodurch man im Stande sein würde, zu sehen, wie schnell jemand erkennt, dass er in einen bestimmten Zustand gekommen ist, d. h. hier also, dass er seine Kanone gut gerichtet hat; zweitens, wie viel Male er schon in einem bestimmten Zustande gewesen war, ohne es zu erkennen.

Ich ging dabei von dem Standpunkte aus, dass, wenn man bei jemand nachweisen konnte, dass er absolut nicht, oder sehr wenig befähigt war, schnell sein Urteil zu bilden, dieser Mensch wahrscheinlich auch sehr schlecht das Richten und also das Schiessen überhaupt lernen würde, sodass durch diese Untersuchungen sehr viel Zeit, Kosten und Mühe sowohl für den Staat, als auch für die Instrukteure erspart werden könnte.

In psychologischer Hinsicht aber glaubte ich, dass auf diese Weise tatsächlich ein sehr wichtiges Problem über eine höhere Intelligenz-Funktion erforscht würde.

Das Instrument ist im Princip sehr einfach: man denke sich eine Art Phantom-Kanone s.v.v.;

Jedesmal nun wenn genau gerichtet ist, wird ein elektrischer Strom geöffnet und auf einem Registrirapparat dieses notirt.

Das Ganze ist also zusammengestellt:

Die Scheibe steht fest, der Unterteil des Apparats gleichfalls; ein Rohr worauf die Richtmittel gestellt sind, d.h. die eigentliche Phantom-Kanone ist drehbar in horizontaler und vertikaler Richtung; diese Drehung geschieht mittelst Wurmrädern und Wurmstäben und nun ist darin ein Paar Eboniet-plättchen angebracht, so dass jedesmal wenn der Apparat gut gerichtet ist, diese Plättchen auf einander liegen, und der elektrische Strom, der vorher durchging, geöffnet wird. Im Moment, worin die Versuchsperson sich vor den Apparat stellt, um mit dem Richten anzufangen, zieht sie selbst den Arret heraus, der die Uhr, welche den Registrirapparat in Bewegung bringen soll, hemmt; meint die Person nun, dass sie gut gerichtet ist, so steckt sie den Arret wieder hinein, wodurch die Bewegung des Registrators aufhört.

Auch diese Momente werden auf dem Registrator notiert und zwischen diesen beiden Kurven wird noch eine dritte Linie durch eine elektrische Stimmgabel als Zeitmesser geschrieben.

Es wird jedem einleuchten, dass man so berechnen kann:

1o. Wie lange überhaupt das Richten gedauert hat.

2o. Wie viel Male gut gerichtet war, bevor die Versuchsperson es erkannte.

3o. Ob die Person tatsächlich gut gerichtet war, als sie den Arret hineinsteckte. Die Zeichnung und den Versuchsplan habe ich vor Kurzem beim Ministerium der Marine eingereicht, wodurch diese Dokumente der Artillerie-Commission überwiesen worden sind.

Hoffentlich wird der Advis dieser Commission Seine Excellenz den Minister der Marine dazu veranlassen, die gedachten Experimente machen zu lassen, welche nicht nur für die Marine, sondern auch für die Wissenschaft von hohem Werte sein werden.

Wichtig ist in erster Linie, dass auf diese Weise ein sehr grosses Material untersucht worden kann, fast die ganze Mannschaft der Flotte.

Dann aber, dass gerade bei der Marine so viele verschiedene Arten von Dienstzweigen der Mannschaft bestehen und man sehr leicht die Abstufungen zwischen dem besten Artilleristen und dem, der noch nie gerichtet hat, auseinanderhalten und so Normal-Tabellen über grosses Material anfertigen kann.

Auch die Offiziere wollte ich in die Untersuchung mit hineinziehen, da diese natürlicherweise wieder andere Resultate ergeben müssen, als die gewöhnliche Mannschaft. Ich glaube dann auch, dass die Wissenschaft dem Marine-Minister die höchste Dankbarkeit darbringen wird, wenn Seine Excellenz zu diesen Riesen-Experimenten Seine Zustimmung giebt.

Temps réflexe et temps conscient.

par ROBERTO NÓVOA,

ex-adj. de Physiologie à l'Université de Santiago de Galicia (Espagne).

———

Il y a déjà quelque temps — à peu près deux ans — que j'eus l'idée de faire une étude comparée du temps réflexe et du temps de réaction conscient, les considerant sous un même point de vue. A cette époque-là, je pensais, me fondant sur les données se rapportant à ce sujet contenues dans différentes publications, que le temps qu'on appelle *réflexe* et le temps qu'on appelle *temps de reaction consciente* correspondaient, dans leur base, à des „processus" médullaires et cérébraux spécifiquement égaux.

Je n'ai pas de raison pour cacher, que cette idée théorique née à la lumière des acquisitions physiologiques par rapport aux altérations parallèles que souffrent le temps réflexe et le temps de réaction consciente sous certaines conditions expérimentales, fut celle qui me conduit à faire quelques recherches et à tirer certaines déductions sur l'unité des processus psychiques de la moelle épinière et du cerveau; et je ne sais pas finalement pourquoi cacher dans cette brève introduction, que les paroles suivantes, lues dans *l'Allgemeine Biologie* de MAX KASSOWITZ, contribuèrent à exciter mes vieilles idées, me portant à faire l'essai que j'ai le grand honneur de présenter à la section de Psychologie de ce Congrès: „Auch FRICKE spricht sich in einer Abhandlung über psychische Zeitmessung" dahin aus, dass eine Verkürzung der Reaktionzeit bei zunehmender Intensität des Reizes, nach Analogie der Erfahrungen von ROSENTHAL bei der Reflexzeit, als eine Beschleunigung der Vorgänge in der zentralen grauen Substanz betrachtet werden müsse, womit ja wieder implicite gesagt ist, dass die Reaktionzeit auf einer Verzögerung dieser Vorgänge beruht".

Il est certain que tous les moyens employés pour découvrir le caractère psychique des réactions médullaires sont indirectes; mais, il faut faire attention, que, dans l'état actuel, on ne peut recourrir plus qu'à l'examen des „réponses" pour arriver à former une composition mentale des éléments psychologiques qui se développent comme épiphénomènes des processus nerveux. Sans doute, si nous prenons en considération les enseignements qui se dégagent d'un ensemble d'observations concordantes, nous tirons la conclusion qu'il existent certaines différences entre l'âme suprême cortical et la „psiquis" du cordon médullaire; et ces différences, qui ne sont aucunement spécifiques, mais qui correspondent à divers tons des processus psycho-physiologiques fondamentaux, peuvent s'exprimer dans les termes suivantes: I = L'âme de la 'moelle épinière (qu'on entend par *âme*, dans le sens physiologique, l'ensemble des fonctions du système nerveux (HERMANN-*Physiologie des Menschen. Einleitung*) ou d'un segment central quelconque) ne *sent* pas les excitations qui croissent d'une manière graduelle, mais encore qu'elle réactionne seulement aux excitations brusques. II = Pour qu'une excitation traverse le seuil de la conscience spinale, elle a besoin d'avoir une intensié beaucoup plus grande que pour entrer dans la sphère de la „supra-conscience". En outre, alors même que la moelle appréhende les excitations, la sensation se réalise avec une extrême lenteur et le processus consciente tarde beaucoup à s'organiser complètement.

Je désire, avant d'entrer de plein pied dans l'analyse de l'argument qui se peut tirer de l'étude comparée du temps réflexe et du temps de réaction consciente, en faveur de la doctrine psychologique des réflexes, adapter les faits inconsiliables jusqu'à l'heure actuelle avec elle, et démontrer en même temps (l'impuissance de la doctrine physique, c'est-à-dire, de la doctrine de l'irradiation des excitations, pour expliquer les réactions conscientes de la moelle épinière. C'est évident que dans un travail de cette nature j'omettrai tout ce qu'à ce sujet se rencontre répandu en une multitude de contributions d'ordre théorique et expérimental.

Il y a principalement deux faits d'observation qui ont été pris comme *experimentum crucis* pour démontrer la manque de solidité de la théorie psychologique des réactions appelés réflexes; et ces deux faits, que nous devons à GOLTZ et TIEGEL, constituent — selon ma manière de voir — un bon guide pour nous orienter sur les différences de ton — permettez-moi l'expression — existant entre l'âme cérébrale suprême et l'âme raisonante et consciente de la moelle épinière. Cependant, ces différences de tonalité résultent d'autant plus profondes qu'est plus perfectionné le développement phylogénétique du système nerveux; ainsi, p. ex. comme a conclu STEINER (*Die Functionen des Centralnervensystems und ihre Phylogenese. — 1885-'88*) et comme j'ai eu l'ocassion de déduire théoriquement et de constater plus tard (avant de connaître le travail de STEINER) dans le cours de mes investigations, l'âme monte graduellement à mesure que se fait plus délicate la constitution des centres nerveux des animaux; d'où je déduisai que pour résoudre le problème de la nature des réactions médullaires, nous devions prendre comme point de mire la conduite des vertébres inférieurs mielotomisés dévant les exitations périphériques.

J'ai fait remarquer dans un autre endroit que les excitations qui s'insinuent ne sont pas capables de provoquer dans la grenouille *spinale* aucune réaction de nature défensive. En me fixant que les nerfs respondaient aux excitants avec une énergie d'autant plus fort que plus intenses étaient les excitations ou plus grande etait la rapidité avec lequelle se réalisaient les variations dans l'intensité de l'excitation, je tirais la conclusion — considérant ces faits et considérant aussi les résultats d'une des expériences de GOLTZ, que nous analyserons plus tard — que les cellules nerveuses de la moelle épinière possèdent la faculté de sentir seulement les changements brusques des excitations ou de réactioner conséqutuement aux excitations qui pénètrent avec une certaine rapidité par les fibres inmergentes des racines postérieures. *Une des distinctions fondamentales entre la „psiquis"* *spinale et l'âme suprême consiste donc en ce que celle-la ne reactionne à aucune* *moment aux excitations qui augmentent ou décroissent d'une manière graduelle.*

L'expérience de Goltz [1] qui se considérait jusqu' à présent comme un des plus grands arguments destructeurs de la théorie de l'âme de la moelle épinière, rencontre une parfaite explication en dedans de cette doctrine. Cependant, il parait que le corollaire psychologique mis en relief par cette expérience est en contradiction, au moins apparemment, avec d'autres faits révélés au cours d'études physiologiques sur la moelle épinière. Nous savons en effet, il y a déjà longtemps, que si un excitant de certaine intensité n'est pas capable de réveiller un mouvement réflexe, ce mouvement réflexe se produit cependant quand se répètent les excitations qui, issolées, sont insuffisantes. Comment concilier ce fait avec cet autre observé par Goltz sur la grenouille? Comment le mettre d'accord avec l'interpretation que nous avons donnée antérieurement par rapport à la conduite de la grenouille spinale en face de l'élévation lente de la température? Vous observerez, dès aussitôt, que les conditions sont différentes, parce que, tandisque dans un cas l'excitation s'insinue, dans l'autre cas elle agit à intervalles. Du reste, de cette divergence de réaction de la moelle épinière en face des excitations qui pénètrent d'une manière insinuante et des excitations qui, étant insuffissantes, pénètrent à intervalles, it parait se dégager que la conscience médullaire est réveillée par les excitations qui agissent laissant entre elles un laps de temps plus ou moins grand, mais qu'elle n'est pas reveillée par les excitations qui augmentent ou diminuent d'une manière lente. Au contraire, vous savez déjà que, dans le cerveau se reveille un état *final* de conscience sous l'influence des excitations qui aug‐ mentent peu à peu et d'une manière continuelle.

Si la grenouille de l'expérience mentionnée de Goltz ne réalise pas des mou‐ vements de natation quand on la submerge dans l'eau que l'on chauffe gra‐ duellement, cela veut dire que la moelle épinière de l'animal ne répond pas à l'excitation périphérique, parceque cette excitation n'est pas capable de traspasser le seuil de la conscience. Au contraire, si la grenouille mielotomisée réactionne quand on la submerge dans l'eau chauffée auparavant, nous devons penser que les phénomènes de conscience médullaire sont réveillés par tout exitation brusque ou qui change tout à coup d'intensité.

D'après ce que nous avons vu, l'expérieuce de Goltz ne doit pas être considérée *comme défavorable pour la théorie de l'âme spinale, sinon que nous devons la* *considérer comme un réactif précieux pour déterminer quelques unes des parti‐* *cularités concernant l'organisation psychologique de la moelle épinière.*

Angelo Mosso, s'opposant aussi à la doctrine psychique des réflexes, écrit dans *La Paura* les paroles suivantes: „Mon ami Tiegel, professeur de Physio‐ logie au Japón, fit l'expérience suivante: il prit une serpent et lui coupa d'un seul coup la tête; pendant que le tronc se retordait à terre, il le toucha avec

---

[1] Je me raconte à l'expérience qui consiste à submerger une grenouille spinale dans un vase d'eau qui se chauffe graduellement. Comme vous savez, l'animal ne réalise aucun mouvement; mais si l'expérience s'accomplit sur une grenouille intacte ou l'on submerge la grenouille miclotomisée dans de l'eau chauffé auparavant, l'animal vérifie des mouve‐ ments de natation pour se soustraire à l'influence de l'excitation thermique.

une barre de fer rouge; le serpent s'enroula autour, bien que se brûlant la chair et se carbonisant la peau il ne laissa par pour cela s'enrouler en faisant des spirales. De manière que, même ici, la moelle épinière qui produit ces mouvements est complètement irrationelle".

Il faut juger ce cas par analogie avec ce qui passe dans les processus cerebraux. Comme vous savez, dans quelques cas morbides les actions sont en complet désacord avec la loi de la conservation individuelle et spécifique; et ces cas dans lesquels se perdent les facultés raisonatrices et la faculté d'adaptation des mouvements pour un fin conservatrice, ne nous autorisent en aucune manière à nier l'existence d'une raison et d'une conscience dont nous rencontrons le „substratum" dans déterminées régions cérébrales.

Je veux, en vue de ce raisonnement concret, adapter le fait observé par TIEGEL à la doctrine de l'âme spinale. Je crois effectivement que du fait que le serpent se soit enroulé autour du fer rouge, on ne peut tirer la conclusion que la moelle épinière soit dépourvue d'un ébauche de conscience et de raison; de même qu'on ne peut soutenir en bonne logique *que le fou d'aujourd'hui n'ait pas possédé hier le plein domaine de sa raison souveraine.* Ce que tout au plus on peut soutenir c'est que, dans certaines conditions expérimentales se développe un processus désorganisateur de la „piquis" spinale, et que les excitations très énergiques, brutales — entre lesquelles nous devons placer celle produite par la barre de fer rouge — provoquent une désorganisation fonctionelle de la moelle épinière et, en conséquence, des processus matériaux qui servent de base aux phénomènes de la conscience.

Nous nous sommes autorisés à répondre de cette manière à l'objection exposée par Mosso contre la théorie psychologique des dénommés réactions ou mouvements purement spinales.

Réflexe circulaire. Voici un réflexe de haute importance psychologique que j'observai sur la grenouille: la moelle épinière de la grenouille étant sectionée par dessus l'émergence des nerfs qui forment le *plexus podalique antérieur,* nous excitons la patte droit de derrière: inmédiatement s'agite le membre excité; si l'on repète l'excitation ou encore si l'on fait agir l'excitant avec plus d'énergie, se contracte la patte de devant du même côté, et continuant l'insulte se contractent après, d'une manière successive, la patte gauche de devant et le membre gauche de derrière.

Je crois que ce réflexe a pour la grenouille la même valeur que le réflexe croisé observé dans d'autres tétrapodes; et de même que SERRINGTON supposa que ce dernier réflexe répondait à certains mécanismes nerveux relationnés avec la marche de l'animal, je suppose que le réflexe circulaire correspond à un mécanisme neuro-médullaire ayant rapport avec la natation.

La grenouille qui souffre une légère excitation dans la peau d'une patte, retire celle-ci; mais, si l'excitation est très intense, l'animal *fuira,* réalisant ce que dans la nouvelle terminologie psychologique s'appellerait une *somato-réaction négative.* Également, dans la grenouille mielotomisée on peut étudier aussi ces deux formes générales de réaction: d'une part — dans le cas où l'excitation serait légère — l'animal répond avec une secousse de la patte dont les nerfs sont excités; d'autre part, quand l'excitation se fait plus intense, se produit le réflexe circulaire. *Il me parait qu'on doit regarder cette dernière forme de réaction comme un ébauche de défense passive de la grenouille, c'est à-dire, comme une fuite.*

Le réflex circulaire a, selon mes idées, une signification psychologique très marquée. Les réactions médullaires conscientes et défensives peuvent se classifier, sous le point de vue de leur limitation ou généralité, en deux groupes: l'un, qui comprendrait toutes les réactions dans lesquelles ne prennent part plus que le groupe où les groupes musculaires nécessaires *pour éloigner l'excitant*; l'autre, dans lequel se comprendraient toutes ces réactions dans lesquelles entre en jeu le mécanisme neuro-musculaire de la déambulation de le vol ou de la natation.

Avec le but de ne pas faire trop étendu ce travail, permettez — moi que je donne ici un tableau dans lequel apparait developpée la classification mentionnée:

Première groupe = PODO-REACTIONS.

Comprend:
.... *a*). Toutes les podo-réactions observées chez les animaux (grenouille, chien, etc).
.... *b*). Le phenomène de BABINSKY.

I = S.r. ébauchés.

Comprend:
.... *a*). Le réflexe croisé (LUCHSINGER).
.... *b*). Le réflexe circulaire. (NÓVOA).

Deuxième groupe = SOMATO-REACTs.

II = S.r. claires.

Comprend:
.... *c*). Le réflexe de natation des grenouilles. (GOLTZ).
.... *d*). Le réflexe de natation des canards, (TARCHANOFF).
.... *e*). Le vol réflexe des oiseaux.
.... *f*). La marche réflexe d'autres vertébrés.

D'autre part, le réflexe circulaire va contre la théorie physique, qui traite d'expliquer les réactions médullaires apparemment conscientes invoquant la diffusion des excitations dans la substance grise de la moelle épinière. Comme vous avez vu par la description que j'ai faite du réflexe circulaire, l'ébranlement nerveux suit une voie qui lui offre une grand résistance (le long de la moelle épinière), tandisque dans d'autres cas, l'excitation se propage selon la loi de l'irradiation transversalle. *Nous devons regarder cette variabilité dans*

41

la forme de réaction, comme l'expression tangible de l'existence d'une faculté conscient et raisonnatrice dans la moelle épinière.

Pour terminer avec l'étude du réflexe circulaire, j'appelle l'attention sur les relations existantes entre sa marche chronologique et la marche des mouvements de natation que la grenouille intacte réalise. *De visu*, je fis quelques observations par rapport à ce sujet, et toujours j'ai pu observer que, quand l'animal se repose il a une de ses pattes de derrière un peu plus pliée que l'autre, et que, en nageant, il existe un léger retard dans la succession des mouvements d'une patte par rapport à l'autre.

Il suffit de se fixer sur les faits courantes de physiologie nerveux, pour nous convaincre que, pour qu'une excitation pénètre dans le champ de la conscience médullaire, elle a besoin d'être plus intense que pour pénétrer dans le champ de la supra-conscience. Dans ce fait on peut trouver une raison du *pourquoi* notre âme suprême est celle qui appréhende les excitations dans l'état normal; cependant, quand les excitations *sont très énergiques ou très générales*, alors c'est probable qu'entre en jeu l'élément conscient de la moelle épinière. Nous trouverions ce cas, dans ces états dans lesquels nous ne pouvons pas localiser les sensations. Quand, par exemple, nous sentons un plaisir qui impressione tout notre corps; quand, dans l'instant suprême de l'union sexuelle, s'ébranlent toutes les fibres du corps, c'est que probablement est envahi le champ de la conscience médullaire en même temps que celui de la supra-conscience. De même, quand notre „oeil intérieur" s'aperçoit d'une sensation générale (faim, soif, etc.), notre moelle épinière et notre cerveau seraient mis en jeu consensuellement par les excitations émancés des fibres sensibles des organes profonds. *Dans tous les cas mentionnés, entrerait en action une conscience diffuse, impossible de rapporter à un segment déterminé du système nerveux central:* IL Y AURAIT A CONSIDERER ICI L'ÉTAT DE CONSCIENCE COMME DÉPENDANT D'UN „PROCESSUS" DIFFUS DE CONSCIENTISATION.

Vous savez que notre conscience suprême n'est reveillée que quand les excitations possèdent certaine intensisté, que cette intensité est variable d'un sujet à l'autre et, aussi, pour un même sujet considéré dans les différents moments de sa vie. Notre „oeil intérieur" est comme une étoile qui augmente son éclat jusqu' à l'instant où sa lumière commence à décliner: c'est un peu comme un foyer lumineux qui oscile, qui se brouille et qui après résucite plus lumineux. De même, nous avons comme une lumière vibrante intérieure, une série de tons de notre conscience suprême; il est aussi plus que probable que la conscience spinale expérimente certaines oscilations toniques dépendantes des changements dans les processus chimiques qui constituent la base dinamique de la conscience.

Sous l'action de causes encore indéterminées les lueures conscientes de l'âme spinale offriraient des variations d'intensité et de luminosité. A certain moment, une excitation qui avant aurait été capable de passer le seuil de la subconscience, déjà n'est plus capable de le passer, ou au contraire: une excitation qui avant ne pénétrait pas dans la sphère sub-consciente, entre maintenant de plein pied dans son domaine.

On comprend parfaitement que, dans le terrain des déductions théoriques.

une détimitation bien précise ne doit pas exister entre les dégrès de la supra et ceux de la sub-conscience. A partir du ton le plus bas, de la note la plus grave de la conscience médullaire, il existerait une élévation graduelle pour arriver à la sensation cérébrale nettement défininie ; et, entre la lueur plus vive, plus puissante de l'âme spinale et le dégrè le plus obtuse de la conscience corticale, nous rencontrérions un point d'union où se confondraient tous les tons de conscience.

Dans la grenouille spinale, il y a une limitation des somato-réactions. La moelle épinière étant sectionnée par dessus du *plexus podalique antérieur* ou ayant enlevé le cerveau de l'animal, celui-ci peut encore réaliser des mouvements de natation parfaitement coordonnées, et cependant, seulement *dans certaines conditions expérimentales*, nous sommes capables d'obtenir une somato-réaction claire. Considérez la grenouille intacte, normal, et vous la verrez réactionner en stimulant légèrement la peau ; considérez maintenant une grenouille spinale, et vous verrez que vous avez besoin d'une excitation plus forte pour obtenir une réaction locale ou un ébauche de somato réaction ou un somato-tropisme négatif précis.

J'ai fait quelques recherches à ce sujet et j'ai pu me convaincre qu'elle existent des différences entre les intensités des excitations nécessaires pour provoquer des réactions dans les grenouilles normales et dans les grenouilles mielotomisées. J'avertis que pour les premières on leur cautérise la cornée ou on leur réalise la énucléation des globes oculaires, dans le but d'éliminer les erreurs qui pourraient dépendre des sensations visuelles. *Il se peut déduire de mes propres investigations que, les excitations provocatrices des réactions spinales conscientes sont de plus grand intensité que celles necéssaires pour reveiller une réaction cérébrale consciente; nous pouvons donc exprimer ces différences en disant que les seuils de la supra et de la sub-conscience possédent différente tonalité, étant plus élevée celle qui correspond à la conscience spinale.*

De l'étude comparative des temps réflexe et de réaction consciente, nous tirairions un argument en faveur de la doctrine qui admet que la moelle épinière est le siège des processus psychiques rudimentaires. De cette étude et de l'étude du temps que les réactions médullaires tardent à s'organiser, nous allons tirer la conclusion que la théorie de l'âme médullaire est en complet accord avec les faits connus; plus que cela encore: que certains faits physiologiques ne peuvent s'expliquer sinon recourrant à la doctrine psychique.

Un des choses sur laquel nous devons arrêter le plus notre attention est celle de fixer ce que nous pourrions appeler *le temps psychique*, c'est-à-dire, le temps qu'emploient pour se développer les processus matériaux qui servent de base à la conscience. Il est évident que dans l'état actuel de nos connaissances, nous ne pouvons soumettre cette question à la méthode expérimentale; mais, malgré tout, nous pouvons faire un calcul approximatif sur la durée du temps psychique. En nous fondant sur les chiffres donnés sur la durée du temps de réaction consciente, nous pouvons, *déduisant de ce temps la durée de la conduction périphérique et de la conduction à travers les fibrilles de la substance gris corticale*, vérifier le temps que tardent à se developper les processus basiques de la conscience.

Les calculs que nous exposons ici n'ont pas d'autre chose qu'une valeur approximative, vu l'impossibilité de fixer un chiffre constant pour le temps de réaction consciente et pour celui de la conduction centrale et périphérique.

Pour obtenir la valeur du temps psychique il faut ôter du temps de réaction consciente, non seulement celui de la conduction périphérique mais encore celui de la conduction à travers les fibrilles primitives des cellules centrales. Simplifiant le calcul, et si nous représentons par $0'045''$ le temps que tarde l'excitation à parcourir l'épaisseur de la cape grise corticale (FRANCK), et si nous prenons la chiffre $0,133''$ comme le temps de réaction consciente tactile, nous aurons $0,133'' - 0,090'' = 0,043''$ qui est le temps de conduction par les nerfs périphériques. Mais réellement, ce chiffre $0,043''$ est trop élevé, ne correspondant pas seulement au temps indiqué; de $0,043''$ il faut ôter le temps véritablement conscient central, et la différence exprimerait la valeur chronologique de la propagation de l'onde par les conducteurs périphériques. La formule suivant: $T - (t + t') = X$ nous servirait pour trouver la durée des processus nerveux qui servent de base à la conscience. T est le temps de réaction consciente, t celui qui correspond à la conduction périphérique et à l'excitation latente du muscle, t' le temps de conduction par la substance grise du *pallium* et X la durée du temps psychique qui nous nous proposons de trouver. Si nous supposons que la valeur de T est approximativement de $0,033''$ pour le cas, par exemple, dans lequel soit excité la peau du front, nous aurons: $0,133'' - (0,033'' + 0,090'') = X$; c'est-à-dire, que le temps consciente est dans ce cas égal a $0,010''$.

Faisant le calcul indiqué plus haut pour les diverses sensations, nous obtenons les chiffres suivants:

Valeurs minimum.		Valeurs maximum.	
Temps de réact.-consc.	Temps psychique.	Temps de réact.-consc.	Temps psychique.
Sens. tactiles 0,133″	tactiles..... 0,010″	tactiles..... 0 201″	tactiles ... 0,078″
„ visuelles. 0,150″	visuelles ... 0,027″	visuelles ... 0,224″	visuelles .. 0.101″
„ auditives. 0,136″	auditives ... 0,013″	auditives ... 0.164″	auditives . 0,044″
„ du goût . 0,150″	du goût..... 0,027″	du goût.... 0,230″	du goût .. 0,107″
„ odorantes 0,200″	odorantes... 0,077″	odorantes... 0,500″	odorantes . 0,377″

Faisant le calcul anterieur, les valeurs maximum ont été determinées comme si les choses arrivaient de telle manière que l'augmentation, comparée avec les valeurs minimum, dépendrai seulement du processus conscient en lui-même et ne dépendisse de l'augmentation des valeurs réprésentées par t et t' Cependant, j'insiste beaucoup pour qu'on ne confonde pas le *temps psychique* (que l'on pourrait appeler aussi *consciente*) avec celui de *réaction consciente* ni avec celui de *conduction à travers l'écorce grise*: le premier correspond d'une manière exclusive à un processus psychique, tandisque le dernier et une fraction du second, correspondent à des processus physiologiques qui ne vont pas accompagnés d'épiphénomènes psychiques.

Par le tableau antérieur, on voit que le temps psychique ou consciente est variable selon les individus et selon une série de circonstances que je ne vois pas examiner maintenant. La chiffre $0,1''$ donné par RICHET (*Diction de Physiologie* pg. 9 du troisième tome) ne doit pas être considéré comme l'unité de temps cortical et psychologique; en termes généraux, cette unité (si elle existe) est assez inférieure en durée au chiffre signalé par Richet. James (*Principes of Psychologi*) considère ce temps comme extrêmement rapide, et Patrizi, dans un très bel article critique (*El ritmo del cerebro*. — Labor Nueva 1906 N⁰. 24) considère le chiffre 0,1″ „comme excessivement supérieur à la durée effective de l'oscilation nerveux". Patrizi arrive à cette conclusion s'appuyant sur ce que, Mach et Janet ont établi respectivement que, pour que se perçoivent d'une manière distincte deux impressions auditives il suffit qu'il existe entre elles une espace d'une centième de seconde, et que les couleurs jaune et indigo's se distinguent avant d'arriver à 40 impressions par seconde (dans cet état commencerait le *papillonement*). Patrizi s'appuie trop sur ses propres recherches qui lui démontrèrent qui, par l'oreille „on perçoit bien separés les uns des autres 25—30 coups par seconde; par la vue, la succession des étincelles (faisant usage d'un interrupteur électrique de Foucault) est claire jusqu' à un peu plus de 20 par seconde; et que, pour le sens du tact on perçoit séparement les excitations tactiles qui se répètent avec le rhytme de 25—30 par seconde. Selon ce que vous avez vu — faisant abstraction des chiffres qui expriment quelques unes des valeurs maximum, chiffres qui sont trop élevés pour n'avoir fait le calcul ayant en considération tous les facteurs possibles — et selon ce qui ce dégage du travail de Patrizzi, le temps consciente oscille entre des limites assez larges, mais étant sa valeur très inférieur à 0,1″.

En toute sûrété, qu'il y aura très peu de psychologues-naturalistes qui ne donne toute la valeur méritée aux paroles suivants de Schiff: „...nous venons de voir que dans la sphère mentale, après que toutes les conditions connues, extérieures et intérieures, se trouvent réunies, il faut néanmoins un certain temps, jusqu' à ce que se produise l'effet, c'est-à-dire, l'acte mental; il me semble donc que nous pouvons conclure, avec tout le droit que nous en donne l'analyse scientifique, que le substratum de l'esprit est un être étendu et composé"; et il n'y aura non plus beaucoup d'investigateurs qui doutent de l'affirmation de Herzen quand il dit „que la conscience est liée exclusivement à la desintégration des éléments nerveux, et que son intensité est en proportion directe de cette desintégration".

Il me parait qu'une des choses les mieux établies est que le processus córébral conscient est lié à un phase catabolique du protoplasme nerveux, après laquelle survient une autre de réparation pendant laquelle le protoplasme *devient inexcitable*. Par anologie avec ce qui passe après chaque contraction cardiaque (le cœur est moins excitable), cette dernière phase pourrait être désignée sous le nom de *phase réfractairè de l'element nerveux*.

Vous savez déjà que cette période réfractaire est de durée variable selon qu'il s'agit de l'un ou l'autre élement : de 0,027″ pour le tact; autour de 0,044″ pour la vue; de 0,003″ pour l'ouïe, etc. Si maintenant vous considérez les données antérieurement citées, vous verrez que les temps conscients successifs, c'est-à-dire, les laps de temps que dure chacun des processus cataboliques qui servent de substratum à la conscience, sont séparés par la période réfractaire; ainsi, pour les sensations tactiles nous aurions la succession suivante:

$$0,010''\ \dots\dots\dots\dots\dots\dots\dots\ 0,027''\ \dots\dots\dots\dots\dots\dots\dots\ 0,010''\ \dots\dots\dots\dots\dots$$

$$\left(\begin{array}{c}\text{durée de la phase}\\\text{catabolique.}\end{array}\right)\qquad\left(\begin{array}{c}\text{durée de la phase}\\\text{anabolique.}\end{array}\right)\qquad\left(\begin{array}{c}\text{durée de la phase}\\\text{catabolique.}\end{array}\right)$$

et ainsi successivement. Pour les sensations lumineuses:

$$0,027''\ \dots\dots\dots\dots\dots\dots\ 0,044''\ \dots\dots\dots\dots\dots\dots\ 0,027''\dots\dots\dots\dots\dots\dots$$

et pour les auditives:

$$0,013''\ \dots\dots\dots\dots\ \ 0,022''\ \dots\dots\ \dots\dots\dots\dots\ 0,013''\ \dots\ \ \dots$$

Calculant maintenant combien de phases peuvent se succéder en une seconde, nous aurons: pour les tactiles, dix processus de désagrégation et dix de réparation; pour les sensations visuelles, 7 et 7; et pour les auditives, 19—19. Je répète autrefois que ces chiffres n'ont rien à voir avec l'unité psychologique établie par RICHET.

Considérant ce qui été dit jusqu'à l'heure actuelle, j'expose ici d'une manière très concrète, sans entrer dans des détails qui augmenterait beaucoup l'extension de ce travail, la conjecture que l'appelé *signe local* des sensations dépend de processus centraux: il y aurait une véritable localisation centrale qui dépendrait de la rapidité et intensité des phénomènes matériels des cellules nerveuses.

L'apparat que j'ai construit et avec lequel j'ai ne pu faire jusqu'à l'heure actuelle que très peu d'essais, à cause du peu de temps, peut se décrire de la manière suivante: Le courant d'une pile se dirige en partie à une bobine, en partie à une lampe. (Au lieu d'une lampe, les réophores peuvent s'unir avec un timbre électrique ou avec deux électrodes qui s'appliquent à la peau ou à la muqueuse de la langue). Le temps est inscrit par un stylet, qui est uni à un interrupteur, sur un cylindre régistrateur qui se meut avec une grande rapidité. Toujours quand il s'agit d'employer l'apparat, il faut conter, ayant devant les yeux un bon chronomètre, le nombre d'oscillations qui donne le trembleur en une seconde. Finalement, il y a un manipulateur spécial qu'à volonté interrompt ou établit le courant.

Quand on ferme le courant, l'interrupteur commence à osciller en même temps que s'allume la lampe, et aussitôt le sujet (lui-même établit le courant) perçoit la lumière, il interrompt le courant en pressant le manipulateur. Il n'y a plus qu'à compter le nombre d'oscillations tracées sur le cylindre par le stylet.

Au lieu du manipulateur, on peut employer une autre disposition spéciale — une roue dentée spéciale — qui ouvre et ferme le courant, dans le but d'étudier le moment où survient le papillonnement.

Si nous nous fixons maintenant sur les données qui peuvent nous fournir les inervations motrices volontaires, nous verrons que ceux-ci non plus confirment la prétendue réalité de l'unité psychologique. PATRIZZI, se basant sur quelques observations de v. KRIES dit que „la volonté viendrait à avoir deux rhythmes différents pour les mouvements volontaires: l'un de dix vibrationes par seconde pour les contractions larges et soutenues, et l'autre de 40 pour les actes musculaires de grade activité". Comme appui du rhythme de 10 vibrations par seconde, on cita les recherches par rapport au nombre de mouvements dont nous sommes capables de réaliser en une seconde: de 10 à 15 coups avec la main, d'après v. Kries (*Archiv für Anatomie u. Physiologie* 1886 supplément Ba. pg. 6); 11,4 mouvements de l'articulation du poignet, d'après Byran (*American Journal of Phsychology* 1892, pg. 123). Cependant, les chiffres sont différents pour les diverses articulations, selon l'âge, la profession, etc.

Voici quelques observations que j'ai receuilli:

Chiffres moyens.

sexe féminin
- de 5 à 10 ans: 5,13 à 5,25 mouvements du poignet.
- de 10 à 15 ans: 6,2 ————————
- après 15 ans . 7 ————————

sexe masculin
- de 5 à 10 ans: 5 ————————
- de 10 à 15 ans: 8 ————————
- après 15 ans : 8,6 à 10 ————————

mouvements de l'articulation carpo-radiale . . . .
- droite : 5 à 10—
- gauche: 3,5 à 7.—

mouvements de l'articulation metacarpo-phalangique de l'index . . . .
- droite : 5,2 ————
- gauche: 5 ————

Il y a une relation marquée entre le temps de réaction consciente et le nombre de mouvements que peut réaliser un muscle; ainsi, à mesure que celui-ci décroit avec l'âge, tant dans le sexe masculin que dans le sexe féminin (Herzen), le nombre des mouvements que peut réaliser la main augmente proportionellement; ce que veut dire, que les états volontaires et conscientes sont, dans l'essentiel, une même chose, ces deux éléments formant l'unité psychologique *volonté-conscience*.

Dans le tableau suivant je donne les temps de réaction consciente, empruntés de l'ouvrage de Herzen *Le cerveau et l'activité cérébrale*, à coté du nombre de mouvements de la main que je trouvai chez des sujets de distinct sexe et âge:

	Sexe masculin.			Sexe féminin.	
Age.	Temps de réact. consciente.	Nombre de mouvts.	Age.	Temps de réact. consciente.	Nombre de mouvts.
de 5 à 10 ans	0,538″	5	de 5 á 10 ans	0,525″	5,13
10 à 15	0.336″	8	10 à 15	0,350″	6,2
après 15	0,283″	8,6 — 10	après 15	0,365″	7

Ces résultats viennent confirmer la conclusion que tire Ribot dans son libre *Les Maladies de la Volonté*, à savoir: „que la volition n'est pas autre chose qu'un simple état de conscience"; en plus, ces résultats sont en complét accord avec les données fournies par Herzen par rapport au temps de réaction consciente dans les deux sexes et à diverse âges. Par le tableau antérieur, on peut voir que le temps de réaction consciente est inversement proportionnel au nombre de mouvements réalisés.

Pour ce que se rapporte au nombre de syllabes prononcées en une seconde, j'eus les mêmes conclusions, ayant observé en même temps un fait notable, à savoir: *que le nombre de syllabes prononcées en une seconde est plus grand quand le sujet lit que quand le sujet recite de mémoire un paragraphe qu'il connait bien.* Les jeunes filles de 10 à 15 ans sont capables d'émettre jusqu'à 9,6 syllabes en lisant, tandisqu'élles émettent seulement 8 quand elles prononcent un discours bien su. Les garçons de 10 à 15 ans prononcent 7,5 et 7 respectivement et ceux âgés de plus 15 ans, de 10 à 12 syllabes dans le premier cas et seulement neuf dans le second cas. *Cela veut dire, selon mon opinion, que cette différence dans le nombre de syllabes émises, selon que le sujet lise ou prononce de mémoire un paragraphe admirablement appris, est l'expression du temps que dure le travail psychologique de l'evocation.*

Le rhytme de 40 vibrations par seconde qui signale PATRIZZI pour les actes musculaires de grande promptitude, est, pour autre part, en parfait accord avec le fait que si s'excite avec un courant d'induction un centre cortical moteur quarante fois par seconde, le group musculaire inervé par l'aire excitée se contracte aussi quarante fois par seconde ; mais si le nombre de décharges d'induction monte à plus de 40, on provoque une spèce de *papillonement* moteur.

Cependant, malgré l'affirmation que nous ne pouvous réaliser plus de dix mouvements par seconde, la dixième de seconde ne peut être prise comme l'expression du rhytme du cerveau. En effet, comme après une impulsion motrice — impulsion nerveuse qui suppose une desagrégation du protoplasme nerveux — suit une période refractaire pendant laquelle la cellule se récompose, on déduit que le temps pendant lequel dure l'action centrale excitatrice est plus petit qu'un dixième de seconde ; ainsi, par exemple, admettant que les processus basiques d'un acte volontaire on la même durée que ceux qui servent de base physique à la conscience (ce qu'est très probable, comme nous l'avons déjà dit), ou mieux encore, admettant l'unité psychologique volonté-conscience, nous aurions pour certains cas, que l'impulsion volontaire a une durée d'une centième de seconde et que l'intervalle entre l'impulsion et l'impulsion motrice — période réfractaire, phase de reintégration — dure vingt sept millesimes de seconde.

Si nous comparons le temps appelé réflexe avec le temps conscient, nous observons que le premier est plus grande que le second. Pour maintenant, nous ne pouvons tirer aucune conclusion en nous fondant sur les données acquises sur la valeur du temps conscient spinal, pour lequel il y aurait que rabattre des chiffres 0.0662″ ou 0,0578″ donnés par EXNER, le temps de conduction à travers la substance grise de la moelle épinière. L'un quelconque des deux décimaux antérieurs serait décomposable en deux sommes, desquels l'un représenterait le temps de conduction ou *sodochrone* et l'autre le temps psychique ou *psichrone* (0,0662″ = sodochrone + psichrone) Également, pour les phénomènes cérébraux conscients nous avons : 0,090″ (sodochrone) + 0,010″ (psichrone cérébrale) = 0,100″. Cette somme 0,100″ que l'on pourrait appeler *temps cérébral* parce qu'il correspond à des processus physiologiques et pshychologiques, est l'analogue du temps réflexe.

Puisque nous ne pouvons tirer d'ici aucun résultat par rapport à la nature consciente des réactions spinales, nous sommes dans le devoir de diriger nos recherches par outre voie différente. Nous devons rechercher si, sous l'action des conditions expérimentales bien définies, le temps de réaction consciente et le temps réflexe gardent certain parallélisme dans les oscillations de sa durée: ainsi, par exemple, il me parait que si on arrive à démontrer d'une manière évidente que certaines substances chimiques ou agents physiques modifient ces temps dans le même sens, en les diminuant ou en les élargissant, il restera parfaitement établi que tant l'un comme l'autre correspondent à des processus spécifiquement égaux. Si la substance CA, par exemple, allonge le temps de réaction consciente et le temps réflexe, et si la substance chimique B abrège les deux temps, il n'est pas douteux que ces effets sont dûdûs à ce que les substances mentionnées agissent sur „deux choses" que nous offrent les mêmes réactions. Fee ferai la comparaison de ces deux „choses" avec deux matières albuminoïdes appartenant à la même spèce, matières qui produisent les réactions générales des substances protéiques, mais qui diffèrent par certaines propriétés de race.

Il arrive effectivement que ces agents physiques ou substances chimiques qui diminuent ou allongent la durée du temps réflexe, diminuent ou allongent aussi le temps de réaction consciente. La chaleur, qui agit diminuant la durée du temps réflexe, fait aussi que les races méridionales soient plus vives, plus lestes en toutes leurs réactions; le froid agit d'une façon contraire. La valeur du temps réflexe diminue aussi à mesure que l'excitation se fait plus intense; le bromure de potassium et la morphine allongent de même l'un et l'autre temps; enfin, l'entraînement qui agit diminuant la durée du temps de réaction consciente vient à rapprocher cette sorte de réaction d'un acte réflexe. — Nous fixant donc à ces données que tous vous connaises, nous sommes autorisés à penser que le temps appelé réflexe, doit se décomposer, comme nous avons dit antérieurement, en deux parties: l'une correspondant à la conduction par la substance grise de la moelle épinière, et l'autre que nous rapportérions, comme dans le cerveau, au temps conscient spinal.

Si une réaction médullaire coordonnée ne tarde plus à se développer qu'une réaction cérébrale homologue, ce serait une preuve que celle-là est consciente et que les processus cataboliques qui lui servent de substratum dynamique tardent beaucoup plus à se developper que les processus cérébraux correspondants; de là viendrait que les différences entre les phénomènes médullaires et cérébraux conscients se reduiraient à ce *que ceux-là auraient besoin pour se développer des excitations plus intenses et dans que ceux là ont une courbe plus tenduc, c'est à dire, de développement plus lente.* En me servant d'un exemple, je dirai que la conscience spinale et la conscience cérébrale sont l'une à l'autre comme deux allumettes l'une humide, l'autre sèche: la première a besoin d'un frottement plus énergique pour s'allumer, et, une fois allumée, la combustion est plus lente.

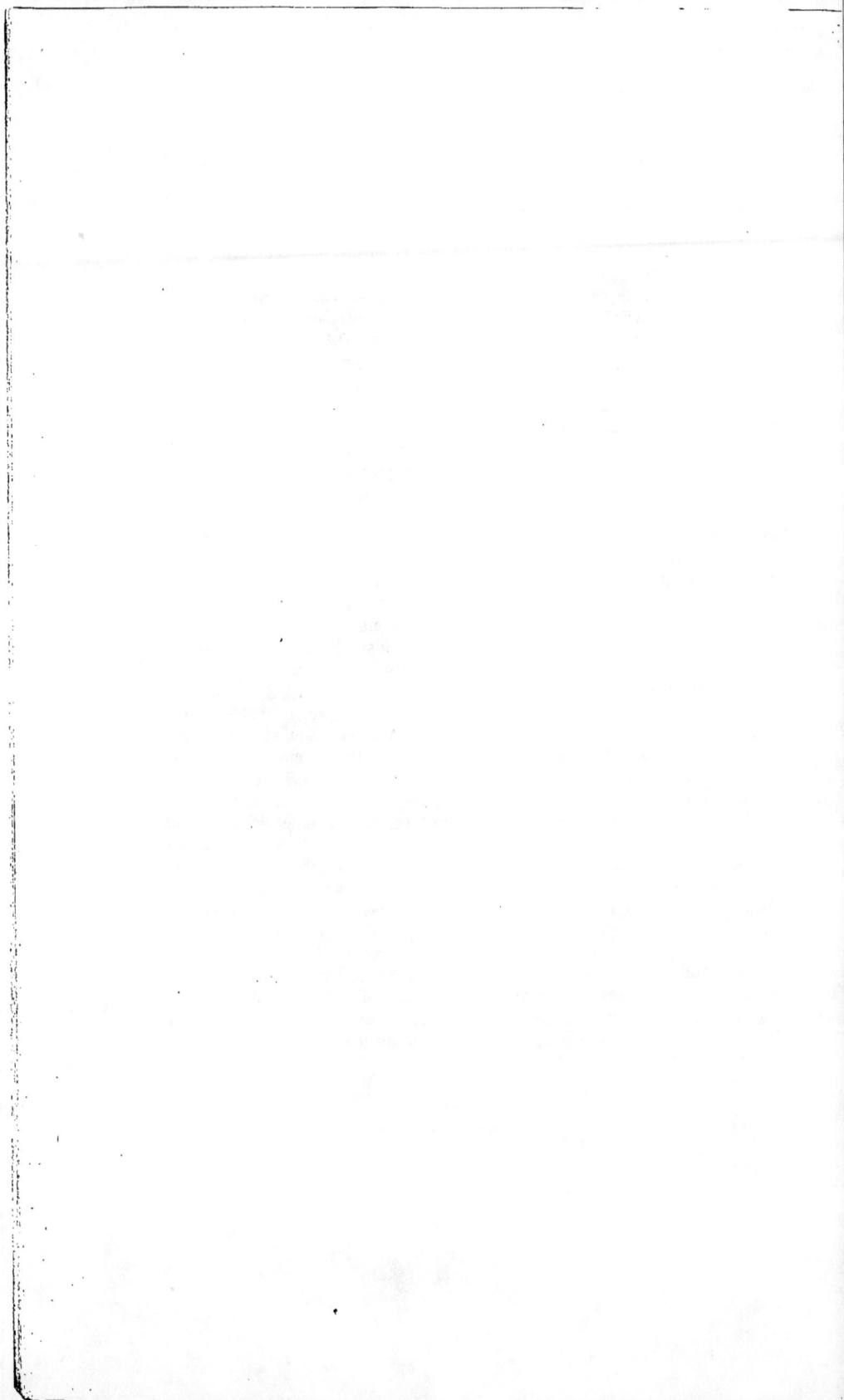

SECTION III.
Assistance des aliénés.

Séance Mardi 3 septembre

9 heures du matin.

———

Président : Dr. RUYSCH.

Secrétaire : Dr. A. M. BENDERS.

Le Bureau provisoire est nommé Bureau de la section.

Le président, Mr. Ruysch, remercie le grand nombre de médecins-hygiénistes, directeurs et administrateurs d'asiles qui ont répondu à l'appel de la société de psychiatrie et de neurologie néerlandaise laquelle a pris l'initiative de ce congrès et du bureau d'organisation, et qui témoignent par là du haut intérêt qu'ils prennent à l'œuvre humanitaire et scientifique par excellence envisagée par ce congrès. Une tâche difficile attend la section.

Au lendemain de découvertes multiples dans le domaine biologique, et éclairée par les études et les expériences admirables des neurologues, des psychologues et des criminalistes, la science de la psychiatrie a reçu une vigoureuse impulsion. Le domaine de la psychiatrie s'est beaucoup élargi et c'est maintenant à la section de réfléchir de quelle manière les différents problèmes qui en résultent et qui sont à l'ordre du jour dans la psychiatrie peuvent être mis en pratique dans le traitement des aliénés.

C'est une tâche bien difficile, mais de la plus haute importance, non seulement à un point de vue scientifique, mais aussi à un point de vue social et qui intéresse également la législation et l'administration de chaque pays.

Que chacun apporte son expérience personnelle et compare ses observations à ce qu'on a observé ailleurs sous le même rapport, mais dans des conditions différentes, et du choc des opinions jaillira la vérité et la lumière.

Quel changement dans l'espace d'un siècle!

Une centaine d'années seulement nous séparent de la période barbare dans laquelle les aliénés étaient traités comme des malfaiteurs et de temps en temps pis encore. Enchaînés, chargés de colliers de fer, liés aux pieds et aux mains et jetés dans des cachots sans lumière, où ils étaient exposés au châtiment des verges du geôlier et de ses gardiens, ou bien enfermés pêle-mêle, hommes, femmes et vieillards avec des vagabonds, des malfaiteurs de toute espèce, des femmes de mauvaise vie, dans les maisons de force, de correction et de mendicité, exposés aux jours de fête aux regards indiscrets du peuple, leur sort était des plus tristes.

Grâce à PINEL, TUKE, CHIARAGI et d'autres la lumière commença à pénétrer dans cette obscurité vers la fin du 18ᵐᵉ siècle et la période du plus grand barbarisme universel dans le traitement des aliénés fut close.

Dès le commencement du 19ᵐᵉ siècle s'ouvrit une ère nouvelle. Le médecin fit son entrée dans la maison, le geôlier fut remplacé par le garde-malade et quoique l'administration gardât toujours encore la plus grande influence sur le traitement de l'aliéné, on finit pourtant par comprendre que c'était un malade et qu'on était obligé de lui donner d'autres soins qu'au malfaiteur.

On se mit à bâtir des asiles spéciaux pour les aliénés, à étudier les symptômes de la maladie, à faire une diagnose et une prognose. Les malades furent répartis en divisions et en classes et traités dans des salles spéciales ; les cachots furent remplacés par des cellules bien éclairées et bien aérées et, plus tard, par les chambres d'isolement, le no-restraint se fit un chemin et les chambres et les salles d'observation et de traitement dans le lit furent aménagées. L'anatomie, l'histologie, la physiologie, et l'anatomie-pathologique montrèrent la sedes morbi.

La chirurgie trouva son application au système cérébral et le chirurgien, conduit par les expériences de l'anatomie-pathologique, vint à l'aide du psychiatre.

La pharmacodynamie, l'électricité, la balnéothérapie ouvrirent leurs arsenaux au profit de l'aliéné et, toujours en marchant à grands pas, on atteignit la fin du 19ᵐᵉ siècle. Mais toujours encore, en tout cas dans plusieurs pays il manquait encore au médecin l'influence nécessaire et c'était surtout l'administrateur et les collèges administratifs qui avaient une trop large part dans la direction de l'asile et une influence prépondérante sur le traitement des aliénés.

Les demandes des médecins, faites pour être reconnus comme directeurs et chargés de toute la responsabilité du traitement, étaient souvent refusées ainsi que leurs requêtes pour pouvoir quitter avec leurs malades les vieux bâtiments insalubres et obscurs situés dans les endroits les plus écartés des villes.

Le 20ᵐᵉ siècle enfin ouvrit la période de l'hygiène médicale, de la prophylaxie et de l'hygiène sociale. L'hygiène fut pratiquée dans le traitement des malades en leur donnant, au lieu de logements lugubres au centre des villes, de bonnes demeures dans des pavillons bien aérés et scientifiquement installés hors des villes et en pleine campagne, entourés de parcs et de forêts avec de jolies promenades, des balcons et des hamacs pour se reposer en plein air. La nourriture dut se plier aux circonstances et, cas échéant, elle fut choisie avec soin par le médecin lui-même. L'hygiène fut appliquée au travail conformément au désir et aux dispositions du malade; l'hygiène des bains, de la gymnastique, des jeux, de la musique, de la lecture fut pratiquée d'après son caractère et son intelligence. Elle rechercha en même temps les causes directes et indirectes de la maladie en rapport avec l'atavisme, en expérimentant d'après la méthode de la psycho-analyse et en évitant toute irritation.

Jede Krankheit ist Folge von alten und neuen Ursachen.

Quand on a découvert la génèse de la maladie on peut guérir plusieurs cas dits incurables. C'est la psycho-thérapie, la psycho-analyse et la psycho-synthèse qui nous l'ont appris.

Parmi les différents sujets qui sont à l'ordre du jour figure également la fondation de l'Institut international pour la recherche des causes de l'aliénation. Nous avons le plaisir de rencontrer ici, parmi nos membres, M. le dr. FRANK de Zürich qui a pris l'initiative de la fondation de ce bureau. Nous sommes persuadés que les hommes de bonne volonté ne manqueront pas.

M. RUYSCH se souvenant du grand nombre de sujets à traiter par la section se contenta de prononcer ces quelques paroles, et termina en exprimant le vœu que tous les congressistes emporteront de cette section un trésor d'observations, d'expériences, d'études et de conclusions qui faciliteront de beaucoup leurs efforts pour la meilleure application de la science au traitement des aliénés.

Rapport I.
Le Personnel infirmier, son éducation, ses droits et ses devoirs.

Le 1er Rapporteur le Dr. J. M. ROBERTSON
étant empêché à la dernière heure de visiter le congrès la
parole est donnée au
2d Rapporteur le Dr. J. VAN DEVENTER (Amsterdam).

L'éducation, les droits et les devoirs des gardes-malades attachés aux hôpitaux pour maladies mentales.

La psychiatrie a réalisé des progrès importants dans ses différentes parties.

Il y a à peine quelques années que l'hôpital pour maladies mentales a cessé d'être ce qu'il fut jadis; ses principes fondamentaux se sont modifiés, ses limites s'étendent sans cesse. Les soi-disant casernes, garderies ou maisons de détention qui logeaient les malades sans classement rationnel, sans traitement et sans soins sérieux, — éliminés du monde extérieur parfois jusqu'à l'heure de la mort, sans espoir d'amélioration ou de guérison, — ces vieux bâtiments se sont transformés en véritables hôpitaux. Actuellement tout aliéné nouvellement admis est placé dans les conditions les plus favorables; d'emblée il reçoit le maximum de liberté compatible avec sa situation.

La modification rationnelle des bâtiments a marché de pair avec les progrès réalisés dans la thérapeutique des maladies mentales. Les aliénés autrefois considérés comme des individus dangereux et nuisibles se sont fait connaître sous un jour tout nouveau dans la majorité des cas. Placés dans des circonstances plus avantageuses, ils apprennent à s'adapter plus ou moins à la vie sociale et à fournir un travail productif.

Autrefois, dans les cours de pathologie et de thérapeutique, on se bornait à dire à peine quelques mots des maladies mentales, à y consacrer à peine une ou deux leçons; aujourd'hui, dans toutes les Universités où les facultés de médecine sont organisées suivant les exigences du progrès courant, un professeur spécial enseigne la psychiatrie et y consacre son temps et sa science.

Si autrefois le médecin d'asile visitait les malades une fois par jour ou même par semaine, cette visite matinale, annoncée au son de la trompette et qualifiée du fameux nom de „promenade au pas" ou de „visite disciplinaire", se trouve bien modifiée à l'heure actuelle. Dans les hôpitaux bien organisés la thérapeutique et les soins à donner aux aliénés sont confiés à des médecins spécialistes et à un personnel infirmier spécialement préparé pour ce service et sacrifiant tout leur temps aux soins à donner à leurs malades.

Jadis les intérêts sociaux occupaient une place prépondérante; on isolait les aliénés les croyant dangereux pour la société; la science et la philanthropie ont rayé en ce moment cette vieille idée; elles font prévaloir l'intérêt des malades en se plaçant sous la devise: „Salus aegroti suprema lex". Le psychiatre ne se trouve plus isolé comme autrefois; on reconnaît son autorité de jour en jour plus étendue; on le consulte devant la Justice, sur le terrain de l'éducation de l'enfance anormale, (etc.) On réclame davantage son opinion dans les affaires d'intérêt social. En dehors des aliénés proprement dit, son champ d'action s'étend encore aux épileptiques, aux alcooliques, aux idiots, aux arriérés, aux inférieurs au point de vue intellectuel et aux maladies nerveuses. Plus même, il ne reste pas étranger aux différentes maladies somatiques (maladies du coeur et des vaisseaux, anomalies de l'assimilation, maladies d'autres organes dues aux souffrances psychiques ou alliées à des déviations psychiques).

La nécessité de la *division du travail* s'imposa comme pour répondre à cette grande vérité „la science est une oeuvre collective".

L'accroissement continu de la population, la meilleure réputation faite aux hôpitaux pour aliénés, l'intervention et le concours plus prompts de l'autorité et de la société, l'extension de la conception de la folie, un diagnostic meilleur et plus rapide, constituent autant de circonstances qui précipitèrent la solution des hôpitaux pour aliénés et conséquemment la création de nouveaux établissements.

Si au siècle passé on pouvait encore dire que le pavor nosocomialis régnait, à l'heure actuelle il y a un mouvement en faveur de l'introduction dans la loi des admissions sur la demande personnelle des malades; le nombre des malades qui témoignent ce désir augmente progressivement.

Le *critérium de la folie* semblait devoir être cherché dans la question de savoir si le malade en raison de son état maladif ou du développement défectueux de ses facultés intellectuelles se trouvait ou non dans la situation de se soigner lui-même ou s'il devait être l'objet d'un traitement psychiatrique. La question n'était pas de déterminer si quelqu'un, au point de vue scientifique, était aliéné, mais s'il l'était au point de vue social.

La question de l'assistance de l'aliéné gagne sans cesse du terrain. L'indifférence de jadis, pour ne pas dire l'hostilité du public, fit place à la sympathie, à un intérêt général. La publicité parut l'arme la plus puissante contre les erreurs et les préjugés. On pénétra davantage dans le domaine de la psychiatrie.

L'histoire apprend que ce résultat est dû en grande partie à la voie suivie par la psychiatrie dans ces dernières années. Si autrefois des savants traçaient théoriquement la voie à suivre, aujourd'hui on ne connaît plus que la *voie pratique*. Le véritable hôpital est considéré comme un laboratoire qui répond expérimentalement à une masse de questions; l'expérience acquise au lit du malade le témoigne à l'évidence. Les résultats acquis par les différents procédés thérapeutiques sont soumis au contrôle et aboutissent à une solution. On ne lutte pas contre la force des faits.

L'expérience apprend que les faits doivent être corrects, exacts, qu'il faut bannir toute conclusion hâtive, due à des données incertaines. Il faut tendre à l'objectivité.

Mentionnons à ce sujet l'exemple frappant de la longue lutte en faveur du no-restraint. Quoique depuis plus d'un demi-siècle le no-restraint était admis dans plusieurs établissements, dans d'autres institutions il y avait des partisans en faveur des moyens de contrainte mécaniques ; ils invoquaient en leur faveur des arguments apparemment irréfutables. La discussion fut souvent très vive. Aujourd'hui la question est tranchée ; le principe du no-restraint se trouve entièrement ratifié. La nécessité de l'emploi des moyens de contrainte n'existe plus que dans quelques cas rares, grâce à l'heureux développement du traitement des aliénés. *Les propriétaires ou les médecins qui se servent encore largement des moyens de contrainte, n'oseraient plus se risquer sur le terrain de la discussion.* La vérité trouve toujours son chemin, on ne l'arrête pas.

Il appartient au psychiatre, comme à tout homme scientifique, d'exercer sa patience, de marcher en avant lentement et sûrement, de rechercher la vérité par la voie de la comparaison, tenant compte des faits acquis par la science. L'histoire démontre surabondamment que le repos ou l'indifférence conduit un mouvement en arrière ; des établissements autrefois au premier rang ont périclité et fini par être classés parmi les plus mauvais parce qu'ils n'avaient tenu aucun compte des exigences modernes.

La psychiatrie est une science en voie de développement continu. Sans cesse de nouvelles questions surgissent, questions d'abord vagues et incertaines, mais s'élaborant progressivement. Sous l'empire de nouveaux points de vue elles se corporifient et finissent par s'imposer. *La science et la pratique ne connaissent pas de ligne de démarcation.*

Il reste néanmoins beaucoup à changer et à améliorer, à faire et à refaire. La solution de nombreuses questions se fait attendre sans cesse.

La question des soins à donner aux aliénés, *l'éducation et la formation du personnel infirmier des asiles,* y compris ses devoirs et ses droits, est d'une importance capitale.

En essayant de la résoudre, la voie de la pratique se trouve toute tracée ; on a à prendre discrètement et prudemment le chemin de l'expérience, à tenir devant soi les lignes capitales pour consolider les bases de la solution désirée. Malgré la diversité des opinions il ne peut exister aucune divergence au sujet des *principes capitaux* à suivre. Les intérêts du malade doivent prédominer. Il n'y a pas à transformer mais à réformer. Le bien est l'ennemi du mieux ; *le meilleur seul peut suffire.* L'histoire le prouve, aussi bien au détriment du malade que pour les finances de l'établissement. Si dans la grande société les conditions économiques gagnent en extension, il en est de même pour le milieu où vit l'aliéné ; ce principe s'applique au malade comme à ceux attachés à ses soins.

Dans l'étude des soins à donner aux aliénés il y a lieu de s'occuper d'abord du *champ d'action,* c'est à dire de l'hôpital pour aliénés et de ses dépendances. Toutes les branches du service d'hôpital sont intimement unies entre elles et conséquemment il y a lieu de faire la part des intérêts de l'assistance: la connaisance exacte de l'organisation de l'hôpital jusque dans ses moindres détails y compris les conditions indispensables pour l'éducation du personnel infirmier.

J'exposerai ici les grandes lignes de mon expérience, pendant 25 ans, comme chef médical à la section pour maladies nerveuses et mentales de l'hôpital Wilhelmina, à Amsterdam, et à l'asile d'aliénés de Meerenberg à Bloemendaal.

Je commencerai par une courte *esquisse historique* afin de faire ressortir davantage les situations par le procédé de la comparaison.

Aux temps les plus éloignés les soins à donner aux malades, y compris les aliénés, l'assistance se limitait à la famille.

A la période subséquente la pratique médicale était entre les mains des prêtres. Les aliénés furent traités et soignés de la même manière que dans la chambre de malade annexée à l'église de Ste Dymphne à Gheel. Ainsi dans l'antiquité, le temple d'Epidaure, l'Asclepios, était réellement un sanatorium. Pour hospitaliser les malades désireux de consulter la divinité, il y avait environ 160 chambres. Avant d'être admis à la solennité les patients y passèrent un certain temps et suivirent un régime donné. On constata ainsi, comme ultérieurement à Gheel, plusieurs cas de guérison. Sous l'influence du *Christianisme*, au temps des croisades, des auberges ou xenodochia surgirent autour des églises dans le but d'hospitaliser et de soigner les passagers.

HIPPOCRATE avait déjà professé que les aliénés étaient des malades du cerveau. COELIUS AURELIANUS avait fait d'excellentes prescriptions; il fit connaître que pour chaque malade il y avait des indications spéciales. Néanmoins les améliorations ne surgirent qu'au moment où l'assistance des aliénés passa des *prêtres aux mains des médecins*. Malheureusement les idées préconçues et les considérations théoriques dominèrent; les médecins se perdirent en discussions sur le siége de l'âme, ils oublièrent de faire prédominer les intérêts de l'aliéné.

L'asile d'aliénés constituait pour ainsi dire le tout à l'égout; on y rencontrait souvent à côté des aliénés le résidu de la Société, les éléments les plus hétérogènes, des grands malfaiteurs, des vagabonds, des invalides, même des orphelins.

Pendant longtemps on considérait l'asile comme un moyen universel contre les souffrances de l'esprit; des autorités psychiatriques considéraient, même ultérieurement, *les murs de l'asile comme le meilleur et l'unique remède contre l'aliénation mentale*. A l'intérieur de ces murs les patients recevaient des soins qui ne purent être assimilés à une véritable assistance; les malades étaient abandonnés aux mains de surveillants absolument inaptes à leurs fonctions. Le personnel des gardiens consistait essentiellement en un ramassis de vagabonds et d'ivrognes, de naufragés de la société, qui poussés par la faim acceptèrent ces fonctions pour pouvoir hiverner dans l'établissement. C'est à ces gens exceptionnels et à leurs caprices sans frein qu'on confia les aliénés. L'histoire cite des exemples de personnes qui jouirent d'une certaine réputation parce qu'elles savaient maintenir les malades par l'emploi de la force. HUFELAND cite un gardien qui considérait le bâton comme l'unique remède pour l'aliéné; d'après son récit l'une moitié de cette canaille était possédé du diable, l'autre moitié se laissait guider par des mauvaises passions.

En 1819, une prescription légale en France défendit aux gardiens de se munir d'armes (bâtons, trousseaux de clefs) ou de se faire accompagner de chiens. Toutefois pour juger ces situations il faut se rapporter au temps et aux mœurs de l'époque. La *discipline et une forte musculature* constituaient les premières conditions dans l'art de soigner les aliénés. Ainsi le roi GEORGES d'Angleterre, sur l'ordre de son médecin, reçut du gardien qui l'accompagnait des coups de bâton avec l'idée que cette mesure devait agir favorablement sur sa situation.

Les aliénés étaient considérés comme ne faisant plus partie de la Société. Encore en 1843, pendant la kermesse de Pâques, on laissait voir au public en Hollande la maison des fous, celle des prisonniers et la salle d'autopsie ; on était admis à voir les aliénés moyennant un droit d'entrée ; les gardiens savaient éveiller l'intérêt et la curiosité du petit peuple en excitant les malades comme des animaux sauvages.

A plusieurs reprises *on essaya, mais en vain, de remédier à cette situation* et de rechercher les moyens pour confier le traitement des aliénés à de meilleures mains. Ainsi, pendant un certain temps, des *aliénés guéris* étaient considérés comme des bons gardiens ; on les citait volontiers comme des bons exemples. Des *anciens matelots* et des *hommes munis d'un passe-port* jouirent également pendant quelque temps d'une certaine réputation étant habitués à la discipline et à l'ordre et sachant se faire obéir. Malheureusement ils abusaient souvent des boissons alcooliques, un inconvénient d'autant plus grand qu'ils se trouvaient logés au milieu des malades et dans les mêmes salles ; ils étaient grossiers, sans commisération, toujours prêts à commettre des actes immoraux. On accorda alors la préférence à des *jeunes campagnards* célibataires ; mais ces natures apparemment non corrompues, sans parler de leur grande ignorance et de l'insuffisance de leur éducation, prouvèrent qu'elles n'étaient pas sans défauts. En Russie, on utilisa des *orphelins* âgés de 18 à 25 ans pour soigner les aliénés. Les *prisonniers libérés*, hommes et femmes, constituaient une autre rubrique utilisée au recrutement du personnel. On a même eu recours, pour la formation des gardiens, à des malades atteints d'affections *incurables* (ulcères aux jambes, varices, hernies etc.) ; les femmes fournissaient un grand contingent ; on engageait même des *femmes aux mœurs suspectes*, adonnées aux excès alcooliques, menant une vie immorale ou ayant passé par des condamnations ; leur conduite était bonne aussi long-temps qu'elles séjournaient à l'établissement.

En raison de l'insuffisance du nombre de demandes beaucoup d'établissements se voyaient obligés d'accepter tous ceux qui se présentaient ; on n'osait les renvoyer que pour des motifs sérieux.

On comprend que dans ces circonstances on se trouvait obligé de tolérer des situations pénibles. Les malades devaient en souffrir ; leur situation s'aggravait et chez beaucoup la démence se trouvait favorisée. Les othématomes, les fractures d'os, surtout des côtes et des jambes, les luxations, les décubitus, les gangrènes, les ruptures de la vessie, les mutilations, la masturbation et les porversions sexuelles, les destructions, la coprophagie, etc. étaient de constatation presque journalière.

Les soins donnés aux aliénés laissèrent beaucoup à désirer. Dans quelques établissements on ne procédait qu'une fois par an à la coupe des cheveux. Les soins de propreté étaient rares, la balnéation inconnue.

L'assistance par les ordres religieux ne put être comparée à l'assistance laïque, à des surveillants rétribués, mais non sans grands défauts tels que l'immoralité, l'ivrognerie, etc. Ces défauts ne se rencontraient dans les corporations religieuses qu'à titre d'exception. Parmi les personnes qui se distinguèrent dans l'assistance des aliénés, il faut citer JEAN DE DIEU et ses disciples.

L'enlèvement des chaînes et la suppression des moyens de contrainte mécanique figurèrent parmi les faits capitaux dans l'histoire de l'assistance des aliénés. Les travaux de PINEL et de CONOLLY prirent une grande part à l'amélioration du sort des aliénés. La situation dans la majeure partie des établissements continua néanmoins à rester pénible.

J'en fus un témoin oculaire il y a 35 ans, lors de mon entrée au „Binnengasthuis" d'Amsterdam. En vue d'un enseignement psychiatrique, on y organisa une section d'aliénés. Chargé du service, en ma qualité d'interne, j'y rencontrai certain soir trois femmes aliénées à qui la gardienne, de son propre chef, avait administré trois poudres narcotiques à chacune d'elles afin de provoquer le sommeil; elle prit ensuite une bonne gorgée d'une bouteille de genièvre tenue cachée dans sa poitrine, ce qui lui procura un profond sommeil. Au quartier des hommes où il n'y avait qu'un seul aliéné, le gardien était assis sur son lit dans un état d'excitation alcoolique, criant et se lamentant; l'aliéné assis près de son lit lui essuyait les larmes qui coulaient le long de ses joues et le consolait!

On ne peut passer ces faits sous silence afin de pouvoir établir la comparaison entre la situation morale d'autrefois et la situation présente. En ces temps-là la valeur des médecins laissait à désirer sous plusieurs rapports. En 1823, on fonda à Amsterdam l'école de médecine, de chirurgie et d'accouchements. Avant cette époque la vie et le bien-être des habitants des petites villes et des campagnes étaient confiés en majeure partie à des personnes sans éducation et sans instruction; ils pratiquaient la médecine mais il en résultait de graves abus.

Les témoignages de la bataille de dix jours, en 1830, sont là pour prouver que même à Gheel les aliénés furent négligés, abandonnés à eux mêmes, enchaînés, enfermés dans des porcheries, dans des parties réservées des granges; les aliénés aux tendances à l'évasion en furent empêchés par des courroies fixées aux pieds. L'assistance y laissait beaucoup à désirer.

Pendant les périodes d'encombrement on rencontrait dans les hôpitaux généraux, p. ex. à l'Hôtel-Dieu à Paris, même plusieurs malades dans le même lit et, en cas de décès, il se passait parfois des heures avant de venir enlever le cadavre.

L'assistance des aliénés qui ne réclamaient pas les soins d'un établissement fermé, offrait parfois de grands avantages. Ainsi, les aliénés de la classe aisée étaient souvent soignés à la campagne et de préférence chez des instituteurs où généralement l'assistance ne laissait pas à désirer.

Dans la première moitié du 19e siècle on rencontrait dans quelques communes de la province de Drenthe, en Hollande, des idiots et des simplots sans foyer; on les logeait à l'hospice des pauvres. Chaque jour ces malades allaient chercher, à tour de rôle, leur nourriture chez l'un ou l'autre habitant de la commune; en échange ils fournissaient quelque travail. Les malades, suivant la coutume du temps, mangeaient avec le paysan, la paysanne et les domestiques dans un seul plat. Parfois pris d'une envie inconsciente de tourmenter, les domestiques laissèrent le malade à son travail, sans le prévenir que l'heure du repas avait sonné. A table le malade, au grand plaisir des attablés, fut engagé à continuer à manger malgré la preuve la plus évidente qu'il était déjà bien saturé; aujourd'hui encore on cite des noms d'idiots ou simplots qui acquirent une célébrité en raison de leur gloutonnerie.

Dans ces dernières années un heureux revirement s'opéra, surtout depuis l'inauguration du principe de la liberté dans le traitement des aliénés, de l'alitement et de la *séparation*, c'est à dire du traitement du malade dans une chambre spéciale à porte ouverte. Ce dernier mode de traitement succéda à *l'isolement* qui consiste à enfermer un malade dans une cellule sans mobilier ou dans une cellule munie d'un lit fixe et parfois d'un banc. Autrefois les améliorations introduites visaient essentiellement la modification de la forme des moyens de contrainte; les camisoles et les courroies avaient remplacé les chaînes et les menottes; les camisoles et les courroies à leur tour furent parfois remplacées par les cellules.

Les quartiers cellulaires peuvent, à raison, être considérés comme les tristes vestiges de la période des contraintes. Il est impossible de prétendre que la cellule fait partie de l'arsenal thérapeutique. Là où les cellules sont disposées en rangées, les malades s'excitent réciproquement par leurs cris, par les coups sur les portes. C'est surtout le matin de bonne heure, alors que commence le service de jour, qu'on peut se convaincre de la triste situation de l'encellulement et de l'odeur pestilentielle qui y règne. Il y a vingt-huit ans, le réglement portait qu'au commencement du service de jour on devait enlever les ordures et nettoyer avec une brosse et un seau rempli d'eau le malade qui s'était maculé de matières fécales. En commençant mon service à Amsterdam, je me suis convaincu du fait.

La situation des aliénés s'est notablement améliorée. Les cas de grande négligence sont devenus exceptionnels. Il s'en présente encore mais ils prouvent combien il est indispensable pour les États d'organiser une bonne inspection. Dernièrement, dans une commune de l'Ober-Pfalz, les autorités furent punies pour avoir abandonné un aliéné à lui-même dans un hospice; elles estimaient trop élevés (200 marcs par an) les frais d'entretien dans un asile. Le malade mourut et l'autopsie fit constater une mort par inanition.

Ces exceptions peuvent également surgir dans les asiles. La preuve en est fournie par l'asile de S. Servolo, un grand bâtiment-caserne à Venise, situé sur une île dans les lagunes. Vers 1900, on y rencontrait encore des mœurs du moyen âge; les soins généraux, l'alimentation, le coucher, les vêtements, la propreté, le travail, étaient relativement satisfaisants, mais on y abusait les moyens de contrainte — dans une proportion de 10 p.cent! Toutes les cellules, et leur nombre était grand, étaient occupées et certaines d'entre elles renfermaient deux malades. Les aliénés portaient de lourdes chaînes en fer, forgées à l'asile, fixées au lit. Quelques malades portaient des chaînes aux mains et aux pieds, parfois des courroies doublées de fer, des ceintures en cuir. Plusieurs malades se trouvaient debout à côté de leur lit auquel ils étaient enchaînés ou fixés, pouvant à peine se mouvoir. Ce qu'il y avait ici de particulier c'est que ni les frères de charité à qui les soins furent confiés, ni le médecin-directeur ne voyaient quelque chose de répugnant dans ce traitement barbare. Ils faisaient valoir, non sans satisfaction, qu'ils n'employaient pas la camisole de force.

Cet exemple est d'autant plus instructif qu'en Italie on rencontre des principes tout autres dans le traitement des aliénés, qu'il y existe de très nombreux partisans de la plus grande liberté en faveur des malades.

Le champ d'action des gardes-malades dans les asiles s'est notablement *étendu dans ces derniers temps.* Depuis quelques années un grand nombre d'aliénés sont d'abord admis dans des *maisons de passage (asiles urbains)* situées en ville ou à proximité, ayant ou une organisation spéciale ou constituant comme à l'hôpital Wilhelmina, à Amsterdam, une section spéciale de l'hôpital. Ce genre d'institutions peut être considéré comme l'antichambre de l'hôpital pour aliénés. Un grand pourcentage des malades, de 30 à 75 p.cent, peut, conformément à l'expérience acquise, quitter guéri l'hôpital urbain au bout de quelques semaines à six mois et ne doit conséquemment pas être envoyé à l'asile.

Ces résultats avantageux s'obtiennent surtout en admettant les malades sans délai et dès l'apparition des premiers troubles mentaux. La chance de guérison diminue à mesure qu'on retarde l'admission, qu'on laisse le malade dans des mauvaises conditions. Aussi est-ce un motif pour l'État de faire connaître impérativement à qui incombe le devoir de soigner pour un nombre de places suffisant et que celles-ci soient conformes aux prescriptions médicales et hygiéniques.

Les aliénés admis dans les asiles sont traités autant que possible comme dans un hôpital, c'est à dire au lit et conformément aux prescriptions du médecin. Ce mode de traitement s'est notablement perfectionné; on pratique actuellement dans les bons hôpitaux pour aliénés: l'hydrothérapie, la physico-thérapie, la psychothérapie, le traitement par le travail, etc. qui réclament des connaissances spéciales non seulement de la part du médecin mais encore des gardes malades.

De nos jours le traitement individuel s'impose et le succès du traitement se trouve en rapport direct avec l'attention spéciale que l'on porte à chaque malade.

Le nouvel hôpital pour aliénés se compose d'un nombre variable de sections spéciales, de préférence sous forme de pavillons complètement isolés. Ces pavillons sont composés d'une série de salles de dimensions variables, servant de salles de réunion ou de dortoirs, de chambres d'isolement et d'annexes indispensables au service. Chaque pavillon a une organisation spéciale, en harmonie avec le but à remplir, avec le genre de malades à traiter; il présente extérieurement et intérieurement le cachet inhérent à sa destination.

Le quartier d'observation et de surveillance continue constitue le pavillon le plus important; il renferme les récentes admissions, les malades qui sont l'objet d'une observation spéciale et d'une étude pour la répartition ultérieure dans les autres pavillons.

Un hôpital complet comprend un quartier pour hommes et un quartier pour femmes. Chaque quartier peut présenter des divisions pour les pensionnaires et pour les aliénés indigents; pour ces derniers surtout en dehors des sections habituelles (quartier d'observation et de surveillance continue pour les nouvelles admissions, pour les malades suicides, homicides, incendiaires, immoraux ou ayant des tendances à l'évasion, — des quartiers pour les malades tranquilles, semi-tranquilles ou agités qui réclament ou non l'alitement) on ménage des sections spéciales pour les enfants, les épileptiques, les convalescents ainsi qu'un pavillon à l'usage exclusif des maladies épidémiques. On n'y oublie pas les ateliers divers, une école, une salle de récréation pouvant servir de salle de concert ou de spectacle.

L'hôpital doit présenter dans son ensemble, comme dans ses différentes parties, un cachet particulier qui fait songer à une grande maison où l'on peut respirer la liberté; on y évite tout ce qui peut éveiller l'idée de contrainte, d'isolement ou de renfermerie, au moins pour autant que la situation des malades le permet.

Les *aliénés dangereux* n'occupent qu'une proportion restreinte dans les quartiers spéciaux là où existe une bonne organisation. Hâtons-nous d'ajouter que ce genre de malades ne convient pas à un hôpital moderne pour aliénés parce qu'ils exercent sur leurs compagnons une mauvaise influence. Leur présence nuirait au principe de liberté qui doit y régner en raison de leurs tendances à quereller, à raisonner, à conspirer, de leur esprit de chicane et de mécontentement continue. Imbus du mal, ils enseignent le vice à leurs compagnons; ils se livrent à des actes de violences, à des moments inattendus; ils se montent réciproquement pour provoquer des conspirations et des troubles; ils deviennent incendiaires, meurtriers; ils préparent des évasions.

Les aliénés ordinaires vivant d'une manière isolée, contrairement aux aliénés dangereux qui possèdent un certain degré d'intelligence, il faut réserver à ces derniers soit des sections, soit une institution spéciale à laquelle on donnerait une dénomination plus caractéristique que le mot prison-asile qu'on a préconisé. Pour écarter ces aliénés à jamais, il leur faudrait des murs cuirassés, une enceinte circulaire, une garde armée au dehors. Nous ne discuterons pas la question de la nécessité de ces mesures en présence d'un traitement rationnel. Généralement ces quartiers ou institutions spéciales sont régies par les règles en usage dans un asile ordinaire. Dans ces quartiers il y a lieu d'opérer la division et la subdivision des malades en une série de petites sections, construites de manière à pouvoir répondre à toutes les indications. Les différentes parties devraient être susceptibles d'une surveillance facile; la construction devrait être solide et le bâtiment devrait présenter les conditions voulues pour prévenir les évasions, les destructions, etc.; les serrures, les portes, les châssis, les cabinets d'aisance, le chauffage, l'éclairage, la ventilation, etc. devraient faire l'objet d'une surveillance régulière. L'exactitude et l'ordre y sont indispensables; tout devrait y occuper une place déterminée, tout devrait être maintenu à sa place, rien ne pourrait manquer à l'inventaire. Une surveillance sévère contrôlerait la présence des malades et du personnel et toute contravention serait rapportée immédiatement au chef du quartier. Un malade dangereux, ne méritant aucune confiance, ne pourrait jamais être confié à un seul gardien; il faut partir de ce principe que nul ne peut s'exposer à un danger. Les individus dangereux qui soudainement deviennent aggressifs, donnent des coups de pied, crachent, mordent, grattent, qui n'ont peur de rien, ne connaissent d'autre autorité que la supériorité de la force.

Dans ces quartiers les appareils de sûreté et d'alarme doivent se trouver constamment en bon état; les salles de réunion et les dortoirs immédiatement après le départ des malades, doivent être scrupuleusement vérifiés. On profite des moments de la balnéation pour surveiller leurs vêtements à leur insu.

Le travail devrait y être largement organisé, mais tout outil dangereux en serait exclu. La plus petite négligence peut entraîner les plus tristes conséquences. Il est indispensable de bien connaître toute la personnalité de chaque malade et surtout ses mauvais instincts pour pouvoir le surprendre avec plus de facilité, pour exercer une attention continue, une surveillance et une prudence de chaque instant.

Aussi pour prévenir pour ainsi dire la création d'aliénés nocifs et dangereux est-il recommandable de ne pas les conserver plus longtemps qu'il ne faut dans une section spéciale.

Les *pavillons pour travailleurs et ouvriers agricoles* forment une partie intégrante de l'asile, à moins de constituer une annexe spéciale. Non seulement ces pavillons ont pour but de donner aux malades un travail productif, mais ils viseront surtout à montrer aux aliénés le chemin de la rentrée dans la vie sociale. On apprécie davantage, chaque jour, la puissance du travail. Le travail a une action favorable sur le corps et l'esprit, sur l'intelligence et sur les sentiments; il rend d'excellents services comme moyen éducatif; il peut même contribuer à transformer les impulsions motrices morbides en travail utile. Sa valeur thérapeutique dans les maladies nerveuses est de plus en plus appréciée et c'est avec raison qu'on admet aujourd'hui la thérapeutique par le travail, qu'on élève des sanatoriums où les malades sont obligés à différents exercices physiques, etc. Le médecin prescrit aujourd'hui le travail comme il prescrit tout autre médicament; il en indique la dose et en surveille l'action; il combine le travail et le repos; il tient compte des résultats individuels. Ces précautions sont d'autant plus indispensables que souvent l'aliéné reste indifférent aux réactions extérieures; ainsi, p. ex. dans les maladies somatiques il ne se rend aucun compte de la sensation de fatigue. On n'abusera pas de ses forces intellectuelles. Dans les établissements où ces indications sont perdues de vue, on abuse assez fréquemment des forces physiques des malades aux dépens de leur santé et sans qu'ils s'en plaignent. Chez les convalescents, chez les malades atteints d'affections vasculaires ou de neurasthénie, chez les jeunes comme chez les vieux. l'expérience apprend combien il importe de se tenir à des justes limites. Le travail doit être ordonné d'une manière systématique par des hommes du métier à la hauteur des exigences de l'art de traiter les aliénés. Enfin on n'oubliera pas la nécessité de la variation dans le travail.

Parmi les différentes espèces d'occupations le travail au grand air joue un rôle capital. Le travail au grand air, très varié, procure à chaque malade l'occasion de se rendre utile. Ce conseil s'applique aussi bien à l'aliéné appelé à un travail en commun qu'à celui qui ne supporte qu'une petite activité. Au point de vue éducatif, on essaiera d'occuper les malades à tous les travaux de l'asile; ils doivent se considérer comme appartenant à une grande famille et comprendre les devoirs qu'ils ont à remplir.

Pour rendre le travail attrayant, agréable, il est juste d'accorder aux aliénés une *indemnité pécuniaire* dont ils pourront disposer librement pour autant que leur situation le permet. Sous ce rapport l'aliéné ne peut être considéré comme inférieur aux détenus des prisons et des établissements de bienfaisance; il n'y a pas lieu de préférer le boni des asiles à l'intérêt des malades. L'asile d'aliénés ne peut être une *entreprise financière;* il en est de même pour les sanatoriums basés sur l'exercice par le travail. L'asile est fait pour les malades; le contraire est inadmissible.

Dans ces derniers temps on a mis à l'épreuve les malades recommandés pour le travail afin de pouvoir examiner la nature des travaux pour lesquels ils montraient les meilleures dispositions. En raison de la difficulté à opérer ce classement, on a jugé qu'il était indispensable de poser des conditions sérieuses au chef chargé de rechercher la valeur des malades à l'essai.

On recommande le sloyd, le travail manuel comme un excellent moyen d'éduquer les idiots et les débiles intellectuels; ce travail combiné avec l'enseignement scolaire donne parfois des résultats surprenants. Ce procédé permet parfois de préparer les malades à l'un ou l'autre métier.

Les établissements et les colonies où le travail se trouve organisé, rendent des services comme moyen thérapeutique et comme moyen d'assistance pour les invalides psychiques, inaptes à pourvoir à leur existence.

Les *moyens de récréation* (lecture, musique, chant d'ensemble, jeux au grand air, vélocipède, promenades, etc.) doivent être pratiqués conformément aux prescriptions médicales et sous une direction spéciale. Dans ces exercices on essaie de cultiver chez les malades l'esprit d'initiative et le sentiment du devoir en lui accordant le maximum de liberté compatible avec sa situation mentale.

Le *traitement familial*, à proximité et comme dépendance de l'asile, constitue dans beaucoup d'établissements un moyen de transition de l'asile à la Société. Ce mode de traitement est pour ainsi dire la pierre de touche pour déterminer si le malade est apte à rentrer dans la Société. Un traitement rationnel et une bonne surveillance, autant de l'habitation du nourricier que du malade même, sont indispensables pour pouvoir estimer à sa juste valeur si le malade est bien traité comme l'enfant de la maison.

Le *traitement à domicile* constitue la dernière épreuve du traitement. De retour à son foyer, le malade, apparemment bien guéri, a besoin de continuer son traitement et d'être surveillé. Ce traitement final doit tendre à niveler sa situation, à éliminer de sa personne toute influence nocive afin d'éviter une rechute. Le patient doit apprendre à se connâitre, à vivre par lui même.

Les patronages pour aliénés guéris peuvent rendre ici de grands services.

Afin d'avoir tout apaisement au sujet des intérêts des malades confiés à une colonie, il est désirable que périodiquement et sous la surveillance du personnel, ils prennent des bains. Les malades internés seront baignés à l'asile; ceux confiés à un nourricier se rendront à un établissement de bains qui doit être considéré comme une annexe de la policlinique pour maladies mentales. On profite de cette opération pour examiner les malades à des périodes déterminées, pour en annoter le poids et toutes autres observations réclamées par le médecin afin de le tenir au courant de leur situation.

Des *asiles spéciaux pour différentes catégories d'aliénés*, pour idiots, pour épiloptiques, pour alcooliques, pour maladies nerveuses, pour convalescents, ont été créés dans ces dernières années. Dans les asiles pour vieillards, pour les pauvres et autres institutions charitables, même dans les prisons on inaugure des sections spéciales ou bien on construit des annexes pour y confier les pensionnaires dont la situation ne réclame pas un internement immédiat. Le besoin se fait sentir pour la multiplication d'établissements en faveur des inférieurs au point de vue psychique.

Les enfants anormaux forment un groupe à part; suivant la situation de leur état mental on devrait les traiter dans des établissements spéciaux ou les confier aux parents si ceux-ci présentent les qualités psychiques et morales voulues pour leur faire donner une instruction dans des écoles ou des classes organisées à leur intention. Ces écoles sont indispensables à tous les écoliers inaptes à suivre l'enseignement dans une école ordinaire ou à ceux qui par la singularité de leur conduite, exercent une influence nuisible sur leur entourage.

Il résulte de ce qui précède que le médecin aliéniste dispose d'une *série de moyens* qui se complètent et qui visent le *passage méthodique de l'asile à la maison*, la préparation du malade pour la Société afin d'y vivre de ses propres ressources physiques et intellectuelles. Souvent le malade doit devenir l'objet d'une nouvelle éducation, apprendre un métier pour pourvoir à sa subsistance, être placé dans un nouveau milieu, le milieu primitif lui ayant été très nuisible. Bien des fois l'asile constitue un établissement d'instruction, d'exercice et de formation où le malade a à parcourir les différentes classes avant de pouvoir vivre convenablement de ses propres ressources. Ce procédé permet de rendre à la société 60 à 70 p. 100 des malades internés à la condition de ne pas les perdre complètement de vue au moment de leur sortie. Aussi est-il vivement désirable qu'il reste un certain trait d'union entre le malade et l'asile.

La grande extension de l'assistance des aliénés est en bonne partie due aux conséquences du développement de *l'art de soigner les malades*. Cet art fut surtout mieux compris au moment de l'introduction des nouveaux principes de l'art de soigner les blessés et les maladies épidémiques. La réorganisation de l'assistance des aliénés suivit à partir du jour où l'on comprit qu'on se trouvait devant de véritables malades.

A mesure que l'asile prit des plus grandes proportions la tâche du psychiatre s'accrut et la division du travail s'imposa. On sentait le besoin de concentrer toutes les parties du service entre les mains du chef de l'asile, c'est à dire du médecin directeur, et de consolider ainsi l'esprit d'union, tout en laissant à son état-major une tâche personnelle et l'entière responsabilité de ses actes. On laissait aux gardes-malades et aux aliénés une liberté d'action jusqu'à une certaine limite. Les grandes tendances à la réglementation, à la bureaucratie, ne présentent aucun avantage. Une disposition générale, avec indications précises sur les fonctions respectives, a paru suffire mais l'expérience apprend que nul ne peut être appelé à des fonctions données sans avoir fourni les preuves de sa compétence; il en résulte la nécessité d'un enseignement systématique et cette condition s'applique à tous ceux qui directement ou indirectement doivent être attachés à l'assistance des malades. *Dans un établissement bien organisé nul employé ne peut ignorer les soins à donner aux aliénés.*

Le *nœud de la question* réside conséquemment dans la formation d'un *personnel instruit et compétent.*

Le personnel moderne ne peut plus être assimilé aux gardiens d'autrefois. Aujourd'hui on exige des connaissances complètes dans l'art de soigner les aliénés, et seuls les meilleurs éléments peuvent entrer en ligne de compte. Tout dépend de la personnalité du garde-malade, du degré de confiance qu'on peut avoir en lui.

Les natures insensibles comme les natures trop sensibles ne conviennent pas au service d'un hôpital pour aliénés. Un cœur insensible ne saurait observer, un cœur qui s'épanche trop rend l'œil aveugle. La charité doit être effective et non affective; on demande des actes, non des paroles.

La *véritable éducation du garde-malade* réside en bonne partie dans *l'expérience.* Il doit être au courant de la vie réelle dans un asile d'aliénés. Non scolae sed vitae discimus. Néanmoins *l'enseignement théorique* reste indispensable. Comme dans toutes les autres branches scientifiques la théorie et la pratique sont inséparables et ceux chargés de l'enseignement doivent se trouver à la hauteur de leur mission. L'enseignement professionnel doit en outre être complété par l'éducation et la formation.

Une *objection* néanmoins se présente: l'asile d'aliénés constitue l'école pour le personnel infirmier et l'élève-infirmier à partir de son admission dans l'établissement est chargé des soins à donner aux malades. Il y a conséquemment lieu d'apprécier si les intérêts des malades ne sont pas quelque peu subordonnés pour faire une place plus grande à l'enseignement professionnel. On y remédie par un bon règlement pour l'école des gardes-malades.

Une *autre objection:* l'enseignement doit être confié à l'état-major des médecins et des gardes-malades ainsi qu'aux chefs chargés de la distribution du travail, des services de l'économat, de l'école, etc., conséquemment à des fonctionnaires, parfois déjà surchargés par d'autres occupations. On y remédie partiellement en augmentant le nombre des fonctionnaires et en modifiant favorablement la *réglementation de l'enseignement.*

Afin de remédier à ces objections il est indispensable que les aspirants gardes-malades suivent un cours préparatoire avant d'être appelés à l'activité dans une salle de malades.

Dans certaines institutions, p. ex. à Meerenberg, on atteignit ce but en occupant d'abord et successivement les élèves gardes-malades dans une école ménagère de l'asile, dans les services économiques, la maison des gardes-malades et l'ouvroir pour femmes.

La société „Wilhelmina", érigée le 14 Novembre 1897, ayant pour objet l'amélioration et le relèvement des soins à donner aux aliénés, fonda dans le même but, le 30 mai 1901, la *maison Wilhelmina* à Amsterdam, qui est une *école préparatoire* pour des gardes-malades pour aliénés. Avec une grande satisfaction on constatait que le Gouvernement lui fournit son puissant concours afin d'aider la société et de faciliter l'organisation et le maintien de l'école. Mr. GOEMAN BORGESIUS, à cette époque Ministre de l'Intérieur, inaugura cette école et prononça à cette occasion un discours qui prouva son grand attachement à l'œuvre des infirmiers pour aliénés.

Les *écoles culinaires, ménagères et industrielles* qui se multiplent dans les grandes communes en Hollande peuvent être utilisées dans le même but.

Nous ne trancherons pas la question de savoir laquelle des trois écoles mérite la préférence. On tiendra à cette régle capitale que l'élève garde-malade pour aliénés doit être honnête, entreprenant et intelligent. Les inconvénients d'une préparation insuffisante ne tardent pas à se faire jour.

Il importe beaucoup, pour favoriser l'unité si indispensable, que *chaque asile ait son école propre* et que les élèves montent progressivement en grade à mesure qu'on se rend compte de leurs capacités et de leurs aptitudes à des fonctions supérieures; il est également recommandable que l'état-major des gardes-malades ne renferme que des élèves recrutés à l'école de l'asile.

Aucun élève garde-malade ne pourrait être nommé sans avoir passé par l'école préparatoire; pour les aspirants du sexe masculin il est très désirable qu'ils connaissent un métier de manière à pouvoir conduire le travail des malades.

Comme matières préparatoires, à côté de l'instruction complémentaire et des matières de l'enseignement primaire et moyen, il faut mentionner: l'économie domestique, l'enseignement culinaire, l'étude des marchandises, les principaux travaux manuels des femmes, certaines notions de la nature, la pédagogie, le travail manuel, l'enseignement du chant et la leçon de conversation.

L'enseignement devrait être donné d'une manière intelligible et pratique et se trouver en rapport avec la sphère d'activité future. Ainsi, dans l'enseignement théorique et pratique on peut parfaitement exposer les premiers principes de l'alimentation, du coucher, du vêtement, du blanchissage, de la propreté, de l'éclairage, du chauffage, de la ventilation, etc. de l'entretien du mobilier, des instruments métalliques, des notions sur l'enlèvement des tâches, la toilette de la chambre, la manière de faire et de défaire les lits, l'entretien du linge, la préparation des aliments ordinaires et de quelques aliments pour malades, la rédaction de rapports, la confection de l'inventaire. L'enseignement de l'application des moyens propres à occuper agréablement et utilement les malades, la lecture, etc. devrait être purement pratique.

Les aspirants doivent apprendre à devenir ponctuels, méthodiques, à travailler par eux-mêmes, à avoir soin même des plus petites choses. Au point de vue de leur position, il faut leur inculquer que la plus petite faute peut mener aux plus sérieuses conséquences; il faut cultiver le sens de la compétence et leur faire apprendre les pourquoi et les parce que.

L'école préparatoire peut encore être utilisée pour enseigner à l'aspirant les notions élémentaires d'anatomie, de physiologie, d'hygiène ainsi que les premiers soins à donner en cas d'accident, les inconvénients de la malpropreté du sol, les précautions à prendre contre le vent, la poussière, la fumée, la suie, les émanations, les vapeurs, etc. L'annotation du pouls, de la respiration, de la température, l'administration des bains, l'étude des instruments et des ustensiles employés pendant les soins à donner aux malades, les pansements, les principes du traitement des plaies, y compris l'asepsie et l'antisepsie, la désinfection du mobilier et des vêtements, des sécrétions, peuvent figurer parmi les matières de la classe préparatoire. On veillera néanmoins à ne pas provoquer du surmenage.

La durée du cours préparatoire ne pourra être de moins d'une année; il serait préférable d'y consacrer deux à trois années.

Le chef de l'école préparatoire aura à veiller spécialement à la formation des aspirants, à ce que la matière enseignée et les notions de la morale soient bien comprises. Il veillera attentivement au ton, au maintien et à la fréquentation des aspirants entre eux. Ce n'est qu'en vivant complètement avec eux que le chef de cette école se trouve en état de bien préparer les élèves. La propreté, l'amour de la vérité, la notion du devoir, la discipline, la ponctualité et l'ordre, la même disposition d'humeur et la jovialité, doivent être inculqués par le chef; ces qualités sont indispensables au garde-malade des aliénés.

Une école préparatoire ainsi constituée peut rendre un excellent service. Elle prépare le choix pour les futurs bons serviteurs à l'asile d'aliénés et nul ne pourrait être admis à ce service sans avoir donné la preuve qu'il est bien doué et qu'il en possède les qualités indispensables. La nomination définitive des élèves gardes-malades devrait passer par une *période d'essai*, car un asile répond d'autant mieux à son but que le choix de son personnel infirmier a été plus judicieux.

Aux *élèves gardes-malades pour aliénés*, il faut réclamer, en dehors de l'instruction générale, une bonne éducation et une disposition naturelle pour leur mission, un excellent état physique, sans infirmités, une conduite morale irréprochable, des antécédents sans taches et un âge qui généralement n'excède pas 20 à 30 ans. Des personnes plus âgées se prêtent difficilement aux conditions requises pour la mission de garde-malade; des personnes plus jeunes ne se rendent pas toujours un compte suffisant des devoirs qui les attendent. Le garde-malade pour aliénés doit considérer sa position comme supérieure; il doit l'aimer, accomplir ses devoirs avec une véritable satisfaction; dans la négative, il ferait mieux de quitter l'asile. Aussi est-il recommandable, au moment de la présentation des candidats, de leur réclamer par écrit une petite biographie dans laquelle ils exposeraient le motif pourquoi ils désirent entrer au service des aliénés.

En règle générale, les élèves devraient recevoir leur éducation dans la même école et ne pas passer, pendant la durée de leurs études, d'un établissement à un autre.

Dans le choix des élèves gardes-malades il y a encore à distinguer la différence des qualités des sentiments entre *l'homme* et la *femme*. Si l'un et l'autre présentent des qualités distinctes, ils se complètent réciproquement. Ce n'est pas parce que la femme a le monopole du dévouement qu'on y attache une grande importance — ce dévouement existe également chez l'homme — mais elle possède des qualités qu'on ne rencontre pas chez l'homme. Si la femme prend une place dans une petite famille, place qui ne saurait être occupée par l'homme, la situation est identique dans la grande famille, l'asile d'aliénés. Déjà depuis l'ouverture de l'asile de Meerenberg, en 1849, on fit valoir ce principe que tous les habitants devaient constituer une famille entre eux ; or, dans cette famille on rencontre la mission de la femme. De la femme part une forte et heureuse influence ; sa grande activité, son sens pratique pour l'ordre, sa propreté, sa sociabilité et son économie sont de notoriété universelle. Elle montre sa supériorité par rapport à l'homme dans la question de l'alimentation, du vêtement, du couchage, du nettoyage, de la direction générale du ménage. Si elle possède ces qualités pour sa famille elle saura les posséder pour la section qui lui est confiée, elle saura y donner un cachet spécial, un aspect agréable, social, de bon goût.

Il y a une place à l'asile aussi bien pour l'homme que pour la femme. Chacun y remplit ses fonctions suivant son caractère et ses dispositions. Toutefois l'art de soigner les malades est plutôt du ressort de l'infirmière, la direction du travail des hommes aliénés appartient à l'infirmier.

Les motifs qui précèdent plaident en faveur de l'organisation d'un *service mixte*. L'expérience apprend encore que des époux, au courant des fonctions de gardes-malades et aimant cette situation peuvent rendre des grands services comme chefs de pavillons pour hommes.

Les objections faites aux soins à donner à l'homme par la femme ne peuvent résister à la critique. L'expérience prouve le contraire. Enlever au garde-malade sa confiance parce qu'on le remplace par une garde-malade dans les salles, ne peut être un motif pour remplacer la femme par l'homme. Les intérêts du malade doivent prévaloir. On fait valoir à bon droit la supériorité des forces physiques de l'homme ; une expérience de plusieurs années confirme que dans l'art de soigner les aliénés *on n'exige pas la présence d'une forte musculature, mais plutôt la douceur, une main compétente et expérimentée*. On est allé jusqu'à prétendre que depuis l'introduction de la femme au quartier des hommes, l'encellulement a augmenté. On peut affirmer le contraire. A l'asile de Meerenberg, en 1893, la première année de l'inauguration du service mixte, et sur une population de 1489 malades, il y eut en tout 679 fois de l'isolement ; en 1903, pour 1589 malades l'encellulement n'eut lieu que 282 fois. L'expérience infirme encore la prétention que l'agitation est plus grande quand une section pour hommes se trouve sous la haute surveillance d'une femme.

L'expérience infirme de même que la femme ne possède pas une force de résistance suffisante. Un service bien organisé ne présente pas cet inconvénient, notamment dans un asile d'aliénés. Tandis que dans les hôpitaux généraux les gardes-malades consacrent tout leur temps de service dans la salle des malades, les gardes-malades pour aliénés peuvent passer une partie de leur temps avec les malades dans le jardin et au dehors de l'asile, ce qui leur procure une certaine distraction. En 1879 et les années suivantes, au moment de l'introduction de la femme au quartier des hommes au „Buiten-Gasthuis" d'Amsterdam, plusieurs femmes gardes-malades souffrirent, au début de leur service, d'anémie, de céphalalgie, d'inappétence, de troubles menstruels, de faiblesse générale, d'amaigrissement et de troubles nerveux. L'expérience plus grande acquise ultérieurement et depuis qu'on a su tenir compte des intérêts du personnel, de nouvelles dispositions réglementaires eurent cette heureuse conséquence que les indispositions devinrent rares; en tout cas elles étaient moins fréquentes que dans toute autre profession. Elles guérissaient au bout d'un temps très court.

Il est exact que quelques malades, p. ex. ceux aux idées de suicide, peuvent fatiguer un garde-malade et qu'on réclame trop de ses forces; cette constatation est plus fréquente chez les infirmières que chez les infirmiers. Cet inconvénient peut être évité en modifiant le service, en relayant temporairement ce personnel. Les soins à donner à ces malades difficiles ne peuvent être confiés à la même garde-malade pendant toute une journée.

Une autre objection s'est parfaitement justifiée: les infirmières feraient un service qu'on ne peut leur réclamer, p. ex. les manipulations sur le corps nu, le massage, la balnéation, les opérations au bassin, le cathétérisme, le séjour pendant la nuit dans la chambre d'un malade, etc.; ce sont là des rapports datant de la période de l'exagération du secours féminin et qui ne prouvent rien contre le système d'assistance actuelle.

Au „Buitengasthuis" à Amsterdam comme à Meerenberg, depuis la réorganisation, un certain nombre d'infirmiers était toujours là pour remplir ces dernières fonctions; à côté de l'infirmière doit se trouver l'infirmier; ainsi se comprend le service mixte.

On a encore objecté sérieusement que la garde-malade exerce une influence excitante sur l'homme malade, qu'elle est exposée à la passion brutale de l'aliéné. Une expérience de plus de 25 ans nous permet de réfuter cette crainte sans la moindre hésitation si le service est confié à une femme bien élevée et dont les sentiments moraux ne laissent aucun doute, témoins son costume, sa tenue, ses procédés, son ton, son langage. Il est naturel que les hommes à tendances immorales, les exhibitionistes, les onanistes, etc. doivent trouver leur place dans une section confiée à des hommes. Dans un service fait d'une manière convenable les faits d'immoralité sont rares grâce au tact et à l'influence de la garde-malade, chef de section. On ne peut contester qu'il est arrivé que la femme a reçu un accueil malhonnête de la part d'aliénés mais dans ces cas il ne s'agissait pas d'une garde-malade telle que nous l'avons décrite.

Certes l'infirmier est à préférer à l'infirmière dans les sections des hommes quand le personnel subalterne est de qualité inférieure ou quand il existe d'autres motifs qui ne permettent pas de rendre pleine justice à la garde-malade. L'habit ne fait pas la garde-malade. Les femmes qui se font remarquer par leur manière d'être, par leur toilette, par leur bruit, par l'insuffisance de leur modestie ne doivent par être placées dans une section pour hommes. Le principe du service mixte n'admet que des femmes dont on peut répondre pour la moralité; au moindre doute il faut faire prévaloir la séparation des sexes.

La garde-malade, bien élevée, ayant reçu un enseignement complet et bien apte à son service, constitue dans une section d'hommes un centre autour duquel tout doit graviter. Grâce à sa nature éveillée, à ses procédés pratiques, à sa commisération, elle arrive à réveiller les sentiments des malades, à comprendre les intérêts de chacun d'eux.

Pour mieux se rendre compte de l'heureuse influence de l'assistance féminine, nous pouvons affirmer que pendant les 25 années de notre activité au „Buitengasthuis" à Amsterdam et à Meerenberg (Bloemendaal) nous n'avons jamais dû recourir à l'alimentation forcée, sauf les premières années de la réorganisation. A Meerenberg, de 1893 à 1902, le nombre des évasions, y comprises les tentatives d'évasion, sont descendues successivement de 48 à 7 par an. Ce dernier chiffre fut encore constaté en 1903. Le nombre de jours de traitement en 1893 et 1903 était respectivement de 472,206 et 500,972; le nombre de malades en 1893 de 1302 et en 1903 de 1379 par jour. Il y a lieu de remarquer à ce sujet que les malades jouissent à Meerenberg d'une grande liberté, que les salles de réunion communiquent directement avec les jardins; les jardins des quartiers et tout l'asile sont séparés des environs par une cloison peu élevée que les aliénés, hommes ou femmes, peuvent gravir aisément.

Comme nous l'avons fait remarquer l'asile d'aliénés constitue la *vraie école professionnelle pour les gardes-malades*. A l'instar des élèves des écoles professionnelles, elles ont à passer par les différentes classes, à monter de la classe des soins généraux à donner aux malades à celle où l'on enseigne les soins spéciaux.

La matière de l'enseignement est répartie en différentes années et chaque année de cours forme un programme d'ensemble. Aucun élève n'est autorisé à monter à une classe supérieure sans avoir donné les preuves qu'il est bien au courant de ce qui a été enseigné dans une classe inférieure.

L'enseignement est théorique et pratique.

Les *cours théoriques* se composent essentiellement de la structure et du fonctionnement du corps humain, de l'hygiène, de l'assistance dans les cas de maladies internes et des affections chirurgicales, de l'assistance des femmes accouchées et des enfants, des premiers soins à donner en cas d'accidents, des pansements, de l'étude des instruments et des ustensiles en usage pour les malades, de l'étude des médicaments, des remèdes diététiques, physiques, étiologiques, etc., de l'assistance des aliénés et des malades souffrant du système nerveux, des articles de la loi concernant l'inspection des aliénés et des asiles par l'État.

L'élève garde-malade ayant acquis les notions préliminaires requises pour le titre d'aspirant garde-malade, la première année peut être consacrée aux matières préparatoires, la deuxième année à l'étude des soins à donner aux malades en général y compris les matières connexes, la troisième année aux soins à donner aux aliénés et aux malades atteints de maladies nerveuses, les années subséquentes pouvant être utilisées à la répétition des matières précitées, et à l'étude de quelques connaissances complémentaires.

Les élèves doivent s'approprier aussi vite que possible les dénominations techniques usuelles, la terminologie pour comprendre les recommandations qu'on leur fait; on évitera les conversations inutiles dans les sections des malades.

Dans l'intérêt des malades, les heures du soir, vers la fin du service de jour, conviennent le mieux pour donner les cours. Les heures du matin ne peuvent être utiliseés à cet effet, les malades réclamant en ces moments le plus de soins.

Il n'est pas désirable de séparer pour l'enseignement les gardes-malades des deux sexes. La discipline et la délicatesse sont exigées de la part du corps enseignant p. ex. pour tout ce qui concerne la question sexuelle. Ce sujet ne doit pas être traité dans le cours théorique mais au lit du malade, dans les sections où il existe à la fois des infirmiers et des infirmières. En s'inculquant des leçons reçues les gardes-malades apprendront à s'exprimer décemment.

L'enseignement doit être élémentaire quoique solide et renfermer tout ce qu'il y a d'essentiel, d'intelligible; il sera varié, objectif autant que possible; il visera le côté pratique et se limitera aux connaissances indispensables aux gardes-malades. On visera le „multa sed non multum". On partira du simple au plus en plus compliqué. L'élève prendra des notes pendant les leçons et les étudiera ultérieurement: „repetitio est mater studiorum". La revue du travail écrit a son importance parce qu'elle permet de reproduire exactement ce qui a été montré et traité.

L'étude personnelle doit être encouragée. Les gardes-malades qui ont suivi avec succès le cours des soins généraux à donner aux malades, sont autorisés à suivre les cours spéciaux. L'enseignement est continué sous forme de cours de perfectionnement, consistant en des répétitions et des instructions complémentaires. Ces cours sont très utiles aussi bien pour la formation des dispositions spéciales que pour la création de gardes-malades d'un rang plus élevé.

Le médecin-directeur prend la direction de l'enseignement. Il lui appartient de rechercher les meilleurs éléments pour la formation de son école. Il les désigne comme chefs des différentes branches du service; il tracera les grandes lignes de l'enseignement et surveillera scrupuleusement ses ordres. Il tiendra compte de toutes les nouvelles exigences qui se présenteront, modifications et compléments des cours, afin de maintenir son école au meilleur niveau. Il sera le conseiller des gardes-malades, il leur prodiguera paternellement les meilleurs conseils et avis; il saura donner à chacun la place qui lui revient, ne perdant jamais de vue qu'il ne pourra pas réclamer trop de leurs forces. Et pour se tenir exactement à la hauteur des personnes et des situations, les gardes-malades pourront toujours recourir librement à ses lumières; il examinera scrupuleusement leurs plaintes afin de se trouver en état de défendre les intérêts de chacun. Dans un asile d'aliénés on s'expose toujours à être victime d'accusations injustes.

En raison des nombreux devoirs qui pèsent sur le médecin-directeur, celui-ci doit s'occuper aussi peu que possible du travail administratif afin de pouvoir trouver un temps suffisant pour s'occuper personnellement de la direction médicale d'une partie du service et de se tenir à la hauteur des exigences de la pratique. Le quartier d'observation devrait constituer son champ d'action favori; il y serait assisté par les plus jeunes médecins afin de pouvoir se rendre compte, dès le commencement, qu'ils suivent la bonne voie. Il est également recommandable, que les autres médecins changent de section à tour de rôle, afin de contribuer au succès de leur position de psychiatre et de les préparer à devenir des bons maîtres.

Le service de l'assistance doit se trouver entre les mains d'une femme avec la qualité de *sous-directrice*, remplissant le rôle de la femme de ménage et assistant comme telle le médecin-directeur. Cette femme doit posséder des principes élevés, aimer beaucoup le travail, être à la hauteur de ses fonctions, toujours prête à donner les conseils qu'on lui réclame, préoccupée de l'esprit du ménage, économe en tous sens. Elle assiste le médecin-directeur dans le placement et le déplacement du personnel infirmier et prend note des qualités personnelles de chacun d'eux.

Ainsi, pour le service mixte dans les quartiers pour hommes il faut réclamer des qualités spéciales qui ne peuvent jamais être perdues de vue. Par sa conduite et sa direction morale la sous-directrice contribue à l'esprit d'unité et d'estime réciproque, un esprit d'association et de tolérance. Elle rappelle sans cesse à ses subalternes les points essentiels du réglement d'ordre intérieur que tous, à tous les degrés de la hiérarchie, doivent respecter ; elle leur apprend à se pénétrer de l'idée que le devoir prime le droit; „rien ne surpasse la puissance de la douceur, rien n'est doux comme la force réelle". Ce dicton, on le fera pénétrer dans le personnel, par la persuasion, par l'action, par l'exemple.

La sous-directrice veille à ce que son personnel jouisse d'un repos suffisant, qu'il se couche et se lève à l'heure réglementaire, qu'il prenne ses repas aux heures indiquées, qu'il jouisse régulièrement du grand air, etc.

Le *médecin de section* est le maître attitré, le guide fidèle des gardes-malades dans son service. Il y met en pratique les leçons théoriques; il leur apprend à distinguer au lit des malades, la différence entre les phénomènes somatiques et les phénomènes psychiques, il explique le no-restraint et ses avantages, les conséquences de l'emploi des moyens de contrainte sous n'importe quelle forme, soit mécanique, soit manuelle, thérapeutique ou verbale, même sous la forme masquée du maillot ou de la séparation aux portes fermées, etc.

Il leur inculque de ne jamais agir arbitrairement, de respecter et d'exécuter ponctuellement les prescriptions médicales; il leur trace les limites entre le traitement et les soins à donner.

L'esprit du médecin doit régner dans toute sa section; il est le conseiller en tout et veille sans cesse à l'observation scrupuleuse de toutes les prescriptions.

A l'effet de familiariser le personnel avec les exigences dans la vie sociale, il appelle l'attention voulue sur l'assistance familiale dans le voisinage, sur les avantages de la création d'une policlinique à annexer à l'asile. L'expérience, à l'hôpital Wilhelmina à Amsterdam l'a appris: ces policliniques, au point de vue de l'enseignement pratique des élèves du dernier cours, rendent d'immenses services. Il y a également lieu de considérer qu'on pourrait détacher des membres du personnel à d'autres institutions, et les utiliser dans des hospices pour pauvres, pour vieillards, pour orphelins, dans les écoles de discipline et de réforme, dans les prisons munies de sections pour maladies nerveuses et mentales. A l'hôpital Wilhelmina, aussi bien qu'à l'asile de Meerenberg, il y avait, durant la période de mon activité, chaque année 2 à 3 gardes-malades, détachés d'un établissement pour épileptiques, afin d'y recevoir de l'enseignement pratique. Il est inutile d'en faire ressortir les avantages.

L'enseignement professionnel doit être l'œuvre du médecin de l'asile; un bien large part lui revient dans l'éducation des gardes-malades.

Jadis un excellent médecin d'asile déclara que sans aucun doute il fallait donner la préférence à un bon corps de gardes-malades et un mauvais médecin plutôt qu'à des mauvais gardes-malades et un bon médecin; un autre psychiatre, de même valeur, y répondit par cette observation: Les mauvais médecins ne gâtent-ils pas bien vite les bons gardes-malades?

L'expérience acquise prouve que pour la formation des gardes-malades il faut accorder une importance prépondérante au médecin d'asile et qu'il est impossible à un médecin de remplir sérieusement son devoir si on lui confie un trop grand nombre de malades. Il paraît y avoir presque une unanimité à ne pas excéder le chiffre de 100 malades et encore à la condition qu'il soit aidé par un assistant.

On reconnaît au médecin de section le droit d'avoir une clientèle comme médecin consultant pour les maladies mentales afin de le permettre de se tenir à la hauteur de sa tâche et à la hauteur de la vie sociale.

Le médecin chef de section dispose d'un *chef garde-malade*, qui à son tour a à s'occuper activement de l'éducation et de la formation du personnel subalterne. Ce chef garde-malade a surtout pour mission d'apprendre à ses subordonnés la manière de traiter les malades, comment ils doivent s'assimiler leur situation, savoir céder et donner, se taire quand il y a lieu, être toujours délicat et plein de tact, comment ils ont à se relever plutôt que de s'abattre, et à ne jamais être trop confiant envers les malades.

Le chef leur apprend à connaître le secret du devoir, le travail méthodique. Il leur inculque l'esprit d'observation, d'apprendre à bien apprécier et à rapporter exactement, de penser d'abord, de réfléchir ensuite au lieu de suivre machinalement les prescriptions réglementaires. Le garde-malade doit toujours faire prédominer les intérêts du service.

Les gardes-malades, aussi bien dans l'intérêt de l'enseignement que dans celui du service, doivent présenter chaque jour des *rapports sur les services du jour et de la nuit* et pour tout fait particulier qui se serait présenté à la section.

Les *chefs des autres branches du service* font également partie du personnel enseignant de l'école de l'asile, savoir le chef de la maison des infirmiers et celui de la maison des infirmières, les chefs des ateliers pour hommes et pour femmes, les chefs des services culinaire et ménager, des magasins et du service administratif et économique. Toutes ces divisions sont utilisées pour la *distribution du travail*.

La *partie technique de l'enseignement professionnel doit s'apprendre par la pratique.*

La théorie sans la pratique est un chariot sans roues. Les deux enseignements doivent marcher de pair. L'exercice systématique seul permet d'acquérir la routine et la compétence indispensable.

L'instruction pratique sera enseignée méthodiquement et du simple au composé, du général au spécial.

Le corps enseignant a pour mission d'apprendre à faire comprendre aux élèves le pourquoi et le parce que, pourquoi il faut agir de telle manière et non de telle autre. Les gardes-malades doivent apprendre à comparer et à faire leur profit de leurs constatations. Ce n'est que par ce procédé, sous une direction compétente, qu'on acquiert une main agile, ferme et douce à la fois. La science crée des lois générales, l'art crée la personnalité.

Le garde-malade aura toujours présent à la mémoire que *l'aliéné n'est pas en état de défendre convenablement ses propres intérêts*, conséquemment qu'il a besoin de secours; le malade doit faire l'objet d'une éducation spéciale et par le raisonnement on essaiera de le préparer vers la vie familiale.

Pour acquérir les connaissances nécessaires, *les élèves auront à passer par toutes les sections*, y compris l'assistance familiale. Un asile complet présente cet avantage. Un hôpital général, possédant un asile de passage (asile urbain) tel que l'hôpital Wilhelmina à Amsterdam, constitue une excellente école pour un élève garde-malade des aliénés, mais il n'en est pas moins vrai qu'un passage ultérieur dans un asile d'aliénés leur est indispensable.

Passons maintenant brièvement en revue la *marche du service dans les différentes sections* à partir du moment de l'admission d'un malade, afin de donner une idée des connaissances exigées d'un élève garde-malade.

L'admission d'un malade doit se faire avec beaucoup de tact; on doit le mettre à l'aise et le recevoir conformément aux règles admises dans un hôpital ordinaire. Il importe que dès les premiers moments l'aliéné reçoive l'impression qu'il sera traité comme un malade. Tout doit réveiller en lui l'idée qu'il est malade et que l'établissement où il se trouve admis poursuivra sa guérison.

Ce motif explique la nécessité pour le garde-malade de porter l'uniforme officiel; il portera dans sa poche le passe-partout fixé à une ceinture noire; le port du bruyant trousseau de clefs fixés à une chaîne métallique imprime aux malades une impression pénible et les fait songer à la prison.

Le nouveau malade reçoit un bain ou, s'il y a contr'indication, un nettoyage avant de l'aliter à la section d'observation. Il y aura à ce moment un secours suffisant pour parer à toutes les éventualités aussi longtemps qu'on ne connaît pas suffisamment le malade. Pendant la durée du bain on examinera son corps et ses vêtements, on constatera s'il n'est pas porteur d'argent, de valeurs, d'écrits, de médicaments, de boissons alcooliques, d'allumettes, de couteaux ou autres instruments piquants ou dangereux; s'il ne porte pas un pessaire, un bandage herniaire, un œil ou des dents artificiels, des faux cheveux, s'il ne se présente pas sur le corps des déviations ou des particularités p. ex. un amaigrissement considérable, une débilité générale, ou de l'anémie, de la dyspnée, une vessie distendue; s'il n'est pas en état de grossesse ou de période menstruelle; s'il ne porte pas des tatouages, des tumeurs; s'il n'est pas atteint de cécité, de surdité; s'il ne présente pas des anomalies des organes sexuels, des indices de mauvais traitements ou de négligence ou d'une maladie quelconque (plaies, ecchymoses, othématome, fracture, luxation, hernie, décubitus, gangrène, pédiculose, favus, gale, trachôme, syphilis, uréthrite, engorgements ganglionnaires, affections cutanées, furonculose, ascite, oedème, artériosclérose, varices, ulcères de la jambe, hémorroïdes, prolapsus utérin, pertes blanches).

Si on ne rend pas à la famille les objets et vêtements dont le malade était porteur au moment de son admission on en fait un inventaire. Un rapport écrit est dressé sur toutes les particularités observées.

Le malade lavé et sortant du bain reçoit du linge propre ; il est alité au quartier d'observation en présence d'autres malades. Ce quartier aura un aspect tranquille et agréable, on y évitera tout ce qui gêne p. ex. des couleurs trop claires.

L'alitement réclame une surveillance continue de jour et de nuit. A partir du moment que le malade est couché on l'habitue à rester au lit, dans une position convenable. Les cheveux des femmes seront réunis en deux tresses, et non en une seule derrière la tête. On surveillera pour constater si le malade n'a pas de mauvaises habitudes, des tendances à se déshabiller, à l'onanisme, à l'exhibitionisme, à des actes sexuels pervers, à se barbouiller, à déchirer, à la coprophagie, à avaler des crachats, à vomir, à pousser constamment, à avaler des corps étrangers, à laisser couler sa salive, à s'agiter constamment. On essaie prudemment de combattre ces tendances et ces habitudes. S'il présente de l'intertrigo, des aphtes, du décubitus et autres affections semblables, on recherchera si la cause n'est pas due à une insuffisance de soins.

Les élèves auront à se pénétrer de ces idées que les états d'excitation sont souvent dus à des circonstances qui peuvent être prévenues dans la plupart des cas, que le changement brusque de l'humeur, les accès d'entraînement, de fureur, de cris, etc. doivent presque toujours être considérés comme des produits de l'art. L'ancienne maxime „primum non nocere" guidera le garde-malade dans ces circonstances.

L'épileptique aura toujours la tête couchée sur un oreiller spécial, appelé l'oreiller de Meerenberg ; c'est une taie d'oreiller aux fils distants, en forme de passoire ou de tricot, rempli de crin animal, permettant au malade de pouvoir continuer à respirer quand il se retourne et que sa figure vienne toucher la taie; on prévient ainsi la suffocation.

Les malades malpropres sont rendus et maintenus propres. On vient à leur secours aussitôt qu'ils se sont salis ; on les nettoie, on renouvelle leur linge et leur drap de lit. En veillant à la grande et constante propreté on prévient l'intertrigo et autres complications. On protège le lit par une toile imperméable aussi longtemps que la malpropreté persiste. Un grand nombre de malades deviennent propres dans un temps relativement court en les présentant au cabinet à des intervalles réguliers, même pendant la nuit si le besoin se fait sentir, en réglant la diète et en soignant pour un bon couchage. Les sections pour gâteux n'appartiennent plus à l'asile moderne.

Le linge du lit et du corps des malades tuberculeux, érysipélateux ou d'autres maladies contagieuses ne peut être confondu avec celui des autres malades; il doit être régulièrement désinfecté et servir à un usage exclusif.

A la section des malades agités on prendra régulièrement note du poids du corps, du nombre des pulsations et des respirations, de la température du corps, de la quantité d'urine et de la fréquence des selles, des accès épileptiques, des accès d'agitation et des autres particularités sur lesquelles le médecin aura appelé l'attention. Ces annotations se font sur des feuillets imprimés à cet effet. Journellement encore on annotera les autres particularités constateés.

Les malades seront soignés dans des sections spéciales suivant qu'ils sont tranquilles, semi-agités ou agités. On séparera ceux qui sont gravement atteints, p. ex. ceux qui ont subi une opération, les femmes accouchées, les mourants. On réservera des pavillons spéciaux aux maladies contagieuses.

La propreté des salles pour malades, le nettoyage des crachoirs, des vases de nuit, etc., ainsi que le service de la petite cuisine, seront confiés aux gardes-malades, assistés par des malades. Néanmoins il doit y avoir dans chaque quartier un domestique pour faire le travail courant et toute autre besogne qui est moins du ressort des gardes-malades; toutefois il n'est pas désirable que tout le gros travail soit exécuté par des domestiques; ce serait contraire aux intérêts des malades, et même à l'éducation des gardes-malades.

Chaque malade prendra au moins *un bain de propreté par semaine*. On saisira cette occasion pour jeter un coup d'oeil sur l'état du cou, des jambes, des pieds, des plis du corps, des cheveux, de la barbe, des ongles, des oreilles, du nez, des yeux et de la bouche. Il est désirable d'avoir des chambres spéciales pour les bains, la toilette, les vêtements et les cabinets d'aisance. On procédera méthodiquement pour laver et essuyer le malade, comme pour l'action de l'habiller, de le déshabiller et de le changer de linge; ces recommandations se font dans l'intérêt des bonnes moeurs. On n'abandonnera jamais à lui-même le malade qui est au bain; on regardera s'il n'a pas des durillons, des ongles incarnés, des pieds qui transpirent, des cloches, des desquamations, des plaies ou des accidents dûs à des vêtements ou à des chaussures trop étroites. L'importance de ces soins est bien grande parce que les aliénés se plaignent rarement même étant sérieusement malades. Une personne psychiquement normale sautera ou essaiera de sauter p. ex. immédiatement hors du bain, si l'eau est trop chaude; l'aliéné parfois ne témoignera rien. Il y a eu des cas où des aliénés moururent à la suite des brûlures. Il importe à ce sujet de poser comme règle essentielle que le malade n'entrera jamais dans le bain que lorsque celui-ci sera prêt et que la température de l'eau aura été contrôlée; aussi faut-il préférer des appareils de sûreté qui contribuent à prévenir ces accidents et condamner les systèmes qui permettent l'affluence de l'eau à 100° C.

L'épileptique, confié au bain est exposé à gagner un accès convulsif et à s'y noyer; chez le mélancolique l'idée de se noyer peut survenir brusquement.

Ces exemples suffisent pour prouver la nécessité à l'élève garde-malade de se tenir au courant des recommandations faites pour l'administration des bains et des mesures à prendre contre toute éventualité.

Il y a lieu de remarquer à ce sujet que le service des bains ne peut pas être attribué pendant un temps trop long à la même infirmière. Il peut en résulter des gonflements des pieds et des douleurs dans le dos, surtout quand les baignoires ne sont pas placées à une bonne hauteur.

Les soins aux cheveux (couper, raser) seront donnés par un garde-malade-barbier, au courant de ses fonctions, y compris la partie hygiénique. Les tondeuses et les rasoirs nouveaux qui rendent toute blessure impossible méritent d'être introduits dans les asiles.

Les malades ayant des *tendances au suicide* ou à l'auto-mutilation réclament une surveillance spéciale. L'alitement leur convient avant tout; on veillera à ce que ces malades ne soient pas en possession d'objets dangereux ou

nuisibles (bretelles, ceintures, cordes, épingles ordinaires et à cheveux etc.).
Il est même parfois nécessaire de vérifier la cavité buccale et autres orifices pour
constater si les malades n'y cachent pas des objets qui pourraient répondre
à leur but. L'exécution de ces conseils, faciles à suivre, permet de prévenir
bien des malheurs.

C'est une règle capitale de veiller, aussi bien dans les salles d'alitement
que dans les autres sections, à ce qu'elles ne renferment aucun objet dangereux
(instruments piquants et tranchants, alcool, pétrole, allumettes, médicaments).
Ces objets doivent occuper une place spéciale et se trouver toujours sous clef. La
surveillance sera redoublée quand des travaux seront exécutés dans les sections
par des ouvriers; on enlèvera les clous, les morceaux de verre et autres objets
dangereux; on n'y tolérera pas les échelles et n'importe quel ustensile d'ouvrier.

Les gardes-malades doivent être aptes à intervenir dans tous les *cas d'accidents*
p. ex. l'incendie, etc. Dans ces cas on veillera d'abord à la protection des malades
et entre-temps des mesures spéciales, qui ont été enseignées, seront prises
dans le but d'éteindre l'incendie. Dans tous les cas ils agiront calmement
et prudemment, pour dominer la situation, pour appliquer un premier pansement en cas d'accident, pour arrêter une hémorragie, pour faire la
respiration artificielle, etc.

Les malades ayant une *tendance à l'évasion* feront l'objet de toute l'attention
des gardes-malades; ils apprendront à connaître ces sujets pour tâcher de
trouver le moyen de vaincre leur idée. Il faut leur enlever l'occasion
de s'évader sans trop restreindre leur liberté. Certains veulent déjà s'évader
aussitôt qu'ils rencontrent une porte ou une fenêtre ouverte; d'autres
possèdent le véritable talent de se procurer l'un ou l'autre objet pouvant
servir à ouvrir une porte; d'autres encore ne présentent la tendance à
l'évasion qu'à une période déterminée, p. ex. au printemps ou à la brume, à
un moment donné de leur maladie parfois précédée de prodromes, comme p. ex.
dans certains cas de folie périodique. Il arrive enfin que d'autres malades,
des membres de la famille ou des connaissances viennent en aide pour
préparer l'évasion. A plusieurs reprises on s'est aperçu qu'un malade, loin
de s'évader, se cachait dans une partie quelconque de l'établissement p. ex.
au grenier, dans une armoire, dans le jardin, etc. et s'y tenait si bien bloqué
qu'il s'y laisserait mourir de faim si on n'intervenait pas à temps. Les
élèves gardes-malades se ressouviendront de ces cas à l'occasion.

Les *salles de réunion* doivent être des places très agréables où les malades
se sentent à l'aise et comme chez eux. La lumière du soleil doit pouvoir y
avoir accès.

Un groupement rationnel des malades est indispensable pour l'application,
autant que possible, du traitement individuel. Les malades qui ont des mauvais penchants, tels que la malpropreté, la grossièreté, la négligence, doivent
être corrigés; on veillera aux excès et à la soif de la destruction. On engagera
les convalescents à travailler; on préparera les enfants à l'ordre et à la discipline et on étudiera les moyens pour leur donner une bonne éducation; on
conduira les vieillards et les infirmes, surtout si le pavé et les seuils
sont glissants. On inculquera le bon ton aux malades par la lecture, par
le récit d'histoires, par le chant d'ensemble et par des réunions agréables.

On évitera la lecture qui réclame une tension d'esprit ou le chant qui excite.

La femme bien éduquée trouve justement sa place dans les différentes salles de réunion, aussi bien chez les tranquilles que chez les agités. Mon expérience ne me permet pas d'affirmer que les malades de la classe inférieure donnent la préférence à la *garde-malade de la classe bourgeoise.* On comprend aisément que les patients se montrent mal disposés à l'égard des *dames-gardes-malades* qui se placent au-dessus d'eux et ne partagent pas leur manière de vivre. Ce genre de gardes-malades sont une source de querelles mutuelles et d'un esprit moins bon, même de la part des malades; ces dames-gardes-malades ne conviennent pas à l'asile et l'on peut en dire qu'elles n'ont pas été à bonne école.

L'alimentation réclame les soins continus de la part des gardes-malades. Les malades avant de se rendre à table, doivent se nettoyer convenablement; les travailleurs endossent un autre vêtement. Avant le dîner les malades seront autorisés à prier; à table on veillera au respect de l'ordre et de la régularité. On examinera si les malades mâchent convenablement, s'ils ne mangent pas trop vite, s'ils ne boivent pas trop, en un mot, qu'ils soient modérés. On devrait défendre aux aliénés les boissons alcooliques et le tabac à chiquer. Même le café et le thé ne pourraient être consommés qu'en petite quantité. On nourrira ceux qui refusent leur nourriture; tous ces malades seront confiés à l'alitement. On leur administrera, avec beaucoup de patience, les aliments par petites quantités, on les nourrira comme les enfants et sans la moindre force. Dans cette question spéciale on peut juger du degré de tact du garde-malade. On nourrira de la même manière les malades souffrant de troubles de la déglutition, et ceux qui ont l'habitude de se bourrer la bouche et s'exposent ainsi au danger de l'asphyxie.

Après le repas on permet aux malades de séjourner pendant quelque temps à l'air; il est désirable d'en faire autant pendant les jours froids et rigoureux plutôt que de rester en permanence dans les salles de réunion. Il faut trouver l'occasion d'aérer régulièrement les salles comme on veillera à leur température. Les dortoirs des individus faibles, âgés, anémiques doivent pouvoir être chauffés dans un climat comme celui de la Hollande.

Les robinets à gaz seront hors de la portée des malades, de même que les autres installations qui peuvent offrir du danger ou occasionner des dommages. Les élèves gardes-malades apprendront à connaître les dangers résultant de la fermeture de la clef du poêle, de l'insuffisance du tirage de la cheminée, etc.

La petite cuisine, la garde-robe, les latrines et autres annexes seront bien entretenues par le personnel des gardes-malades. Comme nous l'avons déjà fait observer on peut utiliser les malades à cet effet; il est même désirable d'avoir un domestique à chaque division, mais à la condition que *le personnel infirmier en ait la haute surveillance.*

La surveillance et une certaine direction ne peut faire défaut au moment de *la visite des familles.* On veillera, on tiendra compte sous tous les rapports des intérêts des malades; on fera en sorte que les visiteurs n'emportent aucune mauvaise impression de l'établissement; aussi les gardes-malades auront-ils à constater si les visiteurs n'exercent pas une mauvaise influence sur les malades par leur curiosité ou par une trop grande liberté.

Les gardes-malades ne retiendront jamais la correspondance des patients. Ils agiront à cet égard conformément au réglement. Aussi n'empêchera-t-on jamais les aliénés de produire leurs plaintes orales ou écrites aux autorités désignées par le réglement.

Le changement de lit d'un malade, son transport à la baignoire ou d'une section à une autre devra se faire avec toutes les précautions nécessaires; prendre le malade, le soulever et le porter voilà une série d'actes avec lesquels on doit se familiariser. On soutiendra la tête des malades inconscients ou très faibles.

Le *transport des malades* ne peut se faire par des agents de police et surtout par ces agents en uniforme. Pour le transfèrement des femmes le secours féminin ne peut faire défaut. Les élèves doivent être au courant des inconvénients pouvant résulter de l'inobservation de ces prescriptions. Pour les grandes distances il faut préférer le chemin de fer à la voiture, à la condition, comme cela se fait d'ailleurs en Hollande, qu'on mette un coupé spécial à la disposition du personnel. L'usage des moyens de contrainte est inutile si l'on prend les précautions nécessaires; on n'agira jamais arbitrairement. Certains malades, surtout ceux souffrant de pneumonie ou d'une maladie du cœur, arrivent à l'asile dans un état de complet épuisement et meurent peu de temps après; en constatant une maladie somatique le transfèrement ne pourrait avoir lieu qu'avec l'attestation d'une autorité médicale.

Dans un asile modèle les malades sont l'objet d'une *surveillance* régulière *pendant la nuit*. On ne peut admettre que cette surveillance se fasse, comme autrefois par une seule garde mobile du côté des hommes et du côté des femmes, parcourant les différentes sections à des moments déterminés, et faisant parfois un service de 36 heures consécutives. Les malades qui pendant la nuit réclament des soins et de la surveillance doivent trouver leurs places dans les sections spéciales. Il importe néanmoins que les autres malades ne restent pas sans quelque surveillance. Pour ce motif un garde-malade doit pouvoir, de sa chambre à coucher, jeter un coup d'œil sur les dortoirs afin de porter des secours en cas d'accidents. Une communication téléphonique entre les différentes sections ainsi qu'une installation de signaux d'alarme peuvent rendre de très grands services. Les gardes-malades qui dorment dans un quartier ne peuvent, en dehors de leur temps de service, être rendus responsables pour les accidents pendant la nuit. La surveillance nécessaire est exercée par la garde mobile qui à des moments déterminés et indéterminés, visite les différents locaux et annote toutes les particularités.

Les gardes-malades de service dans les salles à surveillance continue se distinguent des *gardes mobiles* et reçoivent la dénomination de *gardes fixes*.

Pour le *service de nuit* on ne pourrait se servir que d'un personnel instruit. Les gardes de nuit ont pour mission de respecter en tous sens le repos des malades. Dans les sections qui leur sont confiées ils doivent se montrer à la hauteur de leur tâche depuis le commencement jusqu'à la fin du service. Ils soigneront scrupuleusement pour le maintien du repos; ils porteront des pantoufles en feutre, leurs vêtements ne donneront lieu à aucun bruit. Ils veilleront à ce que l'éclairage de nuit ne nuise pas aux malades et ils le couvriront d'un capuchon vert. Ils veilleront encore pour le plus grand repos possible aux moments de l'administration des médicaments; ils viendront au secours des malades qui auront avalé de travers, qui sont pris de vomissement ou d'un accès épileptique. Ils seront au courant des mesures à prendre en cas d'accidents, p.ex. un incendie, une évasion, un suicide, une pendaison, une strangulation, une asphyxie, un empoisonnement, une congélation, le feu aux vêtements, etc. Ils doivent également pouvoir venir en aide aux mourants conformément aux articles du réglement relatifs aux soins religieux, connaître les signes de l'agonie et de la mort et les soins à donner au moment d'ensevelir le cadavre.

D'une manière générale on séparera les malades en danger de mort et ceux qui troublent l'ordre et le repos. La garde fixe présente régulièrement ses rapports.

Dans la plupart des asiles il existe des horloges de contrôle afin de se rendre compte de la manière dont le personnel remplit les devoirs réglementaires.

Il est néanmoins préférable d'avoir *pendant la nuit* un *chef garde-malade*, faisant l'office de contrôleur et pouvant servir de conseil en cas de besoin.

Le service de nuit se fait encore à tour de rôle par les gardes-malades et chaque fois pendant une semaine, le soir à partir de 9 à $9^1/_2$ heures, jusqu'à $7^1/_2$ à 8 heures du matin. Après le service de nuit les gardes-malades doivent se détendre en se distrayant au grand air. Après le diner qui a lieu pour les gardes de nuit de $12^1/_2$ à $1^1/_2$ heures, ils vont se coucher jusqu'à $8^1/_2$ heures du soir. A cet effet les maisons des infirmiers et des infirmières devraient avoir des chambres particulières afin de pouvoir respecter leur sommeil. A l'asile de Meerenberg le mercredi était désigné comme jour de changement; ce jour-là les gardes-malades, terminant la période de veille, dormaient le matin et ceux appelés à la nouvelle période de veille dormaient pendant les heures de l'après-midi. Il existe des partisans pour le travail de 8 heures qui proposent conséquemment la division du travail en trois séries. L'expérience seule pourrait constater si ce mode de service n'offre pas des inconvénients et si l'inconvénient théorique qui amène une interruption dans la régularité du service est au point de vue pratique réellement nuisible aux malades.

En nous basant sur notre expérience personnelle, une disposition comme celle qui précède n'offre pas d'inconvénients et on ne réclame pas trop de la part du personnel. Autrefois le service de nuit était mal organisé; les gardes-malades veillaient de 1 à 3 jours ou un mois au plus, et ils étaient souvent frappés d'un surmenage physique et intellectuel. Actuellement de nombreux gardes-malades, soucieux de leurs devoirs, se plaisent dans le service de nuit; en cas de maladie d'un de leurs compagnons ils le remplacent volontiers.

Afin de favoriser l'unité de service et pour en posséder les grandes lignes qui s'étendent à tout l'établissement, il est désirable de donner un *manuel aux gardes-malades* servant de base à l'enseignement de l'école de l'asile, un résumé des instructions spéciales et un exemplaire du réglement pour tout le personnel aux nouveaux élèves à partir du moment de leur admission à l'activité.

Comme nous l'avons fait remarquer *chaque cours* forme *une partie spéciale;* à la fin de chaque cours les élèves ont à se présenter à l'examen. Le *diplôme* final de garde-malade avec l'insigne ne peut être décerné qu' après avoir suivi tous les cours et avoir passé le dernier examen avec succès. *Avant l'obtention* du diplôme les gardes-malades n'ont pas le droit de recevoir un service à titre personnel; ils ne pourraient *pas porter le nom de garde-malade.*

L'examen théorique et pratique se fait verbalement et par écrit par le corps enseignant des récipiendaires. A l'effet de suivre un programme uniforme et de faciliter la coöpération du corps enseignant, il est indispensable que l'examen se passe également devant des délégués composés de médecins enseignant dans d'autres asiles ayant à leur tour le droit d'interroger les candidats. L'inspection de l'État veille à ce que l'examen soit tenu au même niveau. Les Inspecteurs des asiles et des aliénés devraient conséquemment faire partie du jury d'examen.

L'étendue de l'examen dépendra partiellement de l'école que le candidat aura suivi. Ainsi, les établissements de la „Vereeniging tot Christelijke Verzorging van Krankzinnigen" de la Hollande posent des conditions spéciales en rapport avec sa règle fondamentale. On ne peut méconnaître qu'on doit donner la liberté nécessaire aux différentes écoles des asiles, chacun restant maître sur son terrain, mais en respectant les limites inhérentes aux intérêts des malades. Cette tolérance ne présente aucun inconvénient. Les conditions principales visent toujours de faire donner des soins par un personnel infirmier bien préparé à sa mission. Il n'existe à ce sujet en Hollande aucune différence dans ses différents asiles. En décidant de la capacité des candidats, on prend en considération non seulement les connaissances acquises, mais encore leur valeur morale et leur tempérament.

Il résulte de ce qui précède que le meilleur résultat serait fourni par *l'examen d'État;* on pourrait établir ainsi un certain lien entre les différentes institutions. Dans tous les pays civilisés l'État considère comme un devoir de veiller à ce que le traitement des aliénés réponde aux conditions de la saine raison et de la science; l'État ne peut rester indifférent à l'inspection de l'enseignement professionnel des gardes-malades des asiles, une partie très importante de l'assistance des aliénés. C'est un fait vraiment étrange de constater que l'État réclame des examens pour les branches les plus diverses et que cette condition n'est pas requise pour les gardes-malades des asiles. On élève actuellement partout des écoles pour toutes les professions, les autorités les subsidient et l'État y exerce des fonctions de contrôle, autant sur leur organisation que sur les examens à passer; *l'école professionnelle pour gardes-malades fait exception à cette règle!*

A ce sujet on ne perdra pas de vue que l'amélioration dans l'art de soigner les aliénés ne date que depuis une vingtaine d'années, grâce à l'initiative et le travail incessant des médecins d'asile et des femmes qui ont bien voulu les seconder; depuis lors la sphère d'activité des gardes-malades s'est notablement élargie et on est *unanime* à reconnaître la haute valeur du travail accompli. L'art de soigner les malades est devenu une profession, à s'assimiler comme toute autre profession.

L'enseignement professionnel général a été suivi de *l'enseignement professionnel spécial,* c'est-à-dire un enseignement complémentaire donné aux gardes-malades diplomés, poursuivant un perfectionnement général, en désirant entreprendre une spécialité. Dans cet enseignement on tient compte des qualités spéciales des diplômés, de leur aptitudes, de leurs capacités, de leurs dispositions, etc.

On produit ainsi un état-major apte sous tous les rapports et en qui le médecin-directeur peut avoir une entière confiance.

L'asile d'aliénés est quasi une société complète en miniature. Chaque force y trouve sa place. Les départements pour les malades et pour l'économat, les classes supérieures et inférieures, la section des hommes et des femmes, les pavillons pour les malades aigus et pour les malades chroniques, les sections pour les tranquilles et les agités, les salles pour l'alitement et les salles de réunion doivent répondre tous à des conditions spéciales. Celles-ci s'appliquent au même degré, aux ateliers, à l'école, à la maison des infirmiers et à celle des infirmières, et à la section des aliénés dangereux. Suivant leurs dispositions et leur application les gardes-malades diplômés sont chargés des soins à donner aux femmes en couches, aux enfants, aux opérés, etc. ou bien ils sont appelés au service de l'assistance familiale, de la policlinique, de la salle d'opération, du transfèrement des malades ou d'opérations thérapeutiques telles que le massage, l'hydrothérapie, etc.

Pour ces branches les asiles de passage (urbains) et les cliniques universitaires constituent les meilleures écoles. L'asile d'aliénés à son tour gagne en importance si on y annexe une policlinique. Un enseignement spécial devrait être donné aux gardes-malades désireux de se consacrer à l'assistance des idiots, des alcooliques, des épileptiques, des maladies nerveuses, des arriérés ou de se faire attacher à une section spéciale d'un hospice pour indigents, pour orphelins, pour vieillards, pour le travail ou toute autre institution charitable telle que l'école de discipline, l'école de réforme, le dépôt de mendicité et de vagabondage, l'annexe pour maladies mentales dans les prisons, etc.

Le garde-malade qui aide le psychiatre, chargé de l'examen de l'état mental d'un prévenu ou d'un condamné, a une mission difficile à remplir surtout si le délinquant a une tendance à simuler, à dissimuler ou à aggraver sa situation; il lui faut de la patience, du tact, de la prudence, de l'objectivité et le don de bien reproduire ce qui a été observé; ce sont encore des qualités à réclamer des gardes-malades.

L'assistance familiale à son tour réclame un personnel spécial en raison de l'initiative, du grand sentiment de responsabilité et d'autres qualités encore qu'il doit posséder. En faisant sans cesse des remarques le but se trouve manqué; ce genre de surveillance exerce une action déprimante; une parole qui relève le cœur, produit un heureux effet, mais si p. ex. on demande à la maîtresse de maison: la soupe est-elle bien bonne ou le linge est-il bien lavé, de pareilles questions aboutissent à un résultat diamétralement opposé. Les membres d'une famille qui tiennent un malade, doivent se tenir au courant de l'art de soigner les aliénés. C'est là la tâche du garde-malade chargé des soins à donner à celui qui est confié à l'assistance familiale; il a à combattre des préjugés, à propager des idées saines sur la prophylaxie et l'hygiène, sur l'origine de la tuberculose, de l'alcoolisme, de la syphilis, des maladies nerveuses et mentales, etc. Il arrive souvent dans le cercle de la famille, qu'on méconnaît le trouble mental et qu'on attribue les actes du malade à la mauvaise volonté, à l'entêtement, à la paresse, au besoin de tourmenter, etc.

La valeur d'une bonne assistance des aliénés, au point de vue social et économique, se comprend progressivement mieux; nombre de malades, autrefois à jamais à charge de la société, redeviennent des membres utiles à la société, grâce à l'amélioration de ce mode d'assistance.

Au point de vue social encore, l'assistance des aliénés peut aujourd'hui être citée avec fierté. Elle ne peut céder en rien aux autres branches de l'assistance; le temps n'est plus où elle se trouvait au bas de l'échelle des assistances. Peu à peu l'indifférence fît place à l'intérêt, même à la sympathie, mais néanmoins *l'assistance des aliénés n'a pas encore conquis la place qui lui revient légitimement*. Ce n'est pas à tort qu'on continue à qualifier de martyres ceux qui se sont engagés dans la profession de gardes-malades pour aliénés. Ce mode d'assistance doit être comparé avec d'autres professions qui engagent une grande responsabilité; de grands dangers pour la santé et la vie s'y présentent quand on ne dispose pas, sous tous les rapports, d'un personnel de confiance absolue, instruit et expérimenté.

Une surveillance continue et scrupuleuse est indispensable à l'effet de prévenir les plus tristes conséquences et malgré cette considération on n'a pas encore réduit le temps de service. En opposition avec la plupart des autres professions on exige la présence du personnel les dimanches et jours fériés et même son service de nuit.

La plupart des asiles sont situés à une distance plus ou moins grande des villes, ce qui fait perdre au personnel, en dehors des jours de congé, les impressions nouvelles dont il a tant besoin. Ajoutez-y que les gardes-malades pour aliénés sont souvent moins appréciés que les autres gardes-malades et qu'il existe encore dans le public des préjugés au sujet de la vie dans un asile.

Dans un asile bien organisé les inconvénients de jadis n'existent plus, ce qui n'exclut pas cependant que beaucoup de gardes-malades, aussi bien d'un hôpital ordinaire que d'un asile, considèrent l'établissement comme une école, une maison de passage qu'ils quittent aussitôt après l'obtention du diplôme. Les meilleurs éléments se trouvent ainsi enlevés à l'asile parce qu'on leur offre ailleurs une situation matérielle meilleure. L'insuffisance des ressources est souvent la cause que les hôpitaux et les asiles d'aliénés se trouvent dans un état d'infériorité par rapport à d'autres professions.

Cet état de choses n'est pas perdurable. *Il n'existe aucun motif pour placer les hôpitaux et les asiles à l'arrière-plan*; on pourrait dire le contraire. Les gardes-malades ont autant de droit pour solliciter aussi bien que tout autre travailleur un traitement en rapport avec le travail fourni, avec la position occupée. *Une simple comparaison avec les autres professions prouve l'insuffisance du niveau du salaire chez les gardes-malades diplômés.* Les gardes-malades ont également droit à une bonne nourriture et à un logement convenable. On doit admettre ce principe que les sections ne peuvent loger que les gardes-malades dont la présence est indispensable dans l'intérêt des aliénés.

En prenant en considération l'éducation et l'instruction, il importe que les élèves soient internes et logés dans la maison spéciale réservée aux gardes-malades. Cette mesure a surtout son importance quand les élèves n'ont suivi aucune école préparatoire. Aux autres membres du personnel infirmier, on accorde autant que possible la faveur de demeurer au dehors, de préférence sur le terrain ou dans une annexe de l'établissement. Les habitations des employés et du personnel infirmier pourraient parfaitement convenir à l'assistance familiale. Un groupe de ces habitations, les soi-disant villages de Alt, conviennent très bien pour appliquer l'assistance familiale autour de l'asile.

Une chambre spéciale doit être réservée au garde-malade aussi bien dans la maison qui lui est destinée que dans une section. Les premiers gardes-malades et les chefs gardes-malades ont droit à deux chambres; ceux qui sont mariés ont besoin d'un plus grand nombre de places. Les gardes-malades de service de nuit, doivent avoir des chambres à coucher, pour pouvoir y dormir tranquillement pendant le jour; de préférence ces chambres seront situées dans leur maison spéciale. Cette disposition permet aux chefs des sections de surveiller si ces gardes se reposent suivant les prescriptions réglementaires; ce repos est indispensable autant dans l'intérêt de leur santé que dans celui du service de nuit.

Le service du jour ne doit pas commencer trop tôt, à 7 ou 7$^1/_2$ heures pour finir à l'heure où commence le service de nuit. Le soir, après 7 heures, le travail étant pour ainsi dire fini, la liberté est accordée aux gardes à tour de rôle. Pendant le service de jour les gardes jouissent de trois moments de repos: une heure pour le repas principal, une demi-heure pour chacun des deux autres repas, le déjeuner et le souper. Dans quelques établissements on leur accorde en outre, une ou deux fois par jour, un quart d'heure, pour aller prendre du café, du thé, du chocolat ou autre chose. Pour les heures du repas, et spécialement à l'heure du dîner, la moitié des gardes est appelé à se détendre, à se reposer ou à se promener au jardin. Le service reste assuré en groupant les gardes en deux ou trois séries.

Les promenades des malades au jardin ou en dehors de l'asile, soit seuls, soit sous la surveillance des gardes-malades, méritent toute recommandation. Dans la plupart des établissements les gardes-malades, même pendant les promenades en dehors de l'asile, portent le costume de service ; les asiles situés dans le voisinage des villes font toutefois exception. Le port du costume à l'asile, pendant les heures de service, est obligatoire pour les motifs exposés ci-dessus. Il doit être strictement défendu à une garde-malade, non en costume officiel, de séjourner dans une section pour hommes. D'une manière générale il n'est pas désirable qu'une garde-malade fréquente, pendant ses moments libres et sans autorisation, les sections où elle n'a rien à faire.

Les gardes-malades ont un *congé* d'un jour, une fois par semaine; ils sont complètement libres à partir du soir après le service de jour jusqu'au surlendemain à l'heure où le service commence. Annuellement ils ont une vacance de deux à trois semaines.

Le service étant fini, les gardes-malades doivent pouvoir trouver l'occasion de se mouvoir librement en dehors de la section et de jouir du repos et de la distraction. Leur maison spéciale doit pouvoir offrir ces avantages. Ces maisons doivent constituer un véritable foyer et renfermer, en dehors d'une salle à manger commune et des chambres à coucher, une salle de conversation, une salle de lecture, une salle d'instruction, une infirmerie spéciale, des salles de bain, une petite cuisine, etc. La salle d'étude doit renfermer tout le nécessaire pour l'étude, même une bibliothèque renfermant des travaux sur l'art de soigner les maladies nerveuses et mentales et d'autres branches connexes, les moyens adjuvants pour occuper agréablement les malades, des préparations anatomiques artificielles, des instruments, appareils de pansement, ustensiles d'assistance, etc.

Les chefs des maisons pour gardes-malades tâcheront de faire pénétrer chez leurs subordonnés l'esprit de corps et la vie de société; ils y veilleront attentivement comme ils veilleront à ce que les gardes-malades se présentent régulièrement à table, qu'ils prennent leurs repas, qu'ils aillent se coucher à temps, qu'ils profitent du repos de la nuit, qu'au lieu de se récréer ils ne se surmènent pas par l'étude, par les courses vélocipédiques, etc. Ils introduiront progressivement les nouveaux élèves dans la vie de l'asile; ils les adapteront à leur nouvel entourage. Il appartient spécialement à la directrice-adjointe de soigner pour que le personnel infirmier ne se laisse pas trop absorber par son travail, qu'il ait l'occasion de recevoir des nouvelles impressions et qu'il coopère à la vie sociale.

La *durée du service doit être plus courte dans les sections où les malades réclament beaucoup de soins;* une mutation régulière et une bonne division du travail y est indispensable. Un malade agité, constamment en proie à des tentatives de suicide, à l'automutilation, à quitter son lit, à se déshabiller, etc. impose des exigences spéciales, non seulement au point de vue physique et intellectuel, mais aussi aux bonnes dispositions du garde-malade, surtout si celui-ci n'est pas à la hauteur de sa tâche, encore inexpérimenté. Un travail démesuré conduit à la perte de la santé, à l'affaissement intellectuel, à des troubles nerveux, etc.; aussi ces sections pour agités, doivent-elles avoir une plus grande proportion de gardes-malades que les autres sections. Il en sera de même dans les sections pour aliénés dangereux.

En passant, nous observerons qu'à Meerenberg il ne nous a pas paru nécessaire de créer une section pour les aliénés dangereux depuis l'adoption du nouveau réglement quoique dans cet asile il y eût une série de malades très dangereux, même dans la section de notre service médical.

Le service de nuit ne pourra pas trop se prolonger, ni être souvent répété par le même garde-malade.

Dans la prévision de la possibilité d'avoir des gardes-malades indisposés ou en congé extraordinaire, il y a lieu d'avoir un *personnel de réserve* qui n'entrerait pas en ligne de compte pour le service ordinaire.

Les intérêts des malades comme ceux des infirmiers exigent que le personnel des gardes-malades soit plus grand qu'autrefois. En 1892, au début de la réorganisation des services à Meerenberg, le nombre des gardes-malades (hommes et femmes) était respectivement de 62 et 71, en tout 133, en 1903, les chiffres respectifs étaient de 46 et 187, soit un total de 233. En 1892 tout le personnel, hommes et femmes, pour l'économat, le service administratif et médical était respectivement de 137 et 102, en tout 239; en 1903 les chiffres respectifs étaient de 127 et 216, soit un total de 343.

Si l'on tient compte des exigences susmentionnées, il est indispensable que la sphère d'activité des gardes-malades soit toujours dans d'excellentes conditions. Les gardes-malades, même après un service de longue durée, doivent conserver la vigueur indispensable, leur enjouement et leur fraîcheur.

La comparaison permet d'établir que le *travail dans un asile bien organisé est moins fatigant et plus varié que dans un hôpital ordinaire.*

Les gardes-malades doivent être dispensés de leur service à la moindre indisposition; si on le juge nécessaire, on prescrira le repos au lit. L'assistance du personnel malade dans leur propre chambre est absolument à déconseiller. Les soins doivent être donnés dans les maisons respectives qui possèdent une infirmerie à cette fin. Leurs infirmeries doivent avoir un service spécial pour que les gardes-malades en cas de maladie puissent y jouir du repos nécessaire; un appartement pour convalescents ne pourrait y manquer. L'expérience a prouvé qu'il n'est pas recommandable de laisser séjourner les gardes-malades convalescents au milieu des gardes bien portants, soit dans la salle de conversation, soit dans la salle de lecture, etc.

Dans certains cas spéciaux les gardes-malades doivent pouvoir être admis dans des établissements spéciaux. A la société Wilhelmina, en Hollande, on partage le même avis en mettant à la disposition de ceux qui sont nécessiteux, pour se reposer ou se distraire, le Wilhelmina-huis à Amsterdam comme sanatorium pendant l'hiver et la maison „de Leemkolk" à Driebergen, comme sanatorium d'été. Les rapports annuels démontrent que ces sanatoria répondent à leur but et surtout que le sanatorium d'été est très apprécié par les gardes-malades. Un grand nombre d'eux y passent leurs vacances d'été.

A l'effet de contribuer à la *stabilité* du personnel infirmier il est nécessaire de songer à leur avenir. Si les gardes-malades témoignent d'une capacité à toute épreuve et d'excellentes dispositions, ils doivent avancer régulièrement. Il faut les assurer contre la maladie, l'invalidité, l'âge et les accidents. En cas de décès, une pension doit être accordée aux veuves et aux orphelins. Et surtout il est *indispensable que le taux de leur salaire soit revu et notablement augmenté.* Une augmentation du prix des pensions ne peut offrir aucun inconvénient; ces prix dans les asiles d'aliénés sont notablement inférieurs à ceux d'autres établissements pour malades.

Il n'est pas possible de songer à une *amélioration radicale* aussi longtemps que légalement il ne sera pas établi à quelles conditions le garde-malade doit pouvoir répondre; de même qu'on a déterminé la compétence du médecin, on peut déterminer celle d'un garde-malade. On ne peut tolérer plus longtemps qu'on soit autorisé à porter le nom de garde-malade et en porter l'habit, sans connaître les moindres notions inhérentes aux intérêts des malades, même si on en remplit les fonctions. Les motifs qui donnent légalement le droit à démissionner un garde-malade font complètement défaut.

La détermination de ces indications, surtout pour ce qui concerne les soins à donner aux aliénés, est d'autant plus nécessaire que les lois relatives à l'inspection de l'État sur les asiles dans les différents pays visent la garantie d'un bon traitement.

Il résulte de ce qui précède qu'il ne peut être question des garanties d'un bon traitement dans les asiles quand les mesures requises au sujet de la valeur des gardes-malades ne sont pas établies.

Sans aucun doute ce sera un progrès immense au moment où *la législation* sera *modifiée*, en tenant compte de l'esprit des considérations qui précèdent.

44

CONCLUSIONS.

1⁰. Le psychiatre attaché à un hôpital se doit complètement aux aliénés, qui lui sont confiés.

2⁰. Le critérium de la folie doit être recherché autant dans l'intérêt des malades que dans l'intérêt social.

3⁰. Le progrès réalisé en médecine mentale est dû essentiellement à la voie pratique, expérimentale, dans laquelle sont entrés les psychiatres modernes. La science et la pratique n'ont pas de limites spéciales. — Le psychiatre trouve son champ d'action dans l'hôpital et les dépendances.

4⁰. La création des asiles urbains qui présentent tous les éléments de la psychiatrie moderne, contribuera puissamment à l'obtention des meilleurs résultats. — Le traitement individuel s'y pratiquera avec un plus grand succès.

5⁰. L'assistance des aliénés a reçu une immense extension à partir du jour où l'aliéné fut assimilé à un vrai malade. Ce progrès a élargi notablement le champ d'action des gardes-malades qui sont devenus des agents indispensables aux psychiatres.

6⁰. Tout employé dans un établissement bien organisé doit être à la hauteur de l'art de soigner les aliénés. — Ce personnel doit posséder des connaissances spéciales.

7⁰. La personnalité du garde-malade constitue un puissant facteur. Pour ce motif, le psychiatre doit faire un choix spécial parmi les meilleurs éléments.

Si le garde-malade doit puiser une bonne partie de ses connaissances dans l'expérience acquise à l'hôpital, l'enseignement théorique lui est indispensable pour qu'il acquière une éducation et une formation en rapport avec les besoins des services à rendre.

8⁰. L'enseignement professionnel doit commencer par un cours préparatoire avant d'appeler les aspirants à l'activité. Les matières préparatoires à cet enseignement sont: l'économie domestique, l'enseignement culinaire, l'étude des marchandises, les principaux travaux manuels des femmes, certaines notions de la nature, la pédagogie, l'enseignement du chant, la conversation.

Il est désirable que les hommes aspirant aux fonctions de gardes-malades connaissent un métier qui pourrait être utilisé ultérieurement dans l'organisation du travail.

9⁰. L'école préparatoire présente le grand avantage d'apprendre à connaître les futurs serviteurs de l'hôpital. Elle permet d'apprécier la valeur des jeunes éléments et de déterminer s'ils possèdent les qualités indispensables au service.

10⁰. Il est désirable que les élèves-gardes-malades reçoivent leur éducation professionnelle dans la même école.

11⁰. Il y a lieu d'établir une différence entre les qualités de l'homme et de la femme. Les qualités sont à utiliser pour les rôles ultérieurs à remplir. L'un et l'autre sont indispensables en raison de leurs caractères et de leurs dispositions naturelles.

12⁰. L'hôpital pour aliénés constitue la vraie école professionnelle pour les gardes-malades. Cet enseignement doit être gradué. On le commencera par les soins généraux à donner aux malades avant de procéder à l'enseignement des soins spéciaux à donner aux aliénés.

13⁰. La matière de l'enseignement est répartie en différentes années. Chaque année a son programme particulier et aucun élève n'est autorisé à suivre un cours supérieur avant d'avoir satisfait au cours inférieur.

Une première année étant consacrée aux cours préparatoires, la deuxième année comprendra les matières des soins généraux à donner aux malades, y compris les matières connexes; la troisième année sera réservée aux soins à donner aux maladies mentales et nerveuses.

Un cours de perfectionnement est même désirable. Il comprendrait la matière des années précédentes et l'étude de quelques connaissances complémentaires. Ces cours serviraient à créer une pépinière de gardes-malades d'un rang plus élevé. Dans cet enseignement on tiendrait compte des qualités spéciales des diplômés, de leurs aptitudes, de leurs capacités, etc.

Ces nouveaux éléments, aptes sous tous les rapports, auraient l'entière confiance du médecin-directeur.

Les élèves gardes-malades, dans le but de renforcer leurs connaissances pratiques, auront à passer par les services de toutes les sections y compris l'assistance familiale.

Il est désirable qu'il y ait une unité complète dans le mode de formation des gardes-malades. Ce but peut être atteint par la publication d'un „manuel pour gardes-malades" approuvé par le médecin-directeur.

L'Inspection de l'État veille à la qualité de la matière enseignée.

14⁰. À la fin de chaque cours les élèves ont à se présenter à l'examen. Ces examens se passent devant un jury composé en partie des médecins-instructeurs des candidats et en partie de médecins-instructeurs appartenant à un autre hôpital.

En cas de succès les élèves reçoivent un certificat mentionnant la nature de l'examen. Un diplôme est décerné à ceux qui terminent leurs études avec fruit.

Il serait désirable de voir instituer un examen d'État.

15⁰. Le médecin-directeur prend la direction de l'enseignement. Il sera secondé dans son oeuvre par les autres médecins sous ses ordres autant pour la partie pratique que pour la partie théorique.

16⁰. Dans l'exercice de ses fonctions le médecin-directeur sera assisté d'une garde-malade qui portera le titre de sous-directrice. Celle-ci surveillera le personnel infirmier; elle coopérera à leur placement et à leur déplacement elle prendrait note des qualités individuelles de chacun de ses subordonnés.

Chaque médecin assistant aurait sous ses ordres un chef garde-malade qui à son tour s'occuperait de l'éducation et de la formation du personnel infirmier.

Les chefs des autres branches du service font également partie du personnel enseignant de l'école pour gardes-malades.

17⁰. Le service de nuit ne peut être confié qu'à des gardes-malades qui ont terminé leur éducation professionnelle. Il sera surveillé par un garde-malade-chef.

18⁰. De jour en jour on estime davantage au point de vue social et économique la valeur d'une bonne assistance des aliénés. La proportion des guérisons augmente sensiblement, la durée de séjour dans les hôpitaux diminue au fur et à mesure de l'amélioration des hôpitaux et du personnel médical.

19⁰. Surtout au point de vue social l'assistance de l'aliéné ne peut céder en rien aux autres branches de l'assistance.

Si cette assistance présente encore des lacunes il est urgent de modifier les hôpitaux et tout le service médical.

20°. Quant à la profession des gardes-malades il n'y a aucun motif pour les placer à l'arrière-plan. Les gardes-malades ont les mêmes droits que les autres travailleurs. Leur traitement doit se trouver en rapport direct avec le travail fourni et la nature de la position qu'ils occupent.

21°. Dans tout hôpital il doit y avoir un personnel de réserve pour suppléer aux lacunes qui peuvent se produire chaque jour pour cause de maladie, de démission, de congé, etc.

22°. Pour renforcer la stabilité du personnel infirmier, il importe de songer à l'avenir des gardes-malades. Il y a lieu d'instituer en leur faveur des assurances contre la maladie, l'invalidité, l'âge et les accidents. En cas de décès, une pension doit être accordée aux veuves et aux orphelins.

Le taux de leur salaire sera proportionné à leurs mérites.

23°. Un article de loi établissant les conditions auxquelles le garde-malade doit répondre, pourrait contribuer à l'amélioration radicale de leur situation. Cet article est d'autant plus indispensable que la loi relative à l'inspection vise la garantie d'un bon traitement.

Dr. PINKHOF, Amsterdam.

Me serait-il permis de faire une remarque sur le travail des infirmières dans les sections d'hommes? Nous avons lu dans l'excellent travail de Mr. v. D. le rassurant témoignage, qu'une expérience de longue durée „permet de réfuter toute crainte à cet égard". Mais il pose en principe (p. 17) que l'on ne doit admettre „que des femmes dont on peut répondre pour la moralité." etc. De quelle manière peut on répondre d'autrui, s'il est admis qu'aucun ne pourrait répondre de soi même? Le vieil adage est connu: „qui soit debout, prenne garde de ne pas tomber" — Pourtant on pourrait répondre avec quelque sécurité de la jeune garde-malade en l'ayant observée pendant un certain temps. Ne serait-il pas recommandable de ne la placer dans le service mixte qu'après avoir observé son travail pendant par exemple une demi-année dans une section de femmes?

M. v. DEVENTER a parlé d'une période d'exagération de l'assistance féminine, où l'on lui confiait la balnéation etc. Je me souviens bien de cette période et l'acharnement avec lequel ceux-là mêmes, qui aujourd'hui sont bien convaincus qu'il y avait là de l'exagération, défendaient cette méthode contre l'opposition. Je crois qu'il y a lieu de modérer encore l'assistance féminine et le savant orateur m'obligerait en communiquant son opinion sur les remarques, que j'ai osé faire.

Le Rapporteur VAN DEVENTER.

Il m'est agréable de constater que le Dr. PINKHOF et moi sommes d'accord. Il est nécessaire d'observer pendant un certain temps la jeune garde-malade, avant de la placer dans une section d'hommes. Selon l'expérience de Madame VAN DEVENTER et moi il est indispensable que les aspirantes gardes malades suivent un cours préparatoire avant d'être appelées à l'activité dans une salle de malades. Pour acquérir les connaissances nécessaires, les élèves auront à passer par toutes les sections, premièrement les sections des femmes. Toutes les femmes-garde-malades ne peuvent pas être placées dans une section d'hommes, le noeud de la question est de bien choisir. Dans cette ligne j'approuve l'opinion du Dr. PINKHOF, qu'il y a lieu de modérer l'assistance féminine.

Dr. PACTET et Dr. COLIN (de Villejuif).

Note sur l'organisation des Écoles départementales d'infirmiers et d'infirmières dans les asiles du département de la Seine.

A la suite de l'impulsion donnée par la Société médicale des Asiles d'Aliénés de la Seine, le conseil général et le Préfet de la Seine ont apporté de profondes modifications à l'enseignement technique du personnel secondaire des Asiles d'Aliénés du département. Le nouveau régime a été appliqué au début de l'année scolaire 1906—1907 : les cours et les examens ont été institués sur de nouvelles bases. Les examens ont eu lieu en juillet dernier, et des diplômes d'aptitudes professionnelles ont été décernés ; il est donc intéressant d'exposer sommairement l'organisation qui fonctionne actuellement dans nos établissements.

L'enseignement comporte deux parties, une partie théorique et une partie pratique. Il est donné dans chaque établissement par les Médecins chefs de service chargés des cours. Les asiles de la Seine étant au nombre de six, il en résulte que, pour le département, il y a un groupe de six écoles d'Infirmiers et d'Infirmières.

Les cours se font successivement, de la première semaine d'octobre à la première quinzaine de juin, à raison de trois cours par semaine, et dans l'ordre suivant :

1º. Administration (cours théorique, interrogations) 6 leçons.

2º. Anatomie et Physiologie (cours théorique, interrogations) 12 leçons.

3º. Hygiène (cours théorique, interrogations, exercises pratiques) 12 leçons.

4º. Soins à donner aux malades ; petite Chirurgie, accouchements, Médecine, (Cours théorique, interrogations, exercises pratiques) 24 leçons.

5º. Soins à donner aux aliénés (cours théorique, interrogations, exercises pratiques) 20 leçons.

6º. Petite pharmacie (cours théorique, interrogations, exercises pratiques) 14 leçons.

Des répétitions d'exercices pratiques sont faites par des sous-surveillants pour les hommes et par des sous-surveillantes pour les femmes. Les répétiteurs sont choisis par les professeurs.

A la fin de l'année scolaire ont lieu les examens pour l'obtention du diplôme. Tous les élèves peuvent se présenter.

La présence au cours est obligatoire pendant trois années pour les infirmiers non diplômés : le diplôme est indispensable pour la promotion à un poste supérieur. Au diplôme est attachée une prime de **Fr. 5** par mois soit **Fr. 60 par an.**

Les examens pour l'obtention du diplôme se composent d'épreuves écrites, orales et pratiques.

Un jury unique est tiré au sort parmi les professeurs de toutes les écoles réunies à raison d'un juré par cours. Le jury se réunit au mois d'octobre, et choisit le sujet des compositions écrites. Pour chaque cours cinq questions sont discutées et adoptées par le jury. Une de ces questions est tirée au sort dans des conditions qui rendent impossible toute indiscrétion. Les quatre autres sont immédiatement détruites.

Les compositions ont lieu à la fin de chaque cours, le même jour et à la même heure dans chacun des Asiles. Elles sont surveillées par le professeur du cours à qui est parvenue la question sous pli fermé et scellé et qui envoie les copies sous enveloppe également fermée et scellée au juge chargé de les corriger.

A la fin de l'année scolaire, c'est-à-dire dans la dernière quinzaine de juin commencent les examens oraux et pratiques.

Le jury composé de quatre médecins, d'un directeur administratif, se transporte dans chacun des Asiles au jour et à l'heure fixés d'avance et procède simultanément à l'interrogatoire des candidats admis à passer les épreuves orales, chacun des juges examinant par sa spécialité.

Les épreuves pratiques portent, d'une part sur l'hygiène, les soins à donner aux malades, et les soins à donner aux aliénés, d'autre part sur la pharmacie.

Pour les premières, les quatre médecins se partagent les candidats et leur font exécuter un certain nombre d'exercises, tels que reconnaissance des instruments, des objets de pansement, montage et démontage du pulvérisateur RICHARDIN, du thermocautère, de l'autoclave Chamberland, de l'appareil aspirateur POTAIN, prise de température, lecture de feuilles de température, pansements variés, pose de ventouses, préparation d'une opération chirurgicale, aménagement d'une chambre de malades etc. etc. Ces exercises peuvent être variés à l'infini ; le programme de cours annexé à cette note suffira à en donner une idée.

Les exercises pratiques de pharmacie consistent en reconnaissance de médicaments variés. On présente à chacun des candidats une trentaine de substances à reconnaître.

Après la fin des examens, le jury se réunit et décerne le diplôme à ceux des candidats qui ont obtenu un minimum de points fixé d'avance pour chacune des épreuves écrites, orales et pratiques. Les élèves les plus méritants reçoivent en outre des prix consistant en livrets de caisse d'épargne, en médailles et en livres.

Tel est le système qui fonctionne actuellement dans la Seine.

Il s'agit, non pas, ainsi qu'on l'a souvent reproché aux partisans des cours de faire de nos infirmiers des demi-savants, mais d'en faire simplement des aides conscients et intelligents du médecin, et à ce point de vue l'utilité d'une éducation pratique aussi complète que possible n'est plus à démontrer.

Au point de vue de l'examen final, les épreuves orales et pratiques présentent des avantages inestimables, et à cet égard la réforme accomplie dans la Seine présente sur l'ancien système qui comportait exclusivement des épreuves écrites, une incontestable supériorité. Avec l'épreuve écrite, beaucoup d'infirmiers, même instruits échouaient, parce qu'ils n'étaient pas habitués à rédiger une copie et ne pouvaient ainsi faire valoir les connaissances qu'ils possédaient réellement. Au contraire l'épreuve orale et pratique permet au juge de se prononcer en toute équité sur les aptitudes professionnelles des candidats.

A la suite de cette réforme, certaines améliorations ont été apportées à la situation matérielle des infirmières, en particulier la constitution d'une caisse de retraite et la limitation des heures de travail à douze heures.

G. E. SHUTTLEWORTH, M. D., &c.

Hon. Consulting Physician Royal Albert Asylum, Lancaster.
Hon. Sec., Asylum Workers' Association.

In placing my name on the list of readers of papers before this
section the Hon. Secretaries have interpreted more liberally than I
had intended my expression of willingness to take part in the discussion
of the above subject. I gratefully avail myself, however, of the opportunity to contribute a few remarks upon efforts in recent years made
in England to band together workers in Asylums, and especially the
nurses and attendants, with the aim of inducing them to take a more
serious view of their professional *status* as co-operating, each in his or
her sphere (lowly though it may be) in the remedial treatment of the
patients, and by cultivating their own powers of observation and
training their intelligence to put themselves in a position to render
invaluable aid to the physicians in charge of Asylums for the Insane.
Now that the axiom that „Force is no remedy", is recognised in our
dealings with lunatics, and Asylums are no longer merely Houses of
forcible detention, but *Hospitals* where the most advanced scientific
treatment is remedially employed in the ameliorative care and (where
practicable) cure of the insane, it follows that qualifications of the
„personnel" of all ranks must be adjusted to these new conditions; in
three words their motto must be *arte non vi*.

I do not propose here to enter in any detail upon the various
stages which in Great Britain and Ireland have led up to the system
of three years methodical training in elementary anatomy and physiology,
in the general signs and conditions of health, in the symptoms of bodily
disease and of mental disorder, in the nursing of the sick from physical
disease, and in the nursing and care of the insane which, under the
auspices of the Medico-Psychological Association of Great Britain and
Ireland, have during the last sixteen years specially qualified some
7,000 of our nurses and attendants for the more efficient discharge
of their responsible duties in the wards of our Asylums and in private
mental nursing. In addition, a few of our Asylums, such as Northampton,
Dorset, Prestwich and Worcester have each trained their own staff,
and examined and certified them independently of the Medico-Psychological
Association; but it seems to me there is much to be said for a system
of uniform training and examination, such as is possible under one
central authority; especially in view of State recognition of the qualification for mental nursing should a State Register of Nurses, both
Hospital and Asylum-trained, be established in the United Kingdom.

I do not, however, pursue this part of the subject farther, because

I have no doubt it will be dealt with by my friend Dr. SEYMOUR TUKE in his paper on „The Nursing of the Insane in England"; it is more especially of the aims of the *Asylum Workers' Association* (which I represent on this occasion) that I propose to speak.

Some twelve years ago, viz. in 1895, it was felt by a few well-wishers of Asylum Nurses and Attendants, that considering the important position the latter ought to occupy in the world of Nursing, they had not received that recognition by the various Associations of Hospital-trained Nurses to which those trained under the improved conditions I have alluded to above were justly entitled. The objects of the Asylum Workers' Association were stated to be „to promote the interests and welfare of Asylum Nurses and Attendants, and of others engaged in nursing the insane, and thereby improve their professional status in the Nursing world". In view of the conditions under which Asylum work is of necessity carried on, removed from the public gaze and consequently not surrounded by the glamour which attaches to the efforts of those who nurse the sick in our great city Hospitals, it was sought to enlist the interest of prominent persons likely to sympathise with truly good and charitable work where-ever done, and amongst the patrons of the Association will be found the names of the Archbishop of Canterbury, the Archbishop of Westminster, the Chief Rabbi, and the leaders of Nonconformist religious thought. His Majesty's Commissioners in Lunacy, the Lord Chancellor's Visitors, and the majority of the Medical Superintendents (with other Medical Officers) of Asylums throughout the Kingdom are also Vice-Presidents and the affairs of the Association are managed by an Executive Committee consisting at the moment of 10 past or present Medical Officers of Asylums, 4 Chaplains of Asylums, 2 Clerks and Stewards, 6 Matrons and 3 direct representatives of the ordinary Nurses and Attendants. The president of the Association for the current year is Sir WILLIAM J. COLLINS, M. D., F. R. C. S., M. P., a former Chairman of the London County Council; and his predecessors in the Presidential chair have been Sir JOHN BATTY TUKE, M. D., M. P., Sir JAMES CRICHTON-BROWNE, M. D., F. R. S., and Sir BENJAMIN WARD RICHARDSON, M. D., F. R. S., all gentlemen of high social and scientific standing, who by their sympathetic and suggestive annual addresses have done much to strengthen and encourage Asylum Workers in their arduous, and not always sufficiently appreciated, efforts to „minister to minds diseased" in a spirit of self-sacrifice and true devotion. The Association (according to the recent Annual Report) consists of 3.390 members, comprising 200 Life, 176 Associate—these not necessarily being working members, the former donors of one guinea, the latter annual subscribers of half-a-crown—with 3,014 Ordinary Members, chiefly Nurses and Attendants in Asylums (with some private Mental Nurses) who subscribe 1 s. 6 d. per annum. All receive without further payment a copy of the Monthly Journal of the Association—called "Asylum News"—which is intended as an organ of inter-communication between the members, and contains items relating to the various Asylums, with articles of an educational character and dealing with topics affecting the position of Attendants and Nurses. The Association, while aiming at elevating the position and prospects of the latter, is not run on Trades Union lines, and though grievances are ventilated from time to time in the columns of „Asylum News", the endeavour is to obtain recognition of the just claims of workers— in such matters as hours of duty, remuneration and suitable accommodation—by strictly pacific methods. The Asylum Workers' Association, in co-operation with the Medico-Psychological Association, have made strong representations to successive Governments as to the claims of all ranks of Asylum Workers to assured and adequate pensions after having spent their best days in the faithful services of the Insane; and at the last election written pledges to support such provision were obtained from more than 70 members of the new Parliament mainly through the efforts of the Local Honorary Secretaries of the Asylum Workers' Association in their respective constituencies.

In the proposal before Parliament for the State Registration of Nurses, the claims of Asylum-trained Nurses (both male and female) were supported before the Parliamentary Committee by representatives both of the Medico-Psychological and of the Asylum Workers' Association, with the result that the Committee recommended their inclusion in a separate list in the proposed Register, efficient system of nursing, it modelled it searly training schools on that of St. Thomas' Hospital, with which the illustrious name of FLORENCE NIGHTINGALE will for ever be reverently associated.

St. Paul is claimed as the pioneer of the nursing movement in the first century of the Christian era, his institution of an order of Deaconesses in the early church standing out as the exemplar for the Nursing Sisterhoods of modern times. Tracing the establishment, chiefly under religious rule, of the *"Sœurs Hospitalières"* attached to the Hôtel Dieu at Paris so early as the eighth century, of the Nursing Sisters attached to the Knightly Order of St. John of Jerusalem, and of the Sisters of Charity organised in 1617 by St. Vincent de Paul, our authoress shows how after the dissolution of the monasteries in England, the nursing of the reconstituted London Hospitals, such as St. Bartholomew's and St. Thomas', was organised in the old conventual spirit without special provision for training, and as a consequence the actual nursing gradually fell into the hands of uneducated women, not always of the best personal character. It was not till 1840 that the dawn of better things arose through the instrumentality of the Quaker philanthropist, ELIZABETH FRY, who founded a Nursing Institution in Whitechapel, the scheme of which included regular training at the London Hospitals. In 1849 the Nursing Sisterhood of St. John's House was founded, and King's College Hospital was the first in London to avail itself of Nurses systematically trained by these Sisters within its wards. In 1860 came the establishment of the training school at St. Thomas' Hospital from funds collected as a national testimonial to the heroic work of FLORENCE NIGHTINGALE in the Crimean campaign. Gradually the movement spread throughout the Hospitals of the country, and from this time forward "trained nurses" became the rule, and not the exception, in the nursing of the sick.

With all this reform in the nursing of those suffering from bodily disorders, a system of training for those who ministered to the "mind diseased" was but a very slow and gradual growth. Reference is made in the chapter dealing with this subject,—which our readers will find of extreme interest though somewhat discursive—to the efforts made in the seventeenth century by St. Vincent de Paul and his co-adjutor Madame LE GRAS, to improve the nursing of the insane. As early as 1854, Dr. W. A. F. BROWNE (the father of our former esteemed President, Sir JAMES CRICHTON-BROWNE) arranged a course of lectures for the Attendants and Nurses of the Crichton Institution, Dumfries; and we are told that in 1890, Dr. HARDING instituted at the Berry Wood Asylum, Northampton, a three years' course of training, with examinations for the Nurses in that Institution.

I could give other instances, but I have stated enough to show that organisation amongst the rank and file of Asylum service, if properly directed, may aid in the achievement of politico-social objects affecting the welfare of the service at large.

There is one other object to which before concluding I must briefly allude in evidence of the *esprit-de-corps* engendered by such an Association. It is the function (which has readily been taken up) of assisting its members in ill-health or convalescence, by means of grants from the "Homes of Rest Fund", enabling attendants and nurses deficient in means, to obtain rest and change at approved Health Resorts, grants for this purpose being made from a Special Fund to the amount of from £ 2 10 s. to £ 5 in each case according to circumstances. This Special Fund is maintained by extra voluntary contributions of members and others, and last year amounted to £ 128 9 s. 11 d. (including balance from previous year), the aggregate income of the Association (inclusive of the foregoing), being £ 447 8 s. 3 d.

It may be of interest to mention that some years ago the Executive Committee, impressed with the migratory and sometimes transitory tendencies of Asylum service, instituted the award of two gold and two silver medals to be competed for each year by nurses and attendants as distinctions for long and meritorious Asylum service. In the present year the former were awarded respectively to an Attendant who had served for 45 years in two Scottish Asylums, and to a Nurse whose service had extended over 39 years in three English Asylums in the last of which she had been promoted to the position of Matron. Such instances of endurance serve to show that however worrying and wearing life amongst lunatics may be, those who bring to their duties a cheerful spirit need not necessarily be prematurely worn out, though in all cases 40 years so spent should surely carry with it a title to well recompensed repose.

The reform of nursing for the insane in the United States.

BY

EDWARD COWLES, M. D. Boston, Mass. U. S. A.

(In the absence of Dr. Cowles read by Dr. G. A. Blumer of Providence,
Rhode Island U. S. A.)

The history of nursing in hospitals for the insane in the United States
had its beginning in the first asylums in the country which were founded within a few years before and after the year 1800. In these
asylums were adopted the principles of the great reform in the care
of the insane begun contemporaneously by Pinel and Tuke. But while
the principles of humane care were making slow progress in the long
established institutions of the older countries, their general adoption
in all the new asylums in America gave that country the leadership
for a number of years in the reform which included the practice of
the principles of intelligent and sympathetic attendance upon the sick
and the insane. It is of great interest and importance to note here the
earlier events in this great general reform in the care of the insane,
for in them we find the origins and the conditions out of which came
the special reform of nursing.

The influence of the teachings of Pinel and Tuke wrought profound
changes and became prevalent by the end of the first half of the
century. In Europe the work of Esquiral sustained that of Pinel;
Jacobi visited the Retreat at York, and his writings reflect most
largely the spirit of the English reform; Fliedner, contemporary with
Jacobi, was a neighbor at only twelve miles distance, and also interested in the care of the insane, when he re-established the nursing
sisterhoods in the Protestant church following the historic exemple of
the Catholic orders; the later expression of the beginnings at the York
Retreat was given by the work and writings of Samuel Tuke, who
republished those of Jacobi, and by Charlesworth, Hill, and Conolly.

In the United States, the earliest examples of the older countries
having been adopted as before stated, the prevalence of the reform
was general and earlier. By the end of the second decade Rush had
written in the most humane spirit; the institution at Williamstown in
Virginia, that in connection with the New York Hospital, and the
Frankfort Retreat as an offshoot of the York Retreat had been established, as also the McLean Asylum where Wyman put in practice

the modern spirit of humane attendance. At the latter place, in the notable fourth decade, contemporary with Jacobi and Fliedner in Germany, there was published by Bell his „Directions for Attendants'", and a similar treatise by Woodward at the Worcester Asylum, also in Massachusetts. This was prior to the publication in England of the „Teachings for Attendants", by Conolly, whose contemporaries within the next ten years in the United States, — Kirkbride, Curwen, Ray and others, had great influence by their work and writings in advancing the humane care of the insane in the considerable number of asylums which by that time had been built throughout the country.

This brief reference to the history of the great movement in the first half of the last century, with little more than a recital of notable names familiar to every modern alienist, is sufficient to indicate the intensity of interest, and greatness of effort, in which many joined to reform the care of the insane. In Prussia, England, and America there was early recognition of the prime need of persons of intelligence and goodness of character who could be interested in the nursing of the insane. In all these countries there were, throughout the half century, many attemps to establish a system of training such nurses, but little was accomplished beyond the improvement of the ordinary attendants and their individual excellence. Yet, notwithstanding the failure to devise methods of systematic training, it is plain that the leadership in the recognition of the essential requirements for the nursing of the sick and the insane, and the efforts to supply the need, belonged to the alienists. There was no such effort in the general hospitals until the teaching of Florence Nightingale created the great epoch of reform in them. But, although the leadership in nursing-reform passed over to the general hospitals, it was no doubt inspired in part by the example of the work for the insane which was well known when Florence Nightingale went to visit Pastor Fliedner at Kaiserswerth in 1849.

The first thirty years of the last half century, coming down to 1880, witnessed the development of Florence Nightingale's reform; it came to the United States from England in the years 1866 to 1873, soon after the founding of the first training school at St. Thomas' Hospital in 1860. The improvement in the general care of the insane in the asylums and hospitals had taken the lead in the latter country, but in both, the success of the training of women for general nursing had a stimulating influence to new efforts by the alienists.

Yet these efforts were largely the outcome of the earlier movement in behalf of the insane; and it now became more widely spread with renewed zeal. It was the general effect of these examples that gave the new impulse to advancement in the United States and for that reason their contributing influence should be recognized here.

The spirit of the time was well expressed in the report for 1859 of the Commissioners of Lunacy in England, in which the important question of nursing and attendants for the insane was made a special subject for comment and inquiry as "one to which for many years they had steadily directed their attention"; and they endeavored to "impress upon all who are responsible for the care and treatment of the insane, the paramount duty of adopting means for securing the services of competent attendants". When the Commissioners re-issued, in 1879, their former circular letter, it was declared that "although the care and treatment of the insane have, in most respects, altered greatly for the better, improvement in the character and position of attendants has not been nearly so marked".

It was early in this period of thirty years that BROWNE, at the Crichton Institute, made historic the well-known event of "the first attempt to educate the attendants upon the insane" by a course of thirty lectures in 1854, the very year of FLORENCE NIGHTINGALE's going to the Crimea; it was near the end of this period, in 1876, that CLOUSTON read, before the Medico-Psychological Association, his notable paper in which he lamented the unattainableness of the ideal asylum and attendants, and made the significant comment that we cannot "expect to get persons to act as attendants from the (so-called) higher motives" in the absence of inducements to worthy persons to engage in the delicate duties of nursing. Noting also the inequality and the common absence of the necessary instruction, he asked, "Can we not devise and elaborate a systematic professional training for attendants in all our large asylums".

It is noteworthy that thoughtful alienists had long recognized the inadequacy of the higher motives alone to attract worthy persons to this service; JACOBI and SAMUEL TUKE believed that a sufficient supply of such persons could not be procured. Thus it was that the alienists were for a long time the first to know what was wanted for good attendants upon the sick and the insane, but, as late as the end of the eighth decade, they had not learned the secret of FLORENCE NIGHTINGALE's success.

Before passing from this formative period of modern nursing-reform, it should be noted that one of the first effects upon the alienists was to attract attention to the employment of women in men's wards. In England married women were used as "bed-makers"; in Scotland BATTY TUKE had "lady-companions" for his patients of the private class, and CLOUSTON successfully established infirmary wards in charge of women nurses. Yet, in 1880 there did not exist anywhere in the world, outside of the religious orders, a definitely and permanently organized school for the systematic professional training of nurses for the insane. There had been many attempts, especially during the previous ten years, that were generally made by the giving of a few lectures by the medical superintendents, or sometimes by an assistant medical officer of an institution; or a course of lectures might be once or twice repeated in successive years, and then cease because of the departure of the single person upon whom the instruction depended, or through failing zeal due to the frequent changes among the attendants and the absence of apparent improvement in the service. It came to be said that there was no proper place or material for the training of nures in the general wards of an insane hospital. Many believed it would be impossible to get young women, of the class who sought the general hospital schools, to become interested in work with the insane; also that, if a system of instruction could be made successful, the nurses would then leave the service, and the increased labor of medical officers in teaching would be wasted.

In the United States, in 1880, the conditions, with respect to the problem of nursing for the insane, had come to be much the same as in the mother country under the influence of the great reform in the general hospitals. It is necessary to review these prior conditions in order to trace their formative influence in the next event in this history, which was the permanent establishment of a training school for nurses at the McLean Hospital, (then Asylum). This was accomplished by the practical transfer of methods learned in a prior experience of founding a general hospital school at the Boston City Hospital; the problem was the application of certain principles to the peculiar requirements in nursing the insane. The most essential of these principles were two: 1) To give the nurse, in fair exchange for her services, a respectable profession, remunerative enough to satisfy her wholesome interest in provision for the future of herself and often of others likely to become dependent upon her; 2) To stimulate natural motherliness of the nurse, through which her womanly sympathy is at once enlisted, by teaching her what to do to relieve bodily and mental suffering. It was recognized that the scope of every plan of teaching had been too limited; it did not go beyond the idea of improving the attendance upon the patient immediately concerned.

Beginning with the year 1880, the first step at the McLean Hospital was to introduce into the attendants' work the regular methods of the wards of a general hospital, — the "manipulations of nursing", in all possible ways. The "attendants" were called *nurses*, and the "boarders" *patients*. To stimulate the expectation of profitable employment in private nursing, nearly fifty nurses, in the years 1880—5, were allowed leave of absence from time to time, upon applications for them to attend private cases. While the instruction was being carried on by these preliminary methods, the study of the situation led to the conclusion that the perpetuity of the work depended upon its having a definite organization by placing the school under the charge of a special superintendent, to carry on the substantial part of the teaching, and to maintain with her assistants the organized system. Such an organization was made formal at the McLean Hospital in 1882, the date to which the founding of the school is assigned; the processes of development continued, however, on the same lines as before; there were no lectures till later, the continuity of the system of instruction with its necessary details being mainly sustained by services other than those of the physicians. Women trained in general nursing had already been employed in two or three men's wards by Dr. JELLY, in 1877, with duties much like those of companions. Early in the development of the system of training, experienced nurses from the women's department were placed in men's wards, in charge of all the duties belonging to the "mistress of a household", and with them other young women as ward-maids, in the manner of the service of a ward in a general hospital. This plan was entirely successful and most beneficial in its effects.

Another most essential conclusion was reached during this period of the gradual development of the school. It came to be believed that there would be no adequate field for the professional employment of the product of the school as specialist nurses in the public service. It was determined therefore to give the pupil nurses a course of instruction covering as much as possible that of a general hospital training. In a comparatively small hospital like the McLean this seemed difficult at the outset, but it was held that in the large hospital for the insane, with the possibility of special "infirmary" and "hospital" wards, there should be sufficient material for instruction in the practice as well as in the principles of general nursing. In 1884 the essential methods of instruction had become well determined and established, — also the probability of a considerable demand for the nurses so trained; then regular courses of weekly lectures for senior and junior classes were begun by the medical staff and continued during eight months of the school year. The special exercises heretofore conducted by the superintendent of nurses and her assistants were further developed, with instruction in surgical "first-aid", etc., by assistant physicians. The work of a full curriculum of two years was then in full operation and continued without interruption thereafter; the instruction was largely devoted to general nursing with constant reference to the application of principles and methods to the nursing of the insane. The women graduates who chose to do so were permitted to take an additional year of training at the Massachusetts General Hospital; at the present writing all of the women and those of the men who so elect, spend at that hospital eight months of the now extended course of three years. Early in 1886 five nurses were graduated who had been from three to four years under training; later in the year ten others made the total product of the year fifteen nurses. Classes of men were begun in 1886; and in 1890 the product of the school aggregated seventy women and twenty-two men. In the latter year only twenty-two of the graduates remained in the service; but the general success of those who had gone out had great influence in giving the school a standard of attractiveness, ever after maintained, which has drawn to it pupils of high character.

The establishment of other schools came immediately after that of the McLean Hospital. Following its class of 1886, a class was graduated at the Buffalo Hospital, under Grangers' instruction, chiefly in lectures by himself in a course of two years; in that year three schools were newly established, respectively by Wise, Dewey, and Hinckley; they were followed in 1888 by Bancroft, and in 1889 by Page. Thus,

45

in 1890, there were at least five permanently established schools that have continued since in active existence. In 1906, sixty-two schools in hospitals for the insane could be enumerated. While their requirements have not the uniformity that could be desired, there has been great advancement in that regard; the tendency is to increase the course of training to three years, and to keep up with the progress in the general hospitals as has been done at the McLean Hospital. As in that hospital, there has been a positive tendency in all the succeeding ones to qualify the graduates for general nursing, on the principle that requires the medical student intending to be a specialist to ground himself in the general knowledge of his profession. Experience has shown that, in this combination of training, these factors do not conflict; the primary and most general requisite in the nurse is perfection in her personal relations with the patient, and this is best attained in mental nursing; even though the nurse, as Clouston's did, should ultimately prefer bodily nursing; she does not forget the former when it is followed by the really specialist training in the care of surgical and medical cases in a hospital for "general" diseases. This characteristic of the insane hospital training schools in the United States stimulates and promotes the strong movement that has been going on in them toward a more complete hospitalization of the institutions. The broader training of the nurses reacts upon the teachers. While the interest of physicians in the hospitals in surgery and general medicine is not unique here it is probably more general. The increase has been notable during the last fifteen years in the provision made for the surgical treatment of the insane in the large institutions, not only in respect to gynecological surgery but for relief of all remendiable conditions; the well-furneshed "surgery" is more common. The present method of treating the tuberculous insane by insulation is an example. The broader training of the nurse is both a consequence and an aid.

Instructive evidence of the characteristics here described and of other conditions in this country, which play their part in the history of modern reform in nursing, may best be introduced here by reference to a number of recent articles in the American Journal of Insanity.

Brown presents a „Report of the Gynecologial Surgery in the Manhattan State Hospital" in the number for January 1906. This is a carefully worded resumé of the subject as well as a report of extensive practical work; the argument forcibly sustains the conclusion that „The primary object of surgical operations upon the insane should be to improve the physical status of the patient with one end only in view, of relieving them physical suffering and nervous disturbance. If as a result of this relief they are mentally improved, it is a sequel not primarily sought yet welcomed." Witte and Knapp in the same number publish papers on kindred subjects leading to a like conservative conclusion, while recognizing the right of the insane, even though incurable, to relief from painful conditions.

Tuttle, in a paper on „The Male Nurse" in the number for October

1906, describes the methods and the advancement at the McLean Hospital, and gives a comprehensive and instructive account of the state of progress in the training of nurses throughout the country. A comparison with the methods of instruction in Great Britain leads to the conclusion that „there is no doubt that the schools in the United States give more instruction to their pupils than do the English and Scottish schools." It appears also that much of the instruction is given there by the hospital staff, with less attention to general nursing. The same author, as Chairman of a Committee on Training Schools for Nurses, presents in the number for July 1907, a „Report" adopted by the American Medico-Psychological Association in which are summarized the generally recognized requirements for organization, and courses of instruction, with a list of subjects to be taught, and full schedules of practical work. The best practice of the schools in the United States is set forth, the point being clearly made that „nurses should be taught general as well as special nursing."

Bancroft, in the number for October 1906, discusses the subject of „Women Nurses in Wards for Men in Hospitals for the Insane." In this and his other writings on kindred subjects the author presents advanced ideas which are the practical outcome of long experience in the training of nurses.

In the United States the history of nursing in the hospitals for the insane includes that of humane attendance, which was an essential part of the great reform of Pinel and Tuke. These hospitals were in advance of the general hospitals during the first half century, on both continents, through the earnest and constant efforts of the alienists to give the insane the kind of intelligent and sympathetic personal service that springs from the higher motives; but little improvement was made beyond the grade of „ordinary attendants". In the third quarter of the century nursing-reform was established, and widely extended in the general hospitals by educating the nurse and giving her a respectable profession. This proved, as a sequence, to be remunerative in private life and an inducement to attract worthy persons to the service of the general hospitals. A concurrent advancement was not gained for the insane, in spite of the renewed efforts of the alienists, because they did not see the way to offer a like inducement; their attempts were aimed too much at creating a specialist attendant for their own service, without sufficient provision for training a nurse qualified for the public service beyond the narrow scope of mental nursing. This was the situation both in the United States and older countries, a little later than the beginning of the last quarter century.

The success of the effort in the United States begun in 1880, resulting in the permanent establishment of a training school for nurses for the insane, was gained by the accomplishment of two definitely planned purposes: (1) By organizing a school with a sufficient staff of teachers and officers to insure its perpetuity and enable it to offer an adequate course of training to lead to a profession; (2) By insisting upon giving a broad training to qualify the pupil for general nursing; it was the proven success of this that determined the larger usefulness and ready employment of the nurse in the public service. The hospital lost nothing by making it worth something to the nurse to come to it. These two provisions appear to have been the most potent factors in bridging the long existing difficulty that stayed the progress of the alienists. It was on such foundations that, in twenty years, sixty-two schools have been established, upon the independent initiative of their founders.

The result is that the adoption of a plan of training with such a scope is contributing to the more rapid and complete hospitalization of the institutions for the insane in the United States. These schools possess a power of growth, and by maintaining their kinship in the broad field of general medicine they are themselves stimulated to keep pace with the advancement in the general hospital schools. Many of the nurses from the former go for a time to a general hospital to specialize in surgery, etc.; or to a lying-in, or other hospitals. With the increasing practice in the schools, of employing nurses from others, there is freedom for the adaptation of the nurse to her calling according to personal qualifications and her inclinations, much like that of the medical student. The disposition of the „nursing world" to relegate the „mental nurse" to an isolated, specialist class has failed; she has won her place, and is now recognized by organized associations as having the standing of a nurse, when properly trained. This helps to raise and hold up the standard of the schools for nursing in the insane hospitals.

Great interest belongs to the tracing of the factors of development of these schools for nursing; they are growing up to their contributive place in the great movement in the insane hospitals which is surely leading to the recognition and relief of all diseases that afflict the insane, making the field of psychiatry as broad as that of general medicine.

Conclusions d'une étude sur le recrutement des Infirmiers et Infirmières dans les Asiles d'aliénés et Hôpitaux de Province

PAR

Dr. A. RODIET

Médecin-Adjoint de l'Asile public d'aliénés de Clermont.

———————

De l'étude de la question du personnel secondaire en province, étude avec tableaux et statistiques, résultat d'une enquête auprès des Directeurs d'Asiles et d'Hôpitaux, des Inspecteurs de l'Assistance et des Professeurs d'Écoles d'Infirmières.

On peut conclure.

1⁰. Le recrutement du personnel secondaire dans les hôpitaux et asiles d'aliénés de province est difficile pour différentes causes: Manque de considération, — sujétion à une discipline parfois très sévère, — travail pénible par ses conditions mêmes — salaire médiocre — insécurité du lendemain.

2⁰. A cause de ces difficultés du recrutement, on se trouve souvent obligé d'admettre au rang d'infirmières des sujets qui ne présentent pas toutes les garanties qu'on devrait pouvoir exiger de ceux qui sont en contact perpétuel avec les malades. — Pour remédier à cet état de choses, plusieurs moyens qui se complètent :

A. Choisir parmi les pupilles de l'assistance publique les plus intelligents, les plus travailleurs, et les instruire suivant l'idée du Directeur de l'Assistance et de l'hygiène publiques, dans une école spéciale.

B. S'adresser aux Directeurs d'asiles des départements pauvres pour les prier d'aider au recrutement des asiles dont les cadres ne sont pas complets. — A ce sujet notre statistique est très instructive et permettrait, sous certaines conditions de frais de voyage (¹) et de fiches à faire établir par les Maires, de se procurer un personnel non instruit, mais susceptible d'éducation.

C. — Le recrutement dans les régiments à la libération de la classe. Des hommes ne sachant où s'occuper en quittant l'armée, se trouvent ainsi immédiatement pourvus d'une place. — Jeunes, habitués à une

———————

¹) Frais de voyage pourraient être couverts en partie par l'Infirmier qui viendrait d'un asile où il débute à 10 F. par mois (il y en a) pour passer dans un asil où le traitement de début est de 30 F., en partie par l'asile qui aurait demandé l'envoi.

discipline, il sera plus facile de les instruire et de les préparer à leur mission (cette idée due à Mr. BOURNEVILLE n'a pas encore donné les résultats espérés dans les hôpitaux de Paris).

D. — Le recrutement dans les oeuvres d'assistance par le travail et les Sociétés de Bienfaisance. On assurerait ainsi un emploi à des malheureux dignes d'intérêt, et on leur donnerait la possibilité de se relever. Mais il importe que chacun d'eux soit l'objet d'une étude attentive de la part de l'oeuvre d'assistance, avant son envoi à l'asile. Ce n'est pas à un individu taré qu'il faut confier des malades, il lui serait trop facile d'exploiter et de pervertir ces faibles d'esprit. Aux infirmes comme soutien il faut des gens d'intelligence solide et d'âme compâtissante.

L'oeuvre d'Assistance, parmi ces nombreux pauvres, pourra choisir des hommes et des femmes qui non seulement seront restés honnêtes, malgré les épreuves, mais qui, d'avoir souffert, comprendront mieux la souffrance des autres.

Et puis, pourquoi ne trouverait on pas parmi les milliers de femmes assistées ces personnes d'éducation dont on a tant parlé au Congrès d'Assistance de Bordeaux? Il y a des veuves de fonctionnaires et d'employés qui cachent leur misère et pour qui ce ne serait pas déchoir que de soigner des malades.

E. — Quelque soit le mode de recrutement, il faut instruire les infirmiers et les infirmières.

Ce n'est pas seulement en organisant des cours théoriques à heure fixe que ce but est atteint. C'est au moment de la visite des malades et à toute heure, à l'occasion du moindre incident, que le médecin peut donner à l'infirmier l'instruction à laquelle il a droit.

Ces leçons pratiques ont la même utilité que pour l'étudiant en médecine le cours au lit du malade.

F. — Il est impossible de modifier la situation actuelle, si les Commissions de Surveillance des Asiles n'améliorent pas le traitement du personnel secondaire, et n'installent pas une caisse de retraite donnant des garanties et assurant l'avenir.

G. — Un office central de recrutement des infirmiers d'asiles et d'infirmières, fonctionnant soit dans un établissement dépendant de l'assistance, soit même au bureau de l'assistance, peut s'installer sans frais.

Il s'agit de se tenir en contact avec les oeuvres de Bienfaisance si nombreuses à Paris et en France, en leur demandant des sujets choisis avec soin.

Chacun d'eux apporterait sa fiche, en arrivant à l'asile. Les plus jeunes et les plus instruits pourraient être confiés à l'École spéciale déjà réservée aux pupilles de l'assistance.

H. — Cet établissement serait organisé sur le modèle de la prochaine École d'Infirmières de la Salpêtrière, et situé dans une grande ville, pour que l'instruction pratique se fasse à l'hôpital et à l'asile, entretenu aux frais des départements qui en bénéficieraient.

„L'Institut des infirmiers, infirmières et gardes malades de France" serait la pépinière attendue par les Directeurs d'Hôpitaux et d'asiles de province. Tout en respectant les droits acquis par les Surveillants et Surveillantes déjà en fonctions et qui souvent sont dignes des plus grands éloges, les Chefs de quartier d'Infirmerie et les panseurs de chirurgie, seraient ainsi recrutés.

Le service rendu par cette création s'étendrait même aux familles aisées qui veulent garder leur malade à domicile et éprouvent souvent le plus grand embarras à trouver l'infirmier discret instruit et dévoué qu'il faut auprès d'un aliéné ou d'un blessé.

Ce serait là par excellence une oeuvre de mutualité et de solidarité qui assurerait les soins les plus intelligents au malade riche, à sa maison, au malade pauvre, à l'Hôpital.

Le Service infirmier Néerlandais à l'asile du Fort Jaco à Ucole (Bruxelles).

Dr. LEY,

méd. en chef de l'asile du Fort Jaco-Uccle (Bruxelles).

M. le Président, Mesdames et Messieurs, je visitais il y a quelques mois un asile situé au fond d'une province française et passant dans le quartier des agités je faisais observer au médecin, qui m'accompagnait et qui cependant est imbu des idées modernes, combien il serait désirable de voir disparaître les camisoles de force, les entraves, les liens de toute espèce qui transformaient son asile en une sorte de cage de bêtes fauves. Il manifestait sa conviction de l'impossibilité qu'il y a de transformer ainsi un établissement et croyait que la vie du personnel serait vraiment en danger, si on supprimait les moyens de contrainte chez des malades habitués depuis des années à la camisole aux entraves. Je me suis trouvé personnellement, il y a un peu plus d'un an à la tête d'un asile ou sévissait le restraint le plus complet et j'ai cherché à modifier cette situation. Le personnel religieux existant était d'une incompétence et d'une mauvaise volonté, telles que nous avons dû l'éliminer en entier et qu'après quelques vaines tentatives pour trouver dans notre pays un personnel éduqué ou seulement éducable, nous nous sommes adressés à la Hollande où nous sommes parvenus à trouver un personnel éduqué et compétent. Grâce à l'appui précieux du Dr. et de Mme. van Deventer nous sommes arrivés à constituer un noyau d'infirmières suffisant à pourvoir aux premières nécessités. Je suis heureux de leur témoigner ici une vive reconnaissance. Je dois aussi un hommage de gratitude à mes collègues des asiles hollandais qui, toujours avec une amabilité réelle, m'ont fourni sur les infirmières qui sollicitaient une place chez moi, des renseignements, indispensables pour assurer un recrutement rationnel et efficace : au début nous eûmes besoin d'un assez grand nombre d'infirmières diplômées et complètement formées. Actuellement nous pouvons déjà, après un peu plus d'un an admettre des élèves infirmières et leur donner dans l'école que nous avons créée à l'asile, l'éducation professionnelle.

L'organisation au début ne s'est pas faite sans quelque bâtonnement, mais ce qui a surtout rendu la chose possible c'est le renoncement à la direction du personnel par l'administration de l'établissement représentée par le Dr. Marin et Mr. F. Piret. C'est le médecin qui a été chargé de recruter les infirmières, c'est lui qui règle leur service et exerce la discipline ; il a son personnel complètement en mains, situation qui devrait exister partout.

En Belgique elle est exceptionnelle, le médecin n'a en général aucune autorité sur le personnel infirmier et c'est là le motif de sa puissance à organiser les réformes modernes de l'assistance des aliénés. Nous avons installé à l'asile deux infirmières en chef, ayant chacune une partie de l'établissement à diriger, puis une première infirmière à la tête de chaque section. C'est donc toujours sous la direction d'une infirmière responsable que travaillent les „zusters". Un phénomène intéressant pour nous fut la demande que nous ont faite les infirmières dès le début de leurs fonctions de renvoyer les servantes employées jusqu'alors à l'établissement. Elles aimaient mieux faire elles mêmes avec l'aide des malades toute la grosse besogne que de voir les malades en contact avec des personnes non éduquées et grossières.

Les moyens principaux employés pour passer du restraint au no-restraint furent d'abord l'alitement intensif; les réfectoires, les salles de réunion furent transformées en salles de traitement au lit avec surveillance continué jour et nuit, puis l'emploi des maillots humides attachés avec des épingles de sûreté ou parfois même cousus au moyen de ficelle. Ce moyen que nous considérons comme transition à peu près indispensable du restraint au no restraint n'est évidemment pas à employer dans les circonstances ordinaires.

Actuellement après un an nous nous félicitons vivement du changement survenu. L'asile a l'aspect d'un hôpital, le no-restraint est mis en pratique et nous pouvons accorder à beaucoup de nos malades une liberté jadis inconnue. Nous croyons pouvoir conclure de cette expérience:

1. Lorsqu'on doit fonder un asile d'aliénés à accroissement éventuellement rapide, il faut avoir un personnel préparé, spécialement éduqué d'avance.

2. La transformation brusque d'un asile et le passage immédiat du restraint au no-restraint n'est possible que dans les pays où on a pu éduquer d'avance un personnel spécial; sinon le mieux est de trouver à l'étranger le noyau d'infirmières nécessaire, puis de fonder autour de lui une école dans laquelle il servira d'exemple.

Nous espérons voir en Belgique se constituer dans l'avenir un corps d'infirmières et d'infirmiers capables et soumis, comme l'exige l'esprit scientifique moderne, à la seule autorité du médecin.

Dr. WOJISLAV M. SOUBOTITSCH.

Bei uns in der Belgrader Irrenanstalt halten wir keine speziellen
Vorträge dem Wartepersonal; wir belehren es aber am Krankenbette, in den Abtheilungen während der Besuche (Visiten) Vor-
und Nachmittags, je nachdem was sich als notwendig erweist.
Wir sind mit dieser Art der Belehrung recht zufrieden, und ich
kann nur Lobendes über den guten Willen und erfolgreiche Leistung
unseres Personales sagen.

Die Anwendung der Zwangsjacke ist auf das Mindeste eingeschränkt; nur auf die Fälle wo es wirklich unabwendbar ist,
und nur auf Grund der aerztlichen Bewilligung, und in aerztlicher
Anwesenheit.

Dasselbe gilt für die Separierungs „Zelle".

Dr. N. BAJENOFF (Moscou).

Je prends la parole non seulement pour féliciter notre confrère,
le Docteur Ley, de l'énergique effort qu'il a fait pour réformer le
service de l'asile qu'il dirige, mais encore pour remettre à point
la question du „restraint" et du „no-restraint". Pour bien des pays
et pour beaucoup d'asiles il serait impossible d'attendre la création
d'un corps d'infirmiers bien éduqués ou même d'en voir venir
les cadres de l'étranger pour abolir les moyens de contrainte dans
le service et d'y faire du no-restraint. Ainsi dans mon pays où
nous travaillons avec un corps d'infirmiers dont la majorité est
illettrée, nous sommes parvenus à faire dans nos asiles du no-restraint
absolu. Voyez-vous Messieurs, le no-restraint n'est pas seulement
un faisceau de mesures humanitaires employées dans un établissement d'aliénés; c'est encore la meilleure école et peut-être la seule
bonne pour styler les infirmiers et tout le personnel. Je conclus donc
que quand on se trouve en présence d'un vieil asile — comme il y
en a encore beaucoup — où les moyens de contraintes sont largement
employés, la meilleure façon pour le médecin en chef qui tient vraiment
à faire des réformes radicales dans le sens du „no-restraint", c'est
de ne pas attendre l'importation de l'étranger d'un cadre d'infirmiers
diplomés, mais tout simplement de demander à l'économie de
l'asile, toutes les camisoles de force et autres ustensiles soi disant
psychiatriques qu'il serait trop long d'énumérer, de les compter
et de les mettre soigneusement sous clef. Il serait encore mieux
d'en faire un tas dans la cour de l'asile et d'y mettre le feu pour
que nul dans le personnel de l'asile, infirmiers, surveillants ou
autres l'ignore et ne garde plus aucun espoir de voir reparaître
la camisole de force ou d'autres moyens de contrainte dans son
service. Croyez en un vieux médecin d'asile; c'est encore la meilleure et la plus efficace méthode de faire la réforme.

Dr. SANO (Anvers.)

Je suis tout à fait d'accord avec les paroles de l'orateur qui m'a précédé : M. le Dr. BAJENOFF. Monsieur le Dr. LEY répète toujours qu'on trouvera à l'étranger le personnel nécessaire pour abolir l'ancien système de soigner les malades. Ceci peut bien se prétendre, quand on veut, comme le Dr. LEY, improviser en psychiatrie. Mais n'est-il donc pas possible de travailler avec prévoyance et ne serait-ce pas décourageant de devoir supposer que dans son propre pays on ne puisse pas obtenir un bon résultat par l'enseignement? Et n'est-ce pas aussi un inconvénient que les infirmiers étrangers ne sachent pas suffisamment la langue et ne connaissent pas les mœurs des personnes qu'ils soignent.

Il y a trois mois, à un moment propice, nous avons passé, du restraint au no-restraint à l'hôpital Stuyvenberg, à Anvers, après une longue préparation de cinq ans.

Je suis encore reconnaissant au docteur VAN DEVENTER pour son rapport, où il nous dit que les asiles communaux offrent aux infirmiers l'occasion d'obtenir des connaissances théoriques et pratiques. Et à mon avis, dans notre pays, où les asiles d'aliénés doivent encore devenir des hôpitaux, cette première instruction dans un hôpital est une nécessité.

Le personnel infirmier doit être sans aucun doute sous la direction d'un médecin et je suis d'avis qu'en Belgique les médecins doivent se charger de l'enseignement avant de parler d'un examen d'état. Il serait déplorable de s'adresser dès à présent au législateur, vu que celui-ci ne peut encore rien savoir. Il nous faut d'abord avoir, comme en Hollande, une société de médecins indépendante et bien organisée qui conduise ce mouvement.

Dr. A. MARIE (Villejuif)

dépose sur le bureau du congrès le mémento d'infirmiers d'aide publié par lui et Mr. le Dr. MOREL de Mons. Il se joint à Mr. le Dr. BAJENOFF et à Mr. SANO pour soutenir qu'il est possible de passer du restraint au non-restraint directement et d'emblée.

Les infirmiers se forment au contact des malades et l'on peut les styler de suite à l'emploi de la douceur substituée aux contraintes. L'exemple de l'assistance familiale et de l'adaptation rapide de la plupart des habitants d'une colonie familiale montre la possibilité d'orienter d'emblée la surveillance des aliénés dans le sens du non-restraint sans personnel préparé au préalable.

Dr. VAN DE CALSEYDE (Gand).

On peut arriver à de bons résultats non seulement en renouvelant brusquement tout le personnel tel qu'on dit l'avoir fait à Uccle, mais également en instruisant convenablement le personnel existant.

Un *cours complet* d'enseignement professionnel est donné depuis plusieurs années déjà, à l'établissement du Strop. Ce cours comprend toutes les branches de la médecine générale (y compris une partie généralement ignorée des infirmiers, la diététique du malade fébricitant et de l'aliéné, par exemple de celui qui doit être nourri par la sonde); la durée du cours est de trois ans. Il est donné actuellement à environ 40 élèves, qui le suivent durant onze mois de l'année et cela à raison de trois leçons par semaine, de façon à permettre à tous les élèves de venir s'instruire sans nuire à l'organisation du service.

Le personnel enseignant se compose du médecin en chef, du médecin-adjoint et d'un répétiteur dont nous avons pu depuis longtemps apprécier l'esprit d'initiative et les grandes capacités.

Nous ne donnons que des notions théoriques absolument indispensables à la compréhension des démonstrations qui forment l'objet du cours, nous basant en ce point sur l'expérience des années précédentes. Ces démonstrations sont faites également, je le répète, pour l'art culinaire approprié au régime des malades et elles sont répétées ainsi que les autres par chaque élève individuellement sous la critique du professeur.

Ces démonstrations sont consacrées par des répétitions hebdomadaires et par un examen de fin d'année, ce qui nous permet de trier les élèves et de désigner d'accord avec la direction ceux d'entre eux dont les capacités spéciales s'imposent pour en faire plus tard des chefs infirmiers et des moniteurs pour les élèves du cours préparatoire.

Ces démonstrations sont considérablement facilitées par un manuel spécial abondamment illustré que chaque élève possède et par un matériel d'enseignement spécial que beaucoup de policliniques universitaires pourraient nous envier et qui ne fait que s'augmenter grâce aux libéralités du R. Père Amédée, supérieur général des frères de la charité.

J'aurai souligné encore davantage les fruits qu'on est en droit d'attendre de cet enseignement professionnel, quand je vous aurai dit, Mesdames et Messieurs, que la maison mère des frères de la charité est annexée au „Strop" et que le personnel de toutes les institutions des frères, pour aliénés, enfants idiots et arriérés épileptiques, sourds-muets et aveugles, enfants indisciplinés etc. y reçoit sa formation première.

Ces résultats obtenus jusqu'à ce jour sans être parfaits sont déjà tellement satisfaisants que nous nous efforcerons de perfectionner nos méthodes de jour en jour, de façon à obtenir un personnel infirmier défiant toute critique.

Père Amédée STOCKMANS (Gand).

Mesdames et Messieurs; si j'ai demandé la parole, c'est simplement pour faire entendre une petite protestation au sujet du discours de Mr. Le Docteur LEY. Je ne m'attendais pas à voir Mr. le Dr. VAN DER CALSYDE prendre la parole sur un des sujets, que je comptais mettre au point sur l'éducation professionnelle des garde malades. Il me dispense de vous en dire long, puisqu'il vient de vous exposer comment l'éducation professionnelle est donnée à notre établissement „Le Strop". Nous avons tenu, à fournir à nos médecins un outillage complet, pour qu'ils puissent avec fruit donner leurs cours à nos jeunes religieux. Ce cours existe depuis plusieurs années et je n'ai donc pas été peu surpris d'entendre le Docteur LEY nous dire que l'éducation professionnelle faisait absolument défaut en Belgique.

Mr. le Dr. LEY a avancé également que le médecin belge n'a absolument rien à dire dans les asiles belges. Là encore je me vois forcé de le contredire. Nous laissons à nos médecins la direction complète du régime médical, c'est à dire de tout ce qui se rapporte à la thérapeutique comme le prescrit le règlement général et organique, joint à la loi belge.

Dans ces derniers temps une petite difficulté a surgi concernant les promenades et les sorties libres des malades. Puisque la loi belge rend le Directeur responsable de tout accident qui peut survenir aux malades, nous avons cru que cette responsabilité ne pouvait pas exister dès que le médecin ordonne des sorties contre l'avis du directeur.

Nous ne nous sommes cependant pas opposés aux promenades et sorties; nous disons simplement que si le médecin les ordonne contre l'avis du directeur, il faut qu'il en prenne la responsabilité.

Voilà Mesdames et Messieurs les deux points que je tenais à relever dans le discours de Mr. LEY.

Dr. J. MOREL (Mons).

Après les paroles prononcées par Mr. le Président, je crois devoir ajourner la discussion sur les devoirs du médecin jusqu'à la séance de demain. Quant à ce qui concerne l'éducation des gardes malades dans les hôpitaux pour aliénés, je dois faire observer que cet enseignement a été refusé en 1889 par Mr. STOCKMANS pour le motif que cet enseignement devait se donner à la maison mère; ce prétexte devait être considéré comme un refus, attendu qu'il est indispensable d'admettre ce motif comme sérieux. L'enseignement doit être personnel et donné dans chaque asile. Cet enseignement doit être d'autant meilleur qu'il sera donné dans un plus grand nombre d'asiles. En plus dans les asiles de Mr. STOCKMANS les religieux ne figurent que dans la proportion d'un tiers; les deux autres tiers étant recrutés parmi des gens sans position, sans métier, qui leur permette de gagner autrement leur pain. Cette partie laïque des gardes malades, la majorité ne reçoit pas cet enseignement.

Quand je fis mon entrée à l'Asile de Mons, un asile de l'état, j'espérais en la parole du législateur belge, qui en 1872 déclarait, que les asiles de l'état seraient des asiles modèles d'après lesquels tous les autres asiles auraient à se calquer. Cet espoir a été une déception. Je croyais que les soeurs de charité recrutées dans un meilleur milieu auraient accordé l'objet d'un de mes plus vifs désirs, l'enseignement professionnel; ce fut en vain. Il me fut répondu que les religieux n'avaient pas le temps de suivre les cours. Mais je me hâte d'y ajouter que le nouveau supérieur des soeurs de charité, présent à la séance a donné un meilleur accueil et a consenti a me laisser donner l'enseignement. Je le donnerai sans peur lorsque le manuel pour garde-malades sera publié, ce qui se fera dans quelques jours.

Dr. LEY (Uccle).

Mesdames et Messieurs, je suis heureux d'être venu à Amsterdam apprendre que l'éducation des infirmiers et infirmières se fait dans nos asiles belges. Il est chez nous de notion courante qu'elle n'existe pas, et ce fait a été affirmé récemment encore à la société belge de médecine mentale sans soulever de protestation de la part de nos confrères en psychiatrie.

Nous avons des motifs de nous défier de la sollicitude des autorités religieuses vis à vis de l'instruction professionnelle. Il y a quelques années l'évêque de Gand a défendu — et le fait a été constaté par divers journaux psychiatriques — aux infirmiers religieux de certains asiles hollandais de suivre les cours de la Nederlandsche Vereeniging voor Psychiatrie en Neurologie. Cela nous permet d'être un peu sceptique.... Néanmoins si les asiles religieux veulent marcher en avant, nous serons les premiers à les saluer et à nous en réjouir.

Père Amédée STOCKMANS (Gand).

Mesdames et Messieurs, je dois un mot de réponse au discours agressif de Mr. le Dr. Morel. Je ne le suivrai pas sur le terrain des personnalités, parce que je juge qu'elles ne devraient jamais se produire dans un congrès. Si nous sommes venus à ce congrès, c'est pour tirer profit de l'expérience de tous pour le bien de nos malades et il me semble qu'on devrait marcher la main dans la main pour arriver au but, au lieu de se livrer à des discussions inutiles. Mr. Morel prétend que je lui aurais refusé de donner un cours professionnel, quand il était médecin à l'Hospice Guislain.

Je ne me rappelle pas d'avoir jamais formulé ce refus, mais je sais que les difficultés de ménage étaient telles à cette époque, qu'il n'y avait pas moyen de s'entendre à ce sujet. Il y a de cela bien des années et il serait peu convenable de vous dépeindre ici

ces difficultés puisqu'il faudrait avoir recours à des personnalités.
En tout cas, ce qui prouve notre volonté ferme de voir ce cours
se donner, c'est qu'il existe depuis au moins cinq ans. Je dis la
même chose pour les soeurs de la charité où le cours est aussi
régulièrement donné et produit les meilleurs résultats.

Mr. MOREL prétend que le personnel religieux de nos établissements
n'est que d'un tiers du personnel général, c'est encore une erreur;
je l'évalue à la moitié ou un peu plus. Il en conclut que le tiers
seulement reçoit l'éducation professionnelle. Disons d'abord la moitié;
puis ajoutons que déjà on a commencé, petit à petit il est vrai,
à donner aussi des leçons aux laïques; tout le monde sait combien
ce recrutement offre de difficultés. Chez nous la situation s'améliore
de jour en jour et je suis persuadé que l'élément laïque se formera
convenablement et suffisamment et présentera bientôt toutes les
garanties qu'on peut en exiger.

D'ailleurs, comme chez nous, ils sont dans chaque section placés
sous la direction directe des religieux, ils se forment pratiquement
à l'emploi de garde malades.

Chanoine F. VAN RECHEM, (Gand).

Messieurs, veuillez me permettre de faire une rectification au
discours que vient de prononcer Mr. le Dr. LEY, où il affirme
que l'Evêque de Gand aurait défendu aux religieux et religieuses
d'assister à des leçons de neurologie et de psychiatrie, données
en Hollande.

J'affirme que j'ignore absolument l'existence de cette défense.

Monseigneur l'Evêque de Gand est loin d'être hostile à l'enseignement scientifique, au contraire, il l'encourage, et l'établit partout
où il le croit utile et nécessaire.

L'année dernière Monseigneur a pris la généreuse initiative d'un
enseignement spécial au grand séminaire de Gand, où Mr. le
docteur VAN DURME, professeur à l'université, donne aux sémi-
naristes des notions d'anatomie, d'hygiène et des premiers soins
à donner en cas d'accidents.

Prof. BUCHHOLZ (Hamburg).

In Deutschland hat sich die Irrenpflege selbstständig in den
einzelnen Bezirken entwickelt, daher besteht daselbst nicht eine
vollkommene Einheitlichkeit in der Art der Ausbildung des Pflegepersonals. In einer grossen Reihe von Anstalten werden von
den Aerzten Curse für das Pflegepersonal abgehalten, der Haupt-
wert wird auf die Ausbildung des Pflegepersonals in praktischer
Uebung am Krankenbett gelegt. Dies ist durchführbar, da in
Deutschland die meisten Anstalten über eine sehr grosse Zahl

von Aerzten verfügen. Zu ihrer Ausbildung kommen die Pfleger
und Pflegerinnen in der ersten Zeit ihres Dienstes auf grössere
Lazarethstationen, um vor allem erst intensive Krankenpflege zu
lernen; erst dann werden sie zu weiteren Diensten herangezogen.
Da fast in allen Anstalten die Wachsaal- und Bettbehandlung in
der weitgehendsten Weise gepflegt wird, kommen Isolierungen,
abgesehen von Isolierung etwa crimineller Kranke, kaum vor.

Séance Mardi 3 septembre
I h. 30. de l'après-midi.

Président d'honneur : Prof. ASCHAFFENBURG (Cologne).
Président : Dr. RUYSCH.
Secrétaire : Dr. BENDERS.

Rapport II. **Le traitement des aliénés, ayant comparu en justice.**

1er Rapporteur : Dr. J. MOREL
Médecin-Directeur de l'asile des aliénés de l'État à Mons.

Le traitement des aliénés et des dégénérés délinquants.
Le service de médecine mentale dans les prisons, les dépôts de mendicité
et de vagabondage et les écoles de réforme.

En organisant le service de médecine mentale dans les prisons, M. Jules Lejeune, Ministre de la Justice, eut la conviction que celles-ci renfermaient des aliénés ; il tint à venir au secours immédiat de ceux qui se trouvaient en état d'aliénation mentale au moment de leur condamnation ou qui étaient devenus aliénés dans le cours de leur détention. M. le Ministre Lejeune avait été frappé à la fois du grand nombre de condamnations encourues par une masse de criminels récidivistes.

Il ruminait un projet de réforme ; la protection de la Société contre les aliénés et les dégénérés anti-sociaux. Depuis le jour où le service de médecine mentale fut organisé en Belgique, l'éveil fut donné ; beaucoup de psychiatres et de jurisconsultes devinrent unanimes à proclamer la nécessité de prendre des mesures contre les malheureux, inaptes à se conduire convenablement dans la Société. Pour tous ceux qui, socialement et scientifiquement, tenaient à donner des garanties sérieuses à la Société, un projet de réforme devint inévitable.

Si l'on doit aide et protection à la Société, on doit également assistance rationnelle à ceux qui, par une cause quelconque, héréditaire ou acquise, se trouvent dépourvus des moyens indispensables pour occuper une place honorable dans la Société.

A priori la place des aliénés et des dégénérés criminels n'est pas dans une maison de détention érigée pour les criminels ; les psychiatres et les jurisconsultes doivent être unanimes à ce sujet. S'il existe chez les criminels un état d'aliénation mentale ou de dégénérescence prononcée qui s'oppose à leur retour dans la Société, il faut que le législateur ait recours à d'autres mesures, à des moyens prophylactiques pour prévenir la dégénérescence et la criminalité ; qu'il stipule dans la loi, avec une précision nette, que ces déclassés doivent appartenir à un genre d'établissements où ils serient l'objet d'un traitement spécial visant leur réforme morale et intellectuelle.

La peine atteint bien rarement le but visé par le législateur actuel, même pour certains dégénérés et aliénés apparemment inoffensifs. Le règlement de la prison est invariable ; il s'applique à tous les détenus. C'est par tolérance que dans quelques pays on prescrit des mesures de douceur et de clémence envers ceux absolument inaptes à subir le règlement pour cause d'insuffisance mentale.

Quoiqu'il en soit, malgré ces dérogations ou mesures humanitaires et louables, la distinction absolue n'est pas établie. Nombre de psychiatres se trouvent actuellement en peine pour aboutir à cette distinction entre les aliénés criminels et les criminels aliénés. Ceux attachés aux prisons, y ayant un service actif, sont unanimes à confondre beaucoup de ces cas et à déclarer qu'il faut à ces détenus un traitement spécial analogue à celui organisé dans les asiles d'aliénés, mais en harmonie avec la nature des formes morbides. Il est regrettable que le Gouvernement belge n'ait pas cru devoir réclamer à ses médecins aliénistes une analyse complète de la situation mentale des principaux détenus qui ont présenté des troubles, y compris leur histoire psychologique depuis la plus tendre enfance jusqu'au jour où, pour la première fois, ils se sont trouvés devant le Magistrat instructeur, même l'étude psychologique sommaire de leurs ascendants directs, de leurs frères et soeurs. Ces histoires stupéfieraient tous ceux intéressés dans cette question vitale ; elles détruiraient à jamais le préjugé que tous les récidivistes sont des criminels dans le véritable sens du mot ; le préjugé ferait place à une idée plus logique et plus charitable, conduisant à la nécessité d'une mise en traitement d'environ 80 $^0/_0$ des récidivistes.

Il est pénible de devoir se borner chez les condamnés aliénés ou devenus aliénés dans le cours de leur détention à la constatation du trouble mental. D'une part la question de la révision d'un procès est une question difficile et peu agréable ; d'autre part la question d'une grâce sollicitée auprès de l'autorité supérieure ne peut effacer la honte provoquée par les erreurs judiciaires.

Il en résulte, dans l'état actuel de la situation, qu'il faut se limiter aux mesures légales en cours et essayer d'adoucir la situation des détenus troublés dans leurs facultés mentales ; il faut se hâter sans perdre un instant de relever devant les autorités judiciaires et législatives l'urgente, l'impérieuse nécessité de prendre des mesures adéquates à la situation des aliénés méconnus.

Heureux les criminels qui ont rencontré sur leur chemin un magistrat instructeur ou un avocat qui a su pénétrer dans leur être intime, doutant de la situation exacte de leur état d'âme et invoquant ce doute avant de laisser réclamer l'application du code pénal. Dans cette circonstance on est souvent obligé de reconnaître que certains prévenus ont agi dans un état de démence dans le sens légal des mots ; l'autorité judiciaire, seule ou avec le concours de la plus proche famille, prend alors des dispositions spéciales pour confier ces malades à un asile d'aliénés. Chez d'autres criminels, l'étude psychologique fait découvrir des circonstances atténuantes en raison d'un état mental insuffisant ou douteux. Ici la question peut offrir des grosses difficultés et souvent un nouvel examen plus soigné, plus prolongé, fait découvrir chez les prévenus une situation plus fâcheuse ; le psychiatre découvre des troubles mentaux échappés au premier expert.

Enfin, un examen peut avoir été négligé, ou n'avoir abouti à la constatation d'aucune anomalie mentale. Et cependant il existe une série de criminels, surtout parmi les récidivistes, qui subissent leur peine sans témoigner des excentricités, des bizarreries, qui dans une partie du cours de leur détention n'enfreignent ni la discipline, ni le règlement, mais qui finalement donnent l'éveil au personnel administratif en raison de la singularité de leur conduite. Un examen approfondi fait alors souvent découvrir des troubles mentaux antérieurs au moment de leur détention.

Tous les détenus aliénés ou seulement reconnus comme tels dans le cours de leur incarcération ont droit, comme tout autre aliéné, à la protection de la science psychiatrique.

La question néanmoins n'est pas sans présenter des difficultés au point de vue pratique. Aussi longtemps que le jurisconsulte ne saura ou ne pourra pas établir une distinction psychologique suffisante entre le criminel et l'âme de celui qui a commis le crime, il faudra continuer la routine surannée et illogique de notre droit pénal et prendre des mesures de faveur à l'égard des victimes des lois vicieuses.

Pour l'honneur même des victimes, on relèvera les sentiments philanthropiques, on se dévouera davantage à leur donner les soins que leur état réclame.

La discussion sur le meilleur mode de traitement des aliénés criminels date au moins depuis cinquante ans et jusqu'ici elle n'a pas trouvé sa solution définitive.

Des flots d'encre ont été utilisés à cet effet ; la cause de l'insuccès doit être recherchée dans l'insuffisance des idées et des preuves contradictoires. Plusieurs médecins aliénistes ont sacrifié des années à la recherche de la solution ; ils ont recueilli des documents précieux ; ils ont établi soigneusement des statistiques pour prouver la nécessité d'une organisation nouvelle ; certains ont réussi à faire construire des établissements nouveaux permettant la sécurité du service et du traitement des délinquants devenus aliénés. Des corps savants ont même fait des démarches officielles ; ils ont sollicité le classement des prévenus renvoyés des poursuites pour cause d'aliénation mentale ; ils ont réussi à incorporer dans la loi un article ordonnant l'internement dans un asile de l'État de tout criminel déja aliéné au moment de la perpétration du crime !

Certains gouvernements ont fait construire à grands frais des prisons-asiles. Les résultats obtenus dans ce nouveau genre d'établissements ont été divers ; en tous cas la majeure partie des médecins-aliénistes qui en ont pris la direction ne se sont pas montrés trop enthousiastes de cette initiative. L'admiration fut éphémère et à l'heure actuelle les partisans les plus zélés des prisons-asiles ont visé vers un côté plus logique, plus rationnel. Il y a eu un excès de zèle et d'ardeur.

La cause présentée et soutenue par des médecins aliénistes distingués trouva au début trop de défenseurs chez d'autres médecins et savants ; ils crurent à l'infaillibilité des arguments de leurs confrères ; ils s'emballèrent avec les psychiatres, absolument convaincus d'avoir attaché leurs noms à une belle et noble cause. Certes un acte philanthropique digne des meilleurs éloges et nous avons partagé leurs vues pendant de nombreuses années.

Notre opinion s'est modifiée en assistant à la réorganisation des asiles d'aliénés pendant ces trente dernières années, à la réforme radicale de la thérapeutique des maladies mentales et finalement en procédant attentivement à l'examen psychologique de plus d'un millier de détenus dans les prisons belges. Ce dernier travail contribua en majeure partie à la formation des conclusions auxquelles nous sommes parvenu. De nombreux partisans des prisons-asiles, pour nous servir d'une excellente expression du Dr. Näcke, jetaient les aliénés criminels et les criminels aliénés dans le même pot, malgré leur conviction de l'existence d'une différence entre ces deux classes d'aliénés, les uns devenant aliénés dans le cours de leur détention, les autres l'étant déjà au moment du crime. Cette affirmation n'est cependant pas toujours conforme à la vérité ; il est établi en effet que de nombreux criminels, déclarés aliénés dans le cours de leur incarcération, présentaient déjà des troubles intellectuels avant leur arrestation. Il suffirait, pour confirmer ce fait, de publier les résultats des examens médico-psychologiques d'une série d'aliénés criminels et de jeter un regard dans les travaux publiés sur les aliénés méconnus. Ne constate-t-on pas que certains criminels, passionnels ou d'occasion, deviennent plus souvent aliénés en prison que d'autres classés sous la rubrique des criminels d'habitude, des véritables natures criminelles ? Ces affirmations donnent au législateur matière à réflexion.

Ces déclarations acquièrent une plus grande importance encore en songeant que dans une série de circonstances l'expert-psychiatre se heurte à une insuffisance de matériaux d'examen, ne pouvant recueillir tous les faits indispensables à asseoir son diagnostic, ni arriver à des conclusions conformes à la vérité. D'autre part pour renforcer les difficultés de l'examen médico-psychologique, il y a lieu souvent de douter de la compétence des experts en médecine mentale s'ils n'ont pas fait des études spéciales sur la matière. Comment donc, dans une situation pareille, ces experts improvisés peuvent-ils juger des psychoses commençantes et a fortiori des simulations et des dissimulations, alors que le véritable psychiatre, malgré sa science, peut parfois douter quant aux conclusions à prendre.

Un trouble mental étant définitivement bien établi, le criminel-aliéné est-il donc un être si dangereux pour réclamer sa séparation immédiate, pour aller le mélanger avec d'autres criminels aliénés? C'est ici le moment de déclarer qu'on a versé dans une grosse erreur en réclamant pour ce malade des mesures spéciales généralement plus nuisibles qu'utiles. En raison de la situation actuelle de nos asiles modernes, devenus des véritables hôpitaux pour maladies mentales, il est souvent préférable, à moins de posséder des annexes spéciales surtout pour les éléments dangereux, de ne pas les transférer de la prison à l'asile. Dans plusieurs pays, spécialement en Allemagne, on a créé autant pour ne pas nuire aux asiles modernes que pour soumettre le détenu aliéné à un traitement immédiat, des annexes spéciales aux prisons présentant toutes les apparences d'un hôpital pour aliénés et auxquelles on a attaché des médecins aliénistes de renom. Le service de médecine mentale avec le concours de psychiatres y est permanent et permet d'établir des diagnostics exacts, d'instituer des traitements immédiats et rationnels et d'obtenir des guérisons et des améliorations promptes.

Nous en fournirons la preuve par les constatations faites dans le tableau placé ci-dessous pendant la période de 1890—1896 alors que nous étions attaché au service de médecine mentale des prisons et quoique nous nous trouvions dans des circonstances d'infériorité notoire, ne disposant d'aucun local, d'aucun garde-malade ayant reçu une éducation professionnelle et le temps ne nous permettant pas de visiter suffisamment les malades.

NATURE DU CRIME OU DU DÉLIT.	NOMBRE D'EXAMENS.	ALIÉNÉS			NON-ALIÉNÉS			
		internés dans un asile.	maintenus en prison.	guéris en prison.	dégénérés.	épileptiques.	simulateurs.	autres non-aliénés.
1. Assassinats, meurtres empoisonnements avortements	60	8	16	7	10	2	4	13
2. Incendies	10	1	3	16	3	2	—	1
3. Vols	96	24	4	9	21	5	6	20
4. Outrages aux moeurs	48	12	4	10	13	3	—	7
5. Coups et blessures	22	6	1	—	2	—	—	3
6. Mendicité, vagabondage	12	7	—	—	2	—	3	—
7. Divers (escroqueries, ets.)	30	9	1	6	5	—	1	8
Totaux	278	67	29	48	56	12	14	52

L'examen de 278 détenus à état mental douteux, fit découvrir 144 aliénés dont 48 purent être guéris en prison et dont 29 restèrent en observation au moment où nous quittions le service. Nous fûmes obligé d'en envoyer 67 dans les asiles de l'État, en raison d'un service défectueux et d'une insuffisance des bâtiments et des prescriptions officielles. En effet, il appartient aux directeurs des prisons et non à leurs médecins habituels de déterminer s'il y a lieu de soumettre un détenu à l'examen du médecin aliéniste officiel. Si on peut laisser aux directeurs, fût- ce même aux médecins ordinaires des prisons, le soin de juger si un détenu est plus ou moins suspect d'aliénation mentale, il n'est pas moins vrai que ce procédé est défectueux. Pour avoir un service de médecine mentale digne de ce nom, il faudrait soumettre tous les détenus et surtout les récidivistes à un examen mental plus ou moins complet ; on créerait ainsi des dossiers spéciaux, confidentiels, qui pourraient rendre au besoin d'immenses services :

1⁰. A l'autorité administrative des prisons qui apprendrait ainsi à connaître bien des lacunes chez certains détenus et à les utiliser dans le traitement moralisateur dont tout détenu doit constamment être l'objet.

2⁰. A l'autorité judiciaire qui, à un moment donné, y trouverait des éléments précieux dans le choix et l'application de la peine. Elle y puiserait la conviction de l'existence de nombreuses erreurs judiciaires.

3⁰. A l'autorité supérieure et aux législateurs qui y puiseraient des preuves irréfutables de l'insuffisance de nos moyens actuels de répression et même de leur complète inutilité dans de nombreux cas.

La population des détenus de notre circonscription s'élevait à 2440. Pendant une période de six ans, il y a eu 144 aliénés et 12 épileptiques, soit une moyenne annuelle de 26 ; il en résulte que par une organisation plus rationnelle l'examen mental des détenus aurait permis de découvrir une proportion plus grande d'aliénés.

Si 48 aliénés sur 96, soit une proportion de 50 % ont pu être guéris sans intervention d'une annexe pour le traitement des maladies mentales, cette proportion eût été beaucoup plus grande si on avait eu à sa disposition un bâtiment avec organisation complète pour le traitement de ce genre de maladies et annexé à la prison centrale de la ville habitée par le médecin aliéniste.

On peut se demander pourquoi une proportion si grande, 29 aliénés maintenus en observation, n'ont pas été l'objet d'un arrêté d'internement. Deux motifs tracèrent notre ligne de conduite ; d'abord certains aliénés préféraient l'internement ayant déjà fait un séjour antérieur dans un asile de l'État, déclarant franchement qu'ils y étaient mieux nourris, mieux logés et pouvant à certains jours se promener en dehors de l'asile, y travailler et disposer librement de tout leur pécule, c'est-à-dire de la petite indemnité payée pour le travail effectué et leur permettant de se procurer de la bière et certaines douceurs. Ensuite il y a dans les prisons des aliénés ou plutôt des dégénérés qui ne travaillent qu'à contre-coeur, préférant l'oisiveté au travail et se plaisant si bien dan- les asiles d'aliénés qu'ils essaient de dissimuler leur état d'amélioration ou de guérison pour pouvoir y prolonger leur séjour, la durée de celui-ci étant décomptée sur le temps de la peine.

Parmi les 122 détenus soumis à l'examen et chez lesquels il n'existait ni trouble mental justifiant un traitement actif, ni état épileptique imposant l'internement, nous avons compté 14 simulateurs, 56 dégénérés et 52 autres détenus pour lesquels aucune mesure immédiate n'était à prendre au point de vue thérapeutique.

L'examen des simulateurs mérite de s'y arrêter un instant. Le service rudimentaire de médecine mentale tel qu'il existe en Belgique ne permet pas d'observer convenablement les détenus qui simulent un trouble mental. Au début de l'organisation de ce service, alors que les trois médecins aliénistes avaient leur domicile plus ou moins à proximité de leur demeure; la distance était de 50 à 80 kilomètres. [1]) En raison de cette distance, du peu de temps dont ils pouvaient disposer et de l'insuffisance de l'éducation professionnelle des gardiens chargés d'observer les détenus supposés atteints d'aliénation mentale, la découverte des simulateurs offrait quelques difficultés.

La grande proportion de dégénérés hébergés dans les prisons n'est pas sans susciter quelques réflexions. En raison de leur infériorité intellectuelle et morale, ils constituent souvent une source de troubles pour la discipline et obligent bien des fois le personnel ordinaire à recourir à des moyens de répression.

Les résultats obtenus, pendant environ six ans, plaident en faveur de la nécessité de donner une plus grande extension au service de médecine mentale dans les prisons. Nous y ajouterons un dernier motif dans l'intérêt même des détenus qui ont le malheur d'avoir été frappés dans leurs facultés mentales. Le détenu devenu aliéné ayant été interné dans un asile et ayant pu recouvrer la raison, se trouve parfois frappé deux fois au moment de l'expiration de sa peine. Déjà entaché en raison de sa condamnation antérieure aux yeux du public il le sera doublement à partir du moment qu'on saura qu'il aura passé par l'asile dans le cours de sa détention. S'il est sans famille, sans protecteur, il trouvera plus difficilement de l'occupation quand on le reconnaîtra comme porteur de cette double tare.

L'organisation d'un service psychiatrique sérieux, contribuerait en bonne partie à faire disparaître ce grand inconvénient. De la manière dont les établissements modernes pour aliénés ont été construits et aménagés, on ne peut leur opposer qu'un minimum de critiques. Si des plaintes sont à formuler à l'égard de certains criminels aliénés, on les rencontre aussi chez d'autres aliénés. Encore le mode de traitement, surtout le traitement d'emblée, la qualité du personnel, la nature de la section qu'on leur réserve, peuvent-ils intervenir dans la mauvaise appréciation d'une situation. Ne nions pas que certains établissements peuvent, pour certaines raisons, renfermer une plus grande proportion d'éléments nuisibles.

En réclamant l'organisation d'un service psychiatrique dans les prisons, nous devons reconnaître que tous les criminels ne sont pas, se trouvant dans un milieu convenable, à considérer indistinctement comme des êtres dangereux ou dépravés; on ne peut en excepter que les natures

---

[1]) Aujourd'hui les deux médecins aliénistes, résidant dans la même ville sont distants des prisons de 20 à 170 kilomètres.

vraiment exceptionnelles, et celles-ci existent, comme nous venons de le déclarer, aussi bien dans les asiles que dans les prisons.

La question de la séparation des aliénés dangereux réduit donc singulièrement le champ d'action tracé autrefois et nous verrons bientôt que cette réduction peut être bien grande.

L'asile moderne, avec un état major médical et des gardes-malades bien à la hauteur de leur mission, doit pouvoir suffire pour combattre les agitations psycho-motrices, même quand elles sont très prononcées. Il n'appartient plus à un psychiatre de chercher à se défaire de ses malades caractérisés par des états de violences ; les moyens d'intervention sont trop nombreux pour ne pas en user avec patience, parfois avec beaucoup de patience, la forme morbide fut-elle de nature aiguë ou chronique. Il y va de l'honneur du psychiatre de remédier activement à ces situations. La thérapeutique rationnelle de l'aliénation mentale a contribué à cet heureux revirement, à la suppression des asiles spéciaux pour les condamnés aliénés ou les aliénés criminels. Ces derniers, aussitôt que leur trouble mental ne laisse plus aucun doute, sont confiés immédiatement à un hôpital pour maladies mentales, à moins que l'histoire de la maladie ne vienne prouver que le trouble mental existait déjà au moment du crime, cas qui réclame un acte de justice immédiat ; les criminels aliénés doivent trouver leur place dans une annexe psychiatrique de la prison, annexe présentant une organisation analogue à celle de nos asiles modernes.

Sous l'action de cette innovation, les meilleurs résultats sont obtenus. Nous ne soutiendrons pas que la nouvelle et humanitaire réforme soit arrivée à la réalisation du rêve, qu'il règne dans ces annexes le calme, la tranquillité, la sécurité, la discipline la plus absolue. Ce serait là une utopie ; mais les constatations des dernières années permettent d'affirmer, en dehors *des guérisons plus rapides et plus nombreuses*, l'obtention d'un régime plus tolérant, plus agréable que celui de l'internement de tous les détenus atteints d'aliénation mentale dans des quartiers spéciaux d'asiles, quartiers dont bien peu de psychiatres se disposent à faire l'éloge. On peut en juger, par déduction, du tableau suivant indiquant les résultats obtenus à l'asile de l'État à Mons et mentionnant deux périodes de neuf années, l'une correspondant à la période du traitement ancien, l'autre donnant les résultats obtenus avec des locaux améliorés et un traitement en harmonie avec les indications de la thérapeutique moderne.

		Guérisons après un séjour			
Période de	Aliénées admises.	1 à 6 mois.	6 mois à un an.	Au delà d'un an.	Total.
1888—1896..	1285	118	28	33	179
1897—1905..	1370	247	71	60	378

		Améliorations après un séjour			
Période de	Aliénées admises.	1 à 6 mois.	6 mois à un an.	Au delà d'un an.	Total.
1888—1896..	1285	141	43	54	238
1897—1905..	1370	34	41	73	148

Période de	Total des guéries et des améliorées.	Aliénées retirées par leurs familles, ni guéries ni améliorées.
1888—1896....	417	161
1897—1905....	526	77

Les partisans des annexes psychiatriques aux prisons se multiplient, sans cesse. Si la Grande-Bretagne et les États-Unis possèdent des Asiles centraux pour les criminels aliénés, on peut affirmer que les services ne répondent pas toujours au gré des chefs dirigeants. L'Allemagne a su résister au mouvement intense qui se prolongea jusqu'il y a quelques années.

Les psychiatres qui ont eu à traiter beaucoup d'aliénés dangereux, n'ignorent pas que les annexes des prisons ne peuvent être considérés comme des établissements à l'abri de tout reproche. Ce genre d'institutions offrira toujours des lacunes en raison de la nature de la population et malgré les divisions nombreuses qui y existent, malgré l'organisation la plus perfectionnée au point de vue des bâtiments, du personnel médical et de celui des gardes-malades. Il y aura toujours des aliénés intraitables.

Les annexes psychiatriques offrent néanmoins une série d'avantages, autant au point de vue médical et humanitaire qu'au point de vue des dépenses et de la sécurité générale. Le passage de la prison à l'annexe peut se faire instantanément, à partir du moment qu'on juge le régime pénitentiaire incompatible avec la situation psychologique du détenu; le traitement médical devient ainsi *immédiat* et offre plus de chance de succès.

Le détenu est souvent conscient de la modification du régime dont il est l'objet; il se voit entouré d'un nouveau personnel à allures différentes; il se sent abordé et traité par des vrais gardes-malades; l'uniforme du gardien de prison a disparu. Le malade en tout cas ne tarde pas à se rendre compte, plus ou moins, du rôle actif et nouveau du psychiatre; il entend un langage vraiment médical, les ordres médicaux transmis aux gardes-malades; en un mot il se croit et se sent transporté dans un vrai hôpital où tout converge pour lui inculquer l'idée qu'il a à se soumettre à un traitement. Le régime sévère administratif a fait place à un système moins sévère, à un système thérapeutique qui surprend heureusement et favorablement celui qui en est l'objet.

La supériorité des annexes psychiatriques et leurs résultats sautent aux yeux, spécialement dans les cas les plus aigus et chez les malades les plus dangereux. En Belgique, on pourrait établir ces annexes aux prisons des centres universitaires ou au moins aux prisons situées dans les grands centres de population qui sont presque tous le siège de facultés de médecine et de droit; elles pourraient ainsi servir à l'enseignement de la médecine légale des aliénés et de l'anthropologie criminelle. Avant de solliciter la création d'asiles pour les aliénés dangereux, il y a lieu d'inaugurer d'abord des annexes pour les détenus devenus aliénés, en prenant la précaution d'y réserver une partie pour l'isolement des éléments les plus nuisibles. Les aliénés dangereux se trouveraient ainsi répartis en trois ou quatre groupes proportionnés au nombre des annexes. En raison de leur séparation, leur traitement deviendrait plus rationnel, plus facile; on n'aurait plus, au moins aussi fréquemment, ces êtres qui conspirent pour former des complots d'évasion où même d'assassinats. La création des annexes psychiatriques mettrait probablement fin aux scènes regrettables constatées dans les prisons où l'on doit conserver les aliénés pendant un certain temps. Trop généralement, dans la plupart des pays, le médecin de la prison qui n'est pas un psychiatre, est chargé de la préparation du rapport si celui-ci conclut à une proposition d'internement dans un asile de l'État ; à partir de ce moment commence tout un travail administratif dans les bureaux de la prison et du Procureur du roi à l'effet d'obtenir l'autorisation demandée, les préparatifs du départ et un voyage à accomplir jusqu'à ce que l'aliéné arrive à sa nouvelle destination. Il y a là une grande perte de temps et une dépense considérable nécessitées pour le transfèrement de l'aliéné. Pendant ce laps de temps le malade ne fait l'objet d'aucun traitement rationnel, heureux encore si les préparatifs de départ et de déplacement n'ont pas influé défavorablement sur son état mental. Il importe aussi de ne pas perdre de vue que la plupart des détenus se trouvent internés dans une prison plus au moins rapprochée de leur domicile habituel et que l'éloignement de leurs familles peut fâcheusement influencer leur moral.

Cette dernière considération, au point de vue médical, humanitaire et économique, ne peut échapper au législateur à qui incombe le devoir de réunir tous les moyens propres à atteindre les meilleurs résultats dans le plus petit espace de temps.

Le côté économique saute aux yeux, si on procède par voie comparative, en mettant en regard la durée du traitement et le succès consécutif chez les aliénés tardivement soumis à l'examen et ceux confiés à l'asile immédiatement après l'apparition des troubles mentaux. Comme le tableau (page 8) le fait supposer, les guérisons et les améliorations sont beaucoup plus nombreuses et s'obtiennent en plus en un temps de moitié plus court. Notre travail ne serait pas complet si nous n'y incorporions pas sommairement le résultat de notre expérience sur les criminels récidivistes et les enfants des écoles de réforme. Un service sérieux de médecine mentale dans les prisons, avons-nous déclaré à plusieurs reprises, doit conduire infailliblement à la révision du code pénal. Nous croyons l'avoir prouvé dans deux travaux différents sur la prophylaxie et le traitement des criminels récidivistes, publiés dans les annales du congrès d'Anthropologie criminelle tenu à Amsterdam en 1900 et du congrès international de médecine tenu à Lisbonne en 1906. Nous y déclarions qu'il ne suffit pas que l'homme soit au courant des règles de la morale, qu'il puisse réciter et expliquer le décalogue dans tous les détails pour affirmer qu'il est en possession des bases de la morale. Ainsi pensent les magistrats encore renfermés dans les principes de la vieille école classique. Pour être affirmatif sur la question, il faut rencontrer chez le criminel la volonté voulue pour mettre la morale en pratique, prouver que cette volonté n'est jamais pathologiquement ou toxicologiquement interrompue, en un mot qu'aucune cause physique ou morale n'y ait mis des entraves. Des légions de jeunes gens, les plus malheureux d'entre les malheureux, sont condamnés par erreur et font des rechutes successives.

Il n'est plus discutable que les prisons et les écoles de réforme soient de sérieux établissements de moralisation, que l'amendement constaté pendant la période de détention est le plus souvent fugace et cesse à partir du jour ou l'inférieur au point de vue intellectuel et moral rejoint son milieu de jadis. Heureux encore si le criminel pathologique ou le dégénéré ne perd pas davantage le peu de sentiments moraux qui lui restent, s'il ne s'est pas perfectionné comme criminel par la fréquentation de ses collègues dans le crime, par sa présence dans les salles des tribunaux correctionnels, des cours d'assises, etc.

Les psychiatres au courant de l'état pathologique des prévenus et des condamnés ont la conviction qu'il est regrettable de ne pas pouvoir s'en occuper assez tôt afin d'essayer d'annihiler leurs défectuosités morales et de les remplacer par des sentiments honnêtes, bien entendu si leur organisation psychique n'y met aucun obstacle. C'est le but de la prophylaxie.

Nous admirons les tendances des gouvernements qui mettent tout en oeuvre pour l'amélioration du sol et de ses fruits, qui organisent des conférences et des expositions pour l'amélioration des espèces animales et végétales utiles à l'homme ou à l'industrie. Qu'ont-ils fait pour améliorer ces malheureux appelés la plaie de la société! Est-ce l'extension de la police, le renforcement du pouvoir judiciaire, la multiplication des prisons, des écoles de réforme et d'autres établissements similaires? Les classes dirigeantes ont suivi un chemin tout opposé à la saine logique, à la voie la plus directe; elles ont voulu remédier au mal en commençant par le haut de l'échelle; elles ont oublié qu'il était plus facile de monter l'échelle d'une manière sûre et progressive. L'avenir des enfants atteints d'insuffisance mentale ou morale est en jeu et mérite une prise en considération autrement grande que la protection des sociétés pour l'amélioration des races bovines, chevalines, etc.

La Société étant responsable en bonne partie pour le produit de ses oeuvres, pour les délinquants qu'elle a laissé créer, ayant négligé de prendre des mesures rationnelles, efficaces et suffisantes pour la protection de l'enfance et de l'adolescence, c'est à elle qu'incombe le devoir de viser aux moyens qui peuvent contribuer au relèvement immédiat des pauvres enfants qui ont une tendance à la délinquance. Dans la situation actuelle il faut créer des internats pour des enfants arriérés indisciplinés ; il faut pouvoir les enlever aux parents inaptes à observer les recommandations spéciales, soit en raison de la nature de leurs occupations, soit en raison de leur infériorité intellectuelle, soit encore en raison de la vie déréglée qu'ils mènent.

Sur 400 vagabonds et mendiants BONHOEFFER en rencontra 53 % à instruction rudimentaire et parmi ceux-ci un tiers était atteint d'insuffisance mentale ou d'épilepsie. THOMPSON trouva sur 443 détenus 300 individus atteints de débilité intellectuelle.

Sur 200 enfants d'une école de réforme MÖNKEMÖLLER rencontra 68 débiles intellectuels depuis leur naissance.

Nous pourrions multiplier ces exemples.

Il y a donc lieu d'étudier au point de vue mental, tous les récidivistes, tous les vagabonds, les mendiants et les enfants des écoles de réforme.

Tout parent, tout instituteur, toute autorité chargée de l'éducation de la jeunesse devrait pouvoir isoler les éléments entâchés d'insuffisance mentale ou morale et inaptes à suivre normalement les classes afin de pouvoir les confier à des établissements de l'État, où avec le concours d'un médecin-aliéniste qui en ferait une spécialité, on s'occuperait par des procédés pédagogiques nouveaux, à leur donner une instruction et une éducation qui viseraient la réforme morale de ces jeunes créatures ; ou parviendrait ainsi à des classements en harmonie avec les défauts ou les lacunes psychologiques constatés dans le cours de l'éducation. Des examens médico-psychologiques répétés à certains intervalles conduiraient à un pronostic quasi certain et les inéducables seraient utilisés suivant leurs ressources physiques et mentales.

Ce genre d'établissements contribuerait à réduire notablement la population des écoles de réforme, des dépôts de mendicité et de vagabondage et des prisons. [1])

Nous résumerons ici les éléments des cours du Dr. DANNEMANN et du Dr. KLUMKE, avocat à Frankfort ; Beaucoup d'enfants sont condamnés alors que leur délit est la conséquence de leur infériorité mentale. On interprète mal leurs actes ; il y a chez eux ignorance ou oubli des conséquences des actes, un manque de réflexion. A côté de la cause psychogénique il faut considérer les causes indépendantes du milieu. L'école actuelle est insuffisante pour obvier à cet état de choses. Le mode d'appréciation du criminel juvénile varie d'un juge à l'autre suivant qu'il attache plus d'importance au développement de l'intelligence on à celui du sens moral. Au point de vue pénal il y aurait intérêt à étendre l'application de la grâce conditionnelle accordée en Prusse et du sursis pratiqué dans le Duché de Hesse. Le moyen principal consiste toutefois à combattre le crime et à l'empêcher ; la prophylaxie doit se présenter au premier plan ; il faut soustraire l'enfant aux influences mauvaises, instituer des organismes qui permettent de l'occuper en dehors des heures de classes, instruire les futurs pères et mères de leur rôle familial. Les tribunaux juvéniles, institués en Amérique, méritent d'êtres répandus.

Le médecin scolaire devrait être entendu chaque fois qu'un enfant serait arrêté pour un délit, afin de permettre au juge de l'informer s'il ne le trouve pas en face d'un faible d'esprit ou d'un épileptique. On doit se préoccuper d'établir si le milieu est favorable pour le développement moral de l'enfant, si le faible d'esprit a une tendance à voler, à la fainéantise, au vagabondage, au mensonge ; il est souvent irritable, violent et commet parfois un crime pour se mettre en évidence. Même parmi les enfants ayant terminé leurs classes il en est qui par manque de jugement n'arrivent pas à marcher dans la bonne voie. La Société doit

---

[1]) Le travail était fait lorsque parut dans le *Bulletin de la Société de médecine mentale de Belgique* (décembre 1907) un compte rendu sommaire, par le Dr. DECROLY, sur la psychologie, la pathologie et le traitement des enfants anormaux (cours de vacances donné à Giessen sous la direction du professeur SOMMER).

s'inquiéter du sort des faibles d'esprit, tant dans leur intérêt que dans celui de la collectivité !

La prison ou l'asile ne leur conviennent pas et puisqu'on peut améliorer certains d'eutr'eux, il est de l'intérêt et de la dignité du corps social d'essayer d'atteindre ce but.

La base du système pour y arriver doit être l'examen somatique et psychologique de l'enfant par un psychiatre, un autre expert pour les questions commerciales et industrielles.

Pour le traitement il faut la collaboration du psychiatre et du péda-gogue. En Allemagne, on a déjà séparé dans certains établissements les sujets atteints par raison de milieu de ceux qui le sont par voie héréditaire.

Le Dr. KLUMKE a envisagé la même question au point de vue juri-dique. Il a examiné les conditions dans lesquelles un enfant est envoyé à l'école de bienfaisance en Allemagne ; il estime que cet envoi devait se faire plus hâtivement dans certaines circonstances. L'autorité pater-nelle ne peut plus constituer un obstacle au traitement préventif d'un enfant qui va vers le délit, parce que son milieu n'a pas l'action nécessaire pour l'empêcher. L'intérêt de l'enfant passe au premier plan et ne doit pas être sacrifié à celui des parents insuffisants ou indignes, qui d'ailleurs l'abandonneront virtuellement, sinon en fait, ou ne s'occu-peront de lui que pour l'exploiter et le pousser au vice. Il préconise l'institution centrale où les enfants seraient mis en observation pour les diriger vers une école ou une section qui convient à leurs défectuosités.

Depuis plus de vingt ans nous plaidons la cause de l'élimination des prisons, des écoles de réforme et autres établissements de bienfaisance de tous les détenus anormaux qui scientifiquement sont des individus inadaptables à la peine.

Par l'organisation d'un service de médecine mentale on parviendrait aisément à la séparation des adultes dégénérés et présumés, au moins temporairement, être inaptes à rentrer dans la Société. Par cette organisation et les conséquences auxquelles elle donnerait lieu, les juris-consultes prendraient à l'avenir des précautions plus en harmonie avec la nature intime des criminels ; ils finiraient par se rendre compte de la grande vérité émise il y a quelques années par un de nos plus savants psychologues :

„Melius est judici cognoscere corpus et animum humanum quam cognoscere corpus juris.''

Nous en arrivions maintenant aux conclusions de notre travail :

Il est urgent de se préparer à une réforme du code pénal quant à la protection des criminels, des vagabonds, des mendiants et des enfants intellectuellement et moralement insuffisants. La nécessité de cette réforme sautera aux yeux à partir du moment de l'organisation d'un sérieux service de médecine mentale dans les prisons, dans les dépôts de mendicité, de vagabondage et dans les écoles de réforme.

Un très grand nombre de délinquants et spécialement les criminels récidivistes, présentent des symptômes multiples de l'insuffisance mentale. Beaucoup de magistrats considèrent certains de ces symptômes, p. ex. le récidivisme, l'alcoolisme, etc. comme des circonstances aggravantes, alors que le psychiatre y voit au moins des circonstances fortement atténuantes au point de vue pénal, aggravantes au point de vue de la protection de la Société et des délinquants.

En attendant la création de mesures spéciales pour la protection de ces déshérités de l'intelligence, il importe que l'Etat fasse procéder à un examen soigné de tous les délinquants et spécialement des récidivistes.

Ce service devrait être confié à des médecins aliénistes.

Les prisons d'une certaine importance, spécialement celles situées dans une ville universitaire, posséderaient une annexe, une espèce de petit asile, construit conformément aux dernières exigences de la science psychiatrique.

Le Gouvernement s'entendrait avec les facultés de médecine pour organiser dans ces annexes des cours de psychiatrie à l'intention des médecins, des avocats, des étudiants en médecine et en droit.

Tout détenu supposé troublé dans ses facultés mentales recevrait des soins spéciaux dans ces annexes.

Tout médecin, attaché à une prison centrale munie d'un asile pour le traitement des maladies mentales, devrait être un psychiatre ayant fait antérieurement un stage d'au moins deux ans dans un asile d'aliénés.

Le psychiatre de cette prison serait également chargé :

1°. Du traitement des détenus devenus aliénés et appartenant aux prisons secondaires de sa circonscription.

2°. D'assister de ses conseils les médecins des prisons secondaires de sa circonscription au cas où ceux-ci réclameraient ses lumières quant aux détenus supposés troublés dans leurs fonctions mentales.

3°. De l'examen de l'état mental et somatique de tous les délinquants récidivistes et primaires détenus dans les prisons de sa circonscription.

Il serait aidé à cet effet, pour les détenus des prisons secondaires, par les médecins de ces établissements. Cet examen serait renouvelé, chaque fois qu'il y aurait lieu de douter de l'état mental d'un détenu.

4°. De la préparation d'un rapport sur l'état mental de chaque détenu qu'il aurait examiné.

5°. De l'enseignement professionnel dans l'art de soigner les aliénés à un certain nombre de gardiens des prisons qui, après avoir passé avec succès l'examen de gardes-malades, pourraient être attachés définitivement à une annexe pour aliénés ou être envoyés comme surveillants-gardes-malades dans une prison secondaire.

Le psychiatre serait assisté dans ses fonctions par d'autres psychiatres si l'importance du service l'exige.

Les prisons secondaires recevraient une petite installation permettant de recevoir provisoirement les détenus à tenir en observation pour leur état mental. Cette installation permettrait une surveillance active jusqu'au moment où le médecin se serait formé une opinion sur l'existence ou la non-existence d'une maladie mentale.

En cas d'aliénation mentale des mesures spéciales seraient prises pour le prompt transfèrement du malade à l'annexe de la prison de sa circonscription organisée pour le traitement des aliénés.

Le psychiatre de la prison prévoyant une guérison relativement prompte, serait autorisé à conserver ses malades pendant un terme variant de six à douze mois. La guérison n'étant pas achevée, mais espérée dans un bref délai, le psychiatre adresserait un rapport à l'autorité supérieure pour réclamer une prolongation de séjour du malade dans son service afin d'éviter l'internement dans un asile d'aliénés.

Estimant qu'un malade est atteint d'une affection incurable, ou dont le traitement serait de longue durée, le psychiatre solliciterait son transfèrement dans un asile d'aliénés, à moins que le malade présente des symptômes qui rendent son séjour absolument incompatible avec le régime usuel d'un asile.

En cas de besoin absolu, l'internement des aliénés dangereux se ferait dans un asile qui posséderait une section spéciale pour ce genre de malades.

Dans la négative, le Gouvernement créerait des quartiers de sûreté dans toute prison où il y aurait un psychiatre résidant. Si la peine d'un détenu aliéné expire avant sa guérison complète et s'il est resté détenu jusqu'au dernier moment dans l'annexe de la prison, le malade sera rendu à sa famille ou interné dans l'asile d'aliénés le plus rapproché de l'endroit de son domicile habituel ou de celui de ses plus proches parents.

Le détenu guéri de son affection mentale retournerait au régime habituel de la prison, à moins que pour un motif sérieux on puisse lui accorder la libération conditionnelle.

Il serait également créé une annexe spéciale pour les détenus des dépôts de mendicité et de vagabondage devenant aliénés dans le cours de leur séjour. Les médecins aliénistes attachés à ces dépôts auraient la direction médicale de cette annexe.

Le médecin attaché aux Écoles de réforme devrait posséder des connaissances suffisantes en médecine mentale pour pouvoir faire l'examen médico-psychologique des jeunes délinquants. Avec le concours des instituteurs pédagogues il se concerterait sur les mesures à prendre pour guérir ou amender les défectuosités intellectuelles ou morales des jeunes délinquants.

2^d Rapporteur: Prof. G. A. VAN HAMEL

Professeur de Droit Pénal à l'Université d'Amsterdam.

Le traitement des aliénés, ayant comparu en justice.

Résumé du Rapport exposé oralement.

1. Le *groupe* des „aliénés, ayant comparu en justice" — c'est la formule du programme — comprend: *a* ceux qui, à cause de leur état mental au moment du délit, sont absous ou acquittés comme irresponsables; *b* les détenus — prévenus ou condamnés — qui dans la prison présentent des symptômes d'aliénation mentale; *c* tous les autres aliénés, qui dans le courant de leur vie ont été prévenus ou condamnés pour crime ou délit.

2. Les règles pour le traitement des groupes mentionnés *ne doivent différer en rien* des règles qui régissent le traitement des aliénés en général; ce sont des malades comme les autres; il y en a parmi eux, tout comme parmi les autres, qui devront être considérés comme des „aliénés *dangereux*", il y en a — et c'est encore ici la très grande majorité — qui devront être considérés comme des „aliénés *tranquilles*"; aussi la comparution en justice souvent n'a été qu'une circonstance accidentelle.

3. Pour autant que leur aliénation mentale se révèle pendant le séjour en prison, ils devront être observés et traités provisoirement dans une *annexe* de la prison, spécialement construite dans ce but, faisant partie de la prison au point de vue administratif, mais dirigée par le médecin (aliéniste) de la prison; lorsque leur état mental va porter un caractère chronique (ou lorsque le temps légal de leur détention est expiré) ils devront être transportés dans un asile d'aliénés ordinaire.

4. Pour autant que les internés des asiles comptent parmi les *dangereux*, nous rencontrons ici la question connue et depuis longtemps débattue parmi les aliénistes, concernant la préférence qu'il faudra donner, soit à un système d'asiles spéciaux (prisons-asiles), propres à contenir un nombre assez grand de ces malades, soit à un système de sections, de quartiers ou pavillons spéciaux pour les dangereux, attachés comme annexes aux asiles ordinaires et destinés au traitement spécial d'un nombre restreint de ces malades. Le rapporteur — du moins pour son pays — souscrit aux conclusions de la commission royale Hollandaise du 31 Juillet 1902 en faveur du second système.

5. La mise en liberté, comme guéris, des aliénés de notre groupe, comme aussi de ceux qui ont passé par une section pour les dangereux, devra être soumise au contrôle des autorités judiciaires; la démission pourra être conditionnelle.

6. Le problème du traitement et de la mise en liberté des aliénés ayant comparu en justice et des aliénés dangereux ne peut être résolu efficacement sans l'organisation préalable ou simultanée de mesures répressives spéciales et variées vis-à-vis des délinquants dits: les *défectueux*, les délinquants à responsabilité atténuée (expression qu'il faut éviter), les „geistig Minderwertigen" de la science Allemande, ceux qui forment les „cas limites".

M. van Hamel développe les 6 thèses dans lesquelles il a résumé son Rapport.

La thèse 1 tend a faire valoir l'analogie au point de vue psychiatrique des différentes catégories d'individus chez qui il y a ou il y a eu maladie et crime.

Cette analogie démontre, que *tous* ces individus devront être considérés au point de vue du traitement psychiatrique comme tous les autres malades; il y en a qui pendant leur maladie sont dangereux; il y en a qui sont tranquilles. La question comment-il faudra les traiter, est donc une question pure de traitement psychiatrique en général.

C'est aussi le point de vue de la Commission royale Hollandaise du 31 Juillet 1902.

En suivant sur pied la rapport du cette Commission M. van Hamel défend le système des annexes aux prisons comme mesure provisoire vis à vis des détenus et le système des quartiers spéciaux pour les aliénés dangereux, attachés comme annexes aux asiles ordinaires. Il combat le système des asiles spéciaux. L'encombrement d'éléments dangereux est un grand danger. Souvent l'entourage d'un asile ordinaire a une influence de tranquilisation. Aussi il est avéré que des périodes de violence et de tranquillité se succèdent chez le même individu et qu'il faudra donc avoir l'occasion de placer le malade là où son état actuel l'exige.

La thèse 5 aborde une question qui est discutée dans tous les pays. En Hollande la majorité de la Commission mentionnée plus haut a donné un avis dans le sens de cette thèse; mais deux d'entre ses membres, à savoir les inspecteurs de l'état, n'ont pas pu se joindre à cette conclusion; ils estiment que pour un aliéniste il est impossible de traîter comme un malade un individu qu'il tient pour guéri; l'aliéniste n'est pas un geôlier.

Selon l'opinion du rapporteur cette question ne pourra pas être résolue sans que préalablement ou ait trouvé un système rationnel de traitement pour les *défectueux* parmi les criminels, les délinquants dits „à responsabilité atténuée". Dès qu'un tel système aura été inauguré, les difficultés que la thèse 5 a en vue, ne se produiront plus; car les individus que le médecin aliéniste ne pourra plus considérer comme des malades, mais que menacent de récidiver à cause de leur état mental anormal, appartiennent tous au groupe des défectueux que la thèse 6 a en vue. Or un système rationnel pour le traitement de ceux-la s'organisera sans peine dans un système pénal qui est basé sur un fondement réaliste et pratique.

DISCUSSION.

Dr. BAJENOFF (Moscou).

J'ose à peine prendre la parole après les magistraux rapports de MM. MOREL et VAN HAMEL. Je suis dans le cas de notre honorable président. Pendant que M. v. HAMEL faisait sa si brillante introduction à cette discussion et traitait à fond la question si importante et si passionnante pour nous tous des aliénés criminels — je prenais des notes au fur et à mesure de son discours pour prendre éventuellement part à la discussion. Il ne m'en reste plus grand chose maintenant et je souscris des deux mains aux conclusions de M. v. HAMEL, sa 6me thèse. Sauf pourtant une restriction qui a son importance. Aujourd'hui et dans ce milieu de Congrès nous sommes tous d'accord avec M. VAN HAMEL, mais nous allons nous séparer dans quelques jours et revenir à notre besogne quotidienne et à nos devoirs professionnels.

Or, la révolution dans le code pénal, dans tout l'appareil de la justice, dans les idées fortement enracinées dans toute la société et surtout dans les classes dirigeantes de la société — cette révolution dont un des plus éloquents apôtres est M. v. HAMEL, n'est pas bien près de se faire et s'il a notre approbation commune et générale, l'a-t-il aussi de la part de ses confrères: criminalistes, juges, poenologues, hommes d'état etc.? La solution du problème qu'il propose n'est donc pas une solution pratique en ce sens qu'elle n'est pas applicable immédiatement ni dans un avenir plus ou moins rapproché. Donc, la question pour nous autres qui travaillent en 1907 et non pas dans un avenir plus ou moins éloigné reste entière: comment devons nous traiter les aliénés dit criminels ou dangereux? Pour répondre à cette question il est indispensable de nettement définir le terme. M. v. HAMEL définit les dangereux comme ceux qui ont une tendance à l'évasion, aux violences sur personnes, au complot. Ce n'est pas mon avis. Tel P.q. bien innocent et inoffensif a des tendances à évasion. Tel épileptique a des tendances homicides. Je tiens à souligner que toute la question des aliénés criminels et des dangereux tient dans la question des cas limitrophes de ceux de nos clients qui tiennent également de la prison et de l'asile.

Faut-il créer pour eux des quartiers ou des asiles spéciaux? Je réponds: non; parce que je ne me représente pas un médecin aliéniste à la tête de ce service. Il aurait fallu qu'il fasse un double emploi, qu'il soit médecin et chef de prison en même temps. Jusqu'à présent le seul moyen rationnel pour traiter ces types psychopathiques très particuliers est de les disperser, disséminer dans l'asile et non de les concentrer.

Pour ces anormaux, ces dégénérés impulsifs et délinquents, ces alcooliques habituels etc. etc. — faut-il donc créer des asiles spéciaux? J'hésite à répondre par l'affirmatif pour les suivants motifs. Jusqu'à présent le seul moyen rationnel de traiter ces cas psychopatiques était de les disperser, de les disséminer dans différents services. Même à Broadmoar ces patients de l'asile qui sont vraiment les seuls difficiles à traiter et à conduire sont pour ainsi dire dissous dans la masse générale des patients de Broadmoar, qui quoique aliénés dits criminels ne diffèrent en rien de la grande masse des habitants de n'importe quel autre asile d'aliénés; s'agirait-il maintenant de créer un nouveau type d'asile (conception qui n'a encore jamais été réalisée nulle part)? Spécialement aménagé pour les aliénés „criminels et dangereux" proprie sic dictum, c'est-à-dire un asile où sont réunis quelques centaines d'individus triés sur le volet parmi les plus dangereux de tous les asiles du pays et recrutés parmi ces cas limitrophes qui sont à mi-chemin entre l'asile et la prison? J'avoue franchement que je ne me représente que bien imparfaitement l'architecture de cet établissement, son aménagement, son régime, et que la situation du personnel médical de cet établissement me paraît être particulièrement difficile; peut-être assumera-t-il une tâche qui est au-dessus des forces et des capacités ordinaires.

Je préfère donc jusqu'à nouvel ordre que, si un établissement de ce type particulier est réalisé un jour, que ce nouveau type de prison (parce que cela sûrement sera beaucoup plus prison que asile) soit administré par des gens du métier, des criminalistes ou des poenologues, mais que le psychiâtre n'y soit appelé qu'à titre de médecin-consultant.

Reste la question des annexes psychiâtriques aux prisons. M. v. Hamel semblait vouloir dire qu'il n'y a plus de divergences d'opinion sur ce sujet et que tout le monde se trouve d'accord sur l'opportunité de la création de ces asiles. S'il en est ainsi je suis très peiné de me trouver en opposition à ce courant d'opinion et ne me déclare pas du tout convaincu de la nécessité de créer ces annexes psychiatriques aux prisons avec des séjours de malades de plusieurs mois, un an et peut-être plus selon l'opinion apportée à cette tribune par M. v. Hamel.

Passe encore pour les pays petits comme territoire avec une population dense et avec une haute culture intellectuelle et technique, c'est-à-dire avec de bons moyens de communication et des centres scientifiques et universitaires nombreux et pour ainsi dire à la portée de toutes les parties et des coins les plus éloignés de pays.

Mais pour le pays que je représente, pour la Russie, la création de ces annexes ne me semble pas constituer un progrès.

Où trouvera-t-on les médecins-aliénistes aussi pleins de savoir et d'expérience que d'abnégation héroïque pour remplir ces fonctions difficiles dans les nombreuses prisons qui bordent le grand-chemin de la déportation de Moscou à Jacoutsk?!... Et dans ces prisons immondes à côté d'ignobles geôliers comment s'acquitteront ils de leur office?!... La chose me paraît pratiquement impossible!

Mais même dans les pays beaucoup plus heureux et jouissant d'une
culture intellectuelle et morale beaucoup plus grande que ma patrie,
j'avoue que la tâche du médecin, dirigeant cet annexe de la prison
me paraît particulièrement délicate. Tenez, MM., un exemple: un
héréditaire, un neurasthénique ou hystérique dont les tares neuro-
psychiques ne paraissaient pas suffisantes pour le déclarer irresponsable, est pris d'un accès aigu de folie après 2—3 mois de prison;
on l'envoie à l'annexe psychiâtrique; il s'y améliore rapidement
et vous voulez que ce soit le médecin de l'annexe qui le renvoie
de nouveau à la prison? Je conclus en disant: aux malades l'asile
complet; l'annexe n'est bon que comme moyen provisoire, salle
d'observation pour quelques jours, pas plus.

Mr. CHARPENTIER (Paris)

signale les cas très fréquents de simulation qui peuvent
survenir quand le système préconisé par M. le Rapporteur soit
adopté. En France du moins pareils cas ne sont pas rares.

Prof. Dr. BUCHHOLZ (Hamburg)

macht nachdem er eine kurze Schilderung der einschlägigen
Verhältnisse in Deutschland gegeben hat, ebenso wie Herr
CHARPENTIER auf die Wichtigkeit der Simulation aufmerksam.
Eine Erörterung der Behandlung der geistig Minderwertigen, der
Défectueux, würde die ganze Frage der verminderten Zurech-
nungsfähigkeit aufrollen und zu weit führen; diese Frage ist vor
zwei Jahren auf dem Congresse der internationalen criminalistischen
Vereinigung eingehend behandelt und zu einem gewissen Abschlusse
gebracht worden. Eine erhebliche Schwierigkeit gibt die Ent-
wertung crimineller Kranken, zumal wenn derartige Kranke das
Ausland erreichen; soweit bekannt bestehen irgend welche
Bestimmungen über die Bücherführung entwichener Kranken der
letzten Categorie zwischen den einzelnen Staaten nicht.

Professor ASCHAFFENBURG (Cöln a. Rh.)

möchte gegenüber CHARPENTIER bemerken, dass er eine Verall-
gemeinerung der von diesem vorgetragenen Erfahrungen für nicht
zulässig hält und auch bezweifelt, ob die Anschauungen für
Frankreich so allgemein zutreffen. Es mag wohl vorkommen, dass
ein Anwalt seinen Klienten instruiert, wie er den geisteskranken
spielen soll, obgleich auch das wohl zu seltenen Ausnahmen
gehören dürfte. Aber Herr CHARPENTIER unterschätzt die Vorsicht
der Irrenärzte. Wenn der Simulant von allen möglichen geisteskranken Verwandten berichtet, so ist es die Pflicht des Irren-
arztes, Nachforschungen anzustellen oder anstellen zu lassen, ob
die Angaben zutreffen. Selbst wenn das der Fall wäre, so ist

damit die geistige Erkrankung noch nicht bewiesen. Es ist merkwürdig, dass die Furcht vor der Simulation immer noch die Gemüter so erfüllt, während die Erfahrungen allenthalben gezeigt haben, dass längerdauernde, zielbewusste Simulanten sehr selten ist; und sehr viele haben sich schon durch nachträgliche Erkundigungen über das weitere Schicksal ihrer Simulanten davon überzeugen müssen, dass die Diagnose der Simulation falsch war, sogar in Fällen, in denen die Kranken ihre Simulation eingestanden hatten.

Bezüglich der *Annexe* hält A. auf Grund seiner eigenen, mehr als 3-jährigen Erfahrungen doch für notwendig, darauf hinzuweisen, dass sie sich nicht für längeren Aufenthalt eignen. Für die Behandlung von Kranken sind sie wegen des ganzen Milieus ungeeignet, und auch die Beobachtung kann nicht mit genügender Sorgfalt durchgeführt werden. Dazu würde ein ganz anderes Personal gehören, häufigere und vor allem zu unerwarteter Zeit stattfindende Besuche der Ärzte; die Erfahrung lehrt ausserdem, dass die Kranken in solchen Instituten sich nicht mit der gleichen Unbefangenheit bewegen und handeln, wie in Irrenanstalten. Dadurch wird die Beobachtung erheblich erschwert.

Für das wichtigste an dem weitausschauenden Programm Van Hamel's hält Vortragender die von diesem vertretene und so vorzüglich begründete Anschauung, dass die Frage nach der Behandlung der Geisteskranken, die mit den Gerichten in Berührung gekommen sind, nicht zu trennen ist von der nach der Behandlung der Grenzzustände, und diese wiederum hinübergreift in die Aufgabe, die Gesellschaft auf zweckmässige Weise vor den Gewohnheitsverbrechern zu schützen. Die Behandlung der Geisteskranken allein wird nie eine vollkommene Lösung aller Schwierigkeiten ermöglichen; allerdings wird die Lösung dieser Frage leichter sein, wie die des grossen von Van Hamel aufgestellten Programms.

Dr. VAN DEVENTER (Amsterdam).

Je veux seulement constater qu'il ne m'a pas paru nécessaire de créer en ce moment une section spéciale pour les aliénés dangereux, le nombre devenant plus petit au fur et à mesure que les aliénés sont traités de bonne heure avec le concours de la thérapeutique moderne.

Le Rapporteur Prof. VAN HAMEL

en réponse à M.M. Bajenoff et Aschaffenburg défend le système des annexes aux prisions comme mesure *provisoire* vis à vis des *détenus* qui ont besoin d'être *observés*. Dès que l'observation aura été achevée l'individu sera où bien réuni comme non-malade à la prison où bien placé dans un asile ordinaire comme malade.

PRÉCIS OF PAPER.

"A contribution to the analysis of the mental process in criminal acts"

by T. CLAYE SHAW, M.D.

The ordinary view of the criminal is that he is an abnormal person who must be eliminated, whereas the criminal act may be and often is a perfectly normal one. The mental process of the criminal, even of the diseased criminal is like the usual one in the way in which the factors of the mental processes work out.

How social systems try to educate the young mind to their own standard, whilst recognizing that the evolution to an ideal state is yet incomplete and therefore must act incongruously.

Analogy from the animal world in its natural state and when educated or "tamed".

How children vary in their educability and how nations fall away in their standards. Criminal type are stages in the evolution of an ideal.

The importance of the element of "feeling" in volition both of the simple and complex kind. The relation of "feeling" to the idea and to motor-ideas, the Law it is which settles eventually which of two identical processes shall be called the criminal one.

The explosive character of nerve force and its connection with feeling. Criminal acts are the necessary and the correct results of certain internal processes. Dr. PETERSON's recent experiments on Emotion or feeling.

In criminal acts there is no fresh element as regards the constitution of the mental processes. If there is any socalled difference it is not in the mode of action of the mechanism but in the motives or the condition of some of the factors s.g. the nature of the feeling-element.

Ueber die Stadt-Asyle.

Dr. F. S. MEIJERS (Amsterdam).

Verschiedene grössere Städte haben nebst den allgemeinen Krankenhäusern auch sogenannte Asyle für Geisteskranke. Daselbst werden
diejenigen Geisteskranken untergebracht, deren unmittelbare Aufnahme
aus irgend welchen Gründen nothwendig ist.

Die Verpflegungsdauer soll einen zeitlichen Charakter haben, d. h.
man soll die Kranken, wenn nötig nach einer mehr oder weniger entfernten Anstalt weiter schicken, welche für einen längeren Aufenthalt
eingerichtet ist. Der Zweck der Aufnahme in das Asyl ist, den Kranken
so bald als möglich aus der Gesellschaft zu entfernen und von ärztlicher
Seite zu observieren, wenn möglich zu etikettieren, damit man weiss
in welcher Weise man sie ferner behandelen soll.

Im Allgemeinen kann man in Bezug auf die, nach der Internierung
zu nehmenden Massregeln, die Insassen eines solchen Asyls in drei
Gruppen verteilen. Zuerst in solche, deren Krankheitsprognose eine so
günstige ist, dass ein kurzer Aufenthalt genügt, ihn zu entlassen, wie
z. B. Kranke, die in einem epileptischen Anfalle oder in einer post-
epileptischen Verwirrtheit eingebracht sind, einige acute Deliranten u. s. w.

Zur zweiten Gruppe gehören diejenigen, deren Krankheit vermutlich
einen mehr chronischen Verlauf nehmen wird, und zu der Dritten,
diejenigen deren Körper-Zustand keinen weiteren Transport zulässt.

Die Kranken der zweiten Gruppe sollen eigentlich dem Asyl seinen
typischen Charakter verleihen, sie sollen weiter geschickt werden, wenn
man sie genügend kennt. Ich will nur kurz erwähnen, dass man aus
verschiedenen Gründen dieser Forderung nicht nachkommen kann,
den Kranken nur dann zu transportiren wenn man ihn so zu sagen mit
einer psychiatrischen Etiquette versehen hat. Zuerst ist man hier, wo
man im Allgemeinen auf eine beschränkte Observationszeit angewiesen
ist, ausgezeichnet in der Gelegenheit die Insufisienz unserer Psychiatrischen Diagnostik und besonders Prognostik zu empfinden.

Aber das bei Seite gelassen, ist man öfters gezwungen aus socialen
Gründen die Observationszeit zu unterbrechen.

Die Notwendigkeit, dem Andrange zu genügen, Kranke aus der Stadt
aufnehmen zu können, zwingt zur Weiterbeförderung des Patienten,
wenn sich die Gelegenheit da zubietet und dieser Forderung nachgeben,
heisst öfters einen klinisch unvollkommen erkannten Geisteskranken
fort schicken.

Das ist für den Arzt unangenehm, kann aber für den Kranken

nachteilig sein. Um die Wahrheit dieser Aussage zu beweisen, werde ich kurz aber etwas genauer den Charakter der Insassen eines solchen Asyls nachgehen.

Es sind doch nur die akuten Psychosen oder die akuten Remissionen chronischer Geisteskrankheiten, welche durch ihren drohenden antisocialen Charakter unmittelbare Aufnahme in das Krankenhaus notwendig machen.

Um das Krankenmaterial zu charakterisieren, tut man besser Symptome anstatt Diagnosen zu nennen.

Man kann folgende Gruppen unterscheiden. Zuerst die Opfer einer misslungenen Tentamen Suicidium, welche man natürlich nicht alle psychisch krank nennen kann.

Darunter findet man jedoch allerlei psychisch Abnorme.

Grösstenteils gehören hierzu allerlei Depressionszustände, Melancholici u. s. w. einige Neurasthenici, Fälle von Dementia Praecox, es sind meistens Kranke, welche unter Einfluss von Hallucinationen und Zwangsvorstellungen an Angst- und Verfolgungsdelirien leiden.

Zur zweiten Gruppe gehören die Alkoholisten, die als acute Deliranten eingebracht werden. Eine dritte Gruppe bilden diejenigen Formen von Geisteskrankheiten bei welchen auf einmal ein stürmisch losbrechendes Symptomencomplex vorkommen kann, wie bei Hysterie, Gravidität und Puerperal Psychosen, allgemeine Paralyse u. s. w.

Es hat keinen Nutzen, um diese Auseinandersetzung weiter zu verfolgen.

Doch einige bestimmte Krankheitszustände will ich noch erwähnen, nämlich: die fiebernden Deliranten, besonders delirierende Infektionskranke und daneben die weit verschiedene Gruppe von jugendlichen Imbecillen mit allerlei ethischen Defecten, deren antisociale Handlungen ihre unmittelbare Aufnahme notwendig machen.

Dieses ganze Krankenmaterial hat einen Typus, der im Durchschnitt von demjenigen verschieden ist, den man in einer gewöhnlichen Anstalt für Geisteskranke beisammen findet; ganz gewiss sind im Asyl die unruhigen Typen weit mehr vertreten.

Diese Tatsache fordert Ausserordentliches von der Pflege. Man braucht ein grosses Verpflegungspersonal. Die Pflege ist ermüdend und hat überdiess noch den Nachteil, dass das Personal stets neue Kranke zu versorgen hat, deren Eigenschaften gar nicht oder nur zum Teil bekannt sind, stets Ueberraschungen bringen und dadurch für die Krankenpflegerinnen und Krankenpfleger Ungewissheit und Unruhe mit sich bringen, was ebenso gut ihre psychischen als auch ihre körperlichen Kräfte mehr als gewöhnlich in Anspruch nimmt.

Auch die innere Einrichting des Krankenhauses muss mit dem etwas ungewöhnlichen Charakter, den die Mehrzahl der Kranken hat, übereinstimmen.

Zimmer sollen in genügend grosser Anzahl vorrätig sein, damit die sogenannte Einzel-Zimmerpflege öfters benützt werden kann.

Ein Teil dieser Zimmer muss so eingerichtet sein, dass dieselben auch im Notfalle als Isolierzimmer dienen können.

Man soll denn auch hier relativ öfters seine Zuflucht zu einer derartigen Pflege mit verschlossenen Türen nehmen müssen, nicht weil immer eine streng therapeutische Indication vorhanden ist, aber weil die Zahl der unruhigen Kranken für das vorhandene Personal auf einmal zu gross werden kann.

Die verschiedenen Mittel, die man zur Beruhigung heute anwendet, sollen in genügender Zahl anwesend sein, ich meine eine gute Einrichtung für Dauerbad-Behandlung und, wie schon oben erwähnt, eine genügende Anzahl Zimmer für einen oder höchstens zwei Kranke, damit man die einander Belästigenden und Aufreizenden trennen kann.

Die gebräuchliche Verteilung der Kranken in ruhige, teilweise ruhige und unruhige und die damit übereinstimmenden Teile des Kranken-hauses, genügen nicht.

Ich will das noch eben kurz in Bezug auf die unruhigen Kranken besprechen.

Der aufgeregte Maniacus, der demente Kranke, der stets aus seinem Bette springt, der epileptisch Verwirrte, die tobsüchtige Hysterica, die agressive Hallucinante, der fiebernde Delirant, die unruhige Gravida oder Puerpera, der laut schreiende Paralytiker, die hyperkinetischen Kranken in ihren verschiedenen Formen, bilden zusammen eine Gruppe von Unruhigen, die alle ein verschiedenes Gepräge tragen und die kein Irrenarzt gern zusammen in demselben Krankensaale verpflegen möchte.

Betrachten wir auch einmal eine andere Gruppe, namentlich die-jenige, wozu man so ungefähr die Ruhigen zählen könnte; auch hier muss man differenzieren können, und um nicht zu weitläufig zu werden, will ich einfach die ruhigen Reconvalescenten neben die patho-logisch Ruhigen stellen.

Schliesslich will ich noch auf die Notwendigkeit der Arbeitsräume hinweisen, doch diese können im Asyl eine ganz andere und bescheidenere Type tragen, als diejenigen, welche man in grösseren Anstalten für notwendig hält.

Die Anwesenheit von jugendlichen Imbecillen, besonders der ethischen Idioten, fordert eine strenge Ueberwachung, da man gezwungen ist, diese zusammen mit erwachsenen Kranken zu verpflegen.

Die zahllosen Untaten, welche die jugendlichen Kranken treiben, nebst der Thatsache, dass diese das Material liefern zu allerlei sexuellen Perversitäten, erfordern öfters den Wunsch, man sollte nicht blos die verschiedenen Sexen, sondern auch die jugendlichen von den erwachsenen Kranken trennen können.

Diese grosse Gruppe ist deshalb so belästigend, weil sie, wie bekannt, nebst therapeutischen auch öfters disciplinäre Massregeln nothwendig macht, und jeder Anstaltsarzt weiss, was für eine heikle Sache die Disciplin im Irrenhaus ist.

Ein jeder scheut sein therapeutisches Handeln zu viel mit einem disciplinärischen Auftreten zu mischen, weil dadurch bei einer grossen Gruppe von Kranken das moralische Uebergewicht des behandelnden Arztes leidet. Mir ist ganz gut bekannt, dass in jedem Krankenhause für Geistesabnorme diese Schwierigkeiten mehr oder weniger vorkommen, aber es scheint mir doch in geringerer Anzahl als bei den Insassen des Asyls. In Amsterdam, einer Stadt von mehr als einer halben Million Einwohnern, hat man ein Asyl für Geistes- und Nervenkranke, wo ungefähr zu gleicher Zeit 180 Patienten verpflegt werden können.

Dieses Asyl bildet einen Teil des städtischen allgemeinen Kranken hauses, namens „Wilhelmina Gasthuis", für ungefähr 900 Kranken. Nach den letzten 3 Jahren zu beurteilen, werden ungefähr per Jahr 190 Geisteskranke aufgenommen.

Davon werden 28 % geheilt entlassen, 59 % nach anderen Anstalten geschickt, während die Mortalitäts-Ziffer 13 % beträgt.

Dieser letztere grosse Prozentsatz beweist die Schwere der Krankheitsformen der vielen geistig Abnormen. Diese Zahlen sind nur annähernd richtig. Aus zahlreichen Gründen kann man sie nicht genau angeben. Die Organisation der medizinischen Dienste in Bezug auf die Geisteskranken hat nur zwei Nachteile, die vermutlich nicht blos in Amsterdam bestehen. Zuerst, wie bereits oben kurz erwähnt, ist man gezwungen, den Kranken nach einer mehr oder weniger entfernten Anstalt zu schicken, wenn sich dazu die Gelegenheit bietet. Oefters ist dann diese Veränderung der Verhältnisse für die Kranken nicht erwünscht: man hat dann die Wahl zwischen einer vorzeitigen Entlassung oder einer Transportirung nach einer entfernteren Anstalt, d. h. einen beinahe geheilten Geisteskranken von seinen Angehörigen zu entfernen und ihn in eine ganz neue Umgebung zu bringen.

Oefters zieht man dann die frühzeitige Entlassung vor, und dass der Kranke diese Massregel nicht immer zu seinem Vorteile empfindet, zeigt sich später leider dadurch, dass sich eine ziemlich grosse Anzahl dieser Patienten nach relativ kurzer Zeit wieder um Aufname freiwillig oder gezwungen anmeldet.

Wenn ich zum Schlusse noch einmal den Mangel an geeigneten Arbeitsräumen und genügend grossen Gärten erwähne, worin die Kranken hinreichende Bewegung im Freien haben können, dann glaube ich hier hinlänglich bewiesen zu haben, zuerst, welchen grossen, ganz besonderen Erfordernissen die Einrichtung und das Verpflegungspersonal eines Asyls entsprechen müssen, und zweitens, welche Nachteile für die Kranken daraus entstehen können, wenn sie in ein Asyl für Geisteskranke aufgenommen werden, *welches nicht unmittelbar mit einer Anstalt verbunden ist.*

Die Geistesabnormen aus einer Grossstadt, die eine direkte Aufnahme benötigen, sind, wie oben erwähnt, an und für sich so verschieden und haben, wie andere akute Kranke, so oft den Charakter des noli mi tangere, dass hier die beste Hülfe geboten werden muss, auch schon dadurch, weil hier in therapeutischer Hinsicht so viel zu erreichen ist. Als Arzt steht man hier auf einem verantwortlichen Posten, man soll denn auch gut bewaffnet sein.

Les traumatismes crâniens chez les aliénés

par A. MARIE (*de Villejuif*)

et

Dr. PIQUÉ, *Chirurgien des hôpitaux de Paris et des asiles de la Seine.*

Le rôle que l'on doit attribuer au traumatisme crânien dans la génèse des maladies mentales, varie selon l'époque d'apparition de ces troubles mentaux après le traumatisme.

A ce point de vue on peut diviser les troubles mentaux post-traumatiques en deux catégories.

1⁰. Les troubles mentaux immédiats ;

2⁰. Les troubles mentaux éloignés, rattachés ou non au traumatisme par une série de troubles (soit psychiques soit dans le domaine nerveux,) intermédiaires entre le traumatisme et la constatation définitive de la folie.

Chacune de ces catégories mérite d'être examinée en détail.

1⁰. T. Immédiats :

A. La relation de cause à effet se trouve nettement établie dans un grand nombre de cas : le traumatisme est directement la cause des troubles mentaux.

L'individu exempt jusqu'alors de toute tare héréditaire, de toute cause d'infection ou d'intoxication, est victime d'un traumatisme.

Il tombe dans le coma, puis reste dans un état d'obnubilation plus ou moins complet et de confusion mentale. Il a, ou non, des hallucinations, et présente ou non, suivant les cas, un état cénesthétique triste (mélancolie) ou gai (manie) ou alternant ; puis les troubles mentaux diminuent et disparaissent, — ou deviennent chroniques, — ou s'exagèrent, produisant un état démentiel d'apparition rapide, — ou bien l'individu meurt des suites soit imflammatoires (méningite) soit dégénératives (ramollissement) de son traumatisme.

Il y a, dans tous ces cas, une relation constatable entre la violence du traumatisme et l'évolution des troubles mentaux.

B. Il peut entrer un autre facteur que le traumatisme dans la génèse des troubles mentaux succédant immédiatement au traumatisme. L'hérédité nerveuse ou mentale, qu'elle se soit ou non déjà marquée par des troubles nerveux ou mentaux antérieurs au traumatisme, doit entrer en ligne de compte dans un certain nombre de cas : alors on observe fréquemment une disproportion entre le traumatisme et la violence, la durée, la nature des troubles mentaux ; et l'on peut, par l'anamnèse se faire une idée des tares antérieure de l'état nerveux ou mental.

Mais c'est surtout lors qu'il existe une intoxication ou une infection concomitante (Psychoses infectueuses) que le traumatisme peut provoquer des troubles mentaux de nature particulière et qu'il lui serait impossible, à lui seul, de produire.

Continuant à envisager uniquement les troubles mentaux immédiats au traumatisme, nous appellerons surtout l'attention sur les délires toxiques apparaissant, chez des alcooliques chroniques, à l'occasion d'un traumatisme. La nature particulière des hallucinations et des réactions défensives, la brièveté de l'épisode délirant, les anamnestiques, permettent de reconnaître la nature du délire — l'évolution ultérieure des troubles mentaux chez ces individus peut toutefois dépendre uniquement du traumatisme, qui après l'épisode délirant toxique, peut laisser un état démentiel en rapport avec l'étendue des lésions organiques, mais il faut reconnaître qu'il s'agit le plus souvent de faux délires alcooliques et que le trouble mental rentre ordinairement dans le cadre des Psychoses infectueuses.

3⁰. Enfin, dans certains cas, c'est la maladie mentale qui est cause du traumatisme.

Le trouble mental du P. G., du débile, du dément précoce etc.... a provoqué soit par maladresse, soit par imprudence, soit par violence au cours d'une rixe, soit par tentative de suicide, etc.... la production d'un traumatisme crânien. Il importe de rechercher les causes de l'accident, et les anamnestiques, avant de conclure à l'origine traumatique des accidents mentaux constatés après le traumatisme. Toutefois il ne faut pas oublier que le traumatisme, effet, peut devenir à son tour, cause d'une adjonction de phénomènes nouveaux, d'une modification des troubles antérieurs, d'une aggravation de la maladie en un mot. C'est ce que arrive si fréquemment pour les P. G. chez lesquels le traumatisme donne un coup de fouet aux lésions.

2⁰. Effets éloignés.

Les troubles mentaux succédant à longue échéance à des traumatismes crâniens peuvent être rattachés à ceux-ci par des épisodes nerveux ou psychiques servant, pour ainsi dire, de lien entre la lésion traumatique et le trouble mental éloigné.

Ces épisodes: amnésies, modifications du caractère, parésies, spasmes, convulsions partielles, troubles trophiques, indiquent des lésions acquises. Leur augmentation, leur croissance indique la présence d'un travail inflammatoire lent du cerveau. Dès lors l'apparition du trouble mental net doit logiquement être rapporté au traumatisme.

Même dans ces cas favorables (au moins du point de vue scientifique) le rôle du traumatisme doit être nettement étudié et l'on ne doit pas, à tous coups faire du traumatisme la cause déterminante et unique de la maladie. Il ne faut pas oublier en effet que, parmi les nombreuses causes de folie, certaines peuvent, chez l'aliéné traumatisé, s'être jointes au traumatisme de même que pour les troubles mentaux immédiats, il faut tenir compte des autres facteurs, hérédité, intoxications, infections, etc.... L'on verra dès lors que certains de ces facteurs comme le syphilis ont le rôle prépondérant (par exemple dans la P. G.) et que dès lors le traumatisme n'est plus qu'une cause adjuvante, occasionnelle.

A plus forte raison ferions nous les mêmes réserves lorsqu'il n'y a aura pas entre le trouble mental et le traumatisme antérieur, de ces épisodes nerveux ou mentaux que nous signalions plus haut. De plus certains facteurs accessoires peuvent être consécutifs au traumatisme et se joindre à lui dans la production de troubles mentaux secondaires qu'il importera de rapporter à leur véritable cause.

L'étude méthodique de ces faits, poursuivie conjointement par le chirurgien et le psychiâtre, doit conduire à des interventions précoces prophylactiques de la folie que l'un de nous vient de préconiser à la Société de chirurgie (Séance du 31 Juillet 1907) traumatique ou même à des opérations tardives curatrices de certaines complications mentales et autres — (utilité de la radiographie des aliénés).

En l'absence de lointains traits d'union cliniques entre le traumatisme et les troubles mentaux des recherches nécropsiques minutieuses pourront permettre d'élucider le bien ou le mal fondé des rapports supposés entre le traumatisme et la folie (aspect médico-légal de la question au point de vue des accidents du travail.)

Séance Mercredi 4 septembre
9 heures du matin.

Président d'honneur: Dr. MOREL (Mons).
Président: Dr. RUYSCH.
Secrétaire: Dr. BENDERS.

Rapport III. L'organisation de la Direction
des asiles des aliénés et l'inspection des asiles par l'État.

Rapporteur: Dr. W. P. RUYSCH,
Inspecteur Général du service sanitaire pour la Hollande
mérid. et la Zélande de l'Hygiène Publique, la Haye.

L'organisation, la direction et la surveillance des asiles d'aliénés.

Mr. le dr. Ruysch, commence son discours par démontrer qu'il est urgent que les Gouvernements de tous les pays exercent la haute surveillance sur le traitement de tous les aliénés, aussi bien de ceux traités dans les asiles que de ceux traités chez ceux et au sein de leurs familles.

Il démontre cette nécessité par les faits enregistrés par lui pendant les 12 années qu'il fut Inspecteur de ce service, faits publiés dans les annales officielles du Gouvernement et qui démontrent que dans les asiles, mais plus encore en dehors des asiles, il se présente toujours des faits de négligence et de mauvais traitement qui justifient, et de temps en temps nécessitent, que l'État prenne ses mesures pour sauvegarder les pauvres malades, assurer leurs droits et leurs intérêts et leur rendre justice. Heureusement ce sont des exceptions mais pourtant elles existent et non seulement en Hollande mais partout dans le monde. Il en résulte que la surveillance de l'état est inévitable. La plus grande certitude que le traitement des aliénés se fera convenablement et la meilleure garantie d'un bon traitement c'est l'état lui-même qui peut la donner en fondant des asiles et en nommant lui-même le personnel traitant. A défaut de l'état c'est la province ou les grandes villes mais en tous cas l'autorité publique.

L'autorité publique peut présenter plus de garanties que les directions privées. Elle a plus de ressources que la direction des asiles privés, sa caisse n'est pas la caisse de quelques particuliers qui doivent retirer des rentes de leurs capitaux, mais c'est la caisse publique qui peut fournir tout ce qui est nécessaire à un bon traitement. L'exploitation des asiles de l'état doit être libre de toute spéculation financière et de toute autre spéculation. En fondant lui-même des asiles, l'état est tout à fait indépendant des directions des asiles privés et libre de régler l'organisation et le traitement comme il l'entend et il n'est pas dans la nécessité de s'incliner devant les vues et les intentions d'autrui.

L'état trouvera toujours de la place pour ses aliénés tandis que si la chose est abandonnée au bon vouloir des directions privées cette place fera défaut de temps à autre, ne serait-ce que parce que les directions privées ne bâtiront des asiles qu'en cas de grande nécessité et quand c'est dans leur intérêt.

Personne ne sera retenu dans les asiles s'il peut le quitter et des circulaires comme e.a. la circulaire de Mr. le ministre président CLEMENCEAU, qui exige des autorités une surveillance sévère pour empêcher que les convalescents et les aliénés guéris ne soient retenus dans les asiles pour y rendre des services domestiques, seront dorénavant superflues.

L'administration peut être plus simple puisque l'état peut se contenter de faire visiter et contrôler ses asiles par ses propres fonctionnaires et les cortèges de régents et de régentes des asiles privés ne seraient plus nécessaires.

Dans l'asile de l'état toutes les réligions auront les mêmes droits et il n'y aura pas de réligion privilégiée. Tous les malades seront libres de se procurer les soins réligieux qu'ils désirent et dont ils ont besoin. Le médecin-directeur pourra veiller à ce que toutes les réligions aient leur influence bienfaisante sur le traitement, dans tous les cas qui s'y approprient, mais en même temps il veillera à ce que personne ne soit gêné ou incommodé par tels prédicateurs et autres serviteurs d'une certaine réligion s'il préfère un autre culte ou si le médecin est persuadé que le malade, à cause de la forme de sa maladie, doit rester libre de toute prédication ou exercice réligieux. C'est lui et non le pasteur qui désignera les malades qui pourront se rendre à l'église.

En outre, tout le personnel, du concierge au directeur sera beaucoup plus libre et plus indépendant en qualité de fonctionnaires de l'état que s'ils sont nommés, salariés et renvoyés d'après le bon vouloir, les caprices et les intentions spéciales de Messieurs et Mesdames les régents et régentes qui eux-mêmes ne sont pas toujours indépendants.

Quant à la surveillance de l'État dans les asiles elle devra non seulement donner la certitude que personne ne sera placé ou retenu dans un asile contre son gré et c'est pourquoi, comme chez nous, l'inspection doit être faite par un inspecteur-médecin et un juge de paix — mais en même temps que l'asile sera aménagé d'une manière convenable et que l'organisation répondra aux exigences de la science actuelle.

C'est pourquoi les conditions auxquelles tous les asiles, donc aussi les asiles privés, doivent répondre, seront prescrites par l'État, ainsi que l'étendue du terrain et de l'emplacement, le nombre des divisions, la construction des bâtiments et leur installation, le cube d'air par malade, etc.

Il sera défendu d'ouvrir un asile si les conditions de son installation ne sont pas approuvées par l'État et non seulement celles de son installation mais encore de l'organisation complète de son service. Le nombre des médecins et des gardes malades doit être prescrit par l'État et être en rapport avec le nombre des malades.

Ensuite on donnera des prescriptions pour la nourriture, pour les vêtements, spécialement pour le renouvellement du linge de corps, pour les bains, le travail, les ressources morales et religieuses qui doivent être mises à la disposition du malade, pour la bibliothèque, les jeux et les divertissements.

Mais ce qui est de la plus haute importance c'est l'organisation du service médical et administratif quant au personnel, au nombre des fonctionnaires, à leur capacité et à leur moralité, à leur position, à leurs droits et à leurs devoirs.

Toute organisation dans laquelle le médecin n'est pas le directeur de l'asile doit être rejetée.

Lui seul peut être responsable, lui seul peut juger des besoins des malades, de leur traitement, de leur nourriture, de leurs médicaments, de leurs bains, de leur isolement, etc. ainsi que de leurs travaux, de leurs congés et de leur liberté.

Tout le personnel de l'asile doit lui être subordonné et doit suivre strictement ses ordres.

Il doit être spécialiste et avoir suivi avec succès un cours spécial de psychiatrie, de neurologie et de psychologie.

De même le nombre et les conditions auxquelles doivent répondre les gardes malades doivent être conformes aux exigences d'un règlement général édicté par l'État.

Quelle misère jadis! alors que les gardiennes étaient recrutées, pour certains asiles, parmi les femmes de conduite douteuse, et les hommes parmi les soldats munis d'un passeport rouge! Et cependant seulement quelques dizaines d'années nous séparent de cette époque.

Heureusement la femme bien élevée, instruite et dévouée a remplacé presque partout le gardien. C'est une des conditions les plus urgentes que le personnel sera choisi par le médecin lui-même parmi des femmes d'une assez haute intelligence et qui soient pleines de dévouement pour l'oeuvre et qui aient suivie un cours avant d'entrer au service des asiles.

C'est pourquoi l'orateur a fondé, avec le concours du gouvernement, la société dite Wilhelmina à Amsterdam. Cette société a établi à Amsterdam une école pour les candidats gardes-malades, où des jeunes filles de bonne conduite, bien élevées et intelligentes peuvent être préparées pour entrer dans les asiles en qualité d'aide garde-malade.

L'édifice a été cédé à la Société par le gouvernement; les frais de l'exploitation de l'école, de l'entretien des élèves, etc. sont supportés par les membres de la société. Mais il ne suffit pas de préparer les jeunes filles à devenir gardes-malades, il faut prendre soin de les lier au service des asiles.

C'est pourquoi il faut leur assurer un bon logis, une bonne nourriture, un bon traitement, des vacances suffisantes, un avenir, en un mot une bonne position digne de leur travail humanitaire, mais excessivement difficile.

Ses desiderata, pour ce qui regarde l'approbation des plans des asiles et du nombre des médecins, ont été obtenus, mais le nombre des gardes-malades est libre et même il s'est trouvé que du temps que le Dr. RUYSCH était inspecteur il y avait des asiles où pour 4 malades une garde-malade était disponible, tandis que dans autres il n'y en avait qu'une pour 20.

Puisque c'est encore une question de la dernière importance il croit aussi que le nombre des gardes-malades dans chaque asile doit également être prescrit par l'état, de même que les conditions auxquelles elles doivent répondre.

Pour terminer, le Dr. RUYSCH présente les conclusions suivantes :

Il est à désirer que les hôpitaux pour aliénés appartiennent à l'État ou à la Province.

Il faut que le Gouvernement exerce la haute surveillance sur tous les hôpitaux pour aliénés. Il doit prescrire les conditions auxquelles chaque hôpital doit répondre. Ces conditions se rapportent aux différentes parties de l'hôpital : choix du terrain et de l'emplacement, nombre de divisions, mode de construction, installations scientifiques et hygiéniques, nombre des médecins et des gardes-malades, etc.

Le Gouvernement, par un Règlement général et organique, déterminera le *minimum* des conditions du fonctionnement des différents services dans un hôpital pour aliénés, y compris les soins physiques et moraux dûs aux malades.

Le Gouverment se réservera le droit de prononcer la fermeture d'un hôpital chaque fois qu'on constatera une négligence très grave dans les soins dûs aux malades.

Le Gouvernement, à l'effet de faciliter la haute surveillance dans les hôpitaux pour aliénés, se fera seconder dans sa mission par des inspecteurs qui n'ont d'autres fonctions que la surveillance des asiles et des aliénés soignés à domicile

Les médecins-directeurs seront chargés de la direction générale et administrative des hôpitaux pour aliénés, y compris tout le personnel. Ils seront les chefs exclusifs du service médical et de tous les autres services.

Le Médecin-Directeur sera secondé dans ses fonctions par un nombre suffisant de médecins aliénistes, d'employés pour les services administratifs et économiques, de gardes-malades et autres personnes indispensables aux services accessoires.

Le Médecin-Directeur nomme et démet de leurs fonctions les employés des services administratifs et économiques, ainsi que les gardes-malades.

Il est désirable d'exiger des médecins des hôpitaux pour aliénés qu'ils aient fréquenté un cours de psychiatrie, de neurologie et de psychologie avant leur entrée en fonction.

Nul ne pourra être appelé aux fonctions de garde-malade s'il ne

48

peut donner des preuves de civilisation, d'intelligence, de capacité et de dévouement. Il est désirable que tout candidat garde-malade, avant d'être attaché à un hôpital pour aliénés, ait fréquenté avec succès, comme élève interne dans une école spéciale pour gardes-malades, un cours où il aurait été préparé pour la tâche difficile qui l'attend.

Le personnel des hôpitaux pour aliénés sera convenablement hébergé, nourri et traité. Les appointements seront en rapport avec l'importance des services rendus, la durée du séjour à l'hôpital et le temps du service. Une assurance sur la vie et une autre assurance en cas de maladie, d'infirmité ou d'accident seront prises en faveur de chaque employé.

Des instructions spéciales traceront les droits et les devoirs du personnel attaché aux hôpitaux pour aliénés.

Dr. W. M. SUBOTITSCH (Belgrade).

Mit besonderer Freude kann ich constatieren, dass bei uns die meisten Wünsche, die uns der Herr Praesident vorgetragen hat, schon in das Gesetz vom Jahre 1861 aufgenommen worden sind. Bei uns war niemals eine Spur von einem „Triumvirate" vorhanden, im Gegenteil, der Direktor war und blieb, und wird es auch bleiben, *der alleinige Herrscher und die verantwortliche Person* unseres Spitals. Ueber ihm, ihn zu kontrolieren, steht das Ministerium des Inneren mit einem *Inspektor* für Sanitätsanstalten im Sinne des Gesetzes vom Jahre 1881.

Ich kann auch zugleich mitteilen, dass bei uns keine „*Aerzte-Geistlichenfrage*" besteht: der Geistliche ist dem Direktor resp. den Aertzen vollkommen unterstellt und hat sich nur nach ihren Anordnungen zu verhalten. Im Laufe von 45 Jahren ist es mit den 4 bisherigen ehrwürdigen Herren nie zu einem Missverständniss gekommen.

Das Gesetz vom Jahre 1905 schreibt vor, dass alle Aerzte schon vorgebildete Psychiater sein müssen. Früher (1881) galt dies nur für den Direktor.

Das Gesetz vom Jahre 1905 erlaubt die Gründung der *Privatspitäler*. Die materiellen Verhältnisse erlauben die Ausführung dieser *guten* Idee nicht, und so werden noch längere Zeit Kranke aus besseren Ständen nach Oesterreich (Wien) wanderen müssen.

Ich möchte mir erlauben noch diesen kleinen Auszug mitzuteilen.

Das Irrenwesen im Königreiche Serbien ist jungen Datums und umfasst drei Perioden.

Erste Periode. Im Jahre 1863, 3. März, wurde vom Fürsten MICHAEL das Gesetz für die Gründung der neuen, ersten Irrenanstalt für Geisteskranke in Serbien unterzeichnet. Sie stand unter dem Minister des Inneren. Die erste Kranke wurde erst 26. August 1861 aufgenommen. Der Direktor musste Arzt sein; ihm war nur ein Hülfsarzt zugeteilt. Die armen Kranken wurden auf Staatskosten verpflegt. Die Aufnahme geschah nur nach Bewilligung des Ministers des Inneren, nachdem vorher die Kranken vom zuständigen *Gerichte „für geisteskrank erklärt"* worden waren, und die Familie erklärt hatte, dass sie den Kranken im Hause nicht hüten und pflegen konnte. Es war also die häusliche Pflege von vornherein bewilligt, aber nur unter der Bedingung, dass der Kranke sich und Anderen keine Schaden antun konnte. Darüber Kontrolle zu führen war die Pflicht der Polizeibehörde. Für jede Entlassung: genesen, gebessert oder unheilbar, musste Bewilligung des Ministers des Inneren eingeholt werden.

Zweite Periode. Im Jahre 1881, am 30 März, wurde vom damaligen Fürsten, späteren König MILAN, das neue moderne Sanitätsgesetz für Serbien unterzeichnet. Laut diesem Gesetze wurde die Irrenanstalt in eine Heil- und Pflegeanstalt umgewandelt.

Der Direktor musste nicht nur Arzt, sondern ein Psychiater und Doktor der gesammten Heilkunde zugleich sein. Ihm wurde nebst einem Hülfsarzt noch ein Sekundararzt beigegeben, welcher aber kein Psychiater sein muste. Die Anstalt hatte die Geisteskranken ohne Unterschied der Nationalität und Confession aufzunehmen. Auch diesmal sind die armen Kranken auf Staatskosten zu verpflegen. Es wurde aufgehoben die langwierige und nicht fachmännische Procedur der gerichtlichen Erklärung des Bestehens einer geistigen Erkrankung: das Gericht wurde einfach ausgeschaltet. Drei Aerzte hatten nun das Zeugniss auszustellen und darauf geschah die Bewilligung des Ministers des Inneren für die Aufnahme in die Heilanstalt. Nur im Falle des Protestes der Familie hatte das *Gericht* zu entscheiden ob jemand in die Anstalt zu internieren sei oder nicht. *So wurde Gelegenheit geboten, dass frische Fälle rechtzeitig in die Anstaltsbehandlung kamen.*

Es wurde auch den Kranken das Recht der Selbstbestimmung in materiellen Angelegenheiten eingeräumt, wenn eine Kommission von drei Aerzten, aus den Mitgliedern des Sanitätsrates, und einem Richter findet, dass der Kranke richtig begreift dasjenige, was er zu tun wünscht.

Dritte Periode. Im Jahre 1905, am 17. Januar, wurden die von der Skupchtina vorgenommenen Ausbesserungen des Sanitätsgesetzes von S. M. König Peter sanctioniert. Laut diesem Gesetze wurde als Neu die Stelle des Primararztes erteilt, welche einzunehmen ich die Ehre habe. Aufnamebedingungen sind modifiziert worden. Zuerst muss der Polizeiarzt (was früher nicht der Fall war) die Meinung über den geistigen Zustand des Kranken abgeben, und ihn dem allgemeinen Spital zur Beobachtung übergeben, welches von drei vom Minister des Inneren zu bestimmenden Aerzten vorzunehmen ist. Auf Grund ihres Zeugnisses folgt die ministerielle Entscheidung über die Aufname in die Heilanstalt. Durch diese Vorschrift ist eine Unannehmlichkeit entstanden, nämlich, was sehr wichtig ist, schwer kranke Leute können nicht von ihrem Hause direkt der Irrenanstalt übergeben werden, sondern müssen zuerst die Beobachtung im Allg. Spital aushalten. Der Fehler ist eingesehen worden, und wird sehr bald ausgebessert werden.

Im Falle die Familie oder der Kranke selbst, gegen die Beobachtung und Internierung in die Anstalt protestiert, so hat dann das Gericht darüber zu entscheiden, nachdem vorher der Kranke, die Zeugen und Aerzte vor dem Gericht verhört worden sind. Mit dieser Vorschrift wollte man allen möglichen, obwohl vollkommen ungerechten und unbegründeten Verdächtigungen, dass Geistesgesunde in die Anstalt interniert werden, aus dem Wege gehen. Die administrative Ueberführung aus der Heil- in die

Pflegeabteilung, die sog. „*Erklärung für unheilbar*", geschieht nur auf umständlichem, gerichtlichem Wege: Verhör des Vormundes des Kranken selbst, der Anstaltsärzte, sogar einer ärztlichen Superkommission. Darauf erst folgt die gerichtliche Entscheidung, die gar bis zum Cassationshofe gehen muss. In zweifelhaften Fällen hat das Gericht das Recht, die Angeklagten, wenn sie die leisesten Zeichen von geistiger Störung darbieten, der Irrenanstalt zur Beobachtung zu übergeben, nach vorheriger Meinung eines Arztes.

PEETERS (Gheel).

Les inspecteurs de l'état interviendront dans le choix des aliénés qui ne doivent pas rester internés dans l'asile et qui sont à même de suivre la régime familial.

Prof. FERRARI (Boulogne, Italie).

Je veux rappeler au congrès qu'en Italie, où la loi sur les asiles et sur les aliénés en vigueur date de 1904, est reconnue dans les premiers articles l'autorité absolue et complète des médecins-directeurs des asiles pour tout ce qui se rapporte au traitement des aliénés, et la haute surveillance sur tout le service administratif.

La loi même reconnaît la haute importance de l'assistance familiale pour les aliénés et recommande expressément aux administrateurs à qui revient de maintenir les aliénés, d'étendre le plus possible l'assistance familiale.

De même elle oblige le personnel qui veut prendre service comme garde-malade dans les asiles à avoir suivi pendant un an au moins l'école professionnelle que tous les directeurs d'asiles sont tenus à organiser pour leurs infirmiers aussi bien que pour ceux qui aspirent à suivre cette carrière, de même aussi que pour les personnes qui vont prendre chez eux des malades pour l'assistance familiale.

Dr. J. VAN DEVENTER, (Amsterdam).

Je suis tout à fait d'accord avec Mr. Ruysch pour dire que le médecin-directeur doit être le chef responsable et le maître de la maison.

Je suis d'accord que les établissements peuvent, pour rénumérer les capitaux engagés, faire produire un intérêt de 4 à 5 % par exemple, mais ce taux ne pourra jamais être dépassé.

Parmi les désidérata exprimés, je désire ajouter celui-ci: afin d'éviter l'exploitation financière de l'asile, le gouvernement doit avoir le droit de faire vérifier en tout temps les livres de compte de l'établissement.

Prof. MAC DONALD (New York).

The hospitals for the insane in the state of New-York are governed by local boards of managers, subject to control by the State Commission in Lunacy, which is the controling body over all the institutions for the insane, both public and private. Medical superintendents of hospitals are chosen through a compititive civil service examination, and no physician is elegible to such examination, until he has had at least five years experience in the care and treatment of the insane. The medical superintendent of a state hospital is the chief executive officer of the institution and has the direction and control of all matters therein, subject of course to the local board of managers and the lunacy commission. The hospitals are entirely free from political influences and the tenure of office of the officers and employés is secure during good behavior and efficient service.

Dr. G. A. BLUMER (Providence, R. I.)

spoke of the importance of recognizing the principle that the medical superintendent of institutions should be the chief executive officer, that there should be no separate, conflicting or even concurrent authority. That principle was almost universally recognized in the United States. He also spoke of the wider opening in the United States for nurses than existed elsewhere and of the tendency on the part of young women of the better educated class to take it up as a career. Nurses who had passed their examinations in some of the better training schools connected with the hospitals for the insane, frequently entered private practice as nurses and were able to earn in some instances as much as twenty-one dollars per week. The woman nurse was gradually replacing the male nurse in some of the men's wards, so that, while it was less difficult to secure good female recruits, it was less easy nowadays to procure good men, for whom, as nurses, there was no longer an attractive career.

Dr. HURD (Baltimore, U. S. A.)

urged that the training of nurses should be broader and more educational than had previously been attempted. He cited the experience of general hospitals, where the adoption of higher educational standards had brought into the service women of good education and attainments, with the effect of raising the calling of the nurse from the position of a mere trade or means of earning a living to the grade of a profession. It was not sufficient to teach a nurse to do a special thing in a specified way, but it was important so to educate her as to give her a grasp of principles and the ability to apply them to varying conditions. This attempt was now being made in the institutions of the United States of America.

Dr. BUCHHOLZ (Hamburg).

Weit aus die Mehrzahl der in den Conclusionen des Herrn Dr. Ruysch geschilderten Einrichtungen ist in Deutschland verwirklicht. Dem Wunsche, dass alle Anstalten dem Staate, den Provinzen, resp. den Communalverbänden gehören — öffentliche Anstalten — stimme ich volkommen bei; nur möchte ich bemerken, dass Privatanstalten für sehr wohlhabende Patienten, die an einen grossen Luxus gewöhnt sind, der ihnen in den öffentlichen Anstalten nicht verschafft werden kann, und für einzelne Kranke, die sich in kleinen Anstalten, wo ihnen ein Familienanschluss gewährt werden kann, besonders wohlfühlen, ihre wohlbegründete Berechtigung haben dürften. Aber nicht wünschenswert muss ich es bezeichnen, dass vom Staate, resp. Communalverbande arme Kranke, die auf öffentliche Kosten verpflegt werden, in Privatanstalten untergebracht werden, wie es von einzelnen Preussischen Provinzen aus, auch in Folge der *actuellen Verhältnisse* der Stadt von der Verwaltung der Stadt Berlin, geschieht.

In Deutschland ist ganz allgemein das Prinzip durchgeführt, dass der Direktor der allein verantwortliche Leiter der Anstalt ist; in einzelnen Bezirken steht ihm ein Verwaltungsdirektor zur Seite. In Hamburg besteht die Verwaltung aus dem Direktor und mehreren Mitgliedern, deren Tätigkeit sich aber auf die financielle und ökonomische Seite der Verwaltung beschränkt.

Die Aufsicht über die Anstalten führen die höheren Verwaltungsbehörden, in Preussen den Anstalten der Provinzen gegenüber die Oberpräsidenten der Provinzen, die zu den Revisionen ihre Medizinal- und Regierungsräte haben. Ausserdem werden die Privatanstalten in Preussen von Bezirkscommissionen revidirt, denen im Allgemeinen immer die Professoren der Psychiatrie an den in der mindesten Entfernung gelegenen Universitäten vorstehen.

In Hamburg speziell wird die Aufsicht von einer Irrencommission geführt, der zwei Medizinalbeamte, und mehrere bürgerliche Mitglieder angehören.

An diese Commission können sich die Angehörigen von Kranken und diese selbst wenden; derartige Kranke müssen der Commission übergeben werden.

Der grösste Schutz und die beste Controlle ist die Öffentlichkeit, wie sie z. B. in Hamburg durchgeführt ist. Dadurch ist es möglich geworden, die Aufnahmebedingungen sehr frei zu gestalten und die Scheu des Publikums einzuschränken. Die Hamburger Anstalten sind soweit wie möglich den anderen Krankenhäusern in Bezug auf Besuche gleichgestellt. Besuche werden in der weit-

gehendsten Weise gestattet; sie finden statt auf die Kranken-
abteilungen; an Besuchstagen (Sonntags) sind manchmal bis zu
2000 Personen an Besuch in der Anstalt.

Anstellung und Beaufsichtigung des Personals ruht in Deutschland
ausschliesslich in der Hand der ärztlichen Direction.

Dr. BOULENGER (Uccle).

Les asiles privés ont en général induit, comme l'a signalé le
Docteur Peeters de Gheel, à conserver longtemps les aliénés qui
peuvent leur rendre des services et ainsi diminuer le prix de la
journée d'entretien. Car il est absolument certain que l'aliéné,
qui doit subir un traitement médical intensif, coûte plus cher
que 1 fr. 40 par jour, prix maximum à nos asiles en Belgique.
C'est pourquoi, je crois, que les colonies belges se dépeupleront
de plus en plus.

A moins qu'on ne divise pas les aliénés en deux classes: les
aliénés pour hôpitaux et les aliénés infirmiers et les idiots, les
imbéciles, les épileptiques, qu'on peut coloniser lorsque leur état
mental leur permet de s'assister suffisamment. Et dans les
hôpitaux pour les aliénés il est certain que la journée d'entretien
devra largement dépasser 1 fr. 40, même deux ou trois francs.

Enfin, on peut aussi entrevoir une solution dans la proposition
fondamentale à mon avis du Dr. Ruysch; les asiles seront dirigés
par les états ou les provinces exclusivement, car, tant que les
asiles privés existent, l'état n'enverra des malades qu'aux asiles
les moins exigeants, les moins chers. Or, en Belgique, sur une
cinquantaine d'asiles il y a à peine quatre asiles de l'état ou colonie.

Dr. C. H. HUGHES (St. Louis, M. S.)

An eminent distinguished and renowned man of the past spoke,
not for Holland alone, but for all the world, when he said: „The
care of the human mind is the noblest branch of medecine". His
name was de Groot (Grotius) and all the world honors him.

The care of the insane is an expensive process, but we must
care for them rightly as their condition requires. We should give
them all the care of the sick man. They are our brothers who
have fallen mentally wounded in the battle of life and their
proper care, with everything that can be done for them, is the
most honorable, the most charitable and to repeat, as Grotius
said, the noblest branch of medicine.

Dr. Arthur Ginéy Marriera, Médecin-directeur du „Manicomio Nuevo Belar", à Barcelone.

La direction des asiles d'aliénés doit être confiée exclusivement a un médecin aliéniste. Seulement celui-ci est capable de donner l'importance due aux détails relatifs du service de l'asile; c'est à dire: les soins sur la nourriture, habillements, chambre et lit des asiles: la division de ceux-ci en sections d'après la nature de leur maladie; fixer la qualité du *travail*, *traitement* convénient à chaque malade, surveiller les conditions de ce travail et régler exactement comment doivent se conduire les commis vers les malades confiés à leurs soins.

C'est en livrant la direction absolue des asiles à un médecin aliéniste, que l'on pourra parvenir à la formation d'un corps d'infirmiers et d'infirmières très spécialisé pour soigner les aliénés et pourvu de conditions physiques, d'instruction et d'éducation morale et intellectuelle telles qu'il faut aujourd'hui dans les services d'aliénés.

Le Médecin-Directeur doit être donc le chef et suprême administrateur d'un asile d'aliénés. C'est pour cela qu'il devra être aidé par un personnel suffisant, médecins, administrateur, infirmiers, etc. sans qu'il doive accepter la limitation du personnel pour des exigences d'ordre économique.

L'intervention que l'État espagnol a dans les affaires rapportantes aux asiles d'aliénés, outre être incomplète donc elle ne prévoit plusieurs points sur lesquels devrait faire attention, elle est plutôt nuisible.

L'Arrêté Royal de 1885 réunit un grand nombre d'embarras pour l'entrée et séjour des aliénés dans les manicomes. Il exige une reclusion d'obser-vation et une autre definitive, une certification signée par deux médecins, et commande l'intervention d'un Sub-délégué en médecine et l'autorisation de Mr. le Maire. Tous ces procédés entrâvent notairement chez nous l'entrée des aliénés aux établissements.

Toutes ces prescriptions légales espagnoles, d'après ce que l'on dit, obéissent au souhait d'empêcher des reclusions indues des individus qui ne sont pas des fous, des aliénés. Notre avis c'est que tous ces abus que l'on veut éviter sont plus imaginaires que positifs; en contre, il est certain que l'on cause des préjudices aux aliénés, à leurs familles et à la Société en faisant si difficile et tardive l'application des moyens proposés par la science psychiatrique.

C'est notre avis que c'est préférable d'éviter les inconvénients dérivés des ordres qui entravent l'entrée des aliénés aux établissements. En contre, pour éviter et corriger ces abus-là, et même des crimes imaginaires, auxquels fait rapport le législateur, l'on devrait faire une inspection positive des manicomes et régler cette inspection avec toute la rigueur que l'on croit nécessaire; mais à postériori, lorsque le malade est déjà sous la garde et protection de l'établissement.

Nous croyons, donc, que doivent être modifiées les lois espagnoles dans le sens de rendre moins difficile et laborieuse l'entrée des aliénés aux établissements phrénopathiques et que l'inspection de ceux-ci, au lieu d'être illusoire, telle qu'on la pratique aujourd'hui, parvienne aux conditions d'efficacité que l'on doit en espérer. Dans ce but, il faut que cette inspection soit exercée par des personnes compétentes, quoique aux ordres des autorités.

Nous ne sommes non plus chez nous au niveau que l'on devrait souhaiter, quant aux fous criminels. Malgré avoir été sanctionnés des Arrêtés Royaux et d'autres dispositions légales en ce sens il n'existe pas en Espagne un seul manicome judiciaire. C'est pour cela qu'aujourd'hui cette sorte de malades doivent rester mêlés avec les autres aliénés, quoique on dit que quelques établissements ont des sections ou quartiers spéciels pour ceux-là.

C'est, donc, à souhaiter que le Gouvernement espagnol s'occupe de la fondation de manicomes publiques et judiciaires assez en nombre; qu'il fomente la création d'établissements privées, qu'il donne de majeures facilités pour l'entrée des aliénés aux manicomes et qu'il tâche, afin d'éviter des séquestrations et des saisies indues, de régler avec de l'énergie et de la sévérité l'inspection officielle de ces établissements, en confiant cette délicate fonction à des personnes expertes et compétentes.

Dr. RUYSCH, Rapporteur

constate qu'il ne se présente pas de divergence de vue. Toutes les observations qui ont été faites sont d'accord avec les observations présentées par lui. Nul n'a combattu ses conclusions.

En Hollande, plusieurs conditions rélevées par l'orateur ont été réalisées, mais pas encore toutes. Il y a par exemple toujours des asiles dans lesquels le médecin n'est pas le directeur et dans tous les asiles les gardes-malades ne sont pas encore diplômés etc.

Cependant les idées marchent.

Il est pourtant heureux que personne dans l'assemblée se déclare contre ses conclusions. Il n'osait pas l'espérer puisque parmi les Congressistes réunis aujourd'hui dans cette section et présents à ce moment il y avait différents pays dont il croyait qu'ils avaient une autre opinion entre autre quand à la direction et à l'organisation du service. Si ces messieurs ne sont pas d'accord avec les conclusions présentées par l'orateur il les prie de se déclarer et de s'y opposer. Du choc des opinions jaillit la vérité.

COMMUNICATIONS.

Superintendent Manhattan State Hospital, Ward's Island, New-York

Dr. WILLIAM MABON,

read by Dr. MAC DONALD (New-York).

The late Dr. A. E. MACDONALD, in June 1901, introduced tent life for the care and treatment of the tuberculous insane. Almost all hospitals for the care of the insane have had to meet the serious problems of caring for that class of patients, and that they may be kept and treated advantageously in canvas tents throughout the year has been successfully demonstrated. As a result of his success in this work, the plan was extended to the feeble and untidy patients, as well as to the convalescent.

In 1904, the late Dr. EMMET C. DENT instituted the same plan of treatment for the acute insane by providing fully equipped camps for this class, having more particular reference to those suffering from acute deliria who were anaemic, and in whom insomnia was prominent. Later, he substituted wooden pavillons for the canvas tents, as the latter were found to be inferior in that they could not be kept open in bad weather, and that during rainy nights they were oftentimes wet and humid.

The pavillons now used for cases of acute insanity are delightfully situated on high, dry ground with a view down the East River, which, with its passing navigation, relieves the tedium of otherwise wearisome days.

These pavillons are in close proximity to the permanent reception building but do not in any way interfere with its light and ventilation. The structure we have adopted is of wood and glass, twenty by seventy feet accommodating from twenty to twenty-five patients, and the per capita cost of which is one hundred twenty dollars, including the lighting, heating and plumbing. It is built upon cedar posts driven into the ground, leaving the earth undisturbed underneath. The sides, ends and gables are practically open. The sides are also movable, so that in the warmest weather, if desired, there need be absolutely nothing partaking of the nature of an enclosure. During the winter, the windows occupying at least one half the entire side and end are left open, thus enabling us to keep the temperature down to from 40° to 60° F. The roofs are shingled or covered with pariod material, and in hot weather are additionally protected by a canvas hood. Thus sheltered from the extreme summer sun, their temperature is comparatively low. Structures of this kind are lighted by electricity, equipped with steam heating apparatus, with steam tables for warming food, with water closets and baths, and, in fact, with everything in the way of proper sanitation.

The more robust patients take their meals in the adjacent congregate dining room, while the food is brought to those who are weak and feeble.

We have recently built, as an adjunct, an open air sitting room which can be protected during the inclement weather by enclosing the sides with glass. Here, during the day time, a number of those who are able to be out of bed spend the greater part of each day in large rocking and steamer chairs.

Our present equipment in the women's division is made up of four wooden pavillons, each accommodating twenty-five patients, or a total accommodation of one hundred beds for women.

We find that the average period of residence in these pavilions is about three months, so that in the year, we accommodate four hundred patients, or from forty to fifty per cent, of the entire number of admissions of women.

We find it necessary to use one of the camps for bed cases and as these patients improve physically, they are transferred to one of the other camps, or to the convalescent or industrial departments, and the vacancies are filled by recently admitted cases. By this plan, all of the cases of acute insanity are given the advantages of the open air treatment.

No discrimination is made in the cases sent to the camps because of violent or suicidal tendencies. Indeed, during all the time these camps have been in existence only one casualty has occurred. The proportion of nurses is the same as that on wards where similar cases are cared for.

In the one hundred fifty cases treated in two of our camps, examination upon entrance showed the haemoglobin in over one hundred cases to be as low as fifty-five per cent, the highest being ninety-five per cent, and the average seventy per cent.

The following cases will serve to illustrate the results of this method of treatment of acute cases:

Case I. — R. V. Admitted February 8, 1906; a picture of mental stupor, with marked muscular rigidity and general debility. On admission to the camp the red blood cells were 4,000,000, leucocytes 10,000, and the haemoglobin seventy per cent. The patient's nutrition was much affected, her weight being but seventy pounds. She was completely disoriented, and for several days showed slight elevation of temperature up to 101° F. Tube feeding was necessary for two weeks. After a camp residence of three months, she showed a gain in weight of twenty pounds, the red blood cells were then 4,500,000, the leucocytes 8,000, and the haemoglobin eighty-five per cent. She brightened up mentally and took much interest in the camp and its freedom, and seven months after admission was discharged as recovered.

Case II. — G. F. The patient, while pregnant, five months before admission, was subjected to great hardship, and became restless and nervous. Delivery occurred shortly before her commitment, and it is said the labor was normal. She entered the hospital in a state of delirium, with the delusion that her child was dead, refused food, had a temperature of 99 ot 100° F., with sordes on the teeth, a foul coated tongue, and distended abdomen. A blood examination showed 3,800,000 red cells, 12,000 leucocytes, and sixty-three per cent, haemoglobin. She was treated in the continuous bath for one week, where her general condition improved. She was then removed to the camp. Her weight on admission was one hundred pounds, and it was said that she never weighed more than one hundred and thirty pounds. Owing to her constant restlessness, her refusal of food, necessitating tube feeding, and her loss of sleep, there was no gain in weight during the first week, but at the end of the first month of her stay in the camp she had gained ten pounds in weight, the red blood cells rose quickly to over four millions and the haemoglobin to eighty per cent. The only medical treatment was an occasional laxative and a simple tonic t. i. d. The delirium rapidly subsided, the delusions disappeared, and three months after admission she was discharged perfectly recovered, having gained twenty-five pounds.

Case III. — I. V. Weighed on admission seventy-three pounds; red blood cells, 4,200,000; leucocytes, 10,000; haemoglobin sixty-five per cent. She had marked evidence of gastro-intestinal disturbance, and the case mentally was one of pronounced delirium with marked hallucinations. This woman also was unable to obtain much sleep. Under camp treatment, the condition of delirium and excitement rapidly subsided, and she soon began to sleep and partake of food. Complete recovery took place in three months with a gain in weight of seventeen pounds.

Case IV. — This young woman, A. B., was twenty-five years of age, and a working girl on the east side of town. On admission, she maintained fixed positions, was completely disoriented, refused food, and apparently reacted to hallucinations. Her weight was ninety-eight pounds, and the most she ever weighed was said to be one hundred and twenty-five pounds. The red blood cells were 3,700,000 and the haemoglobin sixty-five per cent. This patient also had gastrointestinal disturbance.

After a preliminary treatment in the continuous bath for one week, during which the condition of her intestines and mucous membranes greatly improved, she was transferred to the camp. The state of delirium and stupor subsided, and her weight greatly increased. In eight months she was discharged recovered, weighing one hundred and twenty pounds.

Our experience teaches us that gain in weight is most pronounced; the average change during the first month being a gain of six pounds, the extreme being a gain of eighteen pounds, with an occasional loss of one or two pounds in cases requiring unusual care and attention and in whom forced feeding was of necessity resorted to. But it was found that these cases showing a loss at first afterwards showed a marked gain.

The percentages of the various forms of insanity treated in these camps to January 1st, 1907, were: manic depressive or exhaustive types, forty per cent; dementia praecox, with greatly impaired general health thirty per cent; and the alcoholic, hysterical, depressive and anxiety groups, thirty per cent. Many patients in whom delirium was present, as in manic depressive insanity and in the infective exhaustive psychoses, were given preliminary treatment in the continuous bath before being transferred to the camps, and the general routine of treatment was the same as that given to indoor cases, although we consider with better results.

We have among our admissions a comparatively large number of the exhaustive type occurring during the puerperium, these patients being extremely restless, emaciated, having a sallow skin, blanched mucous membranes, flabby muscles, and the usual evidence of disturbed metabolism. The majority of them do extremely well under the above method, and the second case illustrates the value of this treatment.

The infective and exhaustive groups, the manic depressive cases and the undifferentiated depressions are found to be the most hopeful. The percentage of recoveries in cases treated in the open air is high. Out of 150 patients treated in the two camps in one year, sixty-one were discharged recovered. This is a recovery rate of forty per cent. The mortality, on the other hand, is extremely low, only two deaths having occurred in the camps up to January 1, 1907, one being a case of alcoholic neuritis with gastrointestinal complications and the other a case of exhaustive delirium in manic depressive insanity. After the treatment has been continued sufficiently long to bring about an improvement in the general health, it is found that in the recoverable cases, the insanity itself is either well advanced toward recovery, or we are in a better position to make an accurate prognosis.

When exhaustion is found to be the chief etiological factor, there is no more important restorative than the re-establishment of an adequate amount of sleep. There were many patients sent to the camp who obtained only two or three hours of sleep out of the twenty-four, and in some instances they went several days with entire loss of sleep. As the result of the treatment in the camps, we found that the constant exposure to fresh air and sunlight frequently brought about better conditions, so that the patients reached in the course of a month an average of six to eight hours sleep out of the twenty-four, no drugs being used to relieve the insomnia, the warm pack, continuous bath and the open air treatment being far more efficient and trustworthy.

While these camps afford certain hygienic advantages, we must not lose sight of the fact that the moral effect upon the insane has considerable influence in bringing about a recovery. The freedom from the restraint of guarded windows and locked doors is appreciated to such a degree that vacancies in the camp at times bring a premium among the more intelligent class of patients. These conditions are in marked contrast to those existing scarcely more than a score of years ago, when, "our asylums were prison-like structures, gloomy without and gloomy within. With few exceptions the wards were guiltless of ornamentation and the barred windows, the locked door, the crib bed, the massive furniture fastened to the floor and the dozen or more inhuman devises for mechanical restraint made up a picture well calculated to strike terror into the heart of the newcomer and to fill with despair the unhappy victim of prolonged incarceration".

We know that normal individuals are benefited by camping out and, therefore, it is not surprising that its benefits are found to be greater for those who are sick in body and mind. The experience of the Manhattan State Hospital for the past five years shows conclusively that the open air treatment is particularly beneficial for the following classes of insane:

First, tuberculous,

Second, feeble and untidy,

Third, the retarded convalescents,

Fourth, the acute insane, in whom the insanity is associated with anaemic blood states, delirium and loss of sleep.

DISCUSSION.

M. MOREL (Mons)

peut vivement recommander le traitement des aliénés au grand air, ayant une expérience de deux années dans l'asile de Mons, en Belgique.

Le traitement au lit chez les aliénés.

Quelques données expérimentales (Résumé)

PAR

D r. L E Y,

Directeur de l'asile Fort Jaco, Uccle.

———————

Si tous les aliénistes sont à peu près d'accord actuellement pour employer l'alitement thérapeutique chez les malades agités et dans les cas de dénutrition, l'influence réelle de l'alitement prolongé mérite encore d'être éclaircie par des données expérimentales. C'est seulement lorsque les moyens thérapeutiques seront basés sur ces données précises, que nous pourrons les prescrire en connaissance complète de cause et imposer une organisation qui en permette l'application intégrale.

Le traitement au lit a été employé non seulement comme moyen thérapeutique mais aussi comme discipline générale de l'asile et tous ceux qui ont observé un établissement où se fait le traitement au lit de façon quelque peu intensive ont remarqué le calme que ce mode de traitement amène dans les salles de malades.

J'ai cherché à établir par des observations exactes l'influence du traitement au lit prolongé sur l'état physiologique des malades. J'ai observé entre autres avec soin de 117 malades du sexe féminin, maintenues au lit pendant une période variant de deux mois à un an, le pouls, la température, l'appétit, la fréquence des selles, le sommeil, le poids; chez quelques unes l'examen quantitatif du sang a été pratiqué; nous avons observé aussi huit épileptiques graves dont l'état a nécessité l'alitement.

Les malades observées ont été maintenues au lit constamment. Elles se levaient seulement 1⁰ pour se laver chaque jour, 2⁰ pour permettre de faire leur lit, 3⁰ pour se rendre aux bains, 4⁰ pour se rendre aux cabinets. Elles mangeaient en général au lit.

Les observations suivantes ont pu être recueillies :

Pouls : Peu de modifications appréciables après une longue période de traitement au lit : moyenne des pulsations 82 par minute.

Température : Prise l'après-midi entre 15 et 16 h.

Moyennes : axillaire 36.4, rectole 36.9.

Appétit : Pas d'observation de perte de l'appétit par le traitement au lit.

Selles : 7 cas de constipation habituelle sur les 117 cas observés (proportion normale).

Sommeil : Meilleur que lorsque les malades sont levées le jour.

Poids : Au début, légère diminution fréquemment observée, puis stagnation ou variations peu considérables. Sur 117 malades 46 ont augmenté de poids, 28 sont restées stationnaires, 43 ont diminué de poids.

Sur ces 43 malades une assez forte proportion (17) étaient atteintes d'affections organiques ou refusaient de manger :

Tuberculose intestinale . . . . 2 cas
Paralysie générale (stade final) . . . . 4 „
Suppurations chroniques . . . . 2 „
Entérite chronique . . . . 4 „
Affection aigüe (grippe) . . . . 1 „
Refus de manger . . . . 4 „

3 étaient atteintes de paranoïa avec idées tristes amenant une dépression profonde.

Des autres étaient des démences précoces (4), des démences séniles (8), des idiotes agitées (4).

Sauf dans les cas précités d'affections organiques graves, les pertes de poids ne peuvent pas être considérées comme sérieuses, et l'on peut affirmer que lorsqu'un malade mis au lit perd en poids, c'est en général plutôt à une affection organique qu'au séjour au lit que la diminution de poids doit être attribuée.

L'examen du sang fait par mon collaborateur le Dr. BOULENGER chez dix malades maintenues au lit depuis 3 mois à un an a montré que la qualité du sang en globules et en hémoglobine est restée normale dans la plupart des cas (1 cas seulement d'insuffisance globulaire (3.680.000 hémalies) et hémoglobinique (80 %).

8 épileptiques graves avec impulsions violentes et périodes confusionnelles postépileptiques accompagnées parfois de fureur, ont vu par le traitement au lit, les accès diminuer et les symptômes de confusion et de fureur après les accès disparaître à peu près complètement.

Nous pouvons conclure que le traitement au lit, même prolongé, ne semble pas en général avoir d'influence fâcheuse sur l'état physiologique des malades ; il est au contraire, chez beaucoup de chroniques, un moyen puissant de traitement. Il faut le favoriser, comme je l'ai fait par des frictions générales, et des enveloppements humides judicieusement appliqués.

Il est désirable que le traitement en plein air et la suralimentation puissent être employés, chez certains malades traités au lit, ainsi qu'une balnéothérapie rationnelle.

La valeur morale du personnel infirmier et la surveillance de jour et de nuit sont aussi des facteurs importants dans le traitement.

Les questions du jour de la psychiatrie sociale.

P. TOUTYCHKINE.

Russie, Bessarabia, Kichineff, Etablissement Kostugény du Zemtsvo.

1. L'organisation de l'administration des établissements psychiatriques sur les principes de l'autonomie et du collège à condition que tous les employés de l'établissement (le personel) prennent part au conseil administratif au moyen de leurs délégués, comme membres de ce conseil, chargés d'un plein pouvoir (l'administration démocratique au lieu de celle bureaucratique d'aujourd'hui).

2. L'organisation corporative du personnel psychiatrique auxiliaire avec le tribunal d'honneur.

3. Les cours psychiatriques spéciaux pour le personel dans les grands établissements des aliénés.

4. L'organisation du régime psycho-thérapeutique dans les établissements des aliénés sous la condition de l'individualisation large des malades et de „l'open door system".

Le régime familial dans les établissements psychiatriques. L'organisation des repas, des promenades, des plaisirs et des travaux des malades avec la participation des familles des surveillants.

L'organisation des petits pavillons où la famille du surveillant et les malades font une famille commune. Il serait à désirer que les familles des médecins prissent part aussi près que possible à la vie de l'établissement et à celle des malades.

Les soeurs de charité dans les sections des hommes sans excepter les services pour les aliénés agités et furieux.

En résumé: Le régime de chaque établissement psychiatrique doit s'approcher de celui du patronage familial, et le rôle de la famille joue celle du surveillant et du médecin de l'établissement.

L'assistance des aliénés dans les familles des surveillants proprement dit (le type du village psychiatrique en voisinage d'Alt-Scherbitz) doit compléter ce système, de même que le patronage familial.

La décentralisation de l'aide psychiatrique et l'approche de cet aide à la population même est la condition nécessaire du type familial projeté de l'assistance des aliénés dans les établissements spéciaux.

Président d'honneur: Dr. DENY (Paris).
Président: Dr. RUYSCH.
Secrétaire: Dr. BENDERS.

Rapport IV. **L'assistance familiale et le travail agricole.**

1er Rapporteur: Dr. A. MARIE (Villejuif).

Assistance familiale et travail agricole.

RESUMÉ.

L'avenir de l'assistance des aliénés (comme de l'assistance générale) réside dans la spécialisation progressive des moyens thérapeutiques adéquats aux diverses catégories de malades sélectionnés scientifiquement. Les dangereux et criminels mis à part, les aliénés aigus doivent concentrer l'attention initiale dans des hôpitaux dès le début de l'affection.

Les chroniques et convalescents seront évacués ensuite pour bénificier de bonne heure des moyens de réadaptation sociale prudente et méthodique.

L'assistance familiale définitive ou transitoire sera assurée aux chroniques tranquilles et aux convalescents. Les colonisations de travail par retour à la terre à l'écart des milieux sociaux agglomérés doit donner selon la conception de van Bosch un appoint sérieux à la réadaptation sociale relative, dans les conditions les meilleurs au point de vue économique général comme au point de vue thérapeutique et philanthropique, du mieux être des malades susceptibles d'en bénificier (épileptiques, dégénérés et arriérés adultes, déséquilibrés insociables etc.).

On peut, dès à présent, tracer d'après l'expérience comparée des diverses pays le programme général de l'open door par les colonisations familiales et agricoles complémentaires des asiles fermés de traitement.

2ᵈ Rapporteur: Prof. K. ALT (Uchtspringe).

Über ländliche Beschäftigung der Kranksinnigen in Anstalt und Familienpflege.

Vor 40 Jahren hat Deutschlands grösster Psychiater WILHELM GRIESINGER, der damalige Inhaber des Berliner Lehrstuhls für Psychiatrie und Nervenheilkunde, mit prophetischem Weitblick seine Anschauungen „über Irrenanstalten und deren Weiterentwicklung in Deutschland" [1]) dargelegt. In diesem packend geschriebenen, auch heute noch für jeden Irrenarzt lehrreichen Aufsatz hat der mit den Forderungen der Wissenschaft wie den Verhältnissen des praktischen Lebens gleich vertraute Altmeister der Psychiatrie sich zu dem Satze bekannt, dass viele Kranksinnigen viel mehr Freiheit vertragen können, als man gewöhnlich annimmt und dass mit den derzeitigen öffentlichen Irren-, Heil- und Pflege-Anstalten allein für die Zukunft nicht auszukommen sei.

Die Anstalten von damals waren durchweg Kasernenartige, symmetrisch aneinander gefügte, vielfach architektonisch wirkungsvolle Monumentalbauten, aus einstigen Schlössern oder Klöstern um- und ausgebaut oder doch in Anlehnung an solche Vorbilder aufgeführt. An den Gebäudecomplex schloss sich ein mit hoher Mauer umfriedigter Garten oder Park, der einzelnen ausgesuchten Kranken unter gehöriger Aufsicht zu kurzem Spaziergang oder auch zu vorübergehender Beschäftigung diente. Die weitaus überwiegende Mehrheit der Anstaltsinsassen wurde ständig hinter Schloss und Riegel gehalten, jeder geregelten Beschäftigung bar, von der Aussenwelt und dem Anreiz der Natur vollständig abgeschlossen. Unglückselig, sagt Griesinger, sind in diesen Anstalten solche Kranke, welche noch körperlich rüstig und kräftig der Arbeit, besonders der Arbeit im Freien bedürfen. „Diese Armen sitzen hier oft Jahrelang völlig müssig, hinter vergitterten Fenstern in Zellen, ihre unbenützte Körperkraft übt sich im Schreien und Zerstören! Sie selbst sind in der Hölle, und sie stören die Ordnung und Harmonie jedes solchen Hauses aufs Gründlichste."

Meine Herren! Wer an den internationalen Congressen in Antwerpen und Mailand teilgenommen und der Besichtigung der nahegelegenen geschlossenen Anstalten beigewohnt hat, wird die erschütternde Wahrheit dieses GRIESINGER'schen Ausspruchs empfunden haben. Es giebt leider auch heutzutage noch, vereinzelt auch bei uns in Deutschland, Irrenan-

---

[1]) Archiv für Psychiatrie und Nervenkrankheiten, I. Bd., 1. Heft.

stalten, in welchen körperlich rüstige und kräftige Kranken der Arbeit und namentlich der Arbeit im Freien vollständig entraten müssen, deshalb ihre unbenützte Körperkraft im Schreien und Zerstören verbrauchen und so sich selber und ihren Mitbewohnern den Aufenthalt zur Hölle gestalten. Erfreulicherweise ist aber im Grossen und Ganzen seit jenem Aufsatz Griesingers und im Sinne seiner Forderungen eine gänzliche Umgestaltung der deutschen Irrenanstalten erfolgt, welche des grossen Meisters kühnste Erwartungen weit übertreffen dürfte.

Zwei Hauptarten freier Verpflegungsformen hielt er für ausführbar und erforderlich: die Form der a g r i c o l e n *Kolonie* und die *familiale Verpflegung*. Sie stehen sich, sagt Griesinger, nicht als Entweder-Oder gegenüber, sie laufen sozusagen parallel, sie lassen sich selbst beide, je nach den Umständen, leicht und vorteilhaft mit einander combinieren.

M. H. Die in neuerer Zeit, namentlich in den letzten 10 Jahren zu Dutzenden neuerbauten deutschen Anstalten sind nicht nur sämtlich mit einer agricolen Kolonie versehen sondern durchweg als koloniale Anstalten im Pavillonsystem vollkommen frei angelegt und mit ausreichender Arbeitsgelegenheit im Freien versehen. Viele der älteren Anstalten sind durch Niederlegung der Umwährungsmauern und Verbindungsgänge, sowie durch Angliederung freier Landhäuser des geschlossenen Charakters entkleidet und der ländlichen Beschäftigung dienstbar gemacht. Hand in Hand mit der kolonialen Umgestaltung der deutschen Anstalten ging eine planmässige Hebung des Pflegestandes, der sich immer mehr und mehr zu einem geachteten Lebensberuf entwickelt und an dem Aufschwung der freien Behandlung bedeutsamen Anteil hat. An Stelle des früheren ungebildeten Irrenwärters, der schon von weitem durch sein mächtiges Schlüsselbund auffiel, ist ein verständnisvoller Krankenpfleger getreten, der auch als geschickter Vorarbeiter seinen Schutzbefohlenen die erwünschte Anregung und Anleitung zu segensreicher Arbeit giebt. Durch Sesshaftmachen des Pflegestandes ist bekanntlich in Deutschland auch die planmässige Einführung der allerfreiesten Verpflegungsform, der familialen Verpflegung gelungen und zwar neuerdings mit solchem Erfolg, dass die Zahl der Familienpfleglinge in Deutschland sogar schon diejenige Belgiens, des Mutterlandes der Familienpflege, überholt hat. Mir persönlich ist es vergönnt gewesen an dieser neuartigen und überraschend schnellen Ausgestaltung der deutschen Familienpflege wirksam mitzuhelfen und zwar auf dem schon von Griesinger theoretisch angegebenen Wege, der mir allerdings damals unbekannt war.

Das familiale System, sagt Griesinger, kann in zweierlei Modificationen realisiert werden. Entweder es wird in einem dem ländlichen Asyl nächst gelegenen Dorfe oder kleinen Städtchen eine gewisse Zahl von Kranken als Pensionäre zu Landleuten, Handwerkern u. dergl., zu braven anständigen Familien gegeben, oder wo geeignete Verhältnisse zu familialer Unterbringung sich noch nicht finden, sollen solche neu geschaffen werden. Der Gedanke ist einfach der, dass ein Teil des Asyls, statt ein Stück des centralen Gebäudes zu sein, von vornherein aus diesem hinaus und auseinander gelegt wird. Es wird hier in der Nähe des Centralgebäudes,

10 Minuten bis ¹/₂ Stunde von ihm, eine Anzahl ländlicher Wohnungen gebaut, welche ohne steife Aneinanderreihung und ohne in Details nach einem Muster hergerichtet zu sein, nach Massgabe des Terrains zerstreut liegen; jedes hat wo möglich, seinen eigenen, wenn auch kleinen Garten. Zuerst fängt man mit wenigen (6–10) solcher ländlichen Gebäude an, welche von Wärterfamilien bewohnt werden; später wenn — was bei richtiger Führung und Prosperität sicher ist — zu diesen ursprünglichen Wärterfamilien noch andere, namentlich Handwerkerfamilien sich heranziehen lassen, werden immer mehr solche kleinen Häuser errichtet und es wächst allmählich die Kolonie". So GRIESINGER.

M. H. Wenn ich anlässlich der Lichtbildervorführung Ihnen einen Ueberblick über die von mir geleitete Anstalt *Uchtspringe* und die ihr angegliederte, von dem Pflegerdörfchen *Wilhelmseich* ausgegangene Familienpflege geben darf, wird Ihnen die glückliche Verwirklichung der von dem grossen Meister prophetisch vorausgesehenen Weiterentwicklung der deutschen Irrenanstalten überzeugend einleuchten. Es wird daran auch zu erkennen sein, wie agricole Kolonie und familiale Verpflegung parallel laufen und sich vorteilhaft mit einander combinieren lassen. Ein solcher Gegensatz zwischen Anstaltspflege und Familienpflege, wie er beispielsweise in Belgien besteht und auf dem Antwerpener internationalen Congress von mancher Seite temperamentvoll hervorgehoben wurde, ist bei uns in Deutschland nicht vorhanden. Die im GRIESINGER'schen Sinne erfolgte freie Ausgestaltung der Anstalten mit planmässiger Einführung der Arbeit und namentlich der Arbeit im Freien war die notwendige und natürliche Vorstufe zur Entwickelung einer zeitgemässen Familienpflege, welche den Schlussstein und die Krönung der freiesten Behandlung der Kranksinnigen darstellt.

M. H. In den modernen deutschen Anstalten wird der Schwerpunkt der Behandlung — abgesehen von den aus körperlichen Insufficienzen sich ergebenden ärztlichen Indicationen — auf B a d e - und B e t t b e h a n d l u n g der a c u t Erkrankten und auf z w e c k m ä s s i g e B e s c h ä f t i g u n g aller Insassen gelegt, deren Leiden in ein r u h i g e r e s S t a d i u m getreten ist. Selbst in den Wachsälen und den Aufnahmeabteilungen, wo von Liege- und Badekuren ausgiebigst Gebrauch gemacht wird, suchen wir die Kranken mit allerlei Handarbeiten wenigstens zeitweise zu beschäftigen, was bei gehöriger Aufsicht ganz unbedenklich ist. Sobald es der Zustand einigermassen erlaubt, wird der Versuch einer Beschäftigung mit Hausarbeit, in einer Werkstatt oder im Freien gemacht, meist mit dem Erfolg, dass der Kranke von etwaigen Sinnestäuschungen, Wahnideen, Zwangshandlungen etc. wenigstens vorübergehend mehr und mehr abkommt. Namentlich die grosse Gruppe unserer Schutzbefohlenen, bei denen nach Ablauf der ersten, stürmischen Krankheitsäusserungen allerhand katatonische Symptome sich einstellen, wird durch eine rechtzeitig eingeleitete, planmässige U e b u n g s t h e r a p i e offensichtlich sehr günstig beeinflusst. Anfänglich geht es ja manchmal schwer oder auch gar nicht, nach und nach aber steckt das Beispiel der arbeitenden Kameraden und des vorarbeitenden Pflegers an, von Tag zu Tag kommt mehr Geschick in die

Arbeit, die schliesslich zur Freude und zum Bedürfnis wird. Wenn schon der gesunde Mensch, um sich wohl zu fühlen, und leistungsfähig zu erhalten, einer körperlichen Betätigung bedarf, die den Stoffwechsel anregt und wohltuende Ermüdung schafft, ist für die meisten Nervenkranken und Kranksinnigen eine zusagende, dem jeweiligen Zustand angepasste *körperliche Beschäftigung* geradezu ein ausgezeichnetes *Kurmittel*. Sie verschafft die so nötige Ablenkung und Zerstreuung, regt Atmung, Appetit, Stoffwechsel und Verdauung an, stärkt Muskel, Herz und Sinne, bringt Schlaf und Ruhe. „*In labore quies*" sollte der Wahlspruch jeder Anstalt sein.

Von den verschiedenen Arbeitsarten verdient für unsere Kranken die ländliche Arbeit schon um deswillen den Vorzug, weil sie ständigen Aufenthalt im Freien bedingt, gar mannichfaltige Abwechselung und Anregung schafft und innige Fühlung mit der Natur bringt.

GRIESINGER hat die auch heute noch manchmal zu hörende Ansicht geäussert, dass Menschen, welche früher nie irgend welchen praktischen Gebrauch ihrer Kräfte gelernt haben, im Falle einer geistigen Erkrankung für ländliche Arbeit wenig zu gebrauchen, dass Geistesarbeiter und Städter für agricole Anstalten wenig geeignete Elemente seien. Dem kann ich auf Grund eigener Erfahrung nur mit der Einschränkung beipflichten, dass allerdings die gröberen ländlichen Arbeiten, z. B. Pflügen, Harken, Mähen, Dreschen, Ausmisten u. dergl. nur von landwirtschaftlichen Berufsarbeitern bevorzugt werden. Die übrigen Arbeiten, namentlich Garten-, Obst-, Park-, Wiesen- und Forstarbeiten aller Art sagen auch den Städtern und überhaupt Personen, die früher zu körperlicher Ausarbeitung keine Gelegenheit hatten, meistens sehr zu. Bei Auswahl eines zur Anlage einer kolonialen Anstalt bestimmten Geländes wird man zweckmäsig nicht ein erstklassiges Bördengut mit Intensivbetrieb wählen, sondern ein möglichst anmutiges Areal mit leichter Bodenart und Gelegenheit zu mannichfachster Beschäftigung im Freien. Bei Vorführung der Lichtbilder aus dem Uchtspringer Anstaltsleben werden Sie sich überzeugen können, wie eifrig und freudig in Feld und Wald sich unsere Kranken betätigen, ein guter Teil der in dem grossen Anstaltshaushalt benötigten landwirtschaftlichen Erzeugnisse selber bauen und so zur Verbilligung des Wirtschaftsbetriebes beitragen. Der Hauptsegen ihrer Arbeit beruht aber darin, das sie *ihrer Leiden vergessen, sich körperlich und geistig wohlbefinden*, durch die *zusagende Beschäftigung allmählich Ruhe und Zufriedenheit* und, wo dies noch möglich ist, auch ihre *Gesundheit wiedergewinnen*. In den heutigen kolonialen Anstalten mit ihrem freien agricolen Betrieb begegnen Sie überall fröhlich schaffenden Menschen und nicht mehr — wie zu GRIESINGERS Zeit — jenen haufenweise zusammengepferchten Geisteskrüppeln, die ihre Körperkräfte in Schreien und Toben betätigen und sich selber und ihren Mitbewohnern die Anstalt zur Hölle machen.

Bei aller Anerkennung der bewunderungswürdigen Leistungen und Segnungen der kolonialen Anstalten, als deren unerreichtes Vorbild *Altscherbitz* in der Provinz Sachsen gepriesen werden muss, darf nicht

verschwiegen werden, dass viele Kranksinnigen viel mehr Freiheit vertragen können und Anregung benötigen als die bestgeleitete Anstalt dies
gewähren kann. Und das vermag allein die Familienpflege, die deswegen
überall eingeführt werden muss. Der früher so oft gehörte, bequeme
Einwand, die Bevölkerung sei nicht geeignet oder gewillt zur Ausübung
der Familienpflege kann heutzutage nach den allerwärts gemachten Erfahrungen ernsthaft nicht mehr erhoben werden. Wo günstige Vorbe-
dingungen nicht gegeben sind, schafft man selber passende Verhältnisse.
Wie den meisten von Ihnen bekannt ist und einleitend schon erwähnt
wurde, ist auf mein Betreiben Mitte der 90er Jahre in Nähe unserer
Anstalt ein eigenes Dörfchen erbaut worden, in welches Berufspfleger
und Handwerker ein behagliches Familienheim finden, das gleichzeitig
auch die Aufnahme von je 2—3 Kranken als Familienpfleglingen ermög-
lichte. Gar bald wurde eine Erweiterung des schmucken Dörfchens
nötig, dem jetzt ein zweites nachfolgt. Nach einem passend für sie aus-
gearbeiteten Plan haben neuerdings auch einige Pfleger auf eigene Kosten
reizende Einfamilienhäuser erbaut, zu denen 60 % der Anlagekosten von
der Invaliditätsversicherung zu 3 % Zinsen als Hypothek gewährt wurden.
Andere werden nachfolgen. Kurzum in nächster Nähe der Anstalt
Uchtspringe ist in eigens zu dem Zweck erbauten reizenden kleinen
Häusern mit je einem eigenen Garten für etwa 60 Familienpfleglinge
Platz geschaffen. Und, wie angenommen war, wirkte das Beispiel auf
die ursprünglich sehr ablehnende einheimische Bevölkerung derart, dass
allein in unserer Kreisstadt Gardelegen und deren nächster Umgebung
gegen 240 Familienpfleglinge ein behagliches Heim gefunden haben. In-
nerhalb von 10 Jahren ist in der Provinz Sachsen die nach meinen
Vorschlagen angestrebte Familienpflege von 0 auf ca 500 angestiegen.
Was bei uns gelang, ist auch anderswo möglich, wenn nur der ernste
Wille besteht und der rechte Mann die Sache in die Hand nimmt.
Dieser Tage erst las ich, dass in Ungarn die hauptsächlich nach Uchtspringer
Anregung und Vorbild vor 2 Jahren ins Leben gerufene Familienpflege
bereits auf 170 Plätze angestiegen ist und sich segensreich bewährt.
M. H., es ist hier nicht der Ort und die Zeit weiter darauf einzugehen,
dass und wie eine Familienpflege erfolgreich zu schaffen ist und worin
ihre unbestrittenen wirtschaftlichen und humanitären Vorzüge bestehen,
heute soll hauptsächlich der ländlichen Beschäftigung in der Familienpflege gedacht werden. Und da muss von jedem Kenner zugegeben werden,
dass diese mannichfaltiger, reizvoller, freier und selbständiger ist, als in
der Anstalt, wo naturgemäss weitaus die meisten Kranken in Kolonien
und unter ständiger Anleitung und Aufsicht beschäftigt werden. Wenn
schon vielen Gesunden die Freude und Lust an der Arbeit durch die
ständige Gegenwart anderer stark beeinträchtigt wird, und sie viel lieber
ungestört und unbeachtet stille für sich hin arbeiten, gilt das in viel
höherem Masse für manche Kranksinnigen mit ihrem Hang zum Allein-
sein und ihrer Scheu vor der Anwesenheit vieler Menschen. In jeder
Anstalt giebt es Kranke, die gerne Aufenthalt und Arbeitsbereich für
sich haben und im Umgang mit Anderen leicht gereizt oder verdrossen

werden. So weit angängig trägt man ja gern ihren einsiedlerischen Neigungen und Eigenschaften Rechnung, indess kann doch nur einer sehr beschränkten Anzahl ein alleiniges Arbeitsfeld eingeräumt werden. Ganz anders in der Familie, wo sich leicht getrennte Arbeitsgelegenheit und gerade solche finden lässt, die dem betreffenden zusagt. Schon bei Auswahl der Pflegestellen wird man den Neigungen und Wünschen des Kranken nach Möglichkeit Rechnung tragen. Dem, der immer Freude an Pferden und Wagen hatte, wird man Quartier bei einem Kleinbauern mit Pferdegespann zuweisen; wer mehr für Ziegen und Kleinvieh schwärmt, muss solches vorfinden im neuen Heim.

Der Arbeiten giebt es gar mancherlei in der Familienpflege. Kaum eine unserer Pflegefamilien hat nicht ihren eigenen oder erpachteten Garten mit allerlei Blumen und Kräutern, mit Beerensträuchern und Obstbäumen, Gemüsen und Kartoffeln. Da giebt es für die Kranken nicht nur zu graben und giessen, zu pflanzen und jäten, zu ernten und heimzutragen; zur gegebenen Zeit können sie sich auch selber an den Früchten ihrer Arbeit erfreuen und an' Ort und Stelle den Lohn ihrer Tätigkeit empfangen. Mit welcher Spannung sehen sie dem Knospen der Nelken und Rosen, dem Reifen der Erdbeeren und Kirschen entgegen, mit welch' freudigem Stolz wird das erste frische Gemüse heimgetragen, geputzt, gekocht und verzehrt. Noch einmal so gut schmeckt das Mittagessen dem Familienpflegling, der selber das Feuer geschürt, die Kohlen getragen, das Holz im Walde gesucht oder klein gemacht, die Kartoffel geschält, die Bohnen geschnippelt, kurzum der an der Bereitung des Mahles so wesentlichen Anteil genommen. Die Eier, die sie selber frisch aus dem Stalle geholt, die Milch von der selbstgehüteten Ziege oder Kuh gemolken, der von der Pflegemutter unter ihrer Beihülfe bereitete Haus-Käse und Napfkuchen ist viel besser wie all' das, was man im Laden kauft. Auf Erntedankfest und Kirchweih freut sich nur der von Herzen, der durch treue Arbeit zur Erzielung und Bergung des Erntesegens beigetragen hat. Und was haben die Kranken nicht Alles auf dem Felde mitgeholfen! Kein anderer versteht so wie der Pflegling die störrische Kuh geduldig und kunstgerecht anzuschirren, den Mist aufzuladen und zu streuen, das Pferd zu putzen und füttern, das Gespann beim Pflügen zu leiten. Ueberhaupt ist die Tierpflege eine ganz besondere und dankbare Lieblingsbeschäftigung der Kranken. In unserer Gegend, wo die Gänsezucht besonders getrieben wird, sieht man Dutzende von Familienpfleglingen mit Gänseheerden auf der Weide. Auch Ziegen- und Schafehüten ist eine bevorzugte Tätigkeit. Die so gehegten Tiere lernen gar bald ihre Wohltäter kennen und lieben und folgen willig ihrem Ruf. An allen Garten- und Feldarbeiten nehmen die Pfleglinge, ein Jeder nach seinem Können, lebhaften Anteil. Indem sie der Hausfrau Botengänge besorgen, das Kinderwarten abnehmen, Geschirr spülen oder ab- und zutragen, bleibt dieser Zeit, sich eifriger ihren Arbeiten zu widmen. Ja es sind uns Fälle bekannt, in denen bei Erkrankung oder Behinderung der Hausfrau einfach der Familienpflegling geschickt und freudig ihre Arbeit übernahm. Gar mancher Kranke, der jahrelang nichtstuend und stumpfsinnig in der Anstalt herumsass, entwickelt sich unter dem Anreiz des Landlebens überraschend schnell zu einem fleisigen und geschickten Arbeiter. Es würde zu weit gehen, alle einzelnen Beschäftigungsarten aufzuzählen, deren einige im Lichtbild Ihnen vorgeführt werden; die meisten Pfleglinge nehmen eifrig Anteil an allen Arbeiten, wie sie der Hausstand und die Jahreszeit mit sich bringt. Je geschickter die Pflegeeltern im Anlernen sind, desto anstelliger und arbeitsfreudiger sind auch durchweg ihre Pfleglinge. Den grösten Nutzen und Segen von ihrer Arbeit haben die Kranken selber, deren Befinden dadurch ein besseres wird, deren Reconvalescenz gar manchmal überraschende Fortschritte macht, sodass sie den Mut und die Fähigkeit zum Wiedereintritt ins freie Leben wiedergewinnen. Vorteil an der Arbeit haben natürlich auch die Pflegeeltern, deren liebevolle Anleitung und Anregung durch nicht zu unterschätzende Arbeidsleistung gelohnt wird. Gar manche latente Arbeitskraft wird namentlich durch die ländliche Familienpflege freigemacht und in wirtschaftlichen Nutzen umgesetzt. Ohne dass wir, was bei gehöriger Aufsicht zu vermeiden ist, jemals über Ausnützung der Kräfte unserer Pfleglinge zu klagen hätten, ist der *wirtschaftliche Aufschwung der meisten Pflegeeltern unverkennbar*, was nicht nur den gezahlten Pflegegeldern, sondern auch den Arbeitsleistungen der Kranken zu danken ist.

Ausser vielen anderen Vorzügen der Familienpflege kommt ihr also auch der zu, die *schlummernde Arbeidskraft vieler Kranken zu ihrem eigenen Segen anzufachen* und dadurch einen *wirtschaftlichen Aufschwung* kleiner Landleute herbeizuführen.

3ième Rapporteur: Dr. Fr. MEEUS (Gheel).

Du choix des malades dans l'assistance familiale.

Les plus récents congrès internationaux d'assistance ont consacré définitivement la grande valeur humanitaire, sociale, et thérapeuthique du traitement familial. Comme je le faisais ressortir dans un rapport au congrès international d'Edimbourg, la lutte entre les partisans et les adversaires du traitement libre est définitivement close, mais il reste à tous l'impérieux devoir d'améliorer sans cesse l'organisation administrative et médicale du patronage familial, pour maintenir celui-ci au diapason des progrès réalisés dans les autres branches des sciences médicales.

Continuant donc la série de nos études antérieures, (1⁰) nous allons aborder la question fort épineuse, très-complexe, et très-delicate du choix des malades à envoyer dans l'assistance familiale.

Au moyen-âge et jusqu'au milieu du siècle dernier, on recevait à Gheel indistinctement tous les aliénés, quelque fussent les soins ou la surveillance que ces malheureux exigeaient. Les accidents ne devaient être guère nombreux, car à peine çà et là en trouve-t-on une indication dans le Libes Innocentium, ce curieux registre médical où les chanoines-psychiatres de l'Église St. Dimphne consignaient leurs observations de malades. (2⁰) Les moyens de contrainte prévenaient d'ailleurs les accidents. Les aliénés dangereux, violents, ou enclins à l'évasion, portaient des entraves aux pieds ou aux mains, et circulaient ainsi dans le village. Bien des Gheelois s'en rappellent encore et j'en ai d'ailleurs dans mon service un souvenir vivant: C'est un malade qui depuis 54 ans a toujours résidé dans la même famille, d'abord chez les parents, puis chez les enfants et maintenant chez les petits enfants de son premier nourricier. La famille m'a remis dernièrement un souvenir suprême, les anneaux avec la chaînette qu'on faisait porter ce malade, il y a quelque quarante ans, pour l'empêcher de s'évader.

A mesure qu'une surveillance plus active et un contrôle plus sévère furent excercés sur les nourriciers, à mesure que le service médical de la colonie de Gheel s'améliorait, et qu'on se rendait mieux compte de la nature des psychoses et des besoins spéciaux des malades, à mesure surtout qu'une sélection plus sévère fut appliquée dans les choix des malades colonisables, les moyens de contrainte disparurent progressivement, et du mélange d'aliénés divers se dégagea finalement un groupe compact de malades dont les besoins spéciaux s'harmonisent avec les diverses ressources de l'assistance familiale.

Un très grand progrès se trouvait ainsi réalisé ; mais l'évolution de la question est cependant loin d'être achevée. L'organisation de l'assistance familiale autour des grands asiles fermés, l'importance reconnue du patronage familial en tant qu'agent thérapeuthique, les conceptions modernes sur l'évolution des psychoses, tendent à modifier sensiblement nos idées sur le choix des malades colonisables.

A Gheel, est-il dit dans le règlement de la colonie, on ne peut recevoir des aliénés enclins au suicide, aux actes violents, criminels, ou immoraux. C'est la seule restriction qui est faite à l'admission des malades, et on peut en conclure que toutes les catégories d'aliénés autres, tant curables qu'incurables, y sont reçues.

En soi la partie prohibitive de ce règlement est trop rationnelle pour y faire une opposition quelconque. Elle a guidé, plus ou moins empiriquement peut-être, la pratique du patronage familial non seulement à Gheel, mais dans toutes les institutions similaires même les plus récentes. C'est une règle absolue qui s'impose dans tous les pays et qui est réellement l'alphabet de la colonisation familiale.

Toutefois nous dirons avec M. M. van Deventer, van Dale, et Vos que „la rubrique" aliénés dangereux „est très élastique". Écarter de l'assistance familiale, disent ces auteurs, tous ceux qui peuvent appartenir éventuellement à ce groupe de malades, serait se montrer trop sévère. Un imbécile, généralement inoffensif, peut à l'occasion de mauvais traitements de la part de l'entourage, donner un coup et commetre un acte délictueux. Poursuivi par la justice, il sera déclaré irresponsable, et envoyé dans un asile. Dans ce cas, il rentre dans la catégorie des aliénés criminels, et ainsi certaines circonstances *accidentelles* de la vie antérieure, peuvent empêcher ultérieurement l'envoi d'un malade tranquille dans l'assistance familiale.

Ces observations sont très justes, et il est d'ailleurs impossible de délimiter exactement le groupe des aliénés dangereux. En somme tout individu privé de raison ou troublé dans ses facultés affectives constitue un certain danger tant pour lui-même que pour les autres. En effet tantôt il se méprend grossièrement sur les intentions de son entourage et se livre à des colères injustifiées, tantôt il réagit violemment aux impressions les plus légères et les plus futiles, tantôt il se trompe sur la portée et la moralité de ses propres actes, tantôt il s'oublie et s'expose inconsidérément comme un étourdi à tous les dangers de la vie courante. Mais on a exagéré le caractère dangereux de la folie, et ce préjugé a pesé lourdement sur l'évolution de toute l'assistance des aliénés. Les psychiatres se méprenaient sur les vrais penchants des aliénés parce qu'ils ne voyaient ceux-ci que dans le milieu anormal et factice des établissements centralisés où la privation quasi absolue de la liberté, et l'accumulation intensive de folies diverses portent à leur summum l'irritabilité d'humeur, l'explosivité impulsive, les rancunes et la défiance des malades.

Il n'est de l'essence d'aucune forme de maladie mentale d'être fatalement dangereuse. Comme il a été répété à suffisance au congrès international d'Anvers, il faut individualiser, c. à. d. analyser la personnalité complexe de chaque malade, rechercher les motifs déterminants de sa conduite, peser les influences qui ont pu le pousser à commettre des actes repréhensibles, et juger ainsi en pleine connaissance d'une adaptation possible du malade au régime familial. Mais l'expérience a déjà établi qu'il faut faire une distinction fondamentale entre aliénés qui puisent dans leur folie même tous les éléments de leur nocuité, et d'autres qui n'arrivent à commettre des actes antisociaux graves que sous la poussée de circonstances extérieures.

Les monomanies qui désignaient autrefois toutes sortes de penchants anormaux, ont disparu comme entités pathologiques, et se sont fusionnées avec différents types morbides, notamment avec le délire chronique et la dégénérescence mentale. Mais cette appréciation plus juste et plus clinique des diverses aberrations du sentiment n'exclue évidemment pas la réalité du fait et nous observons tous les jours des aliénés qui, dans l'évolution de leur maladie, montrent des penchants antisociaux morbides. Tel est pyromane, tel est cleptomane; tel a un penchant irrésistible à l'homicide, tel au suicide, tel autre aux perversions sexuelles. Ces aberrations ont leur racine dans le même sol morbide que les autres symptômes présentés par le patient, et font partie de sa constitution psychologique. Quelque soient les circonstances extérieures, ces aliénés restent toujours dangereux et la permanence de leurs instincts vicieux s'oppose à tout traitement familial.

Il en est tout autrement des aliénés généralement inoffensifs qui sous l'influence de la misère, à l'occasion d'insultes, se livrent à une tentative de suicide, s'insurgent et commettent des violences. Ces réactions, même chez de tels malades, sont parfaitement physiologiques dans leur origine, bien que par leur durée et leur intensité elles puissent dépasser la moyenne mesure. Ces aliénés ne sont pas nécessairement dangereux. En leur procurant un foyer familial, le gîte et le couvert, en leur assurant une protection bienveillante, et une surveillance paternelle, en écartant charitablement d'eux les insultes de la rue et les heurts trop violents de la vie ordinaire, on prévient facilement les impulsions trop vives, on tempère la violence de leurs ressentiments, et on les rend aptes à vivre sous le patronage familial. Il ne serait pas difficile de citer des exemples; les médecins qui s'occupent d'assistance familiale en ont rapporté des cas frappants. Dans sa „*Note historique sur la colonisation familiale de la Seine*" (1°) notre distingué confrère M. le Dr. A. MARIE a rappelé au congrès international d'Anvers que les médecins des asiles de la Seine n'ont pas craint d'envoyer à la colonie familiale de Dun 67 malades à idées de suicide et dont plusieurs s'étaient livrés à de nombreuses tentatives. Malgré cela la proportion des suicides est restée à Dun au-dessous de la moyenne des asiles ordinaires. Plusieurs de ces malades étaient d'ailleurs des mélancolies préséniles, et les tentatives de suicide antérieures s'étaient accomplies sous l'influence de la misère et de l'abandon.

Il n'est pas inutile de remarquer ici que l'évolution même de l'affection mentale, son passage à l'état chronique, peuvent modifier considérablement la disposition d'esprit, le caractère ombrageux, irritable et impulsif, du malade. C'est au début de l'affection, alors que toute la mentalité du malade se trouve violemment bouleversée par l'invasion brusque de la folie, que se produisent les réactions les plus violentes. La plupart des crimes commis par les aliénés et dont les journaux nous apportent le récit, se font dans soi disant accès de fièvre cérébrale. Je pense qu'il est à peine besoin de vous faire remarquer que ces accidents regrettables de la période de début, ne peuvent constituer un obstacle à l'envoi ultérieur de ces malades dans l'assistance familiale. Tout dépendra de l'évolution que prendra la psychose et des transformations qui s'opéreront dans le caractère, les sentiments, et les idées du malade.

Enfin quantité d'aliénés renfermés dans les asiles centralisés paraissent à première vue ne point convenir pour l'assistance en famille où apparemment ils n'apporteraient que du désordre et du mécontentement. Ils sont agaçants et agacés, se plaignent de tous et de tout, s'adressent à tout moment aux autorités, inventent les histoires les plus invraisemblables sur le compte du personnel et même du médecin, injurent les personnes que les soignent, sont insoumis et récalcitrants, ourdissent de petits complots, brisent le mobilier, s'agitent et s'excitent en tout sens, sont impulsifs, méchants, et montrent parfois même des penchants aux perversions sexuelles. Toutes ces situations hautement désagréables et parfois pleines de dangers, sont le résultat direct d'une centralisation et d'un claustration excessives de malades. Il suffit d'élargir quelque peu l'espace pour tous ces malheureux, de les occuper par un travail suivi, de les distraire, et toute cette nervosité, et toute cette agitation factice tombent. Rien à cet égard ne vaut l'assistance familiale, comme peuvent très facilement s'en convaincre les médecins qui appliquent ce mode de traitement autour d'un grand asile. ,,De mon expérience personnelle," écrit M. le Dr. van DEVENTER dont nul ne contestera la haute compétence, ,,je puis conclure que le traitement familial peut s'appliquer excellemment même dans des cas qui semblent désespérés, chez des malades intraitables, voire dangereux. Il est vraiment surprenant de voir quelle influence heureuse ce traitement exerce sur les malades, enclins aux excès, pourvu qu'on cherche attentivement le milieu spécial qui leur convienne".

Voilà Messieurs, quelques principes généraux qui peuvent guider les médecins dans l'appréciation du caractère de nocuité plus ou moins grande de leurs malades. La question ne laisse pas que d'être fort épineuse, et le meilleur psychiâtre peut s'y tromper. La règle ,,pas de malades dangereux en famille", est claire, mais la pratique est moins facile. Il en est de même de cette autre règle qui n'est que le complément de la première, ,,conviennent à l'assistance familiale les malades calmes et paisibles". *Il y a d'ailleurs tenir compte d'autres éléments d'appréciation qui deviendront de plus en plus importants à mesure que l'assistance familiale s'appliquera à des variétés de malades plus nombreuses et qu'elle s'appuyera sur des données plus scientifiques.*

On a déjà recueilli des faits importants pour la solution du problème. Sans même parler des siècles antérieurs et des observations ingénues annotée dans le „Liber Innocentium", Gheel depuis cinquante ans est devenue une école ouverte où les psychiatres de tous les pays ont puisé des leçons très appréciées. Mais il n'en est pas moins vrai que jusqu' en ces dernières années, l'assistance familiale s'est mue dans les limites étroites que lui imposent des règlements particuliers. L'organisation spéciale des colonies de Gheel, de Lierneux, de Dun ainsi que celle du patronage familial en Écosse, délimitent sévèrement et à priori le choix des malades, et ne permettent guère d'expérimenter le traitement libre sur des sujets douteux. A cet égard l'assistance familiale autour des asiles fournira des données précieuses. Là on peut organiser un échange réellement actif entre l'asile et la famille, provoquer et étudier les réactions qui se produisent, doser celles-ci et en induire des règles scientifiques plus positives.

Disons enfin que l'assistance familiale est un mode de traitement, à quelque malade qu'il s'applique, et non une panacée universelle ; la façon dont le malade y réagit, en est le seul critérium scientifique. La question toujours très relative de la nocuité doit céder le pas aux préoccupations médico-thérapeuthiques dans le choix des aliénés colonisables. Celui-ci dépendra toujours en grande partie de l'organisation variable du patronage familial lui-même : système écossais, colonies genre Gheel, assistance libre autour d'un grand asile. Nous reviendrons plus loin sur ces idées : mais nous aimons à faire ressortir déjà ici ces différences, car dans l'étude des diverses classes d'aliénés que nous allons examiner non plus au point de vue de leur innocuité relative, mais au point de vue de leur convenance thérapeuthique pour le régime familial, nous nous guiderons avant tout sur notre expérience à la colonie de Gheel.

I. Age des malades.

En soi, l'âge ne comporte aucune indication spéciale. J'ai dans mon service un inconnu, trouvé abandonné sur la route. Il pouvait à peine avoir un an et demi quand en 1875 il fut confié aux soins d'une bonne nourricière qui l'éleva comme son propre enfant. C'est un idiot complet, mais physiquement bien développé ; il sait marcher, et il a beaucoup d'affection pour sa mère adoptive. C'est un exemple entre cent : car la colonie, surtout avant la création d'écoles-asiles en Belgique, a recueilli un nombre assez important d'enfants idiots, imbéciles ou épileptiques des deux sexes. Certains d'entre eux, les plus éducables, entraînés par l'exemple et les exhortations de leur nourricier, sont devenus de bons travailleurs agricoles.

Mais dans les derniers temps, l'éducation spéciale à donner aux enfants imbéciles ou idiots domine absolument l'assistance de cette catégorie de malheureux, et il reste à voir si par le simple traitement en famille, on peut toujours obtenir des résultats satisfaisants.

L'éducation spéciale a pour but de former des êtres humains d'éléments qui n'en sont souvent qu' une ressemblance. A ces êtres dégénérés il faut apprendre à voir, à entendre, à discerner les sensations, à les coordonner, à les comparer, à penser, à parler. Il faut leur apprendre à se tenir convenablement à table et dans la rue, à s'habiller décemment, à satisfaire en temps opportun à leurs besoins naturels. Puis, pour tous ceux qui en sont capables, vient l'éducation purement intellectuelle: la lecture, l'écriture, les éléments des mathématiques, de l'histoire, de la géographie, etc. Cette instruction intellectuelle n'est pas aussi illusoire que d'aucuns le croient, la plupart des malades hollandais atteints d'imbécilité et cela à l'encontre de nos belges, savent lire et écrire, et trouvent dans ces facultés purement intellectuelles, une source de satisfactions morales. Enfin il reste à leur apprendre un métier pour les rendre socialement utilisables et les mettre à même de gagner une partie de leur subsistance.

Comment remplir les désidérata de ce grand programme? Ni l'école-asile seul, ni l'assistance en famille seule, suffisent: il faut associer les deux. La première éducation, à savoir le dégourdissement de l'idiot, l'instruction plus intellectuelle de l'imbécile, et même, en beaucoup de cas, l'enseignement professionnel en vie d'un métier quelconque, sont du ressort de l'école-asile. Mais le traitement familial doit former le caractère, favoriser l'adaptation de l'individu au milieu social, développer ses facultés professionnelles et être en quelque sorte le couronnement de l'éducation spéciale qu'il a reçue.

C'est là d'ailleurs la conclusion générale à tirer d'une discussion importante qui eut lieu à ce sujet au congrès international d'Anvers (1902). Tous les orateurs étaient d'accord sur le principe, mais leurs avis divergeaient quant aux moyens d'application. M. M. les Drs. Ley et Masoin Paul préconisèrent la création d'une école spéciale au sein des colonies familiales. „Au milieu de la colonie devrait exister une école spéciale," disait M. le Dr. Ley. „Les enfants placés chez des nourriciers s'y rendraient pendant quelques heures chaque jour, absolument comme les enfants normaux se rendent de la maison paternelle à l'école voisine" Certes un externat pareil rendrait des services. Mais, en égard aux difficultés de l'enseignement spécial et aux exigeances multiples qu'il impose aux familles de nourriciers, nous croyons qu'il serait préférable de faire passer d'abord tous ces enfants anormaux par un internat naturellement bien organisé. Rien ne s'oppose d'ailleurs, — bien au contraire — à ce que cette véritable école-asile se trouve, au milieu d'une colonie familiale. La première éducation achevée, les jeunes anormaux seraient confiés à des nourriciers modèles, et s'adapteraient ainsi à la grande vie sociale. Ensuite, les meilleurs, les mieux éduqués, pourraient sans inconvénients, retourner au sein de leur propre famille. Les autres continueraient à vivre dans la colonie familiale; ils y jouiraient dans une liberté relative, des agréments de la vie en famille, et pourraient même par un travail utile faire diminuer leurs frais d'assistance.

L'âge de l'aliéné peut encore susciter d'autres problèmes, celui de la *sénilité*, par ex. que nous examinerons plus loin sous la rubrique de la démence sénil, et celui de la *sexualité* de la femme à l'âge adulte, que nous allons aborder maintenant.

II. Sexe.

Jusqu'en 1893 le nombre de femmes l'emportaient généralement sur celui des hommes à la colonie de Gheel, depuis lors c'est l'inverse et la physionomie du village et de la colonie n'a changé en rien. En somme le sexe paraît chose indifférente; l'aptitude à la colonisation est la même pour l'homme que pour la femme aliénée. En France on a commencé la première colonie à Dun avec des femmes aliénées qui avaient passé la ménopause; puis est venue à Ainay-le-Château, une colonie familiale pour hommes. A Lierneux on a commencé la colonisation par des aliénés masculins envoyés de la colonie de Gheel. A d'autres endroits, on a indifféremment choisi d'abord des hommes ou des femmes, et la réussite ultérieure du traitement familial n'a été influencée en rien par le choix du sexe.

Mais le sexe féminin, avant l'âge de la ménopause, comporte certains aléas spéciaux que nos confrères anglais, avec leur humour habituel, ont qualifié d'*accidents sexuels*. A Gheel sur 854 femmes il y en a environ 500 en âge d'avoir un accident sexuel. Cinq cents femmes adultes et vivant dans une liberté relative, constituent un appoint important à la population et demandent un surcroît de surveillance très sensible, tant pour le nourricier que pour le personnel infirmier et médical. Toutefois depuis 11 ans et sur la population totale des femmes aliénées de la colonie, je n'ai vu survenir que quatre cas de grossesse, soit environ un tous les trois ans. Des accidents pareils se produisent fatalement, mais ils ne légitiment pas absolument pas l'exclusion des femmes adultes de l'assistance familiale. Ces accidents se produisent même dans les asiles, et j'ai ainsi dans mon service une jeune fille d'une très bonne famille qui devint enceinte dans un asile étranger, et cela à la suite d'une liaison avec un des médecins de l'établissement même. Mais la prudence et un choix sévère parmi les nourriciers s'imposent toujours dans le placement d'une femme adulte. Le caractère et la moralité des habitants en général, l'éloignement ou le voisinage de centres urbains ou industriels doivent être pris en sérieuse considération, car ils influent évidemment sur le danger des grossesses. A la colonie de Daldorf, aux portes de Berlin, en un an de temps, se sont produits trois cas de grossesse : et j'avoue immédiatement que quoique partisan convaincu de l'assistance familiale, je serais cependant très réservé, voire exclusif, sur le placement de jeunes femmes aliénées dans une pareille ambiance.

Enfin reste la question des colonies *mixtes*. Faut-il séparer ou faut-il mêler les deux sexes dans les colonies familiales? Le même problème s'est posé pour l'organisation des asiles, et en somme les psychiatres sont plutôt partisans des asiles mixtes. Mais la chose est assez indifférente, sauf qu'il convient de ne pas placer dans la même famille deux aliénés de sexe différent. A Gheel depuis toujours les sexes sont mêlés, et cela sans inconvénients sérieux. On n'y connaît notamment aucun cas de grossesse due à une liaison d'aliéné et d'aliénée. En France on est plus prudent : on separe hommes (Ainay-le Château) et femmes (Dun sur Auron). Il y a là peut-être des raisons spéciales de milieu et de race : „car," comme le prétend notre collègue français, le Dr. MARANDON DE MONTYEL, „on est diablement galant dans le beau pays de France".

III. Aliénés demandant des soins spéciaux.

Des soins spéciaux peuvent être réclamés soit *par l'état général*, soit *par l'état mental* particulier du malade.

Pris en bloc, on rencontre notamment parmi les idiots, les déments précoces, les déments paralytiques et les déments séniles, des cas individuels qui ne s'adaptent d'aucune façon à l'assistance familiale et n'en retirent au surplus aucun bénéfice. Ce sont des malades à l'aspect repoussant, gâteux, sales, débraillés, malgré tous les soins qu'on en prend. Ils déchirent et éraflent leurs habits, salissent les murs de leur chambrette, se lèvent la nuit et se couchent sur le sol. Pendant le jour, ils errent à l'aveugle autour de la maison, affectent les lieux sales et humides, tels que l'étable, s'égarent, et s'exposent à des accidents multiples. Nous en avons quelques exemples à la colonie, et ils sont une charge pour la famille du nourricier. Ces malades sont absolument insensibles au milieu affectueux qui les entoure, et le préau d'un asile leur convient certes bien mieux.

De ceci toutefois il ne faut absolument pas conclure à l'exclusion de tous les gâteux. Parmi les 1455 malades indigents de la colonie de Gheel, il y en a 677 qui sont rangés dans la 3e classe. Celle-ci, sauf un certain nombre d'épileptiques et de vieux chroniques, est composée d'aliénés gâteux qui s'adaptent plus ou moins heureusement au régime familial. Les soins spéciaux, souvent ingrats qu'ils réclament, ne dépassent pas les forces du nourricier, et le placement de tels malades dans une colonie l'emporte même de beaucoup sur l'assistance dans un asile. De tous les quartiers d'un asile, celui des gâteux est le plus triste et le plus misérable ; l'accumulation de ces infirmes donne une impression de profonde commisération et plus souvent encore d'irrésistible dégoût. Disséminés un par un dans des familles, ils sont l'objet de soins plus individuels, et leur santé généralement chancelante se raffermit au contact du grand air. Quelque soit leur décrépitude, ces malades sont visiblement heureux de se trouver en famille, ils se promènent librement bien souvent même, rendent encore service, ne fût-ce qu'en berçant l'enfant, pendant que la nourricière peut vaquer aux soins du ménage. En soi, le gâtisme ne devient un obstacle que lors qu'il dépend de lésions graves du système nerveux : apoplexies, paralysies etc., ou qu'il accompagne une déchéance générale de l'organisme : dans tous ces cas il se complique très facilement d'accidents nécrotiques, de plaies et d'exarres qu'il est pénible et très-ingrat de devoir soigner en famille.

Reste à examiner les soins spéciaux réclamés par *l'état mental* des aliénés.

Et parlons d'abord des soins particuliers réclamés par les malades chroniques. Il faut bien le dire, ceux-ci sont généralement trop négligés à l'asile, on semble croire que du fait même de leur incurabilité ils n'ont plus besoin de soins spéciaux ; on se contente en quelque sorte de les laisser vivre. Il y a là une erreur médicale et une injustice flagrante.

Sous peine de les voir s'effondrer plus ou moins rapidement dans l'indifférence affective d'abord, puis dans le néant intellectuel et la démence, il faut donner à ces cerveaux mourants un aliment réconfortant, des réactions morales et mentales salutaires. „La démence d'asile „n'est pas un mythe''. „Isolés du monde, privés de toutes les im„pressions, gaies ou pénibles qui éveillent et entretiennent notre vie „intellectuelle et morale; soumis à une discipline plus ou moins sévère „et à une vie réglée d'avance jusqu'en ses moindres détails; désoeuvrés „et inactifs entre les murs d'une cour toujours la même; obligés de vivre „dans un milieu de folie et de morne résignation les malades chroniques „de maints asiles se perdent de plus en plus dans les sombres dédales „de l'inexorable folie''. „Avec la durée de la folie, écrit M. le Prof. „KRAEPELIN, *disparaît de jour en jour l'excitation violente du début de l'affection. Les malades deviennent plus calmes, d'humeur plus égale et d'intelligence plus faible. Contre le danger croissant d'une déchéance* „*intellectuelle encore plus profonde, il n'est pas de meilleur remède que* „*la liberté, car l'influence démoralisante de la vie monotone de l'asile* „*favorise excellemment l'extinction complète des facultés intellectuelles''.*

Je n'ignore point les efforts réalisés par maints pays pour décentraliser les asiles, et je leur rends hommage. La construction des asiles en pavillons séparés et disséminés sur une étendue de 30, 60 et 100 hectares, l'organisation du travail, les sorties et les congés accordés généreusement, les distractions de toutes sortes, forment tout un programme pour le traitement des aliénés chroniques, et constituent un progrès considérable. Toutefois on ne doit pas exagérer l'importance de ces conditions d'assistance intermédiaires entre l'asile et la vie de famille, d'autant plus qu'elles sont coûteuses et difficiles à réaliser, et que l'assistance familiale présente quasi spontanément des avantages autrement précieux. Là où il n'y aurait pas moyen de faire autrement, et puis aussi pour certaines catégories de malades douteux auxquels précisément conviendraient ces conditions intermédiaires, il faut bien s'en contenter. „*Mais jamais la vie mécanique de telles institutions, écrit M. le Dr. LENTZ, ne remplacera les effets salutaires de la vie insouciante du foyer familial. Jamais les ordres souvent trop rudes de gardiens indifférents ne donneront à l'aliéné le change sur les doux conseils d'une famille adoptive. Et cependant l'idée générale qui a présidé à leur fondation a bien moins pour but de réaliser le travail sous la forme la plus profitable à l'aliéné que de répondre à cette grande idée du progrès moderne: par leur condition, leur organisation, leur règlement, offrir à l'aliéné un milieu différent de celui de l'asile fermé, un intermédiaire entre la vie claustrale de l'établissement et la liberté du foyer. Tel est le véritable but de la réforme qui sous le nom de ferme-asile, colonisation agricole, s'impose même aux défenseurs les plus farouches des asiles clôturés et qui finira par aboutir, malgré eux, au système familial, la liberté complète pour tous les aliénés qui sont en état d'en jouir''.* Ceci fut écrit en 1869, et les prévisions du distingué médecin belge sont maintenant partout en voie de réalisation.

Somme toute, personne ne contestera *que l'assistance familiale ne soit le traitement de choix des états chroniques*. Mais certains comprennent fort mal son rôle : ils voient surtout dans l'assistance familiale un moyen facile pour désencombrer l'asile fermé de toutes les nonvaleurs médicales et de tous les chroniques qu'il renferme. C'est là au point de vue de l'économie à réaliser dans l'assistance des aliénés, un à côté de la question sans doute très-intéressant, mais qui peut conduire à des erreurs d'application. Les réactions si nombreuses, si variées de la vie libre et du milieu familial peuvent être trop fortes, même pour certains malades chroniques, et amener ainsi par épuisement ou par excitation une recrudescence de l'affection mentale. Ne considérant que le côté économique et les avantages qui resultent d'un désencombrement momentané des asiles, on s'habitue à considérer le traitement familial comme une chose quelconque, on aboutit à négliger le côté médical de la question, et on s'expose à courir un échec certain. Dans cette généralisation hâtive de l'assistance familiale, il y a donc un écueil à éviter : cette assistance doit rester médicale, ou elle ne sera rien.

Le traitement dans les colonies familiales des affections mentales *curables* a donné lieu à des appréciations très-divergentes. Il est vrai que pas mal d'auteurs se sont laissés guider par leurs préjugés ou par une connaissance très superficielle, sinon nulle, des conditions dans lesquelles s'applique le traitement familial ; d'autres encore et des mieux intentionnés n'ont pas encore appliqué ce mode de traitement aux malades curables, parce que dans des colonies toutes jeunes, ils ne trouvent probablement pas le milieu qu'il faudrait.

Les *curables convalescents* se trouvent généralement fort bien d'un passage dans l'assistance familiale avant leur rentrée dans la grande vie. Ils y font un stage et se réadaptent progressivement au milieu social. C'est aussi une épreuve : ne la subissent-ils pas sans accroc, c'est que leur guérison n'est pas entière. Le dr. ALT (Uchtspringe) disait au congrès international d'Anvers que tous les malades sortant de son asile, passaient au préalable par l'épreuve pratique de la vie dans une famille étrangère. Pour accélérer la guérison et obtenir un résultat heureux, il faut savoir choisir le moment opportun du passage au traitement familial." „L'isolement, écrit mon excellent confrère et ami M. le Dr. CLAUS, l'isolement est un moyen puissant de traitement. Tous les aliénistes sont d'accord à ce sujet. Mais question tout aussi importante, plus importante même, est celle de déterminer le moment précis, et dans quelles conditions l'isolement doit prendre fin. Ce moment et ces conditions varient non seulement d'après les maladies, mais surtout d'après les malades et d'après les milieux dans lesquels ils vivent." M. le Dr. CLAUS ajoute qu'on doit faire de chaque aliénée une étude psychologique pénétrante, et que dans certains cas, on ne doit pas craindre de faire sortir des malades, notamment des déments précoces, en pleine affection aigue. Non seulement les vrais convalescents, mais encore ceux dont la guérison traîne, dont l'affection menace de s'éterniser, se trouvent heureusement influencés par les réactions émotives et les stimulants psychiques de la vie libre (GUISLAIN, RITTI, BLEULER, CLAUS, etc.)

Nous sommes amenés ainsi à examiner le traitement en famille des aliénés dès le début de leur affection mentale.

Nous traitons ici du choix des malades à soumettre au traitement familial, et ce n'est pas le moment de détailler les conditions et le mode d'action de ce traitement. Ce sont là choses supposées connues, et pour ceux qui ne seraient pas au courant de la littérature, nous les engageons vivement à lire *les lettres médicales sur Gheel,* l'oeuvre magistrale du distingué directeur de la colonie, M. le Dr. PEETERS. Nous nous contenterons de vous exposer quelques points de repaires de notre appréciation personnelle sur la question.

Il n'y a pas de traitement spécifique de la folie. D'après les théories les plus récentes, les diverses psychoses, tout comme les maladies ordinaires, ont généralement une évolution propre et déterminée, les unes vers la guérison, les autres vers la chronicité. Nous ne disposons d'aucun moyen pour interrompre cette évolution naturelle, mais nous pouvons la modifier, la retarder ou accélérer. Les moyens dont nous disposons à cet effet sont ou empiriques ou destinés à combattre ou à masquer certains symptômes. Ont été recommandés spécialement : l'isolement, le repos, les pratiques hydrothérapiques, les agents moraux : travail, distractions, voyages, encouragements, etc., enfin certains médicaments. A côté de ces moyens, et comme facteurs de guérison non moins importants, il faut prendre en considération l'organisation et le régime de l'établissement, notamment l'organisation du service infirmier et surtout médical. Ces divers éléments de traitement peuvent se rencontrer et dans l'asile et dans les colonies, mais en proportions variables suivant ces deux systèmes. L'isolement dans une famille étrangère est moins absolu, mais aussi moins brutal, moins déprimant qu'à l'asile; l'inspection médicale et la surveillance générale y sont moins sévères et moins continues; certaines méthodes de traitement, tels que l'hydrothérapie et l'alitement, y sont moins pratiquables, souvent impossibles; mais en revanche les soins généraux sont plus individuels, le malade jouit du grand air et du soleil, trouve un travail plus varié, et jouit au sein de la famille, sous la protection d'un nourricier bienveillant, d'un traitement moral infiniment supérieur à la vie monotone de l'asile.

Au surplus le traitement familial des psychoses aigües a fourni depuis longtemps ses preuves. Rien que depuis 1875 jusque 1906, sur 3143 malades admis à la colonie de Gheel, 768, soit plus de 25 $\%$ sont retournés guéris ou améliorés dans leurs familles. Ce sont là des chiffres absolus, je le veux bien, mais telle quelle cependant cette statistique a une valeur comparative: elle est sensiblement égale aux statistiques globales semblables fournies par les asiles ordinaires. D'ailleurs il ne peut être question ici d'une préséance absolue en faveur de l'un ou l'autre système. Un grand nombre ou plutôt le plus grand nombre de malades curables se trouveront mieux à l'asile fermé; d'autres néanmoins se trouveront tout anssi bien, et même mieux, à la colonie.

Les curables qui semblent indiqués pour le traitement familial sont ceux *dont l' affectivité ou l'humeur n'est pas trop troublée et dont la lucidité d'esprit est relativement bien conservée:* ceux donc qui ne sont ni trop excités, ni trop déprimés, ni trop délirants, ni trop confus. Ces malades n'ont besoin ni d'un isolement, ni d'un repos complets. Les écarts de leur humeur ne sont pas suffisamment grands pour troubler la marche régulière du ménage. Le travail, les petits incidents de la vie familiale, la liberté des mouvements, constituent des dérivatifs heureux. La lucidité d'esprit chez ces malades, et la persistance relative de leurs sentiments affectifs et moraux permettent une adaptation intime à l'esprit de famille. Le traitement moral qui présuppose une certaine dose de raison et d'émotivité, obtient ainsi ses plus brillants succès.

Ces considérations sont très sommaires et très vagues, je l'avoue sans peine, mais elles ne gagneraient rien à être développées plus longuement. Elles resteraient malgré tout complètement insuffisantes pour tous ceux qui partagent l'opinion que nous avons émise plus haut, sur l'évolution des affections mentales. Aussi pour bien préciser nos idées, nous prendrons les divers types de psychose et nous examinerons rapidement leur convenance spéciale au traitement familial. Ce que nous avons déjà observé, détaillé, et précisé dans les pages précédentes, suppléera au laconisme de cet examen forcément raccourci.

Etats congénitaux.

Les aliénés congénitaux (imbéciles et idiots) conviennent généralement très bien aux divers systèmes d'assistance familiale. N'en sont exclus que les individus ultra-gâteux, déchireurs, excités, hurleurs, et autres qui de l'une ou l' autre façon troubleraient la marche régulière de la vie familiale, ou offriraient un aspect trop repoussant.

Nous avons dit plus haut ce que nous pensons du traitement pédagogique des enfants anormaux.

Certains soi-disant fous moraux, ou plutôt certains débiles congénitaux à tendances vicieuses peu graves: paresse innée, mobilité d'esprit, tendance au vagabondage, etc, peuvent se trouver trés bien du régime familial. A l'asile ce sont des malades difficiles, indisciplinables, hargneux, et irritables; à la colonie, et sans être toujours des malades de choix, leur présence est infiniment moins gênante. Mais parmi ces débiles congénitaux, d'autres révèlent un aspect différent. Sous la contrainte permanente du régime de l'asile fermé, les tendances vicieuses s'assoupissent, et le malade donne le change sur les vraies dispositions de son caractère. Vient-on à le mettre en liberté, il se détend comme un ressort, et les conflits sont inévitables.

Épilepsie.

Au congrès international d'Anvers, M. le Dr. MASOIN PAUL, a fourni une étude intéressante sur l'assistance familiale des épileptiques, et sauf certains détails, je partage absolument les idées de mon excellent confrère.

Les épileptiques en général peuvent jouir avec avantage du régime colonial. N'en doivent être exclus que certains déments épileptiques trop gâteux et trop difficiles à soigner, certains malades à accès épileptiques trop fréquents ou à équivalents psychiques trop prolongés.

Disons enfin que même à la colonie de Gheel, les épileptiques sont, les malades les moins recherchés par les nourriciers. Il y a là une indication pour les colonies débutantes.

· Démence précoce.

Pendant la période *aigüe,* les formes légères, notamment les cas d'hébéphrénie, peuvent être parfaitement traitées en famille : à Gheel ils forment un apport assez important aux admissions annuelles. Mais les formes graves, les malades à stupeur profonde et avec refus de manger, les catatoniques excités aux mouvements incessants et aux impulsions multiples, les cas avec symptômes confusionnels prédominants, ne conviennent d'aucune façon. Ils demandent le repos, une surveillance et des soins continus. Les réactions de la vie libre en famille les irritent et les troublent.

Le pronostic de la démence précoce est fatal, aussi bien à la colonie qu'à l'asile. Mais il n'y a pas d'aliénés pour lesquels la claustration prolongée soit aussi désastreuse. L'inertie et l'aboulie de ces malades, leur insensibilité et leur indifférence morale, le négativisme qui les retranche brutalement du commerce de leurs semblables, les prédisposent à la torpeur et à l'anéantissement de leurs facultés mentales. La période aigüe passée, il leur faut le changement, et les réactions d'une vie plus libre. Je rencontre ici les idées défendues par M. le Dr. CLAUS qui prétend qu'il arrive dans la démence précoce une période „où il faut changer le malade de milieu, le déplacer soit dans un autre asile, soit dans une autre famille, soit dans sa propre famille", M. CLAUS cite les résultats trèsprobants obtenus par M. le Prof. BLEULER à Zurich, et on pourrait multiplier les exemples. Un dément précoce d'une trèsbonne famille après avoir été traité pendant trois ans dans un asile fermé, est placé chez un de mes nourriciers. Le malheureux avait l'air idiot, marchait difficilement, était malpropre et devait être nourri à la cuiller. Au bout de quelques mois, il avait gagné une toute autre physionomie. Il marchait bien, était redevenu plus poli, et se servait convenablement de sa cuiller et de sa fourchette. L'amélioration a continué si bien qu'au bout de deux ans il a pu retourner chez sa mère qui n'en pouvait croire ses yeux.

De temps à autre nous recevons des malades des asiles fermés, et comme entre confrères, on ne s'expédie généralement pas le dessus du panier, les malades transférés sont généralement des déments précoces qui ont eu quelque dix ou vingt ans d'asile sur le dos. En comparaison de nos déments précoces, ce sont des malades d'une inertie et d'une indifférence absolues. Parfois, mais rarement, on en voit qui sortent encore de leur torpeur, et reprennent à vivre la vie de famille. Chez la plupart tout ressort est brisé, et le négativisme tranchant, actif, qui rend ces malades si intéressants, s'est dissout dans l'apathie générale. Dans la dernière édition de son traité de psychiatrie (1904) M. le Prof. KRAEPELIN décrit les diverses terminaisons de la démence précose. L'éminent clinicien s'est guidé sans le moindre doute sur la pratique des asiles fermés, car à la colonie — et j'ai fait ressortir ce point dans mes études sur la démence précose — cette affection ne termine pas, elle est, c. à. d. nos malades conservent généralement la vie durant le négativisme actif, le besoin de mouvement, l'impulsivité, et les singulières „manies" du début de l'affection. A part les troubles émotifs (stupeur, excitation) qui sont surtout marqués pendant la période aigüe, les symptômes catatoniques comme toute la personnalité du malade, persistent assez invariables et ne se nivellent pas dans un anéantissement psychique général.

Folie maniaque-dépressive.

Nous entendons par là un trouble fondamental, en quelque sorte constitutionnel de l'émotivité, trouble qui se révèle tantôt sous une forme maniaque, tantôt sous une forme mélancolique et qui englobent les divers états d'excitation ou de dépression décrits généralement sous le nom de manie, de mélancolie, de folie périodique, circulaire, alternante, etc.

Les folies maniaques-dépressives douces, c. à. d. à écarts peu considérables de l'émotivité, conviennent excellemment au traitement familial, et fournissent le meilleur chiffre de guérisons. Excités mélancoliques, tous trouvent dans le travail et les émotions de la vie familiale, un heureux dérivatif à leur besoin de mouvements ou à leurs préoccupations tristes.

Mais il peut arriver que les réactions de la vie libre soient trop fortes et grisent en quelque sorte les malades: les excités deviennent plus ou moins violents, et les mélancoliques au contraire puisent dans les mille et un incidents de la vie familiale des nouveaux éléments de préoccupations et de tristesse. C'est au médecin à surveiller le traitement et à modérer ou à supprimer la source des conflits et des troubles.

Nous pourrions citer ici de nombreux exemples: nous nous contenterons de vous en citer trois parmi ceux que j'ai observés dans les dernières années. Au mois d'août 1904, arrive dans ma section la nommée S...M... jeune fille de 25 ans, atteinte de mélancolie. Elle est pâle, anémique; reste immobile sur sa chaise, la tête baissée, elle ne me répond absolument rien. Au dire de la nourricière, elle mange régulièrement, mais pas beaucoup, pleure souvent avec des larmes aux yeux, n'exprime aucune idée délirante, mais demande à retourner chez elle. Je recommande de la surveiller étroitement, de l'occuper si possible par un travail peu fatigant, et de la faire coucher au lit une couple d'heures après le diner. Au bout d'une quinzaine de jours elle est devenue l'amie des jeunes filles de la maison, non pas qu'elle leur cause beaucoup, mais elle aime manifestement leur société, et va avec elles au champ, et s'occupe avec elles de couture et de travaux de ménage. L'amélioration continue ainsi doucement; la malade me cause de plus en plus volontiers, mais sa conversation, comme sa compréhension, est très lente. Au mois de février, son frère vient la voir: elle supporte très bien cette épreuve. A la fin de mai la malade sort guérie. Sa santé générale aussi s'était raffermie; elle avait augmenté d'une dizaine de kilos.

W...J... jeune fille mélancolique, de 21 ans, arrive dans ma section vers le mois d'avril 1904; sa mère a été traitée à la colonie, il y a quelques dix ans, pour la même affection. Au fonds c'est bien une mélancolique: elle s'autoanalyse avec un scrupule extrême; les moindres incidents de sa vie antérieure prennent une importance extravagante et elle voit des fautes et des péchés dans le plus puéril de ses actes. Tout cela l'excite et l'inquiète, elle dort mal la nuit, et pendant le jour elle poursuit la nourricière de cette plainte répétée. „Je n'y puis cependant rien, je n'ai pas de faute, n'est ce pas". Parfois le cercle de ses idées inquiètes s'aggrandit: tous les méfaits qu'elle lit dans le journal ont été commis par elle ou à cause d'elle; même elle n'est pas étrangère aux massacres de la guerre russo-japonaise. Cette tendance égocentrique et mégalo-maniaque, l'amena un jour à dire qu'elle était la Sainte Vierge Marie. Toutefois son humeur et ses dispositions d'esprit variaient souvent: à certains jours toute trace d'inquiétude disparaissait, elle avait l'air normal, et parfois même était sous-excitée et euphorique. Cette inquiétude et cette variabilité d'humeur ne semblaient pas de bonne augure pour le traitement en famille. Heureusement elle prit en affection particulière la servante de la maison, une jeune paysanne comme elle-même d'ailleurs Celle-ci pouvait en obtenir tout ce qu'elle voulait, et l'amena bientôt à s'occuper régulièrement des travaux de la ferme. Huit mois plus tard, elle sortit guérie.

Au mois d'août 1904 m'arrive une jeune femme maniaque de 31 ans, la nommée St... M... Il y a dix ans, elle fut traitée pour la même affection et dans la même famille. Elle est atteinte d'une manie douce; on dirait une personne grisée par l'alcool. Elle a les yeux vifs, les mouvements exubérants, le verbe haut, elle rit aux éclats pour un rien. Pas la moindre idée délirante; sensibilité affective très-émoussée; parle avec indifférence de son mari. Parfois, elle est grossière et brutale, et prend alors tout du mauvais côté. Au surplus elle reconnait trèsbien l'ambiance et sa propre situation: elle se dit heureuse d'être placée dans la même famille où elle a trouvé autrefois des soins et la guérison. Elle s'occupe régulièrement. Au bout de trois mois, elle sort guérie de son accès.

Les folies-maniaques dépressives *périodiques* peuvent être traitées avec avantage par l'assistance combinée de l'asile et de la colonie. Pendant les périodes de lucidité, les malades sont placés en famille; pendant les périodes de trouble émotif, ils sont au besoin renvoyés à l'asile. Ce système mixte qui fonctionne plus ou moins régulièrement à la colonie de Gheel, peut prendre toute son extension par l'organisation de l'assistance familiale autour d'un grand asile.

Démence paralytique.

Il y a régulièrement une quinzaine de malades paralytiques en traitement à la colonie de Gheel.

Ce ne sont guère des malades de choix, et il n'est pas du tout prouvé que la vie au grand air, le régime plus varié du traitement familial, aient sur la santé physique et intellectuelle de ces misérables malades une influence plus heureuse que le repos et les soins médicaux plus constants des asiles : là comme ci, la maladie suit son cours fatal.

Le traitement familial doit s'appliquer aux déments paralytiques relativement verts, mais est contre-indiqué pour les paralytiques, réellement agités, pour ceux qui ont des attaques congestives répétées, ou qui ont des tendances aux escarres.

Délire chronique.

A Gheel les délirants chroniques constituent environ 15 % de la population totale des aliénés assistés. Ce sont généralement ou des déments paranoïdes vrais (premier groupe de la dementia paranoides de KRAEPELIN) ou des délirants chroniques type MAGNAN, (deuxième groupe de la dementia paranoides de KRAEPELIN).

A part les délirants chroniques à réactions trop violentes, ces malades se trouvent très bien du traitement familial, mais il faut savoir choisir le milieu et la famille qui leur conviennent. Les distractions de la vie libre, le travail, les émotions du foyer familial, leur offrent des dérivatifs variés, et apaisent leurs ressentiments. Le délire ne les oppresse, ne les irrite, ne les inquiète pas autant qu'à l'asile, mais trouve un écoulement favorable dans la satisfaction relative d'une foule de leurs „manies". Tel s'orne la boutonnière de vieilles médailles et se promène fièrement sur la grand place, tel décore sa chambre de dessins des palais imaginaires qu'il possède, tel se croit propriétaire de la ferme qu'il habite et travaille d'arrache-pied pour aggrandir son bien, tel construit dans le jardin un fort miniature où de minuscules canons de bois font trembler ses ennemis, tel couche dans un lit barricadé de planches pour échapper aux morsures des serpents, etc., etc. Ces malades ne deviennent difficiles à traiter que lors qu'ils soupçonnent le nourricier d'être de connivence avec leurs ennemis. Presque toujours il suffit de places le malade dans une autre famille pour voir disparaître ces appréhensions.

Confusion mentale.

Nous rangeons ici sous cette étiquette non seulement les états de confusion mentale idiopathique (amentia, délire hallucinatoire), mais encore les états de confusion mentale symptomatiques de certaines démences précoces, folies paralytiques, folies alcooliques, démence sénile, états crépusculaires, etc.

TOULOUSE croit que l'isolement dans un asile augmente la désorientation

de ces malades par le changement brusque qui se fait dans toute leur
manière de vivre, et il préconise pour eux le traitement en famille. (1)
A première vue cette opinion du Dr. TOULOUSE paraît assez logique,
et je l'ai partagée d'abord, faute d'expérience personnelle: car — et
ceci ne prouve déjà pas en faveur de leur traitement éventuel en
famille — ces cas s'observent rarement à Gheel.

Mais nous observons parfois à la colonie des symptômes de confusion
mentale dans le courant d'autres psychoses, et lorsque cette éventualité
se présente, l'adaptation du malade au régime familial est toujours
difficile, souvent impossible. Voici annotés rapidement les derniers cas
que j'ai observés.

LÉON arrive dans mon service au mois d'avril 1906. C'est un dément
précoce catatonique excité: il n'est jamais tranquille, siffle, chante, rit,
pleure même très souvent, s'assied, se relève, ne dort pas la nuit, défait
son lit, se couche sur le sol, salit son linge, etc. Il a l'air très égaré,
ne semble reconnaître personne, ne répond pas aux questions, ou répond
à côté; véritable automate, il continuerait des heures durant le mouvement qu'il a commencé, tel celui de battre le beurre. Au bout de
quelques jours et malgré la patience et les soins du nourricier, l'agitation et l'inconscience croissantes du malade m'obligèrent à le renvoyer
à l'infirmerie. Il ne laissait plus rien en place, se heurtait inconsciemment aux meubles de la maison, embrassait la nourricière qu'il appelait
sa mère, et s'exposait à tout moment à des accidents graves (brûlures,
plaies par objet tranchant), etc.

A quelque temps de là et dans la même maison on place un autre
malade, le nommé G... C. C'est un alcoolique chronique, condamné
pour vagabondage, et qui a été envoyé à Gheel par la colonie de bienfaisance de Hoogstraten. Il se présente bien, et travaille même assez
régulièrement, mais ne se rend aucun compte de sa situation. Il croit
n'être pas loin de Liège et se trouver dans une famille d'anciennes
connaissances. Il prétend être persécuté par le „taratata" (?) mot dont
il ne parvient à rendre aucun compte. Impossible de l'orienter. Se croyant
près de Liège, il essaie plusieurs fois de s'évader pour chercher du travail
dans cette ville. Enfin après avoir fait des menaces au nourricier, il
s'évade; repris bientôt, et replacé chez un autre nourricier, il s'évade
de nouveau et est envoyé finalement dans un asile fermé.

W.... Marie femme de 50 ans arrive dans ma section au mois de
juillet 1906. La première moitié de la nuit, elle est habituellement
onirique, elle entend le bruit de scies, ce sont des hommes qu'on coupe
en deux; elle se lève, est inquiète, égarée, confuse. Pendant le jour elle
semble au premier abord extraordinairement calme et lucide, et elle
demande même de pouvoir retourner chez elle, vu qu'elle est très bien.
Toutefois quand on l'interroge habilement, elle fait les révélations les
plus extraordinaires, et on voit combien la malade est désorientée. Elle
est la tante du prince ALBERT; le nourricier est son beau-frère; il avait
marié sa sœur, mais il l'a abandonnée, et s'est enfui avec une autre
femme, la nourricière chez qui elle est placée. Elle prend régulièrement

le garde de section pour un marchand de bestiaux, et prétend d'ailleurs reconnaître toutes les personnes qu'elle rencontre et auxquelles elle donne les noms les plus fantaisistes. A essayé plusieurs fois de s'évader, surtout la nuit dans des moments de crise; y réussit enfin; est ramenée à l'infirmerie, puis transférée dans un asile.

Au mois de janvier 1907 un de mes malades le nommé B... ALBERT, dans un état confusionnel ou crépusculaire de nature mal déterminée, mais non épileptique, veut monter à sa chambre, mais se trompe de chemin, monte jusqu'au grenier, et croyant entrer sans doute dans sa chambre, il ouvre une fenêtre, s'y aventure, et tombe sur le faîte de la maison voisine. Il n'a eu heureusement que quelques contusions sans gravité.

A mon avis le traitement en famille augmente généralement l'inquiétude et le désarroi chez les confus. L'isolement absolu et le repos au lit dans l'asile peuvent dérouter un moment le malade et même l'exaspérer: c'est possible, je n'en ai d'ailleurs nulle expérience. Mais dans les cas aigus surtout, ces moyens doivent avoir le grand avantage de supprimer toute source de fausses reminiscences et d'interprétations délirantes qui s'offrent forcément dans l'assistance familiale. L'état mental de tels malades est d'ailleurs gros de dangers et d'aléas de toutes sortes.

Démence sénile.

Nous rangeons sous cette étiquette les divers troubles mentaux qui sont dus à la sénilité (atrophie cérébrale, artério-sclérose, foyers de ramollissements, etc.).

A part les déments séniles simples, qu'il est inhumain d'envoyer dans une institution pour aliénés, fût-elle une colonie, les psychoses séniles ne sont pas des affections aussi faciles à soigner qu'on se l'imagine généralement. „Un fait saillant, écrivent M. M. les Drs. A. MARIE et A. VIGOUREUX dans leur étude sur la colonisation familiale de Dun sur Auron, un fait saillant ressortait de notre première étude clinique: c'était le petit nombre relatif des démences séniles, 30 %, alors que dans l'esprit des fondateurs de la colonie, elles seules devraient être aptes à bénéficier de ce mode d'assistance, elles seules devaient constituer la totalité de la population coloniale". (1) Ces auteurs font remarquer que sur 76 malades triés à l'infirmerie de Dun et jugés aptes à la colonisation familiale (année 1899), il n'y a que 6 déments séniles. Ils ajoutent que la plupart de ces malades ont des troubles sensoriels, des conceptions délirantes encore très vivaces, et que les modifications de leur caractère, leur méfiance, leur égoisme, rendent leur séjour en famille difficile et désagréable.

Ces observations qui se rapportent aux déments séniles relativement verts, sont très justes, mais la démence sénile encore plus profonde n'augmente pas — bien au contraire — leur aptitude à la colonisation. Ces malades sont souvent confus, désorientés, s'égarent facilement et s'exposent à des dangers de toutes sortes. Même ceux qui sont apparemment calmes le jour, sont agités le soir et la nuit, se lèvent de

leur lit, se couchent par terre, se refroidissent, parfois se contusion-
nent, ou même se fracturent le col du fémur en voulant se lever
dans l'obscurité. D'autres encore sont gâteux, et sujets aux escarres,
aux attaques apoplectiques, et aux fluxions de poitrine. L'hiver est
toujours meurtrier pour de tels malades, et à tous égards beaucoup
d'entre eux se trouveraient mieux dans la salle et les dortoirs unifor-
mément chauffés des hospices qu'à la campagne chez les nourriciers.
Pour avoir une assistance rationnelle et complète, il faudrait ici, comme
pour beaucoup d'autres aliénés, disposer d'une assistance mixte : l'hospice
et la colonie. Les plus décrépits passeraient l'hiver à l'hospice, l'été à la
campagne.

Folies alcooliques.

Il n'est pas inutile de consacrer une mention spéciale pour ces malades.
On croit généralement que ceux-ci conviennent moins au régime familial
parce qu'ils y trouvent trop d'occasions pour satisfaire leur malheureuse
passion. Mais il faut distinguer.

Les formes aigües de l'intoxication alcoolique ne conviennent évidemment
pas. Mais on peut trouver de bons éléments parmi les alcooliques
chroniques dont beaucoup ne sont tombés si bas que par les mauvais
exemples et l'entraînement d'une ambiance malsaine. Changez-les de
milieu, procurez leur une existence facile au sein d'une famille de braves
gens, et vous verrez que même chez eux il y a encore un fond de
bons sentiments. Mais il faut évidemment les surveiller, sinon les tentations multiples aidant, ils retombent infailliblement.

Remarquons enfin que pour les dipsomanes, l'assistance familiale ne
convient guère.

Nous achevons ainsi le cycle de nos considérations sur le choix des
malades colonisables. Mais ce n'est pas tout. Il n'y a pas que la convenance plus ou moins spéciale de chaque variété de psychose, ni même
celle plus individuelle d'un malade donné qui tranche absolument le
problème du placement en famille, il y a encore une foule d'autres
circonstances et une foule d'autres facteurs dont l'importance peut même
être décisive. Nous n'avons guère le temps de nous attarder aujourd'hui
à l'examen de ces conditions secondes, mais c'est un sujet d'étude plein
d'intérêt, car il touche à la vie intime, à la psychologie de l'assistance
familiale. Nous le réservons pour une occasion ultérieure, et nous n'en
donnerons ici que les grandes lignes.

Il y a d'abord comme condition importante, *l'ambiance générale où
doit vivre l'assisté :* l'emplacement de la colonie, son étendue, les
ressources des habitants, leur moralité et leur tempérance, le voisinage
des centres urbains ou industriels, etc. Cette ambiance domine quasi
absolument le placement des jeunes femmes aliénées et des malades
enclins aux boissons alcooliques.

A ces conditions se rattachent encore le savoir faire, le tact, le caractère, la moralité, l'instruction générale et surtout l'instruction spéciale du nourricier auquel on confie un aliéné. A beaucoup d'égards nous nous trouvons à Gheel en d'excellentes conditions de milieu et nous pouvons dans le choix de certains malades être moins sévères que les médecins de colonies plus récentes où les habitants doivent encore se faire la main à la profession de garde malade.

L'organisation d'un service de gardes de section, comme il en existe un à Gheel, complète heureusement la surveillance des malades, et favorise l'établissement d'une bonne entente entre l'assisté et son nourricier. Ces agents subalternes dont le rôle est très apprécié par les médecins de Gheel, sont absolument indispensables, si toutefois on veut donner quelque extension à l'assistance familiale.

L'organisation du service médical doit être la pierre angulaire de tout le systéme : plus ce régime se rapprochera de la surveillance médicale sévère des asiles, plus on sera large dans le choix des malades colonisables, notamment dans les cas aigüs.

Enfin il reste l'organisation variable de l'assistance familiale elle-même comme condition importante dans le choix des malades à coloniser.

L'assistance homofamiliale ou au domicile même du malade est la forme la moins organisée du patronage familial. On se contente généralement de placer le malade dans sa famille : de surveillance médicale ou de traitement il n'est guère question. Cette assistance peut convenir aux aliénés congénitaux *adultes*, et à certains déments paisibles.

Le système écossais d'assistance familiale, — dispersion des malades chroniques en de nombreux villages, inspection par les visiteurs des pauvres, et visite médicale trimestrielle des aliénes — réalise un progrès sensible et permet un choix de malades plus étendu.

L'organisation de colonies familiales genre Gheel, — infirmerie centrale, service administratif, infirmier et médical au grand complet, — satisfait à tous les desiderata. Malheureusement à cause du faible développement de l'infirmerie centrale où il y a à peine place pour 60 malades, le recrutement des aliénés se fait dans des conditions défectueuses. Les convalescents des asiles, beaucoup de malades périodiques, et tous les aliénés chroniques dont l'état mental trop troublé au début de l'affection ne permettait pas l'admission à la colonie, sont exclus ainsi pour jamais du traitement familial. Avec le concours bienveillant et éclairé des médicins d'asile, il pourrait être suppléé à cette insuffisance de l'établissement central, et les colonies françaises notamment reçoivent les malades chroniques les plus paisibles des asiles de la Seine. C'est déja quelque chose et cela vaut toujours mieux que le recrutement de la colonie de Gheel qui est obligée de rechercher une notable partie de ses entrants parmi les éléments dévoyés des colonies de bienfaisance.

Quoiqu'il en soit, il vaut mieux ne dépendre du bon vouloir de personne, et conduire soi-même ses destinées. La situation précaire de la colonie de Gheel dont la population baisse par la concurrence que lui font les asiles privés, doit rendre bien circonspects ceux qui seraient tentés de l'imiter encore. La dualité du système de l'asile à part et de la colonie à part, renforce encore cette idée erronnée et très préjudiciable pour l'avenir du traitement libre, que l'assistance familiale n'est qu'un moyen quelconque pour se débarrasser des aliénés chroniques. A Gheel nous commençons déjà à nous ressentir de ce funeste préjugé ; nous n'avons plus guère de malades aigüs, et il ne faudrait pas de longues années pour enlever à cette institution admirable sa force et sa seule raison d'être, à savoir le traitement moral de la folie.

Pour toutes ces raisons, et surtout pour disposer d'un choix illimité de malades, l'assistance familiale autour d'un *grand* asile central nous paraît l'idéal : il s'établit ainsi un échange continuel de malades entre l'asile et la famille, et le traitement familial devient une arme puissante dans l'arsenal thérapeuthique de l'établissement.

De ces longues considérations se dégage un fait de la plus haute importance : l'assistance familiale qui fut décriée par les uns comme une utopie, préconisée par les autres comme un simple moyen d'assistance économique, se révèle au contraire comme un admirable instrument de guérison pour une foule de malades. Comme le disait M. van Deventer au congrès d'Anvers 1902 : c'est un médicament absolument nécessaire dans l'arsenal thérapeutique.

C'est là un véritable triomphe pour l'école de Gheel dont les représentants les plus autorisés, Parigot, Bulckens, et surtout Peeters, ont toujours insisté sur la grande valeur thérapeutique du traitement familial.

Me rattachant avec respect à cette illustre école, j'ai voulu maintenir haut et ferme, tout le long de cette étude, l'importance scientifique et médicale des colonies familiales. Noblesse oblige. Puisse Gheel, dans l'évolution générale de la médecine mentale, conserver toujours son rôle glorieux et bienfaisant.

Dr. VAN DER VEN (Schaerbeek, Bruxelles).

Il y a quelques semaines je visitai un de nos grands établissements destiné aux aliénés indigents du sexe féminin et qui, au point de vue du comfortable ne laisse, comme beaucoup de nos établissements, rien à désirer. J'y vis dans une salle une centaine de femmes assises, serrées les unes contre les autres, comme les harengs dans leurs boîtes; toutes me semblaient passablement déprimées. Je me demandais, comment elles se trouvaient là et ce qu'elles y faisaient.

La réponse n'était pas difficile. Elles y étaient placées par des administrations, envoyant leurs malades sans distinction dans le même asile, parce que c'est leur habitude, et ces pauvres femmes attendaient vraisemblablement que la mort vînt mettre un terme à leur captivité.

Le plus grand nombre de ces infortunées auraient avantageusement pu profiter des bienfaits de l'assistance familiale. Tel aurait pu être leur sort. Mais malheureusement il n'en était pas ainsi. Dans notre pays qui cependant sous bien des rapports occupe une place brillante au soleil, le régime des aliénés laisse beaucoup à désirer. Le médecin de l'asile se trouve sous la dépendance directe du directeur, et généralement il est payé par jour et par tête d'aliéné. C'est pourquoi il garde les malades le plus longtemps possible et ne renvoie des malades à la colonie que lorsqu'il y a un véritable encombrement, et encore généralement ne se débarrasse-t-il que de ses plus mauvais sujets. Un de nos médecins avouait il y a quelque temps naïvement que s'il jouissait d'un traitement fixe, il renverrait immédiatement le tiers de ses pensionnaires. Eh bien, cet aveu se passe de commentaires.

L'administration communale de Schaerbeek, émue depuis plusieurs années de cet état des choses, organisa il y a dix ans, un service spécial, qui me fut confié.

Tandis que jadis tout médecin requis par la police pouvait colloquer un indigent, je suis aujourd'hui seul chargé de cette besogne. Quoique le choix de placement appartienne au collège échevinal, celui-ci me laisse toute liberté à ce sujet. J'envoie à la colonie tous les malades dont l'état est compatible avec le régime familial, les autres seuls sont confiés à l'asile. Je ne colloque pas cependant tous les malades collocables, beaucoup restent en liberté selon les conditions spéciales dans lesquelles ils se trouvent et reçoivent chez eux les soins nécessaires. Aussi est-il inutile de dire que le nombre des séquestrations a notablement baissé depuis l'organisation de ce service. Ainsi tandis qu'en 1890 pour une population de 55000 habitants il y eut 42 collocations, il n'y en a eu en 1905 que 5 sur une population de 75000 habitants, alors que le nombre des personnes examinées s'élevait à plus de 60.

Jusqu'ici ce système n'a rencontré aucun inconvénient. Au point de vue économique il présente d'immenses avantages, sans ajouter qu'il sauvegarde l'honneur de bien des familles auxquelles la collocation d'un des leurs cause souvent un grand préjudice. Pour compléter ce service le collège échevinal, en vertu d'un récent arrêt, s'adresse aujourd'hui à la direction de nos asiles, la priant de bien vouloir envoyer, dans une colonie ceux des malades, ayant leur domicile de secours dans notre commune, et dont l'état est compatible avec l'assistance familiale et d'y faire transférer également les convalescents avant de leur permettre de rentrer dans la vie sociale. Espérons que l'exemple, donné par notre commune sera bientôt suivi par d'autres administrations et que nos asiles ne seront plus dans un certain avenir de simples garderies, mais de véritables hôpitaux pour le traitement des aliénés. Les directions de nos asiles, dont quelques-uns, je l'avoue, sont fort bien administrés, ne doivent pas agir dans un but exclusif de mercantilisme; ils doivent être avant tout des protecteurs, des bienfaiteurs des infortunés, qui leur sont confiés. C'est bien le cas de dire ici: *in medio virtus*. Mon excellent collègue et compatriote Mr. le Dr. PEETERS a demandé hier pour atteindre ce but, l'intervention des Inspecteurs; espérons en attendant, que les médecins des asiles montrent leur bonne volonté et envoient dans les colonies cette catégorie de malades, et le nombre en est sans doute respectable, auxquels le régime familial conviendrait mieux que l'internement.

Dr. A. BAJENOFF (Moscou).

Pendant 25 ans que je fais la propagande du système et du principe d'assistance familiale en Russie, j'ai eu beaucoup de luttes à soutenir, bien des déboires et d'échecs. Je fus assez heureux de voir le triomphe de ce principe dans mon pays. Plusieurs colonies existent, d'autres sont en voie de création. Le principe même est acquis, il ne suscite plus de controverse dans les milieux soit médicaux, soit administratifs, et je ne m'attendais vraiment pas que je serais appelé de prendre la défense du système a cette tribune presque dans la mère-patrie de l'assistance familiale.

Je suis très peiné de ne pas partager les opinions de Mr. le Président, qui semble ne vouloir étendre l'assistance familiale que sur les convalescents. Quelles sont les raisons principales qui font préconiser ce système? Elle sont en nombre de trois:

1. L'asile fermé, son régime, est un puissant moyen de traitement, qui convient essentiellement aux cas aigus. Mais pour beaucoup de malades il ne faut pas en abuser. Il y a toute une catégorie de malades qui ne peuvent pas être rendus à leur famille et auxquels l'asile ne convient plus, parce qu'il ne fait plus que contribuer à la ruine psychique du malade. Il y a un *asylum dementia*, comme l'a dit Batty Tuke et il s'agit de sous-

traire le malade à cette influence néfaste, à la démence de l'asile. C'est donc, en dehors de toute considération économique ou administrative que l'assistance familiale s'impose, parce qu'elle correspond à une indication médicale importante.

2. Ces considérations pourtant ont aussi leur importance. Le vieux Griesinger l'a dit: „en matière d'assistance publique, tout ce qu'on donne de trop à un malade est pris d'un autre malade." Or il est indiscutable, que la création de colonies d'assistance familiale fait une économie appréciable sur les millions que coûtent les grands asiles. Il est aussi hors de doute que le traitement des malades dans les colonies coûte moins cher que dans les asiles fermés.

3. Enfin je vous rappelle, que dans tous les pays de l'Europe les aliénés qui reçoivent les soins dans les asiles ne constituent qu'une partie de la totalité des aliénés dans le pays. Cela va de 10 % à 15 % en Russie jusqu'à environ 30 à 40 % en Autriche, peut-être 50 % en France et environ 80 % en Écosse. La majorité des asiles est encombrée. Donc au fond tous les pays font de l'assistance familiale, pour ainsi dire — inconsciente. Les aliénés restent en des asiles, tout simplement parce qu'ils ne trouvent pas de place. Or, quelque opinion qu'on ait sur le système familial, il est évident qu'il vaut mieux que le malade, qui a passé par l'observation médicale et le traitement à l'asile et qui était colonisé sur l'avis du médecin, soit en dehors de l'asile que ce soit un malade, qui est resté chez lui, parce que l'asile est encombré et que l'état ne trouve pas les fonds nécessaires pour hospitaliser tous les malades. En finissant, qu'il me soit permis de m'acquitter d'une dette de reconnaissance envers mes confrères de la Belgique chez lesquels j'ai appris à apprécier et à connaître le système de l'assistance familiale. Par tout ce que j'ai entendu ici aussi bien dans la salle des séances que dans les couloirs, je suis porté à croire que pour des raisons d'un ordre tout à fait inférieur, le grand principe de l'assistance familiale court le risque de péricliter dans le même pays qui l'a créé. Caveant consules! Ce serait un malheur non seulement pour l'assistance belge, mais pour toute la psychiatrie européenne. Qu'il soit permis à un médecin étranger qui n'a pas à prendre parti dans les querelles et luttes d'intérêts locaux, à formuler le voeu que le grand principe de l'assistance familiale sorte victorieux de cette épreuve.

Dr. RUYSCH (La Haye)

se déclare partisan de l'assistance familiale, mais conditionnellement, de sorte que.

1. Tous les désidérata exposés par lui hier pour le traitement des malades dans un asile seront de même exigés pour le traitement des malades en famille.

2. Que la colonisation se fera dans l'entourage d'un asile bien et complètement installé d'après tous les règles de la science.

De cette manière la colonisation est protégée à Ermelo, Deventer, Grave, Bloemendaal et autour d'autres asiles.

Seulement il s'oppose formellement à l'idée que la colonisation sera installée comme mesure oeconomique.

Il va sans dire que quand en Hollande p. e. le traitement par jour pour chaque malade dans un asile coûte 2 à 3 francs, on ne peut pas donner les mêmes soins à des personnes envoyées en famille à 1.30 fr. Alors le traitement sera fait moins régulièrement et sera insuffisant.

Il faut qu'il soit prononcé que nous ne voulons par l'assistance familiale comme mesure d'économie, mais comme mesure humanitaire et scientifique. Encore il faut d'après lui se borner en général aux reconvalescents.

Il croit que les aliénés atteints de maladies chirurgicales, les épileptiques, les malpropres, les dementiae-paralitica et en général les cas chroniques et compliqués, doivent rester à l'asile, où ils peuvent trouver à toute heure pendant le jour et la nuit les médecins et auprès de lui tous les soins nécessaires que la science peut présenter.

Il tire encore l'attention sur deux points de la dernière circulaire, dont a été parlé déjà hier, du ministre Clémenceau qui demande aux préfets, etc., de surveiller avec le plus grand soin que les asiles seront délivrés des malades pour qui le séjour n'est plus nécessaire, mais qui y seraient retenus parce qu'ils travaillent et sont utiles pour le service d'oeconomie, le jardin, le champ, etc. Ne croit-on pas que ce danger sera plus grand encore en cas que tous les malades soient envoyés en assistance familiale? Encore il fait remarquer que les colonies ne se mettent pas à la place des asiles de campagne. Par l'érection des asiles de campagne, en plein air, complètement installés, on a fait un grand pas en avant. Qu'on ne perde pas de vue que les colonies ne peuvent pas les remplacer!

Mr. GRÉGOIRE (Liége)

est administrateur de la Province de Liége et c'est en cette qualité qu'il croit utile de fournir à l'assemblée quelques renseignements au sujet de la crise des colonies d'aliénés belges dont vient de parler Mr. le Dr. BAJENOFF.

En réalité cette crise n'affecte que Gheel. La colonie de Lierneux qui a été fondée par ma Province, ajoute Mr. GRÉGOIRE, est plus prospère que jamais. Cela provient non seulement du bon renom qu'elle s'acquiert d'avantage de jour en jour, mais parce que la Députation permanente a cru de son devoir de lutter contre la concurrence qu'on fait à la colonie provinciale wallonne. Si le gouvernement faisait, comme nous, de la propagande pour sa colonie de Gheel, bientôt celle-là verrait le nombre de ses malades augmenter. La Députation a fait publier une notice illustrée sur la colonie de Lierneux, afin de faire mieux connaître les avantages de tous genres qu'offre le régime familial. Cette notice a été envoyée à toues les administrations communales de la Wallonie qui ont à intervenir, comme vous savez, pour le placement des aliénés, à touts les médecins de la même partie de la Belgique. Bientôt les résultats de cette propagande se sont fait sentir. En trois ou quatre mois le population de notre colonie s'est augmentée de plus de 10 %.

Que Mr. BAJENOFF soit rassuré, les colonies belges vivront et se développeront, surtout si la proposition présentée par M. MOREL est appliquée et qui consisterait en ce que les inspecteurs de l'état soient chargés de voir dans les asiles s'il n'y a pas des malades qui devraient jouir du régime familial.

Il doit y en avoir et à ce sujet je veux saisir l'occasion que j'ai pour rendre hommage à certains médecins d'asile qui ont eu assez de conscience pour nous signaler, certainement malgré la direction des asiles auxquels ils sont attachés, des malades a faire transférer à Lierneux. Ces médecins ont fait preuve d'un véritable courage, ont donné un bel exemple en agissant de la sorte. Je leur adresse l'expression de notre admiration. Mais lorsque la proposition de M. aura reçu son application, les médecins des asiles ne seront plus placés entre leur devoir et leurs intérêts et beaucoup de malades qui restent renfermés dans les asiles actuellement seront envoyés dans les colonies.

Mais en attendant, la Province de Liège est décidée à lutter contre la concurrence que les asiles font à sa colonie de Lierneux. Elle a réussi. Elle compte sur les médecins pour la seconder.

Dr. PEETERS (Gheel).

Je ne veux pas examiner la question soulevée par Mr. l'inspecteur RUYSCH: faut-il appliquer le système familial pur, tel qu'il est appliqué en Belgique; mais je veux faire ressortir les résultats obtenus à Gheel au moyen de ce système.

D'abord, au point de vue intellectuel, sur un chiffre de quelques milliers de malades admis à Gheel depuis 1875 jusqu'en 1906, nous avons inscrit plus de 25% de guérisons et d'améliorations notables. Ce chiffre serait plus élevé, si nous y ajoutions un certain nombre de réclamés et d'évadés qui étaient ou guéris ou améliorés.

Il est certain que la démence survient plus rapidement dans les asiles fermés que dans l'assistance familiale, il est d'expérience que les malades transférés d'un asile dans une colonie récupèrent en partie leurs facultés intellectuelles.

Au point de vue physique voici la situation. La mortalité à Gheel et à Lierneux est beaucoup moins élevée que dans les asiles fermés.

Le poids de la grande majorité des aliénés transférés des asiles à Gheel augmente.

L'assistance familiale peut donc faire du bien, même quand elle est appliquée comme elle l'est à Gheel.

Dr. RUYSCH (La Haye)

constate que tout le monde est d'avis que l'assistance familiale peut être pratiquée avec succès et qu'elle mérite application, mais seulement conditionnellement, et que, quand la colonisation aura lieu, par l'état ou la province, on peut être persuadé que le traitement sera suffisant, mais qu'on devra veiller avec beaucoup de sévérité, si les malades sont confiés à des particuliers ou des sociétés, qu'ils reçoivent tous les soins auxquels ils ont le droit et dont ils ne peuvent se passer.

Une réglementation de l'organisation du traitement familial par la loi sera aussi inévitable que de celui dans les asiles. La surveillance devra être encore plus sévère.

On the Increase of Diseases of the Nervous system and of Insanity

by WILLIAM W. IRELAND M. D. (Musselburgh).

It is a subject of common remark that in the present day there is a greater strain upon the nervous system, and this begins at an earlier period of life. The overtaxing at the schools, the increased amount of irksome study men have to go through in order to gain entry into the professions, the greater anxiety and hurry of life, the restlessness induced by the increased facilities of intercommunication, are all additional causes of irritation and depression. There is a craving for a variety of excitements and enjoyments, and a growth of artificial wants, and a greater difficulty of earning a sufficient wage and keeping up under incessant competition.

The diffusion of education amongst all ranks, the struggles of aspiring persons amongst the poorer classes to rise in the world, the discontent and bitter wars of labour, entailing incessant disputes and frequent strikes and breaks of contract, the spread of the co-operative movement which is rendering the position of the private shopkeeper more difficult to hold, and the formation of big companies which crush out small businesses; all these, and some social antagonisms on which we have no time to dwell go to make it a harder and less agreeable world to many.

At the same time the new conditions of our to-day life are not without their compensations. If we move about more, we obtain more frequent amusement and change of air, if letters or telegrams too often claim our attention and disturb our repose, they often banish uncertainty and anxiety. Sounder views on dietetics have become known, and drunkenness has become less prevalent; the decrease in intemperance in liquor amongst the middle and upper classes during the last half century has been very marked, and there is reason to believe that this decrease is extending to the lower classes. In general we lead more secure lives than our fathers did, live under better laws, and have less to fear from injustice and oppression. There can be no doubt that during the last half century the condition of the working classes has greatly improved, their wages are doubled, while the purchasing power of money has increased for most articles, und they live under much better sanitary conditions. The result has been a notable diminution of the death rate both in England and Scotland during the last quarter of the century. Nevertheless it appears to me, that the strain upon the nervous system is getting greater, at least for the middle and upper classes, and that therefore we may expect more nervous derangement and breakdowns. But to make a general opinion like this evident by exact inquiries is, on the face of it, very difficult.

Seven years ago I addressed to a number of medical men of experience and reputation the following queries.

1. Have you found since you began to practise medicine that there has been an increase in the relative frequency of diseases of the nervous system?

2. Have new forms come into prominence?

3. Have you observed any change in the type of old diseases?

The answers which I received were far from settling the questions. Some physicians of great experience stated that they had noticed no increase in the relative frequency of nervous diseases; others were of opinion that nervous diseases had increased in frequency during the last twenty years.

From all the answers which I have received I could judge that there has been no noticeable increase in nervous diseases in the country districts and in small towns, but there is some evidence that there has been an increase in those complaints in large towns, especially in functional disorders such as neurasthenia. Probably this increase affects some classes, and persons of special pursuits more than others.

Dr. HALLIDAY DOUGLAS, long Physician to the General Post-Office at Edinburgh, saw many cases of nervous derangements and failures of health amongst the employés, especially those who did their work under high pressure. The female clerks often required leave of absence from illness. I have learned from several sources that monotonous work demanding severe and unremitting attention is most trying for the nerves and assists in causing mental derangement. Thus nervous diseases and insanity are especially common with telegraphists, letter-sorters, and persons who have to check mechanical labour. The employments of the present day tend more and more to replacing work needing strength for the watching and direction of the play of machinery. The wear of the nervous system replaces the wear of the muscles.

GROSSER FORMS OF NERVOUS DISEASES.

In examining the statistics of the mortality from nervous diseases in the Register Office at Edinburgh, through the courtesy of the late Dr. BLAIR CUNYNGHAME, and his successor, Dr. DUNLOP, one thing appeared to me at the outset, that those diseases of the nervous system which are assigned as causes of death are less frequent in Scotland than in England. To quote the Registrar's report: While in Scotland in 1857 only 170 died of Brain- and Nervous diseases in every hundred thousand, in England during the same year 273 deaths occurred in a like population from the same causes, and year after year the relative proportions remain somewhat the same in the two countries.

In Scotland the proportion of deaths from Diseases of the Brain and Nervous System for every hundred thousand of the population was—

	Total for Scotland	Males	Fomales	In Towns			Mainland Rural	Insular Districts
1855.	168	191	148	213			148	97
1856.	161	179	146	203			143	81
1857.	170	192	151	223			144	94
1858.	169	192	148	211			148	104
Average of ten years from 1855 to 1864. . . .	170 both	sexes	—	214			147	97
1865.	179	199	161	233			149	113
				Principal Towns	Large Towns	Small Towns		
1875†	217	239	198	245	285	208	185	96
1885†	231	248	214	264	252	226	209	95
1895.	226	233	219	237	249	224	206	125
1896.	206	211	201	215	221	206	190	144
1897.	221	233	209	234	231	220	199	173
1898.	214	223	206	225	229	207	197	161
1899.	213	215	210	225	225	203	199	164
1900.	214	220	208	226	237	214	184	146

After 1901 there was a new arrangement in the Statistics for Nervous Diseases which make the relatics more difficult of comparison.

YEAR.	SCOTLAND			TOWN DISTRICTS			RURAL DISTRICTS.	
	Both Sexes.	Males.	Females.	Principal.	Large.	Small.	Mainland.	Insular.
1901 . . .	113	124	102	129	123	107	86	61
	*99	90	108	97	100	96	108	83
1902 . . .	113	125	102	128	127	102	89	77
	*92	81	102	86	97	93	103	76
1903 . . .	111	125	87	117	132	111	90	74
	*90	83	96	83	91	92	103	76
1904 . . .	112	123	101	119	129	110	94	68
	*92	83	101	86	97	90	108	72
1905 . . .	102	114	90	104	119	93	96	88
	*92	82	102	87	91	93	106	74

* Cerebral Haemorhage, Hemiplegia, etc., now not classed with nervous Diseases.

The general death-rate for Scotland was in 1855 20.6 in the thousand; in 1906 it was 15.993.

That is to come closer, in Scotland there died of brain- and nervous diseases in 1855, 168 persons to every hundred thousand of the population: in 1865, 179 persons; in 1875, 217 persons; 1885, 231 persons, and in 1897, 221 persons. The increase from 1855 thus amounting to 53 persons, about one-third of the first number. The proportion of deaths in every ten thousand persons from diseases of the nervous system was—in 1855, 818; in 1875, 930; in 1885, 1210; and in 1897, 1109. In the report for 1897 we are told that from diseases of the brain and nervous system there were 9257 deaths, giving a mortality rate for Scotland of 221 in every hundred thousand, and forming 11.79 per cent of the total deaths. The rate for Scotland is exceeded by the principal and large town districts; the lowest fall in the insular rural districts.

One can only guess at the efficacy of the causes of nervous diseases in the gross. Drunkenness should be a potent factor; but there has been noted a decrease in the number of deaths from delirium tremens and chronic alcoholism in the last thirty years. And the excise returns of late years have shown a considerable diminution of the consumption of spirituous liquors. The number of deaths from diseases of the urinary organs had doubled from 1855 to 1897. Diseases of the circulation had also doubled during the same period. The mortality from phthisis has during the last half century sunk by about one half.

I did not make the same careful examination of the vital statistics of England, as this had been done in the book of Dr. NEWHOLME on that subject published in 1899. He showed that while there is a great improvement in public health as indicated by a lower death-rate commencing in 1872, it fell from 22.6 in the thousand down to 17.4 in 1897. Dr. NEWHOLME says that "it is doubtful if the increased strain of modern life exists in the community as a whole. Assuming, however, that over-pressure exists in certain stations of life, e.g. among city merchants, medical men, etc., it cannot be said generally to exist among professional men; clergymen, lawyers, and civil servants are as classes long lived." But clergymen and civil servants generally lead easy lives, and it is likely that anxiety and over pressure may be felt less by the lawyers than by their clients. "Even assuming", goes on Dr. NEWHOLME, "that over-pressure exists throughout the whole of the professional classes, these do not form the mass of the community. The majority of the population of England and Wales belong to the wage-earning classes, and the condition of these classes will therefore necessarily have the greatest influence on the total result." It is easy to prove that the working classes are now in a more prosperous condition than they were half a century ago. NEWHOLME, however, showed that there is a high death-rate from diseases of the nervous system amongst barristers and solicitors, railway stokers, and medical practitioners. Diabetes, a disease connected with disorders of the nervous system, has steadily increased, as also renal diseases, which are high amongst doctors, lawyers, and innkeepers. Diseases of the nervous system show a death-rate per million of 1546 in 1861—65, and of 1600 in 1891—5.

Dr. STRAHAN, in his book upon Suicide and Insanity (London 1893) called attention to the fact that while the general death-rate for England and Wales has fallen 16.4 per cent during the past quarter of a century, a rise, in some cases amounting to over 100 per cent, has taken place in the death-rates from hereditary and degenerate diseases."

From a table compiled by Dr. STRAHAN, it appears that the death-rate in England and Wales in the twenty-five years between 1866 and 1890 had increased for nervous diseases by 10.2 per cent.; from diabetes, 103; from kidney disease, 63.4; and from heart disease, 65.9.

From these statistics it seems to me that it is not going in advance of the evidence to pronounce that the graver forms of diseases of the nervous system have increased in Great Britain, as they are said to have done in France and Germany, during the last fifty years. In Scotland there seems to have been some stoppage in the increase from 1885 to 1905, which, I hope, indicates that the rise of the death-rate from these maladies is not fatally progressive.

INCREASE OF SUICIDE.

Since the publication of MORSELLI's classical work *Il Sucidio* the attention of sociologists has been directed to the portentous increase of suicides in Europe and North America. This is most marked in large cities and seems to be progressing in every country in Europe save Norway.

In the German Empire the number of cases of self destruction has risen from 10510 in 1895 to 12780 in 1905. According to statistics recently published by the Swiss Government there have been during the last thirty five years 16640 suicides in Switzerland 323,600 suicides in Germany and 274,000 suicides in France. It has been calculated that the yearly number in the whole of Europe amounts to 70,000.

In Massachusetts it has increased in thirty years from 69.9 to 90.9 to the million living and in Connecticut from 60.6 to 103.3 per million. Dr. CHARLES PILGRIM, [1]) the President of the New-York Commission in Lunacy, tells us that Mr. HOFFMAN, statistician to one of the greatest Insurance Companies, made a compilation of the statistics of suicide relating to fifty American cities. From year to year the same sad story is told of an increasing propensity to self destruction. In 1890 the ratio was twelve; in 1900 it was sixteen; while in 1904 it had risen to nearly twenty per 100,000 of the population.

In the British Islands the suicides have increased by 200 per cent in fifty years and by 150 per cent in twenty five years.

The following figures indicate the increase in England and Wales.

	In 1885	1904
Men.	1529	2523
Women	478	822
	2007	3345

[1]) American Journal of Insanity, January 1907.

On this subject Dr. STRAHAN has observed in his book on Suicide and Insanity. [1])

On this subject Dr. STRAHAN observes: "Taking the recorded numbers as being relatively accurate, we find that in the twenty-two years, 1867—88, the number of suicides has risen steadily. In the former year there were 1316 discovered suicides England and Wales, and in the latter year 2308, which gives an increase of over 75 per cent, in the twenty-two years. That increase of population is not responsible for this difference is shown by the fact that, while the rate was only 61 to the million persons living in 1867, it had attained 82 to the million in 1888, an increase of more than a third within the twenty-two years.

The late Sir JOHN SIBBALD, Commissioner in Lunacy, argued that the belief that suicides were increasing in the United Kingdom was founded upon a wrong interpretation of the statistics. He observed that suicides by hanging had not increased during the last thirty years in England and Scotland, while self-destruction by other methods had increased, but then there was less chance of incorrect returns from suicide by suspension than by other methods, therefore, the "crude" statistics were wrong. It was necessary for SIBBALD's argument that the means used for the self-destruction should always preserve the same proportion. But it is known that in the fashion of making away with themselves men are much influenced by imitation, and during the last thirty years executions by suspension are much rarer, and no longer a public spectacle. Practically death by strangulation has been displaced for dislocation of the spinal vertebrate. With the spread of information easier and less repulsive methods are employed. Less conservative people, like the native born Americans, have mostly given up hanging for self destruction, hence we need not be surprised that in Great Britain it should lay behind the general augmentation.

While some suicides are returned as heaving been drowned or killed by accident, few accidental deaths are registered as suicides. Altogether the stray errors and omissions in the registers are not sufficient to vitiate the general results. As the causes which tend to induce suicide are the same as those which go to produce insanity, greater sensibility and irritability and a lessened power of reaction, it is not surprising that those who have committed themselves by denying that insanity is increasing should be ready to question any rise in the number of suicides. Their position is incongruous, for as they advance that the increase in the number of registered lunatics is partly owing to the increased number of admissions of the early and milder cases of mental derangement, they have to escape the awkward question: Why since many of these cases are of a pronounced suicidal character, is there not a decrease instead of an increase in the gross number of suicides?

The number of suicides committed under insanity have been variously estimated as between 20 and 30 per cent; by others much lower. The number of attempts at self destruction in an asylum is very large.

---

[1]) London 1894.

In Scotland the rise from 1865 to the quinquennial period of 1890-94 has been stated to be from a rate of 40 to a rate of 54, an increase of 35 per cent. From my own inquiries I have found that in 1881 there were 182 suicides in Scotland—131 males and 51 females—out of a population of 3,735,573, giving a proportion of 48.7 to the million. During the quinquennial period within the years 1881-85 the mean annual number of suicides was 202, equal to 52.05 to the million. In the quinquennium, 1886-90, the mean number of suicides was 227, giving 56.4 per million.

In 1905 the number of suicides had risen to 305, being 65 to the million.

Idiocy.

The statistics of idiocy taken from the census are untrustworthy, owing to the reluctance of parents to admit that their children are so affected. WILDERMUTH has observed that the number of idiots is decreasing in Würtemberg; but we think this only indicates a diminution in the cases of endemic cretinism, which is everywhere declining in number owing mainly to the people being taught to avoid drinking water from sources which are known to cause goitre and cretinism. In no other country known to me is there any record of a diminution in the number of idiots. The general returns so far as they go indicate an increase.

INCREASE OF INSANITY IN ENGLAND.

The steady and progressive increase of the number of the insane throughout Europe has attracted popular attention. Much of this increase is due to the collection of lunatics in special asylums, and to their accumulation, owing to better care giving some of them a longer life; but this fails to explain the whole rise, and physicians like KOCH, KOLLMAN, CETTINGEN, LUNIER and KRAEPELIN, who have devoted much time and care to examine the statistics, have come to the conclusion that there has been a real increase in the absolute number of the insane. Unhappily the Commissioners in Lunacy for England long ago took a different view, and as the number of lunatics they had to deal with, perversely kept on increasing, they have had much care to explain away their own statistics. There were always some men well acquainted with subject to show that there was al real increase, and the phenomenal rises in the number official lunatics in 1897 and 1898 opened many eyes. In 1897 there was an increase of 2919 registered lunatics in England and Wales, and in the next year an increase of no fewer than 3114. The rise in the number of general paralytics was every marked. In 1859 there were in England and Wales 36,762 certified insane persons, one official lunatic to every 536 persons. In 1869 there was one to every 418. In 1879, one to every 363. In 1889 there was one registered lunatic to every 337 persons, and in 1898 it was one in 302. In 1906 there was one lunatic to every 283 persons, the proportion being 35.31 per 10,000 of the population whereas in 1859 it was only 18.64 to the ten thousand. The increase since 1859 in proportion to the general population of the country has been 231 per cent, while the increase of the population has only been 75.4 per cent.

The Commissioners in Lunacy have no means of ascertaining the total number of the insane in England beyond the census returns. They themselve observe in their Report for 1904 that they have no detailed information of those pauper lunatics who are in workhouses or in receipt of out door relief or are residing with relatives. The admissions to Lunatic Asylums have risen from 4.71 per 10.000 of the population in 1869 to 6.56 in 1904.

Unfortunately we cannot learn how many of these were readmissions

England:
Census 1871 = 69.019 of the insane
1881 = 84.503
1891 = 97.883
1901 = 132.624

Turning to the census returns we find a full confirmation in the increase of the number of insane persons in England and Wales. In 1871 there was stated to be one insane person to every 329 of the population; in 1881 there was one insane to every 307, in 1891, one to every 298, and in 1901, one to every 245 sane persons.

The Commissioners observe that comparing the ratios in the census of 1891, with that of 1901, the increase in the ratio of the insane fraction of the population was 10.9 per cent (males 12.2, females 9.7) and they maintain that the growth of the insane was practically confined to the „pauper" class.

Dr. GEORGE SAVAGE, an eminent consultant in London, in his third LUMLEIAN lecture before the Royal College of Physicians [1] gave as his opinion:

„There is sufficient evidence to show that there is a steady increase in the numbers of the insane in England, Ireland, and Scotland, though in the most recent reports there has been shown to be a reduction in the proportion of insane recognized, but I shall point out reasons for the apparent reduction."

„Among the more wealthy in England particularly, there is a growing disinclination to send their insane relations into asylums. There is certainly no change in relationship to the feeling against asylums and against certification. With the more educated the dread of the transmission of insanity is very great, but if the malady is called by any other name and treated by other than alienist physicians, people are satisfied."

„DR. BOWES [3] agrees with the general impression that there is some increase in insanity, but not enough to create alarm. He points out that there is in a Report on the high rate of Lunacy in Yorkshire [2] a much larger proportion of insane to sane among the agricultural labourers than among miners and city dwellers. He shows that for thirty years the agricultural counties have shown most pauperism and most insanity. He thinks that marrying in and the poorness of the living and generally depressing vital conditions account for this." All this is true, but we believe that it is true

---

[1] Reported in British Medical Journal, March 30, 1907.
[2] Journal of Mental Science, April 1899.
[3] In a report on the high rate of Lunacy in Yorkshire.

also that the more feeble are left in the country to breed degenerates and to live from hand to mouth.

There is however some truth in Dr. Savage's remark that the towns attract the weak and the unstable as well as the strong.

A considerable increase in pauper lunatics has also been noticed in the counties of Argyleshire and Inverness-shire, where all the more energetic inhabitants betake themselves to other places for employment. Nevertheless there may be exciting causes of insanity acting even in the rural districts in this unquiet age. We have seen that the graver forms of nervous diseases are increasing in the insular districts of Scotland.

Dr. Hastrup, a Danish physician, [1] has noted that new nervous diseases have appeared even amongst the Esquimaux, which some believe to be owing to the great use of coffee, which the Esquimaux obtain from the traders in exchange for skins.

SCOTLAND.

The same steady increase in the number of the insane has been going on in Scotland as in England, and there was the same startling rise in 1897 and 1898 which distanced all arithmetical explanations. It is stated in the Lunacy Report for January 1906 that since 1858 the number of lunatics under the jurisdiction of the Scottish Lunacy Board has increased by 200 percent, while the increase of population during the same period has been 56 per cent. In their Report for January 19.6 the Commissioners made the pleasing announcement that for the first time there was retardation in the increase of insanity in proportion to the population during the last three years. In 1906 the number of registered insane (including some imbeciles in institutions) was 17450; of these 2549 were maintained from private sources, 14850 by parochial rates and 51 by the state. This showed an increase of 209 from the preceding year, but allowing for the growth of the population, the Commissioners claimed that there was no relative increase. In the proportion of private patients, which had been steadily but slowly rising, the rate of increase was also arrested. During these years the death-rate was considerably higher, and there was a falling of in the numbers, discharged recovered, and unrecovered.

In assuming a decrease in the number of the insane the Commissioners take no note of the numerous patients admitted and treated in the new Glasgow Observation Wards from their commencement in June 1904 till May 1907. These are not certified as lunatics. It is difficult to bring the returns, as they have reached me, into one plane with the Lunacy Blue Book. Let us give an example; from 15th June 1904 till 15th May 1906 there were 1077 admissions to the new wards in the Glasgow parish Hospital. Of these only 302 were certified and transferred to the asylum leaving a total of 735 discharged (recovered, improved or by death) and 40 remaining in Hospital. But for the existence of these wards the 735 discharged would all, or almost all, have been certified insane at the very outset and sent

---

[1] Hospitals Tidende of Copenhagen for August 11 and 18, 1886.

to the asylum. The Commissioners' statistics would have been increased accordingly.

Making a wide allowance for deductions and eliminations, we shall only say that 320 of these patients would have been certified, and have been included in the Commissioners' return, we may distribute these 320 patients as follows, June to December 1905, 80; January to December 1905, 160; January to May 1906, 80. We have also to count the uncertified patients treated in the Govan parish wards which were opened on the 29th August 1905. If these returns be included, it is clear that instead of there being a retardation in the number of insane persons in Scotland that the augmentation is still going on.

It is disappointing to know that in spite of all the money spent on buildings and furnishings, the care, medical skill and research, and official inspections, there is no increase in the proportion of recoveries, in the British Asylums, and the death rate is not diminishing. In some Scottish Asylums receiving patients from large towns the rate of mortality has been rising, which is attributed to a worse set of cases coming in. The deaths from diseases of the nervous system for every thousand to the average number of residents has been increasing in the Royal Asylum of Edinburgh for the last thirty three years. During the past five years up to 1905 the mortality has been 65.8 and in the year 1906 it reached the unprecedented figure of 85.7 per thousand, or more than double the old proportion. The average number of deaths for the same kind of cases for the whole Scottish Asylums is stated to be 33.4. As Dr. Clouston remarks in his able Annual Report for 1906, in Scotland "deaths from diseases of the nervous system are increasing in the general population in modern times; but that increase is small as compared with this increase of fatal nervous diseases sent to asylums from Edinburgh. No doubt it is one of the problems of modern life to keep the nervous machine going at high pressure and at the same time to prevent its breaking down prematurely."

IRELAND.

The Inspectors of Lunatics have had to record an increasing number of the insane with a decreasing population. From the Census Returns from 1851—1901 the population of Ireland fell from 6,552,385 to 4,458,775 that is 32 per cent, while the number of the insane rose from 9,980 to 25,050 or 151 per cent, and the ratio of insane to population from 15.2 to 56.2 per 10,000, a rise of 267 per cent. The proportion per 100,000 of the population of patients in public asylums rose from 167 in 1880 to 410 in 1903. From 1884 to 1903 the average ratios of first admissions per 10,000 of population were for the four five year periods 4.7, 5.3, 5.8, and 7,0 respectively, denoting an increase in the second quinquennium over that of the first of 12.7, in the third of 9.4, and in the last of 20.0. The death rate in the Irish asylums is low [1]. Some of this increase is put down to the reduction of the population by emigration of the mentally fit and partly to the return of emigrants

[1] Journal of Mental Science, Jan. 1907.

suffering from mental breakdown, though perhaps some of these have not been allowed to land in America. It is too easy an assumption to say that the emigrants all belong to the mentally fit, for it has been observed that the proportion of insane among the Irish admitted into the State Asylums in America is more than double those of other nationalities. The Irish Lunacy Blue Books give a powerful support to the belief in the absolute increase in insanity.

FRANCE.

In France there has been, from 1897 to 1907 an augmentation in the number of the insane amounting to 57 %. The number of patients whose mental derangement has been traced to abuse of spirituous liquors has greatly risen. On 1st January 1907 there were 9952 alcoholics to 71550 of the insane.

THE NETHERLANDS.

From returns given by Dr. Schermers[1] it appears that in the Netherlands the number of the insane has increased in greater proportion than the increase of the general population. In the ten years from 1850 to 1859 the average number of lunatics was 1661—that is, 797 males and 864 females; in the last decennium the number had risen to 6899—3440 males, 3459 females. In the first decennium there were 5.16 insane—5.02 males and 5.31 females—to every ten thousand inhabitants. In the last decennium there were 14.42—14.53 males and 14.31 females. Every year shows an increase of about 200 patients, or 0.30 for every thousand of the general population.

NORWAY.

In Norway from the returns given by Dr. M. Holmboe,[2] there was an increase in the number of imbeciles and idiots in the census of 1900. In 1891 the number was 2431, in 1900, 4559. This was probably owing at least in part to an alteration in the terms used for the returns. The last census seems to indicate that the frequency of acquired mental disease has hardly undergone any change, in proportion to the population in the decennium 1891—1900. This is the only country known to me in which the census has shown an increase in the number of insane persons.

AMERICA.

We need not enlarge on the growth of insanity in the United States and in Canada. Dr. Charles Pilgrim, President of the New York State Commission in Lunacy begins his article already cited "that insanity and suicide are increasing out of proportion to the increase of population cannot be denied." His estimate for the State of New York brings the ratio to the alarming figure of one insane person to every 242 of the population.

[1] De loop der bevolking in de Nederlandsche Krankzinnigengestichten gedurende de tweede helft der negentiende eeuw.

[2] See Journal of Mental Science, April 1905, page 484.

From a communication lately received from Mr. Mc. GARR, the Secretary of the New York State Commission in Lunacy, it appears that the commitments to the State Hospitals have risen from 4418 in 1898 to 5761 in October 1905. He adds in a letter "during the past year we have had an unprecedented number of fresh admissions in which newly arrived immigrants have figured in frightful numbers." The annual increase of patients has been going on at an equal rate. It was larger in 1894 being 994, than in 1906 being 839.

It has been argued in various journals that the increase of insanity is only apparent. With insular narrowness the writers confine their attention to the British Isles. They assign the increase of certified insane persons to the accumulation of chronic cases, to a diminished death-rate, to the straitened circumstances of relatives, to the greater readiness to grant admission to all cases of mental failure, aided by the 4/grant from the Exchequer allowed thirty years ago to ease the poor-rates. They then try to throw suspicions upon the Census returns. To most of their objections no determinate value is assigned. They are magnified by rhetoric, and all pointed one way to bring out a case of not proven. All that they know is nothing can be known.

It has been advanced by those who combat the belief that there is a real increase of insanity in Scotland that there is little addition to the number of private patients, the rise being mainly in pauper lunatics; but when one looks at the naked facts he sees that it could scarcely be otherwise. During the last forty-five years the smaller asylums which took in those who could pay moderate boards have been squeezed out of existence. The few private asylums remaining are obliged to charge much higher, and the general expenses for the upkeep of the insane have much risen. For many years back it has been the custom that those bearing the burden of a lunatic relation who are anxious to pay what they can, go to the inspector of poor who transmits it to the treasurer of the asylum. Thus a considerable number of persons who would formerly have been private patients are now officially returned as pauper lunatics, although they are not really so. This no doubt makes it easier for people to get rid of the burden of supporting a lunatic dependent than formerly.

Much stress is laid upon the greater willingness of the friends of lunatics to send them into asylums owing to the increase of confidence and the skilful and humane way in which asylums are now managed. This, of course, is an argument most pleasing to the superintendents of these institutions. It is capable of indefinite extension. A sudden leap upwards in the admissions only means that the public confidence in asylum stock had risen. I am far from insinuating that this increased confidence or lessened distrust is not what it should be, but I am doubtful of its extent and intensity. It is but a few years ago, since, owing to a popular outcry of suspicion, the superintendents in England were shackled with a new Lunacy Act, bristling with galling restrictions and insulting returns. Few people know anything about asylums till some of their relations go mad, and then they get them out of the house simply because they have become intolerable in it. What keeps them back from doing so is mostly the expense, which is assuredly not diminishing, for patients whose friends can pay. Moreover the belief in the hereditary transmission of insanity and idiocy, so often reiterated by the medical press, has now fairly reached the popular mind. Nowadays the stigma of insanity is attached to the whole family wheras formerly it was but attached to the individual. It is felt like an incapacity and a hindrance to marriages. Hence there is an increased unwillingness to make an admission of an ancestral taint by such an overt act as sending a member of the family into a lunatic asylum with all the formal scribing and certificates required by the laws. That this has a considerable effect in keeping down the admission among the wealthier class. While granting something to all these explanations so ingeniously pleaded, it is the outcome of my inquiries that they fail to account for the whole increase of insanity. I should say that we have to deal with an advance along the whole line, an increase in nervous diseases, in suicides, and in lunacy.

In the well known work, „Psychiatrie" by Dr. Emil Kraepelin, I find a complete agreement with my views. I translate one passage: „On the other hand, regular census with us indicates with certainty a rapid increase of the insane which for overtops the general increase of the population. No doubt this rise is partly accounted for by the greater case of the numeration and the better knowledge of insanity. Nevertheless. I believe we cannot any more doubt that we have actually to reckon with a very considerable increase insanity. This is proved, not only by the alarming increase in the number of the insane, but also by the simultaneous rise in the frequency of suicides, and the contrast presented by the town and rural populations."

The learned professor observes that we are living in a time of transition, and he hopes that coming generations will be able to enter on the stress and struggle of life with fresh strength and better weapons. We need not believe that this increase of diseases of the nervous system is destined to fatal progression; it may stop or it may retrocede ere long. It would be rash to assume that we are acquainted with all the causes, and the means of prevention are not entirely beyond our control.

The Sanatorium Treatment of Active Insanity by Rest in Bed in the Open Air.

BY

C. C. EASTERBROOK, M. A., M. D., F. R. C. P.

Medical Superintendent, Ayr District Asylum, Ayr, Scotland.

Read by Dr. MAC DONALD.

Before describing the Sanatorium treatment of active insanity by rest in bed in the open air, it will be necessary to refer briefly to the steps of its evolution in my practice, and to two opposing schools of psychiatrists, those who favour "exercise" and those who favour "rest" in the treatment of active insanity.

I. *The Asylum or Outdoor Exercise Treatment of Active Insanity.*

From 1894 to 1902 I followed the exercise system of asylum practice which has prevailed since the dawn of modern psychiatry, and still has many advocates, as a treatment of those actively insane. By this system if a newly admitted patient appears to be in fair physical condition and to have no important complication of heart, lungs, kidneys and the like, if, in short, he seems to be sufficiently strong and healthy he is sent to a ward of asylum dayroom or parlour type, placed for a time under special observation by himself or in a group with others, and prescribed a course of treatment, an essential feature of which is a certain amount of outdoor exercise daily. If, however, his physical condition, general or local, is such as to indicate confinement to bed, he is sent to the hospital department, and treated in bed until it is thought that he is sufficiently able physically to be out of bed and to take exercise daily. The foregoing procedure may be conveniently distinguished as the asylum or outdoor exercise treatment of active insanity. In my experience the intrinsic advantage of this system is the more or less rapid physical improvement of the patient, that is, as regards his skin, muscles, digestive and excretory organs, blood and circulation, nutrition and weight. This is followed by the improvement in the sleep and mental condition in the great majority of cases. That is to say, the improvement in the condition of the general bodily organs usually precedes the improvement in the state of the cerebral cortex and lower nervous centres. This retardation of the mental improvement, in my experience constitutes the weak point of exercise in the treatment of active insanity, and is due, apart from the factor of the inherent powers of recuperation of the nerve centres themselves, not to the fact of the patient being out of doors, but to the effect of exercise in keeping up an excitation of the disordered nervous centres, and thus in tending to consume unduly their diminishing chromatic substance and store of energy. The treatment of active insanity by exercise, has, I think, arisen from the idea that what is good for the muscles and bodily organs generally is likewise good for the disordered brain and nerve centres. There are, however, good reasons for believing that there is an essential difference between the metabolism of the muscles and body generally and that of the nervous system. The observations of VOIT and others as to the relatively slight loss in weight of the nerve centres as compared with the muscles in animals and men dying of starvation, of GOTCH and others as to the paucity of chemical and thermal changes during nervous as compared with muscular activity, and lastly of ATWATER to the same effect in the case of the man whom he placed in a respiration calorimeter and observed during successive periods of rest, mental work, and muscular exercise, all tend to indicate that the metabolism of the nervous centres is small in amount in comparison to that of the muscles. At the same time electrical phenomena are readily demonstrable during nervous activity, as also during muscular activity, and the central nervous system may indeed, with more or less truth, be regarded in the light of a battery, which during life is constantly engendering energy from its stores of chromatic or other substance, and therefore tends to become exhausted, specially in those diseases, as the psychoses and neuroses, in which chromatolysis is well recognised as an outstanding feature. It is well known that exercise, if unskilfully employed in the treatment of these diseases, leads to the evils of fatigue, such as bodily and mental exhaustion, ready exhaustibility, insomnia, pain and tenderness in the head back limbs or other parts, fine intention tremors and local twitchings of muscles, increased tendon reflexes, and the like, also such effects as impairment of appetite and digestion and loss in weight. The later researches on the subject by Mosso and others shew that fatigue, however produced, whether by muscle work or by brain work, is essentially a nervous phenomenon, an exhaustion or poisoning of the nerve centres. Systematic outdoor exercise is therefore of doubtful utility in the treatment of active insanity, in which the finer symptoms of nervous irritation and exhaustion are so common. But just as rest and exercise are both necessary to the preservation of health, so are they the complement of one another in the treatment of disease, and carefully regulated outdoor exercise is specially useful during convalescence from active insanity. It is of course hardly necessary to refer here to the value of regular outdoor exercise in the hygiene of the chronic insane.

As to the recovery rate by the exercise treatment of active insanity, taking my own cases previous to 1902, excluding transfers of all kinds, and including only those patients who had not previously during the existing attack been under treatment as certified insane persons, whether in institutions or under private care, including the good with the bad, both the highly recoverable cases and the congenital idiots and imbeciles who came in with the others having become certified as insane for the first time in their lives, I obtained with 512 patients a recovery rate of 42 %, slightly better in the case of the women as compared with the men.

II. *The Hospital or Indoor Rest Treatment of Active Insanity.*

Since the summer of 1902, when I was appointed to my present post at Ayr Asylum, it has been my regular practice to receive all new patients into wards of hospital type, and to prescribe a preliminary course of bed treatment, during which daily clinical observations are made and recorded on charts in the usual way as in ordinary hospitals. As the distinctive feature of this procedure is the preliminary course of rest in bed for all new patients in a ward of hospital type, the method may be conveniently distinguished as the hospital or indoor rest treatment of active insanity. Where it not the case that the older asylum or ambulatory method of treating and observing the actively insane is still largely followed, it would hardly seem necessary to put in a plea for the systematic bedside of clinical observation and treatment of those whose insanity is sufficiently active to cause them to be sent into asylums, especially when one remembers that psychiatrists are constantly preaching that the insane man is a sick man, and that insanity is a disease, a disease of the brain, nervous system and body in general. From the points of view alike of physician, nurse, and patient, the hospital or indoor rest system is much to be preferred to the asylum or outdoor exercise method, for purposes both of observation and treatment, and in the case both of newly admitted patients and of residents of more or less long standing during their relapses and phases of active insanity. The *physician* is able to examine the patient's physical and mental condition and to observe his progress from day to day more satisfactorily. The *nurse* is likewise able to carry out the duties of supervision and nursing with greater satisfaction and security, with a better comprehension of the fact that insanity is a disease of the body corporeal, and with more pleasantness to all concerned, in as much as the actively insane are, in my experience, more contented and more manageable in bed than on their feet. The *patient* not only benefits from the more satisfactory attendance by physician and nurse, for the above reasons, but also in my experience less resents being confined in an asylum when treated in bed on hospital lines than when treated amid the environment of the ordinary asylum dayroom or parlour, even the apparently able-bodied newcomer, who is specially apt to think that he has been unjustly confined, coming to regard himself in the light of a sick man, as he really is, instead of in the light of an injured man. Further, by placing the newly admitted patient in bed, we are employing the most familiar means at once of suggesting and of securing bodily and mental rest. And this raises the important question of the value of systematic indoor rest in the treatment of active insanity, a system which is becoming more prevalent in asylums as a result of the more general adoption of hospital methods during recent years, and which, as is well known, dates from the teaching of WEIR MITCHELL of Philadelphia in 1875 and onwards as to the value of rest in the treatment of neurasthenia and hysteria. In my experience the intrinsic value of indoor rest in the treatment of the insanities is the more or less rapid improvement in the mental and nervous condition of the patient, as evidenced by an early abatement of the intensity of the mental symptoms, of motor restlessness, and of insomnia, resulting in the induction of mental and bodily repose and of sleep. Following as a rule the subsidence of the active cerebral symptoms is a gradual improvement in the patient's physical appearance and condition, nutrition and weight. Consequently during the treatment of active insanity by continuous indoor rest, the mental improvement commonly precedes the physical. The retardation of the improvement in the physical condition, general metabolism, and functional activity of the non-nervous organs is the weak point of the system; and as is well known, if the indoor rest method is unduly pushed, it leads to the evils attributed to prolonged bodily inactivity, such as sluggish action of the skin, bowels, liver and kidneys, defective metabolism and flaccidity of the muscles, and weakening of the heart and circulation, evils, however, which WEIR MITCHELL and his followers showed could be obviated in the prolonged rest treatment of neurasthenia by such measures as massage, passive and active movements, baths, electricity, and the like. In my experience of indoor rest in the insanities, in the great majority of cases it is not necessary to keep the patient in bed for the long period of two or three or more months, advocated by the Philadelphian School; and while indoor rest may be used, freely and with much advantage in cases of morbid excitement and exaltation (mania), delirium and confusion, vivid hallucinatory and delusional states, and impulsiveness, in cases of melancholia, stupor and catatonia in which, owing to the passivity of the musculature and body generally, there is consequently an earlier tendency to the metabolic and other troubles of prolonged inactivity, the treatment by indoor rest cannot be pushed so freely without recourse to accompanying measures of actual or modified exercise for the benefit of the muscles and non-nervous organs generally. Apart from this consideration, the fact remains that in active insanity it is the brain which is proximately affected and is the immediate seat of the characteristic mental and nervous symptoms. In active insanity therefore the brain diseased calls for ease or rest, and brain rest is best secured by absolute rest for the time of the body in bed amid surroundings which are congenial and suggestive of cure. As to the recovery rate in my own cases since 1902 of new and active insanity treated by indoor rest, excluding as before transfers of all kinds, I obtained with 511 patients of the same types as those treated by exercise, a recovery rate of 44 %, slightly better in the case of the men as compared with the women.

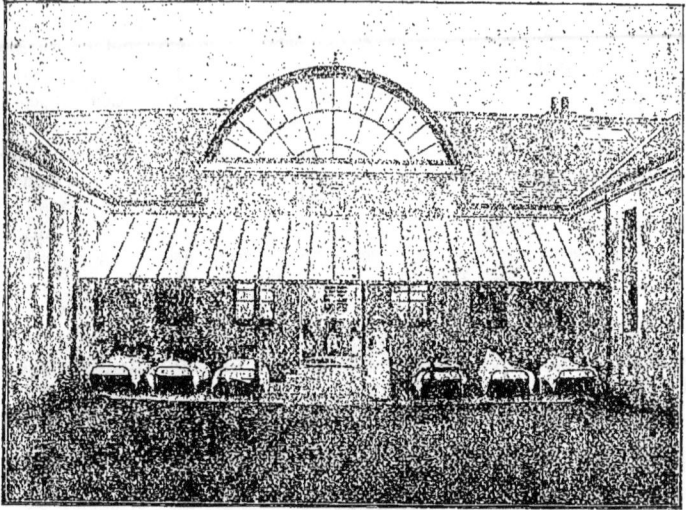

AYR DISTRICT ASYLUM.
Women's Reception Ward Verandah at Hospital.
Shewing treatment of active insanity by rest in bed in the open air.

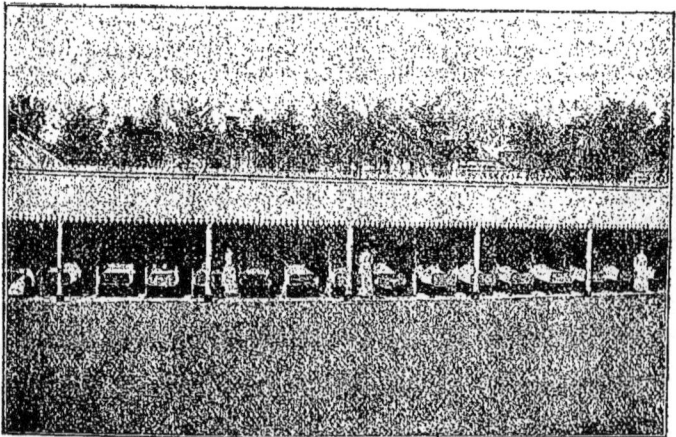

AYR DISTRICT ASYLUM.
Women's verandah at Main Buildings.
Showing treatment of active insanity by rest in bed and isolation in the open air.

III. *The Sanatorium or Outdoor Rest Treatment of Active Insanity.*

The Sanatorium or outdoor rest treatment of active insanity is simply the hospital treatment by rest in bed carried out daily in the open air in verandahs attached to the wards, instead of inside the wards and their bedrooms as formerly. *See accompanying Photographs).* Having become convinced from my own experience of the many advantages of the rest method over the exercise method in the treatment of those actively insane, having been much impressed by the improvement exhibited by tuberculous patients, sane and insane, undergoing the open air treatment, and noticing also the bodily and mental improvement of the ordinary sick and infirm but non-tuberculous insane after an occasional day in the fresh air and sunshine in favourable summer weather, I decided to combine the "rest cure" with the "open air cure" as a systematic treatment for the acute and active insane, and made provision for this purpose in 1903 in the design of the hospital recently added to Ayr Asylum, with the opening of which in 1906 the regular practice of the Sanatorium treatment of active insanity was commenced. A description with plan of the new hospital at Ayr Asylum was presented to the Milan Congress in 1906, and is contained in a recent article in the Journal of Mental Science (July 1907).

All newly admitted patients at Ayr Asylum are, after examination, and unless too weak physically to be moved or carried about, placed straightway in the verandahs attached to the reception wards of the hospital and treated with rest in bed in the open air during daylight hours. The hospital verandahs, four in all, namely, two large and two small verandahs in both men's and women's divisions, face the south, and have pleasant views of the hospital garden, asylum estate, and country beyond. They are sheltered from the north, east, and west by the adjoining buildings, and their roof is of rippled glass which is painted in summer for extra protection from the sun. They are sufficiently deep (9 ft.) to project well beyond the foot of the beds. but could with advantage have been made deeper to prevent access of rain when the wind is in the south, a difficulty, however, which is met by waterproof sheeting spread over the beds. Unusually strong southerly winds with rain or specially raw and inclement days are the only weather conditions, which hitherto have caused an occasional day's interruption of the treatment. The beds, which are strong, light and portable, and were specially made for the purpose, are carried to and fro between the verandahs and reception wards as required. The amount of bed and personal clothing worn naturally varies with the season, weather and outdoor temperature mainly. The patients are in the verandahs daily from 7 a. m. to 7.30 p. m. during the spring and summer months when they receive all their meals out of doors. During the months of November, December and January they are taken out to the verandahs at half past eight o'clock, just after breakfast, and during the months of September to March they are brought in from the verandahs in the evenings at five o'clock, just before the tea time (5.30 p. m.) of the day staff. Those patients who are sufficiently strong and exhibit no obvious or fine symptoms of fatigue, are allowed to walk to and from the verandahs when the beds are being moved in the morning and evening, and to and from the ward lavatory as required during the day; but apart from this, such patients take no exercise during the period of rest in bed. Patients exhibiting signs of fatigue, weaker and easily exhausted patients, are wheeled or carried to and fro as required, and are allowed no exercise at all to begin with. Extreme physical weakness for obvious reasons contra-indicates the treatment. The severity of the mental symptoms is no contra-indication, and even in the worst cases does not prevent the treatment from being carried out straightway on admission, with safety and propriety to all concerned, given plenty of nursing assistance, a sufficiency of bed and personal clothing for the patient, and the means of isolation, which is secured at the hospital either by the use of screens between the beds in the larger verandahs, or by using the smaller verandahs which are commonly occupied by phthisical patients undergoing open air bed treatment. Even in those comparatively rare cases of intense or fulminant excitement in which instant action is necessary, in which outdoor exercise is impracticable and in addition harmful from the extra exhaustion induced, in which hot packs and the continuous warm bath are likewise objectionable and not devoid of danger, and in which as a rule the only thing to be done at the time is to isolate the patient in bed with as many nurses in attendance as are required, and to administer hypodermics of hyoscine or morphine or other sedatives or hypnotics until the critical excitement subsides, I find that if this bed treatment and isolation with the nurses is conducted out of doors instead of indoors, aided if necessary by the temporary administration of sedatives, the patient gets over the crisis more quickly and looks better at the end of it than by the other procedures, and is able to continue the open air rest treatment without further difficulty.

What then are the effects of rest in bed in the open air in the case of newly admitted and actively insane patients, and wherein to the effects of outdoor rest differ from those of outdoor exercise or indoor rest? *First and foremost*, there is a rapid subsidence of the active mental and nervous symptoms. This, as already mentioned, is the special feature of treatment by indoor rest as compared with outdoor exercise, but it is still more pro-nounced in rapidity and degree when the rest in bed is conducted in the open air. Thus there is a rapid amelioration of mania, melancholia, delirium, confusion, stupor, vivid hallucinatory and delusional manifestations, impul-siveness and mental excitement of all kinds, also of restlessness and of insomnia. The general effect is that the large majority of newly admitted patients show distinct improvement of their various morbid mental states, become less restless, more manageable and more contented, and regain their sleep, with greater rapidity than by any other method known to me. This amelioration of the mental condition occurs after one two or three days of outdoor rest in quite a fair proportion of cases, but commonly takes one two or three weeks, and in a minority of cases longer. The improvement in the sleep is striking and in most cases is distinct within a week, the sleep being increased by one two or more hours at nights, in addition to occasional light slumbers during the day. *Secondly*, there is a rapid improve-ment in the physical condition. This, as pointed out before, is the characteristic feature of treatment by outdoor exercise as compared with indoor rest, but is quite as marked and in some respects more rapid than with outdoor exercise. Thus, from the first there is a noticeable improvement in the appearance and condition of the skin, which takes on a better colour, becomes clearer, and functionates more satisfactorily. From the first, also, the improvement of the appetite is striking, the patients in the majority of cases readily taking their meals themselves and not requiring to be spoon-fed, as is so commonly the case with new patients at first, whether treated by indoor rest or outdoor exercise. Again there is an early and distinct improvement in the state of the tongue and of gastric digestion if previously impaired and actively insane patients with gastric atony and catarrh and coated tongue do specially well with open air rest. As regards the state of the intestine, it is my practice to secure a preliminary evacuation in all new cases, usually by five grains of subchloride of mercury on the evening of admission followed by a tablespoonful of magnesium sulphate next morning, and if this fails, by a copious simple enema the following evening. Apart from this preliminary measure, with open air rest, the bowels if previously constipated, become regular in action without the aid of laxatives in the great majority of cases, the exceptions being patients who are specially the subjects of habitual constipation, and who like similar sane individuals require to take aperients regularly. Open air rest does not benefit catarrh of the intestine to the same extent as that of the stomach, additional local treatment being necessary. Again, distinct improvement occurs in the quality of the blood and circulation, anaemia being markedly benefited by open air rest, as also conditions of debility and atony of the heart and arteries. The muscles of the limbs become similarly toned up and firmer, and finally fat is laid on, and the improvement in general nutrition, once established, is soon marked by a satisfactory increase in weight. This increase in weight commonly amounts to five, six or seven pounds during the first two to three weeks, on a moderately abundant simple diet consisting largely of milk and milk puddings to begin with, and in my experience the gain in weight sets in earlier with open air rest than with outdoor exercise. In newly admitted cases, therefore, with open air rest, there is a rapid and simultaneous improvement in both the mental and the physical condition of the patients.

As the daily practice of outdoor rest proved so successful in the case of the newly admitted patients, I decided to apply the same treatment to all residents of shorter or longer standing exhibiting relapses or phases of active insanity, including the most difficult and dangerous cases in the asylum. Two large verandahs at the main buildings of the institution were accordingly utilised for this purpose at the commencement of 1907. Owing to the common feature of noisy excitement among such cases, and the tendency of one excitable patient to disturb or to be disturbed by others in the vicinity, I found it advisable to have the beds in these verandahs isolated from one another by means of wooden partitions, thus adding the valuable factor of isolation to the open air rest treatment. The noisy and violent insane in the past were chained in fetters or manacles and at a later date restrained in straight-jackets, or locked up in miserable dens. Nowadays they are taken out regularly for exercise two or three times a day, or if exercise fails, as it does in a certain proportion of cases, in which it cannot be carried out with safety or propriety, they are treated as many a chronic invalid at home is treated, with more or less prolonged confinement to bed and bedroom, with a nurse of nurses in attendance, sedatives being administered if the indoor rest and isolation are insufficient to calm the patient, the locking of the bedroom door during daylight hours being now rarely necessary and resorted to in some institutions only in extreme cases. Hitherto it had been my experience that the treatment of such patients was carried out more satisfactorily with indoor rest, *plus* isolation if necessary, than with outdoor exercise; but since the commencement of the present year all such cases at Ayr have been treated with open air rest and isolation, during the same hours of daylight as the newly admitted patients, that is, from 7 a. m. to 7.30 p. m. during spring and summer, and shorter periods during other months.

What then are the changes noticeable more particularly in actively insane residents of more or less chronic type undergoing open air rest and isolation instead of indoor rest and isolation as formerly, changes which therefore must be due largely if not entirely to the prolonged daily exposure to the open air? *Firstly*, the patients are undoubtedly improved mentally; that is, they become less excited, less noisy, less restless, and as their attendants and nurses say, they become more manageable and more contented than formerly. Further they sleep distinctly better at night and are less noisy at night. This mental and nervous improvement in consequence necessitates the use of still fewer sedatives and hypnotics than formerly. *Secondly*, they are distinctly improved physically, their skin is healthier, their appetite is better, and their bowels become more regular, a very interesting effect of fresh air, with the result that chronic patients undergoing verandah treatment, as in the case of the newly admitted patients, require fewer laxatives than formerly.

As the daily practice of outdoor rest proved distinctly beneficial mentally and physically in the case of the residents during their relapses and phases of active insanity, I have since gradually extended the continuous daily open air régime throughout the Institution, and now all patients in the asylum who are not confined to bed from bodily sickness or infirmity are in the open air from 7 a. m. to 7.30 p. m., except meantime at meal times, and during the hours of indoor work in the case of houseworkers, kitchen workers, and laundry workers. Formerly the able-bodied but idle patients were taken out regularly for forenoon and afternoon exercise as in similar institutions, and apart from this spent much of the day indoors. These patients likewise, since being exposed to the open air, have improved physically and mentally; they have a healthier appearance, sleep better, and are less noisy at night, and some of them have begun to work. Further in the case of resident patients subject to distinctly recurrent attacks of active insanity, it is already noticeable that the attacks are becoming less frequent, and when treated with rest and isolation in the open air are less severe and last a shorter time than formerly. At present, therefore, all patients at Ayr Asylum who manifest their insanity in such active formes as marked morbid excitement, exaltation or depression, distinct delirium, confusion or stupor, vivid hallucination and delusion, active homicidal or suicidal tendency, impulsiveness and the like, are being treated by the method of rest in bed in the open air during daylight hours; these from nearly 10 % of the population. The remainder are being treated with open air during the same hours (but without rest in bed), with the exception of those who are confined to bed from bodily sickness or infirmity; but even the majority of the latter would be benefited by daily exposure to the open air, this, however, being meantime impracticable owing to insufficiency of verandah accomodation at the hospital, its two larger verandahs being occupied by the new cases, and the two smaller verandahs usually by phthisical patients requiring bed treatment. The fact that the resident patients have been so distinctly benefited by the open air régime suggests that the insane in asylums have hitherto not had a sufficiency of fresh air, and this may to some extent explain why pulmonary tubercle, to which the insane are undoubtedly prone, constitutionally and hereditarily is three or four times more fatal amongst ths insane than amongst the sane population. In any case, as the open air is a valuable remedy for the cure of tubercle, the open air régime during daylight hours as described above should act as a potent prohhylactic of tubercle amongst the insane, and in course of time lower the high mortality from this almost endemic disease. To prevent the good effects of the exposure to the open air during the day from being counteracted during the night, when confinement indoors is obviously necessary for the great majority of the insane in asylums, the essential importance of sufficient air space and ample ventilation in bedrooms and dormitories cannot be too strongly insisted upon.

Comparing then the general therapeutical effects in active insanity of outdoor exercise, indoor rest, and outdoor rest, I find that outdoor exercise benefits primarily the physical condition but may retard the mental improvement; that indoor rest benefits primarily the mental condition but may retard the physical improvement; and that outdoor rest benefits from the first both the mental and the physical condition. Outdoor rest thus from the outset promotes both mental and physical improvement, and so retards neither; further, it avoids the risk of undue exhaustion which attaches to the method of exercise; and lastly, it obviates the evils of bodily inactivity and sluggish metabolism which attach to prolonged indoor rest. Further, my observations show (1) firstly, that the advantages which have hitherto been attributed to the exercise treatment of active insanity are due, not to the exercise, but to the fact of the patient being out of doors; for regular exposure of the patient to the open air during most of the day without exercise secures the characteristic physical improvement (2). And secondly, that the disadvantages which have hitherto been attributed to the prolonged treatment of the neuroses and psychoses by the indoor rest or WEIR MITCHELL method, are due not so much to the factor of rest as to the confinement indoors; for the sanatorium treatment by rest in bed in the open air not only prevents the evils of sluggish metabolism and the like, but remedies them if present, securing an all-round physical improvement; and in my experience, the open air rest treatment may with benefit and safety be continued for months if necessary without recourse to massage, active movements, movements with resistance, electrotherapy and the like, it being however advisable in such cases to permit the daily walk to and from the verandahs morning and evening, and every now and again to allow the patient to sit up in a chair in the open air for a day or perhaps more, this being done chiefly with the object of ascertaining whether the change will be beneficial, apart from the reason that it introduces in such cases the desirable element of variety in the routine of the treatment. Such variations in prolonged severe cases, however, are not permissible if distinct symptoms of fatigue are present, for continuous rest in bed is the best safeguard against the special risk of fatal exhaustion in such cases.

The *duration* of the sanatorium treatment in the case of new patients naturally varies. In a small proportion of cases, in which the bodily health is fair and the mental and nervous condition is quiescent, the period need not exceed two to three days, which I regard as the minimum, and desirable even in such cases, for the purpose partly of the more satisfactory clinical observation thereby secured, and partly for the psychologic and other thera-peutic advantages which attach to the system of an initial period of rest in bed for newly admitted patients, as already explained under the hospital system. Commonly a period of one, two, three or four weeks of sanatorium treatment suffices, and so in the great majority of cases the period of rest in bed in the open air does not exceed one month — a considerably shorter period than the two, three and more months commonly employed by the chief advocates of the rest treatment carried on as hitherto indoors. The mental and bodily conditions each constitute the guide as to the duration of the treatment, and it may be stated generally that as soon as the active mental and nervous symptoms have subsided, and physical improvement has become established as gauged especially by an increase in weight, the rest in bed stage ceases; but the open air treatment still goes on, the patient being prescribed much sitting with occasional short walks in the hospital garden, until convalescence is fully established, when exercise and work may be pursued with more freedom. During the after-treatment following the period of rest in bed, the gain in weight continues to increase satis-factorily. The dietary enjoined during the sanatorium treatment is a simple digestible and moderately abundant one, comprising largely milk and milk puddings to begin with, and sooner or later light ordinary diet with extra milk, eggs, and the like, the chief guides being the particular tastes of the patient, and the state of the appetite, digestion and weight. It may be mentioned here also that during the sanatorium treatment of active insanity, as with other methods, any concomitant bodily disorders present which specially call for treatment, in addition to that supplied by the rest in bed and the open air, are corrected so far as is possible. And further, during verandah treatment, if the patient is sufficiently fit mentally and physically, light reading, sewing, games of draughts, dominoes, and the like, are enjoined, as they serve to occupy the mind of the patient in healthy directions without undue effort, and thereby to relieve any tedium arising out of the treatment.

From what has been said it will be gathered that the special efficacy of the sanatorium method in the treatment of active insanity is due to the action of rest in bed *plus* that of the open air. The reason why rest in bed is beneficial seems to be that the very fact of lying in bed suggests to the patient the calm and rest, and induces the sleep, which are so desirable for him; and that the inactivity of the recumbent attitude, by diminishing the inflow of afferent impressions from the muscles to the sensorium and therefore the outflow of impulses from the motor and psycho-motor areas to the muscles, leads to a physiological reduction of restlessness. The rationale of open air in active insanity is more complicated and herein lies a wide and worthy sphere for the investigator — the pharmaco-dynamics of the fresh air of the open as a remedy for the preservation of health and the cure of disease. The fresh air has an undoubted soothing and soporific influence on the nervous centres, and the cooler outdoor atmosphere stimulates general bodily metabolism and appetite, both of which effects render the open air of special value in the treatment of active insanity. But in the treatment of the insane, and indeed of the sick in general, by exposure to the fresh air of the open, we cannot overlook the concomitant operation of such beneficent influences as the soothing action of soft breezes playing over the features, the comforting effect of the pleasant sounds and prospects of Nature and her surroundings as commonly associated with the life in the open, the cheerful influence of sunshine, the health-giving action of the ozone and oxygen and possibly other gases of the atmosphere, and the more obscure influences of light, sound, electricity, heat and cold or temperature, humidity, atmospheris pressure and the like. Indeed to arrive at the rationale of open air in the therapy of disease, we must take into consideration the entire gamut of its mechanical, chemical and physical properties and conditions, as regards the influence of which on the human organism for good or the reverse there is now almost a pressing need for further elucidation.

The great importance of an outdoor life in the management of neurotic and insane patients has long been recognised. Largely no doubt owing to our habit of associating health with the outdoor life, and sickness with the bed of sickness and confinement to the sickroom, we have in the past come almost instinctively to regard the open air as the inseparable ally of exercise in the treatment of disease, and consequently in practice to confine its use to those conditions, and to those more or less convalescent stages, of disease, in which it is considered that exercise is suitable and beneficial. Consequently, before the advent of the open air cure of pulmonary tubercle, to have removed the sick man on his bed of sickness out from the sanctuary of the sickroom into the exposure of the open, would have been deemed highly incongruous and even reprehensible by profession and public alike. Thanks however to the efforts of the pioneers of the open air treatment of tubercle, which has assumed so great an importance during the past decade, and has been associated with the names of HERMANN BREHMER on the Continent and TRUDEAU in America, though, Dr. PHILIP of Edinburgh tells me, it was practised and written about by BODINGTON and M'CORMAC in England in the middle of last century, the recognition of fresh air for its own sake and not merely as the dormant partner of exercise has at last come about, and the open air is now taking its proper place as a potent prophylactic and curative agent at the disposal of the physician and promises to occupy as important a position in the domain of medicine as Listerism in the realm of surgery; and not even to stop here, with active schemes afloat for open air schools, open air nurseries and the like.

Since the advent of the open air treatment of pulmonary tubercle, which has now found its way into every well-equipped asylum, doubtless many psychiatrists must have been adopting the open air principle more freely in the treatment of those actively insane. Apart from a preliminary communication by myself on the sanatorium treatment, contained in the article on Insanity in the Medical Annual for 1907, the only other contribution on the subject with which I am acquainted is a recent paper entitled "The Open-Air" Treatment in Psychiatry" (New-York Med. Journ, 9th Feb. 1907) by W. MABON, Medical Superintendent of Manhattan State Hospital, Ward's Island, New-York. According to MABON, the late Dr. A. E. MACDONALD introduced tent life for the tuberculous insane at Ward's Island in 1901, and the late Dr. E. C. DENT extended the open air treatment to the acute insane about 1904. MABON has continued the system and in the paper referred to gives his experience of it. The tents originally used, owing to obvious disadvantages in wet and stormy weather and the difficulties of proper ventilation, have been largely replaced by wood and glass pavilions, termed camps. These are situated near the permanent reception building, into which it would appear that the worst cases are first admitted and frequently undergo, in delirious and similar cases, treatment by warm packs and the continuous warm bath for a week before being sent to the camps, one of which is reserved for bed cases. MABON speaks very favourably of the open-air method as carried out in the camps or pavilions and tents. He obtains a recovery rate of 40 %. and has "found the open air treatment particularly "beneficial for the following classes of the insane: (1) The tuberculous. "(2) The feeble and untidy. (3) The retarded convalescents. (4) The acute "insane, in whom the psychosis is associated with anaemic blood states, "delirium, and loss of sleep."

In the sanatorium treatment at Ayr, which is carried out straightway with all new patients, mild and severe cases alike, it will have been seen that the essential feature is the combination of rest in bed and the open air, the rest in bed being quite as important as the open air. It seems strange indeed that the combination of rest in bed and the open air as a distinct therapeutic system has not hitherto been recognised in the treatment of the neuroses and psychoses, in which rest and exercise have each played, and still play, so prominent a part. And yet in one of the latest and best expositions of the rest cure, by Dercum of Philadelphia (COHEN's System of Physiologic Therapeutics, Vol. VIII: REBMAN, London, 1903), emanating from the home and fountainhead of the WEIR MITCHELL treatment, there is from cover to cover no suggestion of a possible alliance between rest in bed and the open air, but throughout an estrangement, the result of the tacit association of open air with the antagonistic though complementary system of exercise. The rest in bed, full rest, or strict rest treatment, which lasts for two, three or more months, is always indoor rest and is to be followed sooner or later by exercise, exercise indoors, and ultimately exercise in the open air; and this applies to the treatment of neurasthenia, hysteria, hypochondria, melancholia, mania, stupor, confusion, delirium, and other neuroses and psychoses.

From the foregoing discription of the sanatorium treatment of active insanity as practised at Ayr, it will be seen that on physiologic, psychologic, etiologic and pathologic grounds, the particular combination of rest in bed and the fresh air of the open secures in the most natural way the rest required for the nervous centres during their critical experience in an attack of psychosis or neurosis, and so places the patient in the best conditions for recovery. Although it is yet too soon to speak as to the ultimate therapeutic value of this system, and several years must necessarily elapse before its effect on the recovery rate in insanity can be definitely ascertained, my experience during the past year has sufficed to demonstrate the immediate benefits and strong points of the system, to show that it secures the advantages without the disadvantages of the exercise and rest methods combined, and therefore to justify the expectation that it will in course of time yield more satisfactory results than either. The open air rest treatment would indeed seem to be Nature's specific for at least the alleviation, if not the cure of an attack of insanity; and further it is so easily carried out in practice, it so obviously benefits the health of the patients — not to mention also that of their nurses — and with all it is so pleasant a remedy both in the receiving and the giving, that I feel convinced that the systematic open air rest treatment of active insanity has come to stay, and that at no distant date it will secure a wide sphere of application in asylum practice, and in the treatment of the psychoses and neuroses outside of asylums.

DISCUSSION.

Dr. E. N. BRUSH, (Baltimore, U. S. A.)

said that he had been very much interested in the resumé of Dr. EASTERBROOK, but that he wished to call attention to the possibly very obvious point, that the hospitalization of asylums involved not only the "bed-treatment" of proper eares, but the presence in the institution of a properly trained and alert staff of nurses.

The bed-treatment did not in his experience, as seemed to be intimated in Dr. EASTERBROOK's paper, make nursing and care easier, but on the contrary for its full and proper development the nursing was most active and streneous and the real success of the plan depended upon the nursing.

These patients should be wheeled upon reclining chairs or beds into the open air and the arrangements of Dr. EASTERBROOK to carry out this purpose seemed, considering the climate he had to deal with, most admirable. In the speakers own experience, living in a different climate, such elaborate arrangements were not needed.

Président d'honneur : Dr. SHUTTLEWORTH (London).
Président: Dr. RUYSCH.
Secrétaire: Dr. BENDERS.

Rapport V. **L'éducation des enfants mentalement arriérés.**

1er Rapporteur: Prof. Dr. G. C. FERRARI
Libre Docent de psychiatrie à l'Univ. de Boulogne, Bertalia.

Je dois sans doute à ma qualité de Directeur de l'Institut Médico-Pédagogique de Bologna, qui est le plus important de l'Italie, du moins par le nombre des enfants qu'il héberge (350), l'honneur de l'invitation qui m'a été faite par le Comité Organisateur du Congrès d'Amsterdam, de venir traiter devant vous cet intéressant sujet. Or je crois m'acquitter le mieux possible de ma tâche en vous apportant tout simplement les résultats de mon expérience, pour les confronter avec les résultats de l'expérience des autres, car, comme disait le poète, „le fait seul est divin".

L'Institut Médico Pédagogique de Bologna, que je dirige depuis le mois d'août 1903[1]) nous offre un bon exemple de la formation naturelle de l'assistance des arriérés. Il a été ouvert il y a 9 ans par un monsieur qui ne supposait aucunement l'essor dont l'oeuvre nouvelle était capable. Après 4 ans l'Institut hébergeait déjà 250 enfants, deux ans après 350, et si des conditions contingentes (des pourparler pour l'achat de l'Institut de la part de la Province) n'eussent pas entravé sa course, il contiendrait depuis longtemps 450—500 élèves.

La „Loi sur les Asiles et sur les Aliénés" qui a été promulguée en 1904, en mettant à la charge des Administrations Provinciales non seulement les aliénés adultes, mais aussi „tous les arriérés qui ne peuvent être convenablement soignés hors des asiles ou qui constituent un péril pour eux mêmes ou pour les autres" a assuré la vie de l'Institut; mais en dehors de la Loi

---

[1]) J'ai accepté la direction de cet Institut dans un moment très critique de son évolution, avec un programme que j'exposais (Voir G. C. FERRARI. Riordinamento ed organizzazione del l'Instituto Medico Pedagogico Emiliano di Bertalia. Bologna 1903. Tip. Zamorani-Albertazzi) aux personnes qui m'appelaient. Il s'agissait pour moi de contribuer à l'étude des états, si variés, de l'arriération mentale, et d'autre part d'étudier quelle pouvait être la valeur sociale et morale des Instituts pour arriérés".

même il n'était pas en péril, comme cela est démontré par l'encombrement de l'Institut avant la promulgation de la loi.

Cela signifie que la sensibilité sociale à la suite de laquelle sont expulsés de la société libre les êtres faibles et chétifs, et sont soignés à frais communs les enfants qui ont besoin d'être assistés, est arrivée en Italie aussi à un dégré, qui exige même l'assistance des arriérés.

L'Institut Médico-Pédagogique de Bologna en est maintenant l'exposant meilleur, et l'étude de la manière dont il remplit sa fonction ne sera pas sans avantage.

Nous avons déjà dit que l'Institut a été fondé avec un but de simple spéculation commerciale: il a donc recueilli tous les détritus de jeune âge de la société qui se trouvaient autour de lui. Des Littleiens, qui ne savaient pas encore se servir de leurs membres et parler, des déments précoces, des fous moraux, des simples arriérés, des imbéciles, des épileptiques, des idiots, des crétins, etc. formaient l'incohérente population de l'Institut en 1903, et offraient à l'observateur un champ extraordinaire d'observation et d'expériences.

C'est dans ce milieu que depuis quatre ans je travaille sans cesse, avec l'aide assidue de mon excellent substitut Mr. le Dr. NEYROZ.

Comme nous entrions dans une espèce de, pour nous, *terra incognita*, nous avons appliqué tout un système de signalations, d'inscriptions graphiques, automatiques, pour ainsi dire (¹), pour tout ce qui intéressait nos élèves (mensurations anthropométriques, observations ethnographiques, inscriptions de l'accroissement progressif du poids du corps, de la taille, de la capacité vitale, de la force dynamométrique, de l'index céphalique, des accès convulsifs, des menstruations, du profit à l'école, de la conduite, de l'attention, du cours des maladies, des phénomènes morbides, des résultats thérapeutiques, etc.), de façon à posséder des données objectives certaines et comparables pour chacun de nos élèves ou pour chaque groupe d'entre eux.

Ce n'est pas le lieu d'exposer les résultats de ce plan d'études et d'observations, mais il nous est agréable de rappeler ici, comme résultat immédiat d'un traitement assidu et individuel de ces enfants, la réduction progressive de la mortalité, qui était supérieure au 20 pCt. (même 29,60 pCt. en 1901!) à un minimum normal de 4.74 (en 1906).

Ce résultat, heureux pour nous, médecins traitants, est dû à la suppression des enthérites qui sont la cause plus communément citée de la haute mortalité que l'on observe dans les asiles pour phrénasthéniques. Or nous avons observé qu'il suffit de les nourrir d'une façon rationnelle, bien que très économique, et de leur nettoyer périodiquement l'intestin pour les empêcher de tomber malades à cause de leur intestin.

De même nous avons montré que, — au contraire de ce que l'on affirme couramment, — la résistance organique des arriérés graves est bien supérieure

---

¹) Les particularités plus intéressantes de ce système ont été exposées par le Dr. NEYROZ dans un travail „Il metodo grafico in psicopatologia" publié dans le N. 3 de la première année de ma „Rivista di Psicologia applicata alla Pedagogia ed alla Psicopatologia".

a celle des enfants normaux pour tous les agents morbides, hormis le froid qui cause directement la mort d'un grand nombre d'entre eux

Nous avons même observé deux faits qui peuvent offrir matière de réflexion au médecin-philosophe.

Bien souvent lorsque une maladie caractéristique plus ou moins grave subie par l'enfant est apparemment bien finie, l'enfant ne reprend ni ses couleurs, ni ses habitudes. Il semble épuisé ; et, sans présenter aucun symptôme particulier, ni fièvre, ni inappétence, ni autre, il décline, et, peu à peu, après de longues mois, il se meurt. A l'autopsie on relève ou un état général de cachexie, sans traces de l'ancien état morbide, ou la diffusion à tout l'organisme de la maladie même, diffusion arrivée lentement sans que personne s'en aperçoive. Il arrive comme si le principe vital de ces enfants, l'unité organique de l'individu, fût abattu par la maladie première et qu'il ne vécût de lui qu'une agrégation de tissus, une colonie cellulaire, qui s'éteindrait peu à peu par une progression fatale.

Un deuxième fait qui montre aussi la profonde différence qui sépare les phrénasthéniques des enfants normaux est l'absence de leur part de réceptivité pour les maladies plus contagieuses ou plus diffusibles telles que la scarlatine, la varicelle, le trachome, etc. comme s'il manquât parmi ces malheureux cette identité des conditions physiques, ce lien idéal de fraternité à cause duquel ces maladies se propagent d'ordinaire sans différences au plus grand nombre des enfants normaux qui vivent ensemble.

Mais je ne veux pas m'éloigner trop de mon thème qui est „l'éducation des enfants arriérés".

Il est évident que notre attention s'est dirigée avec le même soin à étudier les conditions intellectuelles de nos enfants. Nous nous sommes en effet proposés d'observer l'évolution normale dans l'Institut de différentes formes d'arriération mentale, leur évolution, leurs transformations éventuelles, la façon dont elles terminaient, l'efficacité des différents moyens d'éducation que nous avions à notre disposition, appliqués isolement ou combinés entre eux, et les résultats pratiques d'un tel plan d'éducation pour la vie libre ultérieure des enfants.

Je sais parfaitement que quatre ans sont un laps de temps trop court pour des observations de cette nature, mais bien des problèmes sont à moitié résolus lorsqu'ils sont bien posés ; et la discussion que le Congrès peut faire sur ce point pourra bien établir la légitimité du problème.

Une première question à poser est relative à l'évolution des différentes formes d'arriération mentale.

La psychiatrie courante considère en bloc les arriérations mentales plus graves, — l'idiotie et l'imbécilité, — comme l'effet d'un *arrêt* psychique, qui aurait déterminé une misère essentielle, générale, ou bien une perversion des éléments psychiques.

Pour nous entendre sur les définitions, nous, d'accord en cela avec des psychiatres éminents, nous appelons *idiot* l'enfant chez lequel l'arriération intellectuelle est due directement à une maladie cérébrale, générale ou localisée, qui a frappé l'enfant déjà né ou au moins déjà bien formé dans l'uterus maternel, en y déterminant l'atrophie des éléments nerveux et la prolifération de la neuroglie. Il s'agit donc d'une maladie nettement acquise par l'enfant ou par le foetus dans les tout derniers temps de la vie endoutérine.

L'imbécilité, au contraire, est toujours congénitale, car elle frappe le germe vital pendant sa première formation. Elle constitue une anomalie plus qu'une maladie mentale, et ne trouble aucunement ni l'évolution somatique générale, ni les fonctions nerveuses d'ordre inférieur. Les imbéciles présentent en effet des nombreuses stygmates anthropologiques dégénératives, qui sont la trace de la perversion subie primitivement par leur cerveau dans sa constitution fondamentale.

Comme je disais, les idiots et les imbéciles sont considérés comme des individus *arrêtés* dans leur évolution, ou bien qui peuvent gagner quelque chose seulement par la force de l'éducation qui, chez les idiots, développerait des parties restées indemnes, chez les imbéciles favoriserait des substitutions d'aptitudes, en tâchant de tourner au bien des tendances originellement mauvaises.

Or cette idée n'est nullement exacte. En effet si on laisse les idiots, surtout les garçons, en des conditions de vie méthodique et hygiénique, il y en a qui s'améliorent, même si personne ne s'occupe d'eux, hormis pour leurs nécessités organiques les plus élémentaires. Cette amélioration progresse avec une rapidité variable, qui n'est aucunement en rapport avec la rapidité de leurs futurs progrès, et nous ne saurions pas dire si cette évolution est naturelle, ou bien si elle est produite par le milieu, lequel pourrait agir doublement, par la suggestion et par l'automatisme.

En effet nous ignorons complètement comment ces enfants se développeraient isolés, chez eux.

Deux faits pourtant pourraient servir à démontrer que cette amélioration se développe naturellement et que l'éducation y joue un rôle secondaire. Avant tout, en effet, nous observons chez les idiots très riches, qui sont entourés par tous les soins possibles, appliqués parfois avec intelligence par des spécialistes; or il y en a qui s'améliorent comme nos enfants de l'Institut, il y en a qui ne s'améliorent d'aucune façon.

Le deuxième fait résulte d'une expérience que je suis depuis deux ans. Parmi un certain nombre d'idiots nouvellement arrivés à l'Institut, et que je pouvais croire dans les mêmes conditions nerveuses et psychiques, et sans lésions dans les organes du mouvement, certains ont été laissés dans la section d'observation où tous les nouveaux passent quelque temps; — d'autres ont été envoyés de suite et le plus régulièrement possible aux différentes leçons — d'enseignement objectif, de travail manuel, de gymnastique; — quelques autres, enfin, ont été envoyés aux mêmes leçons mais simplement comme des figurants, sans que les maîtres eussent à s'intéresser à eux sinon pour leurs besoins organiques.

Or l'observation et la mesure nous ont montré que après un laps convenable de temps on n'observe pas de différence parmi les membres des différents groupes quant à l'évolution de leur „éducabilité pour la vie". Et même je devrais dire que les progrès les plus remarquables nous avons observés chez les enfants qui restaient tout le temps dans la section des idiots iné-ducables. Peut être nous avons là une simple coincidence, mais nous avons rencontré chez ces enfants plus que chez tous les autres des traces d'initiative. Ces enfants, en effet, peut être sous la pression de l'ennui, peut être par simple esprit d'imitation, s'appliquaient mieux que tous les autres à nettoyer quelque chose, à faire des petites commissions automatiques, se rendant beaucoup plus utiles que leurs compagnons éduqués dans les classes.

Il ne faut pas se hâter à conclure de cela que les écoles sont inutiles pour les idiots. Certains parmi eux peuvent, en effet, y acquérir des habilités manuelles, mécaniques, dont ils seront capables de se servir dans la vie libre; mais surtout et avant tout la fréquentation régulière de l'école crée des habitudes d'ordre, d'activité disciplinée et consensuelle, dont on ne doit pas méconnaître l'importance et l'utilité. En outre l'école sert au maître pour des observations psychologiques qui peuvent avoir la plus grande valeur pour pousser plus tard l'enfant sur le chemin de la vie. Seulement le rendement des écoles pour l'instruction d'un grand nombre de nos pen-sionnaires (nous avons 143 idiots, 85 g. et 58 f., sur 350 internés) est très limité.

Voyons ce qu'il vaut pour les imbéciles, qui forment un des noyaux les plus forts parmi les autres enfants (84, 49 g. 35 f. sur 207).

La caractéristique psychologique de ces anormaux est, je crois, l'*imprévi-gibilité* de leur conduite. Tandis que l'on peut prédire qu'un idiot réagira toujours de la même façon au même stimulant (et c'est de là que découle son éducabilité) l'imbécile réserve toujours des surprises à cause de l'incoer-cibilité de son attention, de la variabilité de son humeur, à cause enfin de l'absence absolue d'un principe régulateur de sa conduite. Le „bon plaisir" du moment a pour les actions de l'imbécile une valeur déterminante qui ne pourrait trouver un antagoniste quelconque dans le champ intellectuel, aussi bien que dans le champ sentimental ou moral. C'est ce qui rend ces malades si dangereux lorsque les tendances, les habitudes, le milieu, facilitent les réactions violentes ou criminelles.

Ce sont les imbéciles, naturellement, qui remplissent les écoles et les ateliers de l'Institut: ce sont eux qui à la fin de chaque année soutiennent les examens dans les écoles municipales de Bologna. Malheureusement les beaux résultats des bulletins d'examen ne se conservent pas. Le dernier examen passé, si les enfants abandonnent l'école pour l'atelier, ils ont vite fait d'oublier le plus possible de ce qu'ils ont appris. Tout au plus certains gardent des habilités formelles (la beauté prétentieuse de l'écriture, p. ex.) mais tout ce qui était substantiel se perd presque irrémédiablement. [1]

---

[1] C'est pour parer à cela que depuis quelques mois j'ai tâché de substituer, surtout pour les imbéciles, à l'enseignement élémentaire commun, un cours de dessin. Il consiste surtout en cela que le maître fait récopier aux élèves en dimensions variées (sur le tableau noir, ou sur leur cahier) des dessins schématiques d'objets simples, ou les objets mêmes, arrivant par cette voie au dessin géométrique simple, à l'évaluation, faite par „coup d'oeil", des longueurs, des angles, des proportions, etc., et à l'application de ces dernières et des premières données à la pratique du métier que l'on leur a conseillé ou qu'ils ont choisi, et de la vie en général.

On observe la même abilité chez les imbéciles pour les habilités manuelles, mécaniques; et pour cela ils sont toujours des ouvriers sans utilité. On vient à bout de quelque chose avec eux seulement si l'on prend le soin de les faire travailler isolés, ou, au plus, accouplés de façon que leurs tendances bonnes ou mauvaises se compensent. En ce cas ils sont capables de travailler utilement pendant des mois.

Outre ces deux, nous avons un troisième groupe assez fort (85 sur 350, 60 g. 25 f.) d'idiots ou d'imbéciles épileptiques. Pour ces enfants les possibilités d'une occupation libre sont assez limitées, à cause des crises, et chaque crise peut balayer, ou, au moins, secouer, désorganiser toute acquisition nouvelle, obligeant ces pauvres êtres à un travail de Sisyphe auquel leurs forces sont toujours moins adaptées. La fin naturelle, ordinaire, des épileptiques, qu'ils soient bromisés ou non, est la démence: or, si pour quelques cas exceptionnels l'instruction et l'éducation peuvent apporter quelque avantage, pour tous les autres elles sont données en pure perte.

Les mêmes choses on devra dire des déments précoces, pour lequel tout traitement est fatalement inutile.

Il reste un groupe composé d'anormaux purs (anormaux constitutionnels de Tanzi, ou criminels-nés de Lombroso), et de pédérastes, d'ordinaire tombés déjà dans les griffes de la justice, et de simples arriérés (c'est à dire capables de rejoindre le niveau commun) qui sont tels pour adhénoidisme, pour atyroidisme, pour scrophulose, pour insuffisance alimentaire et hygiènique, qui, traités d'après leurs nécessités, reprennent bien vite leur chemin.

J'ai dit quelques mots sur l'évolution naturelle des états graves d'arriération mentale, surtout de l'idiotie, telle qu'elle résultait des expériences que j'avais tâché d'instituer. Or l'enseignement des déficients idiots et imbéciles nous offre une preuve nouvelle du même fait. Chaque maître quelque peu expérimenté dans l'éducation des arriérés, en effet, est averti à un certain moment par son sens pédagogique que tel élève ne surmontera pas telle difficulté, tout en arrivant assez aisément jusqu'à elle. On observe cela très bien surtout à propos du calcul, où les difficultés sont graduées: en tout cas il est certain que l'enfant, pendant des ans, s'arcboute contre cette difficulté, et qu'il est très difficile de la lui faire surmonter; s'il la surpasse (dans des cas spécialement heureux, ou à force de persévérance de la part du maître), la chose peut avoir des conséquences funestes.

Il est arrivé en effet quelquefois à quelques uns de nos maîtres d'observer qu'un enfant fléchissait devant une difficulté dont la connaissance entrait dans un certain programme d'études, et dont l'absence lui aurait par conséquent fait manquer la promotion d'une classe à l'autre. Alors le maître se mettait à la peine pour lui faire surmonter l'obstacle et parfois il réussissait. Malheureusement l'effet de cet effort n'était pas encourageant; car la chose apprise de cette façon forcée était oubliée absolument après quelques jours; et deux fois, — dans le cas d'un enfant idiot et d'une petite imbécile, — une période de confusion mentale assez intense, accompagnée de dépression physique, suivit l'effort tenté par leurs maîtres de les pousser quand même un petit peu au delà de leurs possibilités. Maintenant.

après plus de deux ans et bien qu'on ait tâché de les instruire, ils sont encore beaucoup plus en arrière du point ou ils étaient arrivés avant la triste épreuve.

C'est comme si cet effort eut épuisé toutes les forces de réserve de l'enfant, comme si celui-ci se fut efflanqué, tel un ballon de caoutchouc gonflé au delà de son coefficient d'élasticité.

Il faut donc user de la plus grande prudence en cette matière ·délicate. Chaque déficient non épileptique a une possibilité fixe de développement et d'éducation : à ce dégré on peut arriver assez aisément, si l'on tâche d'encourager, de favoriser l'enfant, mais il est probable qu'avec du temps et des circonstances favorables il y arriverait même seul. Si on le pousse au delà du point que ses possibilités lui permettent de rejoindre, il s'affaissera, il tombera en route.

Peut être l'étude exacte de ce fait permettra-t-il d'arriver un jour à des localisations, à des déterminations chronologiques, peut être, de la mécanique psychologique des enfants, qui pourront présenter un très grand intérêt.

En tout cas la question de l'instruction à donner aux arriérés est délicate et elle doit être décidée chaque fois par le médecin d'après les besoins individuels des différents sujets, dans les temps divers de leur évolution. La pédagogie moderne insiste à tout moment sur la nécessité d'individualiser l'enseignement des enfants normaux. Pour nos enfants anormaux il en doit être de même et d'autant plus. A l'Institut que je dirige nous faisons passer tous les enfants par la même série d'épreuves qui, quant aux écoles, va, d'ordinaire, de l'école pour l'enseignement objectif et du travail manuel à l'école élémentaire, pour revenir au dessin et au travail manuel appliqué. On comprend aisément pourtant que les enfants ne s'arrêtent pas indéfiniment sur l'un ou l'autre jalon, mais qu'ils passent sans cesse de l'un à l'autre, selon les besoins qu'ils manifestent, selon les tendances que l'éducateur découvre chez eux et qu'il veut développer ou supprimer afin que l'enfant soit mis le plus tôt possible en condition de vivre le mieux qu'il pourra dans la vie libre ou avec un minimum d'assistance.

Tel, en effet, est notre but principal et je crois que tel doive être, — à l'état actuel de nos connaissances, — le rôle des Instituts Médico-Pédagogiques, et de l'éducation et de l'instruction, en général, des phrénasthéniques. C'est donc en ce sens qu'il faudrait organiser ces Instituts afin d'empêcher qu'ils deviennent des charges trop lourdes et sans ressource pour les administrations.

Je dirai enfin quelques mots sur les résultats pratiques de l'Institut que je dirige. Naturellement il s'agit d'un cas bien spécial, et mon observation s'étend sur un laps de temps bien court; mais, comme j'ai dit en commençant cet asile s'est formé naturellement, sans idées préconçues, il a accueilli tout ce qui arrivait à lui; il a donc des probabilités sérieuses de représenter une moyenne naturelle.

De 616 enfants arriérés que nous avons reçus à l'Institut du mois d'août 1903 au mois d'août 1907, 137 sont morts, 110 ont été démis. L'analyse de ce dernier chiffre devrait nous dire l'utilité immédiate de l'Institut pour les enfants et pour leurs familles.

Allant des chiffres plus forts aux plus faibles, nous trouvons que 37 élèves (dont 9 femmes) ont été rappelés à leur maison, après un séjour plus au moins long à l'Institut, sans qu'une amélioration quelconque fût survenue. Ce rappel était causé par des raisons d'économie familiale, parce que l'Institut n'avait pas fait, en quelques mois, des génies des enfants qu'on avait mis au monde imbéciles ou laissé devenir idiots, ou bien par l'instabilités particulière qui caractérise les familles des neuropathes.

33 élèves (parmi lesquels 2 femmes seulement) ont été démis parce que leurs familles les disaient suffisamment améliorés et il était impossible de leur promettre une amélioration plus considérable.

13 (dont 8 filles) ont été démis guéris, — car il s'agissait ou de simples arriérés par adénoidisme, pour ablation totale du goître, etc., ou d'enfants aliénés qui avaient été internés par quelque crise psychopathique.

Suivent 13 épileptiques (tous garçons), comme d'habitude toujours instables, désireux toujours de changer de milieu.

Ferment la série 6 enfants (dont 2 filles) qui ont été transférés à un asile et 5 (dont 2 filles) qui ont été réadmis ici après quelque temps.

Ces chiffres nous permettent une remarque curieuse relativement à la différence entre les deux sexes. Les guérisons sont partagées également entre les deux (8 et 11), mais les femmes ne figurent presque pas dans la colonne des démissions. Cela doit dépendre des périls d'ordre sexuel auxquels les femmes sont particulièrement exposées.

La destinée des enfants non améliorés et celle des guéris ne nous intéresse pas, car nous connaissons l'avenir qui attend les premiers; et les guéris étaient des simples arriérés qui, pour la plupart, une fois remis sur la bonne route savent y rester.

Nous nous sommes empressés au contraire d'avoir des nouvelles des enfants que nous rendions aux familles comme améliorés.

La nouvelle „Loi sur les Asiles et sur les Aliénés" de 1904 oblige les maires des lieux où les aliénés démis vont séjourner (rappelons nous que la Loi italienne considère les phrénasthéniques comme aliénés), à envoyer tous les quatre mois au directeur de l'asile où l'aliéné était interné un certificat médical officiel sur les conditions mentales de l'aliéné démis. Evidemment ce certificat ne peut avoir une grande valeur, car il est rédigé par un médecin très occupé et non spécialiste; et en outre ces certificats ne sont envoyées qu'une fois ou deux. Après le médecin déclare que l'enfant est guéri et tout débat finit.

Afin d'obvier à cela nous écrivons très souvent, nous nous informons chez les gens du pays qui viennent à l'Institut voir leurs enfants, de façon que nous sommes renseignés des faits et gestes de 24 sur 33 de nos élèves démis comme améliorés.

Parmi eux, une jeune fille travaille dans un Laboratoire où l'on tresse la paille pour les chapeaux (industrie locale très répandue), une autre mourut de pneumonie quelques mois après sa démission, une troisième est tombée (on nous l'a dit et nous le croyons aisément) dans la prostitution.

De 21 garçons 3 sont tombés dans les filets de la justice : 1 pour vol (et il fut absous comme irresponsable), 1 pour escroquerie et lésions, 1 pour pédérastie passive tandis qu'il était sous les drapeaux. Au contraire un jeune imbécile qui, avant de venir ici avait été inculpé d'homicide sans préméditation (et absous), et de filouterie (et il fut condamné à 2 ans de prison, mais reçut la grâce du Roi), ici s'améliora et, une fois sorti, est devenu un employé passable, bien que volage. De 12 autres nous savons qu'ils travaillent (deux chez un tailleur de leur pays, 2 comme commis, les autres à la campagne, (excepté un, passionné pour la vie des grandes routes qui s'est mis avec un marchand de boeufs. De 4 l'on sait que l'on songe à les ramener à l'Institut, 1 enfin a été interné dans un Pensionnat d'enfants normaux, nous ignorons avec quel résultat.

Des 9 qui restent pour compléter le chiffre de 33 nous n'avons reçu aucune nouvelle.

En plus, donc, des 19 arriérés qui sont guéris, nous savons positivement que 14 phrénasthéniques (imbéciles et idiots) ont trouvé dans l'Institut une amélioration qui non seulement leur permettait la vie dans leur famille, mais aussi leur assurait un certain profit matériel.

Le travail des phrénasthéniques est exercé presque exclusivement à la campagne, et on en comprend aisément la raison. En effet pour une partie les conditions de la grande industrie coupent la gorge complètement aux tout-petites industries où ces enfants pourraient s'employer, et il en reste bien peu à leur disposition. De même la vie des ateliers leur est fermée par la loi sur les accidents sur le travail qui empêche aux patrons d'employer ces enfants, même s'ils se montrent assez experts dans leur métier.

Deux champs sont donc ouverts devant eux : Avant tout celui des travaux agricoles, qui ne présente d'ordinaire aucun danger même pour les épileptiques non délirants. (Pour les enfants épileptiques, surtout, qui auraient des dispositions mécaniques, la construction de ces petits instruments agricoles à qui sont attachés les paysans qui vivent loin des grandes villes et qui sont toujours mysonéistes). Deuxièmement, pour les femmes le champ de la domesticité dans les maisons.

La question des domestiques s'aggrave tous les jours et présente des grandes difficultés à être résolue. Aux Etats Unis d'Amérique elle est en train de bouleverser l'ordre traditionnel des familles dans le sens qu'elles devront tôt ou tard socialiser leur vie, et vivre à l'hôtel, en des coopératives, etc. Il est donc probable, que même chez nous en Europe, l'on ne trouvera bientôt que des déficientes (des idiotes surtout) qui s'adapteront à servir comme domestiques.

Les Instituts qui accueillent les déficients devraient donc être organisés de façon à pourvoir à ces besoins que pourront remplir leurs enfants. Ils ne devraient être des lieux d'internement, mais d'étude, destinés à nous faire connaître les conditions réelles des phrénasthéniques, à servir à leur éducation, en bloc, et pour les entraîner au travail systématique, utile, dont ils sont capables.

Pour cela ils doivent : 1. avoir une organisation absolument scientifique ət médicale ; 2. tâcher de favoriser l'éducation des enfants sans aucun fèticisme pour leur instruction. Les phrénasthéniques sont des malades ou des pervertis, qui ont bien peu de commun avec les individus mentalement intègres ou même avec les simples arriérés. L'Institut Médico-Pédagogique est leur clinique où ils devraient être accueillis, étudiés, classés, soignés et éduqués, de façon à les rendre plus forts ou moins lourds dans la lutte pour la vie. Après on doit les envoyer loin des villes, à la campagne (les garçons surtout), et selon les cas et les conditions individuelles, dans des familles de paysans (les idiots surtout) ou dans des colonies agricoles (les imbéciles et les épileptiques qui sont incapables d'un travail régulier). Quant au petit nombre qui n'est susceptible d'aucune éducation, on trouvera des dépôts spéciaux possiblement à la campagne aussi.

Dans les Instituts Médico-Pédagogiques on devra conserver naturellement les écoles d'enseignement objectif, manuel, de dessin, élémentaire, etc., car elles servent excellemment en grand nombre de cas comme moyens diagnostiques d'entraînement et de traitement, mais l'on doit se souvenir toujours que l'instruction, c'est à dire l'ameublement intellectuel des phrénasthéniques, est un pur et simple *sport*, tandis que leur assistance est un devoir humain que la société montre de sentir toujours plus nettement ; et leur éducation est un moyen de prophilaxie sociale qui, organisée en dehors de la routine, peut avoir une certaine valeur.

2ᵈ Rapporteur: Dr. TRÜPER (Jena) absent.

DISCUSSION.

Dr. G. E. SHUTTLEWORTH, (London)

gave some account of the arrangements in England for the education of backward childern.

Under the designation of „Idiots and Imbeciles" such children had received training in voluntary institutions established during the last half of the 19th. century, where they resided under medical supervision.

In 1870 education became universal and compulsory in England with the result that many children incapable of instruction in the ordinary elementary schools were disclosed. Some of the school authorities provided special instruction for such, and in 1899 an act of Parliament was passed enabling schoolauthorities to receive special grants for this purpose. Now 8000 childern were instructed in the various special centres established by the more progressive schoolauthorities in England and Wales; and after 7 years of the operation of the land the public was beginning to enquire as to the value of the results. A royal commission was now sitting to investigate the subject and to report as to what was further necessary for the care and control of the „feeble-minded" class generally. In the first place the differentiation of children needing special instruction was placed under medical control, and experience showed that this was very necessary. The course of instruction arranged had been however at first modelled by education-authorities perhaps too exclusively on the model of the education for ordinary infants, and the physical, manual and industrial training, so necessary for the defective class, was only being gradually evolved. It had been calculated that for at least one-third of those who had passed through the ordinary schools permanent care in industrial colonies was indispensable and for at least two-thirds it was desirable, and a beginning had been made in this direction at Sandle Bridge, Croshire, where there was a residentschool for children and a farmcolony for permanent care. This subject also engaged the attention of the "Natl. Association for feeble minded" who had organised "After-care" committees throughout the country and was striving to establish a large residential colony for the employment of those requiring life-long care.

The importance of such segregation was important in its sociological aspects especially when one considered the instincts of coming generations. The general conclusions arrived at, were:

1. The importance of medical control in the differentiation of childern requiring special instruction and the regulation of their course in the special schools.
2. The importance of more attention being given to physical, manual and industrial training suited to capacity of those pupils.

3. The need of "After-care" subsequent to school-age and of the provision of industrial colonies for the permanent care of a large number (perhaps the larger number) of those who had been trained in the special schools. Where parents were capable to provide suitable care their independence should not be interfered with.

DECROLY, (Bruxelles).

La question des enfants anormaux mérite d'attirer l'attention plus qu'elle ne le fait actuellement dans les milieux scientifiques.

Les anomalies mentales de l'enfant doivent intéresser le psychiatre, le psychologue, l'éducateur et le sociologue.

a. Pour le Psychiatre l'enfant anormal peut être un aliéné ou un criminel en puissance; l'aliéné et le criminel ont très souvent été des enfants anormaux.

b. Pour le psychologue l'enfant anormal présente des sujets d'étude qui ont la valeur énorme que les cas de pathologie nerveuse ont constituée pour les recherches de la physiologie nerveuse.

c. Pour l'éducateur le problème de l'élevage des anormaux est une occasion à nulle autre pareille, de rencontrer les difficultés plus ou moins grandes qui peuvent se présenter dans la préparation de l'enfant à la vie.

d. Pour le sociologue la question est doublement importante: d'une part au point de vue de la préservation de la société contre les sujets dangereux qui peuvent la troubler, d'autre part au point de vue de l'utilisation des individus inférieurs aux multiples conditions de travail qu'offre l'activité humaine.

On doit donc favoriser l'étude scientifique des anormaux de manière à leur être utile, mais surtout à tirer de cette étude tous les avantages sociaux qu'elle promet.

Dr. IRELAND, (Musselburgh)

held that idiots and imbeciles were generally as educable as normal children, but one must consider the point they set out from.

No amount of education will change an imbecile into a normal child. If they learn some easy work they are scarcely able to enter into the competition of the outerworld. They require to be cared for and protected all their lives.

Prof. ALT, (Uchtspringe).

Der von mir geleiteten Anstalt Uchtspringe ist eine Kinderabteilung für schwachsinnige und epileptische Kinder angegliedert. Ich habe dort Gelegenheit gehabt seit fast 14 Jahren Erfahrungen über die Möglichkeit einer Besserung Schwachsinniger zu sammeln. Wir haben Schulen, an denen 6 seminaristisch gebildete Lehrkräfte wirken; Werkstätten, in denen die Kinder ausgebildet werden und eine sehr ausgedehnte Familienpflege zur dauernden oder vorübergehenden Unterbringung derartiger Kinder. Für heute will ich indessen nur kurz sprechen über die Möglichkeit einer Besserung derartiger Kinder durch geeignete Behandlung.

Es giebt zahlreiche Kinder, die nach schwerer körperlicher Erkrankung in jungen Jahren ihren erworbenen Geistesschatz nahezu oder überhaupt gänzlich einbüssen. Sie können ihre Gliedmassen nicht mehr planmässig innervieren, nicht sprechen etc., sie haben alles verlernt. Die Angehörigen verstehen nicht dieser veränderten Sachlage Rechnung zu tragen, sie wissen nicht dass man diesen Kindern wieder anlernen muss wie einem Kinde von einigen Monaten. Man stellt sie Ansprüche, wie sie bei Normalkindern ihres Alters berechtigt sein würden. In der Anstalt erkennt der kundige Arzt, dass der geistige Tiefstand nicht auf schweren organischen Veränderungen des Gehirns beruht, dass es sich um eine Betriebsstörung handelt, die besserungsfähig oder ausgleichbar ist. Diese Kranken werden nun genau wie ganz junge Normalkinder ab ovo in Handhabung ihrer Gliedmassen, zum Sprechen etc. unterwiesen — haüfig mit überraschendem Erfolg.

Bei einer nicht geringen Anzahl von Idioten bestehen schwere körperliche Störungen, namentlich von Seiten des Darmkanals. Durch entsprechende physikalisch-diätetische Behandlung, namentlich durch Beseitigung der manchmal sehr hartnäckigen Obstipation wird auch eine Hebung des Wohlbefindens, ein Wiederaufleben der psychischen Aufnahmefähigkeit bedingt. — Solche Kinder entwickeln sich nach Beseitigung der körperlichen Störungen mitunter überraschend.

Besonders dankbar für die Behandlung sind die Idioten mit Störung der Schilddrüsentätigkeit, wovon ich Ihnen heut Abend im Bilde einige Beispiele vorführen kann. Es wird sicher gelingen auch noch andere Organe des Stoffwechsels zu ermitteln, deren Versagen die geistige Entwicklung stört. Es ist ganz selbstverständlich, dass nur eine ärztlich geleitete und zeitgemäss ausgestattete Anstalt solche Erfolge erzielen kann und geeignet ist zur Aufnahme und Behandlung der Schwachsinnigen. Der deutsche Verein für Psychiatrie hat eine ständige Commission, zur Erforschung der Ursachen der Idiotie, ihrer Verhütung, Behandlung etc. eingesetzt. Vorsitzender ist Professor Tuczek. Den einzelnen Mitgliedern ist genau ihr Arbeitsgebiet zugeteilt. Ich kann nur empfehlen dass andere Nationen diesem Beispiel folgen und gleich organisierte ständige Commissionen einsetzen. Es wäre dankenswert und fruchtbar wenn von diesem Congress aus ein derartiges gemeinsames Vorgehen anempfohlen wurde.

Mr. GRÉGOIRE, (Liége).

Je ne suis pas médecin, je ne viens donc pas indiquer au congrès quels sont les moyens que mon expérience ou mes études me font préconiser au sujet du traitement des enfants anormaux, seulement je crois devoir attirer l'attention du congrès sur la nécessité qu'il y a, si on veut arriver à des résultats pratiques dans ce domaine, d'indiquer d'une façon bien précise ce qu'il y a à faire pour que le législateur, et les administrateurs publics comme moi, puissent s'appuyer sur des décisions nettes et non seulement des discussions théoriques, pour améliorer la situation actuelle.

Tous les orateurs qui ont pris la parole ont proclamé la nécessité de poursuivre l'éducation des enfants arriérés d'une façon scientifique sous une direction constante de psychiatres. En Belgique cette solution rencontrera une disposition de la loi sur le régime des aliénés qui à première vue passait humanitaire, mais qui en réalité empêche bien des enfants arriérés de profiter des bienfaits d'une éducation rationnelle. Cette disposition de la loi belge permet de colloquer aux domiciles de leurs parents les aliénés qui n'offrent pas de danger pour la sécurité publique. Il en résulte que ne vont aux asiles ou institutions éducatives que les enfants insupportables chez eux. Les autres restent dans leurs familles où ils ne reçoivent aucun soin particulièrement approprié à leur état, puisque l'inspection médicale se réduit à une visite trimestrielle et que des instructions concernant le traitement à donner aux colloqués à domicile ne sont même pas données aux parents.

Mais ce qui porte surtout les parents indigents à demander la collocation à leur domicile de leurs enfants anormaux, ce qui pousse les administrations communales à appuyer ces demandes, c'est que la collocation à domicile a pour résultat de faire obtenir aux parents, du fonds commun de l'état et des Provinces, des indemnités d'entretien. — C'est ce qui permet de dire que pour des parents, des enfants normaux amènent des charges, des anormaux des rentes. —

Combien de fois ne nous a-t-on pas demandé de colloquer à domicile des enfants de deux et trois ans, non dans le but d'améliorer leur état, mais pour obtenir la mensualité dont je viens de parler. Et ces demandes se font sur la production de certificats de deux médecins, les premiers venus, qui doivent déclarer sérieusement que l'enfant en bas âge n'est pas atteint de démence sénile! Tant que cette disposition subsistera dans la loi belge, les enfants anormaux faciles, ceux qui auraient probablement le plus de chance de retirer profits d'un traitement et d'une éducation scientifiques resteront dans leurs familles sans que celles-ci soient instruites de ce qu'elles ont à faire, sans que des psychiatres soient chargés d'une surveillance continue de ces aliénés.

Si le congrès veut modifier cet état de choses, il faut qu'il arrête des désidérata précis sur lesquels les administrateurs publics puissent, je le répète, s'appuyer pour arriver à faire passer l'intérêt des malades, l'intérêt social, avant le sentiment improductif de conserver les enfants anormaux indigents dans leurs familles.

Dr. LEY, (Bruxelles).

Mesdames, Messieurs, j'ai peu de chose à ajouter au rapport que je fis l'an dernier à Milan sur la situation des anormaux en Belgique; elle est restée la même.

Je désire seulement attirer l'attention sur quelques points importants, que les orateurs précédents n'ont pas touchés encore.

1. Les asiles d'idiots, d'imbéciles, d'arriérés doivent se trouver à la campagne où le traitement physique des anormaux — si efficace et si important — se réalise le mieux. Nos confrères anglais (SHUTTLEWORTH, BLOCH,) ont insisté sur ce point.
2. On se représente trop souvent encore l'institut pour anormaux sous forme d'asile-caserne où les malades s'entassent nombreux. J'ai déjà au congrès d'Anvers attiré l'attention sur l'importance qu'il y aurait à instituer un essai de traitement éducatif des idiots en colonie, de créer dans nos colonies belges si bien placées pour cela, un asile-école. Les enfants, placés chez les nourriciers iraient à l'école comme les normaux et trouveraient en dehors des heures de leçon, un milieu familial, aux réactions autrement importantes au point de vue de l'évolution mentale, que le milieu scolaire. Car nous ne devons pas, même chez les normaux, nous faire illusion sur la valeur de l'école dans la formation de l'esprit; elle est moindre qu'on ne se le figure en général, et l'enfant apprend certes plus en dehors d'elle que pendant les leçons „en forme".
3. L'asile-école doit être sous la direction médicale, comme d'ailleurs tous les établissements pour psychopathes. Tout le monde actuellement, sauf quelques tardigrades intéressés, est d'accord là dessus. Il est nécessaire d'installer dans cet asile-école un laboratoire permettant les recherches sur la mentalité des anormaux, si importantes pour la constitution de la psychologie scientifique moderne.

Dr. RUYSCH, (La Haye)

fait communication des mesures prises en Hollande dans les asiles pour idiots et imbéciles comme à Ermelo ('s Heerenloo) et Termunten et dans les écoles de correction et d'éducation de l'état à Haren, Nimègue, Ginneken et Velsen pour les garçons et à Zeist pour les filles.

Ensuite il prononce comme son opinion qu'il est très nécessaire de partager les enfants arriérés en différentes directions séparées de sorte que par exemple les épileptiques ne seront pas mêlés avec les imbéciles et ceux-ci pas avec les arriérés jugés coupables etc.

RAPPORT VI: **Les différentes Formes de Psycho-thérapie.**

Rapporteur:

Dr. A. W. VAN RENTERGHEM (Amsterdam),

La psychothérapie dans ses différents modes.

La médecine de l'esprit suit trois voies principales.

Ce sont la voie du sentiment ou du cœur, celle de l'intelligence, et celle de l'imagination ou de la foi.

Le premier mode, la médecine morale, revient à montrer de la sympathie au malade, à relever son courage ébranlé, à faire renaître en lui la confiance, l'espérance de la guérison, à éloigner de son âme les angoisses qui le minent, à le soulager, le consoler même quand la guérison ne peut être obtenue. Tout médecin qui en dehors de sa science dispose d'un bon cœur et du tact nécessaires le pratique.

Le deuxième, la médecine éducative, s'adresse à l'intelligence du malade et tend à modifier sa mentalité en lui donnant une idée aussi exacte que possible de son état, lui expliquant sa maladie, lui démontrant avec preuves à l'appui que les troubles morbides qui se présentent chez lui sont causées: par des représentations fallacieuses; par la persistance ou la reproduction d'automatismes morbides; par des mauvaises habitudes invétérées; par l'inaptitude fonctionelle de certains muscles ou groupes de muscles à la suite d'un défaut d'exercice; par le manque de confiance dans ses propres forces, etc. etc.

Ses armes sont le raisonnement, l'éducation, l'endurcissement.

Il exige, de la part du malade une somme suffisante d'intelligence et la faculté de concentrer son attention sur les paroles du médecin, afin de pouvoir suivre le raisonnement et en comprendre les déductions; de la part du médecin, de l'habileté à se mettre au niveau intellectuel du malade, à lui présenter les arguments nécessaires sous une forme compréhensive et la persévérance pour en trouver toujours d'autres.

Le dernier mode, la médecine suggestive, s'adresse à l'imagination et s'exprime par la suggestion, c'est à dire par la mise en activité d'une propriété normale de tout cerveau humain, notamment de la suggestibilité. Il attaque directement le symptôme. Il met par la suggestion l'image psychique de la guérison dans l'esprit et s'applique ainsi à dissiper les troubles fonctionnels existants.

En en brisant un chaînon, il sait détruire l'enchaînement morbide et rompre le cercle vicieux dans lequel se trouve le malade.

Le psychothérapeute bien avisé se sert concurremment de ces différents modes. Ils se complètent l'un l'autre et tendent au même but.

Dans ces derniers temps des voix se sont élevées contre l'application de la suggestion en thérapeutique et ont blamé le *modus faciendi* des médecins hypnotiseurs.

J'ai nommé les Professeurs Dubois de Berne et Déjérine de Paris.[1]) Ils rejettent la suggestion comme moyen thérapeutique :

1° parcequ'elle mettrait les malades dans un esclavage révoltant ;

2° parceque la suggestion (hypnotique) exposerait à des dangers ;

3° parcequ'elle serait superflue ; tout, ce qu'on pourrait obtenir en fait de guérison au moyen de la suggestion, pouvant être obtenu par la persuasion loyale ; enfin

4° parceque la suggestion verbale, l'arme unique des médecins hypnotiseurs, est une affirmation de thaumaturge.

Ces assertions sont elles bien fondées ? Je ne le pense pas, mais j'aime à croire, qu'elles doivent être mises sur le compte d'une erreur de la part de leurs auteurs.

La réfutation de l'assertion première revient à démontrer, que ces auteurs confondent la suggestion thérapeutique de Liébeault avec l'hystéro-hypnose de Charcot. Pour bien me faire comprendre je crois devoir rappeler ici les traits principaux de l'histoire de l'hypnotisme contemporain. Je les emprunte à une conférence du Prof. Bernheim.[2])

Liébeault, dès 1866, a dégagé la question de la suggestion du mysticisme qui la déformait dans l'ancien magnétisme et même dans l'hypnotisme moderne et en a fait ce qu'elle est réellement une propriété physiologique du cerveau humain, qui existe spontanément et qu'on peut démontrer artificiellement. Le premier, il a recours à la suggestion verbale. Il endort par la parole. Il guérit par la parole. Il met dans le cerveau l'image psychique du sommeil, il y met l'image psychique de la guérison. Si la suggestion peut créer des troubles fonctionnels, il est rationnel de penser qu'elle peut aussi dissiper des troubles existants. Cette idée si simple, Liébeault l'a le premier systématiquement appliquée à la thérapeutique.

---

[1]) Conf. Les psychonévroses et leur traitement moral, par le Prof. Dubois.
Principes d'une psychothérapie rationelle, par le Prof. Dubois. Communication au congrès de Bruxelles. 1903.
Le traitement des Psychonévroses, par le Prof. Déjérine, dans *Revue Neurologique*. 1902.
Isolement et Psychothérapie, par les docteurs Camus et Pagniez. 1904.
[2]) Le docteur Liébeault et la Doctrine de la suggestion. Nancy. Crépin-Leblond. 1907.

Son œuvre resta inconnue jusqu'à ce qu'elle fut vulgarisée par BERNHEIM dès 1883.

CHARCOT et l'École de la Salpétrière entrent en scène en 1878. Sa doctrine, une erreur du plus grand neuropathologiste, n'est plus aujourd'hui qu'un souvenir historique ; elle fut universellement admise d'abord mais ne tarda pas à s'effacer devant la doctrine de l'École de Nancy.

L'hypnotisme, tel que le conçoit la Salpétrière, est une névrose artificielle qu'on ne peut provoquer que chez les hystériques ; elle est assimilable à une crise d'hystérie, et la possibilité de la provoquer chez un sujet, implique la diathèse hystérique. Cette névrose comprend trois états différents ou trois phases : la léthargie, la catalepsie et le somnambulisme constituant l'hypnotisme régulier, le grand hypnotisme.

BERNHEIM a montré que cette névrose en trois phases n'existe pas, qu'elle est créée artificiellement par une sorte d'éducation suggestive des sujets. Elle n'est pour l'École de CHARCOT qu'un appareil de phénomènes curieux, sans aucune application pratique, car elle ne soupçonne pas la suggestion thérapeutique.

Pour l'École de Nancy, l'hypnose est un état physiologique que les sujets les plus sains peuvent réaliser à un degré variable, suivant leur suggestibilité ; elle a des applications thérapeutiques.

Pour l'École de la Salpétrière, l'hypnose est un état pathologique créé chez les hystériques, qui peut être dangereux et aggraver l'hystérie ; elle n'entrevoit pas son application à la psychothérapie.

La doctrine de Nancy fut dédaigneusement traitée par la Salpétrière de *petit hypnotisme* et vivement critiquée ; cependant les faits ne purent être niés, et la vérité se fit jour. Les élèves de CHARCOT subirent l'influence de la doctrine de Nancy, sans l'avouer. Elle se reflète dans leurs travaux ultérieurs et l'on peut dire que les innombrables publications qui, depuis vingt ans, ont paru sur la question sont inspirées par les idées de l'École de Nancy.

BRAID et LIÉBEAULT avaient déjà constaté que le sommeil n'est pas nécessaire à la manifestation des phénomènes dits hypnotiques, catalepsie, anesthésie, hallucinabilité. Pour LIÉBEAULT l'état de suggestibilité à l'état de veille doit être compris ainsi : la suggestion sous ces conditions se réalise à la faveur d'un état d'inertie cérébrale, de concentration nerveuse spéciale du cerveau qui, alors même que le sujet a conscience d'être éveillé, constitue un état voisin du sommeil, ou *sommeil partiel*, ou état passif.

Pour BERNHEIM, le sujet qui réalise la suggestion donnée à l'état de veille ne se trouve pas en état de sommeil partiel, mais en *état de suggestibilité* ; question de définition.

Parmi les sujets qu'on cherche à endormir, un petit nombre seulement tombe dans un vrai sommeil ; d'autres n'ont que l'illusion du sommeil sans en avoir les symptômes ; d'autres encore n'ont que de la somnolence, de l'engourdissement, de la pesanteur des paupières ; d'autres, enfin, ont la conscience d'être parfaitement éveillés.

La suggestibilité existe à l'état de veille, la catalepsie, la contracture, les hallucinations peuvent être réalisées sans sommeil et sans qu'on ait cherché à le produire. Le sommeil lui-même est une suggestion qui peut ne pas aboutir, alors que d'autres actes suggérés, anèsthésie et même hallucinations, réussissent.

Ainsi les phénomènes de suggestion qui pour MESMER étaient fonction d'un état magnétique, pour BRAID d'un état hypnotique, pour LIÉBEAULT d'un sommeil provoqué, sont pour BERNHEIM fonction d'une propriété physiologique du cerveau qui peut être actionné à l'état de veille, la *suggestibilité*, c'est à dire l'aptitude du cerveau à recevoir ou évoquer des idées, et sa tendance à les réaliser; c'est l'*idéo-dynamisme*. C'est ce qui a fait dire à DELBOEUF et à BERNHEIM : „Il n'y a pas d'hypnotisme, il n'y a que de la suggestion." C'est à dire il n'y a pas un état anormal, contre nature, pathologique ou hystérique qu'on puisse qualifier d'hypnose.

Il ressort avec évidence de cette citation un peu longue, que l'assertion de M. DUBOIS ne peut pas viser à la suggestion thérapeutique de l'École de Nancy mais s'adresse à l'hypnotisme de CHARCOT, attendu que la conception telle qu'il la donne est celle de l'École de la Salpétrière, c'est à dire erronée. La suggestion dans le sommeil hypnotique peut rétrécir le champ de la conscience, elle ne l'abolit jamais, elle ne transforme pas l'homme en automate. La suggestion à l'état de veille laisse subsister le contrôle, elle rectifie certaines impressions faussées par la maladie.

Les médecins hypnotiseurs que je connais suivent tous le procédé de LIÉBEAULT, tous évitent de faire des expérimentations sur leurs malades.

L'esclavage, dans lequel seraient mis ceux de nos malades sur qui nous appliquons la suggestion, est un produit de l'imagination de M. DUBOIS qui base cette assertion probablement sur ce qu'il a vu, il y a vingt ans, lors d'une courte visite rendue par lui à la clinique de M. BERNHEIM, qui était alors encore en pleine période expérimentale militante. S'il avait suivi plus longtemps sa clinique et avait consulté ses publications, il aurait constaté que sa thérapeutique suggestive ne ressemble pas à cette pseudo-thaumaturgie expérimentale.

L expérimentation montre, dit M. BERNHEIM, ce que la suggestion peut faire de l'organisme humain et ce qu'en thérapeutique il ne faut pas faire.

M. DUBOIS a le tort de mettre dans le même sac, le médecin-hypnotiseur qui se sert de la suggestion thérapeutique pour le plus grand bien du malade et évite les expérimentations, avec le magnétiseur de tréteaux pour qui la parade expérimentale est le seul but.

Dès 1889, dans ma communication au premier Congrès de l'hypnotisme tenu à Paris [1] j'ai condamné avec le docteur F. VAN EEDEN, la réitération sans nécessité de suggestions expérimentales infirmant la fonction normale de l'organisme physique ou psychique.

---

[1] Conf. Compte rendu des résultats obtenus etc. p. 16. Bruxelles, A. MANCEAUX. 1889.

Pour ce qui est des dangers nombreux et graves qui seraient inhérents à l'hypnotisme, „chose qui a fait interdire son usage aux médecins de l'armée et de la marine", comme nous l'apprennent les docteurs CAMUS et PAGNIEZ [1]), il faut avouer qu'il me coûte de réprimer un sourire.

Pour mon compte j'ai hypnotisé plus de 4000 personnes pendant la période de vingt années que je m'occupe de psychothérapie et je n'ai à noter aucun accident ni désagrément notable de ce chef. Vraiment, il faut y mettre de la mauvaise volonté pour continuer à dénigrer la suggestion hypnotique avec de tels arguments, aussi faux qu'usés.

Les auteurs, s'ils le veulent bien, peuvent mieux se renseigner qu'ils ne paraissent l'être. Je leur recommande entre autres, la lecture du livre *Der Hypnotismus* du Docteur L. LOEWENFELD de Munich. Ils y liront à la page 377 :

„Il n'est pas douteux que l'application de l'hypnotisme expose à des dangers. On trouve dans la littérature une série de cas dans lesquels des troubles nerveux et psychiques se sont montrés après, et ont été causés par, des manœuvres hypnotiques. Cependant, pour bien juger de la valeur de l'hypnothérapie, il s'agit de savoir s'il n'est pas possible d'éviter aux malades tout inconvénient en ayant soin de ne confier l'hypnotisation qu'au médecin expert en la matière et en évitant toute expérimentation qui n'a rien à voir, avec le traitement. Or l'expérience seule peut décider ici et sous ce rapport cette décision ne prête pas au doute.

Pour ma part, ayant moi-même appliqué la suggestion hypnotique dans ma pratique depuis plus de 12 ans, je n'ai pas eu à noter un seul accident.

Les observations de tous les médecins des différents pays civilisés, qui se sont occupés sérieusement depuis de longues années de cette branche de la thérapie, concordent absolument avec les miennes. LIÉBEAULT et BERNHEIM (Nancy), BÉRILLON (Paris), FOREL, RINGIER (Zürich), LLOYD TUCKEY et MILLNE BRAMWELL (Londres), VAN RENTERGHEM et VAN EEDEN (Amsterdam), BECHTEREW (St. Pétersbourg), WETTERSTRAND (Stockholm), VON KRAFT-EBING, HIRT, MOLL, GROSSMANN, OSCAR VOGT, VON SCHRENCK-NOTZING et d'autres en Allemagne et en Autriche ont hypnotisé des milliers de personnes et n'ont jamais observé quelque accident ou inconvénient sérieux, conséquents à leurs manœuvres."

LOEWENFELD conclut que devant cet amas imposant de preuves on peut considérer comme certain et démontré à l'évidence que l'hypnotisation, conduite par le médecin consciencieux et rompu à la pratique de la suggestion, n'expose le malade à aucun danger.

Je suis de son avis et je prétends que les accidents ne peuvent se produire qu'entre les mains des ignorants qui n'ont pas l'expérience requise.

La prétention que le traitement par la suggestion serait superflu et que par le raisonnement on pourrait obtenir en fait de guérisons tout ce qu'on peut atteindre par elle, n'est pas soutenable.

---

[1]) Livre cité p. 164.

Le médecin, réduit au raisonnement seul dans le traitement des psychonévroses, lisez : de l'hystérie, de la névrasthénie, de l'hypocondrie, de la mélancolie, des obsessions, se voit par là condamné à suivre le chemin le plus long et, court le risque qu'un grand nombre de ses malades perdront patience et abandonneront son traitement. Je consens volontiers qu'il arrivera à en guérir un certain nombre, mais la majorité perdra confiance et cherchera son salut ailleurs.

Il ne suffit pas, en effet, de démontrer la possibilité d'opérer la guérison d'un état nerveux par le raisonnement seul, sans avoir recours à la suggestion directe au indirecte, pour se permettre de conclure à la superfluité de la suggestion ! La question réside ailleurs. Il faut savoir démontrer que le traitement par le raisonnement vaut mieux que celui par la suggestion, que ses succès sont plus constants, plus persistants et plus vite obtenus.

Or les auteurs qui demandent à prescrire la suggestion thérapeutique restent en défaut de cette démonstration.

Dans maint cas, la suggestion directe ou indirecte, à l'état de veille ou à l'état de sommeil conduit plus vite au but, les guérisons obtenues par elle sont aussi solides que celles dûes au raisonnement, et comme on peut s'en servir sans préjudice aucun pour le malade, il est du devoir du médecin de l'employer.

Dans cet état de choses il n'y a guère lieu de la juger superflue.

Dans un grand nombre de cas, je juge le traitement par la suggestion supérieur à celui par le raisonnement, ainsi : dans certaines formes d'insomnie, d'incontinence, dans les névralgies, les douleurs, les arthralgies, les phobies. Comme calmant, la suggestion éclipse tout autre traitement. Le sommeil provoqué, prolongé et l'anesthésie suggestive donnent des résultats que le raisonnement et toutes les méthodes physiques ne peuvent fournir.

M. DÉJÉRINE rejette les pratiques plus ou moins mystérieuses de l'hypnotisme, en psychothérapie ; M. DUBOIS parle avec dédain des hypnotiseurs, de ceux qui endorment les malades et affirment la guérison brutale, sans autre explication.

Si M. DÉJÉRINE voudrait me faire l'honneur d'une visite à ma clinique, il pourrait y voir une disposition qui lui rappellerait, sous beaucoup de rapports, l'installation instituée par lui dès 1895 dans son service de la Salpétrière.

Comme lui, j'ai eu l'idée d'isoler mes malades, de leur faire ma visite quotidienne, de m'asseoir près d'eux, de leur parler avec douceur et bonté, de leur dire la vérité sur leur santé, de leur expliquer pourquoi ils sont souffrants, de leur faire constater leurs progrès, de leur dire comment et quand ils guériront. Ma visite se termine comme la sienne par des paroles réconfortantes ou par un exercice de réédification physique ou psychique, s'il y a lieu. Comme lui, j'agis avec simplicité, sans bruit, sans appareil extérieur à frapper les sens ou l'imagination.

L'effet obtenu par lui et par moi est pareil, l'appréciation seule du mobile qui nous mène diffère. Pour M. DÉJÉRINE, le seul raisonnement fait les frais du traitement, alors que j'attribue les résultats obtenus pour une part à ce dernier facteur, mais pour une autre à la suggestion. J'avoue que, pendant ou à la fin de mon entretien avec mes malades, j'ose leur poser ma main sur le front, que je ne leur défend pas de s'endormir, que même je favorise ce sommeil et que je continue à leur parler durant cette somnolence pendant un temps plus au moins long. Ce que je leur dis avant leur sommeil est exactement ce que je leur répète durant l'hypnose. Ce mariage heureux de la persuasion et de la suggestion me réussit à merveille et je reste à me demander, la guérison obtenue, à quel facteur je la dois attribuer.

Mes malades ne restent pas, comme ceux de M. Déjérine, confinés durant des semaines et des mois, dans une salle d'hôpital, dans un isolement prolongé. Je les laisse tout bonnement une demi-heure, deux heures tout au plus à ruminer mes entretiens, mes suggestions si vous voulez, puis je les congédie le recommandant de revenir le lendemain ou un autre jour, selon le cas.

Mon installation est de beaucoup antérieure à celle de M. Déjérine, elle date de 1889.

Il y a-t-il plus de mystère dans mes pratiques que dans celles de M. Déjérine?

Certes le psychothérapeute qui ne repugne pas à employer la suggestion, à endormir ses malades, s'il y a lieu — et je suis du nombre — se sert de l'affirmation simple, il le fait cependant sans brutalité, alors qu'il n'a pas d'autres éléments de persuasion à sa disposition.

Cette arme, du reste, n'est pas à dédaigner; sa valeur est considérable. L'affirmation, dit Gustave Lebon [1]), pure et simple, dégagée de tout raisonnement et de toute preuve, est un des plus sûrs moyens de faire pénétrer une idée dans l'esprit. Plus elle est concise, plus elle a de l'autorité! Les livres religieux procèdent par simple affirmation. Les hommes d'État appelés à défendre une cause politique, les industriels propageant leurs produits par l'annonce, savent la valeur de l'affirmation. L'affirmation n'a d'influence réelle qu'à la condition d'être constamment répétée, et, le plus possible, dans les mêmes termes. La répétition est la seule figure sérieuse de rhétorique a dit Napoléon. La chose affirmée arrive, par la répétition à s'établir dans les esprits, au point, qu'ils finissent par l'accepter comme une vérité démontrée.

Mais en dehors de l'affirmation, le médecin hypnotiseur, pour employer la qualification que nous donne M. Dubois, se sert de tous les éléments que lui présente la suggestion, comprise dans sa signification étendue. Il est psychothérapeute dans le sens large du mot, il donne le traitement psychique complet. La suggestion *thérapeutique* telle qu'il la comprend, est constituée par tout ce qui fait pénétrer dans le cerveau directement ou indirectement l'image psychique de la guérison. Ses modes sont variables, le raisonnement, l'affirmation, la persuasion, les manipulations, la diversion psychique, les émotions provoquées, les procédés mécaniques,

---

[1]) Psychologie des foules, p. 112.

physiques ou médicamenteux matérialisant pour ainsi dire la suggestion. La persuasion est l'introduction d'idées dans le cerveau par la parole, elle est un mode de la suggestion ; à la parole s'associent les impressions émotives produites par les gestes, l'intonation, les larmes, la physionomie, autres modes suggestifs qui renforcent l'action de la parole (BERNHEIM).

Avant moi, les idées révolutionnaires de MM. DUBOIS et DÉJÉRINE ont été combattues par des auteurs de la plus haute compétence. En effet MM. les Professeurs BERNHEIM[1]), FOREL[2]), les docteurs BONJOUR de Lausanne[3]), PAUL MAGNAN[4]) et FELIX REGNAULT[5]) ont soumis à une critique sérieuse les vues de ces auteurs, ennemies à la suggestion et dépréciatrices à l'égard de leurs confrères qui continuent à l'employer dans leur pratique.

Tous, analyse faite de leurs publications, vont d'accord que les auteurs, qui la malmènent tant, font de la suggestion (à l'état de veille) ; qu'ils ne négligent pas même de se servir à l'occasion de l'affirmation, tout en croyant se tenir au seul raisonnement ; que la contribution de M. DUBOIS sur tout, excelle à démontrer ce que la suggestion à l'état de veille permet d'obtenir ; qu'ils agissent sur la suggestibilité sans le vouloir et sans pouvoir l'empêcher ; enfin qu'ils se trompent, s'ils supposent que les médecins hypnotiseurs méconnaîtraient le rôle du raisonnement et de la conviction logique. Il est impossible, dit M. BONJOUR, de n'en pas faire usage, comme il n'est pas possible à M. DUBOIS, de ne pas capter la confiance de ses malades et de se priver absolument de l'hypnotisme puisqu'il y a recours pour des enfants.

Mes vues personnelles en cette matière sont fondées sur une expérience pratique de vingt années. Je me propose d'esquisser ci-dessous l'évolution de ma méthode, de décrire le milieu dans lequel j'opère, mon mode d'examen, de faire suivre quelques considérations touchant le traitement psychique en général, puis d'exposer ma technique, illustrée de quelques observations, pour arriver à mes conclusions.

Dans mon livre *Liébeault et son École*[6]), publié sous forme d'une série d'articles dans la *Zeitschrift für Hypnotismus*[7]), je me suis étendu longuement sur ma méthode personnelle d'appliquer le traitement psychique. J'y ai dit, qu'au début de ma carrière de psychothérapeute (1886) je copiais fidèlement la technique du docteur LIÉBEAULT et n'eus qu'à me louer de ce procédé. Je recrutais alors presque exclusivement mes malades dans la classe des artisans et de la petite bourgeoisie, comme le faisait mon maître LIÉBEAULT dans la clinique à Nancy. La suggestion verbale

[1]) Conf. *Revue Scientifique*. 1905, 25 février et 4 mars.
[2]) Conf. *Der Hypnotismus*, 5e Auflage. 1907, p. 185 et suiv.
[3]) Conf. *Revue de l'Hypnotisme*. 1907, mai, juin, juillet, août.
[4]) Conf. *Revue de l'Hypnotisme*. 1905, mars.
[5]) Conf. *Revue de l'Hypnotisme*. 1906, mai.
[6]) Édition hollandaise *Liébeault en zijn School*. 1898. Amsterdam, F. VAN ROSSEN.
[7]) *Zeitschrift für Hypnotismus*. Red. von Dr. OSCAR VOGT (AMBR. BARTH, Leipzig). Bd. IV, V, VI und VII. 1896—1897.

sous forme d'affirmation simple faisait alors principalement les frais de mon traitement.

Dès le déplacement de ma clinique, de la petite ville de province où je résidais alors, à la capitale au mois d'août 1887, cet état de choses changea et avec lui mon traitement. J'aperçus bientôt que pour arriver à mes fins je ne pouvais guère m'en tenir là, mais que les autres modes de la psychothérapie devaient compléter le traitement.

Pour faire du bien à mes malades hystériques, névrasthéniques, obsédés, pour arriver à des guérisons sérieuses, je sentis qu'il ne pouvait suffire de donner simplement quelques séances de suggestion (hypnotique) au malade mais qu'il était nécessaire de l'instruire, de faire sa rééducation, de l'isoler au besoin.

J'abandonnai alors, en grande partie, le traitement des malades en présence d'autres personnes, comme je l'avais pratiqué jusqu'alors exclusivement, et m'appliquai plus tôt à les voir seuls. Ce faisant, je perdis l'avantage de l'atmosphère suggestive que crée la présence de personnes en état de sommeil, qui favorise si bien la naissance du sommeil provoqué chez les nouveau venus, mais j'évitai ainsi l'appréhension que peut imprimer à beaucoup de gens cette vue étrange et je me rendis bientôt compte de l'excellence de cette mesure. Les malades, mieux que devant, pouvaient s'épancher librement, me conter leurs misères, ne se trouvant plus gênés par la présence de tierces personnes et si le sommeil n'égalisait pas en profondeur celui obtenu généralement sous les conditions précédentes, mes suggestions n'en portaient pas moins bien. Si dans beaucoup de cas je ne réussis pas à endormir mes malades, j'arrivai tout aussi bien à leur faire réaliser mes suggestions thérapeutiques.

Je ne négligeai pas la négation du symptôme, l'affirmation de la guérison, mais je saisissai parfaitement l'incomplet de ce traitement et la nécessité de le compléter en exposant aux malades leurs maladies, en visant à la rééducation de leurs fonctions viciées, au rétablissement du pouvoir de leur volonté par l'exercice et l'entraînement, et à la rélévation et la normalisation de leur pouvoir de résistance psychique et physique contre les influences délétères.

Depuis lors j'ai continué à me servir des deux modes concurremment et je m'en suis bien trouvé.

L'Institut Liébeault [1]) où j'ai transféré les services de ma clinique dès le 1er novembre 1899 et que j'ai fait bâtir sur mes indications, m'a permis d'offrir à mes malades un milieu plus favorable pour recevoir le traitement psychique, qu'auparavant.

Son emplacement a été choisi dans un quartier tranquille d'Amsterdam éloigné du bruit de la ville et des quartiers commerçants.

Tout le bâtiment est affecté au traitement des malades. Il se compose, hormis du cabinet de consultation et des deux salles d'attente, d'un grand hall haut de 7 mètres, mesurant 10 mètres en longueur sur

---

[1]) Comparez mon „Rapport sur l'Évolution de la Psychothérapie en Hollande" lu au IIe Congrès de l'Hypnotisme, Paris 1900.

6 mètres en largeur, et de 23 chambrettes disposées en deux étages, ouvrant sur le hall.

Le hall est destiné à recevoir les malades qui ne repugnent pas au traitement en commun.

Il reçoit sa lumière d'en haut, par une lanterne en vitre jaune posée sur le toit, et du fond, par de larges fenêtres en vitre colorié donnant sur un beau jardin. Il est meublé de huit chaises longues, masquées par des paravents.

Les malades, qui préférent être traités isolément, occupent une chambrette. On peut caser ainsi 32 personnes à la fois.

Les chambrettes reçoivent la lumière par une fenêtre basculante réservée au-dessus de la porte ; elles sont pourvues pour la plupart d'une autre fenêtre ouvrant sur le dehors.

La lumière, tamisée par des vitres dépolies, peut être interceptée complètement par des rideaux. Toutes sont meublées d'un divan et d'un fauteuil, chauffées et éclairées au gaz, et ventilées d'abord par les portes et fenêtres mais aussi par des lucarnes ménagées dans le mur mitoyen séparant deux chambrettes. Ce mur est double et l'interstice ménagé entre les cloisons aboutit dans une cheminée donnant sur le toît et fait ainsi fonction de ventilateur. Cet arrangement prévient en même temps la propagation du son d'une chambrette à une autre. Les parquets sont garnis de tapis, étouffant le bruit des pas.

Le malade nouvel-arrivé est soumis à un examen rigoureux et est admis au traitement seulement alors, que son état justifie l'espoir d'une grande amélioration ou de la guérison. Durant l'examen je m'applique à le mettre à son aise, à gagner sa confiance, à me faire une idée juste de l'état de ses organes.

Le diagnostic de la maladie posé, j'étudie le moral du malade et le milieu dans lequel il vît. Le malade nerveux est très-sensible à quelque prévenance de la part du médecin ; il a de fines antennes qui lui font d'emblée reconnaître l'ami sûr qui veut et peut le guérir et le démêler de l'homme de science et de stricte devoir, sans plus.

Si les troubles nerveux sont causés par, ou concommittants d'une affection organique et que le malade est conscient de l'existence de la lésion, je ne tâche pas de lui faire croire que celle-ci n'existe pas mais je lui apprends que la psychothérapie peut guérir les troubles fonctionnels seulement et que la lésion organique réclame un traitement spécial. La maladie est-elle incurable, je fais ce que je puis pour soulager le patient et je m'applique à lui prêcher du stoïcisme, à lui apprendre à porter son sort avec résignation.

L'examen moral demande beaucoup de tact. Le malade hésite rarement à vous dire qu'il a eu une frayeur, de graves chagrins de famille, des revers de fortune, des pertes d'argent ou d'une position sociale, mais il ne vous avouera pas si facilement ses faiblesses, certains vîces : excès de boissons, aberrations sexuelles, délits quelconques ; il montrera souvent des scrupules à vous dévoiler ses phobies, ses obsessions. En est-il venu à se confesser durant ou après l'examen, il se trouve en bon chemin pour vous accorder toute sa confiance.

L'étude du malade pour être complète doit embrasser celle de son entourage. J'aime à écouter ce que la famille ou les amis du patient ont observé, concernant ses faits et gestes, pour comparer leurs impressions avec celle que j'ai reçu de lui moi-même. Le jugement que je porte à la fin de mon examen est donné avec grande circonspection pour que jamais il ne puisse faire tort au malade, ni lui enlever l'espoir de la guérison. Si je juge la maladie guérissable mais qu'elle demandera beaucoup de temps pour être menée à bien, j'insiste surtout sur le pronostic favorable et explique au malade, qu'il dépendra pour une grande part de lui-même de hâter la guérison et, qu'à cet effet je lui conseille de suivre à la lettre tous mes préceptes. Si je prévois que des périodes alternantes d'amélioration et d'aggravation, des modifications imprévues par lui peuvent se produire, je lui en avertis au début du traitement pour prévenir ses défaillances, le découragement de sa part, si un contre-temps se présentait.

Je m'applique ainsi à cultiver chez lui un certain optimisme et à augmenter son énergie et sa force de résistance.

Le plus grand soin est donné à créer au patient un milieu favorable à sa guérison. Si, pour le moment, le milieu naturel ne convient pas pour lui, je lui choisis un autre présentant des conditions plus favorables. Dans certains cas l'isolement temporaire dans une maison de santé est de rigueur. Sous ces conditions le traitement peut être bien suivi, dûment surveillé, partant réussit mieux généralement. Aussitôt que possible j'habitue le malade à reprendre quelque occupation. Je lui fais une sage repartition de sa journée, fixant les heures du travail et du repos, celles de la récréation, le temps de se lever et de se coucher, les moments des repas, faisant la part du travail intellectuel et de l'exercice musculaire.

Redoutant pour le névrosé la société d'autres malades, nerveux, craignant pour lui la contagion par l'imitation, je veille à ce qu'il reste éloigné autant que possible de ses compagnons d'infortune.

Le traitement proprement dit est pratiqué dans une chambrette où le malade entre avec moi seul, ou bien accompagné d'une personne de sa famille s'il aurait quelque répugnance à rester seul avec moi. Le plus souvent, dès la deuxième séance sa frayeur a dissipé et il préfère l'isolement de la chambrette qui dispose à l'épanchement et à la confession.

Je m'assieds près de lui, après l'avoir installé sur le divan et commence notre entretien par lui résumer les traits principaux de sa maladie, que j'analyse avec lui, s'il est du moins dans une disposition d'esprit qui lui permet de suivre mon exposition. Je lui expose les données sur lesquelles repose mon diagnostic et mon pronostic et lui cite quelques guérisons heureuses de cas analogues au sien. Je discute avec lui les symptômes qu'il présente et finis par lui donner les conseils que son état éxige, des règles de régime, d'hygiène etc. L'entretien fini, j'engage le patient à rester couché quelque temps encore, et à ruminer ainsi mes paroles.

Très-souvent le malade, à qui j'ai réussi à rendre le calme, à faire oublier ses misères, s'assoupit et s'endort. D'autrefois il reste là, les yeux ouverts ou fermés, ne dormant pas, mais quand même calmé. Je tire parti de ces conditions pour planter alors mes suggestions. Sous forme de suggestions persuasives, je lui répète ce que je venais de lui dire un moment auparavant pendant mon entretien.

Le cas se présente, et n'est pas si rare, que l'état du malade ne dispose pas au raisonnement, qu'il ne peut pas suivre la dialectique serrée du médecin, mais se prête volontiers à écouter les paroles consolantes et encourageantes qui le bercent; et qu'il aime à sentir la main amie du médecin appuyée sur sa tête, alors que celui-ci lui donne ses suggestions. J'ajourne alors le raisonnement à plus tard et m'applique à attaquer le symptôme. Je cherche à provoquer le sommeil, à calmer l'irritabilité, l'angoisse, à neutraliser la douleur. Et cela de la manière la plus simple du monde. Je lui pose notamment ma main sur le front, lui ferme doucement les paupières et lui coule d'une voix calme et persuasive mes suggestions de sommeil et de guérison. De ma main libre je renforce la suggestion verbale en faisant des passes légères le long des membres malades ou endoloris.

Après un temps plus au moins long, une demi-heure à deux heures au plus, selon l'indication du cas, j'éveille le malade s'il s'était endormi, ou je l'invite à se lever s'il était resté éveillé.

Je réitère ces séances d'entretien ou de suggestion soit chaque jour, soit à plus grande distance et généralement je réussis ainsi à rétablir le calme, à restaurer l'équilibre psychique. Si la méthode suggestive a bien préparé le terrain, pour celle du raisonnement ou de l'éducation, je substitue celle-ci à celle-là ou je marie les deux modes s'il y a lieu. Si je pense le temps propice à raisonner le malade, je m'applique à verser mes explications dans un moule qui s'adapte à l'intelligence et les connaissances du patient plus ou moins instruit et je tâche de me mettre à son niveau intellectuel et de pétrir mes arguments en conséquence.

Dans certains cas le sommeil provoqué seul, prolongé durant des heures, des jours, des semaines, fait les frais exclusifs ou principaux du traitement.

La guérison accomplie, je ne perds pas le malade de vue. Je l'engage à m'écrire de temps en temps, à me tenir à la hauteur de son état, à m'avertir en cas de défaillance ou de rechute ou à venir me trouver.

Je continue de cette façon à lui prêter le soutien moral nécessaire à la plupart de ces malades et arrive ainsi à faire de belles et solides guérisons. Il faut pour cela que mes malades psychasthéniques, hystériques, nevrasthéniques, sâchent que je continue à rester leur ami, toujours disposé à leur prêter main forte au besoin, à collaborer avec eux au maintien de l'équilibre moral que mon traitement psychique a su leur rendre, à les remettre sur le bon chemin, s'il y a lieu.

Chaque malade a son heure fixe de traitement et occupe autant que possible la même chambrette ; question d'habitude favorable à la suggestion. Cette disposition prévient aussi en même temps l'accumulation des malades dans les salles d'attente et les entretiens si nuisibles entre nerveux.

Est-il besoin de dire que, si la suggestion directe n'est pas indiquée ou ne réussit pas, je la matérialise sous forme d'une médication chimique ou physique et que, si la psychothérapie dans un cas donné ne remplit pas toutes les indications de la maladie, je fais appel aux autres formes de la thérapie ?

CONCLUSIONS.

Résumant ma lecture je crois avoir démontré, que la condamnation portée par M. DÉJÉRINE et DUBOIS, contre l'emploi de la suggestion et de l'hypnotisme, est imméritée ; que les accusations dont ils chargent leurs confrères qui continuent à s'en servir sont mal fondées, et qu'il est de mauvaise guerre de vouloir mettre les médecins psychothérapeutes en deux camps opposés ennemis, soit celui des médecins-hypnotiseurs et des médecins-raisonneurs.

En effet, les nommés hypnotiseurs emploient et considèrent la suggestion dans le sens large du mot, selon la définition donnée à ce mot par M. BERNHEIM, et les nommés raisonneurs bien que tâchant de s'abstenir et évitant autant que possible l'emploi de la suggestion, en font à tout moment, *à leur cœur défendant,* je veux le croire, et souvent inconsciemment.

La seule différence, *in casu* revient à ce que les premiers offrent à leurs malades de meilleurs chances de guérison que les derniers, vu que l'emploi loyal de la suggestion à l'état de veille et à l'état de sommeil leur permet : 1° de provoquer un sommeil calme, ne différant en rien d'un sommeil ordinaire et naturel, sommeil qui peut être prolongé et dépasse alors en effet salutaire de beaucoup l'isolement avec suralimentation que les raisonneurs peuvent offrir à leurs patients ; 2° de provoquer l'anésthesie chirurgicale qui met en état de subir des opérations graves, des accouchements sans douleur ; et 3° de neutraliser directement le symptôme et de préparer ainsi le terrain au raisonnement.

Soyons reconnaissants, à M. DUBOIS, pour ce qu'il nous a rappelé dans son livre tout le bien qu'on peut faire au malade, en lui montrant de la sympathie, en lui relevant son moral, en lui mettant à même de travailler à la réédification de soi-même ; soyons le à M. DÉJÉRINE et ses élèves dont nous applaudissons la rénovation introduite dans leur traitement des hystériques et névrasthéniques dans les salles d'hopitaux et espérons que l'exemple donné par eux sera bientôt suivi. Si le traitement par l'isolement et la psychothérapie préconisé par eux, peut bannir les scènes d'hystérie que l'on voit hélas se produire courramment dans les services affectés aux malades nerveux, scènes nuisibles et parfois fatales aux autres malades, la réalisation de cette innovation dans son traitement s'imposera à tout médecin psychiâtre et neurologue ! J'ose dire que l'innovateur, marchant sur les brisées de M. Déjérine, ajoutera à son succès s'il sait compléter sa méthode par l'addition de la suggestion hypnotique.

Je déplore le dogmatisme dont font preuve ces messieurs et récuse leur autorité quand ils baptisent leur traitement moral, qu'ils voudraient voir substitué au traitement par la suggestion (hypnotique) de *psychothérapie rationelle*.

Leur traitement, aussi excellent qu'il soit, est incomplet, il ne constitue pas toute la psychothérapie, il n'est pas nouveau.

Je crois pouvoir avancer que tous les psychothérapeutes modernes se servent concurremment des trois modes principaux que je distingue en médecine de l'esprit.

La priorité de la pédagogie morale, de la méthode éducative ne leur appartient pas. Les livres de MM. Bernheim et Forel, les séries de volumes de la *Revue de l'Hypnotisme* du docteur Bérillon et de la *Zeitschrift für Hypnotismus* des docteurs Grossmann et Oscar Vogt en font foi et n'ont qu'à être consultés pour le prouver.

Il faut vouloir et savoir faire la part des trois modes pour le plus grand bien du malade. Le médecin vraiment rationnel est éclectique et sait tirer parti de toutes ses armes, il prend son bien ou il le trouve. Le psychothérapeute vraiment digne de ce nom doit savoir calmer, consoler et encourager ; il doit se montrer homme de cœur et de tact, posséder un fonds illimité de patience et de persévérance, faire preuve d'être médecin accompli, doublé d'un psychologue, être à même de bien diagnostiquer et le malade et la maladie, de bien choisir son arme et de s'en servir au moment psychologique. Il doit pouvoir manier la suggestion, provoquer le sommeil, faire la psycho-analyse, produire l'anésthésie, faire l'éducation de la volonté, de l'esprit, il ne doit négliger ni rejeter de parti pris, aucun de ces facteurs qui tous lui peuvent être utiles. Aussi, s'il y a lieu, il demandera le concours des médications chimique et physique, alors que la psychothérapie seule ne suffirait pas à mener au but auquel il tend.

Pour le traitement psychique ainsi compris, et seulement pour celui-ci, je réclame la dénomination de *psychothérapie rationnelle*.

DISCUSSION.

Dr. BEZZOLA, (Ermatingen, Suisse).

Tout évènement pour arriver à notre connaissance doit passer par nos organes de sens et leurs centres. Ce n'est que de la synthèse de ces impressions dissociées que résulte l'idée du fait plus ou moins nette. L'analyse des phénomènes de la névrose accidentelle par rapport à l'évènement causal démontre que les symptômes maladifs ne sont autre chose que des impressions et des émotions primaires fixées à l'état naissant. L'effet du traumatisme serait donc d'interrompre la synthèse naturelle, soit par l'ébranlement cérébral, soit par une émotion très forte. La psycho-synthèse curative a pour but de développer et de compléter cette synthèse interrompue ou dérangée en faisant renaître aussi bien que possible les conditions de création primaire. C'est ce qui peut se faire ou par la suggestion de l'évènement constaté ou par l'aggravation d'un ou de plusieurs symptômes bien déterminés. Des guérisons décrites prouvent l'efficacité du traitement psycho-synthétique.

Dr. Ch. LLOYD TUCKEY, (London).

Hypnotic suggestion was succesful in recovering morbid and obsessent ideas especially if of recent origin, and following in such a disease, as influenza and as the result of some mental or moral shock.

If the patients family history was bad e.g. the ideas were of long standing, the prognosis was ever favourable; but in all cases the treatment should be tried, for there was nothing else to fall back upon. When the obsessent ideas were an accompaniment of neurasthenia, they disappeared with the other symptoms; the hypnotism was very useful in the treatment of neurasthenia.

The growth of christian science, so called in England and America had attracted much attention to the subject of psycho-therapeutics, and constituted a danger to the public and to the medical profession. It was evident, that such success as attended the practitioners of this curious cult, depended upon suggestion and a kind of hypnotism. In combating this and other forms of quackery it was very important for the physician to be armed with weapons of offence and defence, and it was much to be desired that psycho-therapeutics should be taught at our universities, and medical schools to that end.

Erfolglose Hypnose bei einem Attentäter und noch drei Komplizen,

VON

Dr. WOJESLAV M. SUBOTITSCH,

Primarius a. d. Königlich Serbischen Irrenanstalt, Belgrado, Serbien.

--- ---

Sie erinnern sich, meine Herren, des Attentates in Belgrad an König MILAN im Jahre 1899. Damals wurde das Standrecht für Belgrad proklamiert! Die Untersuchung ging nicht glatt und der Regierungskommissär verfiel auf die Idee Hypnose zu Hilfe zu nehmen.

Er lud mich ein, sowohl persönlich als auch durch den Physikus der Belgrader Stadtpräfektur, mit dem Verlangen, die Hypnose an dem Attentäter, seiner Geliebten und zwei anderen männlichen Angeklagten besserer Stände, vorzunehmen.

Ich habe gleich von Anfang an den Standpunkt vertreten, dass wir dadurch zu keinem Ziel kommen können, weil jeder sich wohl bemühen wird, sich nicht hypnotisieren zu lassen und jede Aussage, in der Hypnose abgegeben, doch keinen gerechtlichen Wert haben kann.

Man sagte mir, man möchte es doch versuchen, vielleicht bekomme man eine Andeutung, eine Spur für die weitere Untersuchung; man verlange von mir nichts Unehrliches, sondern nur einen wissenschaftlichen Versuch und wenn er gelinge ist der Sache geholfen, wenn nicht, so hatte davon kein Mensch irgend welchen Schaden. Man sagte mir, dass das der Wunsch S. M. des Königs ALEXANDER war. In Anwesenheit des Physikus, des Regierungskommissärs, der Untersuchungsrichter, des Gefängnissmeisters und des Gendarmerie-Hauptmanns versuchte ich durch Verbalsuggestion und Fixierung einer glänzenden Electrode die Hypnose zuerst bei dem Attentäter und später auch bei den übrigen drei Personen hervorzurufen. *Natürlich gelang es mir nicht den wahren hypnotischen Schlaf zu erwirken.*

Der Attentäter und seine Geliebte wollten mich täuschen, schlossen die Augen zu und sprachen über Schiffart, schöne Gegend und ganz unsinnige Sachen. Zwei andere Angeklagten hatten sich ehrlich die Mühe gegeben in hypnotischen Schlaf zu verfallen, erklärten aber nachher ausdrücklich: „es geht nicht"! Es war auch wirklich so. Nach circa 10 Sitzungen für alle vier im ganzen, lieferte ich dem Regierungskommissär und den Untersuchungsrichtern den Beweis, *dass die Hypnose nicht gelingen kann.* In diesem Sinne, schrieb ich, auf das Verlangen des Regierungskommissärs, einen kurzen Bericht für S. M.

König ALEXANDER und übergab ihn dem Regierungscommissär, der ihn dem König telephonisch mitteilte.

Es soll nicht unerwähnt bleiben, dass erst nach vier Jahren, d. h. nach dem Tode des Königs ALEXANDER, ein Teil der Presse es für nötig befunden hat, mir diese Vornahme des Versuches der Hypnose vorzuwerfen. Das Ministerium des Innern hat nach sieben Jahren, d. h. im vorigen Jahre 1906, die Verordnung durch das Ambtsblat erlassen, *dass die Untersuchungsbehörden sich der Hypnose als des Auskunftsmittels nicht bedienen dürften.*

Es wäre interessant die Meinung der gelehrten Versammlung über diese Frage zu hören.

In diesem Sinne wäre die Frage vorzulegen: Ist die Hypnose oder Ihr Versuch allein, nach den Regeln der Wissenschaft vorgenommen, überhaupt als Untersuchungsmittel zu gerichtlichen Zwecken angezeigt?

DISCUSSION.

Dr. VAN DER HAGEN, (Bois le Duc).

En réponse à Monsieur Subotitsch je peux dire quant à la Hollande que dans notre pays c'est l'opinion générale actuelle autant des médecins que des juristes, que l'hypnose n'est pas admissible pour l'examen des criminels. Autant que je sache, l'hypnose n'a été employé dans ce sens qu'une fois en Hollande il y a plusieurs années.

Dr. VAN RENTERGHEM, (Amsterdam)

répond: La torture physique est abolie en justice, il n'est pas permis d'introduire la torture physique. L'hypnose ne pourra du reste être obtenue sous ces conditions, que très difficilement.

On n'arrivera pas à abolir le contrôle absolument et l'accusé très probablement vous dira ce qu'il voudra et pourra raconter ses sornettes.

E. A. KEUCHENIUS, (Schéveningue).

Qu'il me soit permis de citer un cas, qui démontre clairement la grande difficulté d'apprécier les vraies conséquences du traitement hypnotique. Voici le cas: il se présente un homme de 65 ans, qui, étant surmené, avait perdu tout sommeil; l'insomnie fut attaquée en vain par tous les médicaments chimiques que la pharmacie procure; étant au bout de mon latin, j'ai fini par le traitement hypnotique. Au commencement tout allait à merveille: le sommeil revenait après quelques séances, mais bientôt j'observais que le pauvre homme devenait morbide, d'une telle façon, que, me voyant de loin dans la rue, il tâchait de m'échapper, tandis qu'il tomba dans un profond sommeil au moment que j'entrais la chambre. Cela avait duré ainsi pendant une quinzaine à peu près, lorsqu'un matin j'étais appelé de venir au plus tôt possible, parce que le malade s'était pendu. Naturellement il est très difficile dans ce cas de suicide de distinguer proprement entre le „post" et le „propter" quant à sa relation avec le traitement hypnotique. Selon mon opinion le grand danger du traitement hypnotique reste dans l'impossibilité totale de prévoir les conséquences qu'apporte la perte de la propre volonté d'un côté et le remplacement de celle-ci par la volonté du médecin de l'autre.

Dr. VAN RENTERGHEM, (Amsterdam).

Je me réfère à ce que j'ai exposé dans mon rapport pour ce qui regarde les dangers de l'application de l'hypnotisme en médecine et j'attribue l'accident arrivé au Dr. Keuchenius à son inexpérience à se servir de la suggestion.

Dr. VAN DEVENTER, (Amsterdam).

Ich möchte nur sagen, dass alle genannten Fälle sich auf neurasthenischem Boden entwickelt haben. Die Behandlung der Neurasthenie ist eine individuelle. Der eine Arzt hat viele Fälle von Genesung, der andere nicht. So ist es auch mit der Hypnose, der eine hat Unglücksfälle, der andere nicht.

Sur la nécessité de séparer les épileptiques en deux institutions différentes; l'une propre au traitement des cas récents, l'autre à l'internement des cas invétérés,

par Dr. L. J. J. MUSKENS, Amsterdam.

Quoique dans tous les pays civilisés on ait étudié la question si importante de l'assistance des épileptiques et qu'on soit arrivé à des méthodes différentes, on est généralement d'accord pour admettre que jusqu'ici une solution suffisante fait défaut. Cela ne doit guère nous surprendre puisqu'en cette matière les difficultés de l'assistance des aliénés se confondent avec celles qu'entraîne le traitement d'infirmes qui exigent une surveillance continuelle et qu'en outre parmi les épileptiques on en trouve atteints de la déchéance intellectuelle la plus profonde avec peu de crises, d'autres au contraire présentant un nombre considérable de crises sérieuses, mais conservant entre les attaques une intelligence presque intacte. Dans presque tous les pays de l'Europe on trouve encore des comitaux à sensorium intact vivant à côté d'épileptiques, dont l'intelligence est abolie et d'autres aliénés.

Il nous paraît incontestable, qu'un progrès très important a été fait dans cette voie en érigeant des établissements spéciaux pour les deux catégories des malades. L'expérience récente tentée par l'association néerlandaise contre l'épilepsie le prouve et mérite quelque attention. Cette association humanitaire considère qu'il est de la plus haute importance de diriger vers un hôpital spécial les cas récents d'épilepsie, depuis qu'elle s'est convaincue de la différence qui existe entre le rôle du médecin-spécialiste et du personnel infirmier, qui ont à traiter les épileptiques au début de leur affection et celui du médecin aliéniste et son personnel, qui retrouve dans son asile un nombre considérable d'épileptiques invétérés. En effet ces milieux si différents exigent aussi pour le médecin et le personnel infirmier des connaissances différentes.

Pour le bon fonctionnement du petit établissement, exclusivement voué à l'étude des particularités propres à l'épilepsie débutante et à l'étude des divers agents pathogéniques ou provocateurs des accès, on doit exiger un personnel nombreux, instruit tout spécialement pour leur tâche, capable d'observer et de noter tous les phénomènes physiques ou psychiques qui se présentent chez les malades hospitalisés. L'hôpital de l'association néerlandaise contre l'épilepsie à Amsterdam n'existe que depuis $4^1/_2$ ans et a donné jusqu'à présent des résultats (comparez les rapports annuel de la société) qui permettent d'espérer que dirigée dans cette voie la lutte contre l'épilepsie pourra donner des pourcentages d'amélioration et même de guérison bien supérieurs à ce qu'on a obtenu jusqu'ici. En même temps l'association, en présence de la tendance actuelle à concentrer les efforts scientifiques pour l'étude des grands fléaux humanitaires (tuberculose, cancère, lèpre) a voulu faire de son hôpital le centre de l'étude de l'épilepsie en Hollande. La question a été soulevée au sein de l'association (après l'appel éloquent que Mr. le Dr. FRANK vient de faire) s'il n'y a pas lieu d'examiner dans cette réunion de savants de tous les pays civilisés la possibilité et l'utilité d'instituer une commission internationale pour l'étude de l'épilepsie. Le moment semble bien choisi pour tenter cet effort. [1]

---

[1] Juin 1908.

Depuis le congrès un nombre de spécialistes ont décidé de joindre leurs efforts et de créer une revue indépendante concernant l'épilepsie. Octobre 1r une revue internationale trimestrielle paraîtra sur le patronage de: W. BECHTEREW, O. BINSWANGER, J. HUGHLINGS JACKSON, L. LUCIANI, H. OBERSTEINER et F. RAYMOND.

Le titre sera „Epilepsia" et la rédaction sera confiée à: H. CLAUDE, Paris; ALDREN TURNER, London; L. BRUNS, Hanover; W. SPRATLING, Sonyea; J. DONATH, Buda-pesth; L. J. J. MUSKENS, Amsterdam.

DISCUSSION.

Dr. VAN DEVENTER, (Amsterdam).

Ich möchte Herrn MUSKENS nur sagen, dass der Vorstand der Internat. Commission zur Erforschung und Bekämpfung schon den Auftrag hat auch die Erforschung der Epilepsie an die Hand zu nehmen und sich mit den Forschern auf diesem Gebreite in allen Staaten in Verbindung zu setzen.

Patronage des aliénés,

PAR

Madame MARIE,

Membre de comité de direction du patronage des convalescents
des asiles de la Seine, Paris.

Mesdames et Messieurs!

La question du patronage des aliénés sortis des Asiles fût une question à l'ordre du jour au Congrès de Milan. Elle mérite en effet d'attirer toute vôtre attention.

Je ne reviendrai pas sur les raisons théoriques péremptoires qui commandent impérieusement aux médecins et philantropes d'étudier et d'assurer scientifiquement la readaptation sociale des aliénés guéris.

La prophylaxie de réchutes et l'économie sociale en dépendent ainsi que la sécurité publique.

Je n'apporterai que quelques documents précis et en quelque sorte vecus tirés d'une expérience personnelle.

Depuis 5 ans à Paris nous avons organisé avec au groupe d'amis un réfuge pour les hommes sortant des asiles de la seine. C'est là du 90^{bd} KELLERMANN que les malheureux sortants viennent se réfugier pendant le laps de temps variant de quelques jours à 3 semaines en attendant trouver de travail. Leurs recherches, d'occupations sout secondés par le ménage d'auxiliaires que notre société entretient pour assurer la surveillance de notre asile-ouvroir.

Par nos soins et les soins du patronage officiel de Paris nous avons pu donner plus de 3.000 journées de gite, sans que le fonctionnement de notre réfuge soit obscurci d'aucun incident facheux.

L'expérience heureuse de 5 ans nous a convaincu plus que jamais de l'utilité de notre création, grâce à laquelle nous avons pu reclasser quelques assistés intéressants dans la société et venir en aide aux autres.

Aussi depuis le congrès de Milan, où j'ai rendu compte du fonctionnement du réfuge 90^{bd} KELLERMANN, nos efforts se sont surtout porté vers l'extention plus grande de l'idée, vers élargissement de notre cêrcle d'activité. Aujourd'hui nous possédon à Paris un nouveau réfuge, dont l'aménagement s'achève.

C'est un beau batiment indépendant placé sur un vaste terrain que nous comptons transformer de jardin.

Le nouveau réfuge évutient les bureaux salle d'attente, salle à nureeger, dortoires cuisine, salle de bains. Il tout est vaste et coquet.

C'est dans cc batiment que les femmes convalescentes des asiles pourront trouver une installation hygiénique et confortable. Un atelier de couture pourrait y être annexer pour que nos assistées se confectionnent moyennant une petite rétribution leur trousseaux en attendant qu'elles trouvent de travail en dehors.

Un dispensaire psychiatrique pour les consultations externes sera annexé à ce réfuge. Les anciens malades reclamant des secours matériels pourront y recevoir quelques conseils médicaux et mêmè les médicaments en cas de besoin, ainsi que les renseignements sur le retour à l'asile s'il y a lieu.

Notre ambition serait d'édifier en outre une cantine populaire avec refectoir pour les bons de repos des assistés non logés, ainsi qu'une salle de garde maternelle pour quelques enfants arriérés sortis des asiles ou non traités a famille.

Il existe une lacune dans les secours apportés aux enfants arriérés. Ces malheureux doivent à l'heure actuelle pour être hospitalisés être internés. Nous avons pensé venir en aricle aux familles appligeés de ce genre d'enfants, sans les séparer de leurs parents à l'affection desquels ou les laisse.

L'enfant amené le matin sera repris le soir à la sertie d'atelier.

Tout en les surveillant pendant le jour nous vous efforcerious de diriger leurs occupations manuelles dans le seus vers lequel semble les fousser leur vocation de façon à leur procurer le métier le plus approprié à leur faible intelligéner.

Enfin notre dernière ambition serait d'intéresser à notre oeuvre les personnes déséreuses de se dévouer au bien et se specialiser pour les soins à donner à ce genre de malades. Une série de conférences sera faite par les médecins dans notre réfuge sur la technique du mélier des infirmiérs pour les aliénés.

Nous joignons les places avec quelques chiffres pour faire comprendre le façon modeste mais pratique dont nous comptons réaliser nos projets.

Qu'il un soit permis d'adresser a terminant mes chaleureux remesciements à nos amis et collaborateurs Mme le princesse LUBOMIRSKA, Mme le marquise DE LUDRE, le baronne MICHEL DE GUNSBURY, Mr. le duc DE DECAJES etc. Dés la première heure ils sont venus seconder le D^r. A. MARIE dans son initiative de venir en aide aux malheureux sortants des asiles. Depuis ils n'ont cessé de prodiguez leur précieux appui.

Elle reste dans nos yeux l'exemple de grande, énergie feminine qui a pu rende.

Que le patronage officiel de Paris accepté aussi notre gratitude pour le bel exemple parmi ses membres je citerai le D^r. BRIAND, président, M^r. le D^r. et Mme LEGRAIN et M^r. DE LA MOUTTE dont le dévanement ets acquis pour les deshérités.

Lebanon Hospital for the Insane.

Near Beyrout, Syria.

Founded by Mr. THEOPHILUS WALDMAN in 1896, and
built by money collected by him in Great-Britain,
United States of America, Canada, Germany, Holland, Switzerland,
by Dr. D. H. TWAITES,
Lebanon Asylum for the Insane, Assureych, Syrie.

Maintenance. In part by patients fees, the usual payment being 1 — 2
up to 5 francs per day; in part by annual subscriptions raised in the
above countries through the agency of local committees.

Management is in the hands of a central committee in London, with a
local execution committee in Beyrout, and business and Medical superintendents resident at the Hospital.

Situation. The Hospital is situated 4 miles S. E. of Beyrout, upon
the first slopes of Mount Lebanon, and thus comes to lie in the jurisdiction
of the Christian Governor of Mount Lebanon who is responsible to the
Powers for the efficient administration of his district; the elevation
is some 450 feet, in healthy and restful surroundings; the property in
all consists of about 45 acres, a considerable portion of which is under
cultivation, mulberry, olive and fig trees being the predominant feature.
The water supply is abondant and is obtained from a fountain situated
upon the estate, the water being conducted by pipes to a motorpump
which latter forces it up to a central reservoir.

The Hospital buildings consist of 7 houses:
1. The administration block where the business superintendent lives.
2. The central kitchen.
3. The laundry.
4, 5, 6, 7. Pavillons for patients.

In addition, a doctor's house, and a hall for religeous-meetings are in
process of building. Of the patients-pavillons two are devoted to men
and two to women, and in both cases they consist of one large house of
two stories and one smaller house of a single story.

Each house has its own bath-room, lavatories and sanitary arrangements.
The larger house in each case contains private wards for better class
patients. The smaller house in each case possesses walled court in
which the patients take exercise.

The houses are completely detached, and at a distance of 40 to 50 yards
the one from the other.

Some 20 patients can be accommodated in each house.

8 male attendants and 8 nurses, all Spain, with European head attendants, comprise the nursing staff, there being roughly speaking one attendant to five patients.

The methods of treatment adopted are as far as possible the modern ones of non seclusion and non restraint; exercise, employment, hydrotherapy, moral and medical treatment are the usual therapeutic measures.

The Lebanon Hospital claims to be a pioneer effort, and its aim is to improve the lot of the insane in a country where, through religious superstition and ignorance, much cruelty has hitherto been practised upon them.

Since the inauguration on Aug. 6, 1900, the asylum has already treated 508 patients, and roughly speaking 100 patients pass through its wards each year.

No other movement exists for the care and treatment of the insane in this portion of the Turkish Empire, the nearest asylum to the North being at Constantinople and to the South at Cairo. The area of supply is thus rendered very wide including as is does the whole of Asia Minor, Syria and Palestine.

DORF IWAKURA

DARGEBRACHT DEM ERSTEN INTERNATIONALEN KONGRESSE FÜR PSYCHIATRIE,
NEUROLOGIE, PSYCHOLOGIE UND IRRENPFLEGE VON

der Psychiatrischen Klinik der Kaiserlichen Universität zu Kioto,

ZUSAMMENGESTELLT VON

IMAMURA SHINKICHI,

Osawa Hiroshi, Higuchi Tatsusuke.

Nördlich und etwas östlich etwa 10 Kilometer von der Mitte der früheren Kaiserstadt Kioto entfernt, liegt das Dorf Iwakura, welches für die japanische Irrenpflege von grosser Bedeuting ist. Diese Irrenpflege interessiert uns um so mehr, als sie in ihrer natürlichen Entwicklung beinahe das erreicht hatte, was heutzutage die Irrenärzte als ihr Ideal ansehen. Das Dorf ist dem europäischen Leserkreise von einigen Verfassern — SHŪZO KURE, Geschichte der Psychiatrie in Japan (Jahrb. f. Phychiatrie, Bd. 23, 1903, S. 12) — WILH. STIEDA, Über die Psychiatrie in Japan (Zentralblatt f Nervenh. und Psychiatrie, Jahrg. 29, 1906, No. 216, S. 517—519) — schon bekannt gemacht worden. Da wir aber in der günstigen Lage sind, Genaues von ihm berichten zu können, so beehren wir uns seine eingehendere Beschreibung dem ersten internationalen Kongresse für Psychiatrie, Neurologie, Psychologie und Irrenpflege vorzulegen.

Im Jahre 1889 hatte das Dorf Iwakura 239 Familienhäuser, die männliche Bevölkerung desselben war 783, die weibliche 796 Köpfe stark. Das Dorf ist am Fusse einer mit immergrünen Kryptomerien und Kiefern gemischt angepflanzten Bergreihe wunderschön gelegen, und hat auf der anderen Seite sehr reiche Reisfelder und Gemüsegärten. Hier wurden bis 1889 ein bis zwei Irre in den meisten Familienhäusern gepflegt. In diesem Jahre stiftete einer der Pfleglinge höchst bedauerlicher Weise einen Brand im Dorfe und seitdem hat man der Familienpflege nicht mehr sowie bisher vertraut. Es wurde sogar das neue Gesetz für Irrenpflege gegeben, welches die bereits entwickelte Familienflege zu vernichten drohte. Nichtsdestoweniger geniessen heute noch vereinzelt ganz ruhige Irre in den gewöhnlichen Familienhäusern ihre Pflege. Ausser dieser familiären Irrenpflege hat das Dorf noch eine andere Einrichtung. Es sind nämlich mit der Zeit 6 Anstalten entstanden.

Wie das Irrewesen im Dorfe zu diesem Zustande gekommen ist, wird seine geschichtliche Entwicklung erklären. Die dritte Tochter Kaisers GOSANJŌ (Regierungszeit 1069—1072) war in ihrem achtzehnten Lebensjahre an einer traurigen Verstimmung erkrankt. Damals wurde dem kaiserlichen Hause berichtet, dass der heilige Brunnen, namens Akawi (aka, geweihtes Wasser; wi, Brunnen) oder CHIBENSUI (Chiben, der Name eines hohen buddhistischen Geistlichen, der hier diesen Brunnen auffand; sui, sinojapanisch Wasser), der durch seine Wunderkraft ewig den gleichen Wasserstand behält, beim JIZÓ (ein im Buddhismus vergötterter Mensch) im Hofe des Tempels DAIUNJI (dai, sinojapanisch gross; un, Wolke: ji, buddhistischer Tempel) das heilende Wasser für Geisteskrankheit und Augenleiden, Fugen-Fuzö-no-Mizu (fu, sinojapanisch nicht; gen, sich vermindern; zö, sich vermehren: no, Postposition mit Bedeutung des Genitivs; mizu, japanisch Wasser), liefere. Ph 1, 2 und 3. Man liess sie es einnehmen, worauf Genesung eintrat. Dadurch wurde das Dorf in der Irrenheilung berühmt, und so strömten dieses Brunnens wegen die Irren von allen Seiten nach dem Dorfe. Man baute drei Hütten zur Aufnahme der sich sammelnden Geisteskranken. Sie hatten je zehn Zimmer von je 3 Jö (in Japan wird die Zimmergrösse durch die Zahl der darin liegende Strohma-tratzen, Tatami, ausgedrückt 1 Jo, Tatami sinojapanisch ausgesprochen, ist etwa 1,82 M. lang und 0,91 M. breit). Da nachher bei der steigenden Zahl der Kranken diese Hütten nicht mehr genügten, so wurden Chamise, Teeservier-hüttchen (cha, Tee; mise, Kaufladen), welche den spazierenden Kranken und Begleitern Gelegenheit zum Ausruhen gaben und ihnen Tee servierten, zu Gasthäusern umgebaut. Solche Gasthäuser, die bis zum genannten Brande ihr Geschäft betrieben, waren die Folgenden:

	Anzahl d. Zimmer	Anzahl d. Kranken
Wakasaya	22	45
Matsuya	11	20
Kurumaya	10	15
Masuya	—	5—6
Fujiya	6	8—9
Manzokuya	3	3—4

Nun kommen wir zur Beschreibung des Wakasaya, des ältesten von allen. Seit 1831—32 nahm das Haus Irre zur Pflege auf. Das Haupt-gebäude umfasste drei 6 Jo grosse Zimmer (vor 40 Jahren gebaut), das östliche Hanare (hanare, wörtlich: getrennt, ein Gebäude, welches von Hauptwohnhaus entfernt gebaut ist) zwei 6 Jö grosse und ein 4 Jö grosses Zimmer (vor 25 Jahren gebaut), das westliche Hanare zwei 6 Jö grosse Zimmer (vor 30 Jahren gebaut), das Kuramae, Vorzimmer zum Kara, (kura, Speicher; mae, vor), ein 6 Jö grosses und ein 4 Jö grosses Zimmer. Es waren aus-serdem zwei Isolierzellen, die etwa 2 Jö gross waren, für tobsüchtige Kranke bestimmt. Der Eingang in die Zelle war 3 Shaku (1 Shaku = 10/13 m.) hoch und 2 Shaku breit, damit der freie Ein- und Austritt des Kranken ver-hindert wurde. Ein kleines Fensterlein gegen das Freie besorgte die Beleuchtung und ein kleines Loch in einer Wand diente zum Speisegeben. Ph. 4, 5.

In allen umgebauten Gasthäusern, um nicht zu sagen Heilanstalten, war das Gebäude meist einstöckig gebaut. Wenn zweistöckig, war das erste Geschoss gegen die offene Strasse mit Holzgittern vor dem Hinausspringen der Kranken gehütet. Ph. 6. Die Krankenzimmer waren nebeneinander in einer Reihe angeordnet und waren auf der einen Seite mit einer Veranda versehen, während, auf der Wand der anderen Seite sich Fenster mit Papierscheiben befanden, sodass betreffs der Beleuchtung und Lüftung nichts zu wünschen übrig blieb. Vor der Veranda war ein anziehender Schaugarten angelegt. Die angepflanzten Pinusarten behielten in allen Jahreszeiten ihr angenehmes Grün, während man für Farbenwechsel durch im Frühjahre bunt blütende Azaleensträuche und durch im Herbste rot brennende Ahornbäume zwischen den bemoosten Felsenstücken sorgte. Ph. 7, 8. Wie angenehm kann man hier die Tage ohne sich zu langweilen verbringen, zumal da auch ein kleiner Teich mit Springbrunnen, in welchen zierliche Goldfische munter schwimmen, nicht fehlt, wie es in einer Anstalt ist.

Auch hat man nicht versäumt dem sonst unangenehm aussehenden Krankenzimmer ein freundliches Aussehen zu geben, wie aus der Einrichtung einer Isolierzelle in Kurumaya ersichtlich ist. Ph. 9. Sie wurde rückwärts von einem gewöhnlichen Krankenzimmer gebaut. Ihr Eingang wird beim Nichtgebrauch mit Fusuma (japanische papierne Schiebetüren) zugedeckt, worauf das Zimmer wie ein gewöhnliches Wohnzimmer aussieht und man keine Ahnung davon haben kann, was Unfreundliches dahinter steckt. Ph. 10.

Man hat hier der in Japan höchst mangelhaft entwickelten Heizungseinrichtung dadurch nachzuhelfen gewusst dass die Erde unter dem Fussboden des Krankenzimmers ausgegraben und ein Erdofen hineingesetzt wurde. Ph. 11, 12 (Vor 19 Jahren gebaut).

Im Folgenden geben wir das wieder, was uns einer von den noch lebenden Göriki (gō, sinojapanisch riesig; riki, Kraft — so wurde der Wärter im Dorfe genannt) erzählte. Wurde die Ueberholung eines Kranken von der Provinz eines fremden Feudalfürsten zum Dorfe angemeldet, so gingen ein oder mehrere Göriki, mit dem Wefu (we, altsinojapanisch Bild; fu, sinojapanisch Zettel-Pass) zum freien Durchgang durch die Sekisho (seki, japanisch sperren: sho, sinojapanisch Ort- Grenzsperre) versehen, zur meldenden Familie. Sie nahmen ein Torinawa (tori, japanisch fangen; nawa, Schnur ·Fangschnur), ein Tejō (te, japanisch Hand; jō. sinojapanisch Schloss-Handfesseln) und ein Kago (kago, eigentlich Korb-japanische Sänfte, die von zwei Kulis auf ihre Schultern getragen wird) zu sich. Jeder neu afgenommene Kranke wurde zuerst von einem Göriki überwacht, bis der Wirt des Gasthauses die Krankheit kannte. Nachher pflegte ein Göriki fünf bis sechs verhältnismässig ruhige Kranke in einem Zimmer zusammen. Der Göriki musste den Kranken in Allem folgen, er schlief und ass mit ihnen zusammen und ging sogar ihnen zum Stuhle nach· Aber bei den erregten Kranken war ein Göriki für jeden Kranken berechnet. Allerdings war die Anlegung verschiedener Zwanginstrumente an den tobsüchtigen Kranken nicht zu vermeiden, was unsere freie Wohnweise gewissermassen entschuldigen könnte. Sie werden durch die Photographien 13—19 hierbei dargestellt. Ph. 13 zeigt einen beim beisssüchtigen Kranken angelegten Mundkorb. Den unteren Ring des durch Ph. 14 dargestellten Eisengerüstes gab man um den Rumpf und den oberen um den Hals und dann wurde der Korper an eine Hashira (hölzerne Säule) befestigt. In Ph· 15 sind die Fussfesseln mit den Ketten zusammen aufgenommen, durch welche sie an einem in die Hashira eingenagelten Ring verbunden wurden. Die Photographien 16, 17, 18 und 19 zeigen verschiedene Formen von Hand· und Fusseisen. Nur diejenigen, bei welche solche Zwanginstrumente versagten, wurden in den geschilderten Zellen isoliert.

Das Heiligtum, dem das Dorf die Entstehung seiner Irrenpflege verdankte, spielte auch in ihrem späteren Verlaufe eine grosse Rolle. Um 10 Uhr Morgens waren die ruhigen Kranken in einem Saale des Tempels Daiunji versammelt. Konnten einige von ihnen nicht persönlich erscheinen, so vertraten die Göriki ihre Stelle. Alle sassen hier in einem Rondo und nahmen gemeinschaftlich einen riesigen Rosenkranz in die Hände. Die Priester hatten ihren Platz in der Mitte, beteten das Goyeikwa (go, Höflichkeitsform; yei, singen; kwa, Lied) und schlugen dabei taktmässig kleine bronzene Schälchen. Die Kranken mussten mitsingen, indem sie die Kugeln des Rosenkranzes zum Nachbarn schoben. Das wurde mehrere hundert Male wiederholt (Hiakumanben genannt-hiaku, sinojapanisch hundert; man, zehntausend; ben, Mal). Ph. 20 und 21. Dieses Hiakumanben wurde um 2 Uhr Nachmittags wiederholt. Bei diesem Besuche zum Tempel konnten die Kranken den freien Spaziergaug durch den von hohen Krytomerlenbäumen beschatteten Pfad, den im Frühjahre rosarot blütende Kirschenbäume schmücken, alle Tage geniessen.

Die GÖRIKI teilten die Geistesstörung in drei Gruppen: 1) KENBÔ (ken, sinojapanisch sehr; bô, vergessen). 2. Hakklô (hatsu, ausbrechen; kiô, toben hatsu-kiô, verkuerzt ausgesprochen Hakkiö) und 3 Inkishô (in, traurig; ki, Stimmung; shô, Temperament). Es wurden die Kranken, welche Zeit und Ort nicht angeben können, mit Kenbô, die Tob- und Zerstörungssüchtigen mit Hakkiô, und die traurig Verstimmten mit Inkishô bezeichnet. Nach ihren Erfahrungen soll Heilung bei denjenigen, die Kleidungsstücke zerrissen, sehr selten gewesen sein, bei solchen, welche mit Kot und Urin spielten, sah man einen sehr schlechten Ausgang, und die Kranken, die sie assen, endeten sogar meistens mit dem Tode. Bei der Pflege der traurig Verstimmten sorgte man für reichliche Nahrungszufuhr. Die Kranken mit Nahrungsverweigerung liess man die ersten drei Tage so stehen, dann habe der grösste Teil derselben etwas zu sich zu nehmen angefangen. Aber die Kranken mit sehr hartnäckiger Nahrungsverweigerung musste man an beiden Backen drücken, um den Mund aufzumachen, und presste die Reiskugeln ihnen in den Mund hinein, wodurch sie sie zu schlucken gezwungen waren. Ausserdem gab man den Beruhigten Arbeit z. B. Sandalenflicken, Strohschlagen u. s. w., um ihnen die Langeweile zu vertreiben. Die monatlichen Kosten schwankten zwischen 2.5—5.0 Yen vor etwa 20 Jahren.

Die Geheilten wurden nach Hause zurückgeschickt. Ein Teil der Ungeheilten wurde lange Zeit in den Anstalten gepflegt, die Uebrigen kamen in die Familienhäuser, wo sie mit den Familienmitgliedern in den Reisfeldern und Gemüsegärten arbeiteten, während sie auch an familiären Vergnügungen teilnahmen. Solche Kranke, welche die Familienpflege genossen, hatten einen metallenen Ring am Unterschenkel, der zum Zeichen eines Irrsinnigen diente.

Wir machen auf die beruhigende Wirkung des fallenden Wasserstrahls aufmerksam. Im Bezirke des Daiunji waren zwei kleine Wasserfälle eingerichtet. Sie sind etwa 4, 5 m. hoch und das Wasser fliesst aus den etwa 20 cm. breiten steineren Rinnen Ph. 22. Weil das Verfahren kein ungefährliches ist, so dürfte man es nur an den kräftigen unter den tobsüchtigen

Kranken anwenden. Die Kranken wurden mit einem Fudōnawa (fu, nicht; dō, bewegen; nawa, Schnur) durch Anbinden des Halses mit den Kniekehlen unbeweglich gemacht, dann wurden sie auf den Boden unter dem Wasserfall früh Morgens oder nach Sonnenuntergang im Sommer gesetzt. Hierauf liess der Gōriki den Wasserstrahl in der bestimmten Reihenfolge auf den Körper wirken. Zuerst wurden gleichzeitig die beiderseitigen grossen Zehen an ihrer Rückenseite, dann die äussere Seite des Unterschenkels von oben nach unten (beim Manne von der linken Seite zur rechten, beim Weibe umgekehrt), dann die beiderseitigen Regiones lumbales, dann die Fossae supraspinatae von einer Seite zur anderen, dann das Rückgrat von oben nach unten und endlich die Mitte der Stirne angeschlagen. Dabei wurde der Scheitel als der gefährlichste Punkt vermieden, dessen Anschlagen den Tod verursachen soll. Das ganze Verfahren dauerte etwa ein und eine halbe Stunde, wobei das Anschlagen der Stirne am kürzesten war und etwa 10 Minuten währte. Nach der Behandlung wurden selbst die tobsüchtigsten Kranken schlaftrunken. Dieselben wurden auf einer Strohmatte, Mokko, nach Hause getragen. Man zog ihnen die getrocknete Kleidung an und legte sie nachher auf das Bodenbett. Dann soll auch im schlimmsten Fall ein 3 Stunden langer Schlaf erzielt worden sein. Nach dem Erwachen erwies sich ein Teil der Kranken schon als beruhigt. Bei solchen, die wieder tobsüchtig wurden, wurde das Verfahren einmal jeden Tag für eine Woche fortgesetzt (Taxe 1Ven). In den meisten Fällen sah man Beruhigung eintreten. Aber man wusste, dass das Verfahren ab und zu ernste Folgen herbeiführen kann.

Heute sieht man hier eine halbwegs europæisch gebaute Anstalt für Irrsinnige, Iwakura-Bioin, dessen Herren wir für freundliche Beihülfe während unserer Forschung im Dorfe sehr viel Dank schulden.

Medical Expert Evidence and the Bill Pending before the Legislature of Maine.

BY CLARK BELL. Esq., Ll. D.,

President of the Medico-Legal Society of New-York.

Your invitation to speak before this Society, in support of a measure so important in its relation to the profession of Law and Medicine I regard as among the foremost honors of my life. A measure, which comes before the Legislature of your State from the Bar Association of Maine in an endeavor to aid the Criminal Tribunals in a practical effort to cope with the evils of the existing system relating to Medical Expert Testimony, must and will command the thoughtful and careful consideration of the highest talent in the great professions, to whom it is most intimately related.

It is fortunate for the state of the science, and the grave questions considered that the bill takes its rise from the masterly address before the State Bar Association of Maine, by one of te senior members of the Supreme Bench of the State, February 15, 1905, whose whole judicial life has been devoted to such issues as are now forced upon public attention by this bill. It needed the ability, the courage and the masterly presentation of the subject which it received at the hands of the great jurist who has had the courage, and what I may properly call it, the condescension, to present the plain facts and faults of the present system of medical expert evidence which confronts the professions in nearly every State of the Union, and I am sure that no member of the Bench or Bar of any of the American States will not feel profoundly interested in the success of this effort for which I have to thank the courtesy of your body of being called upon from another State to carefully consider the criticism which he has made, and the remedies he suggests to better the condition of the present system, and I am glad to see both in the criminal and the civil tribunals.

It does not detract from the great interest which it arouses to recognize that Mr. Justice EMERY has been recently made the Chief Justice of the Supreme Court of the State of Maine, who is the inspirer and, indeed, the author of the measure.

No Judge could have better stated or presented more forcibly the history of medical expert evidence, its uses and abuses.

They are not untruthful and dishonorable, and they as a whole, should not consent that such a state of public distrust should continue.

Read February 16, 1907, at Portland, Maine.

The fault is in the system itself, and not in the profession of medicine.

The law should be so amended as to make such scandalous conflicts of opinion impossible, upon what the public and the juries consider as an identical question.

All counsel know that medical men are not as a rule willing to swear to an opinion they do not entertain.

The high minded and clean medical expert does not hesitate to say confidentially to the counsel who calls him after he has gone over the case. "You need not call me in that case, my evidence would not benefit your client".

Every lawyer at all familiar with criminal practice, has heard that often. It is not that class of witnesses who have created the present situation.

It is the corrupt man who makes it his business to make and sell his opinions, for a compensation, and it does not rest upon medical men as corrupt expert witnesses.

It exists in a glaring way on those so called real estate experts whose names are well known and whom Comptroller METZ has discovered, who in recent condemnation proceedings were hired by the City of New York to swear the value of the property down to a tenth part of its value, and in some cases in my practice and within my knowledge, to be of no value at all. So that no matter what conclusion is reached by the commission as to value, the owner's property is confiscated, because where there is a disputed question of fact as to value, the court will not entertain an appeal and he is absolutely without redress, because of the deliberate bribery and perjury of the experts.

I know of two such witnesses who have drawn enormous sums from the treasury of the city, as compensation for their services as witnesses, in condemnation proceedings, where in some cases they swore lots to be of little or no value; that high minded and prominent real estate men and dealers placed at $ 4,000 and $ 5,000 per lot, and which would now sell for double even that, but this crime brings the owner within the rule as to a contested question of fact.

The Comptroller knows these men. Their names are on his books, and he may succeed in his efforts to prevent, and arrest their work, and perhaps put them in the penitentiary where they belong, but he is grappling with the same question which now confronts the courts, and which the law proposed by Judge EMERY, of the Supreme Court of Maine, suggests as a remedy.

The Medico-Legal Society has taken up the question with energy and will endeavor to bring it to a hearing, and some result.

At the last meeting of the Society the President was directed to name a committee to consider the whole subject, to whom all the communications made or to be made were ordered to be referred.

· Chief Judge L. A. EMERY of Maine, has accepted the chairmanship of that committee.

Chancellor JOHN R. NICHOLSON, of the Supreme Bench of the State of Delaware, Judge CHARLES G. GARRISON, of the Supreme Bench of New Jersey, and JOHN W. ROWELL, Chief Justice of the Supreme Court of Vermont, consent to take seats on that committee.

Eminent men of the Bench of the Supreme Court of several States have been invited to act upon it, and it is now in process of formation.

Contributions from many sources have been solicited to be sent so that they can reach this committee and their report will come in after the summer vacation in the fall, for the consideration and action of the Medico-Legal Society, so that it can reach the State Legislatures of the several States; the Bar Associations, the eminent men of the two professions of law and medicine, and the ablest medical and medico-legal jurists and experts, to see if some relief cannot be found for that condition of degradation into which medical expert evidence has now confessedly fallen.

Medical Expert Testimony.

By CLARK BELL, Esq., L.L. D.,

President of the Medico-Legal Society of New York.

The salvation of the system of Expert Evidence, especially as relating to criminal cases, where human life is in the balance, is at stake, and only legislative action can prevent its elimination from our criminal procedure. It is only by arousing public sentiment and public opinion to the exigencies of the situation, that we can expect or even hope for any deliverance.

The degradation to which it has sank, especially in the recent trial of Thaw, is one of the most deplorable phases of the subject. It is well to look the question fairly in the face.

The medical expert when he appears as the paid witness of either the State, or the accused, is discredited by all, believed in by none.

It is a blistering shame to the Medical Profession now, that no important case of homicidal insanity is tried, where the four or six witnesses on the one side are not met and balanced, by a like number on the other.

Judges do not at all consider the medical witness as an important factor, and juries do not pretend to regard it at all, or pay any heed to it, and they do not hesitate to so state, publicly, from their seats as jurymen. As the law now stands and as the evidence comes to the jury, it is of no value whatever, and the juries are perfectly justified in their refusal to even consider it.

In the mind of the great public, it is fast coming to be universally accepted as a fact, that the paid medical expert swears for the side that engages and compensates him.

It is incredible that the medical profession has fallen into such a horrible abyss, as all this implies.

We feel that the good and true men, of that noble profession do not desire to rest under such a criticism, and ought not to be forced, and put to the blush, by the acts of those in high places, who have helped to produce the condition which now exists, and who are entitled to the odium, which now rests on the whole profession, because of the sins and cupidity of the few.

A law abolishing the hypothetical question, as a factor in criminal cases, might well be styled a law to diminish the volume of perjury in such cases by medical witnesses. Medical men are like other men. They do not deserve the odium which rests upon their profession.

I shall not attempt to speak of all the criticism which was made by the great Jurist in his admirable address, but shall confine myself to enumerate some of those which he most severely criticized and which the present exigencies of the situation in my opinion fully justify.

Among these I enumerate the following:

1. Partisanship of paid Medical Experts.
2. The payment of large sums to Medical Expert witnesses for their services.
3. The growing practice of having Physicians attend constantly while evidence is being taken and then asking them what is their professional opinion upon all the evidence thus heard by them.
4. The hypothetical question.

I think the time and the occasion call upon me to make some citations from this address.

Judge EMERY says:

I do not find in the books, either of law or medicine, that expert evidence has been much praised or welcomed. It seems rather to have been regarded as a necessary evil to be tolerated because nothing better could be had. In Honigan's case, 29 Mich. 4, the court said: "The experience of courts with the testimony of experts has not been such as to impress them with the conviction that the scope of such proofs should be extended. Such testimony is not desirable in any case when the jury can get along without it". In Clark v. The State, 12 Ohio 483, the court, after quoting a disparaging remark by Sir JOHN NICOLL, said "Whenever they (the physicians) have enlisted on the side of either party, or of some favorite theory, the difficulties are greatly multiplied, and however honest or renowned for professional character the witnesses may be, such will be the conflict of their testimony in nine cases out of ten, that it will be utterly unsafe for a jury or court to follow or adopt the conclusions of either side". In Winans v. Railroad Co.. 29 How. 101, the United States Supreme Court said: "Experience has shown that opposite opinions of persons professing to be experts may be obtained to any amount". In Best on Evidence, Section 574, it is said: "There can be no doubt that testimony is daily received in our courts as scientific evidence to which it is almost profanation to apply the term". Finally here the drastic comment of our own court in State v. Walton, 65 Me. 74. In speaking of the rule excluding mere opinion evidence, the court said: "Any one who has listened to the 'vain babblings and oppositions of science falsely so called', which swell to record of the testimony of experts, when the hopes of a party depend rather upon mystification than enlightenment, will see the wisdom of the rule". But unfavorable comments are not confined to judges and lawyers. Physicians and medical societies have often and publicly bemoaned the quality of much of the medical evidence given in court, and have desired and sought its improvement.

In what I say of the causes of this infirmity of medical evidence which it makes so often unsatisfactory, I believe I have the concurrence of many eminent physicians. At the outset I ought frankly to concede what they claim, that one cause is ignorance of medical science on the part of judges and examining counsel. To be a good judge or a good trial lawyer, one should have some previous knowledge of the nature of the subject-matter under investigation. If we in our profession would learn more of the general science of medicine, the more easily we could extract medical facts from medical witnesses. Eminent physicians have told me it is very difficult for them to state medical facts clearly in answer to questions propounded by uninformed lawyers, and sometimes by uninformed judges. The complain that often they are not allowed to use illustrations of their own choice, that their attempted expositions of opposite medical truths are often spoiled by confusing interruptions and objections. They urge that in stating medical truths they should not be laced as straight as the ordinary witness who is confined to visible or audible facts, but should be allowed something of the freedom of the class-room where they give instruction. They say they do not object to being heckled in cross-examination and made to meet criticism and defend their statements, but they do insist, that, like the candidate on the hustings, they be allowed full answers.

I think these complaints are to some extent well founded, and if courts and counsel will give medical witnesses more protection from interruption and better opportunity to complete their answers, their testimony will give more light.

Another cause is inherent and cannot be at once removed by any action of ours. Medicine is not yet an exact science. Its absolute truths are few. Many dogmas of to-day believed and given out as medical truths are really only theories or doctrines which may be abandoned tomorrow. A brief study of the history of medicine will reveal numerous revolutions in its theory and practice. An eminent Philadelphia physician, Dr. DONALDSON, desired to be excused from testifying in the Wharton homicide case on the ground that any statement he could make as to the medical part of the case might within thirty years be shown to be entirely erroneous. The distinguished English physician, JOHN HUNTER, for the same reason would never venture a statement beyond his own personal observations. The only safeguard against this infirmity is for the medical witness to frankly avow its existence, and for the tribunals to recognize it and base their judgments as little as possible on what are simply the theories and doctrines of the day.

Another cause is the natural zeal of the medical witness to magnify his profession and show his learning. This zeal is most exhibited by the younger members of the profession fresh from the schools and exuberant in their self-confidence. They welcome medical problems and are quick to offer solutions. In this respect they are not unlike many young lawyers. The result is, they often state as medical truths their mere personal theories or opinions, instead of confining themselves to those tested and approved by the body of their profession. These witnesses, while fondly believing they are giving much light and aiding the courts in their search for truth, too often lead them astray.

A kindred cause is the fear of many medical witnesses that they will lose consideration if they frankly confess they do not know what is the truth of the matter. This is also a weakness of the younger physicians. They are called perhaps for the first time. They testify perhaps in the presence of a large and attentive audience. They feel that their own reputation is involved. They desire to be thought learned and competent.

Knowing the judge, jury and audience to be laymen, ignorant of much of their science, they are tempted to incur the risk of misstatement rather than frankly confess their ignorance.

Another cause is that too many physicians summoned as medical witnesses rely too much on their general learning and experience, and testify without making any special investigation of the precise matters in controversy. So testifying, they are often confronted with phases and questions for which they have no safe answer. In this respect, physicians also have plenty of company in those lawyers who make little or no special preparation for any case, but rely on their general learning which too often is found to be insufficient. If physicians, when summoned, would ascertain, as they easily may, what medical questions are involved, and then make a special study of them and confine themselves to what they find to be accepted and established as medical truths, much of the uncertainty of medical evidence would be eliminated.

Other causes are found in the personal temperament or mental constitution of the medical witness, a factor that greatly affects all testimony from witnesses. The calm, deliberate, unbiased, clearminded, clear-speaking witness is undoubtedly less rare among medical witnesses than among other witnesses, but the lack of these qualities in the medical witness is more grievous. A stupid, a rambling, a vain, a confused witness can after all make tolerably clear with the aid of council what he did see or did hear, but a similar person testifying as a medical witness is hopeless. No skill of counsel can make his testimony clear or effective. The only cure is to refuse to call such persons as medical witnesses. A mode of effecting this will be suggested later in this paper.

Another cause is the much debated hypotetical question. Physicians have told me they dislike to answer such a question since the question rarely states a case sufficiently clear for them to answer correctly. Often, enough data are not given upon which to base a professional opinion. Often, the data given are conflicting and even impossible, presenting cases never met with in medical experience. In fine the hypothetical question rarely presents the case as it is, and answers confined to it are therefore misleading. So convinced am I of the justice of this complaint, that I have never required an answer to a hypothetical question but have left it to the medical witness to answer or not as he pleased.

Analogous to the practice of putting hypothetical questions is the growing practice of having physicians attend constantly while evidence is being taken out, and then asking them what is their professional opinion upon all the evidence thus heard by them. This practice is undoubtedly easy for the physicians, but I venture to say the answers to such questions have in fact little weight with court and jury, and indeed should not have much weight. Granting that the physician's answer is honest and based on the evidence as he remembers or understands it, the tribunal has no assurance that he remembers or understands it correctly. If the physician be dishonest or heedless he can conceal his errors in his misunderstanding of the evidence.

But the most prolific cause of the disrepute in which medical evidence is held, is the partisanship excited in, and displayed by medical witnesses. At one time, I hope not now, it was not unusual to give physicians retainers as medical witnesses. I was once local councel for a defendant in a personal injury suit and was severely blamed for not getting ahead of the plaintiff in retaining local physicians. Of course the testimony of a physician testifying under a retainer cannot be trustworthy or satisfactory. I do not include in this condemnation physicians who are permanently employed by railroad companies and others to examine and report upon the real conditions of injured persons. In such cases the employment is for advice and not for testimony.

But apart from these extreme cases of retainer, partisanship is easily excited in physicians as well as in other witnesses. The physician who has attended a plaintiff, or is his family physician, and is called by him as a medical witness, naturally has the desire that his patient may win his suit. The physician called for the defendant, and thus arrayed against the plaintiff's physician, naturally shares the defendant's desire to win. If these two conflict in their testimony each becomes a zealous partisan not only for the party calling him but for his own theory. If more than one physician is called upon a side, then parties are formed and each physician feels the desire to back up his own party.

This partisanship is acknowledged and deprecated by physicians. Do what they will to divest themselves of it, they feel its force. At a session of the Maine Medical Association a few years ago this subject of medical expert evidence was considered. This ingrain evil of partisanship was brought out in discussion. One well-known physician stated an illustrative incident occurring at a trial in which he was a medical witness. After describing and lamenting the partisanship displayed by the medical witnesses on the other side he unconsciously closed with the illuminating remark "but our side won the case".

This tendency to partisanship is aggravated by two practices. One is the extra and often large compensation paid medical witnesses. The greater the fees paid, the greater the desire to be called as a witness and the greater the desire to justify the expenditure incurred in calling him. I am assured by physicians, as well as by lawyers, that cases are known where physicians have hinted that they could testify favorably for one side or the other. I believe these cases are very rare, but still large fees to be obtained are a temptation in all professions. The temptation may be small, or nil, to the distinguished and wealthy, but perhaps too great for the less fortunate. If it be said that without paying large fees the better physicians cannot be obtained, I suggest that the best physicians must obey the court's subpoena to appear and testify for the statutory fees. If it be further said they cannot be compelled to give out their learning acquired by years of study and observation, I suggest that the courts are entitled to all that any witness knows upon any question involved in a trial, however he acquired his knowledge. It may be that no witness, expert or ordinary, can be compelled to acquire knowledge but I know of no law in this State permitting any witness to withold from the courts his knowledge already acquired, except of course that acquired by a lawyer from his client. If it be urged it is a hardship to take a physician away from a profitable practice for the per diem of an ordinary witness, I suggest that his hardship is no greater than that of other men whose time is valuable and whose attendance entails loss.

I see no reason for exempting physicians from the common duty of all persons, rich or poor, busy or idle, educated or not, to appear and testify in courts of justice. The poorest litigant may need the testimony of experts as vitally as the most wealthy. He should have the right to compel it as much and on the same terms as any other testimony. To permit a physician to refuse to give medical testimony unless paid according to his own estimate of his value may be to deny justice to those most hurt by injustice.

Another practice tending to intensify partisanship is that of the same physician acting as witness and also as tutor or adviser to the party or attorney calling him. The court has recognized that even the most high-minded lawyer engaged in the trial of a case ought not to be both attorney and witness, and has laid down the general rule that he shall not. Equally the physician should not be both witness and adviser. His zeal as tutor is too likely to color his testimony as a witness. It is an unpleasant spectacle to see the physician coaching the examining attorney and then passing to the witness stand. Testimony so given is unsatisfactory and of little weight.

I am quite in accordance with the learned Jurist in stating that the most of the existing abuses are due to faults of the medical profession as such. Perhaps the majority of medical men are not called upon to take the stand as medical witnesses in important cases. The criticisms of his Honor relate more to the indiscretion and the folly of the medical experts themselves as has been frequently made so patent by the learned Jurist. In some of the Departments of Medical evidence and in some of the States this abuse has grown to such alarming proportions as to strike at the very foundation of the subject. It has been seriously asked in my own State and city whether the case of Molineux has not absolutely destroyed all confidence whatever in expert testimony respecting hand writing, and it is a most significant fact that the jury in that case not by their verdict, but by their statement in open court as to the effect in coming to their final conclusion, they did not take into consideration the expert evidence at all, while the enormous expenses paid the experts created a great public scandal. The value and efficiency and public utility of medical expert testimony has fallen into great disfavor among all classes of our people in a lamentable degree, a fact which no members of the profession of Law and Medicine can longer disregard, or ignore. So long as medical experts are able to be found who will swear directly opposite to each other upon what seems to the Court and jury substantially the same question, and most frequently by the aid of the hypothetical question, the time has come when the legislature of the State must consider what steps could be taken by legislation to arrest the evil and what has been shown so glaringly in many cases as an absolute barrier to the ascertainment of what are the facts and what is the truth of the questions in the cases before the Tribunals for decision.

Now the learned Jurist proposes a remedy by legislation. It is based on his own experience in his own State in the Tribunals. While it is true that it arose on the civil side of the Court it has a wonderful practical value for our consideration in treating upon the criminal side as well.

Again I quote him:

If now we provide by legislation that in any case in which medical questions may arise requiring medical expert testimony for their solution, the court, or a justice thereof, may designate one or more physicians to make such examinations as either party desires, and such as the physicians desire, and to make notes and special study thereof preparatory to giving evidence, do we go any farther than we have safely gone in the other case? We abridge no right of the parties. We leave free to call the court physician or not call him, and also free to call other physicians. In practice, however, the court physician would be called by one side or the other. But he would testify more as the friend of the court than as a witness for a party, would owe nothing to the party and would have the more weight accordingly.

Under such a statute we should be measureably sure of at least one learned, competent, clear-minded and clear-speaking, and unbiased witness. He would be selected because of the confidence of the court and the parties in his integrity, learning and skill, and in his ability to make clear statements. It would be an appointment of honor stimulating him to deserve it by his faithfulness. He would know that he would be subject to vigorous cross-examination, and that he might be confronted with other physicians. He would feel, however, as the court's appointee, a sence of responsibility to the court rather than to the party calling him. He would be stimulated to make deeper study and investigation, to form his opinions carefully and conservatively, to state them clearly and accurately. He would be largely free from any sympathy with either party and from any sense of obligation to him. I believe that in a short time under such a statute few physicians, other than the court physicians, would be called, and, if any, only the best, because of the greater weight that would be given to the evidence of those appointed by the court over those chosen by the party. Great saving in the lenght and expense of trials would follow.

The Bill reported by the Bar Association of the State of Maine and now pending before the Maine Legislature embodies these suggestions and remedies and I take great pleasure in presenting it as a part of my paper for your consideration and discussion.

The Bill is as follows:

STATE OF MAINE.

In the year of our Lord one thousand, nine hundred and seven.

An Act relative to Expert Evidence

Be it enacted by the Senate and House of Representatives in Legislature assembled, as follows:

Section 1. In any case, civil or criminal. In the supreme judicial court, or any superior court, when it appears that questions may arise therein upon which expert or opinion evidence would be admissible, the court, or any justice thereof in vacation, may appoint as examiner one or more disinterested persons, qualified as experts upon the questions. The examiner, at the request of either party, or of the court or justice appointing him, shall make such examination and study of the subject matter of the questions as he deems necessary for a full understanding thereof and such further reasonable pertinent examination as either party shall request. Reasonable notice shall be given each party of physical examinations of persons, things and places, and each party may be represented at such examinations.

Section 2. At the trial of the case either party or the court may call the examiner as a witness, and if so called he shall be subject to examination and cross examination as other witnesses. For his time and expenses incurred in the examination and in attending court as a witness he shall be allowed by the court a reasonable sum, to be paid from the county treasury as a part of the court expenses. The court may limit the witnesses to be examined as experts to such number on each side as it shall adjuge sufficient for an understanding of the contention of the parties on the question.

Section 3. When upon the trial of any case in either of said courts questions arise upon which expert or opinion evidence is offered, the court may continue the case and appoint an examiner for such questions as provided in Section 1.

Section 4 In all cases in said courts where a view by the jury may be allowed, the court, instead thereof, may appoint one or more disinterested persons to make the desired inspection in the manner and under the same rules and restrictions as in the case of a view by the jury. The viewer thus appointed may be called as a witness by either party or by the court, and shall be subject to examination and cross-examination like other witnesses. He shall be allowed by the court a reasonable sum for time and expenses incurred, to be paid by the party asking for the view and taxed in his costs, or to be paid by the county as a part of the court expenses, at the discretion of the court.

The remedy proposed is one which will in a large degree correct the abuses now existing in respect to those points which the learned Judge made the occasion of his severest criticism. Both the legal and the medical profession know very well, indeed, how very little attention is now paid in the courts under the existing system, to so-called Medical Expert Testimony. In cases involving large interests, especially where millionaires are concerned and enormous sums of money are at stake, the practical value of these suggestions here made can be best illustrated.

Take for example the Thaw case, arousing so much attention in the City of New York. Supposing that this Bill now proposed had been adopted by the legislature of the State of New York and a motion had been made in the Supreme Court for the appointment of three or five eminent alienists to hear and determine the question at issue in that case.

Supposing further by way of illustration that the two leading experts of the defense, Dr Charles P. Wagner and Dr. Britton D. Evans, had been appointed by the Court as triars of the question or insanity in the case.

Supposing in addition the eminent alienists, Dr. Austin Flint and Dr. Mc. Mahon, of the State Lunacy Commission, had been designated as two others, the conditions would have been wholly changed. There would not have been the slightest occasion for the partisanship that is now exhibited at that trial and no question respecting the influence of large sums of money paid to the experts would have appeared in the case. The Bill provides that the triars thus selected shall be paid by the State and the amount of their compensation is to be fixed by the Judge who tries the case. No matter how the jury decided at the trial we must assume that they would be quite competent to deal with the question. The only issues that would be brought before them would be the simple question under the law of the State of New York.

1. Was the prisoner at the time of the commission of the murder, which was evidently premedicated, insane?

2. Was he, if insane, able to understand the nature and character of the act, and did he know that he did wrong?

The questions would have been put to the triars by the Court and by the counsel. Their answers must have been necessary direct and to the point. The demoralization in the public mind is increased against Medical Expert Testimony by the fear on the part of the people that in controversies where millionaires are interested and such enormous sums of money are expended as to take the case out of its ordinary bearings.

In the recent case of Patrick's conviction for the crime of killing the Texas millionaire Rice upon the evidence of the valed of the deceased, who testified as to the details of the alleged killing, the trial resulted in a conviction, and the Court of Appeals were divided by the very close vote of four to three, but the conviction was sustained. It is a matter of common notoriety based upon the statements of the public press of Texas, my information being from Dr. M. M. Smith, of Austin, Texas, a member of the Medico-Legal Society, that controversies had arisen in the Court of Texas between the Trustees of the estate of the millionaire, in whose hands the money was placed and the heirs who were demanding a distributino of the fund among the heirs at law, and it was stated in that proceeding that the Trustees made a showing in which they claim that they had actually expended a very large sum of money, amounting to over two hundred thousand dollars, to secure the conviction of Patrick, and the statement has never been contradicted from any quarter that I have ever seen, and that enormous sums of money were distributed among prominent lawyers in the City of New York, by those Trustees to secure that conviction, where none of them were known to be engaged in the trial.

The amount paint to medical experts in such cases sap at the very foundation of justice and strike at the very heart of the system of the medical expert evidence.

The Bill proposed by this distinguished Jurist will remedy this evil to a large extent.

I ask that the Maine Academy of Medicine and Science endorse and approve unanimously this interesting measure; that it should memorialize the Legislature of the State of Maine to place it on the Statute books of their common law.

I ask, in behalf of the Medico-Legal Society, that you give the measure made by this learned Justice a fair trial in the State of Maine. The Act will then become an object lesson for all the States of the American Union. It does not need any argument to convince you that by the triars thus selected as is provided, in this Bill, the abuses and faults of the existing system will be greatly relieved and some of the most scating and severe criticisms will be obviated.

You will observe that Judge EMERY's Bill does not prevent the employment of other medical experts outside of the triars named by the Court if either party so desires, but it is quite plain that in the face of such appointments of triars very little attention would be paid by the jury to the opinion of medical expert witnesses who were paid large sums to influence their opinion where they run counter to the opinions and decisions of the triars selected by the Court in the manner indicated by this Bill.

I regard the measure as a forward and upward step in Lunacy Reform.

I think that no act of the life of this learned and eminent Jurist will be more to his credit than this one in which he has sought to grapple with the monstrous evil in which both the professions of Law and Medicine are now engaged.

Proposition de M.M. J. van Deventer Szn et J. W. Deknatel, membres de la Commission internationale pour l'étude des Causes des Maladies mentales et leur prophylaxie.

La IIIme section du Congrès International de Psychiatrie, de Neurologie, de Psychologie et d'assistance des aliénés, tenu à Amsterdam, Septembre 1907, a reçu avec la plus grande sympathie et satisfaction la communication du Bureau de la Commission, ci-dessus indiquée, que Sa Majesté le Roi de l'Italie a bien voulu accepter le haut patronage de l'Institut International pour l'étude des causes des maladies mentales et leur prophylaxie, proposé par Mr. le Dr. FRANK au IIme Congrès de l'assistance des aliénés, tenu à Milan en 1906. C'est avec les mêmes sentiments qu'elle a appris que le Ministre des Affaires Étrangères de l'Italie a l'intention, le temps venu, de soumettre la question à l'approbation des autres gouvernements et, le cas échéant, d'inviter les différents gouvernements à vouloir nommer leurs délégués officiels à l'Institution.

Les membres du Congrès réunis dans la IIIme section, en félicitant la présidence du Comité avec le grand succès obtenu, invitent le Bureau du Comité de vouloir bien exprimer à Sa Majesté de l'Italie leurs sentiments respectueux et reconnaissants et leur gratitude pour le gracieux accueil qu'Elle a daigné faire au vœu de la commission.

En vertu de la nécessité de préciser le caractère de l'Institut à créer nous vous proposons de soumettre à l'approbation de notre haut patron et du gouvernement Italien le règlement suivant, lequel relève, tout en ayant un caractère absolument provisoire, l'organisation de cet Institut, tel que nous le voudrions.

ART. 1. Il sera créé une commission internationale pour l'étude des causes des maladies mentales et leur prophylaxie qui aura pour mission de recueillir tous les documents et renseignements relatifs à la prévention des maladies mentales et à la dégénération de la race humaine, à l'effet d'éclairer les gouvernements et les peuples sur les mesures générales à prendre pour prévenir cette dégénération et en particulier les maladies mentales proprement dites.

ART. 2. Cette commission sera composée de délégués de divers gouvernements qui voudront concourir à l'oeuvre ci-dessus indiqué. Chaque pays pourra nommer un ou plusieurs délégués. Dans ce dernier cas chaque gouvernement ne disposera que d'une voix.

Art. 3. La Commission se réunira ordinairement une fois tous les ans. Elle nommera dans ses réunions ordinaires son Bureau lequel accueillera toutes les communications écrites ou verbales que voudraient lui faire les personnes s'intéressant à l'oeuvre poursuivi. Dans ses réunions, la Commission discutera les questions mises à l'ordre du jour par le Bureau. Chaque membre aura le droit de soumettre des questions à la discussion de la Commission, pourvu que celles ci soient adressées au président, au moins trois mois avant la réunion de la Commission.

Art. 4. La Commission fixera la date et le lieu des Congrès internationaux pour l'étude des causes des maladies mentales et leur prophylaxie après entente avec les divers gouvernements. Elle arrêtera le programme de ces Congrès et guidera les travaux préparatifs.

Art. 5. Il y aura un intervalle de trois ans au moins entre chaque Congrès.

Art. 6. La Commission publiera en langue française soit intégralement, soit par voie d'analyse, dans son Bulletin:

a) Les lois et les règlements organiques relatifs à l'assistance et la surveillance des aliénés, des êtres anormaux, des buveurs etc., qui seront édictés par les différents gouvernements. Il en sera de même avec toutes les mesures prises par les gouvernements qui peuvent concourir à la suppression des maladies nerveuses et mentales ;

b) les projets de lois sur cette matière avec les rapports qui les précédent;

c) les rapports sur les questions admises au programme des Congrès internationaux pour la prévention des maladies mentales ;

d) les articles ou mémoires originaux sur des matières rentrant dans le cadre de sa mission et qui seront reconnus offrir un intérêt général;

e) les rapports des délégués sur l'état actuel de la législation et des mesures privées prises dans chaque pays pour combattre la propagation des maladies nerveuses et mentales.

Art. 7. La Commission préparera l'organisation de la statistique internationale des aliénés.

Art. 8. Elle entrera en relations avec les sociétés savantes et humanitaires dont le but entre dans le cadre de sa mission. Elle se mettra également en relations avec les personnes qui, en raison de leurs connaissances spéciales, peuvent rendre service à son oeuvre. Chaque membre de la Commission fera part à son gouvernement, aux sociétés et aux personnes ci-dessus indiquées des questions admises au programme des Congrès périodiques en leur invitant de prendre part aux travaux préparatifs.

Art. 9. Pour subvenir aux frais de publication, des actes de la Commission, de la correspondance etc., la Commission allouera chaque anneé à son Bureau la somme de 10000 à 30000 francs, qui sera fournie par les contributions des États à raison de 25 francs au minimum et 100 francs au maximum par million d'habitants. Les délégués verseront, lors de chaque réunion, aux mains du membre désigné par la Commission la part contributive du gouvernement qu'ils représentent.

ART. 10. Le Bulletin de la Commission sera mis en vente pour le public à un prix aussi moins élevé que possible. Si le budget le permet la Commission pourra faire une sélection des oeuvres publiés et mettre un certain nombre de ces publications à la disposition des Gouvernements pour le placement dans les bibliothèques populaires, salles de lecture publique, bibliothèques des lycées etc.

AMSTERDAM, ⟨ 20 août 1907.
BREDA,

J. VAN DEVENTER SZN.
J. W. DEKNATEL.

SÉANCE DE CLÔTURE.

Samedi 7 septembre
3 heures
à Schéveningue.

Le Président le Prof. JELGERSMA souhaite la bienvenue à Schéveningue au grand nombre de congressistes qui ont bien voulu assister à l'excursion du dernier jour et poursuit:

Et voilà notre congrès términé; j'espère que les membres rétóurnés chez soi et se représentant les questions importantes qui ont été traitées, en conserveront un souvenir aussi agréable et aussi instructif comme c'est le cas pour moi-même, qui, je vous l'assure, en gardera une empreinte durable.

En jetant un coup d'oeil sur les nombreuses questions traitées dans ce congrès, et considérant la grande quantité de travail effectué par les différents membres, la conviction s'impose, que de tels rencontres scientifiques sont de haute importance tout aussi bien pour notre développement scientifique, que pour l'échange de nos idées. C'est dans cette conviction qu'il me reste à vous faire part d'une dernière communiquation importante.

De la part de plusieurs délégués et de plusieurs membres du congrès on nous a demandé la permanence de ce congrès, en ce sens que chaque trois ou quatre ans dans une ville quelconque de l'Europe ou de l'Amérique un semblable congrès aura lieu. Le comité d'organisation a pris cette proposition en considération et veut satisfaire autant que possible aux désirs exprimés par ces membres. Au sein du comité d'organisation des délibérations auront lieu pour la constitution d'un congrès second semblable à celui que a eu lieur à Amsterdam etc. Pour réaliser ce but le comité Hollandais se propose de se mettre en connection avec les comités des autres nations, réprésentés à ce congrès, et de s'y entrendre avec les délégués du gouvernement où le congrès aura lieu. Dans le cas, que la proposition peut être réaliseé, tous les membres du congrès actuel en seront informés à temps propre.

Le Dr. VAN WAYENBURG, secrétaire général.

De même que j'ai eu l'honneur de vous donner à la séance d'ouverture un court aperçu de ce que le congrès promettait je me permets maintenant de jeter un coup d'œil rétrospectif sur nos travaux.

Nous pouvons estimer qu'en général le congrès a pu nous satisfaire.

En effet 805 membres étaient inscrits; 21 gouvernements nous ont fait l'honneur de se faire représenter; 2 provinces, 6 villes et 48 Sociétés Savantes ont eu l'amabilité d'envoyer des délégués.

Dans la Ire Section sur IX rapports VIII ont été présentés. Sur 41 communications 22 ont été lues.

Dans la IIème Section tous les rapports ont été présentés. Sur 18 communications 11 ont été faites. Dans la IIIème section VI rapports, ont été présentés et sur 20 communications annoncées 15 ont été lues. Les conférences dans les assemblées générales ont toutes été faites excepté celle du Prof. RAYMOND, qui, à la dernière heure fut empêché de venir. Les conférences sur l'assistance familiale de M. le Prof. ALT, et de MM. les Drs. MOREL, MEEUS et PEETERS ont eu lieu.

C'est avec une véritable joie que les secrétaires ont pu apprécier la collaboration efficace de tous les membres; ils insistent particulièrement sur le dévouement des divers orateurs qui ont bien voulu contribuer à la bonne marche des sections.

Permettez-moi d'ajouter encore quelques réflexions qui, je crois, méritent votre attention. Je suis d'avis que nous pouvons admettre comme incontestable que les congrès internationaux où les peuples de langues diverses se réunissent ont un grand intérêt pour la science, qu'ils contribuent beaucoup à échanger les diverses manières de penser qui sans cela ne dépasseraient pas les frontières et resteraient sans critique et par conséquent sans évolution.

De même il me paraît incontestable que les congrès, comme celui auquel vous avez assisté, embrassent plus largement les terrains scientifiques que ne le font les assemblées nationales; mais personne ne mettra en doute que les divers courants scientifiques doivent se rencontrer par le canal commun de la langue. Cette question est des plus graves, elle devrait être résolue, si un jour nous voulons jouir du vrai succès et constater que ces congrès qui nous sont chers, portent des fruits.

Si les voies de communication ont atteint aujourd'hui une perfection extraordinaire, grâce à la vapeur et à l'électricité, la manière d'échanger les idées, ou plutôt les communications dans la sphère psychique sont encore à un degré de perfection que les peuples de l'Afrique centrale ne nous envieraient pas. Eux du moins peuvent se faire comprendre à l'aide de signes.

Nous sommes tous d'avis que cette question doit être sérieusement étudiée. Ou bien il suffirait de résoudre ce problème en faisant traduire d'avance tous les rapports dans les trois langues véhiculaires habituelles et en même temps ajouter aux sections des traducteurs officiels pour transmettre les objections, discussions, etc. Ou, ce qui vaudrait mieux peut-être il suffirait tout simplement de faire choix d'une langue internationale connue de chacun, acceptée par tout le monde, qui ne froisse pas la moindre susceptibilité... et alors voilà l'Esperanto qui se présente comme la langue exquise des congrès internationaux.

Or il me semble que c'est à nous qui désirons représenter les sciences psychiques qu'incombe cette belle tâche, d'entamer sérieusement cette question et de la conduire à bonne fin. Exprimons l'espoir que le futur comité organisateur tiendra largement compte de ce problème et profitera de l'expérience que ce congrès lui a fournie.

Il reste au secrétaire à remplir le devoir, de remercier chaleureusement toutes les personnes qui ont bien voulu former le bureau ou assister les secrétaires d'une manière quelconque.

En premier lieu je citerai le secrétaire adjoint Mlle A. Hel. Moll qui pendant la longue incubation de ce congrès a sacrifié les belles collines de la Gueldre pour venir s'installer au petit bureau du Wilhelminahuis. Ceux qui ont pu apprécier son activité, sa mémoire prompte et infaillible, pourront comprendre les services qu'elle a rendus au secrétariat. Puis Mlle Slijper qui a tranquillement déployé une activité et une infatigabilité extraordinaire.

Ensuite le Dr. de Lange qui a détendu vos esprits par des distractions et des divertissements et le Dr. van Londen qui a restauré vos corps fatigués en vous procurant des lits qui je l'espère ont pu vous convenir.

Ensuite MM. les Drs. Scalogne et van der Scheer; grâce à leur concours et à leur zèle ils ont largement contribué à la bonne marche du congrès.

Je remercie également Melle Fromman qui nous a si bienveillamment assisté les dernières semaines, Mlles Potter, van Westrienen, van Rees, Waller, Kolff, Molenaar, van Stockum, Schucking Kool, Reijdel, Annie Moll dont vous avez pu apprécier l'activité pendant nos séances des sections.

Enfin M.M. v. d. Berg, Chery, Bruining, van Tricht, van Tuyl van Serooskerken, Roes, Langelaan, Pel. Je les remercie au nom du comité organisateur de toutes les peines qu'ils se sont donnés.

Et après m'être acquitté de ce devoir, Mesdames et Messieurs, il ne me reste qu'un souhait à formuler: c'est de vous revoir le plutôt possible.

Le bureau reçoit la proposition suivante:

PROPOSITION

en faveur de l'Esperanto, comme langue future des Congrès Internationaux.

Mit Rücksicht auf die Schwierigkeiten, welche sich bei jedem internationalen Kongress für die gegenseitige Verständigung aus der Sprachverschiedenheit ergeben, schlagen die Unterzeichneten vor, beim nächstfolgenden Kongress versuchsweise auch das Esperanto als Kongresssprache zu zu lassen.

Mlle Dr. L. ROBINOVITCH (New-York)

propose qu'au prochain Congrès soit ajouteé une section de chirurgie du système nerveux dont nous nous rejouissons d'avoir vu assister au congrès un représentant illustre le Prof. Keen de Philadelphia. Cette proposition sera communiquée au comité organisateur du prochain congrès.

Dr. WYNANDTS FRANCKEN (la Haye)

propose de nommer dorénavent la II Section „Psychologie physiologique empirique".

„Es sei mir gestattet dem Urteil der geehrten Versammlung kurz Folgendes zu unterbreiten. Gerne möchte ich Aufmerksamkeit lenken auf einen Punkt der sich bezieht auf die II^te^ Sektion, nämlich auf deren Namen. Ursprünglich wurde diese Abteilung unseres Congress bezeichnet als diejenige für „Psychophysik". Wie sie gesehen haben ist diese Bezeichnung später erweitert und umgeändert in „Psychologie und Psychophysik". Nun ist es aber deutlich das die Psychophysik in dieser Fassung nur eine unterabteilung der gesammten Psychologie darstellt. Dabei scheint mir auch eine derartige doppelte Benennung weniger wünschenswert. Um nun aber vorzubeugen einerseits dass mit dem Nahmen Psychophysik eine zu grosse Beschränkung der behandelten Problemen herbeigeführt wird, andererseits mit dem allgemeinen Nahmen Psychologie zu viel Platz am rein speculatieven und theoretischen Betrachtungen eingeräumt wird, möchte ich vorschlagen in der Zukunft diese Section diejenige für *empirische physiologische* Psychologie zu betiteln."

M. M. FRANK (Zürich) et FERRARI (Bologna)

font la communication suivante:

„Meine Damen und Herren! Wie Ihnen bekannt sein wird, wurde am letztjährigen Congress in Mailand die Creirung eines internationalen Institutes zur Erforschung und Bekämpfung der Ursachen der Geisteskrankheiten beschlossen.

Inzwischen hat S. M. der König von Italien das Protektorat über das Institut übernommen. Die Kgl. italienische Regierung wird die Gründung des Institutes den Regierungen der Culturstaaten notificiren und diese um Forderung desselben angehen. Während der Tagung dieses Congresses constituierte sich der Vorstand der Commission des Institutes. Der Commission gehören Psychiater sämmtlicher Culturstaaten an.

Der Vorstand, der mit der Ausführung aller nötigen Massnahmen beauftragt ist, besteht aus:

Prof. Tamburini — Rom, *Praesident.*

Prof. Ferrari — Bologna } *Generalsekretäre.*
Dr. Frank — Zürich

Dr. van Deventer — Amsterdam.
Prof. Alt — Uchtspringe, Deutschland.
Dr. Marie — Villejuif, Frankreich.
Prof. Pick — Prag, Oesterreich.
Als Sitz des Vorstandes wurde Zürich bestimmt ohne Praejudiz
des Ortes für das zu schaffende Institut — in Anbetracht des
von Herrn Lombard Lugano gemachten Ausbieten".

Prof. PICK (Prague)

parle au nom de plusieurs congressistes Allemands et Français
s'il propose que les travaux du Congrès prochain soient faits
dans une seule section, la diversité des sections étant toujours
un empêchement pour travail utile. De même il désirerait voir
que dorénavant la section de l'assistance des aliénés ne fasse
qu'une partie très accessoire du suivant congrès.

Dr. RUYSCH (la Haye)

opine que ni la place ni les circonstances ne se prêtent à de
longues discussions sur ce sujet. Le comité prendra en considération les voeux émis par M. M. les Membres et les fera transmettre au comité du futur congrès.

Après que M. M. Janet, Bechterew, Beyer, Mac Donald,
Ziehen, Mott ont eu l'amabilité de prononcer des paroles bienveil-
lantes à l'égard du président et des secrétaires du congrès, *le
Président du congrès Prof. Jelgersma, déclare clos le 1er Congrès
International de Psychiatrie, Neurologie, Psychologie et de l'assis-
tance des aliénés.*

LISTE DES ADHÉRENTS.

Prof. Dott. G. D'ABUNDO, Dir. de la Cl. d. Mal. Nerveuses, via Umberto 147, Palazzo Catalano, Catania.

Dr. Med. FRANZ ADAMS, Oberarzt der Prov. Heil- u. Pflegeanstalt, Johannisthal, bei Süchteln (Rheinland).

B. VAN ALBADA, Officier v. Gez. K. N. M.

Regimentsarzt Dr. OTHMAR ALBRECHT, Haydngasse 10, II. Strasse. Graz (Oesterreich).

Dr. A. ALETRINO, Priv. doc. i/d Crim. Anthrop. der Univers., den Texstraat 50, Amsterdam.

Prof. C. ALT, Direct. der Landes Heil und Pflegeanst. Uchtspringe (Sachsen).

Dr. P. VAN ANDEL, Off. v. Gez. 1e kl. Hilversum.

Mevrouw VAN ANDEL.

Med. Dr. FRANZ ANGERER, Heilanstalt Svetlin, Leonhardgasse 3, Wien III/1.

Madame ELSA ANGERER.

Dr. P. KOK ANKERSMIT, 's-Gravenhage.

Docteur ANDRÉ ANTHEAUME, méd. hon. de la maison nat. de Charenton, inspect. adj. des asiles d'aliénés, 6 rue Scheffer, Paris XVI.

Madame ANTHEAUME.

Dr. F. L. ARNAUD, Méd. Dir. de la Maison de Santé, 2 rue Falset, Vannes (Seine).

Prof. G. ASCHAFFENBURG, Director der Irrenabteilung des Allgemeinen Krankenhauses Köln a/Rh.

Mademoiselle EVA ASSCHER, Amsterdam.

Docteur ANTONIO AUSTREGESILO, Hospicio Nacional, Rio-de-Janeiro.

Dr. CHARLES BACH, Méd. Dir. de la Maison de Santé, Sonnenhalde, Richen près Bâle, Suisse.

Prof. BAGENOFF, Moscou.

Prof. J. MARK BALDWIN, Ph. O. D. K., L. L. D., Dir. Psychol. Review, John Hopkin's University, Baltimore.

J. G. DUSSER DE BARENNE, Cand. arts, Vossiusstraat 48, Amsterdam.

Dr. LIVGI BARONCINI, Manicomio provinciale, Imola-Bologna.

Dr. JULIO VALDES BARROS, Chili.

Mad. VALDES BARROS, Chili.

Mr. J. C. Baron BAUD, Proc.-Gen. aan het Gerechtshof, Keizersgracht 311, Amsterdam.

Dr. P. BAUDET, Consul. Geneesheer voor zenuwziekten, Bazarstr. 11, 's-Gravenhage.

Dr. LEONARD D. H. BAUGH, M. B., Gartlock Mental, Hospital near Glasgow.

Dr. H. BAVINCK, Hoogleeraar in de Psychologie aan de Vrije Hoogeschool, Singel 62, Amsterdam.

Acad. Prof. W. BECHTEREW, Directeur de la Clinique des Aliénés, Botkinskaia 9, St. Pétersbourg.

Docteur JULES BEESAU, Méd. en Chef de l'Hospice du Saint-Coeur pour femmes aliénées, Ypres (prov. d. I. Flandre occ.), Belgique.

Dr. D. H. BEIJERMAN, Bussum.

Dr. CLARK BELL, President of the Medico-Legal Society of New-York, No. 39, Broadway, New-York, City.

A. M. BENDERS, Arts aan het Krankzinnigengesticht Meerenberg, Bloemendaal.

M. R. HEINSIUS VAN DEN BERG, Amsterdam, Med. Docts, Semi-Arts, Keizersgracht 27.

Dr. JAC. P. VAN DEN BERG, Oud-Officier van Gezondheid, Pension Hooyer, Voort-huizen op de Veluwe.

Mej. A. C. VAN DEN BERG, Amsterdam.

Dott. GASPARE BERGONZOLI, Vice-Dir. del. Manicomio provinciale de Pavia (Voghera), Italia.

Dr. B. BERNARD, Besitzer u. leit. Arzt der Kuranst. Godeshöhe, Godesberg a. Rh.

P. BERNS, Assistent, Binnengasthuis, Amsterdam, 11 Bosboom Toussaintstraat, Amsterdam.

J. H. A. BERSSENBRUGGE, med. docts. arts, Keizersgracht 353, Amsterdam.

H. L. B. VAN BEUNINGEN HELSDINGEN, Zwanenburgwal, Amsterdam.

Dr. HENRY G. BEYER, Medical Inspector United States Navy.

Dr. J. TH. BEYSENS, Hoogleeraar in de Psychologie aan het Seminarie, Warmond.

Dr. Med. DOM. BEZZOLA, leitender Arzt, Sanatorium Schloss Hard, Ermatingen (Schweiz).

Dr. BIENFAIT, Rue St. Adalbert 2, Liège.

Dr. P. BIERENS DE HAAN, Arts, Psycho-therapeut, Kromme Nieuwe Gracht, Utrecht.

Dr. C. BIJL, 1e geneesheer aan het gesticht Zutphen.

Dr. IVAN BIJSTEDT, Méd. en chef des Asiles d'aliénés de la Ville de Stockholm, I Kungsbroplan.

Prof. Dr. O. BINSWANGER, Geh. Med. Rath., Jena.

J. F. L. BLANKENBERG, Amsterdam, Kantoor 74, Damrak.

Dr. CHARLES BLES, arts, electro-therapeut, Singel 192, Amsterdam.

Madame CH. BLES, Amsterdam.

Dr. A. J. DE BLINDE, 3de geneesheer aan het gesticht Ermelo, Veldwijk.

J. VAN BLOMMENSTEIJN, Med. Cand., Amsterdam.

Dr. C. F. J. BLOOKER, Lid van de 2de Kamer der Staten Generaal, Voorburg.

Dr. GEORGE ALDER BLUMER, Superint. Butler Hospital, Providence. R. I.

Dr. W. F. BOCK, Milwaukee.

Dr. J. DE BOECK, Prof. à l'Université, 77 rue de la Loi, Bruxelles.

J. J. C. DE BOER, Off. v. Gez. 2e kl., Naarden.

Prof. Dr. T. J. DE BOER, Prinsengracht 726, Amsterdam.

F. BOK, Med. docts. arts, IJmuiden.

Madame BOK, IJmuiden.

Prof. LOUIS BOLK, Hoogleeraar in de ontleedkunde aan de Hoogeschool, Vondelstraat 148, Amsterdam.

Dr. G. C. BOLTEN, 1e geneesheer aan de Inrichting voor Zenuwlijders, Badhuisweg, Scheveningen.

Dr. MIQUEL BOMBARDA, Prof. à l'école de Médecine, Directeur à l'asile de Rilhafolles, Lisbonne.

S. A. I. Prince ROLAND BONAPARTE, Membre de l'Académie des Sciences de l'Institut de France, 10 Avenue d'Iéna, Paris.

Dr. A. BONEBAKKER, gen. dir. van het gasthuis der Ned. Vereen. tegen vallende ziekte, Keizersgracht 752, Amsterdam.

F. S. M. BONKE, Vondelstraat 170, Amsterdam.

Dr. G. BOOM, arts, 2de Constantijn Huygenstraat 42, Amsterdam.

Dr. D. A. BOON, Off. v. Gezondh., tijd. 2e geneesh., Lawang, (N. Indië).

Dr. J. T. BORDA, prof. agrégé de psych; méd. int. de l'Hosp. de las Mercedes.

Dr. MAURICE BORNSTEIN, 8 Wiozimietska, Warschau.

Dr. J. BORST, Lienden.

BORGERHOFF MULDER, med. doct. arts te Oegstgeest.

Dr. H. BOSHOUWERS, arts, Zijlweg 21A, Haarlem.

Dr. MAXIMILIEN BOULENGER, Méd. adj. de l'Asile du Fort Jaco (Uccle), Méd. des écoles d'enseignement spéc. de Bruxelles, Rue Esplanade 6, Bruxelles.

Dr. K. H. BOUMAN, Zenuwarts aan het Wilhelminagasthuis.

Mevrouw G. W. BOUMAN-SLINGENBERG, Jan Luykenstraat 24, Amsterdam.

Prof. L. BOUMAN, Amsterdam.

BENJAMIN BOURDON, Prof. de Phil. à la Faculté des Lettres, 17 rue Martenot, Rennes.

Mrs. P. BRADFORD..............

Administraçao de Hospicio Nacional de Alienados, Rio de Janeiro, Brazilie.

Dr. J. BRANDAM, Adj. au Lab. de psych.; Méd. int. de l'Hosp. de las Mercédes, Buenos-Aires.

Dr. P. C. J. VAN BRERO, Geneesheer gesticht Buitenzorg.

Dr. J. VAN BREEMEN, Johannes Verhulststraat 135, Amsterdam.

Mevrouw VAN BREEMEN.

Dr. Hofrath L. E. BREGMAN, Varsovie, Rue Moniuozko 11, med. Primar arzt, Chmilna 33.

Dr. H. BREUKINK, 2de Geneesheer aan het Krankzinnigengesticht, Servaas Bolwerk 11, Utrecht.

Mevrouw H. A. BREUKINK—VAN DER MANDELE, Utrecht.

Dr. MARCEL BRIAND, Méd. des asiles de la Seine, Membre du Conseil supérieur de l'assistance publique, Asile de Villejuif (Paris).

A. BRIAND, Médecin en chef de l'Asile des Aliénés, Villejuif.

Dr. W. BRIËT, Arts, gen. gesticht 's Gravenhage.

Dr. BROCKX, Arts, Contr. geneesh. bij de Rijksverzekeringsbank, Roermond.

A. J. P. v. d. BROEK, Privaat docent v. anatomie, Amsteldijk 26, Amsterdam.

B. BROUWER, med. docts. arts, Binnengasthuis, Amsterdam.

Dr. ALEXANDER BRUCE, Physician to the Royal Infirmery, 8 Ainslie Place, Edinburgh.

Prof. RAFFAELE BRUGIA, Dir. del Manicomio provinc. di Bologna, Vià Maggia 3.

Madame ELETTRA BRUGIA.

BRUINING, Cand. Arts., Amsterdam.

A. BRUMMELKAMP, lid van de 2de Kamer der Staten-Generaal, 's-Gravenhage.

Dr. EDWARD N. BRUSH, M. D. (Towson M. D.), The Sheppard Enoch, Pratt Hospital, Station A. Baltimore, Maryland.

Mr. NATHANIEL HAWLEY BRUSH, Amerika.

Dr. L. L. M. DE BRUYN, 2de geneesheer a. h. Gesticht Coudewater bij 's-Hertogenbosch.

Docteur D. DE BUCK, Méd. en chef de l'Asile d'Aliénés, Froidmont (lez-Tournai), België.

Prof. Dr. BüCHHOLZ, Hamburg.

Dr. LUCIEN BUFFET, Méd.-Dir. de la Maison de Santé, Ettelbrück, Luxembourg.

C. J. C. BURKENS, geneesh. der Chr. Vereen. voor de verpl. van lijders aan vallende ziekte, Heemstede.

Dr. H. BURING BOEKHOUDT, Velp bij Arnhem.

Dr. Z. BYCHOWSKI, Primararzt an der Nervenabteilung des Krankenhauses „Praga", Warschau.

Dr. DOMINGO CABRED, prof. de psych., dir. de l'Hosp. de las Mercédes et de la Col. Nat. d'Aliénés, Cons. technique du Min. des Aff. étrang. et des cultes.

Professeur Santiago RAMON Y CAJAL, Prof. de Histologie etc. à l'Université, Madrid.

Madame RAMON Y CAJAL, Madrid.

Le Docteur VAN DE CALSEYDE, Médecin adjoint à la Maison de Santé „Le Strop" et à l'Institut St. Joseph pour enfants aliénés (Gand.).

Dr. CARL DUDLEY CAMP, Ann. Arbor. Michigan of (1331 Christian str. Philadelphia U. S. A.).

Dr. HENRIQUEZ Y CAROGAL, Grand Hotel Central, den Haag.

Dr. J. CASPARIE, Officier van Gezondheid, 's-Hertogenbosch.

RICHARD CASSIRER, Priv. Doc. für Psychiatrie u. Neur. Tauenzienstr. 7 II. Berlin.

Mej. C. H. TEN CATE, Keizersgracht 621, Amsterdam.

Dr. M. J. TEN CATE, Keizersgracht 621, Amsterdam.

Dr. MICHEL CATSARAS, Professeur de Neurologie à l'Université Athènes.

Centraal Isr. Krankz. gesticht in Nederland.

CLÉMENT CHARPENTIER, Avocat à la cour d'appel, 59 rue de la Tombe Issolrei Paris, (Villa Gabrielle, Hastières, Meuse, Belgique).

Dr. RENÉ CHARPENTIER, Chef de Clinique des maladies mentales à la fac. de Paris, Méd. à l'asile de St. Venant, Pas de Calais.

Dr. CHARTIER, Méd. Adj. du Sanitorium. Boulogne sur Seine, 145 route de Versailles.

Dr. OCTAVIO CHAVES, Méd. int. de l'Hosp. de las Mercédes, Buenos-Aires.

A. D. CHÉRIEX, Semi arts, N. Z. Voorburgwal 157, Amsterdam.

Dr. A. VAN DER CHIJS, Arts, geneesheer aan de kliniek van Psychotherapie, van Breestraat 1, Amsterdam.

Madame VAN DER CHIJS—DE BRUIJN, Joh. Verhulststraat 70, Amsterdam.

Dr. HENRI CLAUDE, Professeur agrégé à la Faculté de Médecine, 11bis rue du Cirque, Paris.

Madame HENRI CLAUDE, 11bis rue du Cirque, Paris.

Dr. ARTHUR CLAUS, Méd. en Chef de l'Asile des aliénés de Mortsel, 33 rue des Nerviens, Anvers.

Dr. F. CLAYE SHAW, London.

Dr. L. COENEN, Geneesheer over de gevangenissen, Officier van Gezondheid, Kruisweg 68A, Haarlem.

Dr. CH. H. ALI COHEN, Inspect. van de Volksgezondheid, Utrecht.

M. H. COHEN, 2de geneesh. aan het gesticht „Het Graffel", Warnsveld.

Dr. JOSEPH COLLINS, Professor of Psychiatry, Post-Graduate Medical School, New-York.

EUGÈNE CORNESSE, Greffier de la prov. de Liège, Rue Henricourt 18, Liège.

Prof. Dr. S. MENDES DA COSTA, Roemer Visscherstraat 45, Amsterdam.

Madame DE COSTÉ—BRISSAC, 28 Cours de la Reine, Paris.

Dr. F. EDW. COULTER, Omaha. Nebraska, U. S. A., Mc. Cagie Bldg.

Miss EDW. COULTER.

Dr. S. COUPLAND, M. D. F. R. C. P., His Maj. Commissioner in Lunacy.

PAUL COURBON, St. Vermarck, Pas de Calais.

Dr. A. COUVEE, Gen. Dir. van het Nederl. Israel. Gesticht, Nieuwe Keizersgracht 98, Amsterdam.

Mevr. COUVÉE, Amsterdam.

Dr. F. M. COWAN, Oud.-Gen. Dir. van het Gesticht te Dordrecht, Cons. Gen. van Zenuw-en Zielsziekten, Perponcherstraat 107, den Haag.

Dr. EDWARD COWLES, Warren Chambers, 419 Boylston Street, Boston Mass.

Dr. W. H. COX, Gen. Dir. van het krankz. gesticht te Utrecht.

Dr. T. D. CROTHERS, American Society for the study of alcohol and other narcotics.

J. H. A. VAN DALE, Gen. Dir. van het krankz. gesticht „Veldwijk" te Ermelo.

Dr. DANADJIEFF, Méd. de la Section des Maladies Nerveuses à l'Hopital, Sophia (Boulgarie).

Dr. C. E. DANIELS, P. C. Hooftstraat 87, Amsterdam.

Madame C. DANIËLS—VAN BAERLE, Amsterdam.

Dr. MAURICE DARDEL, Préfargier Suisse, Canton Neuchatel.

Dr. WILLIAM R. DAWSON, M. D., F. R. C. P.. Farnham House, Finglas, Dublin, Ireland.

Madame FLORENCE DAWSON, Finglas, Dublin, Ireland.

Zr. M. DEBRUS, hoofdverpleegster Binnengasthuis, Amsterdam.

Dr. OVIDE DECROLY, Med. Dir. de l' Inst. de l'Enseignement spécial, Brussel.

A. DEENIK, Geneesheer aan het Gesticht „Bloemendaal", Loosduinen.

Dr. J. W. DEKNATEL, Off. v. gezondheid, belast met den geneeskundigen dienst der gevangenissen, Breda.

B. VAN DELDEN, Utrecht, 1e geneesheer aan het krankzinnigengesticht, Utrecht.

Dr. C. C. DELPRAT, Heerengracht 256, Amsterdam.

Docteur G. DENY, Médecin de la Salpétrière, 18 rue de la Pépinière, Paris.

Dr. Méd. P. DETHLEFSEN, Président de la Société de Neurologie. Vestervoldgade 9¹, Copenhague.

Madame JULIE DETHLEFSEN, Vestervoldgade 91, Copenhague.

J. VAN DEVENTER Szn., Inspecteur van het Staatstoezicht op Krankzinnigen en Krank-zinnigengestichten, Sarphatistraat 78, Amsterdam.

Madame A. W. VAN DEVENTER—STELLING, Sarphatistraat 78, Amsterdam.

Dr. RICHARD DEWEY, A. M., M. D., Physician in charge, Milwaukee Sanitarium for Neur. and Mental Diseases, Wauwatosa, (Wisconsin).

S. DIAMANT Bzn., Arts, Hoek van Holland.

Mevr. DIAMANT, Hoek van Holland.

Dr. F. C. DOBBERKE, Cons.-Gen. voor zen. en zielz., Piet Heinstr. 16, 's-Hertogenbosch.

J. L. DOBBERKE, Arts, Cons.-Gen. van zenuw. en zielz., Rijnkade 88, Arnhem.

K. H. A. VAN DORTMOND, Arts, Gen. a. d. inr. v. zenuwl. „Overdonk", Dongen.

Mej. Mr. P. C. VAN DORP, 's Gravenhage.

CHARLES DUBOIS, étudiant, Berne, Falkenburg 20.

Dr. PAUL DUBOIS, Professeur de Neuropath. à l'Université, Falkenburg 20, Berne.

Madame DUBOIS, Falkenhöheweg 20, Berne.

Dr. MAURICE DUCOSTE, Maison spéciale de santé, Ville Évrard, Neuilly sur Marne, Seine-et-Oise.

Mademoiselle VALENTINE DUCOSTE, 8 rue Meissonier, Paris.

Dr. E. DUPRÉ, Professeur agrégé à la Faculté de Médecine, 49 rue St.-Georges, Paris.

Docteur J. M. DUPAIN, Médecin en chef des asiles d'aliénés de la Seine, Asile de Vaucluse, par Epinay sur Orge (Seine-et-Oise).
A. DUPONT, arts, geneesheer aan het idiotengesticht, 's-Heerenloo, Ermelo.
Dott. PIRRO DRAGONI, Ravenna.
Madame GIONNINA DRAGONI—BROCCHI, Corso Garibaldi 80, Ravenna.

Dr. CHARLES CROMHALL EASTERBROOK, Medical Superint, Ayr. Distr. Asylum, Glengall, Ayr (Scotland.)
Dr. J. H. EBERSON, Keizersgracht 113, Amsterdam.
Dr. ERICH EBSTEIN, Assistent am Krankenh. l. d. Isar, München.
H. EDERSHEIM, jur. cand., Frederiksplein 53, Amsterdam.
P. H. VAN EDEN, Gen.-Dir. Stadsziekenhuis, Leeuwarden.
Dr. F. VAN EEDEN, Bussum.
Sanitätsrath Dr. C. VON EHRENWALL, Besitzer u. Dirigirender Arzt der Kuranstalt für Gemüths- und Nervenkranke, Ahrweiler (Rh.-Pr.).
Dr. W. EINTHOVEN, Hoogleeraar in de physiologie aan de Hoogeschool, Leiden.
Dr. M. EITINGON, Cand. Med., Zürich W., Pension Rigiblick, Zürich V, Ritterstrasse 1u.
Mej. C. EITJE, N. Keizersgracht 59, Amsterdam.
Professor Dr. D. VAN EMBDEN, Hoogleeraar i. d. Rechtsgeleerdheid, Vossiusstraat 29, Amsterdam.
Dr. LADISLAS EPSTEIN, Directeur de l'asile des aliénés de l'État, Nagyszeben, Hongrie.
Dr. M. J. VAN ERP TAALMAN KIP, Gen.-Dir. van het Sanatorium voor Zenuwlijders, Velperweg, Arnhem.
Dr. R. ERAUSQUIN, Méd. odont. de l'Hosp. de las Mercedes.
Dir. DE LA REVISTA FRENOPATICA ESPANOLA, Rue Rambla de Cataluna 43 Barcelona.
Dr. J. A. ESTEVES, Prof. Agrégé de Neuropath, Buenos-Aires.
Dr. JOSÉ Mc. ESQUERDO, Prof. de l'Hosp. Général, Zorrilla, 33 pral., Madrid.
Dr. R. EWALD, Prof. der Phys. an der Univ., Direct. der Physiol. Inst., Spachallee 5, Strassburg.
Frau Prof. EWALD, Strassburg.
Miss Dr. HALLE LAURA EWING, Lincoln Nebyse, U. S. A.
P. H. EIJKMAN, D. M., van Lennepweg 6, den Haag.
Doctor RAMON EZQUERRA, Rue de Argensola 2, dup do Madrid.

Doctor NINIAN M. FALKINER, University Club, 36, Molesworth street, Dublin, Ireland.
Dr. QUAET—FASLEM, Oberarzt a. Provinc. Sanat. für Nervenkranke „Rasemühle" bei Göttingen.
Dr. MAURICE FAURE, Anc. Interne des Hôpitaux de Paris, et de la Clinique des mal. nerv. à la Fac., Méd. de l'Établ. de Reéduction Motrice, La Malou (Hérault).
Mejuffrouw F. FEDDES, Adjunct-directrice van het provinciaal krankzinnigengesticht „Zwanenburgwal", Amsterdam.
T. E. N. FELTKAMP, Arts, Honthorststraat 39, Amsterdam.
Dr. G. W. VAN DER FELTZ, 2de gen. a. h. Sanatorium, Arnhem.
Mevr. M. E. C. FELTKAMP—COOMANS, Amsterdam.
Don MANUEL ANTON Y FERRÁNDIZ, Professeur d'Anthropologie à l'Université, Madrid.
Prof. Dr. G. C. FERRARI, Dir. Inst. Méd. paed. Emiliano; Libre docent de psychiatrie à l'Univ. de Bologne, Bertalia.
Madame EMILIA FERRARI—GIORDON, Bologne, Bertalia.
Dr. ALBERT WARREN FERRIS, A. M. M. D. assistant in med. Un. and Belleone Hospital med. edit. intern. encyclop., 114 West 69th street, New-York.
Mrs. JULIET FERRIS, New-York.
Dr H. FERNANDES, Méd. int. de l'Hosp. de las Mercedes, Buenos-Aires.
Dr. JACOB FISCHER, Porsony, Pressburg (Hongarije).
Dr. FISCHMANN, Perm en Russie.
Dr. FORNAU, Dublin.
Dr. E. FORSTER, Oberarzt der Psych. und Nervenklinik der Kgl. Universität Berlin.
Dr. PRIVAT DE FORTUNIÉ, Chef de l'Asile des aliénés, Armentières Nord.
Dr. E. FLATEAU, Méd. Neurol, Varsovie.
Dr. M. J. A. FRANCKEN, 2e geneesh. aan het Krankz. gest., Zutphen.

Phil. Dr. C. J. WIJNAENDTS FRANCKEN, 's-Gravenhage.
Madame WIJNAENDTS FRANCKEN—DYSERINCK.
Mej. A. E. FRANK, Amsterdam.
Dr. med. L. FRANK, Spezialarzt für Nerve- und Gemüthskrankheiten, Zürich.
Mevr. FRANK. Zürich.
Mej. MARIANNA FRANKEN, Nieuwe Prinsengracht 27, Amsterdam.
Dr. S. I. FRANZ, Psychologist, Govern. Hospital for the Insane, Prof. of Physiol. and
   Psychol., George Washington Univ; address: St. Elizabeths, Washington, D. C.
Prof. FRANTZEN, Utrecht.
Professor Dr. A. FRIEDENREICH, Dir. Arzt der psych. u. neur. Klinik, Vendersgade 28,
   Kopenhagen.
Dir. ARKADI ALEXANDROWITZ VON FRIKEN, Psychiatrisches Krankenhaus, Kolmovo
   Nowgorod (Rusland).
Madame NATALIE GEORGIANA VON FRIKEN, Kolmovo Nowgorod (Rusland).
Mej. HELENE M. FROMMANN, Theor. Arts, Middenweg 38, Watergraafsmeer, Amsterdam.
Dr. Th. E. FRIJLINK, Gen. dir. v. h. rijkskrankz.gest., Medemblik.

Dr. W. GAMBLE, med. superintendent Warat Hospital for the Insane. Victoria, Australië.
Dr. W. H. GASKELL, F. R. S. Lect. on Phys. at the Univ., Cambridge.
S. GEFFEN, cand. med., Wilkomir, gouv. Kowus.
Dr. A. VAN GEHUCHTEN, Professeur à l'Université, 36 rue Léopold, Louvain.
Dr. Med. CHRISTIAN GEILL, Dir. de l'Asile des aliénés à Viborg (Danemark).
Mej. R. E. S. VAN GELDER, Oosterpark 26, Amsterdam.
Mej. ANNIE VAN GELDEREN, Amsterdam.
GENOOTSCHAP TER BEVORDERING VAN NATUUR-, GENEES- EN HEELKUNDE,
   te Amsterdam (Dr. C. C. Delprat, Secretaris van het Genootschap).
Dr. H. A. GERRITSEN, ass. geneesh. aan het Krankz. gesticht Oud-Rozenburg, Loosduinen.
Dr. JAMES J. FITZ GERALD, Resident Méd. Superint. District Asylum, Cork (Ireland).
Dr. GERLACH, Geheimer Medizinalrat, Dir. der provinz. Heilanstalt, Münster (Wpk).
Mme. I. GERRITSEN, Loosduinen.
Mr. J. J. VAN GEUNS, Pres. v. h. Gerechtshof, te 's-Gravenhage, Parkstraat 14.
J. GEWIN, Nassaukade 163, Amsterdam.
Prof. AUGUSTO GIANELLI, Manicomio, Roma, libre doc. de Psych. à l'Un. de Rome,
   Primario Manic. di S. Maria Della Pietà.
Prof. AUGUSTO GIANELLI, Dir. de labor. d'anatomie pathol. Rome. Institut Manicomio
   de Sante M. della Pietà Roma.
H. F. A. GIESBERS, insp. van den geneesk. dienst der landm., Laan v. Nieuw-Oost-Indië 13,
   Den Haag.
Dr. J. H. GIESBERS, Anna Vondelstraat 6, Amsterdam.
Mr. L. W. VAN GIGH, Advocaat, Lid van den Gemeenteraad van Amsterdam.
Dr. ARTHUR GINÉ Y MARRIERA, Méd. dir. Manicomio, Nueva Belar, Barcelona (Spanje).
Madame JOAQUINA GINE, Rambla de Cataluna 116.
JAC. J. J. A. VAN GINNEKEN, St. Willebrords-College, Katwijk a. R.
Mr. W. L. LUYKEN GLASHORST, Ambtenaar van het Openb. Min. bij de Kanton-
   gerechten in het Arrond. Amsterdam, Keizersgracht 698.
Dr. GLORIEUX, 36 rue Jourdon, Bruxelles.
J. F. A. GOOSSENS, geneesh. aan het Krankz. gest. „Voorburg", Vucht.
H. GODTHELP, Med. doct. arts, Hilversum.
Dr. J. G. GOHL, Vondelstraat 53, Amsterdam.
Mevrouw GOHL—SCHREUDER, Vondelstraat 53, Amsterdam.
Dr. J. P. VAN GORKOM, Afrikaanderplein 9, Rotterdam.
Dr. C. H. G. GOSTWIJCK, M. B.; Stirling District Asylum, Larbert (Sc.).
Dr. H. F. DE GRAAF, N. H. Predikant bij de Rijkswerkinrichting, Veenhuizen, Drenthe.
Dr. J. GRASSET, Prof. à la Fac. de Méd.; Prof. de clin. méd., Montpellier.
GASTON GRÉGOIRE, député permanent, 54 Quai des Pêcheurs, Liège.
Mr. GREGORY, New-York.
Dr. A. GROSKAMP, Velp.
Dr. GROCQ, Hoofdarts van het krankzinnigengesticht te Uccle (bij Brussel).
Dr. C. GROENEWEGEN, Utrecht.

Mevr. GROENEWEGEN, Utrecht.
Mevrouw GROENEWEGEN—TER MEULEN, Assen.
Dr. OTTO GROSS, Privat dozent, Mozartgassa, Graz. III.
Frau FRIEDA GROSS—SCHLOFFER, Graz.
Mr. J. H. GUNNING, Schoolopz. district Amsterdam.
Dr. H. GUTZMANN, Priv. doz. an der Universität, Schöneberger Ufer 11, Berlin W.

Dr. J. C. J. VAN DER HAGEN, Insp. van de Volksgez., Secr. Psych. Neur. Ver., 's Bosch.
THOMAS H. HAINES, Ohio State Univers., Columbus, Ohio, U. S. A.
Mevr. HAITSMA MüLLIER, Baronesse van SYTZEMA, Haarlem.
Prof. Dr. HENRI DE HALBAN, rue Kraszewski 5 Léopol (Lemberg).
Dr. NINIAN HALKINER, Royal College of physicians of Ireland.
Mr. J. N. VAN HALL, oud-Weth. v. onderwijs, Vondelstraat, Amsterdam.
Dr. S. J. HALBERTSMA, Oud-gen. Dir. van het Gest. te Rotterdam, Eendrachtsweg 51.
J. A. VAN HAMEL, Sarphatistraat 49, Amsterdam.
Prof. Dr. G. A. VAN HAMEL, Prof. in het Strafrecht, Nic. Witsenkade 48, Amsterdam.
Mevrouw VAN HAMEL—'s JACOB, Nic. Witsenkade 48, Amsterdam.
Dr. Med. JUL. HAMPE, Arzt f. nerv. u. psych. Kr. Steintonvall 11, Braunschweig.
VAN DER HARST, Lid.'der Ned. Ver. voor Psych, Loosduinen.
Dr. A. C. HARTEVELT, Arts, Rapenburg 66, Leiden.
Prof. FRITZ HARTMANN, Professor an der Univ., Glacisstrasse 9. Graz.
Dr. M. DE HARTOGH, Arts, Med. adv. v. d. Ongev. Verz. Mij. Fatum, Pl. Kerklaan 23,
    Amsterdam.
Dr. J. HAVER DROEZE, Dordrecht.
S. Baron VAN HEEMSTRA, Lid v. d. 2e Kamer St. Gen., Sassenheim.
Prof. Dr. K. HEILBRONNER, Hoogleeraar in de Psychiatrie, Utrecht.
E. HEKMA, Arts, Oude Ebbingestraat 17, Groningen.
J. J. HENDRIKSZ. arts, geneesh. aan het gesticht „Voorburg", Vught.
Dr. S. E. HENSCHEN, Prof. der Inneren Med. am Karol. Inst., Stockholm.
D. HERDERSCHEE, Arts, Nassaukade 163, Amsterdam.
Dr. S. R. HERMANIDES, Joh. v. Oldenbarneveldtlaan, 's Hage.
Prof. HEYMANS, Groningen.
Dr. INA HOEKSTRA, Arts 1e Helmersstraat 189, Amsterdam.
H. VAN DER HOEVEN Jr., Arts, 2e Gen., Gest. Coudewater, Rosmalen.
J. W. HOFMANN, Arts, Oud-Gen. Krz. gest. Buitenzorg (Java). Ginneken bij Breda.
Dr. J. D. HOLLANDER, Méd. à la Colonie de Gheel.
Mej. CHRISTINE VAN HOORN, Heerengracht 529, Amsterdam.
Dr. C. J. HOOGVELD, Gen. Dir. Coudewater, Rosmalen.
Dr. S. VAN DER HORST, Arts, Keizersgracht 289, Amsterdam.
J. J. VAN DER HORST, arts te Middelburg.
Dr. FRITZ HOPPE, II Oberarzt Prov. Anst., Altenberg b. Wehlau.
Dr. J. HUDDLESTON SLATER, Innsbrück.
Dr. W. G. HUET, Cons. gen. voor Zenuw- en Zielsz., Koninginneweg 101, Haarlem.
Mej. C. H. HUGENHOLTZ, Apothekeresse, Buitengasthuis, Amsterdam.
Dr. CHARLES H. HUGHES. Prof. of Neurol. Psychiatria and Electrotherapia, Editor
    Alienist and Neurologist, St. Louis.
Dr. MENNO HUIZINGA, Kloveniersburgwal, Amsterdam.
J. P. L. HULST, Arts, Leiden.
Dr. J. HULSHOF POL, arts 3e gen. aan het gesticht Buitenzorg.
Docteur HUMBERTO GOTUZZO, Hospicio Nacional, Rio-de-Janeiro.
Dr. H. M. HURD, Ass. Editor. Americ. Journ., of Insanity Baltimore (Maryland).

Dr. Med. H. IDELSOHN, Thronfolgerboulevard 21, Riga.
W. IDSINGA, arts, Plantage Muidergracht, Amsterdam.
Dr. J. W. M. INDEMANS, Arts, Maastricht.
JOSÉ INGEGNIEROS, Dir. du Serv. d'Obs. des Al., Dir. de l'Inst. de Crim., rue Santa
    Fé 1134, Buenos-Aires.
Prof. Dr. W. W. IRELAND, Musselburgh (Scotland).

Dr. J. W. JACOBI, Gen. Dir. Krz. gest. aan de Zwanenburgwal, Ruyschstraat 38, Amsterdam.
Mevrouw M. A. JACOBI-VAN LEERSUM, Ruyschstraat 38, Amsterdam.
Dr. ALETTA H. JACOBS, Med. Doct., Arts, Tesselschadestraat 15, Amsterdam.
M. JACOBS, Speciaal arts voor zen. en z.z., Groningen.
Dr. G. A. JÄDERHOLM, Stockholm.
H. JAGER, Arts, Cons. Gen. v. Zenuw en Zielz., Gedempte Zuiderdiep 45, Groningen.
Dr. C. JAKOB, Chef du Lab. de la Clin. de Psych., Buenos Aires.
Dr. A. J. J. JANSSEN. Arts, Venray.
G. J. B. A. JANSSENS, Arts, 2e geneesheer, Endegeest.
Prof. PIERRE JANET, Prof. de Psychologie, 54 rue Varenne, Paris.
Mme PIERRE JANET, 54 rue Varenne. Paris.
FLORIS JANSEN, Johannes Verhulststraat 153, Amsterdam.
Dr. Prof. G. JELGERSMA, Hoogleeraar Psych. Leiden.
Mevr. C. JELGERSMA, Leiden.
Mej. B. D. JELGERSMA, Leiden.
Dr. SMITH ELY JELLIFFE, Prof of psych. at Fordham University, 64 West 56th. str., New-York.
Prof. M. D. JOSEPHUS JITTA, Prof. in 't Handelsrecht, Keizersgracht 818, Amsterdam.
Dr. N. M. JOSEPHUS JITTA, Keizersgracht 812, Amsterdam.
Madame N. M. JOSEPHUS JITTA—COHEN, Keizersgracht 812, Amsterdam.
Dr. FR. JODL, Prof. der Philosophie Univ., 13 Reithlegasse, Wien XIX.
Frau MARG. JODL, 13 Reithlegasse Wien XIX.
Madelle MARIE JODL, Enns (Haute Autriche).
Dr. ERNEST JONES, 13 Harleystr. London W. 2243 Mayfair.
Dr. PAUL JOIRE, Rue Gambetta 42, Membre de la Société d'Hypnologie de Paris, Lille
Madame P. JOIRE, Lille, France.
Dr. C. G. JUNG, Privatdozent a. d. Un., Burghölzli, Zürich.
Frau C. G. JUNG, Burghölzli, Zürich.
M. M. JUNG, Dir. Off. v. Gez. 1e kl. K. N. M., Joh. Verhulststraat 79, Amsterdam.

Dr. A. C. KAM, geneesheer, Gest. Meerenberg, Bloemendaal.
Miss. KANN.
Dr. C. M. ARIËNS KAPPERS, Priv. Doc. Universiteit Amsterdam.
J. KAT WZN., 1e gen. aan het Rijkskrankzinnigengesticht Medemblik.
WILLIAM W. KEEN, M. D. Hon. F. R. C. S., Prof. of Surgery, Jefferson Medical College, 1729 Chestnutstreet, Philadelphia.
Miss. DORA KEEN, 1729, Chestnutstreet, Philadelphia.
Miss. FLORENCE KEEN, 1729, Chestnutstreet, Philadelphia.
Mej. J. W. G. VAN KESTEREN, Arts, Amsterdam.
E. H. KEUCHENIUS, Arts, Villa Arcadia, Scheveningen.
Mevr. KEUCHENIUS—ROORDA, Badhuisweg 16, Scheveningen.
Dr. A. KLEIN, Wilhelminagasthuis, Amsterdam.
Mej. G. J. KLOMP, Arts, Willem Barendszstraat 94, Utrecht.
P. J. DE KOCK, Arts, Gen. aan het Gesticht „Meerenberg", Bloemendaal.
Dr. LADISLAS KOHLBERGER, Dir. de la Maison des al. de Léopol (Lemberg) Kulparkow.
Mej. KÖHLER.
Dr. med. P. KOHNSTAMM, Königstein i.T., bei Frankfurt a.M.
WILHELMINA M. KOLFF, Arts, van Arksteestraat, Nijmegen.
J. V. D. KOLK, Arts, Gen. Dir. van het Gest. Endegeest en Rhijngeest (Oegstgeest).
K. KOOYMAN, Arts, Haagweg 65, Leiden.
K. KOOYMAN, Arts, Off. v. Gezondh., Haagweg 65, Leiden.
C. F. KORTENHORST, med. stud., Amsterdam.
Prof. D. J. KORTEWEG, Vondelstraat 104 F, Amsterdam.
Dr. BOGUSLAW KLARFELD, Ass. des physiol. Inst. d. Un. Lemberg.
Dr. A. KLEIN, Wilhelmina Gasthuis, Amsterdam.
Dr. Med. H. KLEIN, Wilhelmina Gasthuis, Amsterdam.
Dr. THEOPHIL KLINGMANN, 341 East Libertystr., Ann. Arbor, Michigan.
Mej. G. J. KLOMP, Arts, Willem Barendzstraat 94, Utrecht.

Dr. J. M. W. KRAMER, 1e gen. aan het Gesticht, 's-Bosch, Hinthamereinde E 220.
T. C. J. KROESEN, Semi-Arts, Andreas-Bonnstraat 44, Amsterdam.
Mevr. A. KROPVELD.
A. KROPVELD Jr., Arts, Ceintuurbaan 251, Amsterdam.
Dr. Med. HENRIJK KUCHARZEWSKI, Ordynator Hopitala Ewangelickicze, Miodowa 5.
Dr. KAREL KUFFNER, 11 Riegevoro nain 3, Prague (Bohême).
Dr. C. H. KUHN, Hoogleeraar i. d. Ziektekundige Ontleedkunde en Gerechtelijke Genees-
kunde, Amsterdam.
Dr. J. KUIPER, Gen. Dir. van het Wilhelmina Gasthuis, Amsterdam.
Mevrouw KUIPER—VRENDENBERG, Amsterdam.
TACO KUIPER KZN., Med. Docts. Arts, Ass. der Un. Polikl. für Nervenkrankh., Seefeld-
strasse 73III, Zürich.
Dr. KUPCZIJK, Cracovie.

J. A. LAAN, Lid van de 1e Kamer der St. Gen., Wormerveer.
ALFRED LABOULLE, membre du Dép. perm., 23 rue de la Casquette, Liège.
DON LUIS SIMARRO Y LACABRA, Professeur de Psychol. expér. à l'Université, Madrid.
Dr. LAGRANGE, Poitiers.
P. LAMBERTS, arts cons. gen.h. v.zz. Stationsstraat, Utrecht.
Dr. A. A. G. LAND, Haarlem.
Dr. S. J. DE LANGE, arts, Sarphatistraat 45, Amsterdam.
Dr. E. J. EVERWIJN LANGE, Heerengracht 491, Amsterdam.
Mej. J. J. R. EVERWIJN LANGE, Heerengracht 491, Amsterdam.
Mevr. LANGELAAN.
Dr. H. D. LANGELAAN, Prinsengracht 27, Amsterdam.
J. LANGELAAN, Prinsengracht 27, Amsterdam.
Dr. J. W. LANGELAAN, Hoogleeraar in de Anatomie, Leiden.
Dr. J. DE LANGEN-WENDELS, Prof. de Psychol. morale à l'université de Fribourg (Suisse).
Dr. LÉON LARUELLE, Pavillon de Haut Pré, Bruxelles.
L. W. E. M. LASONDER, Jur. Docts., „Nostra Vota", Soestdijk.
Dr. KAROLY LECHNER, Prof. Psych. et Neur. Consiliarius Aulae regiae. Kolozsvàr
(Hongrie).
Prof. Dr. E. C. VAN LEERSUM, Leiden..
Dr. A. LEGRAS, Méd. en chef de l'Inf. sp. pour le Dép. de la Préfect. de Police, exp.
p. d. Tribunaux, 7 Rue Saulnier, Paris.
L. LEIGNES BAKHOVEN, Arts, Gen. a. h. krankz. gesticht, Deventer.
Dr. N. J. LEMEI, Meerenberg, Bloemendaal.
JOHN LENTAIGNE, Merrion square 42, Dublin, Ireland.
Dr. JEAN LÉPINE, Prof. agr. à la Fac. de Méd., Méd. de l'As. d'Al. du Rhône, Lyon.
Mme. LÉPINE, 30 Place Bellecour, Lyon.
Dr. MAX LEWANDOWSKI, Privatdoz., Eichhornstr. 9, Berlin W. G.
Dr. AUG. LEY, méd. en chef du san. et de l'asile, Uccle près Bruxelles.
Prof. Dr. H. LIEPMANN, Breitestrasse 46, Pankow bei Berlin.
Dr. OTTO LIPMAN, Berlin, W. 50, Pragerstrasse 23.
Frau Prof. H. LIPMAN, Breitestrasse 46. Pankow b. Berlin.
Dr. CH. LLOYD TUCKEY, 88 Park str. Grosvenor sq., London.
J. A. LODEWIJKS, arts, Nieuwe Gracht 37, Haarlem.
Dr. SIEGFRIED LOEWENTHAL, Nervenarzt, Braunschweig.
Frau Dr. LOEWENTHAL, Braunschweig.
Dr. D. M. VAN LONDEN, Arts, ass. „Binnengasthuis", Amsterdam.
C. A. VAN DER LOO, Boompjes 10, Rotterdam.
H. LOTERIJMAN, Theor. arts, Singel 48, Amsterdam.
J. LUBSEN Nzn., arts, Beemster.
ANNA PAULOWNA W. J. VAN STIPRIAAN LUÏSÇIUS, Med. doct. arts. Stadhouders-
kade 36, Amsterdam.
Dr. S. LIJKLES, Oud gen. Dir. aan het Gest. te Lawang, zenuwarts Praediniussingel
aan het Emmaplein, Groningen.

WILLIAM M. MABON, Superint. Manhattan-State-Hospital, Wards Island, New-York.

Prof. CARLOS F. MAC DONALD, Prof. of Mental Diseases, Bellevue hospital Med. College New York City.

Dr. J. H. MAC DONALD, Med. off. Govan District Asylum, Hawkhead, Scotland.

Miss ELISABETH MAC DONALD.

Miss MAC DONALD, New-York.

Dr. Th. CHARLES MACKENZIE, Royal Asylum, Aberdeen (Scotland).

Prof. VIRGILIA MACHADO, R. do Instituto V. M. 12. Avenida da Liberdade 200, Lisbonne.

Dr. ASHLEY W. MACKINTOSH, 9 Bonaccord square, Aberdeen.

Dr. DANIEL MAES, Wervicq, Belgique.

Docteur V. MAGNAN, Membre de l'Acad. de Méd., Méd. de l'Asile St. Anne, 1 rue Cabanis, Paris.

HANS MAIER, Assistentarzt der psychiatrischen Klinik, Burghölzli, Zürich.

Frau HANZ MAIER, Zürich.

HANS MAIER, Assistentarzt a. d. Psychiatr. Klinik Zürich, Burghölzli.

Dr. LUDWIG MANN, Priv. Doz. an der Kgl. Universität, Breslau, Neue Taschenstr. 20.

Frau LUDWIG MANN, Breslau, Neue Taschenstrasse 20.

Prof. Dr. LORENZO MANDALARI, Dir. del Manicomio di Messina.

Dr. G. W. MANSCHOT, Arts, Winterswijk.

Med. Dr. HENRY MARCUS, Docent Karolinska Institutet, Sundbyberg bei Stockholm.

Frau HENRY MARCUS, Sundbyberg bei Stockholm.

Dr. A. MARIE, Méd. des As. de la Seine, Dir. Lab. Psych. Path. à l'Ec. des H. E., Méd. en chef de l'as. des al. Villejuif, 10 Rue de St. Pétersbourg Villejuif.

Dr. HAMILTON C. MARR, Medical Superintendent, Glasgow Dir. Asylum, Woodilee, Lenzie.

Mad. MARR, Lenzie.

Dott. C. E. MARIANI, Ass. Onorar. alla Clin. Psich. e Neurop. della R. Università di Torino, Corso Re Umberto 87, Turin.

Madame HELIA MARIANI, Corso Re Umberto 87, Turin.

Madame A. MARIE, 10 Rue de St. Pétersbourg, Paris.

Asile de Maison-Blanche, Neuilly sur-Marne, (Seine et Oise.)

Dr. GEORGES MARINESCO, Prof. à la Fac. de Méd., 18 Strada Brézoiano, Bucarest.

Prof. ANTONIO MARRO, Direttore del Ro. Manicomio Torino.

Madame ELSA MARRO—PROVANO, Via Cernaia 40, Torino.

Dr. J. MASSAUT, Méd. de la Colonie d'Aliénés, Lierneux (Prov. Liège).

M. MAXIMOFF, Koursk, Russie.

Mlle. MAXIMOFF, Koursk.

Prof. Dr. CARL MAYER, Vorstand der psych-Neur. Klinik, Kaiser Josephstrasse 5", Innsbrück.

Dr. Med. WACLAW MECZKOWSKI, Ordynator szpitala Dziec Jezus; Rue Chmielna No. 25, Varsovie (Pologne Russe).

Madame W. MECZKOW KI, Varsovie.

Dr. FR. MEEUS, Wijkgeneesh. aan de Kolonie te Gheel (België.)

R. A. MEES, Ass. aan de Psych. Kliniek, Oegstgeest.

Dr. ADOLF MEIJER, Professor of Mental Diseases, Ithaca.

Dr. J. M. RAMOS MEJIA, prof. de Neurop, Buenos-Aires.

Dr. P. A. MELCHIOR JR., Reguliersgracht 34, Amsterdam.

Mevrouw MELCHIOR, Amsterdam.

Dr. M. MENDELSSOHN, Anc. Prof. à l'Un. de St. Pétersbourg, membre de l'Ac. de Méd. 49 rue de Paris.

Mevrouw MENDES DA COSTA, Amsterdam.

Dr. W. C. MENSONIDES, Stadhouderslaan 22, 's-Gravenhage.

Dr. CH. A. MERCIER, M. B.; F. R. C. P.; Prof. of Psych., London.

S. VAN MESDAG, Gen. van de Gevang. Groningen en Tuchtschool te Haren.

Mevr. MARIE METZ—KONING, Vaassen (Veluwe).

Dr. R. TH. MEURER, Honthorststr. 10, Amsterdam.

L. S. MEYER, 1e Gen. aan het Gest. Deventer.

Dr. F. S. MEYERS, Zenuwarts a. h. „Wilhelminagasthuis", Weteringsch. 130, Amsterdam.

Mevrouw F. S. MEYERS—DENTZ, Weteringschans 130, Amsterdam.

ALBERT MICHOTTE, Chargé de Cours à l'Un. de Louvain. Dir. du Lab. de Psychol. expér, 127 Chaussée de Tirlemont, Louvain.

Dr. JOHN KEARSLEY MITCHELL, Philadelphia (Plun) No. 1730 Spruce St.

D. MIJNLIEFF, arts, Amsterdam.

Dr. C. J. MIJNLIEF, arts, Leliegracht 27, Amsterdam.

Mej. A. A. W. MOLENAAR, Theor. Arts, Joh. Verhulststraat 126, Amsterdam.

Dr. A. TH. MOLL, Oud Gen. Dir. van het Krankz. Gest., Utrecht.

ANTHONY MOLL, Notaris te Doetinchem.

Madame A. MOLL—HESSELINK, Doetinchem.

Mej. ANNY MOLL, Valeriusstraat 60, Amsterdam.

Mej. A. HELENA MOLL, Doetinchem.

TH. DE HAZETH MOLLER, Turftorenstraat 6a, Groningen.

Prof. Dr. C. VON MONAKOW, Prof. der Neurol., Dufourstrasse 116, Zürich.

Frau Prof. VON MONAKOW, Dufourstrasse 116, Zürich.

Frl. ELSE VON MONAKOW, Zürich.

Frl. MASCHA VON MONAKOW, Zürich.

Dr. L. DE MOOR, Hoofdgeneesheer aan het Gesticht Guislain, Gent.

S. J. MOORMAN, Arts, 2de Gen. a. h. gesticht, 's-Hertogenbosch.

Dr. JULIANO MOREIRA, de l'Ac. de Méd. de Rio., Dir. de l'Hospice Nat. des Al., Rio de Janeiro, Brésil.

Dr. JULES MOREL, Méd. Dir. de l'Asile des Aliénés de l'État, Inspect. adj. des as. d'aliénés du Royaume. Mons, Belgique.

Dr. DE LA MORETTE, Chef du Bureau des asiles. Service des aliénées de la préfecture de la Seine, Paris.

Dr. RODRIGUEZ MORINI, Med. Dir. du Manicomio de S. Baudilio (Barcelona).

Dr. FRANCISCO MORIXE, Med. int. de l'Hosp. de las Mercedes. B. Ayres.

Prof. ENRICO MORSELLI, via Assarotti, Dir. d. l. Clinique des mal. ment. et nero, O. Universita, 46¹, Genova, Italia.

Dr. F. W. MOTT, F. R. D. Delegated of Great Brittain & Ireland.

Dr. FRED. WALTER MOTT, 25 Nottingham Place, London W.

Dr. DE LA MOUTTE, Chef du Bureau des asiles. Service des aliénés de la préfecture de la Seine.

Mevrouw MUNTENDAM, Amsterdam.

Dr. F. MULLER, arts, Casa Rusticana, Heelsum (Geld.).

Dr. L. J. J. MUSKENS, Priv. Doc. der Universit., zenuwarts aan het gasthuis der Ned. Ver. tegen Vallende Ziekte, Anna Vondelstraat 6, Amsterdam.

Professeur BASILE DE NARBOUT, Conseiller d'État, Interne à l'Hôpital Militaire Nicolaewski, St.-Pétersbourg.

L. NAVIS, arts, Beestenmarkt 109, Den Haag.

Dr. NEEDHAM, His Maj. Commissioner in Lunacy.

Dr. C. NEISSER, Direct. der Provinz. Heil- und Pflegeanst., Bunzlau.

Prof. Dr. TEODOR NERANDER, Dir. Méd. de l'Asile d'Aliénés, Chargé du Cours de Psychiatrie à la Fac. de Méd. de Lund (Suède).

Dr. ALEX Mc NICHOLL, New-York, American Society for the study of alcohol- and other narcotics.

A. J. M. LE NOBEL, arts. 1e Gen. aan het Gesticht „het Graffel'', Warnsveld.

L. J. W. LE NOBEL, arts. Gen. aan het Gesticht Oud Rosenburg, Loosduinen.

Dr. M. I. NOLAN, Down District Asylum, Downpatrick.

Prof. Dr. W. NOLEN, Hoogleeraar in de Inw. Geneeskunde te Leiden.

C. W. DE SAUVAGE NOLTING, Vondelstraat, Amsterdam.

J. NOORDUIJN, arts, Cons. geneesh. v. zenuwz., Alkmaar.

J. TH. NOORDIJK, oud-off. van gez., Bergen-op-Zoom.

Dr. S. A. NORDEN, Prins Hendrikkade 122, Amsterdam.

Mevrouw NORDEN—ASSCHER, Prins Hendrikkade 122, Amsterdam.

Dr. CONOLLY NORMAN, M. D. Honoris Causae University Dublin. Vice-pres. Psych. Dublin. Coll. of Physicians, Ireland.

Mme CONOLLY NORMAN, St. Dymphna's North Circular Road.

B. NOUT, arts, Dopstraat 35, Nieuwveen.

Dr. CHR. M. F. L. NUYENS, arts, Helmond, Holland.

H. W. NUMANS JR., arts, off. v. gez., Assen.

Dr. B. W. Th. NUIJENS, Keizersgracht 202, Amsterdam.
Mevrouw Dr. B. NUIJENS—LUTZ, Amsterdam.
Mejuffrouw CHR. NIJMAN, Rokin (hoek Dam 16), Amsterdam.

Hofrath Dr. H. OBERSTEINER, k.k. o.ö. Un. Prof., Vorstand des Neur. Universitäts Institutes, Billrothstrasse 69. Wien XIX.
Med. et Chir. Mr. F. OBTULOWICZ, Insp. royal Physician gén. à Lemberg (Autriche) Prés. de la soc. hygiénique à Lemberg. 3 Majagoste H 21.
Frau STANISLASE OBTULOWICZ, Presidentin der Gesellschaft für kranke Kinder im Curorte Rymanow in Galizien.
Fräulein STANISLASE JEANETTE OBTULOWICZ, 3 Maygasse H 21.
Fraulein SOPHIE OBTULOWICZ, Pianistin und Componistin, 3 Maygasse H 21.
Fraulein HEDWIG OBTULOWICZ, 3 Maygasse H 21.
Mejuffrouw VAN OGTROP, Amsterdam.
Prof. Dr. H. OPPENHEIM, Prof. der Neurol., Lennéstrasse 3, Berlin W.
Dr. Med. VAN OORDT, leitender Arzt an der Anstalt Kurhaus St. Blasien und Sanatorium Luisenheim. St. Blasien.
Mej. A. BLEULAND VAN OORDT, Voorburg.
Dr. A. H. OORT, geneesheer aan het Sanat. Rhijngeest bij Oestgeest.
J. F. OORTGIJSEN, arts te Voorburg.
Dr. DAVID ORR, County Asylum Prestwich, Manchester.
Dr. J. ORSCHANSKY, Prof. de Neuropath. Clinique, Kharkow (Russie).
DON OLONZ Y ORTEGA, Professeur d'Anatomie à l'Université, Madrid.
Dr. KAZINIERZ ORZECHOWSKI, Ass. du Prof. Obersteiner, Zwerng 18, Wien XVII/2.

Dr. F. PACTET, Anc. chef de clin. de la fac. de Médecine de Paris, méd. en chef de l'as. de Villejuif.
Doctorul C. PARHON, Docent al clinicei boalelar nerv. medical Spitalelor, Efaririei.
Doctoresse CONSTANCE PASCAL, Lauréate de la Fac. de Méd., Maison de Santé de Ville-Evrard, Seine et Oise.
Dr. MESSIAS JOSÉ DOS SANTOS PATURY, Medico, Bahia (Brésil) rua dos Cuirais, vethos Do Borboth No. 76, Froguein, Santo Antonio.
Madame PEETERS, Gheel.
J. M. PEETERS, Geneesk. Bestuurder der Kolonie, Werkend Lid der Kon. Akademie v. Geneesk., Voorz. der Prov. Geneesk. Com. van Mechelen, Gheel.
Dr. med. ALFRED PEIPERS, Besitzer und dirigirender Arzt der Heilanstalt Pützchen. Pützchen, v. a. v. Bonn.
Professeur AFRANIO PEIXOTO, rua Uruguayana 39, Rio de Janeiro.
Prof. Dr. C. A. PEKELHARING, Utrecht.
L. PEL, Med. Docts., Semiarts, Heerengracht 52, Amsterdam.
Zr. PELT, Dir. van het 3de paviljoen, Wilhelmina-Gasthuis, Amsterdam.
Dr. PERRIEN, Clinique des maladies nerveuses. Doulon-les-Nantes, (Loire Inf.)
Dr. EDUARD PHLEBS, Ass. a. d. Univ. Klinik f. Geistes- und Nervenkrankh, Halle a. S.
Prof. Dr. ARNOLD PICK, Jungmanstrasse 14, Prag.
M. PIJNENBURG, directeur huize Padua, Boekel.
Dr. JAN PILTZ, Prof. psych. neur., Université Cracovie (Galicië), (Autriche), Rue Karmelicka 6.
Dr. H. G. PINERO, prof. de physiol. de l'hosp. des femmes al., Buenos-Aires.
Dr. H. PINKHOF, Keizersgracht 667, Amsterdam.
Dr. PINTO DEN CARVALHO, Prof. de Méd. à l'Univ., Rua Directa da Piedade No. 1, Bahia, Brésil.
Dr. N. VAN DER PLAATS, Arts, Zwolle.
Prof. Dr. TH. PLACE, Ruysdaelkade, Amsterdam.
Dr. FELIZ PLAUT, Ass. der Psychiatr. Klinik, München.
J. F. PLET, Arts, Gen. Dir. van het Gest. te 's Hage en van Gest. „Oud Rozenburg", 29 van Galenstraat, den Haag.
Dr. A. PODESTA, Méd. assist. de l'Hosp. de las Mercedes.
Dr. MANUEL T. PODESTA, Directeur de l'Hospice National de Femmes Aliénées, Buenos-Ayres.

Dr. WILLY POLAK, Prinsengracht 508, Amsterdam.

JEANETTE POLENAAR, Arts, Heerengracht 598, Amsterdam.

Th. W. POLET Pz., Arts te Utrecht.

F. VAN POPPELEN Jr., Keizersgracht 736, Amsterdam.

Dr. J. A. PORTENGEN, Gen. der stichting Bloemendaal, Loosduinen.

H. POSTMA, Zenuw-Arts te Zeist.

Dr. H. POSTHUMUS, Munnikerholm 4, Groningen.

Dr. POSTEMA, Keizersgracht 21, Amsterdam.

Mej. ADA POTTER, med. cand., Vossiusstraat 18, Amsterdam.

Dr. I. PRAHL, Haarlemmerdijk 24, Amsterdam.

Dr. J. WINKLER PRINS, Arts, Sanatorium Boschrust, Apeldoorn.

Dr. WILLIAM BROADDUS PRITCHARD, Neurologist, Polyclinic Hospital, 143 West Seventy Second Street, New-York.

Dr. M. PROBST, Direct. des Hirnanat. Labor. der N. O. Landesirrenanst., Wien.

Dr. BASILE PROTOPOULOS, Rue Mavro Michalis, Athènes.

Doctoresse DE PRZEDNIEWICZ, de la Fac. de Méd., 9 Rue Julliette Lamber, Paris.

JAMES OSBORNE PUTNAM Jr., Buffalo, U. S. A.

Doctor JAMES WRIGHT PUTNAM, Prof. nerv. Diseases University of Buffalo (U. S. A.), 55 Delaware Avenue.

Mrs. JAMES WRIGHT PUTNAM, Buffalo (U. S. A.)

Dokter B. QUINTENS, Prov. raadslid voorz. der Prov. Geneesk. Commissie van Limburg, St. Truiden, België.

Dr. ALVARO RAMOS, Rio de Janeiro, (Brazilië).

Dr. F. RAYMOND, Prof. de Neurol. de la fac. de Méd., Boulevard Hausmann 156, Paris.

Madame F. RAYMOND, Bd. Hausmann, 156, Paris.

Dr. LE CHANOINE VAN RECHEM, Supérieur Gén. des Soeurs de la Charité, place des fabriques, Gand.

Dr. R. A. REDDINGIUS, Trompstraat 27, Den Haag.

T. REDDINGIUS, arts, off. v. gez., Rotterdam.

Prof. Dr. J. VAN REES, Jonas Daniël Meijerplein, Amsterdam.

Mej. VAN REES, med. cand., Heerengracht, Amsterdam.

Dr. E. REGIS, Prof. de Psych. à l'Université de Bordeaux, 154 Rue St. Germain.

Dr. OTTO REHM, Assist. Arzt. d. K. Psych. Klin., 7 Nussbaumstr. München.

J. M. REITSEMA, 2e Gen. aan het Rijksgest. Medemblik.

Mr. C. A. VAN RENTERGHEM, Advocaat te Rotterdam.

Mej. S. W. VAN RENTERGHEM, Rotterdam.

Dr. A. W. VAN RENTERGHEM, Dir. v. d. Kliniek v. Psychotherapie, van Breestraat 1, Amsterdam.

Mevrouw N. J. S. VAN RENTERGHEM—MESCH, 135 Parkweg, Amsterdam.

A. W. VAN RENTERGHEM, Jur. cand., Van Breestraat 1, Amsterdam.

Physikus Dr. Med. KARL REUTER, Hofweg 211, Hamburg.

Dr. LOUISE G. ROBINOVITCH, 28 West, 126th Str. New-York.

Dr. G. M. ROBERTSON, Stirling District Asylum; Larbert (Scotland).

Dr. FRANCO DA ROCHA, Dir. do Asyls de Al. de Juquery S. Paulo, Brazilië.

SAM. J. RODSTADT, Boduena 1, Kislowodsa, Russie.

Dr. JULIAN RODSTADT, Assistentarzt der Nervenabteilung im Isr. Krankenh. in Warschau Boduena.

Madme RODSTADT, Boduena 1.

Mr. W. BARON ROELL, Keizersgracht 577, Amsterdam.

Dr. med. L. ROESEN, Oberarzt der Landesirrenanstalt, Landsberg a/Warthe, Provinz Brandenburg.

Dr. H. C. ROGGE, spec. arts zen. z., Amsterdam.

L. S. A. M. VON RÖMER, Med. doct. arts, off. v. gez. 2e kl. K. N. M. off. v. H. M. Bellona, Helder.

Dr. J. A. ROMEIJN, off. v. gezondh. 1e klasse, Arnhem.

Mr. J. R. B. DE ROOS, Voorz. Vereen. voor psych. bijstand aan strafrechtvervolgden, Helenastraat 25, 's-Gravenhage.

Dr. FELIX ROSE, 21 Avenue Victor Hugo, Paris XVI.

Dr. P. H. ROSENSTEIN, Méd. alién. cons. gen., Surinamestraat 35, 's-Hage.
Dr. A. VAN ROSSUM, arts, Lijnbaansgracht 52, Amsterdam.
Prof. Dr. J. ROTGANS, Hoogl. i. d. Chirurgie a. d. Hoogesch., Keizersgr. 780, Amsterdam.
Mme Doctoresse G. ROUSSEL, offic. de l'Acad., Anc. externe médaillée des Hôp. de Paris,
    146 rue de Rennes, Paris.
Dr. RICHARD GUNDRY ROWS, County Asylum, Lancaster England.
Mr. N. DE RIDDER, Lid van de 2e Kamer der Staten-Generaal, Burgemeester van Leiden.
Dr. Med. RUBARTH, Geh. san. rat., Dir. der Prov. Heilanst. Niedermarsberg
    (Prov. Westfalen)
Dr. L. LE RÜTTE Jr., Gen. Dir. Krankz. Gest. „Brinkgreve", Deventer.
Dr. W. F. RUYSCH, hoofdinsp. Ned. volksgez. Javastraat 43, 's-Gravenhage.
Dr. ADAM RIJDEL, Podwale 10 Cracovie (Autr.).
Mevrouw VAN RIJNBERK, Rome.
Dr. G. VAN RIJNBERK, Assistente Ist. Physiologico, Via Depretis 92, Roma.

Dr. B. SACHS, New-York.
Dr. med. HEINRICH SACHS, Nervenarzt, Priv. doz. a. d. Univ., Kaiser Wilhelmstr. 96,
    Breslau XIII.
Dr. med. ALFRED SAENGER, Specialarzt Nervenkr. am allg. Krankenhaus „St. Georg",
    Alsterglacis 11, Hamburg.
Madame WERTHEIM SALOMONSON—HIJMANS, Vondelstraat, Amsterdam.
CARLOS MATTON SAMPAIO CORREA, Medico, Hospicio Nacional, Rio-de-Janeiro.
Dr. FRITZ SANO, geneesheer a. d. burgerlijke ziekenhuizen, Montebellostr. 2, Antwerpen.
Mr. l'Abbé SANSEN, Directeur de St. Julien, Bruges.
Mejuffrouw R. SANDERS, Amsterdam.
Dr. ROBERTO NOVOA SANTOS, ex-adj. de Physiol. à l' Univ. Santiago di Galicia.
H. SAP, Arts, Gen. Dir. van het Gest. Wolfheze, Ermelo.
Prof. FRANCESCO DE SARLO, Via Mazzoni, Florence (Italië).
Dr. SAVELLI, 10 Via Pelliaria. Firenze.
H. W. SCALONGNE, theor. arts, Bosboom Toussaintstraat 49, Amsterdam.
W. M. v. D. SCHEER, Med. Docts. Semi arts, Bosboom Toussainstr. 11, Amsterdam.
L. VAN SCHELLE, hoofd-toezichter der krankz. gest. in België, Boulevard de Waterloo,
    Brussel.
J. H. SCHELTEMA, Lid van den Gemeenteraad, Keizersgracht 619, Amsterdam.
Dr. D. SCHERMERS, Gen. Dir. San. v. zen. lijders, Zeist.
Mevrouw SCHERMERS, Zeist.
Dr. W. SCHILLER, Rua Olinda Cassa de Sande, Rio de Janeiro, Bresil.
Mej. CH. V. D. SCHILT, Med. Cand., Stadhouderskade 99, Amsterdam.
Dr. S. SCHIPPERS, Lid v. d. Prov. St. v. Noord-Holl., en v/d Gemeenteraad, Stad-
    houderskade, Amsterdam.
Mej. A. C. SCHIPPERS, Amsterdam.
Mevrouw J. SCHIPPERS—BLANCKE, Stadhouderskade, Amsterdam.
Dr. med. L. SCHNIJDER, Monbyoustr. 31, Berne.
Dr. J. SCHOLTEN, Gen. dir. gest., Paramaribo.
Dr. med. L. SCHöNFELDT, Ord. Arzt der Heilanstalt für Nerven- und. Psych. Krankh.,
    Atgasen, Riga.
Jhr. SCHORER, 's-Gravenhage.
C. VAN SCHOTHORST, Arts, Winterswijk.
Dr. G. J. G. J. SCHOUTEN, Gen. Dir. v/h Gesticht „Voorburg" te Vught.
J. SCHREPPERS, geneesh. aan het geneesk. gesticht voor krankzinnigen, Huize Padua,
    Boekel.
A. J. SCHREUDER, Dir. v/h Med. Paedagogisch Instituut, Klein Warnsborn" Arnhem.
Madame J. A. SCHREVE—IJZERMAN, Amsterdam.
J. H. SCHREVE, Arts, Gen. dir. v. h. Ziekenhuis, Rotterdam.
Dr. P. SCHRöDER, Privatdozent für Psychiatrie, Breslau.
F. P. SCHUITEMAKER, Arts, Gen. a/h Herstellingsoord voor Zenuwlijders, Gorssel.
J. H. SCHULTHESS, Consul-général de Turquie, Heerengracht 539, Amsterdam.
Prof. Dr. Med. E. SCHULTZE, Psychiatrische Klinik, Greifswald, Pommern.
Dr. J. H. SCHUURMANN STEKHOVEN, Insp. van Staatstoez. op Krz., Utrecht.

Dr. M. SCHUYTEN, Direct. van het Sted. Inst. voor Paedologie te Antwerpen.

Dr. RINJI SHIMA, de Kyoto, étudiant à l'étranger.

Dr. IMAMURA SHINKICHI, Igakuhakase, Prof. de Psych. à l'Univ. Impériale de Kyoto, Japan.

Dr. D. A. SHIRRES, Montreal.

Dr. G. E. SHUTTLEWORTH, M. D., Formerly Med. Superint. R. Albert Asylum of Lancaster, London.

E. G. A. TEN SIETHOFF, Arts, Badhuisweg, Scheveningen.

Dr. J. H. SIMON THOMAS, 2e Gen. a. h. gest. Buitenzorg.

Dr. C. H. SISSINGH, cons. gen. v. zen. z., Steenstraat 76, Arnhem.

Prof. Dr, R. SISSINGH, Oosterpark 79, Amsterdam.

Dr. V. SKOP, Assistentarzt. Münsterlingen, Kant. Thurgau.

Dr. R. SLEESWIJK, Bloemendaal.

Mevrouw M. T. SLUITER-VALETON, Onderlangs 11, Arnhem.

Mejuffrouw CORRY SLIJPER, N. Prinsengracht 15, Amsterdam.

Dr. TH J. H. SNIJDERS, off. v. gez. 1e klasse, Joh. Verhulststr., Amsterdam.

Dr. F. J. SOESMAN, Arts, Groot-Hertoginnelaan 16, den Haag.

Dr. PAUL SOLLIER, Sanatorium Boulogne sur Seine.

Dr. Med. et phil. ROB. SOMMER, O. Prof. und Direktor der Univ. Klinik für Psychische und nervöse Krankheiten, Giessen.

Primarius Dr. VOISLAW SOUBOTITCH, Secrét de la croix rouge, 19 rue de Takovo, Belgrado.

Dr. ELMER ERNEST SOUTHARD, Harvard Medical School, Pathological Department, Boston.

Mr. SOUTHARD, Boston, U. S. A.

Dr. P. F. ABBINK SPAINK, Dir. van het San. voor Zenuwlijders, Apeldoorn.

Dr. EMILE SPEHL, Prof. à l'Univ., Bd. de Waterloo 33, Bruxelles.

Mevrouw BELLAER SPRUYT, Prinsengracht, Amsterdam.

Dr. G. BELLAER SPRUIJT, Prinsengracht 961, Amsterdam.

A. STÄRCKE, Arts, Beek bij Nijmegen.

Dr. H. VAN DER STEMPEL, Wilhelminagasthuis, Amsterdam.

Dr. R. M. VAN STEENBERGEN, arts, geneesheer aan het gesticht Delft.

E. M. VAN STEENBERGEN, Gen. dir. a. h. gest. „St. Joris", Delft.

F. A. STEENSMA, Arts, Utrecht.

Dr. PHILIPPE STEIN, Kön. Rath., Semmeliveisutcza 11, Budapest IV., (Hongarije).

Madame STENBECK, Sibyllegatan 53 III, Stockholm.

RICHARD STENBECK, Medicinrad. Sibyllegatan 53 III, Stockholm.

Dr. W. STERLING, 43 Nowy Swiat, Warschau.

D. STIGTER, zenuwarts te Leiden.

D. STOLP, Arts, gen. Gest. Meerenberg, Bloemendaal.

PÈRE AMÉDÉE STOCKMANS, supérieur général des Frères de la Charité. Rue du Strop, Gand.

AUGUST STRÄTER, 482 Heerengracht. Amsterdam.

Dr. MAX STRÄTER, chirurg., P. C. Hooftstraat, Amsterdam.

Dr. JAMES P. STURROCK, M. A. M.B.C.M, Roslyn Castle, Midlothian, Edinburgh.

G. D. SWANENBURG DE VEYE, Arts, 2e gen. Gest. Franeker.

Dr. P. A. K. SWEENS, 1e gen. Krz. gest. „Voorburg", Vucht.

Dr. JAN SWIAT KOWSKI, Lemberg (Leopol) Zelazna Woda.

Prof. S. TALMA, N. Gracht 45, Utrecht.

Prof. COMM AUGUSTO TAMBURINI, Corso V. Emanuele 284, Rome.

J. H. TEMPELMAN PLAT, Arts, Offic. v. gez., Vlissingen.

Prof. GUILIO CÉSARÉ TERRAN, Délégué d'Italie. Prof. à l'univ. de Bologna.

P. J. NORD THOMSON, Consul-gen. van Perzië, Amsterdam.

Madame NORD THOMSON, van Eeghenstraat 72, Amsterdam.

Mr. G. VAN TIENHOVEN, Commissaris der Koningin i/d Prov. Noord-Holland. Haarlem.

Dr. C. B. TILANUS, Priv. docent aan de Universiteit, Heerengracht 460, Amsterdam.

Madame A. E. TILANUS—VAN LEEUWEN, Heerengracht 460, Amsterdam.

Dr. J. TIMMER, Oud-Gen. a/d Inr. der Ver. tot Chr. Verpl. van Epileptici, Haarlem.

S. P. TIMMERS, Arts, 3e Gen. a/d stichting Veldwijk—Ermelo.

Dr. LOUIS TOMELLINI, Chef de laboratoire à l'Inst. de Méd. légale de l'Univ. de Gênes (Italie).

J. VAN DER TORREN, Arts, Utrecht.

Dr. P. TRAVAGLINO, Arts te Raalte.

Dr. EDMOND F. TREVELYAN, 40 Park Square, Leeds.

VAN TRICHT, Med. Cand., Amsterdam.

Direktor Arkadi ALEXANDROVITCH VON TRIKEN, Psychiatrisches Krankenhaus, Kolmowo, Nowgorod, (Rusland).

Madame NATALIE GEORGIONA VON TRIKEN.

J. A. VAN TROTSENBURG, Off. v. Gez. b/d. Marine, H. W. Mesdagstr. 15, Groningen.

Dr. G. P. VAN TROOIJEN, Controleur a/d. Rijks Verzekeringsbank, Amsterdam.

Prof. TRUPER, Jena.

Dr. F. SEYMOUR TUKE—M. B., Chiswich House, London.

Dr. CATHARINA VAN TUSSCHENBROEK, Andrieskade 1, Amsterdam.

D. H. TWAITES, Lebanon Asylum for the Insane Assureych, Syrie.

C. VAN TIJEN, Arts, Monnickendam.

Dr. A. VALDEZ, Dir. intérim de l'Hosp. d. femmes al., Rio de Janeiro.

Dr. C. F. VAN VALKENBURG, Meerenberg, Bloemendaal.

Dr. CH. VALLON, Méd. de l'Asile Clinique, St. Anne. Expert des Tribunaux 15 rue Soufflot, Paris.

Dr. VAN DE VELDE, Arts.

C. H. VAN DER VELDEN, Lid v/d. Gemeenteraad, Kalverstraat 153/155, Amsterdam.

F. H. VELDMAN, Cons. Gen. v. Zenuw- en z. z., Leeuwarden.

S. VAN VELZEN, Lid van de 1e Kamer der St. Gen., Koninginnegracht 7, 's Gravenhage.

Dr. E. VAN DEN VEN, 63 rue Van der Mersch, Schaerbeek, Bruxelles.

A. B. VAN DER VIES, Vossiusstraat 36, Amsterdam.

P. H. E. VERBERNE, med. doct. arts, offic. v. gez. 2e klasse, Stationsweg 13, Leiden.

Dr. J. VERSTEEG, Soesterberg.

Zr. A. VERWEIJ, hoofdverpleegster Wilhelminagasthuis Amsterdam.

Mr. H. G. VAN DER VIES, Vossiusstraat 2, Amsterdam.

Mr. H. HAITSEMA VIETOR, Griffier Kantongerecht, Steenwijk.

P. VISSER JWzn., 3e Gen. van het St. Joris Gasthuis, Delft.

Mevr. J. VOGELSANG-HIJMANS, Utrecht, Adm. v. Gentstraat.

Dr. OSCAR VOGT, Dir. des Neuro-Biol. Lab., Berlin.

[Madame CECILE VOGT, Berlin.

Dr. JULES VOISIN, Méd. de la Salpétrière, Méd. du Dépôt de la Conciergerie, 23 Rue St. Lazare, Paris.

H. B. L. VOS, Med. doct. arts, Leliegracht 10, Amsterdam.

W. VOS, Gen. Dir. Gesticht te Grave.

P. M. VAN DER VLIES, Arts, Groesbeekscheweg 75, Nijmegen.

ERNST DE VRIES, Arts, Pl. Parklaan 9, Amsterdam.

Mr. G. L. DE VRIES FEIJENS, Amsterdam.

W. M. DE VRIES, Roemer Visscherstraat 36, Amsterdam.

Mej. J. OTT DE VRIES, Amsterdam.

Dr. J. DE VRIES, Gen. Dir. van het gesticht, Franeker.

Dr. JULIUS WAGNER v. JAUREGG, Univers. prof. Wien, 1st Landesgerichtsstr. 18.

Dr. G. C. VAN WALSEM Sr., Gen.-Dir. a/h. Krankz.gest. „Meerenberg", Bloemendaal.

Dr. A. DE WAL, arts, Vondelstraat 82, Amsterdam.

Dr. med. ALFRED WALDENBURG, Arzt u. Anthropologe, Berlin; Boerhaavestraat 62, Amsterdam.

Mej. WALLER, Keizersgracht, Amsterdam.

Dr. WARDA, Blankenburg, Thüringen.

Dr. G. A. M. VAN WAYENBURG, Priv. Doc. in Paedologie aan de Universiteit, Amsterdam.

EMILE WAXWEILER, Dir. de l'Instit. de Sociologie, Solvay, Rue Leopold, Bruxelles.

Dr. WEDENSKY, Prof. de Physiologie à l'Université, St. Pétersbourg.

KARL WEILER, Ass.-Arzt der Kgl. Ps. Klin., Nussbaumstr., München.

Dr. WEILER, Westend bei Berlin, Nussbaumallee 34.

Frau Dr. WEILER.

Mrs. WEIMAR, New-York.

Dr. P. WELLENBERGH, Anna Paulownastraat 1E, den Haag.

J M. WENTZEL, Weteringschans 46, Amsterdam.

Dr. J. K. A. WERTHEIM SALOMONSON, Buiteng. Hoogl. i. Neur. aan de Hoogeschool, Vondelstraat, Amsterdam.

Mr. R. VAN DE WERK. Pres. v/h. Gerechtshof te Amsterdam.

Zr. C. C. J. WERNINK, directr. Vereen. v. Ziekenverpl., Prinsengracht 769 Amsterdam.

Mr. H. K. WESTENDORP, Weteringschans 75, Amsterdam.

Dr. A. WESTPHAL, Prof. a. d. Univ. Bonn, Direct. der Prov. Heil und Pflegeanst.

Mej. ANNIE VAN WESTRIENEN, med. docts. arts, Joh. Verhulststraat 126, Amsterdam.

Dr. W. A. WHITE, Superintendent of the Government Hospital for the Insane, Washington.

Dr. J. WIARDA BECKMAN, Gen. Dir. van het Sanatorium Berkenoord, Batavierenweg 57, Nijmegen.

Dr. A. RYPPERDA WIERDSMA, Sanatorium „Berkenoord", St. Annalaan, Nijmegen.

Dr. E. WIERSMA, Hoogleeraar in de Psychiatrie, Groningen.

Dr. P. WIERINGA, Gen. Dir. van het krankzinnigengest. Dennenoord, Zuidlaren.

P. A. DE WILDE, Arts, Prinsengracht 481, Amsterdam.

Mej. PAULA FLORA WINKLER.

Dr. C. WINKLER, Hoogleeraar in de Psychiatrie en Neurologie, Amsterdam.

Mevrouw M. E. C. WINKLER—JUNIUS, Amsterdam.

A. VAN WOERDEN, Med. Docts. Arts, Ubbergen bij Nijmegen.

Dr MARY M. WOLFE, Chief Resident Physician at the Female Department of the State Hospital of the Insane at Norristown (Penn.).

H. WOLTRING, med. docts. arts, Amsterdam.

W. P. WOLFENSPERGER, off v. gez., Zuiderdiep, Groningen.

J. W. M. WIJSMAN, Arts, Prinsengracht 59, den Haag.

Prof. ADOLF VICTOR WEISS, Insp. royal Ecole industrielle à Lemberg, Architekt, Place Dabrowskilgo.

I. ZEEHANDELAAR JBZN., arts, Parklaan 21, Amsterdam.

Mevrouw R. ZEEHANDELAAR—REENS.

Dr. C. F. Th. VON ZIEGENWEIDT, Cons. Gen. voor Zen. en z. z., Haringvliet 80, Rotterdam.

Prof. Dr. TH. ZIEHEN, Geh. Med. Rat., Alexander Ufer 41, Berlin N. W.

A. D. VAN ZUTPHEN, Arts, 3de Gen. a. h. gesticht v. krankz. te 's Hertogenbosch.

Prof. Dr. H. ZWAARDEMAKER Cz., Prof. der Physiologie, Utrecht.

TABLE DES MATIÈRES.

Ière Section de Psychiatrie et Neurologie.

II Section Psychologie et Psychophysique.

Page

VI. Rapport.

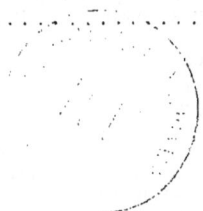